AF462697

6396

CLINIQUE MÉDICALE

DE LA CHARITÉ

DIVISIONS DE CE VOLUME :

Leçons cliniques, recueillies et rédigées par H. Vaquez.

Des souffles cardiopulmonaires, par le professeur Potain.

Du choc de la pointe du cœur, par le professeur Potain.

Analyse expérimentale de l'action de la digitaline sur la fréquence, le rythme et l'énergie du cœur, par Ch. A. François-Franck.

De la phlébite. Phlébite des membres, par H. Vaquez.

Rapports du rétrécissement mitral pur avec la tuberculose (étiologie, pathogénie, clinique), par P. J. Teissier.

Technique générale et sommaire des autopsies cliniques, par E. Suchard.

CLINIQUE MÉDICALE
DE LA CHARITÉ

LEÇONS ET MÉMOIRES

PAR

LE PROFESSEUR POTAIN

ET SES COLLABORATEURS

CH. A. FRANÇOIS-FRANCK
Professeur suppléant au Collège de France

H. VAQUEZ
Chef de clinique de la Faculté de médecine

E. SUCHARD
Chef du Laboratoire d'anatomie pathologique

P. J. TEISSIER
Interne des Hôpitaux

AVEC FIGURES DANS LE TEXTE NOIRES ET EN COULEURS

DÉPOT LÉGAL
Seine
2412
1894

PARIS
G. MASSON, ÉDITEUR
LIBRAIRE DE L'ACADÉMIE DE MÉDECINE
120, BOULEVARD SAINT-GERMAIN

M DCCC XCIV

Tous droits réservés.

Si différent qu'il soit de ce qu'en général on publie sous la dénomination de clinique, ce livre est cependant de la clinique pure. Le but que je m'y suis proposé est de mettre au jour une partie du travail que mes assistants et moi avons accompli ces années dernières dans le service de la Charité, où je suis chargé de l'enseignement officiel depuis huit ans déjà après l'avoir fait pendant dix ans à l'hôpital Necker. Il contient à la fois quelques-unes de mes leçons recueillies par le docteur Vaquez, mon chef de clinique, et des mémoires rédigés par chacun de nous sur des sujets divers, pour la plupart afférents aux maladies du système circulatoire. J'ai cherché à reproduire ainsi, comme en abrégé et dans ses éléments principaux, l'œuvre qui s'effectue dans un service d'enseignement, où l'organisation actuellement encore en vigueur impose une besogne assez compliquée.

Des leçons d'amphithéâtre, plus ou moins dogmatiques, y prennent nécessairement place, étant indispensables, ne fût-ce que pour éviter aux malades la fatigue et les impressions fâcheuses de longues dissertations, où le professeur, quelque soin qu'il prenne et à quelques restrictions qu'il se condamne, en dit toujours trop pour le sujet qui écoute et point assez pour l'élève forcé de deviner la pensée du maître.

Toutefois, c'est près du lit que l'enseignement le plus précieux se donne. Rien n'est plus nécessaire au futur médecin ; rien aussi n'est plus intéressant, plus attachant pour lui que l'observation directe des malades, que l'étude attentive des symptômes qu'ils présentent, que cette enquête incessante à la recherche des solutions réclamées par d'innombrables problèmes de diagnostic, de pronostic et de traitement, que l'analyse enfin de signes multiples, divers et souvent délicats, analyse qui, tous comptes faits, se résoudra en une synthèse d'autant plus large, d'autant plus solide et plus précise que l'étude analytique aura été poussée plus loin et poursuivie avec plus de méthode et d'exactitude. Cette partie de la clinique, c'est la médecine elle-même, la médecine en action, l'œuvre que tout praticien doit accomplir auprès de chacun de ses malades. Mais, souffrant à peine qu'on la porte de la salle à l'amphithéâtre des leçons, bien saisissante seulement à la condition d'être en quelque sorte vivante, et non le récit d'un drame, mais le drame lui-même avec ses péripéties émouvantes, elle se fixe difficilement dans un livre. Et quand il se trouve un homme assez habile pour l'y enfermer, le bénéfice est médiocre : tant est infinie la variété des formes cliniques, tant il est impossible que la leçon faite à propos d'un malade soit jamais exactement applicable à aucun autre.

D'ailleurs, avant qu'on les mette en présence de ces problèmes compliqués, nos élèves ont besoin de se familiariser avec les moyens d'en trouver la solution, avec les signes dont l'analyse est le seul guide qui mène sûrement au diagnostic. L'étude préalable et très attentive de ces signes leur est indispensable, car la synthèse qu'ils auront à en faire ne vaudra jamais que ce que vaudront les éléments dont elle sera formée. Il leur faut apprendre la sémiologie et l'apprendre avec soin. Elle est la base de la médecine pratique. Aussi, loin de la considérer comme une partie secondaire et pour ainsi dire accessoire de l'enseignement, bonne à rejeter négligemment dans ce qu'on nomme en Allemagne la propédeutique, me suis-je toujours appliqué à lui réserver la place la plus grande qu'il m'a été possible ; aussi mes efforts persévérants ont-ils tendu toujours à la perfectionner et à lui donner le plus de précision qu'il se pouvait.

Au demeurant, cette sémiologie ne consiste pas uniquement à connaître et à savoir constater les signes des maladies. Elle consiste aussi et surtout à savoir exactement tout le parti qu'on en peut tirer; c'est-à-dire, puisqu'il n'y a guère de signes pathognomoniques, puisque tous ou presque tous peuvent procéder de maladies diverses, à fixer dans son souvenir toute la série des affections auxquelles chacun d'eux se rapporte et les nuances à l'aide desquelles il peut devenir un moyen de différenciation entre elles ou leurs nombreuses variétés.

En conséquence, il faut, afin d'aborder avec fruit l'étude importante et délicate des signes, que l'élève sache assez de pathologie déjà pour que chacune des maladies dont on devra évoquer en lui le souvenir soit pour son esprit quelque chose de connu et de concret, non une appellation purement nominale ne représentant rien de bien précis.

Quoi de mieux pour fixer dans sa mémoire le tableau des maladies, que d'en entendre renouveler chaque matin la description par le maître, dans le temps même où il a sous les yeux les sujets qui en sont la représentation vivante ? Ce dernier mode d'enseignement ne constitue pas, encore une fois, la clinique proprement dite. Mais c'y est un acheminement d'une grande utilité. C'est d'ailleurs le mode que nous sommes presque tous obligés d'adopter le plus souvent, pour cette raison que nos auditoires se trouvent en majorité composés d'élèves encore à la période de leur éducation médicale où ce genre d'enseignement est nécessaire.

En fait, ces trois modes de l'enseignement clinique sont le plus habituellement combinés ou alternativement pratiqués. Il serait assurément plus profitable aux élèves, étant convenablement groupés, de recevoir l'enseignement qui convient précisément au degré d'instruction de chacun; et cela se pourra prochainement, je l'espère.

Tout en consacrant à l'enseignement la plus grande part de son labeur et de ses efforts, il est impossible à l'homme qui en est chargé et aux assistants qui l'entourent de ne point se préoccuper des faits nouveaux que l'observation de chaque jour apporte, et des conséquences qu'une étude plus attentive en peut dégager. Ce n'est pas qu'il soit facile ni toujours permis de poursuivre un travail régulier de recherches au milieu des obligations de l'enseignement clinique oficiel. Car ce travail, presque toujours, exige que l'attention se concentre longtemps sur des points très spéciaux, au lieu d'embrasser l'ensemble des faits, comme il convient pour l'instruction des élèves. C'est cependant pour ceux-ci un quatrième mode d'enseignement; mode qui s'adresse aux plus avancés seulement, à ceux qui, ne se contentant plus de la somme des connaissances désormais acquises, ont la légitime ambition d'y ajouter quelque chose à leur tour. Les aider, les guider dans leurs recherches ou les associer aux siennes propres est une façon de compléter le cycle de l'enseignement clinique, singulièrement chargé comme on voit.

Telle est l'œuvre générale dont j'ai cherché à reproduire ici les parties qui m'ont paru mériter d'être conservées et susceptibles de l'être. Parmi les leçons M. Vaquez a fait choix de celles qui avaient trait aux maladies du cœur et de celles en particulier où se sont trouvés quelques faits ou aperçus qui lui ont semblé ne point appartenir encore au domaine commun. Ayant été presque toutes faites à mesure qu'un malade entrant dans les salles y donnait occasion, leur ensemble ne saurait prétendre à la cohésion d'une œuvre dogmatique complète et régulière. Ce n'est en aucune façon un traité des maladies du cœur. Le seul mérite qu'elles puissent avoir à mon sens, c'est que tout y a été tracé en quelque sorte d'après nature. Pour les raisons que je disais plus haut, un bon nombre d'entre elles a été consacré à la sémiologie; aux parties du moins de la sémiologie cardiaque qui dans beaucoup d'esprits laissent encore du doute.

Le reste du livre contient le produit de travaux et de

recherches poursuivis dans le service, c'est-à-dire des mémoires de mes assistants et de moi sur des sujets étudiés dans nos salles, à l'amphithéâtre et dans nos laboratoires. Chacun de nous y a apporté sa contribution particulière. Mon ami le docteur François-Franck a bien voulu y introduire un contingent de recherches physiologiques que le lecteur sera heureux d'y trouver et qui fournira un complément de lumière extrêmement utile, relativement à divers points discutés dans le reste du livre. Bien qu'il ne fasse pas officiellement partie du service de la Charité, il lui appartient par l'affection réciproque qui nous unit, et il a pris une part active à ce qui s'y est fait par le concours précieux qu'il nous a prêté en plus d'une occasion, par l'assistance inestimable à laquelle je dois d'avoir pu mener à bien des expérimentations délicates dont on jugera les résultats. Le travail qu'il donne dans ce volume est le développement d'une leçon fort prisée des élèves de la Charité et dans laquelle il a bien voulu leur exposer le résultat de ses études sur l'action de la digitale.

Les deux mémoires que j'ai pour ma part insérés sont la démonstration complète de points de la sémiologie cardiaque qui sont également touchés dans les leçons. Sans doute c'est presque une répétition, une sorte de pléonasme. Il ne pouvait guère en être autrement. Toutes nos recherches se font en présence des élèves, et il est impossible de ne point tenir ceux-ci au courant des résultats obtenus, quand l'occasion s'en présente. Mais il est impossible aussi de donner à l'exposition des faits dans une leçon tout le développement nécessaire pour que ces faits deviennent absolument démonstratifs. On trouvera donc dans les leçons le résumé des faits, sauf à en chercher l'exposition complète et la démonstration rigoureuse dans les mémoires annexés.

Bien que je sois loin de me vouloir faire un mérite de l'œuvre des élèves qui m'entourent, rien ne saurait m'être plus agréable que cette publication en commun de travaux que nous avons faits côte à côte, pour lesquels nous nous sommes mutuellement entr'aidés et qu'une affection réciproque a entourés des plus chers souvenirs.

Arrivé à une certaine période de l'existence, on ne peut guère se permettre de longs espoirs. Cependant je ne renonce point à mettre au jour de nouvelles publications du même genre, à faire pour d'autres parties de la pathologie ce que nous avons fait pour celle-ci et à dire en quelque autre volume ce que l'observation patiente nous a appris ou pourra nous apprendre encore sur d'autres sujets.

C. POTAIN.

Mars 1894.

TABLE DES MATIÈRES

LEÇONS CLINIQUES

RECUEILLIES ET RÉDIGÉES PAR M. VAQUEZ

Chef de clinique.

DES SOUFFLES CARDIOPULMONAIRES

PAR LE PROFESSEUR POTAIN

DU CHOC DE LA POINTE DU CŒUR

PAR LE PROFESSEUR POTAIN

ANALYSE EXPÉRIMENTALE DE L'ACTION DE LA DIGITALINE

sur la fréquence, le rythme et l'énergie du cœur

PAR CH. A. FRANÇOIS-FRANCK

Professeur suppléant au Collège de France.
Membre de l'Académie de Médecine.

DE LA PHLÉBITE

(phlébite des membres)

PAR H. VAQUEZ
Chef de clinique.

RAPPORTS DU RÉTRÉCISSEMENT MITRAL PUR

avec la tuberculose

(étiologie, pathogénie, clinique)

PAR P. J. TEISSIER
Interne des hôpitaux.

Technique générale et sommaire
DES AUTOPSIES CLINIQUES

PAR E. SUCHARD
Chef du Laboratoire d'anatomie pathologique.

BIBLIOTHÈQUE R.F. IMPRIMÉS

LEÇONS CLINIQUES

RECUEILLIES ET RÉDIGÉES

Par H. VAQUEZ, chef de clinique.

I

LES ORIGINES DE LA CLINIQUE

Corvisart et son temps.

MESSIEURS,

L'amphithéâtre de la Charité, où vous êtes réunis et dans lequel sont professés depuis plus de cent ans les cours de clinique médicale, conserve d'illustres souvenirs. Vous voyez sur ses murs les noms de quelques-uns des médecins les plus renommés de ce siècle qui s'y sont succédé et au milieu d'eux celui de Corvisart. Je voudrais, puisque nous sommes à l'époque où notre regard, plongeant en arrière, a pris l'habitude de rechercher ce que faisaient et ce que pensaient nos ancêtres au temps correspondant du siècle dernier, vous rappeler aujourd'hui ce que fut cet homme célèbre et surtout vous montrer quelle influence il exerça sur la médecine française.

Corvisart a été en France le fondateur de la médecine clinique. Celle-ci pourtant était née bien avant lui. Si l'on remonte, en effet, le cours des siècles, on la trouve professée au fond de la Perse par les médecins grecs il y a plus de mille ans. Plus tard les Arabes en recueillent les dogmes presque sacrés et la portent à un haut degré de culture. Ils en font leur bien, s'en attribuent pour ainsi dire le monopole et, dans leur lent et persévérant voyage à travers l'Europe, ils en emportent avec eux les fondements et la formule, qu'ils vont faire connaître aux peuples qu'ils visitent ou qu'ils conquièrent. C'est de la sorte que l'enseignement de la médecine passa avec Rhazès, de Bagdad à Cordoue, où il brilla pendant de longues années. Au XVIe siècle, c'est dans les Flandres, à Utrecht notamment, que se retrouvent les vulgarisateurs les plus en vogue de l'art médical; ils y étaient venus avec les conquérants espagnols. Au XVIIe siècle, enfin, l'école flamande de Leyde prit avec Boerhaave une part considérable à l'essor de la médecine clinique et, de Leyde, on vit s'éloigner bientôt d'illustres élèves qui répandirent en Écosse, en Danemark, en Autriche, en Italie, la parole de ce grand homme, et qui instituèrent dans ces divers pays un enseignement pareil à celui qu'ils avaient eux-mêmes suivi. La France ne prit longtemps aucune part à ce mouvement, et, malgré les réclamations réitérées de la Faculté, jusqu'à la fin du siècle dernier aucune instruction clinique officielle n'y était assurée aux élèves.

Dubois de Rochefort fut le créateur timide, il est vrai, de cet enseignement. Il réunissait quelques jeunes médecins dans les salles des malades, ici même, dans cet hôpital de la Charité, et il exposait devant eux ses idées et le fruit de son expérience. Au nombre de ces élèves se trouvait Corvisart.

En 1788, Corvisart succéda à son maître après avoir refusé le titre de médecin de l'hôpital Necker par horreur de la perruque que les règlements de l'hôpital lui auraient imposée. La tourmente révolutionnaire ne permit pas de continuer l'essai que tentaient les professeurs de la Charité, et la chaire qui venait de s'édifier fut bientôt désertée. Elle ne retrouva ses auditeurs qu'en 1795, mais alors l'enseignement fut officiellement reconnu. Plus de 300 élèves se pressaient déjà autour de Corvisart, lorsqu'en 1799 fut inauguré solennellement, en présence du ministre François (de Neufchâteau), l'amphithéâtre actuel de la Charité. A partir de ce moment, l'instruction médicale prit un essor inconnu jusqu'alors; le maître qui la dirigeait avait un véritable esprit organisateur. Sous sa direction, les élèves s'exerçaient à l'examen des malades, rédigeaient les observations cliniques et se perfectionnaient ainsi, comme on disait alors, dans l'éducation de leurs sens; l'enseignement de la sémiologie se trouvait créé. Corvisart avait un sens droit, un esprit net, un tact sûr et rapide; il était servi par une heureuse mémoire et surtout par une élocution des plus faciles. Dupuytren, le louant dans le style dithyrambique qui était alors en usage, disait de lui : « Quand il s'élève à des considérations générales, on croirait entendre parler par sa bouche le Dieu même de la médecine ». Tous les contemporains s'accordent à reconnaître l'énorme influence de son enseignement. Sous ce maître, on prit goût à l'observation clinique, à l'exactitude dans les recherches. Ajoutez que, parmi les élèves les plus assidus de cet homme illustre, se trouvaient Laënnec et Bouillaud.

L'influence qu'exerça ce grand esprit fut due presque en entier à l'exemple qu'il donnait, à son infatigable activité et à sa parole féconde. Elle apparaît moins dans les écrits qu'il nous a laissés. Ses ouvrages ne sont pas nombreux. On n'en peut citer que quatre de quelque étendue[1].

Si nous voulons apprécier la valeur des écrits de Corvisart, il faut nous reporter à l'époque où il enseignait, nous rendre compte de l'étendue des connaissances médicales à ce moment et enfin juger des progrès que cet auteur leur fit accomplir. Or, l'œuvre de Corvisart se divise en deux parties : l'une est entièrement consacrée aux procédés d'exploration encore dans l'enfance, l'autre a plus spécialement trait à la pathologie cardiaque.

Les moyens d'exploration usités en ce temps-là étaient encore bien imparfaits. Avenbrügger, qui avait enseigné la médecine à Vienne vers 1760, était peu connu de ses compatriotes eux-mêmes, vingt-cinq ans après la publication de ses recherches. Corvisart le fit connaître et en même temps perfectionna les procédés d'examen qu'il utilisait pour la connaissance des maladies. Avenbrügger avait inventé la percussion, mais son procédé était encore grossier. Il consistait à frapper le thorax avec l'extrémité des doigts réunis et allongés. Corvisart faisait de même et avec plus de méthode. Parfois, il recommandait de percuter avec la main, mise à plat, ce qui lui paraissait infiniment plus avantageux pour juger de l'étendue et de la profondeur des affections de la cavité thoracique.

Cette méthode, comme on le pense bien, était à la fois délicate et souvent infidèle. Elle donna cependant, entre les mains de son

1. On possède de lui :

I. *Aphorismes sur la connaissance de la curation des fièvres*. Trad. de Max. Stoll, Paris, 1787.

II. *Aphor. de cognosc. et cur. morb. chron. Excer. ex Her.* Boerhaave, Paris, 1802.

III. *Essai sur les maladies et les lésions organiques du cœur*, Paris, 1806.

IV. *Nouvelle méthode pour reconnaître les maladies internes de la poitrine par la percussion de cette cavité*, par Avenbrügger. Trad. du latin. Paris, 1808.

auteur, des résultats importants pour le diagnostic des épanchements pleuraux, dont elle permettait de juger l'abondance et le déplacement. Elle pouvait même, au dire de Corvisart, assurer celui des indurations du poumon aiguës ou chroniques, des hydropisies du péricarde des anévrysmes du cœur qui donnaient un son « analogue à celui fourni par un morceau de chair ». Enfin sa précision était telle, toujours d'après son auteur, qu'elle permettait de reconnaître la présence d'un liquide dans la plèvre dès que sa quantité surpassait 3 ou 4 onces, une vomique du volume d'un œuf ordinaire située au centre du poumon, un squirrhe ou une callosité du volume d'une noisette, pourvu qu'ils fussent à la surface. Corvisart, à ce qu'il paraît, émerveillait ses auditeurs par l'exactitude de ses appréciations.

A côté de cette méthode d'examen, qui portait avec elle ses exagérations, Corvisart avait tenté d'édifier un traité complet et définitif des maladies et lésions organiques du cœur. Le livre qui porte ce titre se ressent de ses premières origines; conçu sous la forme didactique, il eût évité des répétitions fréquentes et fastidieuses. Mais, composé de leçons cliniques rédigées par un élève et revues par le professeur, il ne contient que peu de choses absolument nouvelles, peu de choses qui n'aient eu à se transformer dans la suite.

La pathologie cardiaque n'était, il faut le dire, guère avancée à cette époque : l'antiquité n'avait rien laissé à ce sujet et cette partie de la nosographie avait dû se créer de toutes pièces. Jusqu'au XVIe siècle, l'impossibilité où l'on était de pratiquer les autopsies avait empêché de connaître quoi que ce fût de la pathologie du cœur; et plus tard, lorsque l'on commença à explorer les viscères, on relata sans esprit critique toutes les constatations plus ou moins étranges que l'on était amené à faire. C'est de la sorte que l'on voit signalées, en dehors de l'augmentation ou de la diminution du volume du cœur, des altérations consistant dans l'absence du péricarde, dans des abcès ou des productions osseuses du cœur, et bien des pages entières sont consacrées à décrire les cœurs velus, les vers du cœur, etc. Comme, d'autre part, la séméiologie cardiaque était absolument inconnue, on comprend que les connaissances médicales relatives aux maladies du cœur fussent tout à fait rudimentaires. Corvisart n'eut, à vrai dire, que deux précurseurs dignes de ce nom, Sénac et Portal.

Sénac avait écrit en 1749 un admirable livre sur la structure du cœur et ses maladies. On y trouve la première ébauche d'une pathologie cardiaque. Déjà apparaît un ordre plus régulier dans la description des lésions et des symptômes; la dilatation de l'aorte, des oreillettes, les ossifications de la valvule auriculo-ventriculaire gauche, sont signalées pour la première fois. Sénac note la fréquence des palpitations et il en donne une des meilleures descriptions qui existent encore aujourd'hui. Il indique comme symptômes importants des affections cardiaques : l'asthme, l'orthopnée, les crachements de sang, l'enflure des pieds, etc. Mais il n'est pas aveugle admirateur de ses propres découvertes; il avoue qu'il y a bien souvent une grande difficulté à reconnaître les maladies diverses du cœur. Combien de fois n'arrive-t-il pas, dit-il, que les symptômes les plus certains de ses affections se trouvent réunis, alors qu'il n'existe aucune lésion de l'organe! Combien de fois l'ouverture des cadavres ne vient-elle pas démentir les avis du médecin!

Sénac cependant avait poussé déjà très avant l'étude de la sémiotique. Attentif aux mouvements des artères et des veines, il en avait noté les irrégularités et les anomalies. Les battements violents des artères du cou et de la tête lui avaient paru souvent en rapport avec une hypertrophie du ventricule gauche, tandis que, au contraire, les battements mous des veines, indépendants des soulèvements artériels, lui semblaient correspondre à la dilatation des cavités droites du cœur. Quant à distinguer entre elles les lésions, Sénac n'y pouvait prétendre.

Portal, qui écrivait en 1803 un cours d'anatomie médicale, avait résumé les connaissances de l'époque. Personnellement, il ne croyait pas à un grand avenir pour la nosographie, surtout en ce qui concerne les affections cardiaques. « Il est à craindre, disait-il, que les médecins praticiens ne parviennent pas à distinguer les différentes maladies les unes des autres, c'est beaucoup s'ils arrivent à reconnaître que le cœur est malade, cela suffit en tout cas pour prescrire les remèdes nécessaires! »

C'est peu après (1806) que Corvisart publia son traité des maladies du cœur. Ce livre est d'un observateur sagace et attentif. Les diverses lésions que l'anatomie pathologique avait constatées sont étudiées méthodiquement et rangées chacune en sa place. Mais il y est fait une part, qui nous semble aujourd'hui excessive, à l'augmentation du volume du cœur avec dilatation, étudiée sous le nom d'anévrysme. Cela résultait inévitablement des procédés d'exploration de l'auteur, procédés qui ne permettaient de juger que l'apparence extérieure de l'organe, sans atteindre la nature même de la lésion.

C'est dans ce traité que l'on voit apparaître pour la première fois la conception pathogénique de la rétrodilatation des cavités du cœur. On y retrouve la nomenclature des divers obstacles qui peuvent siéger dans le cœur lui-même ou dans la circulation périphérique, et déterminer la gêne mécanique dont l'auteur vient de signaler l'importance. D'autre part, Corvisart note la fréquence des affections du tissu fibro-séreux qui contribue à former les appareils valvulaires du cœur. Il indique notamment, comme causes de rétrécissement des orifices, la rétraction et l'agglutination des bords valvulaires; comme causes d'oblitération imparfaite de l'orifice aortique, la déformation des valvules ou leur abaissement inégal. Telles sont les idées déjà assez complètes, vous le voyez, que possédait notre auteur sur l'anatomie pathologique.

Si l'on passe à l'étude clinique des maladies du cœur, on verra celles-ci notées pour la plupart avec leur importance propre, leur fréquence, les déductions que l'on peut tirer de leur existence. Mais il semblerait que toute la sémiotique de Corvisart ait été construite en vue du diagnostic de l'affection qui, pour lui, tenait une place si vaste dans la nosographie : nous voulons parler de l'anévrysme du cœur. Pour le reconnaître, dit-il, il ne faut pas trop s'adresser aux palpitations, qui sont un symptôme décevant, il faut plutôt tenir compte des signes fournis par la vue et la percussion. Si les battements du cœur sont perçus dans une grande étendue, s'ils sont vigoureux ou forts, sous forme surtout de chocs secs et violents, s'ils s'accompagnent de pulsations énergiques de la radiale, on a affaire à l'anévrysme actif; lorsqu'au contraire on constate de l'affaiblissement et de la lenteur des mouvements cardiaques, avec faiblesse du pouls, c'est à l'anévrysme passif qu'il faut penser. Enfin l'apparition d'intermittences, d'irrégularités dans les battements du cœur, avec inégalité des deux pouls, témoigne que l'affection anévrysmale arrive à sa période ultime. Le diagnostic du premier degré de l'anévrysme cardiaque n'est pas toujours facile, de l'aveu même de Corvisart; mais quelque chose vient encore à l'aide du clinicien, c'est l'augmentation de la matité du cœur;

c'est encore « un je ne sais quoi qui n'est pas naturel », motif suffisant de suspicion.

L'anévrysme du cœur commandait toute la pathologie cardiaque de Corvisart, et il faut lire dans les contemporains l'influence désastreuse de cette exagération. Il n'y eut personne pour ainsi dire qui ne se crût atteint d'anévrysme, et le nombre des hypocondriaques augmenta à l'infini. Pour le comprendre, il nous suffira d'ajouter que les signes fonctionnels qui passaient pour caractériser cette maladie nouvelle comprenaient les palpitations, les douleurs et angoisses précordiales, les bouffées de chaleur au visage avec éblouissement, la toux opiniâtre et jusqu'à l'exagération de l'appétit.

L'œuvre de Corvisart ajoutait cependant quelques données exactes à celles qu'avaient léguées ses prédécesseurs. En ce qui concerne, par exemple, la différenciation des lésions du cœur droit de celles du cœur gauche, il indiquait comme bons signes de la gêne circulatoire dans les cavités droites la cyanose, l'essoufflement, la dilatation des veines, la faiblesse et l'irrégularité du pouls.

Avec ces écrits forcément incomplets, Corvisart laissait des élèves dont l'œuvre allait être d'achever et de perfectionner la sémiotique cardiaque.

Piorry, en imaginant la percussion médiate, devait apporter à cette sémiologie, non pas seulement un procédé nouveau, mais bien une méthode différente permettant de délimiter les organes et d'en apprécier la forme et l'étendue avec une rigueur inconnue jusque-là. Grâce à cette méthode, la mensuration exacte du cœur est devenue possible et l'on peut délimiter même une partie de l'aorte.

Quant à Laënnec, ce fut une révolution véritable qu'il apporta dans la sémiotique en y introduisant l'auscultation. Alors qu'il suivait les leçons de Corvisart il avait vu plus d'une fois son maître, approcher l'oreille du thorax pour chercher à distinguer et apprécier le rythme des battements du cœur. Et, à ce titre, Corvisart avait presque deviné l'auscultation. Mais lorsque, sous l'impulsion puissante de son élève, on appliqua au cœur les procédés de l'auscultation médiate, on dut être singulièrement embarrassé des bruits multiples qu'on y entendait, et pendant longtemps, à vrai dire, on n'en distingua pas la valeur. Laënnec lui-même ne tira pas à beaucoup près, de l'auscultation de cet organe, un parti comparable à celui qu'il avait su si merveilleusement tirer de l'auscultation des poumons. Il arrivait trop tôt pour son époque; la physiologie du cœur était encore mal connue, et quant à sa pathologie, nous venons de voir que, malgré Corvisart, elle était fort imparfaite aussi. Si bien que ce grand Laënnec finit par désespérer lui-même de formuler le diagnostic des lésions d'après les bruits que le cœur faisait entendre et que sa seconde édition contient, à ce sujet, une sorte de rétractation des vérités qu'il avait émises dans la première.

Avec Bouillaud, autre élève de Corvisart, la sémiotique du cœur prit un essor nouveau. Jusqu'à lui, on se contentait ou à peu près de rechercher dans la région précordiale le bruit de souffle, ou de soufflet, comme on disait alors, mais la différenciation des maladies du cœur, de par l'auscultation de cet organe, était à peine ébauchée. Je ne vous rappellerai pas ici toute l'importance de l'œuvre de Bouillaud. Vous savez que, le premier, cet auteur indiqua les rapports qui unissent le rhumatisme aux maladies du cœur en général, et aux lésions de l'endocarde en particulier; les lois qu'il a établies à ce sujet restent encore vraies à l'heure actuelle. Mais, d'autre part, il connaissait la diversité des affections valvulaires; il s'attachait à distinguer les différents bruits anormaux les uns des autres et à les rapporter aux diverses lésions orificielles dont ils facilitent le diagnostic. Sous ce rapport, l'œuvre de Bouillaud fut considérable et exerça sur la pathologie cardiaque une influence qui se continue encore actuellement.

Si la sémiotique des maladies du cœur est loin encore de la perfection, on peut dire que grâce aux travaux de ces divers auteurs, elle a acquis un degré de précision que l'on ne soupçonnait pas au temps de Corvisart. Quant à la pathogénie des affections cardiaques, à l'étude des causes qui les produisent, à leur rapport avec les autres maladies, tout cela, à cette époque, était encore plein de mystère.

Corvisart parle dans son étude de la dilatation de l'aorte, d'un quelque chose d'inconnu, « d'un âcre délétère » capable d'agir sur les vaisseaux et d'y déterminer des lésions persistantes. C'était sous l'influence des théories humorales que cette hypothèse avait pris naissance dans son esprit, et elle ne leur survécut point. Plus tard, pendant la période anatomique que Laënnec avait inaugurée et que Virchow a rendue si féconde, les lésions des tissus attirèrent seules l'attention et on se préoccupa peu de la cause qui les déterminait.

Il fallut qu'un chimiste de génie, qui n'était même pas versé dans les sciences médicales, ouvrît à la pathologie des voies nouvelles. Grâce aux découvertes de Pasteur, l'étude des processus infectieux sembla renouveler la pathogénie. Nous pouvons maintenant, bien souvent, pénétrer plus avant dans l'étude des causes des maladies et déjà nous prévoyons que la voie n'est pas encore près de se fermer. Voici que cette période bactériologique demande l'aide des chimistes, et l'étude des poisons bactériens prend de jour en jour plus d'importance. Nous savons que les micro-organismes qui ont été, sur place ou à distance, la cause première des altérations des organes, peuvent disparaître complètement, laissant agir à leur suite des poisons multiples capables d'altérer les tissus d'une façon persistante. Voici donc que « cet âcre délétère » dont parlait Corvisart, et qui à son époque signifiait si peu de chose, prend corps aujourd'hui et rentre dans le domaine de la réalité.

Si nous résumons maintenant les données de la science actuelle en les comparant à celles des cent années qui viennent de s'écouler, nous verrons le cycle énorme parcouru par la pathologie cardiaque : la sémiotique plus simple, plus précise permettant au clinicien de s'orienter plus aisément dans le diagnostic des affections du cœur; l'anatomie pathologique, la bactériologie, l'autorisant à plus d'audace, et lui faisant à la fois connaître la nature des lésions qu'il observe et les causes qui les ont produites.

J'avais raison de vous dire que la voie n'est pas fermée pour ceux qui veulent étudier et apprendre; leur tâche seulement est devenue plus considérable, et à l'éducation des sens, qu'ils doivent toujours tendre à perfectionner comme le voulait Corvisart, ils doivent joindre l'éducation de l'esprit, s'ils veulent être des cliniciens consciencieux, véritablement curieux des choses de la médecine.

II

SÉMIOLOGIE CARDIAQUE

Palpation, Percussion.

Messieurs,

Nous allons entreprendre aujourd'hui l'étude de la sémiologie objective du cœur. Cette étude aura pour but de fixer d'une façon précise dans votre esprit les procédés d'examen clinique qui nous serviront ultérieurement dans le cours de ces leçons.

Cette partie de la sémiologie est des plus importantes pour la connaissance des maladies du cœur. Les troubles fonctionnels que ces maladies déterminent sont souvent si variables dans leurs manifestations, leur apparition même est parfois si tardive, qu'il y a péril à les attendre pour faire le diagnostic de l'affection qu'ils doivent révéler, péril surtout à n'instituer un traitement que lorsqu'ils sont définitivement constitués. Et, lors même que les symptômes subjectifs ont apparu, n'est-il pas fréquent de voir qu'ils n'apportent souvent, par leur complexité, qu'un faible secours à l'établissement d'un diagnostic précis! Dans ces différents cas, vous en serez réduits, pour fixer définitivement votre jugement, à l'examen direct du cœur et des vaisseaux; c'est dans cet examen que je voudrais vous guider.

Celui-ci, bien qu'on en ait dit, est facile, peu compliqué; il conduit souvent par lui-même à des résultats positifs et précieux, il demande seulement un soin attentif et une précision toujours appliquée.

Nous commencerons cette étude par l'examen des signes locaux.

L'examen direct du cœur par la vue est le procédé clinique que l'on utilise tout d'abord, il nous permet de juger de la conformation extérieure de la région et des mouvements que le cœur imprime à la paroi.

La voussure de la région précordiale est un signe souvent de peu de valeur ; jadis, au temps de Corvisart, elle constituait un des symptômes les plus généralement recherchés pour le diagnostic des lésions du cœur, et, aujourd'hui encore, il n'est guère de semaine où nous ne voyions des sujets venir consulter pour une affection imaginaire du cœur, inquiets de cette déformation qu'ils jugent devoir dépendre de quelque lésion profonde et grave. Mais il faut que le cœur ait acquis un volume bien considérable pour déterminer une voussure de la région précordiale, il faut qu'un épanchement intra-péricardique soit bien abondant pour produire une pareille déformation. Même dans les cas d'hypertrophie notable du cœur ou de péricardite à fort épanchement, les seuls où la voussure résulte véritablement d'une affection du cœur, je ne vous conseillerais pas d'appuyer trop exclusivement votre diagnostic sur ce signe-là. Chez les enfants surtout, c'est un symptôme de médiocre valeur, car chez eux la voussure de la paroi thoracique est fréquemment produite par une déformation antérieure du squelette et notamment par des altérations rachitiques, qui seraient sous ce rapport des causes d'erreurs fâcheuses, si l'on ne se tenait sur ses gardes.

La dépression de la région thoracique est plus importante à considérer. Lorsque vous la constaterez, vous devrez de suite vous enquérir de l'état du squelette, car les déformations dues au rachitisme peuvent aussi la produire ; en second lieu, il vous faudra rechercher si elle n'est pas due à des adhérences pleuro-péricardiques, reliquats d'une ancienne affection de ces séreuses. Je les unis toutes deux, car il n'est pas exceptionnel que la même maladie qui a déterminé des adhérences de la plèvre ait aussi fait naître des adhérences du péricarde, et c'est justement pour le diagnostic de la symphyse cardiaque généralisée ou totale que la constatation d'une dépression de la région précordiale a une véritable importance. Vous verrez que cette affection ne s'accompagne le plus habituellement que d'un petit nombre de symptômes objectifs. L'existence de la déformation thoracique peut donc, lorsque rien d'autre ne vient l'expliquer, aider beaucoup le diagnostic de la symphyse cardiaque.

Les mouvements de la surface du cœur peuvent consister en de véritables soulèvements capables d'imprimer parfois un choc apparent à la tête de l'observateur qui ausculte. Il faut bien se garder de croire que ces soulèvements, visibles souvent à distance, puissent toujours marquer pour nous avec précision un moment déterminé de la révolution cardiaque et le début de la systole ventriculaire. C'est une erreur qui a conduit plus d'un auteur à des interprétations fausses. Les soulèvements les plus apparents du cœur sont très souvent diastoliques, je vous l'ai montré à maintes reprises; vous pourrez facilement vous en assurer vous-mêmes.

Il y aurait lieu de répéter ici ce que je disais tout à l'heure au sujet de la voussure de la région précordiale. Il ne faut pas croire que ces soulèvements de la paroi soient toujours en rapport avec une dilatation ou avec une hypertrophie du cœur. C'est un signe de présomption, rien de plus, et, en tout cas, il n'y a aucun rapport précis à établir entre l'amplitude de ces soulèvements et le volume du cœur. On trouve ces soulèvements très exagérés chez des individus n'ayant aucune hypertrophie. Cela se voit surtout chez les jeunes sujets. Chez eux, en effet, toutes les conditions sont réunies pour favoriser ces mouvements apparents du cœur. L'organe est situé superficiellement, c'est-à-dire que les poumons, non encore distendus par l'emphysème, permettent un contact plus immédiat avec la paroi. Ce contact est encore facilité par la conformation générale du thorax, qui est habituellement étroit et allongé. Le plastron costal souple et flexible reproduit plus facilement les soulèvements rythmiques du cœur. Enfin l'embonpoint modéré, le faible développement des masses musculaires, tout contribue à rendre plus visibles les mouvements cardiaques. N'est-ce pas pour avoir oublié ces faits qu'on a pu créer une maladie nouvelle, maladie qui serait presque physiologique et dont, par là, le caractère serait bien paradoxal; je veux parler de l'hypertrophie des adolescents. Je ne crois pas, pour ma part, qu'elle existe à titre de maladie distincte. Le cœur peut être augmenté de volume chez les jeunes sujets, comme chez les adultes, et pour des raisons identiques; le travail de la croissance à lui seul ne crée pas d'hypertrophie.

Pour en finir avec l'étude des mouvements du cœur, il reste à vous signaler *ces ondulations* que plusieurs auteurs ont rapportées avec raison, dans un grand nombre de cas, à la symphyse cardiaque. Ces mouvements de reptation, comme on les a aussi nommés, peuvent être limités à un point de la région précordiale, ou étendus à toute cette région; lorsqu'ils coïncident avec une dépression thoracique marquée, correspondant au même endroit, ils deviennent plus qu'un signe de présomption, ils autorisent à admettre comme presque certaine l'hypothèse de la symphyse.

La palpation de la région précordiale fournit des renseignements souvent importants, mais qu'il faut interpréter.

Ce procédé d'examen nous indique d'abord le siège de la pointe du cœur et la nature du choc senti en cet endroit. C'est une étude capitale et qui permet souvent de formuler immédiatement un diagnostic assuré que la percussion et l'auscultation ne feront que confirmer.

La pointe du cœur siège habituellement dans le quatrième espace intercostal, parfois dans le cinquième, très souvent sous la cinquième côte. Lorsqu'elle atteint le sixième espace, le déplacement témoigne d'une hypertrophie notable, et c'est exceptionnellement qu'elle descend jusque dans le septième espace. A l'état normal, la pointe se déplace dans les changements de position du malade, et l'absence de déplacement est un signe d'une grande valeur pour le diagnostic de la symphyse cardiaque. Lorsque le sujet se couche sur le côté gauche, la pointe se rapproche de la paroi thoracique, aussi est-ce la position que l'on doit faire prendre au malade lorsqu'on a quelque difficulté à sentir le choc de cette partie du cœur. Lorsque l'abaissement se fait suivant l'axe du corps, il faut penser à une hypertrophie portant sur les cavités gauches; lorsque la pointe, tout en s'abaissant un peu, se déplace surtout transversalement en se reportant en dehors vers la ligne axillaire, on doit présumer qu'il y a une hypertrophie ou plutôt une dilatation notable des cavités droites.

L'impulsion de la pointe varie beaucoup dans son intensité et son amplitude. On attribue d'ailleurs une trop grande importance à l'énergie de l'impulsion, dont on se croit habituellement obligé de noter le degré dans les observations. Cette notation a bien peu de valeur, car l'intensité de l'impulsion et son amplitude n'ont d'ordinaire aucun rapport avec le volume du cœur ou l'élévation de la tension artérielle. Chez les malades atteints de mal de Bright, qui présentent toujours un notable degré d'hypertrophie et une élévation de la tension pouvant aller jusqu'à 28 ou 30 centimètres de mercure, le battement de la pointe est parfois à peine senti; inversement, on voit chez des malades chlorotiques ou tuberculeux, dont le cœur a peu de volume, des soulèvements énergiques, visibles souvent à distance, et comprenant toute la région précordiale. Ce signe est donc d'une importance médiocre.

La palpation de cette région du cœur est destinée surtout à nous fixer sur le *moment précis où se produit* ce qu'on appelle *le choc de la pointe*. Ce fait mérite toute votre attention, à raison des délicates questions de physiologie et de pathologie qui s'y rattachent.

Tout le monde admet aujourd'hui que le soulèvement de la pointe du cœur correspond exactement au début de la systole ventriculaire; on prend même habituellement le début de ce soulèvement comme repère, quand on veut appliquer l'auscultation ou la cardiographie à quelque étude précise concernant la sémiologie des affections cardiaques.

Cela suppose que le choc est un phénomène instantané capable de marquer un point dans le temps. Or, il n'en est rien.

Si l'on entend par choc l'impression que la pointe du cœur transmet à la main appliquée dans le lieu où son battement se fait sentir, cette impression résulte de deux phénomènes distincts et successifs: 1° un soulèvement progressif; 2° un ébranlement instantané. Dans l'immense majorité des cas que j'ai observés, le soulèvement se fait sentir d'abord; l'ébranlement le termine; et le tout a une durée notable. Joignant l'auscultation à la palpation, je me suis assuré que l'ébranlement final coïncide exactement avec le premier claquement valvulaire et n'est autre chose que l'expression tactile de ce qui pour l'oreille est le premier bruit. Or la clôture des valvules auriculo-ventriculaires correspond au début de la systole des ventricules et en marque le commencement. Le soulèvement qui la précède est donc antérieur au début de cette systole et correspond à la systole des oreillettes. Mais il est évidemment plus court que celle-ci et se produit seulement au moment où elle va se terminer. Comment cela se peut-il comprendre?

Chez quelques sujets particulièrement favorables à ce genre d'exploration et chez qui la main appliquée sur la région précordiale parvient à saisir et analyser les différentes phases de la révolution cardiaque, voici ce qu'on observe (tracé n° 1) : A partir d'une chute brusque qui dénote la fin de la systole et le début de la diastole ventriculaire, on sent distinctement un soulèvement lent qui, de toute évidence, résulte de l'afflux progressif du sang dans les cavités ventriculaires. Ce soulèvement s'accentue lorsque la systole des

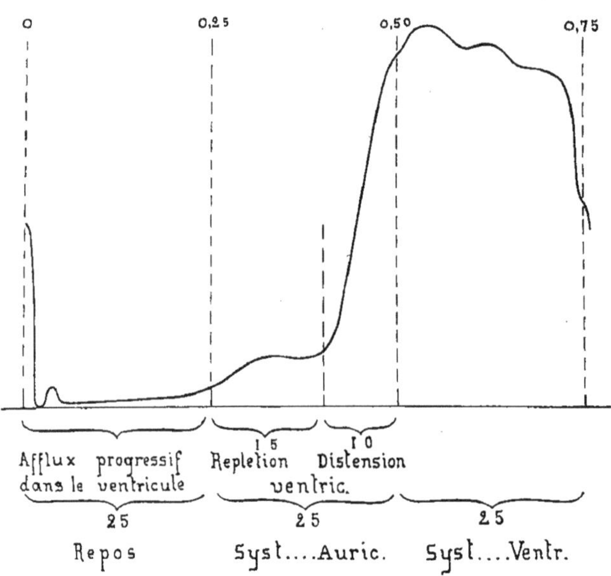

Tracé n° 1. — Schéma d'une révolution cardiaque.

oreillettes achève de remplir ces cavités. Puis brusquement il s'accélère et soulève plus vivement l'espace intercostal, à l'instant où la réplétion s'achevant commence à distendre la paroi des ventricules et à lui donner une consistance ferme qu'elle n'avait pas jusque-là. Enfin le ventricule, entrant presque aussitôt en contraction, arrête l'action de l'oreillette en y substituant la sienne et produit, par la clôture instantanée des valvules auriculo-ventriculaires, l'ébranlement sec que la main ressent et le bruit que l'oreille perçoit. A partir de ce moment, tantôt le refoulement de l'espace intercostal est maintenu par la rigidité ventriculaire, tantôt la pointe fuit en même temps que le cœur se contracte, déterminant ce que Marey a appelé un battement négatif.

Quoi qu'il en soit, ce qu'il importe surtout de remarquer, pour le moment, c'est que la première partie de l'acte dénommé choc de la pointe résulte la plupart du temps de la mise en tension de la paroi ventriculaire par la systole de l'oreillette.

Si maintenant on compare, aux résultats de cette exploration manuelle, des tracés cardiographiques soigneusement recueillis en leur associant, comme je l'ai fait, la palpation et l'auscultation pratiquées en même temps que le cardiographe fonctionne, on rend beaucoup plus manifeste l'exactitude de l'interprétation que je viens d'exposer et l'on peut noter les différentes phases de la pulsation cardiaque comme elles le sont sur la figure ci-contre.

Ce tracé reproduit la forme la plus commune de la révolution cardiaque. Mais les choses ne se passent pas toujours exactement ainsi. Il est des cas où la pointe n'a pas soulevé encore notablement l'espace intercostal au moment où la systole ventriculaire intervient; d'autres où le soulèvement n'en est encore qu'à sa moitié. Alors le ventricule, en se contractant, achève le mouvement commencé ou le produit presque à lui seul. Et cela explique comment

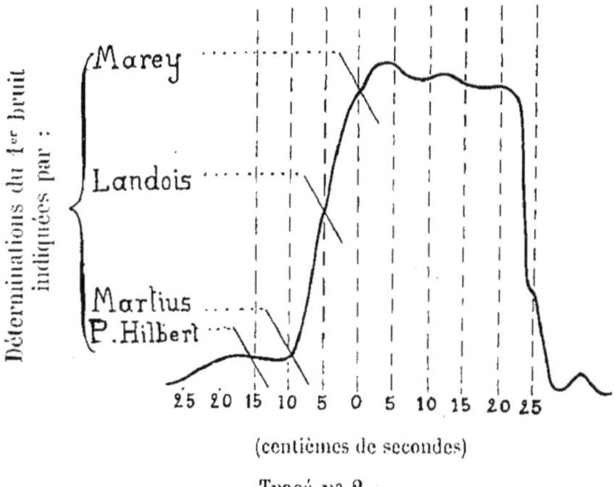

Tracé n° 2.

il a pu être émis des opinions fort dissemblables en ce qui concerne le rapport exact des bruits du cœur avec les différents éléments des courbes cardiographiques et particulièrement le point de ces courbes auquel correspond le premier bruit normal. Comme on le peut voir sur la figure ci-dessus (tracé n° 2), Marey l'a placé à la partie supérieure de la ligne d'ascension, Landois à la partie moyenne, P. Hilbert au pied de cette ligne et Martius encore plus tôt. Pour ma part j'ai rencontré exceptionnellement des faits de ce genre. Mais le lieu adopté par Marey m'a paru de beaucoup le plus fréquent, et je pense que le seul tort des auteurs que je viens de citer est d'avoir voulu tirer des conclusions générales d'exceptions sur lesquelles ils étaient tombés.

Vous voyez en tout cas (et c'est là le point sur lequel je voulais surtout insister) que le soulèvement de la pointe n'est pas un repère fidèle et sur lequel vous puissiez compter pour marquer avec précision le début de la systole ventriculaire, d'abord parce que sa durée laisse toujours un certain vague relativement à l'instant qu'il serait censé désigner; ensuite parce que son début, loin de marquer toujours exactement celui de la systole, le plus souvent le précède, quelquefois lui succède et, exceptionnellement, coïncide avec lui. Le premier claquement valvulaire perçu par l'auscultation a donc, sous ce rapport, infiniment plus de valeur.

Il est bien vrai que les auteurs qui, comme Marey ou Landois, ont placé la clôture valvulaire au sommet de la ligne d'ascension ou sur son trajet, n'en considèrent pas moins cette ascension, qui exprime la propulsion de la pointe, comme un effet de la systole ventriculaire. Le temps dont le premier bruit et la clôture de la valvule retarderaient sur le début de cette systole, ils le considèrent comme une sorte de temps perdu ou temps de « préparation » pendant lequel le ventricule s'adapterait à son contenu avant de clore les valvules et de propulser le sang dans les artères. Mais cette interprétation n'est en accord ni avec le plus grand nombre des faits expérimentaux, ni avec les faits pathologiques dont quelques-uns, comme vous le verrez, opposent une contradiction formelle[1].

Les considérations qui précèdent étaient indispensables pour que vous puissiez vous rendre compte des formes spéciales de battements de la pointe, désignées par Marey sous le nom de battements négatifs.

Elles étaient indispensables également pour nous permettre de réfuter plusieurs erreurs commises en sémiologie par suite d'une interprétation défectueuse donnée au choc de la pointe.

Première erreur. — On a signalé comme un signe fréquent dans l'insuffisance aortique, presque constant dans le rétrécissement mitral, un retard notable du pouls radial sur le choc de la pointe[2]. Si l'on cherche ce retard par la palpation combinée de la pointe du cœur et de l'artère radiale, on peut croire le constater réellement, mais la sensation donnée par la main est parfois fautive comme vous l'avez vu. Et, en effet, si l'on mesure exactement le retard qui sépare le claquement valvulaire, début vrai de la systole, de la

1. Voir le troisième mémoire de ce recueil (*Du choc de la pointe du cœur*).
2. Tripier, *Rev. de Méd. et de Chir.*, 1877.

pulsation radiale, on voit que ce retard reste absolument normal et ne dépasse pas 12 à 15 centièmes de seconde.

Seconde erreur. — Dans un travail assez récent, le docteur Dickinson[1] a soutenu que le roulement présystolique du rétrécissement mitral constituait en réalité un roulement systolique. Il en a conclu qu'il était lié à une insuffisance mitrale et qu'il n'y avait pas de rétrécissement mitral pur, au sens propre du mot. Or, si un observateur aussi distingué a pu commettre semblable erreur, c'est que, ayant fait la très juste remarque que le soulèvement présystolique accompagne le soulèvement de la pointe, il a cru devoir appliquer à son observation fort exacte l'interprétation erronée qu'on donne actuellement encore au choc de la pointe.

Cette opinion de Dickinson, nous aurons d'ailleurs à la réfuter plus amplement lorsque nous étudierons le rétrécissement mitral.

De même, lorsque je vous parlerai du bruit de galop, je vous montrerai que cette interprétation erronée des tracés cardiographiques a conduit à créer une sémiologie confuse, reposant sur la conception de systoles alternantes, de contractions redoublées, etc., toutes choses qui tendent à rendre obscurs et inexplicables des phénomènes simples en eux-mêmes.

J'en ai fini avec le choc de la pointe; il me reste à vous dire quelques mots des autres signes fournis par la palpation.

L'examen de la *partie moyenne* ou de la *base* du cœur permet rarement d'y constater des mouvements; ceux-ci, lorsqu'ils existent, n'en ont que plus d'importance pour le diagnostic. Souvent ils se produisent sous forme d'ondulations, j'ai déjà attiré votre attention sur ce point, et alors ils peuvent faire soupçonner l'existence d'adhérences localisées; mais ce qui pour la pointe est une exception devient ici la règle, et, le plus souvent, les battements perçus vers la région moyenne du cœur sont diastoliques.

Ce que je viens de dire concerne les battements et non les *frémissements* que l'on peut constater sur les différents points de la région précordiale. Ces frémissements constituent des signes dont il importe de connaître la valeur et la signification. On les désigne généralement depuis Laënnec sous le nom de « frémissements cataires » d'après la sensation qu'ils fournissent à la main, sensation assez analogue à celle donnée par la palpation du dos

1. Dickinson, *Remarks on the presystolic Murmur, falsely so called.* (*Lancet*, London, 1887.)

d'un chat qui ronronne. Ils peuvent être diffus et étendus à toute la région précordiale; c'est ainsi qu'ils apparaissent dans certaines péricardites; d'autres fois, ils sont plus localisés, c'est alors qu'ils acquièrent toute leur importance. A la pointe ils sont présystoliques et ils indiquent d'une façon très positive le rétrécissement de l'orifice mitral. Lorsqu'ils siègent dans la région de la base, ils sont le plus souvent systoliques. Un frémissement systolique dans le deuxième espace, le long du bord gauche du sternum, vous indiquera le rétrécissement de l'artère pulmonaire; s'il siège dans le troisième espace du même côté, ce sera une communication interventriculaire. Comme il peut arriver que l'auscultation fasse entendre en ces points des souffles anorganiques dont la nature soit difficile à préciser, ces frémissements prennent une véritable importance. Car les lésions organiques seules peuvent y donner lieu, et, d'autre part, il est exceptionnel qu'elles n'en produisent pas, dans les cas du moins dont il vient d'être question. Par là se trouvera singulièrement facilitée la distinction des bruits cardio-pulmonaires qui embarrassent parfois si fort le diagnostic.

Le frémissement est d'autant plus distinct que la paroi thoracique est plus mince et le cœur en rapport plus intime avec elle, c'est-à-dire moins recouvert par le poumon; d'autre part, à titre de sensation tactile, il est d'autant mieux perçu que les vibrations qui le constituent sont plus rares et qu'il accompagne par conséquent un bruit plus grave; c'est pour cela qu'il se rencontre surtout dans le rétrécissement mitral, que, de plus, il indique en général un rétrécissement peu serré. En somme, la palpation peut nous aider beaucoup à reconnaître certaines lésions, et dans une certaine mesure à en préciser le degré.

La percussion est un moyen d'exploration encore plus précieux, mais elle ne donne absolument rien si elle n'est pas faite avec méthode et précision. Le docteur Sansom[1], dans son livre récent, déplore à juste titre le nombre de coups de doigts inutiles appliqués sur le thorax, et tant de percussion stérile faute de véritable méthode; je partage son sentiment. Il semblerait vraiment que ce procédé d'exploration ait fait peu de progrès depuis l'époque où Avenbrügger, puis Corvisart, frappant le thorax du plat de la main

1. Sansom, *The Diagnosis of Diseases of the Heart and thoracic Aorta* (Londres 1892).

ou de l'extrémité des doigts, cherchaient à estimer le volume du cœur d'une façon approximative et n'arrivaient en fin de compte qu'à découvrir les plus grosses hypertrophies. La méthode de Piorry était plus précise; mais elle était longue, pénible souvent pour le malade, se pratiquant suivant des lignes fixées d'avance et obligeant à faire porter la percussion sur la plus grande partie de la face antérieure du thorax. Pour déterminer le volume du cœur et, par-dessus tout, les variations de ce volume, il suffit de fixer par la percussion les bords qui limitent cet organe et de considérer la figure que les lignes ainsi tracées déterminent. Mais cette exploration ne saurait donner de résultats tout à fait utiles, suffisamment exacts et vraiment comparables entre eux, à moins d'y employer une méthode constante et précise. Celle que vous me voyez pratiquer ici, que j'ai instituée depuis longtemps et qu'il convient, à mon avis, de mettre en usage toutes les fois que le cœur est suspect de la moindre altération, comprend trois points essentiels sur lesquels je vais avoir à insister : 1° la détermination des lignes qui doivent servir de limites à la figure donnée par la percussion; 2° le mode de percussion à l'aide duquel on doit tracer ces lignes; 3° la mensuration de la surface circonscrite par elles.

1° Le système linéaire que j'ai adopté pour circonscrire la matité précordiale est le même que celui conseillé par mon collègue, le docteur C. Paul. Il se compose de trois lignes. Une première suit le bord du ventricule gauche; plus ou moins courbe comme lui, elle constitue le bord gauche de la matité. La seconde, sensiblement parallèle au bord droit du sternum et, dans l'état normal, se confondant avec lui, correspond dans sa partie inférieure au bord de l'oreillette droite et plus haut à celui de la crosse aortique. C'est le bord droit de la matité. Dans l'état normal, elle est semblablement droite; mais elle peut affecter une courbure plus ou moins accentuée soit en saillie, soit en retrait, suivant que l'oreillette droite ou l'aorte dépassent leurs dimensions normales. La troisième devrait longer le bord du ventricule droit; mais, comme on ne peut la déterminer par la percussion, on l'établit un peu artificiellement en traçant une droite qui va de l'extrémité inférieure de la pointe du cœur à l'intersection du bord supérieur du foie avec le bord droit de la matité. Elle constitue le bord inférieur de la matité; mais elle ne correspond pas au bord droit du cœur, sur lequel elle empiète sensiblement. Il n'en peut être autrement, le cœur étant couché sur la face supérieure du foie qui s'abaisse en avant, en sorte que le bord du ventricule droit est nécessairement plus bas que la partie la plus élevée de la convexité hépatique, qui seule peut nous servir de repère.

Des trois angles du triangle formé par ces lignes, l'angle inférieur

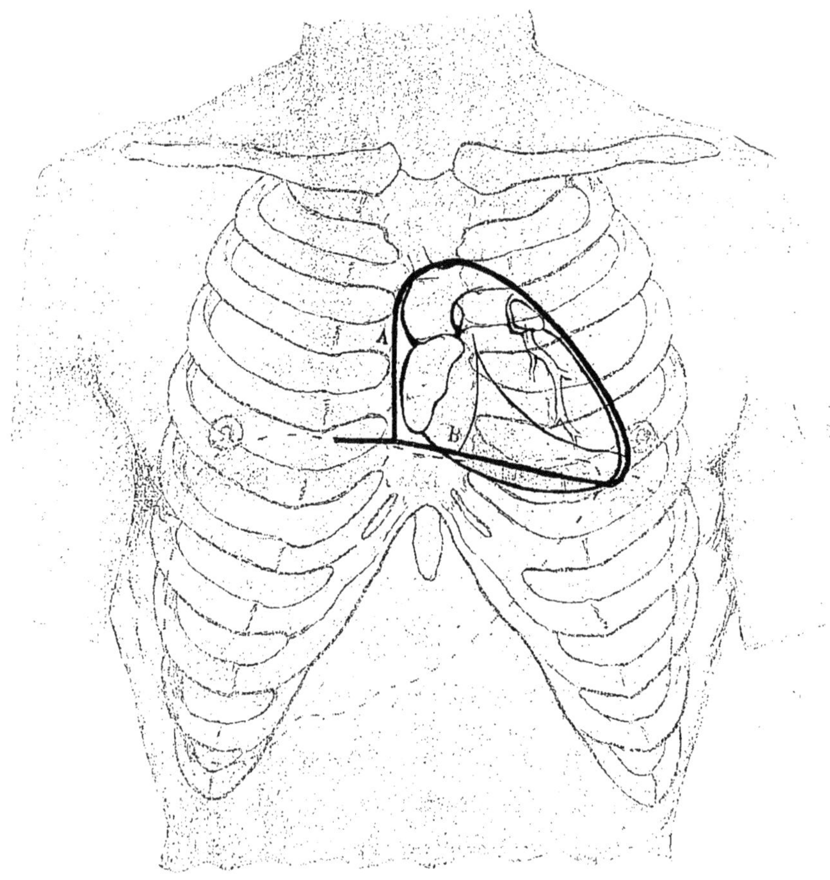

Matité précordiale normale[1].

A. Limites de la matité totale ou submatité.
B. Limites de la matité absolue de la portion découverte. La ligne rouge représente les contours du cœur et des troncs artériels en place dans le médiastin.

gauche est donné par le contour de la pointe qu'il faut circonscrire soigneusement; quant à l'angle supérieur, extrêmement arrondi, il correspond à la courbure de l'aorte.

1. La figure de la cage thoracique est empruntée à *l'Anatomie des formes du corps humain*, de M. Paul Richer.

2° Le procédé que nous employons est toujours la percussion digitale plus simple, tout aussi précise et moins pénible pour le malade que le plessimètre et les marteaux encore usités par quelques médecins. Quant au mode de délimitation, il diffère de celui conseillé par Piorry, en ce sens que, au lieu de percuter le thorax tout le long de lignes idéales verticales et transversales, nous nous bornons à suivre une direction perpendiculaire au périmètre qui vient d'être indiqué, en commençant à quelques centimètres en dehors, là où la sonorité du poumon est pleine et entière, et en nous en approchant peu à peu, jusqu'à ce qu'une diminution de sonorité et surtout une élévation soudaine de la tonalité du son nous avertissent que nous avons atteint le bord du cœur. Là nous nous arrêtons pour marquer la limite, sans continuer jamais la percussion au-devant du cœur, où elle est absolument inutile. Ce mode de limitation, qu'on pourrait appeler *méthode concentrique*, est applicable à tous les organes mats situés au milieu d'organes sonores. Il pourrait s'exprimer par cette formule simple : Ne jamais frapper sur l'organe qu'on limite, mais autour de lui. Il est plus précis, plus sûr, plus rapide, moins pénible pour les malades, et c'est à tous ces titres que je vous le recommande. La percussion, de quelque façon qu'on la pratique, n'est malheureusement point applicable à la détermination du bord inférieur de la matité, le foie, sur lequel le cœur est appliqué et qui le déborde, donnant une matité égale à la sienne. C'est pourquoi on est obligé de recourir à l'artifice indiqué plus haut.

Des trois angles, l'inférieur se trouve déterminé par l'interstice même des lignes qui le forment; le supérieur doit être délimité par la percussion, qui circonscrit sans grande difficulté la portion de la crosse de l'aorte avoisinant la paroi thoracique; quant à la pointe, il en faut préciser le siège avec beaucoup de soin à l'aide de la palpation et de la percussion.

La recherche de la pointe du cœur est parfois assez délicate, lorsque le choc en est peu sensible ou difficile à délimiter en son siège exact. Il est souvent avantageux de faire coucher le sujet sur le côté gauche, en le mettant en expiration forcée. De cette façon on a toute chance de voir la pointe du cœur venir en contact plus intime avec la paroi thoracique; mais, par contre, cette petite manœuvre détermine un déplacement en dehors dont il faut tenir compte et qui, en général, atteint 2 centimètres environ. La percussion de la pointe peut être également malaisée, le voisinage de l'estomac et de l'intestin, la présence du poumon qui empiète plus ou moins sur la matité cardiaque, masquent souvent le changement de sonorité que donne à la percussion la pointe du cœur. Mais, en combinant les deux procédés d'exploration, il est rare que l'on n'arrive pas à la délimiter exactement.

La figure à peu près triangulaire que nous aurons dessinée de la sorte représentera non pas la forme exacte du cœur, mais une projection du cœur obliquement incliné sur la paroi thoracique. Le type que je mets sous vos yeux peut être considéré comme normal.

Ce triangle répond à ce que l'on appelle la matité relative du cœur, c'est elle qu'il nous importe surtout de connaître.

La matité *absolue*, ou petite matité du cœur, est de moindre importance, excepté dans certains cas très particuliers dont je vous parlerai tout à l'heure. Elle peut n'exister point du tout, notamment chez les sujets emphysémateux. Lorsqu'on a motif de la figurer, on y parvient sans peine en percutant un peu au-dessous du centre de la grande matité, où l'on trouve, dans un petit espace, une matité complète. Pour la délimiter exactement il convient d'employer un mode de percussion précisément inverse de celui que je préconisais tout à l'heure : un *mode excentrique* si vous voulez; c'est-à-dire qu'il faut percuter du centre de la matité vers la périphérie, suivant des lignes normales à la direction des bords de chacun des deux poumons, en s'arrêtant aux premiers indices de sonorité donnés par ceux-ci. La raison de cette différence de méthode, c'est que le centre présente une matité uniforme sur laquelle tranche aussitôt la sonorité légère du bord mince des poumons, tandis que la sonorité pulmonaire est ici progressivement décroissante de la périphérie vers le centre. Quoi qu'il en soit, cette percussion nous permettra de tracer, dans le triangle préalablement obtenu, une nouvelle figure, à peu près triangulaire aussi, qui représentera la matité absolue du cœur. (Voir fig. précédente.)

Je vous ai dit, Messieurs, qu'il fallait inscrire par un trait les lignes de percussion que l'on a ainsi délimitées : ceci est indispensable si l'on ne veut pas être passible des reproches que fait Sansom aux brouillons de la percussion. D'autre part, ce sont les variations de la matité qui offrent le plus d'intérêt. Il est donc extrêmement utile de conserver les figures ainsi obtenues. Piorry le faisait en inscrivant les tracés sur une feuille de diachylon collée sur la peau du malade. J'ai pris l'habitude de les décalquer à l'aide d'un papier transparent. Certains papiers japonais, souples et suffisamment translucides, sont très propres à cet usage. Il est utile d'y ajouter quelques points de repère, le mamelon, la fourchette sternale, quelques espaces intercostaux. De cette façon on peut conserver par devers soi la représentation exacte du cœur de chaque malade, à telle date et dans telles conditions. En superposant ces dessins, et en faisant coïncider leurs points de repère, on juge facilement les changements de position et de volume que le cœur a pu subir.

Mais la comparaison des tracés entre eux est souvent difficile, car la surface de matité n'a pas toujours la même forme et il est quelquefois malaisé de juger du rapport de deux surfaces de formes différentes. D'ailleurs, le résultat de cette comparaison ne peut être énoncé qu'à l'aide d'une mesure. Pendant longtemps je me contentai, comme tous, de mesurer les deux diamètres principaux de la matité cardiaque. Ce procédé ne donnait en aucune façon la mesure de la matité. Plus tard je me suis servi du procédé suivant, imité de celui des ingénieurs. Après avoir décalqué les contours de la surface à mesurer sur une feuille de papier un peu épaisse, je découpais cette surface en même temps qu'un carré du même papier de dimension déterminée. Je pesais avec soin les deux portions découpées, et le rapport de leur poids donnait exactement la surface de la matité. Ce procédé est très sûr, il donne des résultats précis, — vous vous en rendrez facilement compte en parcourant la thèse de mon ancien chef de clinique, le docteur Foubert[1], — mais il est long. Aussi me suis-je appliqué à le simplifier.

Dans ces derniers temps, j'ai utilisé avec grand avantage, pour la mesure de l'aire de la matité, le planimètre d'Amsler, instrument fort ingénieux et d'une exactitude absolue, précieux surtout en ce sens que son emploi est très facile et que l'opération qu'il exige s'accomplit en un instant.

Mais c'est là encore un procédé trop compliqué pour la pratique ordinaire. J'en ai institué un plus simple et qui permet d'employer exclusivement la mesure linéaire des diamètres. Le seul énoncé de

1. *Des variations passagères du volume du cœur*, Th. Paris, 1887.

ces diamètres ne peut guère servir utilement à la comparaison des tracés entre eux. Et, d'autre part, la figure de la matité ne répondant à aucune forme géométrique absolue, les règles habituelles de la planimétrie ne lui sont point applicables. Mais comme cette figure, en général, varie peu, sauf dans ses dimensions, il en résulte que le produit de la multiplication de ces diamètres peut en donner la mesure approximative, à condition d'y appliquer un coefficient déterminé. Étant en possession d'un grand nombre de tracés de matité précordiale et de leur mesure exacte donnée par l'instrument d'Amsler, j'ai pu en déduire ce coefficient qui est représenté par le chiffre 0,83. En sorte qu'il suffit de mesurer la longueur et la hauteur du tracé, puis de multiplier les deux chiffres l'un par l'autre et enfin par le coefficient 0,83, pour obtenir l'aire de la matité en centimètres carrés à quelques centimètres près, pourvu que la forme du tracé ne s'éloigne pas trop des formes ordinaires.

Voici quelques-uns des tracés que j'ai obtenus et qui m'ont paru suffisamment caractéristiques pour vous servir d'exemple. Je vous dirai au préalable que si j'attire votre attention sur quelques-unes de ces figures, c'est que je les ai vues très fréquemment se reproduire dans des cas identiques.

Les tracés 1 et 2 représentent des cœurs très augmentés de volume. La pointe est abaissée, l'allongement de la matité porte surtout sur le diamètre vertical, cela correspond à une hypertrophie prédominante du ventricule gauche. Il s'agit d'ailleurs dans ces cas de cœurs atteints de lésions de l'orifice aortique.

Le tracé n° 3, au contraire, est caractérisé par l'augmentation de la matité transversale, par le report de la pointe en dehors, le débord de l'oreillette. Il est facile de retrouver là les signes habituels de la dilatation des cavités droites.

Le tracé n° 4 représente un cas mixte. L'hypertrophie du ventricule gauche s'y accompagne d'un degré notable de dilatation des cavités droites.

Le cinquième tracé est très digne de remarque. On le retrouve toujours lorsqu'il existe une dilatation marquée de la crosse aortique. Sa forme rappelle celle d'un « casque de pompier »; elle résulte non seulement de l'élargissement de la crosse aortique, mais aussi de l'allongement du vaisseau et de l'augmentation de sa courbure, double effet qui se manifeste ici comme sur toutes les artères du fait des altérations arthéromateuses. L'élévation de

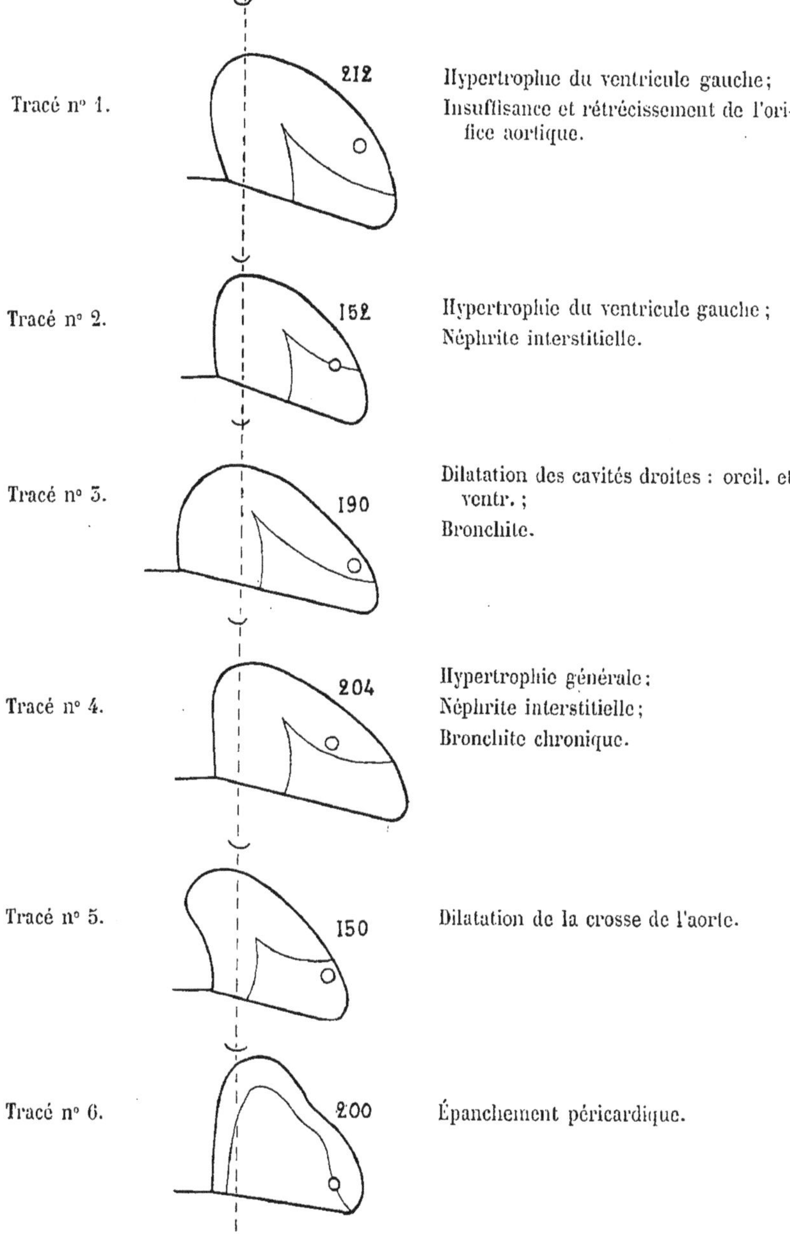

Tracés n°s 1-6. — Formes et dimensions diverses de la matité précordiale.

l'artère sous-clavière coexiste d'ailleurs avec ces modifications de la crosse aortique. Ces deux signes réunis fournissent les éléments d'un diagnostic certain.

Le sixième tracé représente la matité dite « en brioche » ; elle est caractéristique d'un épanchement intra-péricardique et est d'un sin-

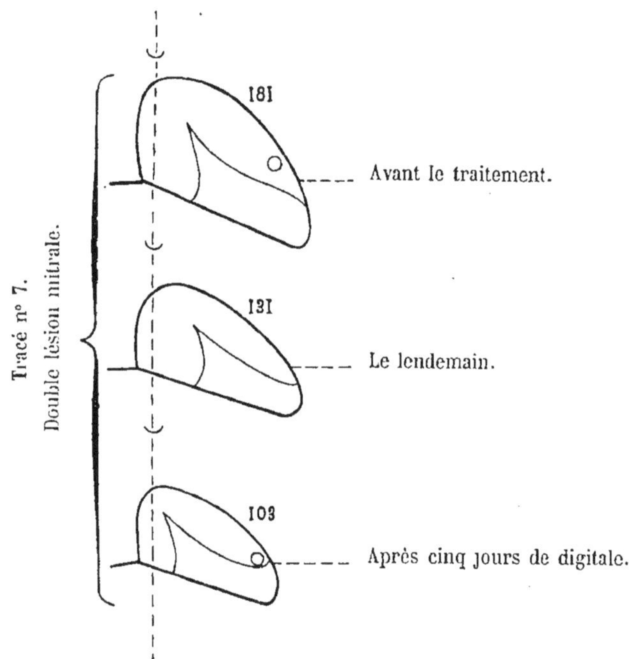

Changements de volume sous l'influence de la digitale.

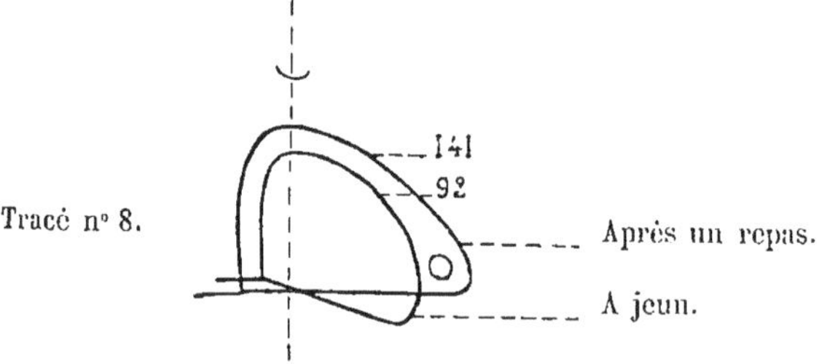

Changements de volume sous l'influence du repas.

gulier intérêt dans une affection dont le diagnostic est souvent si délicat. Remarquez surtout la forme qu'a prise la matité absolue, ou petite matité cardiaque; elle présente aussi la forme de brioche; cela tient au refoulement des lames pulmonaires par l'épanchement. Je ne connais pas, pour ma part, d'autre affection que la péricardite avec épanchement qui puisse donner un tracé analogue.

Les derniers tracés nous montrent les modifications rapides de volume que peut subir le cœur chez un même malade. Dans le premier (tracé 7), on peut constater les effets de la digitale sur la rétraction du cœur. Dans l'autre (tracé 8), où il s'agissait de dilatation cardiaque d'origine gastrique, le tracé témoigne de l'augmentation subite de la matité après le repas, augmentation due à la dilatation des cavités droites. Vous voyez aussi que, par suite de cette dilatation, la pointe du cœur se trouve du même coup reportée en dehors.

Les diverses considérations que je viens d'exposer vous donneront, Messieurs, l'idée de ce que la palpation et la percussion méthodiques du cœur contiennent de précieux pour le diagnostic des affections de cet organe. J'espère que le temps viendra où l'on perdra l'habitude de diagnostiquer l'hypertrophie cardiaque comme on le faisait du temps de Corvisart, c'est-à-dire d'après les battements exagérés et les palpitations. Sans doute la percussion ne nous donnera pas habituellement à elle seule le diagnostic complet d'une affection du cœur, mais elle nous aidera beaucoup à le constituer.

III

SÉMIOLOGIE CARDIAQUE

Auscultation.

A. — Modifications des bruits normaux.

Nous allons entreprendre aujourd'hui l'étude de l'*auscultation* du cœur. On a beaucoup écrit sur ce sujet, mais j'ai peur que le nombre et la diversité des travaux qu'il provoque journellement n'aient contribué à rebuter les cliniciens et à obscurcir ce qui, au fond, est et doit rester simple. Les dénominations diverses données à des phénomènes identiques, l'interprétation erronée de faits connus, la nécessité de faire cadrer avec les théories le résultat des observations, tout cela contribue à compliquer l'auscultation du cœur. Pour que cette auscultation soit véritablement utile à la clinique, il faut surtout la pratiquer avec méthode. C'est cette méthode que je voudrais vous exposer. Nous y ferons peu de place aux théories et l'envisagerons au point de vue pratique, nous basant sur ce que la clinique vous montre tous les jours.

Vous connaissez le rythme de la révolution cardiaque, je n'y insisterai pas longuement; il se compose de deux bruits et de deux silences; on se préoccupe surtout des premiers auxquels on s'efforce de rapporter tout ce qui se fait entendre au-devant du cœur. Il est mieux de considérer principalement les silences et d'y classer tous les phénomènes anormaux de l'auscultation. Le premier silence, ou petit silence, sépare les deux bruits ; immédiatement après le deuxième bruit débute le grand silence, qui lui-même s'achève au moment où se frappe le premier bruit du cœur. Voilà ce que l'on entend à l'état normal, et cela correspond à des phénomènes physiologiques connus. Anormalement l'oreille peut être frappée : 1° soit par des modifications dans le timbre, l'intensité, le rythme des bruits normaux ; 2° soit par l'apparition de bruits anormaux, bruits de choc ou bruits de souffle. Ces deux ordres d'anomalies pouvant se produire concurremment, nous les étudierons successivement.

A. — Modifications des bruits normaux du cœur.

Le *timbre* des bruits du cœur à l'état normal vous est connu sans doute ; très clair pour le second, un peu plus sourd pour le premier. Il importe qu'il vous soit familier et il ne peut le devenir que par l'auscultation fréquente de sujets dont le cœur soit exempt de toute altération. Pour en reconnaître les modifications, il faut appliquer l'oreille successivement aux divers foyers d'auscultation. Vous pourrez de cette façon reconnaître certaines lésions du cœur, grosses de conséquences pour l'avenir, et qui, à leur période d'apparition, ne se décèlent que par des modifications du timbre et de la tonalité des bruits. Le caractère éteint, voilé d'un ou de plusieurs de ces bruits indique souvent seul dans le courant du rhumatisme articulaire aigu, ou de toute maladie infectieuse, une altération récente de l'endocarde, une endocardite aiguë valvulaire. Vous verrez, lorsque nous étudierons ensemble cette affection, quelle importance il faut attribuer à ce signe, la façon dont on doit le rechercher et comment on peut en suivre jour par jour les modifications. Au contraire, le timbre dur, éclatant, clangoreux, comme disait Gueneau de Mussy, indique bien souvent une lésion, minime peut-être, mais déjà ancienne d'une ou de plusieurs des valvules. C'est ainsi que l'athérome aortique a pour effet de déterminer une dureté toute spéciale du deuxième bruit au-devant de l'aorte. En général le rétrécissement mitral, à son début, s'accompagne d'une modification analogue du premier bruit à la pointe, et ce signe est alors parfois le seul qui nous révèle la sténose de l'orifice.

L'intensité des bruits est variable et tout à fait indépendante de leur timbre. Il est très essentiel de ne point confondre ces deux caractères. C'est ainsi, par exemple, que dans l'endocardite aiguë les bruits du cœur peuvent être étouffés, assourdis, tout en conservant une suffisante intensité. Mais il faut savoir que l'intensité peut aussi varier considérablement à l'état normal. Cela dépend surtout des rapports que le cœur affecte avec la paroi thoracique et de la plus ou moins grande épaisseur de la lame pulmonaire située au-devant de lui. Chez les emphysémateux les bruits sont souvent éloignés, peu perceptibles à l'oreille, sans qu'il y ait aucune lésion intra-cardiaque. L'intensité des bruits du cœur peut paraître au contraire excessive, quand le cœur se découvre outre mesure, et cette exagération, d'une interprétation difficile parfois, expose à des erreurs particulières. — Il me souvient d'avoir été appelé fort loin de Paris pour examiner une jeune fille chez laquelle on constatait au niveau de l'orifice aortique une accentuation du second bruit telle qu'elle avait fait croire à l'existence d'une aortite au début. Le fait produisait dans l'entourage une émotion d'autant plus vive que le père de cette jeune personne avait succombé peu auparavant à une affection de l'aorte. Tout d'abord je fus surpris à mon tour et assez embarrassé par l'exagération vraiment exceptionnelle du second bruit aortique. Mais il n'existait, à part cela, aucun signe de lésion cardiaque ou aortique; pas d'augmentation de la matité de l'aorte, pas d'impulsion anormale, pas de surélévation de la sous-clavière. Par contre, la percussion montrait quelque chose d'insolite. La lame pulmonaire, qui d'habitude descend assez bas au-devant de l'origine de l'aorte et dont la présence détermine en ce point une sonorité assez forte, avait une épaisseur relativement minime, de sorte que la submatité de la région aortique se trouvait augmentée, mais non pas agrandie. La crosse aortique se trouvait ainsi en contact plus intime avec la paroi du thorax, et cette condition anormale suffisait à expliquer le phénomène qui avait préoccupé si fort. Je dois ajouter que ce n'est pas la seule fois qu'il me fut donné de constater un semblable fait.

L'accentuation du deuxième bruit pulmonaire est chose fréquente. Vous pouvez le constater souvent, chez les malades atteints de rétrécissement mitral, en portant votre oreille alternativement sur le bord droit et sur le bord gauche du sternum au niveau du deuxième espace intercostal et comparant de la sorte le bruit valvulaire de l'aorte et celui de l'artère pulmonaire. Cette accentuation peut aussi, lorsqu'elle est manifeste et qu'aucune autre raison ne l'explique, attirer l'attention du côté de l'orifice mitral dont elle porte à présumer le rétrécissement. A elle seule elle autorise même à formuler ce diagnostic quand on parvient à exclure toutes les autres causes capables de la produire. Ces causes consistent, soit en une lésion chronique du poumon, emphysème, sclérose, tuberculose fibreuse, soit en certaines affections du système gastro-hépatique : faits sur lesquels, en ce qui concerne les derniers, j'ai déjà depuis longtemps attiré l'attention.

Le *rythme* des bruits du cœur est très souvent modifié, et ces modifications consistent soit en une augmentation ou une diminution de la fréquence des battements, soit en irrégularités de divers genres.

Le ralentissement pathologique des battements du cœur est un phénomène assez rare; lorsqu'il est très prononcé, il s'accompagne souvent d'accidents divers, syncopes, crises épileptiformes, etc., dont l'ensemble constitue la maladie désignée sous le nom de *pouls lent permanent*. Vous en avez un exemple dans les salles; je vous ferai remarquer à ce propos, et vous pourrez constater chez notre malade, que la rareté des pulsations est plus apparente que réelle. Sur les tracés recueillis dans le service et présentés par mon chef de clinique, M. Vaquez, et par mon ancien interne, M. Bureau, à la Société de biologie[1], on découvre facilement soit des systoles ventriculaires intermédiaires avortées, soit des systoles auriculaires isolées. L'augmentation de fréquence des battements du cœur s'observe d'une façon assez habituelle dans le cours des affections cardiaques, surtout aux approches de l'asystolie. La précipitation des battements a toujours pour effet de diminuer la durée relative du grand silence; si bien que, avec un certain degré de fréquence, les deux silences deviennent égaux et que dans ces conditions le rythme rappelle celui du cœur fœtal. C'est ce que Stokes connaissait déjà et ce que M. Huchard a désigné sous le nom de rythme embryocardique ou rythme fœtal. Ce rythme n'a rien d'absolument spécial par lui-même, mais il a la valeur pronostique de la précipitation exagérée des bruits du cœur chez les cardiaques, indice habituellement grave.

Les irrégularités des bruits du cœur sont un des symptômes les plus fréquents des maladies de cet organe; elles se produisent aussi en l'absence de toute maladie de ce genre. Les irrégularités purement fonctionnelles inquiètent souvent beaucoup le sujet qui les éprouve, surtout s'il est médecin. Elles sont provoquées le plus souvent par des troubles gastro-intestinaux. Dans ces conditions,

1. *Comptes rendus de la Société de Biologie*, 1893.

elles sont d'ordinaire transitoires, apparaissant et disparaissant aisément avec les causes qui les ont fait naître. Quant aux irrégularités dues à des lésions du cœur, leur persistance est beaucoup plus grande, leur cause étant elle-même permanente. Ce sont surtout les insuffisances valvulaires et les différentes dégénérescences myocardiques qui donnent lieu à ces irrégularités, accompagnées ou non de la sensation de palpitations. Supposez, en dernier lieu, que ces irrégularités soient périodiques, qu'elles soient rythmées pour ainsi dire, vous aurez toute une série de types d'arythmies, désignés sous des noms divers, mais relevant tous d'une même cause. Deux battements successifs suivis d'un long silence constituent le *rythme couplé* ou bigéminé, trois battements le *rythme trigéminé*, etc.

L'emploi de la digitale a souvent pour effet de provoquer l'apparition de rythmes divers. Quand le médicament ne régularise pas entièrement les battements du cœur, son action se borne à rehausser le niveau de quelques pulsations à des intervalles assez réguliers pour que l'irrégularité devienne périodique. C'est pourquoi l'apparition d'un de ces rythmes pendant le cours d'une affection cardiaque doit faire penser toujours à l'influence de la digitale.

Le *nombre* des bruits du cœur est sujet lui aussi à de grandes variations; je ne parle pas de la fréquence des pulsations cardiaques, dont il vient d'être question, mais bien du nombre des bruits que l'auscultation fait entendre à chacune des révolutions du cœur. Ces bruits, à l'état normal, sont au nombre de deux. Dans diverses conditions physiologiques ou pathologiques, ils peuvent devenir plus nombreux et cela peut tenir : 1° à un dédoublement de l'un ou l'autre des bruits; 2° à l'apparition d'un bruit de choc surajouté aux bruits normaux. Parfois c'est un appareil valvulaire qui produit en s'ouvrant un bruit que l'on ne doit pas entendre à l'état physiologique, comme il arrive quand il existe ce que j'ai appelé le claquement d'ouverture de la mitrale; ou bien le bruit surajouté est dû à un phénomène de distension ventriculaire active ou passive. Dans ce dernier cas, on a affaire aux différentes espèces de bruits de galop que nous passerons tout à l'heure en revue.

Le *dédoublement* des bruits du cœur est un phénomène fort habituel. Il peut porter sur le premier ou le second bruit. Dans un cas il a son maximum à la pointe, dans l'autre c'est à la base qu'il s'entend le mieux. Mais dans les deux cas il s'agit bien de bruits valvulaires. C'est pour cela que je vous prie de conserver ce terme de dédoublement qui correspond à quelque chose de nettement défini dans notre esprit. Il signifie que deux bruits, identiques dans leur cause, identiques dans leur timbre, et qui sont normalement synchrones, se disjoignent et produisent à l'oreille deux sensations auditives successives très rapprochées l'une de l'autre et de caractère identique. Écoutez attentivement le dédoublement du deuxième bruit qui accompagne le rétrécissement mitral, vous saisirez aisément ce que je veux dire et vous comprendrez bientôt pourquoi je me refuse à confondre ce phénomène avec le bruit de galop, sous la dénomination de triple bruit.

Il faut distinguer deux sortes de dédoublements : 1° les dédoublements physiologiques qui ne se rattachent à aucune lésion du cœur et n'en supposent aucune. Je les ai décrits autrefois sous le nom de dédoublements normaux[1]; 2° les dédoublements pathologiques qui sont la conséquence d'altérations valvulaires ou pariétales et peuvent servir au diagnostic des affections qui les font naître. Vous concevez combien il est essentiel de ne pas confondre ces deux variétés.

Les dédoublements physiologiques sont caractérisés surtout par leurs rapports avec certaines phases du mouvement respiratoire. Celui du premier bruit se perçoit surtout à la pointe. Il apparaît avec la fin de l'expiration, il persiste pendant le début de l'inspiration, puis il disparaît pendant le reste de l'acte respiratoire. Celui du second bruit se produit dans des temps justement opposés, c'est-à-dire à la fin de l'inspiration et au commencement de l'expiration. Ce second dédoublement paraît beaucoup plus fréquent que le premier; on le rencontre chez un grand nombre de sujets. Il est extrêmement difficile de faire inscrire ces sortes de

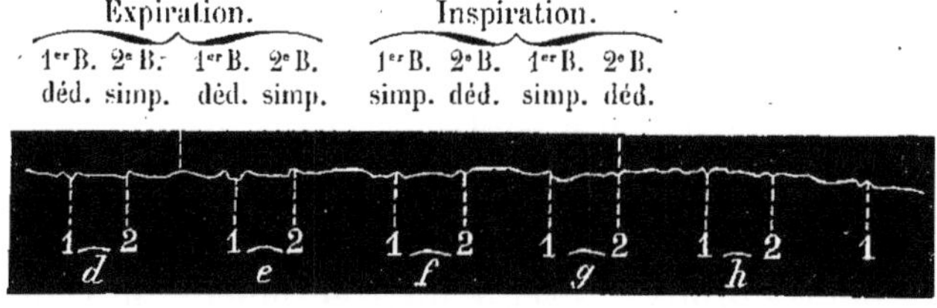

bruits par les appareils cardiographiques. J'y suis parvenu cependant et j'en mets un exemple sous vos yeux.

1. Note sur les dédoublements normaux des bruits du cœur. *Mém. de la Soc. méd. des Hôp.*, 1866.

Pour ce qui concerne les dédoublements pathologiques, je ne vous parlerai pas longuement de celui du premier bruit. Je le crois rare, si on ne le confond pas avec certaines formes atténuées du bruit de galop et je ne sais s'il a une signification quelconque en physiologie ou en pathologie; en tout cas, je ne lui en connais pas jusqu'à présent de positive. La plupart des auteurs sont à cet égard du même avis. D'ailleurs, je ne saurais admettre la dissociation de la synergie ventriculaire, à l'aide de laquelle on a tenté d'expliquer ce phénomène et qu'on a décrite sous le nom de systole alternante. La clinique, l'expérimentation et même l'anatomie s'accordent pour nous prouver que la contraction simultanée des deux ventricules est un fait absolument constant. Certaines excitations expérimentales peuvent assez facilement déterminer des systoles auriculaires ou des systoles ventriculaires isolées, mais elles ne sont jamais capables de détruire le synchronisme des deux contractions ventriculaires. Je ne pense pas que cela se produise plus aisément en pathologie.

Le dédoublement pathologique du deuxième bruit du cœur est lié soit au rétrécissement mitral, soit, mais bien plus rarement, à la symphyse cardiaque.

Au début du rétrécissement mitral, lorsque la sténose est encore peu accentuée, la première partie du bruit dédoublé s'entend mieux au foyer aortique, la deuxième au foyer pulmonaire, je dis alors que le dédoublement est à précession aortique; dans la phase moyenne ce dédoublement disparaît, il est remplacé par une accentuation marquée du deuxième bruit de l'artère pulmonaire; dans la phase plus avancée encore, lorsque le rétrécissement est très serré, le dédoublement reparaît, mais alors sa première partie a son maximum au foyer pulmonaire, sa deuxième partie au foyer aortique, je dis alors que le dédoublement est à précession pulmonaire. Les modifications que ce dédoublement présente ainsi pendant l'évolution de la maladie sont en rapport avec les modifications que la pression subit dans les deux systèmes de la petite et de la grande circulation; mais je ne veux pas insister ici sur ce sujet, auquel nous aurons à revenir ultérieurement. Je veux noter seulement que le dédoublement du second bruit, qu'il soit normal ou pathologique, reconnaît toujours pour cause certains changements dans l'équilibration habituelle des pressions intracardiaques et vasculaires; dans le premier cas, la cause de ces changements est passagère et variable, étant constituée par l'alternance des mouvements respiratoires; tandis que dans le second elle est constante comme la lésion organique à laquelle elle se rattache; et de cette différence résulte celle des caractères qui permettent la distinction si essentielle des deux variétés du phénomène. Je tenais aussi à vous faire remarquer, dans l'évolution du dédoublement lié au rétrécissement, l'exemple d'un fait d'auscultation dont l'analyse et l'étude attentive suffisent pour établir non seulement le diagnostic, mais encore le degré et, dans une certaine mesure, l'âge de la lésion dont il dépend.

Le dédoublement du deuxième bruit à la base peut se rattacher aussi à la symphyse cardiaque. Il n'y a pas longtemps que j'ose l'affirmer. Le fait m'avait pourtant frappé il y a bien des années et je l'avais relaté en 1856 dans une communication que je fis à la Société anatomique. Je l'ai observé depuis à diverses reprises; d'autres auteurs l'ont également signalé; enfin ce dédoublement était très manifeste chez un malade qui a succombé récemment dans notre service, et dont mon interne, M. Bureau, a rapporté l'observation. Ce dédoublement peut exister dans le cas d'adhérences partielles comme dans celui de symphyse totale. Lors donc que l'on a constaté ce dédoublement, lorsque l'on est, d'autre part, certain qu'il n'est pas physiologique, avant d'affirmer l'existence d'une sténose mitrale, sa cause à vrai dire la plus habituelle, il faut rechercher avec soin s'il n'existe pas en même temps quelqu'autre signe de la symphyse cardiaque. On évitera de cette façon une erreur, rare il est vrai, mais qui n'est pas indifférente.

Vous comprendrez, Messieurs, que l'existence d'un ou de plusieurs des dédoublements dont je viens de vous entretenir, peut faire varier infiniment le nombre et le rythme des bruits du cœur. Vous vous représenterez aisément ainsi ces triples et quadruples bruits sur lesquels certains auteurs s'étendent complaisamment, et qui n'ont de valeur qu'autant qu'on en sait discerner les éléments.

Un autre bruit morbide peut venir encore se surajouter aux précédents, qui, bien que rare, a une certaine importance en sémiologie; c'est le *claquement d'ouverture* de la mitrale. J'ai constaté ce bruit pour la première fois en 1887; Sansom l'avait signalé dès 1880. Je suis d'accord avec cet auteur sur la valeur sémiologique de ce bruit, mais non sur l'interprétation qu'il faut lui donner ou du moins sur le mécanisme qu'il lui attribue. Voyons d'abord ses caractères :

Lorsque le deuxième bruit du cœur s'est produit, le silence diastolique commence; pendant ce silence, la valvule mitrale s'ouvre, le sang passe de l'oreillette dans le ventricule. A l'état normal, rien n'indique la succession de ces phénomènes. S'il y a rétrécissement mitral, surtout si la sténose est moyennement prononcée, la valvule mitrale, soudée par ses bords, est arrêtée dans son mouvement d'ouverture et à ce moment elle se tend brusquement sous l'action du sang qui se précipite à travers l'orifice auriculo-ventriculaire. Ce mouvement brusque de tension détermine alors un bruit net, bref, claquant, qui se place après le deuxième bruit du cœur et dont le maximum est à la pointe. Ces caractères permettent de le distinguer du dédoublement du second bruit, dont le maximum est à la base. C'est pour n'avoir pas fait cette distinction que certains auteurs ont pu affirmer que le dédoublement en question siège parfois à la pointe. Il s'agissait évidemment, dans les cas qu'ils ont observés, d'un deuxième bruit normal suivi du claquement d'ouverture. Ces mêmes caractères permettent aussi de le distinguer du bruit de galop. Le timbre est clair, celui du galop sourd; dans le bruit de galop le bruit surajouté est le plus habituellement présystolique non protodiastolique et son foyer d'auscultation se trouve en général dans la région moyenne du cœur, non à la pointe.

Au point de vue du diagnostic, le claquement d'ouverture s'ajoute aux autres signes du rétrécissement mitral, précédant toujours un roulement diastolique plus ou moins accentué; mais il marque un degré de rétrécissement déjà assez avancé et d'autre part il établit que la mitrale n'a point acquis une rigidité très grande et qu'elle est assez souple encore pour claquer en se tendant.

L'interprétation du docteur Sansom est différente de celle que je viens de vous exposer. Ce très judicieux auteur pense que le sang qui pénètre dans le ventricule, venant se placer dans l'espace laissé libre entre les valves de la mitrale et la paroi ventriculaire, tend brusquement les premières, par une sorte de choc en retour, à la façon, dit-il, du « vent qui tend les voiles d'un navire ». Malgré la forme imagée sous laquelle cette interprétation se présente, je ne saurais pour ma part l'adopter. Si elle était exacte, le claquement ne devrait se produire qu'alors que le sang a pénétré déjà dans le ventricule, c'est-à-dire après le souffle diastolique, ou tout au moins en son milieu. Or le claquement marque toujours le début même du souffle.

Pour en finir avec les modifications des bruits normaux du cœur, il nous reste à étudier le rythme spécial appelé *bruit de galop*. Il semble que depuis quelque temps les cliniciens ne puissent plus s'entendre sur ce sujet, et peut-être faut-il s'en prendre surtout au professeur Fraentzel[1], qui, voulant y être précis, l'a compliqué singulièrement. Tâchons de nous en tenir à une conception plus simple et plus exacte, s'il se peut.

Rappelez-vous d'abord ce qu'est la révolution cardiaque, en oubliant, je vous prie, la division fâcheuse qu'on s'est avisé d'en faire en « temps du cœur ». La révolution normale commence par un grand silence correspondant à la diastole, c'est-à-dire à la réplétion des cavités ventriculaires ; elle se continue et s'achève par un petit silence correspondant à la systole, c'est-à-dire à leur évacuation. Au début et à la fin de ce petit silence sont deux bruits, l'un marquant le début, l'autre la fin de la systole. Il y a donc une période diastolique silencieuse, une période systolique avec deux bruits. Sous le nom de bruit de galop nous désignerons le rythme spécial caractérisé par l'interposition d'un bruit sourd, non soufflé, dans l'un des deux silences ; car c'est ainsi qu'est constitué le bruit auquel Bouillaud a dès longtemps appliqué cette dénomination. Vous savez déjà que le claquement d'ouverture de la mitrale avec son timbre bref et claquant, que le roulement présystolique avec son timbre roulé et ronflant sont tout autre chose.

Fraentzel, dans un livre récent[1], attribue à son maître Traube la découverte de ce rythme spécial. Je crois qu'il se trompe, car, s'il s'agit de consignation écrite, la première publication où il s'agisse des idées de Traube à ce sujet, date de 1878, et le mémoire que j'ai publié sur cette question est de trois années antérieur. S'il s'agit de souvenirs d'enseignement, il peut être vrai, comme l'assure Fraentzel, que Traube employât ce terme en 1858 ; mais il est non moins certain que Bouillaud s'en servait couramment, lorsque j'étais externe de son service en 1847.

1. Fraentzel. *Ueber Galopprythmus am Herzen.* (*Zeitschr. für kl. Med.*, 1881, p. 491.)
2. Fraentzel, *Herzkrankheiten*, 1890-1893.

Nous ne discuterons pas avec le professeur Fraentzel les caractères hippiques du bruit de galop; à savoir, s'il s'agit de galop d'école, de galop de course ou de galop ordinaire. Cela importe infiniment peu. Nous ne nous demanderons pas non plus avec d'autres auteurs s'il s'agit de dactyle ou d'anapeste. La question de rythme est en elle-même ici tout à fait accessoire, comme vous verrez bientôt.

Bouillaud a désigné et nous a fait autrefois entendre sous ce nom une modalité des bruits du cœur fort analogue au bruit des chevaux que nous entendons chaque jour galoper dans les rues ou sur la promenade. A cette modalité particulière, sur laquelle il est facile de s'entendre, tout le monde s'accorde à conserver le nom imposé par le maître. En l'étudiant attentivement nous avons constaté qu'il est constitué par un *bruit sourd* surajouté aux bruits normaux et précédant immédiatement le premier de ces bruits; qu'il a quelque chose d'absolument spécial et se produit manifestement par un mécanisme fort différent de celui des dédoublements ou des bruits multiples par répétition des systoles. Puis, en répétant nos observations, nous avons remarqué que ce bruit sourd peut se placer diversement dans les intervalles des bruits normaux et qu'il occupe ainsi tantôt le commencement, tantôt le milieu, tantôt la fin de la diastole; que chez un même sujet il peut se déplacer de la sorte alternativement; et que ce déplacement modifie beaucoup le rythme, sans rien modifier au caractère du bruit lui-même, ni à son mécanisme et à sa signification; sans que nous soyons en droit, ni qu'il soit logique de changer son nom pour ce fait seul qu'il se déplace. Nous garderons donc le nom de bruit de galop avec la définition qui convient au genre de bruit auquel il a été imposé par Bouillaud lui-même et nous ne nous mettrons point en peine de savoir dans quelle mesure ce terme est toujours bien approprié au point de vue des analogies rythmiques.

Le temps est passé d'ailleurs où, pour ne point se perdre au milieu de la multitude de bruits divers que le cœur peut faire entendre, on cherchait surtout à se repérer à l'aide de comparaisons empruntées à tous les bruits de la nature ou de l'industrie. Une physiologie pathologique plus exacte nous permet de rapporter plus simplement les bruits anormaux que nous entendons aux causes qui les produisent. Sans doute, le nom de bruit de galop disparaîtra lui-même un jour, pour être remplacé par celui de bruit de choc ou de tension diastolique, voire même protosystolique, sans que la gloire de son illustre inventeur ait à en souffrir le moins du monde. Pour le moment, cette substitution serait certainement prématurée, puisqu'on s'entend si mal encore sur la cause et le mécanisme du bruit dont il s'agit. Ce que nous avons de mieux à faire, c'est de l'étudier consciencieusement sous le nom qu'il porte.

Je vous ai dit ce qu'était le bruit de galop; il me reste à en spécifier les caractères. Le bruit qui le constitue est un bruit sourd, à peine un bruit, dirais-je; plutôt un choc, un soulèvement diffus de la région du cœur, ayant surtout et le plus souvent son maximum vers la partie moyenne. Il produit pour l'oreille une sensation tactile plutôt qu'une sensation auditive, et ce qui le prouve bien, c'est qu'il n'est pas transmis par les stéthoscopes flexibles. Cette impulsion vague et étalée précède le plus souvent le premier bruit du cœur; on dit alors que le bruit de galop est présystolique. C'est la forme la plus habituelle. Mais, comme je viens de le dire, il y en a d'autres où le bruit anormal se place soit au milieu, soit au début même de la diastole. Ceux-ci ont-ils une autre signification et une valeur différentes? Assurément non; car ils ne diffèrent qu'en raison de la fréquence plus ou moins grande des battements du cœur.

Vous vous souvenez, en effet, que l'accélération des battements du cœur raccourcit le grand silence, en rapprochant le deuxième bruit du premier. Or, à mesure que le grand silence se raccourcit et que le premier bruit se rapproche du second bruit de la révolution précédente, le bruit anormal toujours placé immédiatement avant le premier se rapproche en même temps que lui de l'autre auquel il finit par être immédiatement consécutif; de telle sorte que de présystolique il devient mésodiastolique, puis protodiastolique.

C'est ce que nous pouvons constater très distinctement en comparant entre eux les trois premiers des tracés que je mets sous vos yeux.

Mais il y a une autre forme dans laquelle le bruit anormal succède immédiatement au second bruit et se place au début de la diastole, alors même que celle-ci est assez prolongée. Il est alors primitivement protodiastolique. Vous le verrez sur le 4e et le 5e tracé de cette série. Celui-là aussi semble se déplacer dans la diastole à mesure que cette diastole se raccourcit en raison d'une accélération des battements du cœur; mais il demeure toujours à même distance du début de la diastole, comme le précédent

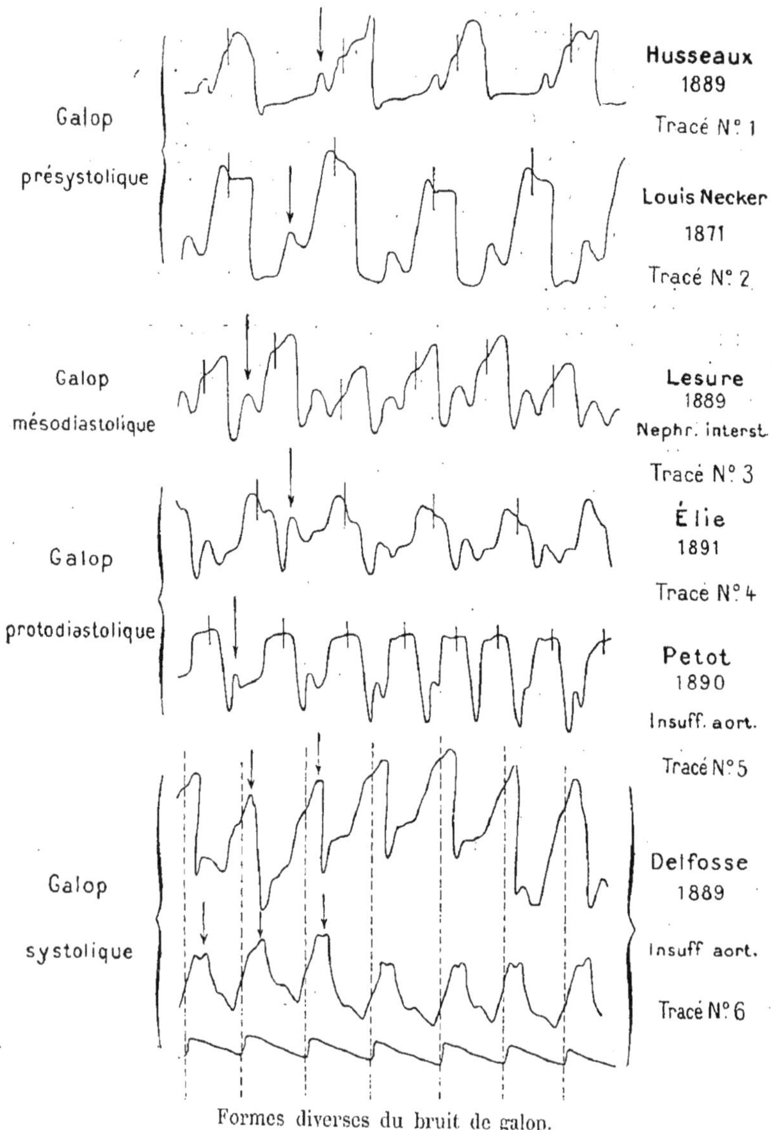

Formes diverses du bruit de galop.

restait toujours à même distance de sa terminaison. C'est ce qui se montre très évidemment sur le tracé 5, où la fréquence des battements du cœur ayant été variable et progressivement accélérée, on assiste en quelque sorte à ce déplacement.

Il convient donc de distinguer deux variétés principales du galop de la diastole : le galop présystolique et le galop protodiastolique, le mésodiastolique n'étant qu'une transformation de l'une ou de l'autre de ces variétés.

Enfin on peut et il faut, je crois, en admettre encore une autre forme qu'on désignerait par le nom de galop systolique, terme dont s'est servi déjà mon collègue et ancien interne le docteur Cuffer[1]. Dans celui-là, qui est absolument distinct du précédent, le bruit anormal se place au début de la systole, immédiatement après le premier bruit, comme une sorte de redoublement de ce bruit. Il reconnaît un mécanisme tout à fait particulier, sur lequel je reviendrai dans un instant.

En somme, il y aurait ainsi deux espèces de bruit de galop, l'une diastolique, l'autre systolique, et la première comprendrait deux variétés, l'une présystolique, l'autre protodiastolique, qui, dans certaines conditions de fréquence, se confondraient en un galop mésodiastolique.

Quant au galop systolique, je n'en connais qu'un et il s'observe chez des individus atteints d'artério-sclérose de l'aorte, chez lesquels la projection du sang dans le vaisseau détermine une dilatation subite, bruyante des parois artérielles, dont l'écho se répercute en quelque sorte jusqu'au cœur. La preuve en est que le bruit augmente d'intensité lorsqu'on ausculte successivement la partie moyenne, puis la base du cœur, puis enfin l'origine de l'aorte. Ce bruit se place au début du petit silence, il a une valeur analogue à celle de l'accentuation du deuxième bruit aortique. Le bruit de galop systolique décrit par M. Cuffer est-il bien celui-là ? j'en doute, car il l'a trouvé chez des malades affectés de fièvre typhoïde, chez lesquels je ne l'ai jamais rencontré. Les tracés qu'il en a donnés ne peuvent malheureusement nous renseigner suffisamment à cet égard, attendu qu'ils manquent de points de repère précis à défaut desquels un tracé est toujours sans signification.

On est peu d'accord sur la valeur sémiologique du bruit de galop. Pour quelques auteurs, pour le professeur Fraentzel entre autres, elle serait nulle ou tellement vague qu'elle n'aurait aucune signification. Vous allez voir que c'est une erreur. Mais, pour en juger, il faut absolument considérer à part les diverses formes que nous

1. Cuffer et Barbillon, *Nouvelles recherches sur le bruit de galop cardiaque* (*Arch. gén. de méd.*, février, mars 1887, p. 129, 301

avons établies; et c'est pour cela surtout qu'il importait de les bien préciser.

Étudions premièrement sous ce rapport la variété la plus fréquente, le galop présystolique. Sous sa forme la plus tranchée, la plus caractéristique, celle que Bouillaud connaissait et qu'il faisait constater à ses élèves, sans lui attribuer aucune autre signification que celle d'un dérangement du rythme cardiaque; il accompagne d'ordinaire la néphrite interstitielle. C'est cette forme que j'étudiai en 1875 dans un mémoire[1] où je crus pouvoir avancer que sa présence est caractéristique de la néphrite en question et peut servir à son diagnostic. Dans cette forme le bruit anormal s'entend au niveau des cavités gauches; il s'accompagne presque toujours d'une notable élévation de la pression artérielle et le plus souvent d'une hypertrophie plus ou moins considérable du ventricule gauche.

Mes affirmations relatives à la valeur sémiologique de ce bruit ont été contestées et même formellement contredites par le professeur Fraentzel[1]. Cet auteur conclut, d'une énumération d'ailleurs fort exacte de toutes les maladies dans le cours desquelles on peut entendre le bruit de galop, que la néphrite est celle où il est le plus rare. Conclusion fort opposée à la mienne, mais qui s'explique ainsi. Par inadvertance sans doute il a réuni en un seul groupe toutes les néphrites catarrhales et autres et il y a trouvé le galop relativement rare en effet. Or, j'avais formellement spécifié que le galop dont je parlais appartient exclusivement à la néphrite interstitielle. En réalité ce bruit n'accompagne que très exceptionnellement les formes catarrhales de la néphrite, même quand celles-ci sont le plus chroniques et longues.

Le galop brightique, je vous l'ai fait constater mainte fois. Quant à l'absence de ce symptôme dans la néphrite catarrhale chronique, vous en avez un exemple des plus frappants au n° 1 de la salle Bouillaud. Le malade qui y est actuellement couché est affecté depuis 25 ans d'une néphrite catarrhale chronique pour laquelle il revient incessamment se faire soigner dans mon service, sans que jamais nous ayons constaté chez lui aucune trace de galop.

Je puis donc maintenir mon affirmation première et dire, comme en 1875, que le bruit de galop est *presque constant* dans la *néphrite*

1. *Du rythme appelé bruit de galop. Mém. de la Soc. des Hôpit.* et *Un. médic.*, 1875.
2. *Ueber Galopprythmus am Herzen, Zeitschr. für klin. Medic.* Bd. III, Hft. 3, 18.

interstitielle, qu'il y est *souvent précoce* et peut être considéré par conséquent comme un *indice précieux* de cette affection.

Le bruit de galop protodiastolique peut se montrer encore dans des conditions bien différentes. Il a alors son maximum au-devant des cavités droites et accompagne certaines dilatations de ces cavités qu'on observe chez des sujets atteints de troubles gastro-intestinaux, ou d'affections des voies biliaires, notamment chez certaines chlorotiques dyspeptiques. Ces faits ont été déjà relatés dans la thèse de mon élève M. Destureaux[1] et dans le travail de M. Barié[2]. Ils rentrent dans la classe des troubles cardiaques réflexes, que nous étudierons dans une autre leçon.

La différenciation des bruits de galop droit et gauche est plus facile qu'on ne le croit. Mais, dans la distinction qu'on a à en faire, il ne faut pas se borner aux résultats de l'auscultation.

Dès qu'on a reconnu l'existence d'un bruit de galop, il faut rechercher où est la pointe de l'organe, examiner le pouls et au besoin prendre sa tension. Si la pointe est abaissée simplement, le pouls très dur, la tension artérielle exagérée jusqu'à atteindre 25 ou 30 centimètres de mercure, le galop que l'on entend est d'origine brightique. Si, au contraire, la pointe est reportée au dehors, la matité transversale du cœur augmentée, les cavités droites dépassant à droite le bord du sternum, le pouls mou, faible, la tension ne dépassant pas 12 à 15 centimètres de mercure, le galop est certainement un galop droit, dû aux troubles que j'ai indiqués précédemment.

Dans le cours de certaines péricardites, en dehors des bruits de frottement qui appartiennent à cette affection, on entend parfois un choc diastolique dont l'apparition constitue un véritable rythme de galop. La même chose s'observe dans celui de la fièvre typhoïde et de diverses maladies infectieuses, ou encore chez les sujets affectés d'insuffisance aortique.

Le *mécanisme* du bruit de galop a provoqué des discussions nombreuses. Bien des auteurs ont écrit à son sujet, bien des opinions ont été émises. Pour moi, je dois dire de suite que mon avis n'a pas changé, il est resté tel que je l'exprimais déjà en 1875. Je serai donc bref sur cette question et je me contenterai

1. DESTUREAUX. Thèse, Paris, 1879.
2. BARIÉ, *Revue de médecine*, 1883.

de rappeler les diverses hypothèses proposées par les observateurs, en ajoutant les raisons qui m'empêchent de les accepter.

Je ne veux citer que pour mémoire la Théorie du docteur Sibson (*The Lancet*, 1874), aujourd'hui abandonnée et qui prenait le bruit de galop pour un dédoublement anormal du premier bruit du cœur. Cette théorie se heurte à deux objections capitales : 1° elle suppose la dissociation des contractions ventriculaires; et vous avez vu que cette dissociation n'est point admissible; 2° elle ne tient point compte du timbre du bruit surajouté; or celui-ci ne ressemble en rien à un claquement valvulaire.

Les autres théories peuvent se diviser en deux catégories : 1° certaines considèrent le bruit de galop comme *systolique*; ces théories sont défendues par M. d'Espine, MM. Bouveret et Chabalier; 2° pour d'autres auteurs, M. Barié, MM. Exchaquet, Kriege et Schenall, c'est à l'action prédominante de la systole auriculaire que serait due la production du bruit anormal.

M. d'Espine[1] et MM. Bouveret et Chabalier[2] ont donné du bruit de galop des interprétations assez différentes; mais ils s'accordent sur un point, c'est que le bruit anormal appartient à la systole ventriculaire qui se ferait, pour eux, en deux temps. Cependant quelle est la valeur de leurs preuves? Sans doute elles s'appuient sur des tracés cardiographiques. Mais vous savez bien qu'un tracé cardiographique a besoin d'interprétation et que cette interprétation est aisément fautive si l'on n'y apporte un soin extrême et une très exacte méthode.

M. d'Espine admet que le début de la systole est nécessairement marqué par le choc du cœur et l'ascension brusque de la ligne du tracé. Je vous ai montré que cette interprétation des tracés n'est pas toujours juste. Ce qu'on appelle le choc du cœur peut marquer le début de la systole ventriculaire, mais il peut aussi, et cela est fréquent, se produire pendant la présystole, voire même même à son début. Je crois l'avoir montré d'une façon positive[3]. Si M. d'Espine a pu trouver à la pulsation radiale des retards de 0,32 centièmes de seconde, c'est assurément qu'il a placé le commencement de la systole cardiaque bien avant son début

1. D'Espine, *Revue de médecine*, 1882.
2. Bouveret et Chabalier, *Sur la théorie du bruit de galop dans l'hypertrophie cardiaque d'origine rénale*. (*Lyon Médical*, n° 7, 1889.)
3. Voir le travail sur le choc de la pointe.

vrai. Car de semblables retards ne se produisent jamais. Je n'en ai jamais constaté de pareils dans les innombrables tracés que j'ai recueillis. Vous pouvez voir, sur ceux que je mets ici sous vos yeux, comment se constituent ces retards apparents; et vous ne douterez pas que M. d'Espine n'ait été victime de ce genre d'erreur.

All. Ste-Adélaïde 26, Necker, août 1877.

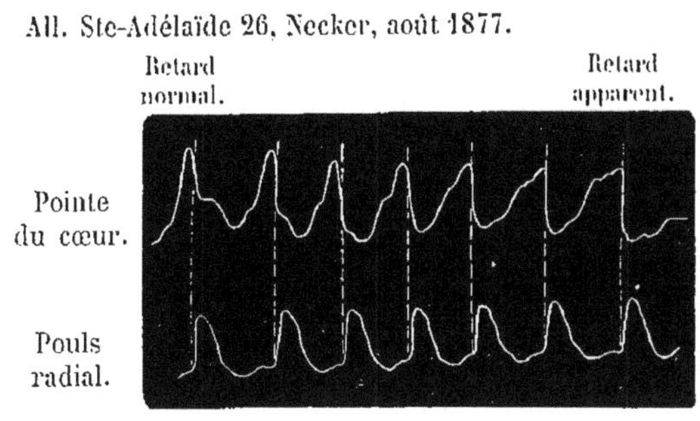

J'en dirai autant des tracés excellents, mais à mon avis mal interprétés, de MM. Bouveret et Chabalier. Ces auteurs font coïncider le début de la systole avec le début du soulèvement du tracé, en s'appuyant surtout sur cette raison qu'il est peu acceptable d'admettre que la systole auriculaire détermine une impulsion aussi forte que celle produite par la contraction ventriculaire elle-même. Ceci est une raison de sentiment qui ne vaut plus rien du jour où il est démontré que le fait qu'on pensait inadmissible se produit réellement.

Les auteurs que je viens de citer croient trouver un moyen de démonstration plus précis dans le synchronisme parfait du début de la systole avec certains battements négatifs. Mais si les battements négatifs observés à la surface de la région précordiale peuvent être en effet systoliques, ils sont aussi et plus fréquemment diastoliques. Il n'y a donc absolument rien à en conclure au point de vue qui nous occupe.

D'ailleurs sur les tracés mêmes de M. d'Espine, aussi bien que de MM. Bouveret et Chabalier, la systole, si l'on adoptait leur interprétation, prendrait une telle place qu'elle finirait par occuper à elle seule à peu près toute la révolution cardiaque, et qu'on n'y trouverait plus le moindre intervalle pour la diastole. Cependant une systole ne saurait se concevoir sans une diastole qui la précède et le sang ne saurait être projeté par le ventricule sans y avoir d'abord pénétré.

Je ne crois pas non plus à la possibilité d'admettre, avec M. d'Espine et M. Bouveret, un double claquement mitral pour une systole unique, et M. Bouveret semble bien avoir conscience de cette impossibilité puisqu'il fait intervenir le bruit rotatoire musculaire, bruit que la contraction cardiaque n'est pas capable de produire, ainsi que vous le savez.

En somme il ne peut être question, comme vous voyez, dans l'interprétation du bruit de galop ni de la systole en deux temps de M. d'Espine, ni du bruit rotatoire de M. Bouveret. Le galop, dans sa forme ordinaire, n'appartient point à la systole mais à la diastole et le plus souvent à sa portion présystolique. Comment et par quel mécanisme s'y produit-il?

M. Exchaquet[1], puis plus tard MM. Kriege et Schmall[2], ont soutenu que le bruit de galop résulte d'une contraction exagérée de l'oreillette.

Que le galop présystolique coïncide avec la systole de l'oreillette, cela est évident. Que l'oreillette contribue dans une certaine mesure à le produire, c'est ce dont on ne peut guère douter quand on voit, comme sur les tracés que je vous présente en ce moment, avec quelle exactitude, avec quelle précision le soulèvement ventriculaire qui marque le mouvement du galop coïncide avec celui par lequel la systole de l'oreillette se manifeste dans le tracé de la jugulaire. Ce rapport s'y montre de la façon la plus nette, y compris le léger retard nécessaire pour la transmission du mouvement jusqu'à ce vaisseau.

Faut-il admettre cependant qu'un excès d'énergie de la systole auriculaire soit la cause unique et constante du galop? Il n'y a point à le penser. Premièrement parce que la systole de l'oreillette n'a certainement rien à voir avec le galop protodiastolique; attendu que dans cette forme, comme dans les autres, le tracé jugulaire la montre toujours placée immédiatement avant le début de la systole ventriculaire, tandis que le galop se trouve reporté au début de la diastole. Secondement parce que dans la forme présystolique elle-même on ne saurait établir aucun rapport entre l'existence du galop et l'énergie plus ou moins grande de la systole de l'oreillette, manifestée par le caractère des tracés de la jugulaire ou par l'hypertrophie de cette partie du cœur constatée après la mort. Sans doute les tracés mis ici sous vos yeux montrent de beaux soulèvements présystoliques de la jugulaire; mais on en trouve de tout aussi manifestes et de plus considérables chez les gens qui ne présentent aucune trace de galop; et, d'autre part, c'est vainement

1. Exchaquet. Thèse, Paris, 1875.
2. Kriege et Schmall, *Zeitschr. klin. Med.*, 1890

que j'ai longtemps cherché une hypertrophie prédominante de

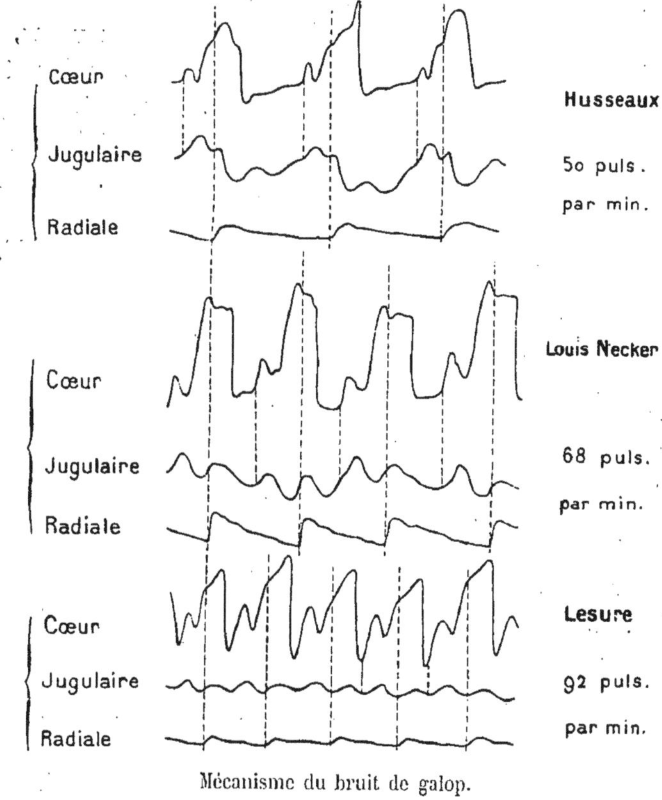

Mécanisme du bruit de galop.

l'oreillette à l'autopsie de sujets qui avaient présenté pendant la vie le bruit de galop le plus manifeste.

Vous voyez, Messieurs, d'après tout ce que je viens de vous dire, que, dans les différentes variétés du galop de la diastole, le bruit anormal résulte toujours de la pénétration du sang dans la cavité des ventricules. Cependant à l'état normal cette pénétration ne s'accompagne d'aucun bruit sensible, même dans le cas de très grande excitation circulatoire. C'est qu'une masse liquide en mouvement ne produit de choc que lorsqu'elle se trouve arrêtée par un obstacle subit. Or l'obstacle qui arrête la colonne sanguine pénétrant dans des cavités ventriculaires, c'est la résistance de la paroi, et cette résistance est représentée dans le cœur normal par la tonicité musculaire qui cède progressivement. Au contraire l'arrêt de la colonne sanguine affluant dans la cavité du ventricule est brusque, soudain et susceptible de produire un ébranlement perceptible pour la main et pour l'oreille toutes les fois que, la résistance tonique du myocarde étant diminuée, celle des éléments fibro-conjonctifs de la paroi se trouve mise subitement en jeu au moment où la réplétion s'achève.

L'état du cœur réalise les conditions propres à faire naître ainsi le galop quand sa paroi est modifiée de telle façon que la résistance de ces derniers éléments l'emporte, soit parce qu'ils ont proliféré plus ou moins considérablement, comme cela a lieu chez les brightiques dont le cœur est sclérosé, soit parce que le myocarde a dégénéré rapidement, comme il arrive dans la fièvre typhoïde par exemple. Et cela fait comprendre comment le même phénomène peut être la conséquence de deux états du cœur aussi différents que la rigidité du cœur brightique et la flaxidité extrême de celui de certains typhiques.

D'autre part la résistance fibro-conjonctive de la paroi est mise d'autant plus sûrement en jeu que le cœur, constamment dilaté, est plus approché du degré de distension où cette résistance entre en jeu. Et c'est ainsi que, chez quelques malades, le galop apparaît dès qu'ils prennent la position horizontale et qu'une pression intra-cardiaque plus considérable amène un degré notable de dilatation.

Ces conditions étant données, il va sans dire que le galop se produit d'autant plus rapidement et avec une intensité d'autant plus grande que la circulation périphérique est plus active et qu'une quantité de sang plus considérable tend à pénétrer dans le ventricule à chacune de ses diastoles. C'est à ce titre que les maladies infectieuses, et notamment la fièvre typhoïde, y donnent assez souvent lieu. — Il n'est pas défendu de penser que l'énergie exaltée de la systole auriculaire y contribue parfois pour sa part.

Il dépendra de la pression constante, c'est-à-dire de l'accumulation plus ou moins considérable du sang, dans la partie du système veineux qui avoisine le cœur et aussi de l'évacuation plus ou moins complète des cavités ventriculaires, que la mise en tension diastolique de leurs parois arrive presque dès le début de la diastole ou seulement lorsque la systole auriculaire entre en jeu et que le galop soit ainsi ou protodiastolique ou présystolique. — Il n'est pas plus difficile de concevoir comment ce sont dans certains cas les cavités gauches, dans d'autres les cavités droites, qui deviennent le siège du phénomène en question. Vous voyez que pour les galops de l'espèce diastolique quelle qu'en soit la variété, la mise en tension brusque de la paroi ventriculaire dans la diastole paraît être la cause immédiate et constante du phénomène.

Quant au galop systolique, bien que son siège soit autre, ainsi que vous avez vu, il est, pour ce qui concerne son mécanisme, fort analogue aux précédents, en ce sens qu'il s'agit encore d'une tension brusque produite par l'afflux du sang et que les modifications subies par la paroi qui se tend sont encore la cause principale du phénomène. Ici c'est la paroi artérielle qui se tend sous l'effort du flot sanguin et qui résiste avec plus de brusquerie que de coutume par suite de sa transformation scléreuse. Le phénomène dont il s'agit se produit surtout quand l'onde sanguine mise en mouvement est volumineuse et que le ventricule a subi une hypertrophie assez considérable, comme il arrive dans les cas d'insuffisance aortique. La tension brusque de l'aorte et des grosses artères se marque sur le tracé de la sous-clavière par un sommet bifide de la pulsation. Dans le cas auquel se rapporte le dernier tracé de la pulsation (voir tracé n° 6, p. 41), on pouvait constater très distinctement, par l'auscultation associée à l'exploration cardio et artériographique, que le bruit anormal se produisait au moment précis du second ressaut de ce sommet. Que l'ébranlement ainsi produit retentisse jusque dans le cœur, cela n'a rien que de fort naturel, puisque les cavités artérielle et ventriculaire sont en libre communication à ce moment. J'ai noté déjà d'ailleurs que dans cette forme du galop, contrairement à ce qui a lieu dans les autres, le bruit anormal a son maximum au niveau de l'aorte et que, au-devant du cœur, il s'éteint à mesure qu'on s'éloigne de l'orifice aortique. Bien que dans cette forme le galop se produise au moment et sous l'influence de la systole ventriculaire, il est évident que son mécanisme n'a rien à voir avec les théories de d'Espine et de Bouveret et qu'il ne les légitime en aucune façon.

En résumé, Messieurs, vous voyez que le bruit de galop présente des variétés multiples qu'il importait d'étudier avec soin et de différencier exactement, puisqu'elles ont au point de vue de la sémiologie des significations très particulières. Vous voyez aussi comment il reste vrai que la variété présystolique, comme je l'avais indiqué il y a si longtemps, peut être un *indice précieux de la néphrite interstitielle.*

IV

SÉMIOLOGIE CARDIAQUE

Auscultation.

B. — Souffles organiques.

Messieurs,

L'étude de la sémiologie cardiaque nous conduit aujourd'hui à l'interprétation *des bruits de souffle* que l'on entend à la région précordiale. C'est, comme vous le savez, un des points les plus délicats de l'auscultation du cœur; mais j'espère vous montrer une fois de plus que les divers problèmes fréquemment soulevés par cette auscultation peuvent se résoudre en général aisément, pourvu qu'on les soumette à une étude attentive.

B. — Souffles organiques.

Les bruits de souffle cardiaques se surajoutent aux bruits normaux du cœur ou les remplacent. Ils sont constitués par des vibrations assez prolongées pour différer des bruits de choc, de tension ou de claquement, qui sont déterminés par un ébranlement unique. Ils en diffèrent comme diffère le son rendu par une corde pincée ou frappée, de celui que donne une corde frottée ou mise en vibration par un archet. Ce nom de bruit de souffle a été introduit en sémiologie par Andral. Jusqu'à cet auteur on avait adopté la désignation de bruit de soufflet, désignation imaginée par Laënnec, qui comparait les bruits anormaux qui nous occupent au son rendu « par le soufflet qui souffle le feu ». Dans la seconde édition de son traité, il employait encore ce terme comme désignation générique des bruits anormaux prolongés (bruits de scie, de râpe, bruits musicaux, etc.). Aujourd'hui, la dénomination proposée par Andral a prévalu. A celle-ci correspondent les termes également génériques de « murmur », employé en Angleterre, et de « geraüsche » en usage en Allemagne. Les étrangers nous reprochent souvent de n'user que du seul mot « souffle » pour désigner des bruits anormaux essentiellement différents, et de confondre, dans une désignation commune, les bruits sonores et ceux qui, ne l'étant pas, portent dans la langue allemande, le nom de « ton ». Quelques-uns même de nos compatriotes, sensibles à ce reproche, ont cru devoir introduire ici le vocable allemand. Bien à tort assurément. Car, pour éviter une confusion, ils s'exposent à tomber dans une autre ; le mot ayant depuis longtemps en France une acception entièrement différente de celle qu'il a reçue en Allemagne. D'ailleurs l'accusation est mal fondée. Lorsque nous parlons de bruits anormaux, nous savons fort bien spécifier de quels bruits il s'agit, nous le faisons journellement et nous distinguons très aisément les bruits dits de choc ou de claquement, des bruits de souffle dont je veux vous entretenir aujourd'hui.

Les bruits de souffle sont dits *organiques* ou *anorganiques*, suivant qu'ils relèvent ou non d'une lésion organique du cœur. Si, dans un grand nombre de cas, il est possible de diagnostiquer une telle lésion, indépendamment du bruit de souffle que celle-ci peut déterminer, il ne s'en présente pas moins telles circonstances, et vous m'y voyez insister chaque jour, où de l'auscultation seule dépend la certitude qu'il existe ou qu'il n'existe pas une maladie du cœur. C'est ce qui donne une importance considérable à cette partie de la sémiologie cardiaque.

Les bruits de souffle sont d'ordinaire très facilement perceptibles pour l'oreille appliquée sur la région précordiale; on ne le croirait pas à voir le nombre incalculable de stéthoscopes inventés sous prétexte de les déceler plus aisément. A mon avis, l'auscultation du cœur se passe très volontiers, et souvent avec grand profit, de l'aide de cet instrument. Je n'en veux pour garant que Laënnec lui-même quand il dit : « L'auscultation du cœur est celle dans laquelle l'auscultation immédiate, comparée à l'auscultation médiate, présenterait le moins d'infériorité ».

Cela est vrai et l'oreille peut toujours suffire, surtout si l'on ausculte le malade debout et la poitrine dégagée de vêtements épais. Laënnec reprochait même à l'auscultation médiate de faire entendre parfois les bruits avec une intensité trop grande, de transmettre trop fortement les impulsions et les chocs. Vous pourrez en effet, en auscultant certaines femmes à travers le corset, juger de l'intensité avec laquelle le choc de la pointe ou les impulsions anormales peuvent se transmettre déjà à l'oreille nue. Mais cela n'est pas toujours une gêne, et il y a des cas de roulement diastolique douteux ou de galop indécis, dans lesquels l'inconvénient signalé par Laënnec viendra, au contraire, utilement à l'aide.

Quand il s'agit d'isoler tel ou tel bruit morbide, et d'en préciser le siège, le stéthoscope offre réellement parfois de grands avantages. Les stéthoscopes flexibles ont ce tort et ce mérite à la fois de transmettre mal ou de ne transmettre pas les bruits de choc. Si bien qu'on est avec eux dans la presque impossibilité de constater un bruit de galop; mais que, d'autre part, on peut, à leur aide, faire aisément abstraction d'un choc de la pointe assez bruyant pour masquer les bruits normaux ou anormaux qu'il accompagne; et que le défaut de transmission du galop sert parfois très utilement à distinguer ce bruit de certains claquements valvulaires redoublés qui lui ressemblent, mais que le stéthoscope flexible transmet à merveille.

Quant aux stéthoscopes dits perfectionnés, qui amplifient les bruits cardiaques et pulmonaires, ils sont alors passibles du reproche que Laënnec adressait à l'auscultation médiate. Et très justement; car le tout n'est pas d'entendre fort, mais de distinguer bien et de savoir ce que l'on entend. Pour cela l'emploi du stéthoscope sera un utile auxiliaire, mais rien de plus. Il y a lieu de s'en servir pour ausculter un malade dans certaines situations, penché ou accroupi, pour pratiquer l'auscultation à travers les fentes d'un vêtement, ou quelquefois pour localiser exactement un bruit morbide.

En plus d'une circonstance, il peut être extrêmement utile de pratiquer l'auscultation en donnant au malade des positions diverses, pourvu qu'on en ait la possibilité. Vous verrez tout à l'heure qu'il peut y avoir grand intérêt à reconnaître la mutabilité d'un souffle, suivant que le malade est debout, assis ou couché, ou même demi-relevé, suivant les principes indiqués récemment par M. le docteur Azoulay, et sur lesquels je m'expliquerai chemin faisant.

Messieurs, le mécanisme des souffles organiques se réduit à quelques lois de physique que mon ami le professeur Marey a invoquées à juste titre pour rendre compte de la plupart des bruits de souffle entendus au niveau du cœur et que j'ai vérifiées expérimentalement, pour ma part, un grand nombre de fois. Ces lois nous montrent qu'un liquide circulant, dans un canal à parois élastiques, entre en vibration et produit un bruit plus ou moins soufflant toutes les fois que, le calibre du canal étant inégal, il passe d'une partie relativement étroite de ce canal dans une partie plus large. La progression du liquide se ralentit nécessairement dans la partie élargie; et la colonne qui, de la partie étroite, pénètre avec toute sa vitesse au milieu de cette masse tranquille, y produit un remous et des collisions d'où résultent les vibrations et le bruit. — L'intensité et la fréquence des vibrations s'accroissent avec la vitesse du courant. — Une réduction de plus en plus grande du calibre au point qui précède l'élargissement augmentant proportionnellement la vitesse du liquide en ce point, augmente aussi proportionnellement l'intensité du bruit en même temps qu'elle en élève la tonalité. — L'intensité des vibrations et du bruit va croissant avec l'étroitesse du lieu d'afflux, jusqu'à un certain degré de rétrécissement où elle commence à décliner, sans doute en raison d'une diminution prédominante du volume de l'onde en mouvement. — Une réduction du calibre dans les parties du canal situées en amont du point où les vibrations se produisent, diminue la vitesse en ce point et, par suite, atténue l'intensité des vibrations et du bruit. — Plus l'élargissement du canal est brusque, plus grande est l'intensité du bruit. — Les rugosités de la surface interne du canal ne produisent ni vibration ni bruit. — Si, dans un canal de calibre uniforme, la colonne sanguine rencontre un obstacle isolé qui la brise et qu'elle contourne, elle entre en vibration et fait vibrer l'obstacle lui-même par le mécanisme de l'anche, pourvu qu'il soit susceptible de le faire. — Si la colonne liquide en mouvement est brusquement arrêtée, cet arrêt brusque produit dans le liquide et la paroi un genre spécial de vibrations et de bruit auquel on donne le nom de bruit de choc ou de claquement. C'est celui-là que, en Allemagne, on nomme « ton ».

En appliquant ces données à l'étude des bruits de souffle du cœur, nous verrons que ceux-ci relèvent essentiellement de ces deux conditions : 1° rétrécissement d'un canal; 2° brisement de la colonne sanguine.

Le rétrécissement des orifices, les insuffisances valvulaires, la communication interventriculaire par perforation de la cloison, provoquent l'apparition des bruits de souffle par le premier de ces mécanismes. Dans tous ces cas, il est aisé de voir qu'une dilatation marquée, constituée par les cavités cardiaques ou artérielles, se trouve derrière une ouverture étroite à travers laquelle le liquide sanguin s'écoule avec vitesse. Toutes les conditions les plus favorables sont donc réunies pour la production des souffles. Il n'en est pas de même de la dilatation simple du cœur sans rétrécissement d'orifice. On a prétendu que cette dilatation isolée pouvait révéler à l'auscultation divers bruits de souffle. Je ne l'ai, pour ma part, jamais constaté, et les conditions physiques et cliniques s'opposent absolument à ce qu'on le puisse admettre. Car il ne peut s'agir, bien entendu, comme conséquence de la dilatation des ventricules, que de souffles produits au niveau des orifices auriculo-ventriculaires dans le moment de la diastole. Or, au niveau de ces orifices, presque toujours dilatés eux-mêmes pour peu que la dilatation ventriculaire soit considérable, ni le changement de calibre n'est assez brusque, ni la vitesse du sang suffisante pour qu'un bruit de souffle y prenne naissance. Quant aux orifices artériels, comme la dilatation ventriculaire se trouve en amont, des souffles ne sauraient s'y produire qu'autant qu'elle contribuerait à accélérer considérablement la vitesse de la propulsion du sang; tandis que, au contraire, elle ne fait que créer un moment défavorable à l'action propultrice du cœur.

J'en dirai autant de la communication interauriculaire, par persistance du trou de Botal. Elle paraît incapable de déterminer un bruit de souffle quelconque. Car, lorsque cette lésion est isolée, elle ne s'accompagne d'aucun bruit anormal; et je ne connais pas une seule observation où le souffle qui lui a été attribué ne pût recevoir une interprétation meilleure. Le volume de l'onde sanguine est sans doute ici trop minime et la force de projection trop petite.

C'est par le second mécanisme, par le brisement de la colonne sanguine, que peuvent s'expliquer les bruits de souffle entendus dans le cas de tendons aberrants. Les vibrations déterminées par le brisement de l'onde liquide sont alors telles, qu'elles produisent ce bruit rude, à tonalité élevée et si spécial, que les auteurs désignent sous le nom de *bruit de guimbarde*. Ce même mécanisme entre sans doute pour une part dans la production des souffles de l'insuffisance mitrale lorsque les valvules réunies prennent la disposition infundibuliforme : car la colonne sanguine se brise sur les bords de l'infundibulum, en même temps qu'elle va vibrer, suivant le premier des deux mécanismes indiqués, en pénétrant dans la cavité auriculaire à travers la fente laissée par la valvule entr'ouverte.

Aucun bruit analogue ne peut résulter du choc du sang sur les colonnes charnues ou tendineuses. Il est aussi bien exceptionnel que des végétations implantées sur le bord libre des valvules provoquent par elles-mêmes l'apparition d'un bruit de souffle. Tout au plus peuvent-elles modifier la tonalité d'un souffle préexistant, et lui donner ce timbre musical ou vibrant que vous avez pu parfois entendre. L'endocardite pariétale enfin est par elle seule absolument incapable de faire souffler le cœur. Que cette endocardite donne lieu à la production de plaques calcaires ou de petites végétations polypiformes, qu'elle soit aiguë ou chronique, on ne saurait lui attribuer, comme le font certains auteurs, les souffles qui se font entendre à la région précordiale. Les expériences de Chauveau ont une fois pour toutes démontré que les inégalités de surface sont impuissantes à produire aucun souffle, et que le brisement de la colonne liquide est une condition *sine qua non* de l'apparition de ces bruits; or, dans la cavité ventriculaire, cette condition n'existe pas ou bien, quand elle existe, la vitesse du courant est toujours trop restreinte pour qu'il en résulte un bruit.

Je veux vous signaler encore une circonstance particulièrement intéressante dans laquelle un rétrécissement considérable existant au niveau de l'un des orifices, et toutes les conditions semblant éminemment favorables à la production d'un bruit, l'auscultation cependant n'en révèle aucun. Cela arrive quand des végétations volumineuses, véritables polypes du cœur, nées dans l'oreillette ou dans l'auricule, ou simplement sur les bords valvulaires, obstruent plus ou moins complètement l'orifice mitral sans signaler leur présence par aucun bruit anormal. Il est rare que l'on ne présente pas chaque année à la Société anatomique quelque fait de ce genre, en s'étonnant toujours que de pareilles lésions ne donnent lieu à aucun signe d'auscultation suffisant pour le diagnostic. Il y a déjà longtemps que j'ai montré, avec l'aide de mon élève et ami le docteur Barié, que ces productions polypiformes, non seulement ne déterminent pas de souffles par elles-mêmes, mais peuvent même empêcher l'apparition d'un souffle que les lésions concomitantes seraient de nature à provoquer.

J'eus l'occasion d'observer en 1875, à l'hôpital Necker, une femme atteinte d'une insuffisance mitrale des plus manifestes et chez laquelle le diagnostic n'était véritablement pas douteux, grâce à l'existence du souffle caractéristique de cette affection. Je n'hésitai donc pas, jusqu'au jour où, recherchant à nouveau ce signe, je ne le retrouvai plus. Je ne pouvais admettre la disparition de la lésion, et je ne m'expliquais d'autre part la disparition du souffle que par la formation dans l'orifice d'un coagulum dont il existait d'autres indices. Cependant il n'existait nul souffle de rétrécissement. La malade ayant succombé, nous pûmes constater que l'orifice mitral était presque entièrement obstrué par un caillot volumineux de nature fibrineuse, de production déjà ancienne. C'est alors que j'entrepris les expériences dont je vous parlais tout à l'heure, et que nous eûmes l'idée, avec le docteur Barié, de rechercher l'influence exercée sur la production des bruits de souffle par la nature des corps étrangers introduits dans la cavité d'un canal que parcourt un courant liquide. Nous nous aperçûmes que le rétrécissement, même porté à l'excès, quand il résulte de la présence dans l'orifice d'une substance filamenteuse quelconque, étoupe, écheveau de fil, etc., ne s'accompagne d'aucun bruit de souffle. Cela résulte sans contredit de la division extrême de l'onde liquide dont le morcellement, si je peux m'exprimer ainsi, ne répond plus aux conditions nécessaires à la production des bruits morbides. Ce qui le prouve, c'est que les résultats obtenus avec tous les autres corps étrangers sont diamétralement opposés. Or ce morcellement est à coup sûr produit par les dépôts fibrineux qui recouvrent les coagulations intra-cardiaques, et cela vous explique que dans la période agonique, indépendamment même de l'inertie myocardique, on puisse voir disparaître des souffles organiques nettement perceptibles jusqu'alors. Dans ces cas, qui ne sont pas exceptionnels, vous pourrez être assurés de trouver à l'autopsie les cavités et les orifices obstrués par des caillots volumineux et récents.

Si vous vous représentez la position du cœur dans le thorax, vous vous figurerez aisément quel doit être, suivant l'orifice dont vous recherchez la lésion, le siège du souffle que celle-ci déterminera.

Comme vous le savez, le cœur, couché sur le diaphragme, présente par sa face antérieure une région constituée presque entièrement par le ventricule droit. A la partie supérieure de celui-ci se trouve l'infundibulum de l'artère pulmonaire, situé en arrière du sternum et se dirigeant vers l'extrémité interne du deuxième espace intercostal gauche. A ce niveau, se trouve le foyer d'auscultation des bruits de l'orifice pulmonaire. Le ventricule gauche, dissimulé en partie par le ventricule droit, n'entre en contact avec la paroi qu'au niveau de la pointe du cœur qu'il forme presque entièrement. L'orifice aortique se trouve en arrière de l'infundibulum de l'artère pulmonaire, et sur un plan sensiblement inférieur à celui de l'orifice de cette artère. L'orifice tricuspide, situé derrière le sternum, regarde à droite et en arrière ; enfin, l'orifice mitral caché dans la profondeur regarde en arrière vers la colonne vertébrale, sur laquelle s'appuie presque l'oreillette gauche. Ces détails, il convient de les avoir présents au souvenir toutes les fois que l'on constate un souffle cardiaque. Il faut alors : 1° fixer le maximum d'intensité et 2° tracer l'aire de diffusion du souffle.

Ce n'est pas sans motif que j'insiste sur cette partie technique de l'auscultation, et vous verrez bientôt l'importance des préceptes qui s'y rapportent. Car on ne saurait se contenter, comme cela se fait trop souvent, de constater un souffle au cœur, et à peu près la région où il siège, sans se donner la peine de préciser rien davantage. C'est perdre son temps, sans aucun profit pour le malade.

Il importe, ai-je dit, de fixer exactement le point où le bruit morbide a son *maximum d'intensité*, en un mot d'établir son siège précis. Le stéthoscope est, pour cela, commode. Mais l'oreille y peut suffire, à la condition de préciser exactement le point de la surface du thorax où le conduit auditif était appliqué dans le moment de l'auscultation ; ce qu'on peut faire aisément en y substituant l'extrémité du doigt pendant qu'on ausculte encore. Cette recherche présente parfois de réelles difficultés. Il peut se faire que des bruits étrangers, cardiaques ou respiratoires, s'associent au souffle ; que l'intensité de ce souffle varie pendant la durée de l'examen ou que le maximum se trouve déplacé par certaines conditions, que nous étudierons tout à l'heure; il peut arriver enfin que cette intensité soit telle et si diffuse qu'il soit malaisé de déterminer en quel point elle est à son maximum. L'habitude de l'auscultation permet bientôt de surmonter ces quelques difficultés et d'arriver à une précision très satisfaisante.

Lorsque le siège du souffle sera exactement fixé, il faudra compléter cette recherche en délimitant *l'aire de diffusion* et *la propagation de ce souffle*. Cette aire est souvent variable et n'a d'ailleurs pas l'importance capitale qu'il faut attacher à la détermination du maximum; bien des circonstances peuvent la modifier; la conductibilité des parties environnantes, la présence ou l'absence d'une lame pulmonaire. Ajoutez l'impossibilité où l'on se trouve souvent d'ausculter le malade avec toute la liberté et toute l'aisance nécessaires.

Le siège du souffle étant connu, ainsi que son aire de diffusion, il reste à préciser *le moment précis de son apparition*. Correspond-il à la période systolique, c'est-à-dire à cette période qui va du premier bruit jusqu'au second bruit du cœur en occupant tout ou partie du petit silence, ou bien est-il contemporain de la période diastolique? Voilà le dernier terme du problème à résoudre, et, désormais en possession de tous les éléments nécessaires, vous pourrez juger si le souffle que vous étudiez appartient ou non à la catégorie de ceux que nous allons passer en revue.

Les orifices artériels ont, comme vous le savez, leur foyer d'auscultation dans le deuxième espace intercostal, le long des bords du sternum, à droite pour l'orifice aortique, à gauche pour l'orifice pulmonaire.

Un souffle systolique, dur, râpeux, ayant son maximum sur le bord gauche du sternum et une propagation peu étendue vers la clavicule gauche, indique l'existence *d'un rétrécissement de l'artère pulmonaire*, surtout si ce souffle s'accompagne d'un frémissement cataire sensible à la main. Il est rare d'entendre au même niveau un souffle diastolique qui caractériserait alors une *insuffisance* des valvules de l'orifice, pareille lésion étant chose très rare et en tous cas plus exceptionnellement encore isolée. Dans son récent mémoire, Gerhardt[1] en a rapporté une trentaine de cas : c'est tout ce que la science médicale a pu lui fournir.

1. Gerhardt, *Ueber Schlussunfähigkeit der Lungenarterien Klappen* (Charité Ann. 1892).

L'orifice aortique est assez souvent, au contraire, le siège d'une double lésion de *rétrécissement* et d'*insuffisance*. Le souffle qui correspond à la première de ces lésions a son maximum le plus habituel le long du bord droit du sternum, dans le deuxième espace intercostal; rarement le maximum est franchement rétro-sternal, bien qu'en dise Guttmann. Le bruit anormal est systolique, nettement soufflé; il se propage vers la clavicule droite; souvent, il se transmet jusque dans les vaisseaux du cou, où il peut s'accompagner d'une sensation de frémissement sensible à la palpation.

Le souffle diastolique qui dépend d'une *insuffisance des valvules aortiques* a un maximum différent. L'onde sanguine refluant à travers l'orifice se dirige de haut en bas et de droite à gauche, vers la région moyenne du cœur, aussi n'est-il pas rare de constater que le souffle a son maximum sous le sternum, au point correspondant à la troisième côte ou au troisième espace intercostal, voire même près de l'extrémité inférieure du sternum. Ce souffle est doux, aspiratif, comme l'on dit, et, s'il fait suite à un souffle systolique dur et intense de rétrécissement, il peut être masqué par lui en ce sens que l'oreille, tout occupée encore du bruit le plus éclatant, parvient mal à discerner celui qui lui succède. Ainsi s'expliquent sans doute les faits où une double lésion aortique, constatée à l'autopsie, n'avait donné lieu pendant la vie à aucun souffle d'insuffisance. La nature même et le mode de l'insuffisance peuvent faire varier d'ailleurs le siège et le timbre du souffle diastolique. Si une seule des valvules est forcée, par exemple, l'onde sanguine se déviant par le canal oblique ainsi entr'ouvert peut prendre une direction transversale et transporter le bruit en un point éloigné de son siège habituel.

Le *rétrécissement de l'orifice mitral* se caractérise rarement par un véritable souffle. Le bruit anormal qui l'accompagne le plus fréquemment consiste en un souffle ronflant, souvent un véritable roulement, qui se place dans la période diastolique et qui a son maximum habituel un peu au-dessus de la pointe du cœur. La situation profonde de l'orifice mitral vous fait comprendre que le foyer d'auscultation de ces bruits ne puisse pas correspondre exactement au siège de l'orifice, mais qu'il se trouve plus bas, là où le cœur se rapproche de la paroi, là aussi où l'onde sanguine, débouchant de l'orifice rétréci, le porte pour ainsi dire naturellement. J'ai dit que le souffle du rétrécissement mitral correspond à la période diastolique de la révolution cardiaque ; mais il peut se faire entendre au début ou à la fin de cette période. Lorsque le rythme du cœur est lent et régulier, l'oreillette gauche se remplissant suffisamment et la tension y étant assez forte, l'onde sanguine est, dès le début de la dilatation ventriculaire, projetée en abondance et avec une assez grande énergie pour déterminer, dès ce moment, un bruit de souffle très appréciable, parfois même intense ; on a ainsi un bruit de souffle franchement diastolique débutant aussitôt après le deuxième bruit du cœur. Quand, au contraire, le rythme est précipité, le souffle n'apparaît qu'à la fin de la diastole, au moment de la systole de l'oreillette ; on a alors seulement un souffle présystolique. Dans d'autres cas, lorsque le rétrécissement est très marqué, que la période diastolique est suffisamment prolongée, le souffle diastolique se termine par un renforcement présystolique. C'est alors le souffle complet du rétrécissement mitral. Comme bien vous pouvez le penser, ces différents bruits morbides se modifient suivant l'état du cœur, le degré de la lésion et les changements que subit la circulation périphérique.

Un souffle exactement systolique, siégeant exactement à la pointe, à timbre rude, à tonalité généralement élevée, caractérise habituellement l'*insuffisance mitrale*. Ce souffle se propage d'ordinaire dans l'aisselle, souvent même dans le dos, et cette propagation lointaine, sur laquelle mon ami le docteur Duroziez, ainsi que la plupart des auteurs anglais, insiste avec juste raison, aide fort à son diagnostic. Elle est d'ailleurs en général proportionnelle à son intensité.

Les souffles produits par les lésions de l'orifice tricuspidien ou par les dérangements fonctionnels de son appareil valvulaire sont systoliques ou diastoliques, suivant qu'il y a rétrécissement ou insuffisance. De ces deux lésions, l'*insuffisance* est de beaucoup la plus fréquente. Le bruit de souffle systolique, dont elle provoque l'apparition, a son maximum à la partie inférieure du sternum, vers l'extrémité des cinquième ou sixième espaces intercostaux ; ce souffle se propage vers la région xiphoïdienne, il est le plus habituellement doux, mais parfois, surtout si l'insuffisance est le résultat d'une endocardite valvulaire chronique, son timbre peut être très rude et son intensité excessive. Il n'est pas non plus très rare, dans ces conditions, de l'entendre jusque dans le dos.

Le *rétrécissement de l'orifice tricuspidien* est une affection rare que le docteur Leudet[1] a récemment étudiée dans sa thèse. Il a montré que la lésion était exceptionnellement isolée, puisqu'il ne l'a trouvée telle que 11 fois sur 114 cas. Au point de vue qui nous occupe, elle se caractérise par un souffle présystolique à maximum xiphoïdien ou peu s'en faut, mais ce souffle n'est pas constant et comme, d'autre part, il y a très fréquemment coexistence de rétrécissement mitral, vous voyez quelles difficultés peuvent en résulter pour le diagnostic.

La *communication interventriculaire* par inocclusion du septum donne lieu à un bruit de souffle systolique facile à reconnaître. Il siège en effet dans le troisième espace intercostal, à gauche du sternum, il se propage transversalement le long de cet espace et vers le même espace du côté opposé. Il est superficiel, car le cœur en ce point est rapproché de la paroi, mais en même temps il est rude et a une tonalité très élevée et s'accompagne toujours de frémissement. Il suffit de l'avoir entendu une fois pour le reconnaître à coup sûr. Il est important à connaître, car la lésion n'est pas exceptionnelle, même en dehors de tout rétrécissement de l'artère pulmonaire; il est souvent effrayant d'intensité, mais, comme H. Roger l'a montré, il fait beaucoup plus de bruit qu'il n'est grave et la lésion qu'il révèle n'a en réalité rien de menaçant pour celui qui la porte.

Un mot encore des souffles organiques que produisent les *tendons aberrants du cœur*.

Le brisement de la colonne liquide contre ces espèces de cordes tendues détermine un bruit de souffle à tonalité basse et vibrante, dont le siège est dans le quatrième espace. On le comparait autrefois au bruit d'une guimbarde, sorte de jouet jadis en usage, aujourd'hui moins connu, et qui consistait en deux branches métalliques munies d'une languette d'acier que l'on faisait vibrer avec le doigt après l'avoir placée entre les dents. Qu'il vous suffise de savoir que le timbre spécial de ce bruit, son siège en un point du cœur qui ne correspond pas au foyer d'auscultation de l'un quelconque des orifices, sont des caractères suffisants pour permettre de diagnostiquer facilement une affection curieuse mais rare. Cela a de l'intérêt en ce qu'il importe de ne pas confondre le bruit intense que cette affection produit avec celui d'une des lésions organiques graves du cœur.

1. LEUDET, *Essai sur le rétrécissement tricuspidien* (Th. Paris, 1888).

J'en ai fini, Messieurs, avec les souffles organiques. Mais je ne voudrais pas que vous gardiez la pensée qu'il peut y avoir dans la nature, l'intensité, la tonalité de ces bruits, quelque chose d'immuable et de constamment identique pour chacune des lésions qui les produisent.

Les souffles dépendent tout d'abord de conditions mécaniques que j'ai essayé de vous indiquer rapidement. Les dimensions de l'orifice au niveau duquel ils se produisent en règlent le timbre et la tonalité; la diminution ou l'augmentation de l'énergie cardiaque, la facilité plus ou moins grande avec laquelle se propagent les vibrations de l'onde sanguine, en modifient l'intensité. Cela peut aller assez loin pour qu'une insuffisance orificielle très manifeste arrive, en fin de compte, à ne donner lieu à aucun bruit de souffle. Vous verrez que dans l'insuffisance tricuspidienne, le souffle systolique peut disparaître complètement, alors que les autres signes fonctionnels, preuves irrécusables de la lésion, persistent. Et cela s'explique aisément si l'on songe que, avec une distension extrême du ventricule et de ses orifices, l'occlusion valvulaire s'ébauche à peine et que l'onde sanguine, refluant à travers un orifice qui ne lui oppose aucun obstacle, ne saurait déterminer aucun bruit anormal, quand surtout sa propulsion se trouve déjà singulièrement diminuée par l'inertie ventriculaire qui la chasse.

Néanmoins il n'est pas inutile de remarquer que les souffles d'insuffisance ont ordinairement, quand l'affection débute, une tonalité assez élevée, et que celle-ci s'abaisse progressivement à mesure que l'insuffisance s'exagère; tandis que les bruits de rétrécissement, pour des raisons inverses, sont tout d'abord de tonalité basse et que leur tonalité s'élève à mesure que l'orifice se rétrécit. Ces données vous permettront d'apprécier jusqu'à un certain point le degré de la lésion dont est atteint l'orifice où siège le souffle. Il ne faudrait pas leur demander davantage. Elles ne vous autoriseraient jamais à formuler d'après elles seules un pronostic. Celui-ci relève de bien d'autres considérations que nous aurons à étudier ultérieurement.

V

SÉMIOLOGIE CARDIAQUE

Auscultation.

C. — *Souffles anorganiques.*

1° CRITIQUE DES THÉORIES

MESSIEURS,

Des bruits de souffle fort semblables à ceux que produisent les maladies du cœur peuvent se faire entendre dans la région précordiale, sans qu'il existe aucune lésion de cet organe. On donne à ces souffles le nom de *souffles anorganiques*.

Laënnec, le premier, les a signalés et tout le monde depuis a reconnu qu'ils étaient la source de gros embarras. Il est d'ailleurs bien curieux de voir la différence qui existe, à cet égard, entre la première et la deuxième édition du traité de Laënnec. Après avoir tout d'abord pensé que les bruits de souffle étaient constamment liés à des rétrécissements ou autres altérations des orifices du cœur, cet auteur avoue, dans la deuxième édition de son ouvrage, que sa première opinion était trop exclusive et il dit en conclusion : « le bruit de souffle se rencontre aussi fréquemment chez des sujets qui n'ont aucune affection organique de ce viscère ».

La démonstration en est faite à l'amphithéâtre, moins souvent peut-être qu'il ne le faudrait en réalité, et cela pour plusieurs raisons. Tout d'abord, l'apparition de ces souffles, si fréquente qu'elle soit, ne se rattache nullement, dans la grande majorité des cas, à une maladie mortelle; souvent, au contraire, on constate leur disparition dans les moments ultimes, dans la période agonique des maladies graves, d'ailleurs l'attention n'étant plus attirée du côté du cœur, on néglige le plus souvent de rechercher après la mort ce qui a pu donner naissance à un symptôme en apparence si fugace. Ne peut-on pas ajouter à cela qu'il est souvent pénible, désagréable tout au moins, de reconnaître qu'on avait diagnostiqué une affection qui n'existait pas. Parfois peut-être cette petite raison d'amour-propre incite à passer, un peu plus rapidement qu'il ne le faudrait, sur ces faits qui sont cependant des plus instructifs.

Ces considérations expliquent que la statistique relative à ces bruits anorganiques soit peu chargée. En consultant la plupart des livres, mémoires ou traités écrits à ce sujet, j'ai relevé 15 cas où des souffles cardiaques entendus pendant la vie n'ont paru relever à l'autopsie d'aucune altération de l'organe. En 14 années, 43 cas analogues ont été exactement relevés dans mon service. A ces cas s'en sont ajoutés récemment deux autres. Nous avons eu pendant plusieurs mois, au n° 23 de la salle Bouillaud, un malade chez lequel nous constations un souffle systolique très intense à la base du cœur, souffle constant, invariable, qui pouvait faire penser à l'existence d'un rétrécissement de l'orifice pulmonaire. Ce diagnostic nous l'avons rejeté, et pourtant il semblait s'imposer d'autant plus, que le sujet présentait une cyanose marquée et progressive. Le malade ayant succombé, nous trouvâmes les orifices absolument libres et l'artère pulmonaire notamment tout à fait normale. Un autre malade, soigné également depuis longtemps dans le service, a présenté à un certain moment un souffle diastolique de la base qui pouvait en imposer pour une insuffisance aortique. Or, comme vous avez pu le constater à l'autopsie, l'aorte était saine, et ses valvules étaient suffisantes. Je reviendrai d'ailleurs sur ces deux faits.

Bien plus nombreux sont les cas de ce genre qui n'ont pas reçu le contrôle de l'examen anatomique. J'ai relevé en divers auteurs 52 observations de souffles anorganiques du cœur, et dans ce service depuis quatorze années, j'en ai réuni 323, chiffre certainement très inférieur à la réalité. Cela s'explique si l'on considère la variabilité extrême, le caractère souvent transitoire de ces bruits, et, par suite, la difficulté de les faire entrer dans une statistique exacte. James Andrew, en 1865, disait déjà que le tiers des souffles entendus au cœur a trait à des souffles anorganiques; je crois que la proportion pourrait être renversée avec plus de vérité. Un médecin américain, Collom, établissant en 1889 une statistique dont les éléments avaient été recueillis sur des sujets examinés par lui pour des Compagnies d'assurances, conclut que 27 fois sur 200 cas, c'est-à-dire dans 1/7e des cas, il a pu constater l'existence de bruits de souffles anorganiques. Un de ses compatriotes, Prince Morton, admet la proportion plus élevée encore de 35,7 %, soit de 1 pour 2,8. Il ne se passe guère de jour où nous n'en entendions à la consultation de l'hôpital ; vous verrez tout à l'heure la raison de cette fréquence.

Avant d'aller plus loin, veuillez remarquer l'importance extrême de cette question. N'est-on pas à chaque instant obligé de prendre un parti en face de problèmes souvent graves pour l'intérêt présent ou l'avenir des malades? Qu'il s'agisse d'exemption du service militaire, d'un avis demandé au sujet d'un mariage, d'une proposition d'assurance sur la vie, le diagnostic médical peut modifier bien des décisions, il importe donc qu'il atteigne le plus haut degré possible de certitude.

Les difficultés de diagnostic sont nombreuses, contrairement à ce que l'on pensait jadis. Pour Bouillaud, en effet, on devait ranger exclusivement dans la classe des souffles anorganiques « les souffles doux, du premier temps, entendus à la base du cœur et se propageant dans les vaisseaux du cou ». Cette définition des souffles dits anémiques est fausse de tous points; la phrase n'en est pas moins restée. Mon collègue, le professeur Peter, a cru pouvoir, avec son esprit si net, enfermer la question dans une proposition très catégorique : « Sont anorganiques, dit-il, les seuls souffles systoliques de la base, doux, faibles, sans propagation ».

Tous les auteurs ne trouvent pas que la question soit aussi simple. Austin Flint avoue que le diagnostic des souffles anorganiques est souvent difficile, parfois impossible; Hilton Fagge compare l'étude de cette question à un désert aride où l'on se perd au milieu de sables mouvants qui ne conservent aucun sentier. Il y a, je pense, de l'exagération dans cette comparaison imagée et l'embarras n'est heureusement pas toujours aussi grand. Voyons cependant quels sont les *caractères assignés par les auteurs* aux souffles anorganiques; nous constaterons aisément qu'on est loin de s'entendre à leur sujet.

Le siège des souffles anorganiques, à en croire Bouillaud, serait presque toujours à l'orifice aortique; je me souviens cependant que dans différents cas, mon maître a reconnu leur existence au niveau de la pointe. Le professeur Peter dit que c'est, sinon à l'orifice aortique, du moins à la base, que siègent toujours ces bruits de souffle. M. Constantin Paul admet que la majorité de ces souffles correspond au foyer d'auscultation de l'artère pulmonaire. Ceci est certainement plus exact. Comme je l'ai dit, Bouillaud avait déjà admis le siège possible à la pointe, au niveau du foyer d'auscultation de l'orifice mitral. Dans trois des observations suivies d'autopsie que j'ai relevées dans diverses publications, on ne put constater d'altérations valvulaires chez des sujets chez lesquels on avait constaté pendant la vie des souffles de la pointe. Mon ami regretté, le professeur Parrot, localisait à l'orifice tricuspidien les souffles des chlorotiques, s'appuyant pour cela sur une fausse interprétation des mouvements veineux que présentent ces malades.

Certains des auteurs précédents, et d'autres avec eux, ont insisté sur la *faible diffusion* des souffles qui nous occupent; ce caractère est vrai parfois, mais non toujours, et cela dépend en grande partie de l'intensité du bruit anormal.

Relativement au *rythme*, on n'est pas plus d'accord. Les souffles anorganiques, dit-on, sont toujours systoliques; or, une observation de Renvers, publiée dans les *Annales de la Charité de Berlin*, montre que l'on en peut trouver de diastoliques. Weiss a rapporté trois cas suivis d'autopsie qui établissent le même fait, et nous en avons eu récemment ici une nouvelle preuve.

Les souffles anorganiques, à en croire les auteurs, seraient toujours *moins prolongés* que les souffles organiques, or ce caractère est à coup sûr insuffisant, car ces derniers bruits peuvent être eux-mêmes extrêmement courts.

On a dit encore qu'on pourrait trouver des signes distinctifs importants dans la *variabilité*, l'*irrégularité*, la *mobilité* extrême des souffles anorganiques. Cela est parfois vrai, et, dans le mémoire de M. le docteur Cuffer[1], ces caractères sont très justement appréciés et mis en leur valeur; mais ils sont loin d'être constants et, d'autre part, des souffles organiques peuvent être également variables, également changeants.

Faut-il faire plus de fond sur le *timbre*, la *tonalité*, l'*intensité* des bruits anorganiques? Certes, ces bruits sont le plus souvent faibles et doux, tous les auteurs s'accordent à ce sujet, mais cela

1. Cuffer, *Progrès médical*, 1877

n'est pas un caractère absolu. Maclagan rapportait, en 1843, l'observation d'un malade chez lequel on entendait un souffle dont le timbre et l'intensité rappelaient « l'aboiement d'un jeune chien ». Or, à l'autopsie, on ne trouva aucune lésion dans le cœur. Mon ancien chef de clinique, le docteur Barié, a entendu un souffle anorganique comparable comme intensité et comme timbre au bourdonnement d'une grosse mouche et perceptible encore à l'oreille à 4 mètres de distance. Ces cas sont à coup sûr des exceptions, mais ils nous montrent cependant que la rudesse et l'intensité ne sont pas l'apanage exclusif des bruits organiques.

Ainsi donc rien de plus variable que ces caractères soi-disant absolus, tirés du siège, du rythme, de l'intensité des bruits de souffle anorganiques. Cette discordance entre les auteurs s'explique par ce fait, qu'ils ne sont pas d'accord sur la cause exacte de ces bruits.

Les *interprétations* proposées pour expliquer les souffles anorganiques sont multiples. Pour tâcher de ne rien vous laisser ignorer à cet égard, je les passerai toutes en revue, mais je m'attacherai surtout à discuter celles qui semblent avoir au moins une apparence de raison.

L'*altération du sang*, l'hypoglobulie en particulier, est invoquée par Bouillaud, et après lui par Constantin Paul, pour expliquer la grande majorité des bruits anorganiques. Je dis la grande majorité et non l'universalité; il y aurait donc certaines classes de bruits qui relèveraient d'un autre mécanisme, ce qui prouverait tout d'abord l'insuffisance de la théorie proposée par ces auteurs.

Sieveking signale la possibilité de la *compression de l'artère pulmonaire* par des masses ganglionnaires. Cela s'est vu en effet, dans quelques observations, mais le fait est après tout exceptionnel.

Serhwald croit que les souffles anorganiques ont pour siège *l'embouchure des veines pulmonaires* dans l'oreillette gauche; Skoda pense qu'ils se produisent plutôt dans les *artères de la paroi*.

Laënnec admettait l'existence du *bruit rotatoire musculaire*, bruit analogue à celui déterminé par la contraction des muscles de la vie organique, et de longues pages de son traité sont consacrées à la défense de cette opinion.

Les altérations de l'endocarde, même minimes, sont invoquées par Andrew, pour expliquer les souffles dits anémiques. Da Costa croit qu'il est nécessaire que ces altérations siègent tout au moins sur les valvules, dont elles déformeraient la surface. Pour Flint, le *frottement réciproque des valves*, ou bien celui des tendons qui les sous-tendent, jouerait un rôle important dans la production de certains bruits anormaux. Hilton Fagge invoque le *brisement de l'onde sanguine* sur les colonnes tendineuses.

Enfin un grand nombre d'auteurs, et non des moindres, se sont attachés à défendre l'hypothèse d'une *insuffisance fonctionnelle* des valvules, mais ils ne se sont pas entendus sur le mécanisme de ces insuffisances, ni sur l'orifice du cœur qu'elles atteignent de préférence. On a invoqué tour à tour la paralysie, le spasme, puis l'irrégularité d'action des muscles papillaires; on a essayé d'attirer toute l'attention sur la dégénérescence graisseuse qui peut les atteindre, sur les troubles d'innervation dont ils peuvent être le siège; on a, enfin, voulu faire jouer un rôle capital à la dilatation du cœur, au relâchement des prétendus sphincters des orifices, sans que la conviction de tous ait pu être entraînée.

Même discordance relativement au siège de l'insuffisance fonctionnelle supposée. Tandis que Parrot localise celle-ci à la tricuspide, Skoda, Guttmann, H. Fagge, Balfour, la croient plus fréquente à la mitrale.

Cette énumération est peut-être incomplète, elle suffit en tout cas à vous prouver qu'aucune des hypothèses n'a su trouver l'assentiment unanime; c'est qu'elles sont toutes insuffisantes, et je vais m'attacher à vous le démontrer.

Nous éliminerons tout d'abord de parti pris, pour des raisons déjà établies, un certain nombre de ces interprétations, pour ne nous attacher qu'aux plus séduisantes ou à celles qui semblent offrir les preuves les moins imparfaites. C'est ainsi que nous laisserons de côté l'hypothèse de la compression de l'artère pulmonaire, qui concerne des cas très spéciaux, celle des vibrations irrégulières des valvules, du frottement réciproque des valves et de leurs tendons, celle des altérations endocarditiques, altérations dont l'absence a été constatée dans bien des cas de souffles anorganiques, et qui, même au cas contraire, seraient incapables de les expliquer. Nous ne retiendrons, pour les discuter, que quatre théories: certaines, à cause du nom des auteurs qui les ont défendues, d'autres, pour le crédit et la vogue qui les accueillent encore.

Les souffles anorganiques peuvent-ils avoir pour siège la *paroi musculaire cardiaque?* Skoda et Laënnec l'ont pensé, mais tandis que pour Skoda ces souffles se passent au niveau des artères de la paroi, pour Laënnec c'est le muscle lui-même qui vibre en se contractant. Ces deux conceptions sont erronées. Les artères de la paroi sont trop petites pour donner un bruit de souffle appréciable, et, d'autre part, il manque un élément essentiel pour la production de ces souffles. Lorsque nous auscultons l'artère fémorale et que nous y entendons le souffle correspondant à la diastole du vaisseau, ce souffle naît sous le stéthoscope au niveau du rétrécissement momentané que sa compression détermine; de même, c'est à la compression exercée par certaines régions fœtales que sont dus la plupart des souffles utérins, liés à la grossesse, et auxquels Skoda avait comparé les souffles cardiaques anorganiques. Rien de pareil ou d'analogue ne peut être invoqué lorsqu'il s'agit des artères coronaires, et l'hypothèse de Skoda est inadmissible.

De même, l'hypothèse émise par Laënnec et dont je vous ai déjà donné les termes, tombe pour des raisons aussi simples. La contraction musculaire peut, il est vrai, produire un bruit, mais celui-ci ne saurait en aucun cas prendre le caractère soufflant des bruits anormaux du cœur. D'autre part, ce que nous savons aujourd'hui de la physiologie du muscle cardiaque nous autorise à rejeter, une fois pour toute, la théorie de Laënnec. Le muscle cardiaque, mon ami Marey l'a montré, ne se tétanise pas lorsqu'il entre en contraction. Chaque systole est une secousse musculaire unique. Or le bruit rotatoire musculaire ne naît que sous l'influence des secousses multipliées et confondues qui constituent le mode de contraction habituel des muscles de la vie animale et qui réalisent une sorte de tétanisation.

L'anémie a été invoquée par un grand nombre d'auteurs comme cause provocatrice des souffles anorganiques. Cette théorie semble même avoir l'assentiment de tout le monde; je lui refuse le mien, et ma conviction à ce sujet est absolue pour les raisons que vous allez voir.

Bouillaud a le premier incriminé la pauvreté du sang pour expliquer ces souffles qu'il localisait à l'aorte. Nous savons aujourd'hui que les bruits dont nous parlons n'ont pas leur siège habituel au devant de ce vaisseau. Chose curieuse cependant, l'anémie peut déterminer un bruit de souffle systolique dans l'aorte elle-même, mais ce n'est certainement pas le bruit auquel Bouillaud faisait allusion. Il faut pour le produire une déglobulisation excessive, telle que l'on n'en rencontre que dans l'expérimentation, lorsque l'on saigne les animaux à blanc, ou dans la clinique lorsque l'on a affaire à des malades épuisés par des hémorrhagies copieuses et répétées. On entend alors à l'orifice aortique un bruit systolique rude, à tonalité élevée, qui disparaît dès que la régénération du sang commence, mais c'est à peine si, pour ma part, j'ai pu entendre ce bruit plus de trois ou quatre fois. Il est donc, comme vous le voyez, tout à fait exceptionnel. Quant aux bruits dits chlorotiques, tout d'abord ils ne siègent pas en cet endroit, et d'autre part, la pauvreté du sang n'est pour rien dans leur production, directement tout au moins. J'ai entrepris à ce sujet, en 1884, à l'hôpital Necker, et avec l'aide de mon chef de laboratoire, M. le docteur de Gennes, une série d'expériences, et pour me mettre à l'abri de toute suggestion inconsciente, j'ai agi de la façon suivante : j'examinais des malades atteintes de chlorose et je notais les signes d'auscultation qu'elles présentaient. M. de Gennes n'assistait pas à cet examen et il pratiquait de son côté la numération globulaire à laquelle, moi non plus, je ne participais pas. Ayant procédé de la sorte dans 62 cas, je rapprochai les deux séries d'investigations : clinique et hématologique, et j'arrivai aux conclusions suivantes : dans 24 cas où les malades présentaient un souffle cardiaque, la numération donnait un chiffre moyen de 3 590 000 globules; dans 38 cas, il n'y avait pas de souffle et le chiffre moyen atteignait 3 740 000 globules. Certains sujets, très nettement hypoglobuliques, n'offraient aucun signe anormal d'auscultation; d'autres, dont le sang était presque normal, présentaient au contraire un souffle anorganique des plus manifestes.

Comme témoignage de ce que j'avance j'ajouterai seulement qu'une de mes malades ayant 4 370 000 globules offrait un exemple superbe de souffle dit anémique, alors que dans une autre observation où j'ai constaté 1 020 000 globules il n'y avait aucun souffle dans la région du cœur.

Marey a tenté de compléter ou de corriger la théorie dont je parle, en invoquant le rôle de la pression artérielle. Si la pression est faible, dit-il en substance, le sang passant plus rapidement par les capillaires, peut déterminer avec plus de facilité la production des ondes vibratoires. Cela correspond-il à la réalité? J'ai examiné la tension artérielle de mes malades; j'ai trouvé les chiffres suivants : dans les cas où le cœur présentait un souffle, la tension moyenne atteignait 15 cent. 5 de mercure; dans les cas contraires, la tension était en moyenne de 14 cent. 50. Prenons les chiffres extrêmes. J'ai entendu un souffle anorganique manifeste alors que la tension était de 20 centimètres, et je n'ai rien entendu dans un cas où elle était descendue au chiffre minime de 10 centimètres. Je crois donc être autorisé à conclure que, si l'on entend des souffles au cœur chez les chlorotiques, cela tient à d'autres causes que la déglobulisation ou la diminution de tension.

Le *rétrécissement des orifices du cœur* a été invoqué par différents auteurs pour expliquer la production des souffles anorganiques. On s'est fondé notamment sur ce fait, bien établi par Virchow, que certaines chloroses sont liées à une étroitesse congénitale du système artériel et de l'aorte en particulier. Mais cela ne saurait expliquer les bruits anormaux. L'angustie artérielle est d'abord assez rare et de plus elle porte sur le calibre du vaisseau aussi bien que sur son orifice; les rapports restent donc les mêmes entre les diamètres respectifs et il n'y a pas à proprement parler de rétrécissement. Enfin nous savons que les souffles anorganiques n'ont pas leur siège ordinaire à l'aorte. Je ferai les mêmes objections à la théorie émise par M. Bondet. Cet auteur invoque le rétrécissement relatif des orifices artériels. Or, ce rétrécissement relatif est normal, rien n'indique qu'il soit plus fréquent dans la chlorose, et on ne voit pas pourquoi les souffles sont si rares à l'aorte, où les conditions de leur production devraient être le plus favorables. Mon collègue et ami, le docteur Constantin Paul, a pensé compléter cette théorie en émettant l'hypothèse *d'un rétrécissement spasmodique de l'artère pulmonaire*. J'avoue ne pas très bien comprendre les raisons invoquées pour expliquer ce spasme si spécial, si localisé et si mystérieux de l'artère pulmonaire; mais si celui-ci se produit, loin de favoriser l'apparition d'un souffle, il l'empêcherait plutôt, puisque, s'étendant sur le parcours du vaisseau, il réaliserait des conditions justement opposées à la production des souffles; ceux-ci naissant de préférence au niveau des rétrécissements qui n'atteignent qu'un point du trajet d'un vaisseau.

J'aborde maintenant la théorie la plus généralement adoptée à l'étranger, pour expliquer toute une catégorie des souffles anorganiques : je veux parler de *l'insuffisance fonctionnelle.*

Mon ami Parrot s'était fait l'énergique défenseur d'une hypothèse assez séduisante. Il pensait que les bruits de souffle des chlorotiques se passaient au niveau de l'orifice tricuspidien. Il invoquait pour preuve le maximum presque rétro-sternal que présentent parfois ces souffles, et aussi les pulsations jugulaires que l'on voit souvent chez les chlorotiques. Il pensait qu'il y avait entre les deux ordres de phénomènes une relation de cause à effet, et en fin de compte, il n'était pas loin d'admettre l'existence possible d'une sorte d'asystolie passagère. Or, nous connaissons mieux aujourd'hui les battements des jugulaires et nous savons qu'à côté du vrai pouls veineux, caractéristique de l'insuffisance tricuspidienne, il existe un faux pouls veineux qui n'a pas la même signification, qui est bien plus fréquent et qui, en réalité, est celui que Parrot constatait chez ses chlorotiques. Je crois qu'en résumé, si Parrot vivait encore, il renoncerait lui-même à son interprétation, que les données actuelles ne nous permettent plus d'adopter.

L'insuffisance fonctionnelle de la mitrale est, je le sais, de notion courante en Angleterre et en Allemagne, pour expliquer les souffles anorganiques de la pointe. La fortune de cette interprétation réside dans ce fait, qu'il est impossible de démontrer directement l'absence de l'insuffisance fonctionnelle; mais est-il légitime de la supposer? Pour ma part je ne le pense pas, et pour deux raisons : Si l'on essaye de déterminer sur le cadavre une insuffisance fonctionnelle de la mitrale, on est surpris de la résistance qu'offre la valvule. La paralysie des muscles papillaires, que les auteurs incriminent comme cause première de l'insuffisance, est pourtant dans ce cas portée à son maximum. Si l'on injecte dans le ventricule de l'eau sous une pression capable de rompre les tendons des muscles, ou même la paroi du ventricule, on n'arrive dans aucun cas à disjoindre les valves, ni à produire une insuffisance de la mitrale. Seconde raison tirée de l'expérimentation sur les animaux. F. Franck et d'autres auteurs ont vu dans quelques cas apparaître une insuffisance mitrale fonctionnelle dans le cours de leurs expériences sur le mode de contraction cardiaque, mais au prix de quels efforts! Il faut que le cœur soit arrivé à un état de dilatation extrême, que les cavités soient distendues de toutes parts, pour qu'en fin de compte la mitrale finisse par céder et cela ne se voit qu'au degré ultime de l'asphyxie, au moment de la période agonique.

Voyons-nous quelque chose d'approchant en clinique? Nullement, et les souffles anorganiques ne sont ordinairement point accompagnés de dilatation cardiaque. Souvent même ils disparaissent lorsque le cœur se dilate et nous en avons un exemple frappant au n° 4 de la salle Piorry. Chez cette malade, chlorotique à un haut degré, les variations du volume du cœur sont rapides et considérables. Lorsque le cœur est petit, on entend un souffle anorganique manifeste; lorsque le cœur est gros, le souffle disparaît. De sorte qu'en pratiquant la percussion et en jugeant par elle du volume de l'organe, nous savons par avance ce que l'auscultation nous fournira. D'ailleurs, les auteurs qui admettent l'hypothèse de l'insuffisance fonctionnelle de la mitrale, s'attachent à distinguer avec soin les caractères des souffles entendus dans ce cas, de ceux des souffles produits par une lésion organique de la même valvule. On note que le siège n'est pas absolument le même, que le mode de propagation est tout différent. Or, quel que soit le mécanisme de l'insuffisance, le bruit que celle-ci détermine devrait être toujours identique, sinon dans sa tonalité, du moins quant aux caractères de siège et de propagation, et il n'y aurait aucune raison de croire aux signes distinctifs proposés par les auteurs qui cependant sont exacts. Si la différence est en réalité si grande, c'est que les souffles relèvent de causes toutes différentes.

Qu'est-ce donc enfin que cette insuffisance fonctionnelle si couramment admise sans contrôle, si bonne pour lever les incertitudes? C'est une insuffisance par paralysie, disent les uns, une insuffisance par spasme, disent les autres. Le spasme est encore ici un utile auxiliaire mais tout hypothétique, et j'ai vraiment peine à comprendre ce spasme partiel qui atteindrait exclusivement les muscles papillaires de la mitrale. Mais ce n'est pas tout, et si la théorie du spasme appliquée au cœur est vraiment trop imparfaite, on ne nous en tient pas encore quittes. Mon collègue des hôpitaux, le docteur Huchard, croit pouvoir expliquer l'insuffisance fonctionnelle de la mitrale par un spasme des capillaires généraux. Il en résulterait une élévation de la tension périphérique et une dilatation consécutive du cœur. Cette théorie nouvelle se heurte à deux faits : 1° dans les cas dont il s'agit, la tension artérielle n'est pas élevée, l'examen au sphygmomanomètre le prouve; 2° le cœur n'est pas dilaté et la percussion de l'organe en fait foi. Elle repose donc sur des prémisses erronées et ne saurait être admise.

La dernière théorie qui offre quelque crédit est celle d'H. Fagge, à laquelle se rallierait volontiers mon ami le docteur Duroziez. Elle suppose un mécanisme tout spécial, celui du *brisement de la colonne sanguine* contre les piliers. J'ai déjà montré que ce brisement était insignifiant et toujours incapable de produire un bruit de souffle, à moins que le pilier rompu n'entre lui-même en vibration. Dans le cas contraire, la théorie d'H. Fagge suppose une dilatation cardiaque qui, comme je vous l'ai dit, n'existe pas en réalité.

J'en ai fini, Messieurs, avec la critique de toutes ces théories. Nous n'en retiendrons qu'une chose, c'est leur multiplicité, leur complexité extrême. Toutes sont passibles des plus graves objections, aucune ne supporte l'examen ; devons-nous donc nous renfermer dans un doute définitif et avouer notre ignorance? je ne le pense pas, car il nous reste encore une interprétation à vérifier, celle de l'origine pulmonaire des bruits anorganiques du cœur. C'est ce que nous ferons dans la prochaine leçon.

VI

SÉMIOLOGIE CARDIAQUE

Auscultation.

C. — Souffles anorganiques.

2° THÉORIE PULMONAIRE

Messieurs,

Les mouvements du cœur peuvent déterminer dans le poumon des bruits qui ont le caractère de souffles et qui prennent le rythme cardiaque. L'origine cardiopulmonaire de la grande majorité des souffles dits anorganiques est pour moi de toute évidence, elle repose à la fois sur les observations cliniques et anatomiques et sur l'expérimentation.

Laënnec a le premier signalé les bruits anorganiques et, le premier aussi, il a émis l'hypothèse qu'ils pouvaient se produire dans le poumon, mais cela lui paraissait tout à fait exceptionnel et il croyait qu'il était toujours possible et même facile de distinguer ces sortes de bruits. Or, nous savons que cette distinction est la source de très grandes difficultés.

Richardson en 1860, Skoda en 1863, Kriesner en 1875, Gerhardt en 1884, Nixon en 1886, Prince Morton en 1889, ont tour à tour signalé les bruits cardiopulmonaires; pour ces auteurs, ces bruits ne pouvaient être que de rares curiosités. Mon collègue, le professeur Sée, n'en parle même pas, et M. Huchard les considère comme une hypothèse que l'on peut admettre, à moins que l'on n'en préfère une autre !

J'ai commencé à m'occuper de ces faits en 1861, au moment où j'étais médecin de l'Hospice des Ménages. J'avais déjà été frappé de voir que, nombre de fois, l'examen minutieux du cœur sur le cadavre ne rendait pas compte des bruits de souffle entendus pendant la vie; je cherchai à m'expliquer ces faits si contraires aux idées habituellement acceptées. J'ai poursuivi mes recherches depuis cette époque jusqu'à aujourd'hui; j'ai dirigé plusieurs de mes élèves vers l'étude de ce problème, et M. Choyau en 1869, M. Mezbourian en 1874, M. Cuffer enfin en 1878, ont apporté une contribution importante à sa solution. Je le crois actuellement, tout au moins en grande partie, élucidé.

L'*existence* des souffles cardiopulmonaires est, dans certains cas, facile à prouver. Supposez qu'un bruit respiratoire se transforme sous votre oreille en un bruit de souffle cardiaque ou inversement, vous ne manquerez pas d'être convaincus que ces deux sortes de bruits ont une même origine et qu'ils se sont transformés sous des influences qu'il resterait à déterminer. Cette supposition n'est pas gratuite. Il est venu à plusieurs reprises à notre consultation un grand jeune homme de 18 ans que l'on considérait comme atteint d'une affection cardiaque, parce qu'il présentait à l'auscultation du cœur un souffle systolique intense de la région de la pointe. Il pouvait bien y avoir du doute, car ce malade se plaignait d'essoufflement et de palpitations, et l'idée d'une affection du cœur paraissait plausible. D'après certains caractères, sur lesquels j'attirai alors votre attention, le souffle me parut d'origine cardiopulmonaire. La démonstration en fut complète le jour où, à l'auscultation, nous n'entendîmes plus le bruit du souffle, mais à sa place une respiration saccadée. L'inspiration se faisait en plusieurs temps et le murmure vésiculaire prenait alors le caractère soufflant habituel en pareil cas. Je tentai la contre-épreuve, et après avoir fait marcher et courir notre malade, nous vîmes, sous l'influence de l'accélération des battements du cœur, le souffle cardiaque reparaître avec les caractères qu'il offrait primitivement. Ce cas me parut instructif à un autre point de vue. Vous savez que bien des auteurs ont accordé à la respiration saccadée une grande importance dans le diagnostic de la tuberculose pulmonaire à son début. Je pense, pour ma part, que c'est sous l'influence des battements du cœur que la respiration prend ce rythme spécial. Je ne nie pas que cela ne soit plus fréquent dans la période de début de la tuberculose pulmonaire, mais celle-ci n'en est pas toujours la cause. C'est, en tout cas, sous l'influence d'une modification des battements du cœur et de leur accélération, si fréquente au début de cette affection, que la respiration saccadée se produit. L'exemple que je viens de rapporter le prouve avec évidence.

D'autre part, dans des *expériences* faites il y a plusieurs années avec mon ami le docteur Fr. Franck, j'ai pu déterminer chez des animaux les conditions qui président à la production des bruits cardiopulmonaires. Car ces bruits sont loin d'être rares chez les animaux, ils sont même fréquents chez le chien et le cheval, si j'en crois mes propres observations et des renseignements fournis par un professeur de l'École d'Alfort. Or, sur un chien, par exemple, qui présentait un magnifique exemple de souffle cardio-pulmonaire, nous avons pu faire disparaître ou apparaître alternativement le bruit anormal, en modifiant ou en rétablissant à l'aide d'un crochet introduit dans la plèvre, les rapports de la lame pulmonaire située au-devant du cœur.

Quant à leur mécanisme, les souffles cardiopulmonaires relèvent le plus souvent de l'acte inspiratoire; c'est une inspiration rapide et localisée, déterminée par le retrait du cœur. Laënnec pensait à tort que la compression exercée par le cœur sur le poumon pouvait expliquer les bruits qui nous occupent. La compression n'est point capable de les produire, si ce n'est exceptionnellement, et alors ces bruits ressemblent plutôt à des froissements qu'à des souffles. Nous verrons tout à l'heure dans quelles conditions ils apparaissent.

Que les bruits cardiopulmonaires consistent presque toujours en un phénomène d'aspiration, vous en trouverez la preuve dans les tracés cardiographiques que je vais vous présenter. Ces tracés vous montrent les mouvements qui se passent à la région précordiale, dans l'endroit et au moment où on entend les souffles anorganiques. Si ces bruits sont des bruits d'aspiration, il est clair qu'ils se produisent pendant le retrait du cœur; à ce retrait correspond parfois un retrait de la paroi thoracique suffisant pour être accusé par les instruments. C'est cet affaissement que les tracés qui vous sont soumis mettent en évidence.

Le tracé n° 1 est le tracé normal donné par la pointe du cœur, il nous servira de terme de comparaison.

Le tracé n° 2 a été pris sur un malade qui présentait un souffle mésosystolique anorganique du 5e espace. Or à ce souffle correspond un affaissement synchrone de la paroi.

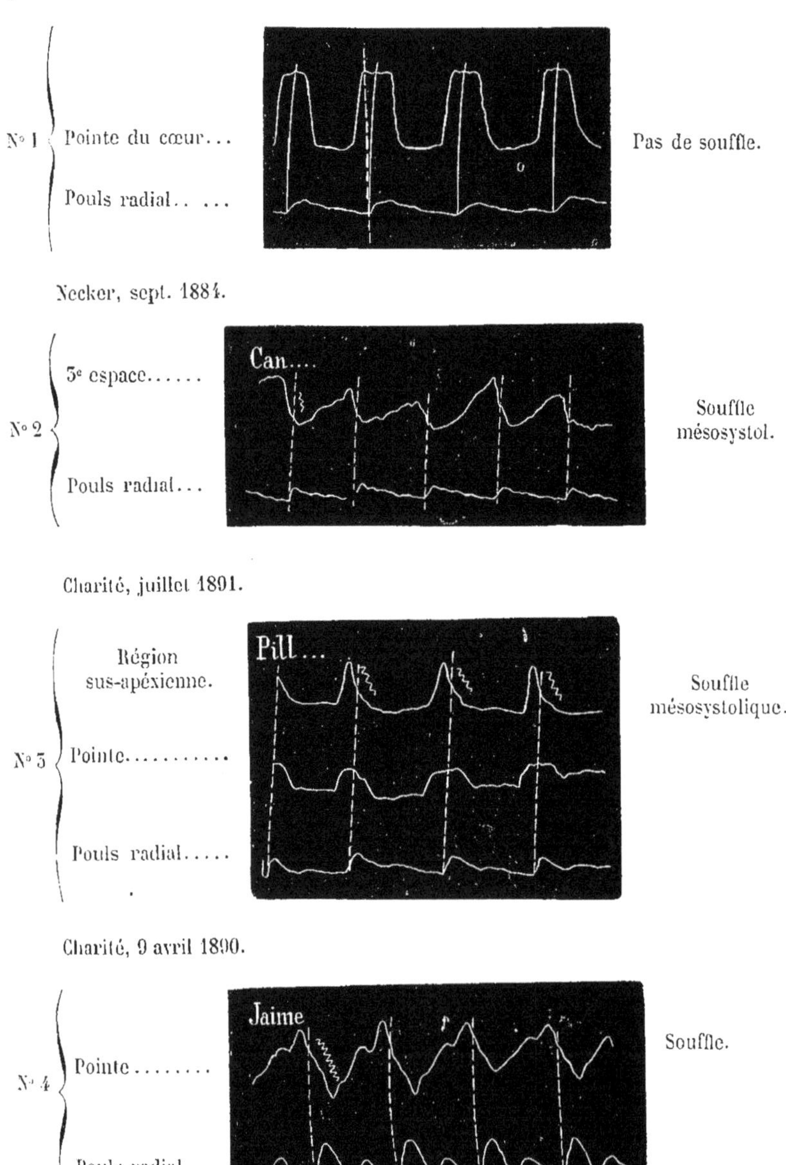

Les tracés 3 et 4 sont relatifs à des bruits anorganiques du milieu et de la fin de la systole, ils indiquent un retrait manifeste de la paroi thoracique au moment de la production du souffle. Ils nous offrent en même temps un superbe exemple de ces battements que Marey a appelés battements négatifs ; je me suis déjà expliqué à leur sujet.

Nous trouverons enfin une démonstration tout à fait caractéristique dans le cas d'un malade qui fut observé en 1888 à la salle Bouillaud. Cet homme présentait un superbe souffle diastolique de la pointe, qui se changeait immédiatement en un souffle du milieu de la systole, ou mésosystolique, lorsqu'on plaçait le malade dans le décubitus latéral gauche. Or les tracés 5 et 6 indiquent

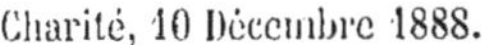

Charité, 10 Décembre 1888.

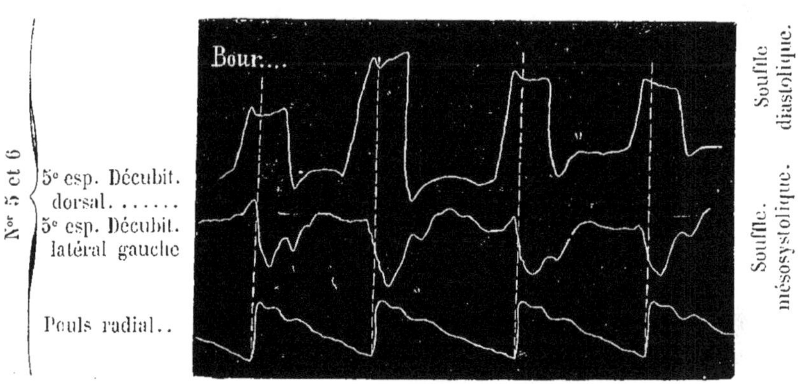

d'une façon manifeste les modifications corrélatives des mouvements de la paroi. Dans les deux cas, il existe un retrait de celle-ci, mais ce retrait coïncide avec la diastole dans le premier tracé, avec la mésosystole dans le second exactement comme les souffles auxquels ils correspondaient.

Pour achever cette démonstration, il ne me reste plus qu'à passer en revue les différents souffles cardiopulmonaires que l'on peut entendre à la surface du cœur, et à vous montrer qu'ils correspondent bien à un retrait du cœur dont vous venez de voir la preuve, mais dont il me reste à vous indiquer le mécanisme et les causes.

A. Siège et rythme des bruits anorganiques.

Comme vous le voyez sur le tracé que je mets sous vos yeux, nous partagerons la surface du cœur en trois zones, l'une basilaire, la deuxième mésocardiaque, la troisième apexienne. Les dénominations indiquent suffisamment leurs sièges.

La zone basilaire doit être subdivisée en deux régions, l'une droite, correspondant à l'origine de l'aorte et que nous nommerons

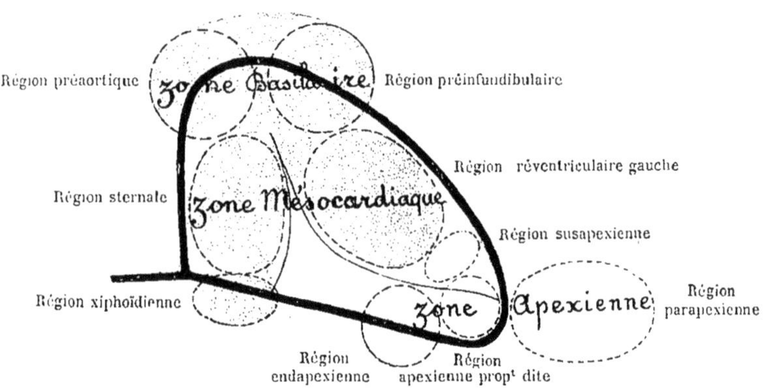

Zones et régions correspondant aux foyers des souffles cardiaques.

préaortique; l'autre, correspondant à l'infundibulum de l'artère pulmonaire, et qui sera dite *préinfundibulaire*.

La zone mésocardiaque comprendra une région *préventriculaire gauche*, une région *sternale*, une région *xiphoïdienne*.

La zone apexienne enfin sera subdivisée en une région *susapexienne*, une région *apexienne proprement dite*, une région *parapexienne* et une région *endapexienne*.

Il est très rare d'entendre des souffles cardiopulmonaires dans les régions aortique, sternale et xiphoïdienne; on en entend très fréquemment dans la région préinfundibulaire, dans la région préventriculaire gauche et dans les différentes parties de la zone apexienne. Enfin, il y a une dernière région où l'on n'entend jamais de souffles anorganiques, où il ne peut pas y en avoir, c'est la région médiane, celle qui correspond à la matité vraie du cœur, là où il n'y a pas de poumon interposé.

Le rythme des bruits cardiopulmonaires est variable suivant la région où ils se produisent. Rarement ils sont diastoliques et alors ils siègent presque toujours dans la zone de la base, au devant de l'arc aortique. Nous reviendrons d'ailleurs ultérieurement sur les bruits cardiopulmonaires de la diastole.

Le plus souvent de beaucoup les bruits anorganiques correspondent à la période systolique ventriculaire de la révolution cardiaque. Mais, fait essentiel, dans la grosse majorité des cas les bruits anorganiques n'occupent qu'un moment très limité, qu'une portion de la systole. Ils ont ce caractère commun d'être, comme je dis, *mérosystoliques* (μέρος, portion). C'est ainsi qu'ils peuvent naître au début de la systole, pour mourir tout aussitôt (s. *protosystoliques*); c'est ce que l'on observe pour les souffles de la région préinfundibulaire; d'autres fois ils débutent au milieu de la systole (s. *mésosystoliques*), tels sont les souffles, très fréquents, de la zone préventriculaire gauche et de la région parapexienne. Enfin, dans la région de la pointe dite endapexienne, les souffles anorganiques apparaissent surtout à la fin de la systole (s. *télésystoliques*).

B. Mouvements de la surface du cœur.

Cette partie de la physiologie cardiaque a été laissée de côté par presque tous les expérimentateurs. On s'en préoccupa cependant pendant quelque temps, à la suite de la découverte d'Harvey, et vous ne serez pas peu surpris d'apprendre que c'est ce merveilleux observateur qui nous a donné sur ce sujet les renseignements les plus exacts. Mais les moyens d'investigation étaient à son époque bien imparfaits, et les observateurs furent vite rebutés par la difficulté du sujet. On se contentait de noter approximativement le degré du raccourcissement et de l'allongement du cœur, et c'était tout. Plus tard, lorsque l'on posséda des moyens d'exploration plus parfaits, on se préoccupa surtout de ce qui se passait dans les cavités ou à la pointe du cœur. Or l'impulsion de la pointe est, de tous les mouvements du cœur, celui qui nous intéresse le moins en ce moment; les souffles cardiopulmonaires à ce niveau sont exceptionnels.

Dans une période plus rapprochée de nous, les belles études de Marey, de Sibson nous ont appris que le mouvement systolique amenait tous les points de la surface antérieure du cœur vers un point immobile, « point mort », qui correspondrait à peu près au centre de la figure du cœur, ou mieux encore à l'extrémité du pilier antérieur du ventricule gauche; de sorte que, dans ce mouvement de systole, la pointe du cœur marche vers la base, la base descend vers la pointe, en même temps que tout l'organe est entraîné vers la droite, par un léger mouvement de rotation. Cela ne donne lieu encore qu'à un glissement de surface qui, au point de vue actuel, ne nous intéresse que médiocrement.

Ces renseignements sont d'ailleurs beaucoup trop vagues pour éclairer la question de l'influence des mouvements de la surface du cœur sur le poumon placé au-devant de lui, et pour expliquer la diversité des bruits produits par ces mouvements dans les différents points de la surface du cœur.

J'ai donc repris à nouveau ces expériences, dans un double but. Il s'agissait d'abord de déterminer le déplacement subi par chacun des points de la surface du cœur où l'on peut entendre des bruits anormaux, tant dans la systole que dans la diastole. En second lieu, comme ces déplacements se produisent à la fois dans des directions diverses, il me fallait en établir la trajectoire.

Je n'entrerai pas dans tout le détail de ces expériences très délicates, je vous dirai simplement comment j'ai procédé et quelles sont les conclusions auxquelles je suis arrivé. Vous trouverez dans une étude plus complète de la question, publiée d'autre part, les renseignements complémentaires qui pourraient vous intéresser[1].

J'ai dû construire un appareil spécial, propre à me renseigner sur le triple mouvement qui anime le cœur dans sa contraction, l'appareil jadis employé par Marey ne suffisant point pour ces diverses constatations.

Les éléments constitutifs de ce triple mouvement sont représentés : 1° par un déplacement dans le sens longitudinal; 2° par un retrait vers la profondeur; 3° par une translation vers la droite.

Je dirai, tout d'abord, que le mouvement dans le sens longitudinal peut être éliminé sans inconvénient, parce qu'il est faible et n'a aucune part aux déplacements qui peuvent agir sur le poumon. Nous resterons donc en face des deux autres éléments du problème. Pour étudier leur rôle, j'ai porté mon appareil sur les différents points du cœur où l'on peut entendre les souffles anorganiques. Les résultats de mes expériences m'ont conduit à me rendre compte de l'étendue des mouvements en ces différents points, de leur direction, de leur forme.

L'étendue des mouvements est surtout appréciable dans la

1. Voir le travail sur *les Souffles cardiopulmonaires.*

région préinfundibulaire, où, chez un chien, elle atteignait 15 millimètres; elle est très marquée encore dans la région préventriculaire, dans la région apexienne et parapexienne; elle est minime dans la région sternale et préventriculaire droite. Remarquez de suite que cette échelle de l'étendue des mouvements est directement proportionnelle à la fréquence des bruits anorganiques que l'on entend dans les différentes régions.

La direction des mouvements explique non moins bien la prédominance des souffles en certains points. Dans la région sternale qui correspond à la base du ventricule droit et où il ne produit guère de souffle pendant la systole, le mouvement est à peu près parallèle à la paroi, c'est un mouvement de glissement, peu favorable à la production des bruits de souffles cardiopulmonaires, à moins qu'il n'y ait des adhérences établissant une intimité absolue entre le péricarde et la lame pulmonaire; j'en ai eu une fois la démonstration très évidente.

Les régions préinfundibulaire et préventriculaire gauche présentent surtout un mouvement de retrait relativement considérable qui se trouve perpendiculaire à la face profonde du poumon qu'il entraîne et qu'il oblige à se distendre brusquement en ce point. Or c'est en ces endroits que les souffles sont les plus habituels et les plus marqués. A la pointe, le retrait est également marqué; cependant les souffles y sont rares, parce que la pointe est très habituellement à découvert. Mais la pointe subit aussi un mouvement rapide de translation vers la droite, et cela peut déterminer un bruit très spécial, le souffle parapexien, situé en dehors de la pointe, sur le bord de la lame pulmonaire que la pointe entraîne en dedans, dans son retrait vers la droite.

Il ne nous reste plus à étudier que *la forme* du mouvement, c'est-à-dire son rapport avec les phases successives de la révolution cardiaque. Vous allez voir qu'il n'est pas moins démonstratif au point de vue qui nous occupe. Dans la région préinfundibulaire, où le retrait vers la profondeur est si marqué et où son étendue est si grande, le mouvement débute avec la systole, le retrait est exactement systolique et le bruit l'est aussi assez souvent; dans la région préventriculaire gauche le mouvement, encore très ample, débute un peu après la systole, il est mésosystolique; or les souffles de cette région sont presque toujours mésosystoliques. Au niveau de la pointe, le tracé du mouvement présente un plateau accentué, ce qui veut dire que cette partie du cœur reste soulevée et s'applique contre la paroi du thorax pendant la durée presque entière de la systole, opérant vers la fin seulement son mouvement de retrait. Comme il n'y a ordinairement pas de poumon interposé en ce point, il n'en résulte, pour notre oreille, aucun bruit appréciable. Mais parfois le poumon s'avance davantage; alors il se produit un souffle. Or ce souffle n'est plus seulement mésosystolique, il est télésystolique; c'est-à-dire qu'il se fait entendre dans la dernière partie seulement de la systole, précisément à l'instant où se produit le retrait. Je vous en ai cité un exemple à propos du tracé cardiographique n° 4 (page 79).

Il reste une dernière variété de bruit qui est exceptionnelle parce qu'elle suppose une disposition inaccoutumée : l'interposition du poumon entre la pointe et la paroi; c'est le froissement présystolique dont je vous ai parlé et qui trouve ici aussi son explication. Il est présystolique parce qu'il correspond au soulèvement de la pointe, lequel a lieu, comme je vous l'ai exposé, et comme vous pouvez le voir ici, dans la présystole. Il est froissant et non soufflant comme tous les autres parce qu'il résulte, non d'une aspiration pulmonaire, mais d'une compression, d'un véritable froissement de cet organe.

Nos conclusions sont faciles à formuler, je les énoncerai de la façon suivante :

1° Les points de la région précordiale où les souffles anorganiques se produisent le plus souvent et avec le plus d'intensité sont ceux où l'amplitude et la direction du mouvement de la surface du cœur sont telles qu'elles provoquent de plus grandes et plus brusques ampliations dans la partie correspondante de la lame de poumon qui recouvre le cœur;

2° Le rythme de ces souffles est en rapport exact avec celui de ces mouvements et avec la forme qu'ils affectent.

Des rapports si exacts sont ceux précisément, Messieurs, qui, d'ordinaire, nous permettent de rattacher un effet à sa cause. Peut-on douter que les mouvements du cœur soient la cause des souffles qui les accompagnent d'une façon si précise et que ces mouvements les produisent en provoquant l'ampliation du parenchyme pulmonaire, puisque ceux-là seuls s'en accompagnent qui déterminent cette ampliation, et qu'ils les produisent avec d'autant plus d'intensité que cette ampliation est plus rapide et plus grande?

On peut faire à l'interprétation des souffles anorganiques que je viens de vous exposer diverses *objections*.

Premièrement, peut-on dire, si les souffles anorganiques sont des bruits cardiopulmonaires, c'est-à-dire s'ils consistent en un bruit respiratoire localisé et modifié ou provoqué par les mouvements du cœur, d'où vient que le timbre et la tonalité de ces souffles diffèrent presque toujours, quelquefois considérablement, de ceux du murmure vésiculaire entendu dans le même point? Ces différences s'expliquent par les conditions mêmes dans lesquelles le bruit se produit et par la vitesse du mouvement de l'air qui le détermine.

Il y a 16 ou 18 respirations environ par minute et, dans le même temps, 76 battements du cœur; l'inspiration occupe en moyenne les 2/5èmes de l'acte respiratoire, la systole ventriculaire n'occupe qu'un tiers de la révolution cardiaque; l'inspiration dure à peu près 1″35, et la systole cardiaque 0″26 seulement: c'est-à-dire que la systole cardiaque est ordinairement cinq fois plus rapide que l'inspiration. Mais, d'autre part, chaque inspiration n'introduit dans le poumon qu'un 1/2 litre d'air, c'est-à-dire 1/7 environ de la capacité pulmonaire. Or, si l'on considère l'amplitude des mouvements de la surface du cœur, on peut bien estimer que les vésicules se vident à peu près entièrement dans les points du poumon que le cœur comprime dans sa diastole; la systole qui vient ensuite les distend au maximum là au moins où le mouvement d'aspiration est le plus marqué, c'est-à-dire là où les souffles cardiopulmonaires sont surtout fréquents. La quantité d'air qui y pénétrera alors sera donc 7 fois plus considérable que celle qui y entre dans une inspiration normale et, comme cette pénétration aura lieu dans un temps 5 fois moindre, il est évident que la vitesse de l'air à l'entrée des vésicules sera 35 fois plus grande. Vous savez que l'intensité, la tonalité et même le timbre du bruit que produit l'air en mouvement dans un tuyau dépendent, pour une grande part, de la vitesse du courant. Il n'y a donc rien que de très naturel à ce que le bruit déterminé par l'aspiration cardiaque soit, à ces différents égards, fort différent du bruit respiratoire qui se produit dans des conditions où la vitesse est 35 fois moindre.

La seconde objection qu'on pourrait faire est celle-ci : puisque le cœur a toujours devant lui un poumon qu'il agite de ses mouvements, pourquoi des souffles cardiopulmonaires ne se produisent-ils pas toujours et chez tous les sujets également? Ils ne se produisent pas chez tous, parce que les conditions ne sont pas chez tous également favorables, et ces conditions relèvent de certaines influences dont beaucoup nous sont connues, dont d'autres sont encore à déterminer.

L'influence d'origine pulmonaire est la première à considérer: elle dépend de conditions multiples et on comprend qu'elle soit variable à l'excès, quand on songe combien la disposition anatomique des lames pulmonaires est variable elle-même. L'existence d'*adhérences pleurales* favorise la production des bruits cardiopulmonaires. Vous en trouverez des exemples dans la thèse de Choyau; vous vous rappellerez en outre la disposition remarquable de la lame pulmonaire au devant de l'aorte, chez ce sujet qui mourut dans notre service après avoir présenté un superbe exemple de souffle cardiopulmonaire de la région préaortique. Mais toutes les adhérences de la plèvre qui fixent le poumon au-devant du cœur, ne déterminent pas fatalement la production de bruits anorganiques; il faut que le poumon ait conservé sa perméabilité et sa souplesse; il faut que l'air puisse y pénétrer librement. D'ailleurs, les adhérences pleurales sont une rareté sur laquelle il n'y a pas lieu d'insister beaucoup.

L'épaisseur de la lame pulmonaire en rapport avec le cœur a plus d'importance; elle varie notablement suivant les sujets. Si le poumon est dilaté par l'emphysème, s'il forme au-devant du cœur une sorte de matelas épais et habituellement dilaté, il est clair que l'influence cardiaque répartie sur une plus grande masse, n'aura pas une action suffisante pour y déterminer la production de bruits anorganiques. Le souffle se produit d'autant plus facilement que la lame pulmonaire est plus mince. Je n'en veux pour preuve que la fréquence des souffles dans la région préventriculaire gauche, aux confins de la grande et de la petite matité du cœur et notamment dans la région angulaire où se réunissent les bords amincis des deux poumons.

Le degré de l'*activité respiratoire*, très différent suivant les sujets et les circonstances, a également son rôle. Lorsque la respiration est ample et rapide, les souffles anorganiques ont peu de tendance à se produire et l'on peut admettre que l'influence cardiaque est d'autant plus prédominante que l'influence respiratoire est plus faible. J'ai fait, il y a quelques années, une série de recherches dans le but de déterminer l'influence que peuvent avoir la course et les exercices violents sur l'apparition des bruits anorganiques chez les sujets sains. Le résultat a été que cette influence est nulle. Ce qui se comprend d'ailleurs. Les exercices augmentent, il est vrai, la fréquence des battements du cœur, mais ils augmentent aussi d'une façon parallèle l'amplitude et la rapidité des mouvements respiratoires. L'influence cardiaque n'acquiert aucune prédominance, les souffles anorganiques n'apparaissent pas. Dans les circonstances, au contraire, où les battements du cœur s'accélèrent, le rythme respiratoire restant le même, les conditions deviennent meilleures pour l'apparition des souffles cardiopulmonaires. C'est ce qui se produit surtout sous l'influence de l'émotion, et c'est pour cela sans doute que la consultation de l'hôpital, le cabinet du médecin, le conseil de revision sont les endroits où l'on rencontre le plus souvent ces bruits anormaux chez des gens en santé. C'est pour cela sans doute aussi que Prince et Collom les ont trouvés si souvent chez des gens qu'ils examinaient en vue de contrats d'assurance. En ce sens, on pourrait dire que les souffles cardiopulmonaires sont fréquemment des *souffles de consultation*.

Je vous ai déjà indiqué, chemin faisant, la part qui revient à l'*influence cardiaque* dans la production des bruits anorganiques.

La fréquence des battements du cœur joue un rôle assez considérable et c'est pour cela que les souffles cardiopulmonaires sont si habituels toutes les fois qu'intervient quelque cause d'excitation cardiaque. Ce que fait l'émotion, la fièvre le fait de même; aussi les souffles cardiopulmonaires ne sont-ils pas rares au début de la plupart des affections fébriles: à moins que la respiration ne soit du même coup accélérée, comme il arrive dans la pneumonie, où les souffles sont rares.

Le volume du cœur a aussi son importance. Chez les chlorotiques, ces souffles sont fréquents, mais non constants, et il dépend surtout du volume du cœur qu'ils existent ou fassent défaut. En général les petits cœurs soufflent et les gros restent silencieux. Les sujets à cœur volumineux, comme ceux qui sont affectés du mal de Bright, par exemple, présentent rarement des souffles cardiopulmonaires. Et, lorsque le cœur passe par des alternatives d'augmentation ou de diminution de son volume, le souffle, de même, s'efface ou reparaît. Vous vous rappelez cette chlorotique couchée au n° 4 de la salle Piorry, chez laquelle, par avance, la percussion pouvait nous faire prévoir le souffle ou son absence. Quand le cœur était gros, dilaté, on entendait un bruit de galop symptomatique des troubles gastriques à réflexes cardiaques dont souffrait la malade; quand le cœur était petit, le galop disparaissait, on entendait à sa place un superbe souffle systolique de la base, et souvent ces modifications se produisaient du jour au lendemain. Il y a plus, le passage de la position horizontale à la position verticale, qui diminue parfois rapidement le volume du cœur, fait naître quelquefois immédiatement un souffle qui n'existait pas quand le malade était horizontalement placé et qui disparaît dès qu'il se recouche.

Je n'insiste pas; c'en est assez pour vous montrer que la disposition variable des lames pulmonaires, les modifications de l'acte respiratoire et les différences que le cœur peut offrir sous le rapport de son volume ou de la forme et de l'activité de ses mouvements suffisent bien à expliquer pourquoi les souffles cardiopulmonaires sont chose non constante, individuelle et variable. J'en conclus donc que les deux principales objections faites à la théorie cardiopulmonaire sont en réalité sans fondement.

Messieurs, je vous ai fait voir que, parmi les souffles qui se font entendre dans la région du cœur, beaucoup sont anorganiques, et que, au nombre de ces derniers, il en est dont le siège pulmonaire est incontestablement prouvé par leur transformation possible en bruit respiratoire saccadé ou non. Il me reste à vous montrer que ceux des souffles anorganiques qui n'apportent pas avec eux ce genre de preuve, ont, à tous autres égards, des caractères si identiques qu'il n'y a point à douter que leur siège ne soit le même et qu'ils ne se produisent par un mécanisme semblable. Il me reste aussi à vous faire connaître les caractères à l'aide desquels on peut distinguer tous les bruits cardiopulmonaires des souffles qui sont symptomatiques des lésions organiques du cœur.

VII

SÉMIOLOGIE CARDIAQUE

Auscultation.

C. — Souffles anorganiques.

3° CARACTÈRES ET DIAGNOSTIC DIFFÉRENTIEL

Messieurs,

J'ai actuellement à vous faire connaître les caractères cliniques des souffles cardiopulmonaires et à vous dire comment on les peut différencier des souffles anorganiques. Et d'abord je dois vous prévenir qu'il n'y a aucun de ces caractères qui, étant commun à tous les premiers, ne se trouve jamais avec les seconds; ce qui permettrait de le considérer comme un signe pathogomonique. Ce signe idéal, je l'ai longtemps cherché et beaucoup désiré, car il eût considérablement simplifié notre besogne. Mais il n'existe pas. J'ai renoncé à le trouver et je tiens qu'il n'y a de diagnostic différentiel possible qu'à l'aide de l'ensemble des caractères ou, tout au moins, à l'aide des caractères particuliers à chacune des variétés de souffles anorganiques que nous aurons à spécifier. Laënnec croyait que le simple arrêt de la respiration devait toujours suffire à faire disparaître ceux de ces bruits qui naissent dans le poumon. C'est une erreur, car cela ne se passe ainsi que dans un petit nombre de cas. Pour procéder méthodiquement, étudions d'abord les caractères fournis par le siège, le rythme, le timbre, la tonalité et la mutabilité propres aux différents souffles cardiopulmonaires, et voyons comment ils pourront être utilisés pour le diagnostic différentiel.

CARACTÈRES DES SOUFFLES CARDIOPULMONAIRES.

Siège. — Vous vous souvenez que nous avons divisé la surface précordiale en plusieurs zones et régions. Ces régions correspondent aux foyers d'auscultation des principales variétés de souffles cardiopulmonaires. Nous allons étudier successivement les bruits qui se font entendre en chacun des différents points.

La multiplicité des régions et le peu d'étendue de quelques-unes d'entre elles vous font sentir tout d'abord combien il est essentiel de préciser aussi minutieusement que possible le point où siège le maximum d'intensité du bruit que l'on observe; l'aire de diffusion, au contraire, important peu. Or, la détermination de ce maximum d'intensité du siège véritable du bruit n'est pas toujours si aisée à fixer pour les souffles cardiopulmonaires; car ils sont souvent diffus. Parfois même ils ont des maxima multiples, et cela en rend la recherche plus délicate.

Dans la zone basilaire on peut entendre des souffles cardiopulmonaires, aussi bien à la *région préaortique*, qu'à la région *préinfundibulaire*. Dans la première ils sont extrêmement rares, dans la seconde ils sont extrêmement fréquents. Au-devant de l'aorte les souffles anorganiques appartiennent en général à la période diastolique; au-devant de l'artère pulmonaire, ils sont presque toujours systoliques, beaucoup plus rarement diastoliques.

Dans la zone moyenne, méso-cardiaque, nous avons distingué trois régions, la région préventriculaire gauche, la région sternale, la région xiphoïdienne. De ces trois régions, il y en a une où se localise le plus grand nombre des souffles cardiopulmonaires : c'est la *région préventriculaire gauche*, et cela est en rapport avec l'étendue considérable du retrait systolique que l'expérimentation nous y a montré. Ils s'y font entendre presque toujours pendant la systole, affectant un rythme particulier que nous étudierons tout à l'heure. Dans les régions *sternale* ou *xiphoïdienne*, les souffles cardiopulmonaires sont, au contraire, exceptionnels.

La zone apexienne ou de la pointe se divise, comme vous savez, en quatre régions. Il y en a une où les souffles cardiopulmonaires ne se font pour ainsi dire jamais entendre, c'est la région de la pointe elle-même, région où, par contre, le souffle de l'insuffisance mitrale a toujours exactement son maximum. Au contraire, les souffles dont le maximum siège en dehors de la pointe, dans la *région parapexienne*, sont tous anorganiques. Et l'on peut en dire autant de ceux qui se font entendre en dedans de la pointe, dans la *région endapexienne;* quant à ceux de la *région susapexienne*, ils sont, pour la plupart, anorganiques.

Ainsi tout souffle qui siège dans les régions préventriculaire gauche et parapexienne est certainement anorganique, et le siège, en ce cas, à lui seul, est pathognomonique. Or ces régions contiennent à elles seules plus de la moitié de la totalité des souffles anorganiques que l'on peut rencontrer à la surface du cœur. Vous voyez par là l'importance du signe qu'on peut tirer en ce cas de la détermination exacte du siège affecté par le bruit.

Tout souffle dont le maximum se trouve dans les régions préaortique et apexienne est certainement organique, à très peu d'exceptions près.

Pour les autres régions, on peut entendre des souffles organiques et anorganiques. Les premiers sont plus fréquents dans les régions sternale et susapexienne, les seconds dans les régions préinfundibulaire et endapexienne. Mais cela ne suffit pas pour établir un diagnostic. Voyons les autres caractères; ils nous fourniront les éléments complémentaires.

Rythme. — La révolution cardiaque se compose d'une partie courte systolique et d'une partie longue diastolique: étudier le rythme des souffles anorganiques revient à déterminer la place précise que ces souffles occupent dans la révolution cardiaque.

Commençons par ce qui a trait à la *période systolique*. Nous savons déjà que les bruits organiques qui correspondent à cette période commencent et finissent avec elle. Il ne peut en être autrement. Qu'il s'agisse de rétrécissement des orifices artériels ou d'insuffisance des valvules auriculo-ventriculaires, le sang, pressé par une force constante, qui est celle du ventricule, traverse l'orifice malade d'un mouvement continu, depuis le début même de la systole ventriculaire jusqu'à sa terminaison, c'est-à-dire depuis le premier bruit jusqu'au second; le bruit provoqué par ce mouvement remplira donc, lui aussi, tout cet intervalle; il sera exactement, complètement systolique. C'est ce que j'exprime en disant que les souffles organiques de la systole sont *holosystoliques* (ὁλός, entier).

Au contraire, les bruits anorganiques de la systole occupent rarement toute cette période de la révolution cardiaque. Ils sont, je vous l'ai dit, le plus souvent *mérosystoliques* (μέρος, portion); s'ils débutent avec la systole, ils se terminent bien avant elle. D'autres fois, et ceci est plus fréquent, le premier bruit normal se fait entendre bien frappé, puis apparaît le souffle cardiopulmonaire qui s'éteint avant qu'on ne perçoive le deuxième bruit du cœur. J'ai depuis longtemps insisté sur ce *mésosystolisme* des bruits anorganiques et je persiste à tenir que ce caractère n'appartient qu'à eux.

Dans la région apexienne, le bruit morbide peut être encore plus retardé et ne se faire entendre que vers la fin de la systole; je dis alors que le souffle est *télésystolique*. Mais la valeur de ce rythme est la même et les souffles télésystoliques, comme les souffles mésosystoliques et les souffles protosystoliques, ne peuvent être qu'anorganiques.

Je dois vous avertir toutefois que certaines illusions de l'oreille peuvent simuler, dans le cas de souffle organique, un mésosystolisme qui n'existe pas. Voici comment : lorsqu'il y a insuffisance mitrale, surtout si le volume du cœur est augmenté, il peut se faire que le choc de la pointe ait une intensité telle que l'oreille étourdie soit incapable de percevoir le début du souffle qui lui succède; de même que l'œil ébloui par une lumière trop vive cesse un instant de distinguer les objets faiblement éclairés. Le souffle alors semble retarder sur la systole et on serait tenté de croire à un bruit extracardiaque. Si l'on a soin d'éloigner quelque peu l'oreille du point où le premier bruit est à son maximum, à mesure que celui-ci s'affaiblit, on entend plus distinctement le commencement du souffle et on se rend compte enfin qu'il commence avec la systole.

Passons maintenant à la *période diastolique*. Ici les caractères distinctifs des souffles organiques et anorganiques sont moins tranchés. Les souffles organiques comme les autres peuvent occuper le commencement, le milieu et la fin de la diastole, ils peuvent occuper celle-ci en son entier. Les souffles du rétrécissement mitral, le souffle de l'insuffisance aortique offrent des exemples de cette complexité de rythme. Cependant les souffles anorganiques occupent rarement toute la diastole, ce qui est important lorsqu'il s'agit des souffles des régions aortique et infundibulaire; d'autre part, ils sont très habituellement *mésodiastoliques*, tandis que ceux du rétrécissement mitral commencent avec la diastole (souffle protodiastolique), ou se font entendre seulement à sa fin (souffle présystolique).

Relativement au rythme retenons donc surtout ceci, que les bruits mérosystoliques (proto-méso-télésystoliques) sont exclusivement des bruits de souffles anorganiques, et comme, ainsi que vous le savez, les bruits de souffles cardiopulmonaires de la systole sont de beaucoup les plus fréquents, nous aurons de ce fait acquis un élément considérable de diagnostic différentiel.

Timbre. — Le timbre des bruits cardiopulmonaires est le plus souvent doux, aspiratif, superficiel. Parfois il prend les caractères d'un froissement, nous verrons plus loin dans quelles circonstances. Dans d'autres cas, et je vous en ai cité des exemples, le bruit perçu est très intense et présente alors un timbre plus rude. Il y a donc, quoi qu'on en pense d'ordinaire, peu de chose à tirer du timbre des bruits pour leur diagnostic.

Tonalité. — Un souffle à tonalité fort élevée ou très basse est habituellement un souffle organique, très exceptionnellement un bruit cardiopulmonaire; un souffle de tonalité moyenne est indifféremment l'un ou l'autre et son diagnostic dépend des autres caractères.

Mutabilité. — Les bruits organiques sont en général remarquables par leur fixité. Leur intensité peut bien varier avec l'énergie des contractions cardiaques; mais la cause de ces variations est alors facile à saisir. Par contre, les souffles cardiopulmonaires sont souvent caractérisés par une extrême mutabilité. Ils peuvent apparaître, disparaître, changer de lieu, de temps, de rythme et de timbre d'un jour à l'autre, parfois d'un instant à l'autre.

A cette règle il y a des exceptions; certains souffles anorganiques peuvent conserver une fixité absolue: j'en observe un depuis six ans, qui est certainement anorganique et que je n'ai jamais vu disparaître. La mutabilité, lorsqu'elle se rencontre, n'en est pas moins un caractère très précieux. Il est vrai que deux affections organiques du cœur donnent aussi lieu à des souffles variables dans leur apparition et leur intensité : le rétrécissement mitral et l'insuffisance tricuspidienne. Mais ces deux affections ont d'autre part des caractères si distincts que leur confusion avec les souffles anorganiques n'est guère à craindre.

Un des caractères particuliers de la mutabilité des souffles cardiopulmonaires, c'est qu'on peut, en bien des cas, la provoquer artificiellement. On peut pour cela procéder de deux façons : 1° faire modifier la respiration ; 2° changer la position du sujet. Voici ce qui se passe dans ces différentes circonstances.

1° Les souffles anorganiques consistant en un acte respiratoire modifié par les mouvements du cœur, il semblerait logique de présumer qu'en suspendant la respiration on pourrait les empêcher de se produire. C'est ce qu'avait pensé Laënnec, et c'est pour s'être arrêté à cette logique apparente qu'il n'a tiré aucun parti de sa découverte.

La suspension des mouvements respiratoires interrompt quelquefois les souffles cardiopulmonaires, elle n'interrompt pas, cela est vrai, les souffles organiques ; mais en réalité, dans le plus grand nombre des cas, elle rend les uns et les autres plus évidents.

L'exagération des mouvements respiratoires transforme parfois les souffles cardiopulmonaires en respiration saccadée, je vous en ai montré un exemple. Elle n'a aucun effet de ce genre sur les souffles organiques.

Elle n'en a pas non plus de bien notable sur les rapports du cœur avec le poumon, de sorte que la suspension ou l'exagération des mouvements respiratoires n'a qu'un rôle très limité dans la mutabilité des souffles cardiopulmonaires.

2° Les changements de position ont une tout autre importance, bien qu'ils ne fournissent point encore un signe diagnostique d'une valeur absolue. Le passage de la position horizontale à la position assise, par exemple, fait si habituellement et parfois si complètement disparaître les souffles cardiopulmonaires, que j'avais conçu, au début de mes recherches, l'espoir de trouver dans ce fait un caractère distinctif de ces sortes de bruits. Mes études ultérieures et celles que fit en 1877 le docteur Cuffer, alors interne de mon service, nous montrèrent que ce caractère n'est ni constant pour les souffles anorganiques, ni exclusif en ce sens que les bruits organiques le présentent aussi dans une certaine mesure. Il en est de même pour la position relevée, imaginée dans ces derniers temps par le docteur Azoulay, position qui exagère les bruits organiques, mais qui agit parfois dans le même sens sur les bruits anorganiques, quoiqu'à un moindre degré.

En général, les choses se passent comme il suit : quand, dans la position horizontale, il existe un souffle cardiopulmonaire, ce souffle disparaît ou s'atténue notablement dès que le malade s'assied.

Quelquefois, au contraire, des sujets qui ne présentent aucun souffle dans le décubitus dorsal n'ont qu'à se mettre debout pour qu'il en paraisse aussitôt de fort accentués. Ce dont voici un exemple. Une dame américaine étant venue me consulter pour une prétendue maladie de cœur et les changements d'attitude m'ayant révélé chez elle le phénomène en question, je crus pouvoir lui affirmer que les médecins américains qui l'avaient auscultée dans leur cabinet, c'est-à-dire quand elle était debout, lui avaient déclart qu'elle était atteinte d'une maladie de cœur; que ceux qui l'avaiené examinée chez elle, c'est-à-dire couchée, avaient dû, au contraire, la trouver indemne de toute lésion cardiaque. Elle m'avoua que j'avais dit vrai et cette facile divination à distance ne fut pas ce qui la rassura le moins.

Cet effet absolument inverse du passage de la position horizontale à la position assise ou à la position verticale a quelque lieu de surprendre. Il s'explique sans doute par ce fait que c'est dans un cas le changement de rapport, dans l'autre le changement de volume du cœur qui contribue d'une façon prédominante à la modification. En effet, dans la position assise le cœur approche de la paroi antérieure du thorax et, tendant à s'y appliquer d'une façon plus constante, cesse de produire au même degré les alternatives de refoulement et d'aspiration qui sont la cause des souffles. Dans la position verticale, au contraire, le changement de niveau étant beaucoup plus considérable, la pression intracardiaque diastolique diminue notablement et le volume du cœur avec elle. Or, vous avez vu qu'un cœur de petit volume a bien plus de tendance à produire ces souffles qu'un cœur volumineux. D'ailleurs, comme les deux influences de changements de rapport et de changement de volume agissent simultanément et en sens inverse, on comprend par là que l'effet des changements de position soit variable suivant que l'une ou l'autre prédomine.

Il reste, au point de vue de la sémiologie, que, si un souffle disparaît absolument ou s'atténue d'une façon considérable sous l'influence de certains changements de position, on peut tenir pour certain qu'il est cardiopulmonaire, car rien de semblable n'arrive aux souffles organiques.

Comme corollaires de cette étude de la mutabilité des souffles cardiaques nous dirons donc :

1° Un bruit persistant et d'une fixité absolue est vraisemblablement un souffle organique et doit être tenu pour tel, s'il n'y a pas de preuves contraires.

2° Un souffle qui apparaît et disparaît entièrement sans raison appréciable ou sous l'influence de causes médiocres, s'il ne s'agit pas de rétrécissement mitral ou d'insuffisance tricuspidienne, doit être tenu pour un souffle cardiopulmonaire.

3° Tout souffle qui disparaît entièrement ou se modifie considérablement sous l'influence d'un changement de position, doit être également considéré comme un bruit anorganique.

Nous avons terminé, Messieurs, cette longue mais nécessaire étude du mécanisme, du siège et des caractères des bruits de souffles anorganiques. Il ne nous reste plus qu'à résoudre une dernière question, la plus importante de toutes à vrai dire, celle du diagnostic différentiel des souffles organiques et des souffles anorganiques du cœur.

Diagnostic différentiel des souffles organiques et des souffles anorganiques.

Nous possédons actuellement les éléments du problème; nous sommes en mesure d'en aborder la solution. Les souffles cardiopulmonaires n'ont d'importance que par rapport aux souffles organiques, auxquels ils ressemblent et qu'ils peuvent simuler, et c'est leur différentiation définitive que nous allons tâcher d'établir.

Veuillez suivre la description que nous allons faire sur le dessin représentant la division de la matité précordiale en zones et en régions. (Voir page 81.)

Éliminons tout d'abord les souffles de la région préventriculaire gauche et ceux de la région parapexienne. Ceux-ci, vous le savez, ne peuvent être qu'anorganiques. Si bien que lorsque nous aurons localisé le maximum du bruit dans l'une de ces deux régions nous pourrons être édifiés déjà sur sa nature et que si, en plus, dans la première de ces deux régions, nous trouvons que ce bruit est, comme il arrive presque toujours, mésosystolique, doux, d'intensité variable, nous serons pleinement rassurés sur le pronostic qu'il comporte.

Au foyer aortique les souffles sont systoliques ou diastoliques.

On peut y entendre trois sortes de souffles *systoliques* : 1° Le plus fréquent de beaucoup, qui est de nature organique, celui du rétrécissement aortique; il a son maximum dans le deuxième espace intercostal droit, sur le bord du sternum, il est holosystolique, rude, se propage vers la clavicule et dans les vaisseaux artériels du cou.

2° Un souffle cardiopulmonaire, plus rare; celui-ci est mésosystolique, doux, bref, il naît et meurt sur place.

3° Enfin, on peut aussi rencontrer dans la région aortique le souffle indiqué par Bouillaud, que j'ai retrouvé quelquefois et que j'appelle le souffle de l'anémie vraie. Comme je vous l'ai dit, il faut une déglobulisation excessive pour déterminer la production de ce bruit et, en fait, il est extrêmement rare et ne se fait entendre qu'à la suite d'hémorrhagies abondantes ou très répétées. Il est exactement systolique, moins rude que le souffle du rétrécissement aortique, il a une tonalité haute et se propage peu.

Les souffles *diastoliques* de la région aortique sont également multiples. On y entend d'abord le souffle de l'insuffisance aortique, souffle exactement diastolique, à début synchrone avec la clôture des sigmoïdes, à timbre aspiratif, doux, à tonalité haute et caractéristique. C'est le seul souffle organique de la région qui ait lieu dans la diastole. On a bien dit que dans certains cas d'aortite accompagnée de lésions athéromateuses avec dilatation du vaisseau, on pouvait percevoir un souffle diastolique sans qu'il y ait insuffisance valvulaire. Cela n'est pas démontré et, d'autre part, me paraît bien illogique, car je ne vois pas comment il se pourrait produire, la colonne sanguine que contient l'origine de l'aorte étant à ce moment dans l'immobilité. Le souffle de l'insuffisance est rarement limité à la région aortique. Presque toujours il se propage dans toute la région sternale, où il a parfois son maximum; il est constamment accompagné des signes artériels de la maladie de Corrigan : frémissement de la sous-clavière, double souffle crural, pouls radial bondissant, pouls capillaire.

Il n'est pas rare d'entendre dans la même région un souffle diastolique d'origine cardiopulmonaire. Mais le souffle cardiopulmonaire a son maximum au bord droit du sternum, quelquefois plus en dehors, dans l'espace intercostal, au lieu d'être franchement rétro-sternal. De plus, le souffle cardiopulmonaire est bref, doux, il commence un peu après le début de la diastole, il est mésodiastolique, il a très peu de propagation. Enfin, il a une mutabilité spontanée très grande. Le plus bel exemple que j'en aie constaté est celui d'un homme que je soignai à Necker. Ce malade présentait un souffle cardiopulmonaire diastolique au foyer aortique, dont le diagnostic anorganique discuté me semblait cependant évident: un jour, le sujet ayant été pris de pneumonie, le souffle disparut entièrement et il fut impossible de l'entendre pendant tout le courant de la maladie. La convalescence, puis la guérison s'étant effectuées, le souffle reparut comme auparavant, sans qu'il survînt aucune autre modification dans l'état du cœur et des vaisseaux. Je ne pense pas qu'une insuffisance aortique soit capable d'une telle mutabilité!

On constate parfois aussi l'existence d'un souffle cardiopulmonaire à maximum rétro-sternal, mais il ne peut être que bien rarement confondu avec le souffle de l'insuffisance aortique. Il est plus diffus, beaucoup plus superficiel, à tonalité basse, et souvent coïncide nettement avec un retrait synchrone de la paroi, car il suppose presque toujours l'existence d'adhérences pleurales en ce point.

Si les caractères de ces variétés du souffle diastolique ne suffisent pas pour fixer absolument le diagnostic, il reste à consulter les signes artériels de l'insuffisance que je rappelais tout à l'heure.

Les souffles qui ont leur siège dans la RÉGION DE LA POINTE sont dus, soit à une lésion mitrale, soit à des bruits cardiopulmonaires.

Le souffle *systolique* de nature organique, lié à l'insuffisance mitrale, siège exactement sur la pointe, il est exactement et complètement systolique (souffle holosystolique), il est immuable.

Les souffles cardiopulmonaires qui peuvent en imposer pour une insuffisance mitrale siègent rarement sur la pointe même. Le plus souvent, ils se produisent en dehors, en dedans ou au-dessus d'elle, c'est-à-dire dans les régions parapexienne, endapexienne ou susapexienne. Les souffles de la première de ces régions ressemblent à s'y méprendre au souffle de l'insuffisance, par leur timbre, leur rythme, leur persistance même, mais ils s'en distinguent par leur siège et cette différence suffit pour en assurer le diagnostic. Pour les autres ils sont la plupart du temps mésosystoliques. Sur la pointe même, le souffle anorganique a parfois un rythme très retardé; il est bref, apparaît à la fin de la systole pour mourir aussitôt (souffle télésystolique), et il n'empêche nullement d'entendre les deux bruits du cœur qui présentent leurs caractères ordinaires. De plus, ces souffles, dans la grosse majorité des cas, ont une très faible propagation, ils sont souvent soumis à de grandes variations, sous l'influence des changements de position du sujet.

Les souffles *diastoliques* organiques de la zone apexienne, qui révèlent un rétrécissement mitral, vous sont suffisamment connus. Ils ont un timbre roulé très caractéristique, ils apparaissent au début ou à la fin de la diastole ; ils siègent le plus ordinairement dans la région susapexienne et s'accompagnent le plus habituellement d'un frémissement sensible à la main et des autres signes de la lésion (dédoublement du deuxième bruit, dureté du premier bruit, claquement d'ouverture), etc.

Les souffles cardiopulmonaires diastoliques de la pointe sont très rares, ils ont un timbre analogue à celui de l'insuffisance aortique, c'est-à-dire qu'ils sont doux et aspiratifs, il n'est donc pas possible de les confondre avec les précédents.

Je vous ai dit enfin qu'on pouvait parfois entendre à la pointe un petit *froissement présystolique*, dont le diagnostic était assez délicat et que l'on pourrait se confondre avec le roulement présystolique du rétrécissement. J'ajouterai aujourd'hui que ce froissement est bref, qu'il n'a pas le timbre grave du roulement du rétrécissement mitral, qu'il n'est pas sensible à la main, qu'il a enfin son maximum au niveau de la pointe même, tandis que celui du rétrécissement est d'ordinaire susapexien ; il est donc facile à reconnaître pour peu qu'on soit prévenu, étant donné aussi qu'on notera l'absence des autres signes du rétrécissement mitral.

Les souffles qui siègent dans la RÉGION DE L'ARTÈRE PULMONAIRE sont le plus habituellement anorganiques, mais ceci ne vous fournit qu'une présomption, il faut étudier la chose de plus près.

Les souffles *systoliques* l'emportent de beaucoup comme fréquence. Celui qui est le plus rare est le souffle dû à une lésion organique, à un rétrécissement de l'artère pulmonaire. Il siège dans le deuxième espace intercostal gauche, le long du bord gauche du sternum ; il se propage vers la clavicule du même côté, pour s'y arrêter brusquement. Il a un caractère rude, une tonalité assez haute et s'accompagne d'un frémissement sensible à la main.

Tout autre est le souffle cardiopulmonaire correspondant. Celui-ci a bien, cependant, un siège identique, mais ce siège est moins défini et le souffle est plus diffus. La propagation ne se fait pas vers la clavicule gauche, elle est elle-même vague, mal orientée et plus lointaine. Le timbre du souffle est doux, la tonalité est moyenne, le rythme est souvent mérosystolique, c'est-à-dire que le bruit n'occupe qu'un temps restreint de la systole. Parfois il commence avec elle pour mourir de suite (s. protosystolique), d'autres fois il retarde un peu sur le début de la systole et alors il prend le rythme dit mésosystolique; enfin, signe capital, il n'y a jamais de frémissement concomitant.

Les souffles *diastoliques* de la région de l'artère pulmonaire sont très rares.

Le souffle diastolique organique relève d'une insuffisance de l'artère pulmonaire; or cette affection ne se rencontre qu'une fois sur 100 maladies du cœur au dire de Sperling, et Gerhardt, dans son récent mémoire, n'a pu en relever que 29 cas confirmés par l'autopsie. Le plus souvent, d'ailleurs, l'insuffisance de l'artère pulmonaire est associée à d'autres lésions du cœur. Le souffle qui l'accompagne siège sur le bord du sternum, au niveau du deuxième espace intercostal gauche; il se propage vers la pointe du cœur. Son timbre est plus grave que celui du souffle de l'insuffisance aortique; souvent, enfin, il s'accompagne d'un frémissement cataire appréciable à la main. A ces signes, Gerhardt en a adjoint récemment d'autres plus délicats à percevoir et que cet auteur a comparés à ceux de l'insuffisance aortique. C'est ainsi qu'il aurait pu constater un pouls capillaire des vaisseaux de la petite circulation, lequel déterminerait des augmentations et des diminutions du murmure vésiculaire correspondant à la systole et à la diastole ventriculaires; de même, il aurait retrouvé, sinon un double souffle, du moins un double ton (Doppelton) des branches de l'artère pulmonaire, etc.

Le souffle diastolique cardiopulmonaire ne siège pas exactement sur le bord gauche du sternum : il est un peu plus en dehors, il appartient au milieu ou à la fin de la diastole, enfin il s'accompagne, presque toujours, d'un retrait synchrone de la paroi.

Les souffles de la RÉGION XIPHOÏDIENNE sont le plus habituellement systoliques. Ils indiquent alors une insuffisance tricuspidienne ou bien ils sont d'origine cardiopulmonaire. Leur diagnostic différentiel est facile.

Le souffle *systolique* relevant d'une insuffisance tricuspidienne commence exactement avec la systole; il a une tonalité basse et souvent une assez grande mutabilité. Je vous ai dit que c'est le seul souffle, avec celui du rétrécissement mitral, capable de varier rapidement et de disparaître même complètement sous certaines influences. Mais cela ne veut pas dire que l'insuffisance cesse avec la même facilité, bien au contraire, les signes à distance persistent le plus souvent et permettent toujours de faire le diagnostic. L'examen du mouvement des jugulaires, celui des battements du foie, complètent heureusement les indications fournies par l'auscultation du cœur.

Les souffles systoliques cardiopulmonaires de la région xiphoïdienne sont rares, ils sont toujours doux, superficiels, localisés et l'absence de signes veineux ne permet pas de leur attribuer une gravité qui serait erronée.

Quant aux souffles *diastoliques* de cette région, je n'en parlerai que pour mémoire. Le rétrécissement de la valvule tricuspide est exceptionnel; il n'est, pour ainsi dire, jamais isolé. Le souffle qui le caractérise est présystolique, à timbre roulé. Le souffle cardiopulmonaire est au contraire doux, il a un timbre analogue à celui de l'insuffisance aortique, mais il est, lui aussi, très exceptionnel.

Je vous ai dit que le souffle révélant l'existence d'une *communication interventriculaire* avait des caractères tout spéciaux et très démonstratifs. Il est en effet exactement systolique, il est rude, il a une tonalité haute. Il siège au niveau du 3ᵉ espace, sur le bord gauche du sternum; il est remarquable par sa fixité, sa persistance absolues: il s'accompagne toujours d'un frémissement cataire. Tout autre est le souffle cardiopulmonaire de la région. Celui-ci est doux, faible, mésosystolique, variable; il n'est pas question avec lui de frémissement. Rien ne peut donc excuser une erreur de diagnostic.

Nous avons terminé, Messieurs, l'étude du diagnostic différentiel des souffles que l'on peut entendre au-devant du cœur. Vous avez pu juger de son importance, et vous avez vu que, malgré sa complexité apparente, il se réduit à quelques principes d'une grande simplicité. Déterminer exactement le siège du maximum du bruit entendu, en préciser le rythme, voilà les principaux. Dans la grande majorité des cas cela suffira pour vous procurer les éléments d'un diagnostic anatomique précis. Si à cela vous joignez quelques considérations sur le timbre, la tonalité et les allures du bruit anormal, si vous savez pratiquer l'examen méthodique des circulations artérielle et veineuse, vous résoudrez avec facilité des problèmes en face desquels, faute de méthode suffisante, les moins bons se trompent souvent et les meilleurs hésitent.

VIII

SÉMIOLOGIE CARDIAQUE

Auscultation.

C. — Souffles anorganiques.

4° ÉTIOLOGIE

MESSIEURS,

Nous avons à compléter aujourd'hui l'étude des souffles cardio-pulmonaires. Ces souffles vous sont maintenant connus, vous n'ignorez pas leur fréquence et vous en savez faire le diagnostic différentiel; il nous reste à déterminer les motifs de leur apparition tant dans les conditions normales que dans l'état pathologique, en un mot, à en préciser l'étiologie.

Ce que nous avons dit précédemment a déjà établi un premier point, c'est qu'on peut rencontrer des souffles au cœur en dehors de tout état pathologique proprement dit. Cela résulte des constatations faites sur les animaux aussi bien que sur l'homme. J'ai à vous montrer maintenant pourquoi, contrairement à ce qu'il semblerait naturel de présumer, ces sortes de souffles n'existent pas toujours et indistinctement chez tout le monde. Il y a à cela des raisons multiples dépendant du mode de la conformation thoracique, de la disposition dissemblable des bords du poumon au-devant du cœur, de la variabilité de l'épaisseur de la lame pulmonaire, du volume du cœur, et surtout enfin de la fréquence et de l'intensité des systoles cardiaques. Dans l'état de conformation parfaite et de santé absolue, quand aucune gêne physique, aucune excitation morale vive ne troublent le cœur, il paraît bien que cet organe ne produit jamais aucun souffle. La statistique serait à reprendre à ce sujet; elle est embarrassante à faire, pour cette raison surtout que nous avons difficilement occasion d'examiner un grand nombre de sujets dans cet état de santé idéale.

J'ai, il y a lontemps déjà, examiné à ce point de vue un grand nombre de sujets sains, enfants, adultes et vieillards. J'ai ausculté 50 enfants dans un lycée de Paris; puis au fort de Nogent j'ai pu examiner 110 jeunes soldats et de même 42 gymnastes de l'école de la Faisanderie. Chez tous ces sujets je n'ai rencontré aucun souffle. Ce qui m'a singulièrement surpris d'abord, c'est que les souffles n'apparaissaient même pas à la suite des exercices les plus violents. J'ai cru dans la suite pouvoir me l'expliquer par ce fait que les exercices violents déterminant une accélération parallèle du rythme respiratoire et du rythme cardiaque, les rapports restent semblables. Sous l'influence de l'émotion, au contraire, le cœur exagère et accélère ses battements, tandis que la respiration se suspend et se ralentit. De là vient que c'est à l'hôpital, surtout à la consultation ou dans le cabinet du médecin, que se rencontrent le plus fréquemment les bruits anormaux cardiopulmonaires.

Il est bien vrai que Collom et Prince Morton ont obtenu des résultats singulièrement différents. Le premier de ces observateurs dit avoir constaté des souffles de la région de la pointe chez un septième des sujets en santé examinés par lui. P. Morton, considérant la totalité des souffles anorganiques du cœur, sans distinction de siège, arrive à la proportion de un sur trois. Mais ces auteurs, médecins experts de compagnies d'assurances, observaient sans doute dans des conditions très spéciales.

Dans l'état de maladie, les souffles anorganiques sont loin d'être rares. Je vous ai dit que pour ma part j'en avais constaté, à l'hôpital, 323 cas chez des malades qui ont guéri et 45 autres où l'autopsie a démontré ensuite l'absence de lésions cardiaques. Cela fait donc un total de 368 cas, et ce chiffre est certainement inférieur à la réalité; car toutes les observations n'ont point été recueillies.

Si maintenant nous recherchons avec quelles affections ces souffles anorganiques se trouvent plus particulièrement en rapport, nous trouverons que la proportion s'en répartit d'une façon très inégale dans les différentes maladies; comme vous pourrez en juger rapidement d'après le graphique que je mets sous vos yeux.

Trois maladies en offrent une proportion particulièrement élevée : le goitre exophthalmique, la chlorose, le rhumatisme articulaire aigu.

Chez les 9/10 (91 0/0) des sujets atteints de *goitre exophthal-*

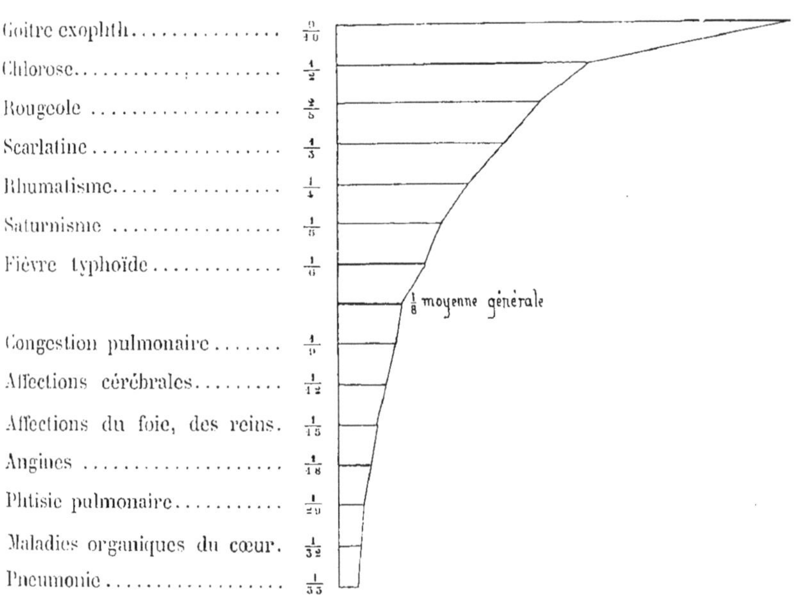

Proportion des souffles cardiopulmonaires observés dans le cours de diverses maladies.

mique, l'auscultation fait entendre des souffles cardiopulmonaires. Ces souffles siègent toujours, ou peu s'en faut, dans la région préventriculaire gauche, c'est-à-dire dans cette région où il ne peut pas y avoir de souffles organiques. Ils ne s'accompagnent le plus souvent pas d'hypertrophie de l'organe, quoi qu'on en ait dit, et les tracés de percussion en font foi. Bien au contraire, il peut arriver, ici, comme pour d'autres affections, que le souffle disparaisse au fur et à mesure que l'organe augmente de volume.

La *chlorose* s'accompagne de souffles cardiopulmonaires dans la moitié des cas. Les souffles siègent très fréquemment dans la région préartério-pulmonaire, comme l'a vu mon collègue Constantin Paul, mais ce n'est pas une règle absolue, loin de là. Dans la moitié des cas, les souffles se font entendre dans la région préventriculaire gauche; dans le quart des cas seulement ils siègent dans la région de l'artère pulmonaire; enfin la région susapexienne en présente beaucoup plus rarement (1/7). Une fois sur sept le souffle était tellement diffus et vague, qu'il ne put être délimité exactement.

Je vous ai déjà exposé le résultat de mes recherches concernant la relation qui unit le souffle cardiopulmonaire à l'hydrémie, et vous ai montré qu'il n'y a aucun rapport direct de cause à effet entre ces deux phénomènes. Parfois la déglobulisation est très profonde et le cœur est silencieux; d'autre fois la pauvreté du sang est à peine appréciable et le cœur souffle bruyamment; il peut même arriver, et cela n'est pas rare, que, chez un sujet très anémié, l'auscultation ne permette d'entendre un bruit de souffle que lorsque le chiffre des globules s'est déjà considérablement relevé. D'autre part, les souffles entendus au-devant du cœur n'ont aucun rapport avec l'élévation ou l'abaissement de la pression artérielle. Il n'y a entre eux et les souffles jugulaires aucune analogie, aucun point de ressemblance, aucune évolution parallèle.

La conclusion que je crois irréfutable est donc celle-ci : les souffles cardiaques de la chlorose sont des souffles cardiopulmonaires, ils en offrent tous les caractères; ils ne résultent pas directement de l'hydrémie, mais ont uniquement pour cause l'excitation cardiaque propre aux chlorotiques.

Le *rhumatisme articulaire aigu* présente dans 1/4 des cas des souffles cardiopulmonaires. Une fois sur deux ceux-ci siègent dans la région préventriculaire gauche; dans les autres cas ils appartiennent à la région de l'artère pulmonaire, ou bien à d'autres foyers d'auscultation. Le rythme de ces bruits est le plus souvent mésosystolique, leur timbre est généralement doux. Leur cause ne réside ni dans l'état anémique du sujet, ni dans une endocardite aiguë, directement du moins, et cela se démontre aisément.

En effet, il n'est pas rare d'entendre le souffle cardiaque apparaître au deuxième jour d'un rhumatisme articulaire aigu, alors que la déglobulisation n'est pas encore sensible, que la chloro-anémie rhumatismale ne s'est pas constituée. D'autre part, il est fréquent de voir cesser le souffle au moment où l'anémie est la plus accentuée et où la déglobulisation est devenue profonde. Il faut donc chercher à ces souffles une autre raison d'être! Faut-il incriminer l'endocardite valvulaire? Sans doute, suivant la loi de Bouillaud, l'endocardite est fréquente dans le cours du rhumatisme articulaire aigu fébrile. Mais il s'en faut de beaucoup que l'endocardite aiguë ait pour conséquence nécessaire un souffle produit par une lésion des valvules. J'ai montré, d'autre part, que le diagnostic de l'endocardite aiguë a bien plus de compte à tenir de l'altération des bruits du cœur (bruits étouffés, éteints, etc.) que de la présence ou de l'absence d'un souffle dans la région précordiale. Le souffle qui accompagne parfois l'endocardite aiguë dans son évolution, est le plus souvent anorganique. Le souffle organique symptomatique de la lésion endocarditique définitivement constituée et passée à l'état chronique n'apparaît qu'à la longue, après des jours et même des semaines. N'en est-il pas de même pour la péricardite et ne voit-on pas celle-ci déterminer l'apparition de véritables bruits de souffles qu'on nomme souffles péricardiques? Une telle dénomination m'a toujours paru contraire au bon sens; les bruits anormaux en rapport avec la péricardite ne peuvent être que des frottements ou des bruits cardiopulmonaires. Le bruit dit « de souffle péricardique » appartient à cette dernière catégorie.

La conclusion à tirer de tout ceci, c'est que les souffles du rhumatisme articulaire aigu sont habituellement cardiopulmonaires et qu'ils résultent de l'influence excitatrice que le rhumatisme exerce sur le myocarde. Cette excitation est à son maximum lorsque apparaît une complication endocarditique ou péricarditique, et c'est en cela que celle-ci favorise l'apparition des souffles en question.

Il n'est pas rare de voir apparaître des souffles de cette espèce dans le cours de la *fièvre typhoïde*. J'en ai constaté dans 1/6 des cas que j'ai observés. Ici encore, c'est à la région préventriculaire gauche que se trouve leur maximum de fréquence. Toutefois on peut aussi constater des souffles anorganiques au-devant de l'aorte et ces souffles sont souvent diastoliques. Vous voyez tout de suite l'importance que ces souffles peuvent acquérir, car la fièvre typhoïde, d'autre part, détermine avec la plus grande facilité des complications cardio-aortiques. Si, instruit de ce fait, on ausculte la base du cœur et si l'on y entend un souffle diastolique dont le maximum se trouve vers le 2e espace, le long du bord droit du sternum, on en conclura volontiers que la maladie s'est compliquée d'une insuffisance aortique, que le souffle que l'on entend résulte de cette insuffisance, et on se trompera le plus souvent. Un souffle d'insuffisance aortique n'apparaît pas ainsi à l'improviste et du jour au lendemain, à moins qu'il ne s'agisse d'une des formes destructives de l'endocardite infectieuse dont il n'est point question en pareil cas. Toutefois cela ne veut pas dire que ce souffle ne puisse être indirectement en rapport avec un état pathologique de l'aorte, et voici comment : dans le cours de la fièvre typhoïde l'aorte s'affecte non moins souvent que le cœur; or, lorsque survient une aortite aiguë, sous l'influence de la dilatation du vaisseau qui a lieu rapidement sauf à ne pas persister, les mouvements alternatifs d'expansion et de retrait et sans doute aussi de déplacement s'exagèrent au point de provoquer, par leur action sur le poumon voisin, des souffles en tout semblables à ceux que produisent les mouvements du cœur lui-même et qu'on pourrait appeler extra-aortiques. Ce qui prouve que l'insuffisance aortique n'est pas alors en cause, c'est que ce souffle ne s'accompagne d'aucun des autres symptômes de l'insuffisance aortique, et il serait bien téméraire de faire reposer le diagnostic de cette maladie sur l'existence seule du souffle diastolique de la base. On ne constate ni pouls de Corrigan, ni battements artériels, ni pouls capillaire, ni double souffle crural; cela suffit pour éliminer l'insuffisance aortique. D'autre part, le souffle dont je vous parle est toujours localisé dans le 2e espace; il est superficiel, mobile souvent, sans propagation : ce ne sont pas là les caractères du souffle de l'insuffisance.

Les souffles qu'on entend au-devant du cœur chez les typhiques présentent une particularité dont il est intéressant de tenir compte; c'est qu'ils disparaissent parfois subitement pour être remplacés par un bruit de galop. Vous savez que dans le cours de la fièvre typhoïde, surtout vers la fin de son évolution, il n'est pas rare de constater ce rythme spécial, trop souvent indice d'un début de myocardite. Il est accompagné très habituellement d'une augmentation de volume du cœur que la percussion dénote. C'est au moment où paraît ce galop, indice de la dilatation à laquelle il se rattache, que le souffle disparaît comme pour témoigner qu'il ne doit rien à l'insuffisance fonctionnelle valvulaire que la dilatation de manquerait par d'exagérer. Ce bruit de souffle, si souvent précurseur d'un bruit de galop, témoigne, comme dans les cas précédents, d'une excitation anormale du myocarde et d'une modification des contractions cardiaques; il peut être par là l'indice d'une complication imminente, mais rien de plus.

Dans l'*intoxication saturnine*, les souffles anorganiques sont loin d'être rares. Ici, il s'agit le plus fréquemment de souffles de la pointe; c'est du moins ce que j'ai constaté 7 fois sur 11 cas. Je ne crains pas de répéter que, dans ces cas, je n'ai observé aucune relation évidente entre ces souffles et le degré d'anémie ou les modifications de la pression artérielle. Je veux noter seulement un fait, relativement à la pression artérielle dans ces cas-là : le plus fréquemment chez les sujets qui présentaient ces souffles, la pression était faible et dépassait rarement 15 centimètres de mercure. Faut-il penser que la faible résistance de la circulation périphérique entraîne une évacuation plus complète du cœur et par suite un mouvement de torsion exagéré de l'organe? Cela est possible, sans que je l'ose affirmer. Ce qui porterait à le penser, c'est que les souffles de la pointe, comme ceux qui s'observent plus particulièrement dans l'intoxication saturnine, paraissent habituellement en rapport avec une exagération de ce mouvement de torsion.

Il me reste à vous parler des souffles cardiopulmonaires qui s'associent aux *affections valvulaires aiguës ou chroniques* et aux altérations myocarditiques du cœur. Cette association n'est pas fréquente; elle se rencontre cependant et je l'ai noté une fois environ sur 32 des cas d'affection du cœur que j'ai eu occasion d'observer. On peut ainsi constater à la fois, dans la région précordiale, des souffles organiques très caractérisés correspondant à des lésions plus ou moins graves du cœur et d'autres qui, présentant les caractères habituels des souffles cardiopulmonaires, sont sans aucune signification à cet égard.

J'aurai d'autres occasions de vous parler de l'endocardite aiguë rhumatismale et de ses souffles; je ne veux pas m'y arrêter aujourd'hui. Je vous ai dit tout à l'heure que les soi-disant souffles de la péricardite étaient des souffles cardiopulmonaires; or il en est tout de même pour ceux de la myocardite. On a en effet parlé des « souffles de la myocardite », tout en notant qu'ils n'apparaissaient pas toujours, qu'ils étaient variables, qu'ils n'avaient pas un siège constamment identique. On ne s'est jamais demandé comment le myocarde pouvait par lui-même produire des bruits de ce genre. C'eût été le cas d'invoquer « le bruit rotatoire musculaire de Laënnec »; on n'y eût rien gagné, puisque la théorie n'est pas soutenable. De l'anémie et des soi-disant insuffisances fonctionnelles comme causes de souffle cardiaque, vous savez ce qu'il faut penser. Des souffles se montrent pourtant en réalité dans le cours de certaines myocardites et je vous en ai cité des exemples à propos de la fièvre typhoïde. On ne saurait leur trouver une explication raisonnable, à moins de les tenir pour ce qu'ils sont en effet, c'est-à-dire pour des souffles cardiopulmonaires. On comprend ainsi qu'ils soient si inconstants, si variables et si mobiles.

C'est avec l'*insuffisance aortique* que j'ai rencontré surtout cette complication sémiologique. On trouve d'ailleurs relaté par différents auteurs un fait qui paraît les surprendre fort, à savoir que l'examen anatomique ne montre parfois à l'origine de l'aorte que des lésions d'insuffisance, tandis que, pendant la vie, l'auscultation avait fait entendre au foyer aortique un souffle *systolique* alternant avec celui de la diastole. On invoque généralement pour expliquer ce fait, d'une part le rétrécissement relatif de l'orifice qui résulterait d'une dilatation de la portion de l'aorte qui lui fait suite; d'autre part le volume et la vitesse exagérée de l'onde sanguine lancée par un ventricule dilaté et hypertrophié; et ces raisons sont plausibles, quelquefois même applicables. Mais en réalité, dans un certain nombre de cas où ces souffles existent, il n'y a pas plus de dilatation aortique appréciable que de rétrécissement de l'orifice et, d'un autre côté, des dilatations considérables de l'aorte et des insuffisances aortiques accompagnées d'hypertrophie énorme du cœur se rencontrent et peuvent exister sans aucune trace de souffle systolique. Cette double interprétation, si logique qu'elle soit, est donc incapable de nous rendre un compte satisfaisant des faits observés. Si on lit les observations, on s'aperçoit que ce souffle systolique était bref, doux, sans propagation. Or, ce ne sont pas là les caractères du bruit de rétrécissement, mais bien ceux d'un souffle cardiopulmonaire. On peut entendre aussi un souffle diastolique dans la région de l'aorte, alors que les valvules sont tout à fait suffisantes. Je vous ai dit que cela se rencontrait dans la fièvre typhoïde quand l'aorte est atteinte et subit un certain degré de dilatation. Il est évident que dans ces différents cas il s'agit d'un souffle anorganique. Nous en avons eu dernièrement un exemple des plus manifestes chez un malade couché au n° 13 de la salle Bouillaud. Cet homme était affecté d'une volumineuse dilatation de l'aorte. On entendait dans le deuxième espace intercostal un souffle mésodiastolique à tonalité moyenne, à timbre doux, très localisé, sans propagation rétro-sternale; il n'y avait pas, d'autre part, de signes artériels permettant de supposer l'existence d'une insuffisance aortique. Je niai donc celle-ci. A l'autopsie nous trouvâmes bien une dilatation énorme de l'aorte, mais par une coïncidence singulièrement favorable à la démonstration du fait en question, les valvules avaient conservé leur entière souplesse, et étaient absolument suffisantes à l'épreuve de l'eau.

Je n'insisterai pas longtemps sur les souffles anorganiques qui peuvent accompagner les *lésions de la mitrale*. Ce sont des curiosités d'auscultation d'un intérêt pratique limité. Il est bon cependant de les connaître, ne fût-ce que pour ne pas perdre confiance en l'auscultation, quand les faits anatomiques semblent la contredire. Nous avons actuellement au n° 8 de la salle Bouillaud un jeune sujet atteint d'une double lésion mitrale. Ce malade a présenté pendant quelques jours un double souffle systolique de la pointe. Un de ces souffles était profond, grave, exactement systolique et il avait une propagation lointaine; c'était, à ne pas s'y méprendre, un souffle d'insuffisance mitrale. Mais il y avait, en même temps, un autre bruit siégeant dans la région parapexienne, plus superficiel, de tonalité haute, à timbre doux, et tout à fait localisé. Ce souffle a disparu spontanément. Qu'était-ce, sinon un souffle cardiopulmonaire?

J'en ai fini, Messieurs, avec les souffles cardiopulmonaires. Vous avez pu voir, dans le cours de cette dernière leçon, que ces souffles s'unissent assez souvent aux signes habituels des lésions cardiaques, constituées ou commençantes; que, d'autre part, ils apparaissent fréquemment aussi dans le cours de certains états morbides, sans se rattacher à aucune complication, sans assombrir par conséquent en aucune façon le pronostic. N'y a-t-il pas un intérêt capital à savoir discerner ces bruits anormaux et à les distinguer avec certitude de ceux qui indiquent une lésion endocardique, affection toujours si grave dans le présent ou si menaçante pour l'avenir?

Le diagnostic des maladies du cœur ne saurait se baser, la plupart du temps, ni sur les symptômes subjectifs, bien décevants parfois, alors même qu'ils sont le plus intenses, ni sur les troubles fonctionnels, qui ne le sont guère moins. On ne peut en général l'asseoir avec sécurité que sur les signes objectifs et particulièrement sur ceux fournis par l'auscultation. Voilà pourquoi je me suis étendu si longuement sur la séméiologie objective du cœur; pourquoi j'ai tâché de vous indiquer, aussi exactement que possible, sa signification précise et sa valeur exacte. Sans doute les symptômes purement objectifs ne vous offriront pas tous les éléments nécessaires à la connaissance complète des maladies du cœur; ce e/

sont pas eux notamment qui fourniront les plus importants des signes à l'aide desquels il vous sera possible d'établir le pronostic et les indications thérapeutiques. Mais s'ils ne vous sont familiers, vous ne pourrez jamais porter un diagnostic assez assuré pour qu'il serve de base à un pronostic sérieux et à une thérapeutique rationnelle.

IX

SÉMIOLOGIE CARDIAQUE

Signes fonctionnels (A)

Messieurs,

Les signes physiques étudiés précédemment servent à déterminer d'une façon exacte la situation et le volume du cœur, l'état d'hypertrophie ou de dilatation de chacune de ses parties; l'auscultation nous fournit les moyens de reconnaître les diverses altérations des orifices et des valvules, et souvent même le degré de ces altérations. A cet égard, la sémiologie objective du cœur, parvenue à une grande précision, nous met en mesure de pratiquer une sorte d'autopsie sur le vivant, mais tout n'est pas dit. Les troubles de la circulation pariétale et de l'innervation du cœur, et ceux qui relèvent de certaines altérations du myocarde lui-même ne nous sont point par là révélés; d'autre part, les modifications déterminées à distance par la lésion cardiaque dans les circulations veineuse et artérielle et sur les divers organes, sont restées jusqu'à présent hors de notre atteinte. C'est là que la sémiologie doit étendre maintenant son domaine. A côté de la lésion, il faut qu'elle nous fasse connaître la maladie. Ce sont les signes fonctionnels qui en seront chargés. Nous allons donc en entreprendre l'étude.

Le cœur a pour fonction de porter le sang à tous les organes par l'intermédiaire du système vasculaire; étudier les signes fonctionnels des maladies du cœur revient donc à étudier les troubles de fonction que ces maladies provoquent dans le cœur lui-même, dans le système vasculaire, dans les organes et à la périphérie. Ainsi cette étude se divisera d'elle-même en trois parties que nous allons aborder successivement. Cette division, que la force des choses et la logique nous contraignent d'adopter, est purement théorique, il faut bien l'avouer. La clinique se refuse à ces systématisations trop exclusives, mais le travail d'analyse doit toujours précéder le travail de synthèse et notre rôle est justement de vous montrer, derrière la complexité des phénomènes, les principes et les lois qui les dominent et les dirigent.

Prenons de suite un exemple saisissant de cette complexité. Je parlais tout à l'heure des troubles fonctionnels déterminés par les maladies du cœur dans le domaine du système circulatoire; ces troubles, comme nous le verrons, sont de diverses natures. Certains consistent en des phénomènes de stase périphérique résultant de la diminution de l'énergie du cœur; ils sont donc bien un effet de l'affection cardiaque elle-même. Mais à leur tour, lorsqu'ils ont atteint leur maximum d'intensité, lorsque la stase a envahi tous les domaines de la petite et de la grande circulation, ces troubles fonctionnels deviennent par eux-mêmes la cause d'une gêne cardiaque plus considérable et de ce fait, ils augmentent tout à coup la gravité de la lésion primitive. Il y a dans toute la pathologie, dans la pathologie cardiaque surtout, de ces répercussions à distance qui se produisent par l'intermédiaire du système nerveux, ou par celui du système vasculaire, qui troublent toutes les systématisations et deviennent, comme je le disais tout à l'heure, des éléments nouveaux de la maladie, éléments dont l'étude est le fond même de la clinique.

Mais l'étude des signes fonctionnels des maladies du cœur nous conduira à d'autres conclusions bien autrement précieuses. La sémiologie objective, telle que je vous l'ai exposée et malgré les détails dans lesquels j'ai cru nécessaire d'entrer, ne nous a fourni que peu d'enseignements directement applicables au pronostic et au traitement des maladies du cœur. Ce sont là cependant deux questions capitales pour la solution desquelles les signes fonctionnels nous apporteront de précieux éléments. Le diagnostic pur et simple d'une insuffisance mitrale n'est rien de plus que la constatation d'une lésion incurable dont les conséquences sont infiniment variables et qu'aucun traitement ne saurait modifier. Une observation exacte des troubles fonctionnels provoqués par cette lésion permettra de juger de la résistance que l'économie lui oppose, des altérations subies par les divers organes, de celles qu'on peut craindre encore, des chances qu'on a de les enrayer, enfin des moyens thérapeutiques qui y seront le mieux appropriés et du sens dans lequel leur effort devra être dirigé.

Signes fonctionnels directs.

Les signes fonctionnels directs sont ceux que fournit le cœur lui-même. Cet organe peut être, en effet, le premier gêné dans son fonctionnement par les lésions qui atteignent ses orifices ou son tissu musculaire. Or les troubles qui en résultent sont parfois subjectivement sentis par le malade, qui nous met alors sur leur trace et dont les indications nous permettent ainsi d'en étudier le mécanisme et la valeur clinique. Ces troubles subjectifs peuvent consister en des sensations douloureuses diverses, des palpitations, des intermittences. Nous les étudierons successivement.

La douleur locale est dans les maladies du cœur beaucoup moins fréquente qu'on ne pourrait le supposer *a priori*. Dans 50 pour 100 des cas, suivant Sansom, les malades atteints d'affections cardiaques n'accusent aucune sensibilité de la région thoracique, et dans 8 cas seulement, ce même auteur a pu relever l'existence de douleurs précordiales. Mon collègue, le professeur Peter, pense que certaines myocardites peuvent déterminer l'apparition d'une hyperesthésie cardiaque constituant ce qu'il a appelé « le cœur douloureux ». Je ne nie pas que parfois et justement peut-être dans la myocardite, la sensibilité à la pression ne soit exagérée dans la région précordiale, mais je ne crois pas que cette hyperesthésie ait son siège dans la paroi cardiaque elle-même que l'exploration digitale, si attentive qu'elle soit, ne saurait aucunement atteindre. Je dirai tout au contraire que les cardiaques souffrent rarement du cœur. Lorsque des douleurs de la région précordiale se rattachent à une affection organique, c'est, dans la grande majorité des cas, que l'aorte ou le plexus cardiaque sont en cause. Il est vrai que certains malades affectés de lésion mitrale éprouvent dans la région de la pointe une douleur spontanée constante et parfois très pénible. Cette douleur paraît siéger dans la paroi thoracique et s'accompagne d'une hyperesthésie souvent très marquée, sans qu'elle ait ordinairement un caractère évidemment névralgique. La pression l'exaspère aussi bien au niveau de la côte que dans l'espace intercostal.

En somme, chez ces malades, la douleur cardiaque est exceptionnelle, si ce n'est sous la forme vague de pesanteur et d'angoisse. Le plus souvent, la douleur qui se fait sentir dans la région précordiale n'est qu'un trouble fonctionnel se rattachant à des affections d'organes autres que le cœur ou l'aorte. La dyspepsie sous ses différentes formes, la colite, surtout lorsqu'elle est localisée ou prédominante au niveau de l'angle du côlon transverse et du côlon descendant, sont les causes les plus fréquentes de ces réflexes douloureux qui affectent la paroi thoracique aux environs du cœur et que les malades ont une tendance constante et malheureuse à mettre sur le compte de lésions imaginaires de l'organe lui-même.

J'en dirai autant des *palpitations*. Celles-ci sont liées bien rarement à des lésions du cœur, du moins à l'état de symptôme isolé. Je crois même pouvoir mettre ceci en fait : que, lorsqu'un malade se plaint avant toutes choses et exclusivement de palpitations, on peut être à peu près assuré qu'il n'a pas de maladie du cœur. Je ne veux pas dire à coup sûr que les cardiaques n'ont jamais de palpitations; mais pour eux ce symptôme est toujours au second plan, ce n'est pas sur lui qu'ils attirent tout d'abord l'attention, comme le font par exemple si fréquemment les nerveux et les dyspeptiques. Lorsque les palpitations sont liées à une maladie organique du cœur, elles se rattachent principalement aux lésions d'insuffisances valvulaires. Elles sont en tout cas bien indépendantes de l'accélération des battements du cœur, et l'erreur de la plupart des définitions qu'on en a donné est de vouloir les rattacher à la tachycardie. On peut même voir les palpitations survenir dans le cours de certaines affections où le nombre des battements du cœur est ralenti, et ce phénomène n'est pas exceptionnel dans la symptomatologie de la maladie dite « du pouls lent permanent ». Toute définition d'un symptôme purement subjectif étant d'ailleurs chose délicate, le mieux, pour ce qui concerne les palpitations, est de s'en rapporter à Laënnec qui les a définies des « battements du cœur, sensibles et incommodes pour le malade ».

Les *intermittences* cardiaques ont une valeur diagnostique et pronostique plus grande. Il peut arriver que ces intermittences soient également perçues par le malade. Nous en avons un exemple chez un malade couché au n° 9 de la salle Bouillaud. Cet homme, atteint de pouls lent permanent, a la sensation très nette de suspension de ses battements cardiaques et cette sensation s'accompagne d'une inquiétude morale très vive. C'est d'ailleurs un fait très habituel que le malade soit plus affecté par ce symptôme que par les simples palpitations. Les intermittences cardiaques sont très fréquemment liées à des troubles fonctionnels d'organes éloignés ou à des intoxications comme celles qui résultent d'abus du tabac, du thé, ou du café. Lorsque les intermittences apparaissent dans le cours des maladies du cœur, c'est aussi aux lésions d'insuffisances valvulaires, surtout à l'insuffisance mitrale, qu'elles se rattachent le plus habituellement. Souvent elles sont un indice de souffrance du myocarde, surtout si elles sont persistantes, et par là elles emportent avec elles une valeur pronostique plus considérable.

Les signes fonctionnels tirés de *l'examen objectif* du cœur sont de médiocre valeur. Je m'y suis suffisamment étendu dans les leçons précédentes pour n'avoir pas à y revenir aujourd'hui. Je vous ai montré que l'étendue de l'impulsion, que l'intensité des battements ressentis à la pointe étaient des signes infidèles, incapables le plus souvent de nous renseigner sérieusement sur le bon ou le mauvais fonctionnement de l'organe. La percussion et l'auscultation de même que l'examen de la circulation périphérique nous en apprennent sous ce rapport bien davantage.

Signes fonctionnels indirects.

L'examen du système artériel et du système veineux doit être toujours pratiqué après celui du cœur lui-même. On trouve dans cette étude de la circulation une foule d'indications précieuses tant pour le diagnostic que pour le pronostic, mais qui n'ont, après tout, de valeur que par l'interprétation qu'on leur donne.

Les signes que l'on peut attendre de l'examen du SYSTÈME ARTÉRIEL doivent être recherchés sur trois des principales artères : la sous-clavière, la crurale et la radiale.

Au niveau de la *sous-clavière*, on constate la propagation des souffles nés dans l'orifice aortique ; c'est un signe utile pour le diagnostic des souffles organiques. De même la sensation de frémissement que donne parfois la palpation de la sous-clavière, conduit à rechercher les autres indices d'une insuffisance aortique dont ce frémissement à distance est un des signes les plus habituels.

L'auscultation de la *crurale* nous est particulièrement utile. M. Duroziez a le premier signalé l'existence du double souffle que l'on entend au niveau de cette artère dans le cas d'insuffisance aortique. Ce double souffle crural manque rarement lorsque cette affection existe. Il peut apparaître aussi toutefois dans le cours de certaines autres maladies. Ce n'est donc qu'un signe de présomption ou de confirmation du diagnostic, mais un signe d'une grande valeur. A l'état normal, l'auscultation de la crurale fait entendre un souffle à tonalité haute, correspondant à la diastole du vaisseau. Dans le cas d'insuffisance aortique, ce souffle est bientôt suivi d'un autre souffle plus bref et un peu plus faible, qui apparaît surtout lorsque le pavillon du stéthoscope appuie modérément sur l'artère et un peu plus par son bord inférieur. Ce deuxième souffle n'est pas un bruit transmis, produit par la rentrée du sang dans le cœur, ce n'est pas plus, comme le dit Liebermeister, le résultat d'une mise en vibration de la paroi artérielle, c'est un véritable souffle liquidien, né dans une colonne sanguine rétrograde, au niveau même du point où l'on ausculte. Je ne m'étendrai pas sur ce mécanisme que nous avons exposé plus amplement il y a quelques années, avec mon ami le docteur Fr. Franck, parce que la question de mécanisme importe peu à la valeur du signe. Je veux noter seulement que l'étude que j'en ai faite m'a conduit à établir ce précepte : qu'il faut pour bien observer ce bruit poser le stéthoscope de telle sorte que le bord inférieur de son pavillon presse sur l'artère un peu plus que le bord supérieur, et que ce pavillon doit avoir un diamètre déterminé d'environ 3 centimètres.

L'examen de *l'artère radiale* est enfin la source de renseignements nombreux et de grande importance tirés du rythme et de l'amplitude des pulsations, ainsi que du degré de résistance de l'artère elle-même.

Le rythme des pulsations radiales ne peut guère fournir que des présomptions relativement à l'existence ou à la non-existence d'une affection cardiaque. Nous savons, en effet, que dans bien des cas le ralentissement exagéré des battements peut tenir soit à une affection d'origine bulbaire, soit à une altération quelconque du pneumogastrique ; de même l'accélération des pulsations peut apparaître en dehors de toute affection cardiaque et reconnaître comme cause, soit un mouvement fébrile, soit des troubles plus ou moins profonds d'organes autres que le cœur, etc. Cependant, on peut établir la proposition suivante relativement au rythme des pulsations radiales : Si des modifications de rythme (ralentissement, accélération, inégalité, irrégularité) se produisent en dehors de toutes causes apparentes, faciles à déterminer, elles sont un motif de présomption d'une affection cardiaque. On peut même ajouter à cette proposition un corollaire qui n'est pas sans avoir son importance : Si les considérations précédentes ayant conduit à rapporter les perturbations dont il s'agit à une affection du cœur, on ne trouve cependant aucun signe de lésion péricardique ou orificielle, ces perturbations deviennent le signe de lésions myocardiques.

On peut ainsi tirer de l'examen du pouls des indices extrêmement utiles pour le pronostic des affections du cœur. Car le pronostic, chez les sujets affectés de lésions orificielles chroniques définitivement constituées, dépend pour une grande part des altérations que le myocarde a subies ou qu'il est en train de subir. Or ces altérations ont pour conséquence habituelle l'irrégularité et une inégale énergie des systoles cardiaques dont les plus faibles et les plus incomplètes cessent de produire des pulsations radiales distinctes. Et comme ces systoles trop vives et incomplètes, en quelque sorte avortées, impriment quelquefois une secousse vive au cœur et lui font faire des sortes de « faux pas », comme disait Bouillaud, il en résulte une discordance extrême entre les battements du cœur et ceux du pouls. Cette discordance indique presque toujours un affaiblissement menaçant du myocarde et une fatigue exagérée de l'organe. Lorsqu'elle n'apparaît pas d'elle-même, on peut quelquefois en provoquer artificiellement la manifestation. C'est ainsi que les mouvements, les efforts même modérés, comme l'élévation du bras du côté opposé (Sansom), ou bien aussi les changements de position opérés suivant la méthode indiquée par M. Azoulay, en déterminant une faible modification de la pression intra-cardiaque, peuvent augmenter considérablement les irrégularités du pouls. Lorsque cet effet est très manifeste, on peut en conclure qu'il existe des altérations myocardiques profondes et que, par conséquent, la lésion du cœur comporte un pronostic sérieux.

L'amplitude exagérée du pouls n'a guère d'importance que pour le diagnostic de l'insuffisance aortique. On constate dans cette maladie que le pouls est vite, au sens ancien du mot, c'est-à-dire qu'il s'élève rapidement, qu'il est large, bondissant et redoublé. C'est le pouls « de Corrigan ». Dans toutes les autres affections cardiaques l'amplitude du pouls est diminuée et les indications tirées de ce fait n'ont par suite qu'une importance très minime pour le diagnostic différentiel des diverses lésions du cœur.

La résistance du pouls, c'est-à-dire l'obstacle que l'artère oppose au doigt qui la comprime et l'explore est un caractère d'une importance capitale en plus d'une circonstance. Mais il faut distinguer 1° celle qui dépend de la rigidité de la paroi vasculaire et 2° celle qui tient au degré de la pression sanguine. — La première indique exclusivement l'épaisseur et la dureté plus ou moins grande du vaisseau sur lequel porte l'examen. On n'en peut déduire que des présomptions relativement à ce qui existe dans le reste du système artériel; car s'il s'en faut de beaucoup que les altérations dites athéromateuses, cause principale de cette rigidité, soient toujours générales et également réparties dans tout ce système. — La seconde résulte de la force avec laquelle le sang est poussé par le le cœur et du volume de l'onde projetée dans l'artère, puis de la résistance plus ou moins grande que la périphérie capillaire oppose à son passage.

Ces deux sortes de résistance peuvent être distinguées par le doigt sans trop de peine. Dans le premier cas la compression après avoir vidé l'artère et effacé son calibre, laisse percevoir encore un cordon plus ou moins dur et volumineux; dans le second après cet effacement toute sensation disparaît.

Ce qui est plus difficile, c'est de ne point confondre l'amplitude de la pulsation avec son énergie; les pulsations très grandes donnent facilement l'illusion de pulsations fortes car elles continuent, alors même que l'artère est déjà écrasée, à battre le doigt par le côté, et même des deux côtés si la récurrence est forte; en sorte qu'on se rend difficilement compte du moment où la pulsation cesse sous le doigt. Pour écarter cette difficulté il convient que le doigt qui comprime ne soit pas celui qui explore et que la récurrence soit supprimée. A cet effet, il est nécessaire d'employer trois doigts à cette exploration. Le premier sera appliqué sur la partie la plus inférieure de la radiale qu'il comprimera de façon à empêcher toute récurrence. Le second sera posé sur l'artère un peu en dessus du premier et ne la pressera que juste assez pou en sentir distinctement les pulsations. Le troisième enfin (et il est bon que ce soit un doigt de l'autre main), placé immédiatement en amont du précédent, se chargera de comprimer progressivement l'artère jusqu'à ce que celui-ci ne perçoive plus aucun battement. C'est le degré de l'effort employé par le doigt, exerçant la compression qui devient l'indice approximatif du degré de résistance de l'artère.

Si on interpose entre l'artère et le doigt qui la comprime une petite pelote de caoutchouc remplie d'air et dont l'extrémité soit reliée à un manomètre, ce dernier indiquera très exactement le degré de pression exercé par le doigt et transmis par cette pelote à l'artère. L'instrument ainsi constitué porte le nom de *sphygmomanomètre*. L'invention en revient au professeur Basch, de Vienne. Celui que vous me voyez employer ici constamment est une modification de l'appareil primitif que j'ai cherché à rendre plus aisément applicable en clinique et d'une application plus sûre. J'ai montré que ses indications s'écartent fort peu de la pression maxima qui se produit dans l'artère à chaque pulsation[1]. On en a inventé d'autres, et on continue d'en inventer encore, où la pression est exercée sur l'artère par une pelote solide et un ressort. Marey a indiqué à l'avance et depuis longtemps qu'ils ne peuvent fournir de résultats exacts. Le mérite de notre confrère de Vienne a été précisément d'appliquer ici le principe de Pascal en adoptant, pour comprimer le vaisseau, l'intermédiaire d'un fluide qui transmet, comme vous savez, les pressions d'une façon uniforme et indépendante de l'étendue des surfaces; tandis que si on emploie pour cela un corps solide, la résistance que l'artère oppose dépend pour une grande part de son calibre avec lequel la pression du sang, que seule on recherche, n'a absolument rien à voir.

Les indications du sphygmomanomètre servent très spécialement au diagnostic de l'hypertrophie cardiaque d'origine brightique. Dans cette affection, on voit la tension s'élever à des chiffres tout à fait exceptionnels, atteignant jusqu'à 28 et 30 centimètres de mercure, alors que la pression moyenne normale se tient entre 15 et 18 centimètres. L'athérome des grosses artères peut l'élever à 20, 22 et 24 centimètres, mais jamais pour ma part je n'ai vu cette pression dépasser 25 centimètres sans qu'il existât un mal de

1. *Arch. de physiol.* Juillet 1889.

Bright. Je dois ajouter que cette tension si caractéristique persiste souvent pendant tout le cours de la maladie, marquant son début même et ne disparaissant que vers sa période terminale, alors que le myocarde devient insuffisant à sa tâche. C'est donc un signe d'une importance capitale pour le diagnostic de l'affection brightique et très supérieur sous ce rapport au bruit de galop que nous avons étudié, parce qu'il est beaucoup plus exclusif. Il a d'ailleurs parfois des applications directes au pronostic, en ce sens que si l'on voit chez un sujet affecté de brightisme la tension artérielle s'abaisser rapidement, on doit craindre l'approche d'accidents asystoliques.

Dans les maladies orificielles du cœur, l'étude de la tension artérielle ne nous fournit pas d'indications extrêmement précieuses. Elle a pourtant montré, comme je l'ai il y a longtemps fait voir, que, contrairement à ce que l'on pensait, l'insuffisance aortique, loin d'abaisser la pression artérielle, s'accompagne presque toujours d'une élévation notable de pression; si bien qu'il faut renoncer à expliquer, comme on le faisait, presque tous les accidents de l'insuffisance aortique par une insuffisance de cette pression. Dans les autres affections valvulaires, la tension reste moyenne; lorsqu'elle descend très bas, aux environs, par exemple, de 8 à 10 centimètres, il faut supposer une fatigue myocardique menaçante.

On ne doit d'ailleurs, messieurs, demander à la mesure de la tension artérielle que ce qu'elle peut donner, et ne point lui faire jouer un rôle qui n'est pas le sien. Ce serait se hâter trop, par exemple, que de la prendre dès maintenant pour guide principal des indications thérapeutiques. J'aurai mainte occasion de vous montrer qu'elle est influencée beaucoup moins qu'on ne serait disposé à le penser et qu'on ne l'a dit souvent par les agents de la matière médicale. L'équilibre circulatoire qui s'établit entre le cœur, les vaisseaux et les capillaires et les accommodations réciproques à l'aide desquelles cet équilibre se maintient ne sont pas choses simples ni si aisément à notre portée. D'ailleurs, le degré absolu de la pression artérielle ne paraît point y jouer le rôle important que trop communément on lui attribue.

Les portions apparentes du SYSTÈME VEINEUX qui avoisinent le cœur fournissent des données utiles à la séméiologie cardiaque de deux façons : 1° Par le degré de leur distension ; 2° par les mouvements dont elles peuvent être animées. La distension exagérée des jugulaires, quand il n'y a pas de compression médiastine, témoigne toujours de quelques difficultés dans le passage du sang à travers les cavités cardiaques, soit qu'il s'y trouve un obstacle créé par un rétrécissement ou une insuffisance valvulaire, soit que l'énergie cardiaque se trouve insuffisante pour opérer régulièrement la propulsion du sang ; soit que les deux causes s'associent et qu'il s'agisse de compensation insuffisante ; soit enfin que la circulation périphérique étant fort exagérée par la fièvre, une chaleur artificielle ou un exercice violent, le sang revienne de cette périphérie avec une abondance pour laquelle le cœur ne suffira qu'imparfaitement. La multiplicité des causes qui peuvent déterminer un tel effet rend sa signification assez vague. Toutefois, chez un sujet affecté de lésion organique du cœur, l'existence d'une dilatation considérable des jugulaires indique suffisamment l'insuffisance de la compensation, et l'exagération progressive de la distension marque les progrès de cette insuffisance. Il va sans dire qu'il faut tenir compte du volume des veines propres au sujet qu'on observe.

Les battements des veines jugulaires peuvent nous renseigner sur le mode de fonctionnement du cœur droit, oreillette et ventricule, et notamment sur le degré d'occlusion de la valvule tricuspide. On leur donne le nom de *pouls veineux*.

Pendant longtemps on a admis que le pouls veineux était toujours symptomatique d'une insuffisance tricuspidienne et c'est, comme je l'ai déjà dit, sur cette fausse interprétation du phénomène, que mon ami Parrot avait fondé sa théorie des souffles dits anémiques du cœur. Plus tard, on s'aperçut que le pouls veineux peut se montrer chez les chlorotiques et bien d'autres sans qu'il y ait trace d'insuffisance tricuspidienne, et l'on admit que les battements des veines n'avaient d'importance diagnostique que lorsqu'ils présentaient une certaine amplitude. Or, s'il est vrai qu'une grande amplitude des mouvements de la jugulaire coïncide le plus souvent avec une insuffisance tricuspidienne, comme l'admettent Liebermeister et mon collègue le professeur Jaccoud, il n'est pas moins certain que de tout petits soulèvements de cette veine peuvent avoir une signification identique alors même qu'ils sont à peine appréciables à la vue et que, d'autre part, il s'y produit parfois, en l'absence de toute insuffisance valvulaire, de très grandes oscillations rythmées par le cœur qui méritent le nom de faux pouls veineux.

Il nous faut donc examiner de plus près les caractères et la signification de ces mouvements des veines.

Messieurs, il y a plusieurs sortes de pouls veineux jugulaires qui méritent le nom de faux en ce sens qu'ils n'ont rien à voir avec l'insuffisance de la tricuspide ; il n'y en a qu'un vrai, symptomatique de cette insuffisance. Le moyen de les différencier est simple ; mais il n'y en a qu'un. On prend le pouls et l'on regarde battre les jugulaires, en y collant, au besoin, un petit index de papier quand les mouvements sont peu apparents. Si la veine s'affaisse immédiatement avant ou en même temps que le pouls radial, il s'agit d'un faux pouls veineux ; s'il s'affaisse après le pouls, il s'agit du pouls veineux vrai. Parfois les pulsations radiales trop précipitées ne permettent que difficilement d'apprécier le rapport de leurs battements avec ceux des jugulaires ; alors et si la difficulté est trop grande, à l'aide d'un stéthoscope flexible on ausculte la pointe du cœur en même temps qu'on observe la veine ou le petit drapeau posé à sa surface. Si l'affaissement coïncide avec le premier bruit, le pouls veineux est faux, s'il coïncide avec le deuxième bruit, on peut affirmer que c'est un pouls jugulaire vrai.

D'ordinaire on se contente de vider de bas en haut un segment de la veine et de chercher si la systole cardiaque le remplit, pensant pouvoir affirmer d'après cela l'existence d'une insuffisance tricuspidienne. Cela prouve l'insuffisance de la valvule de la jugulaire, mais pas du tout celle de la tricuspide. Les systoles auriculaires sont d'ailleurs capables de distendre et de faire battre la jugulaire ; cela constitue justement une des formes du faux pouls veineux, et cette réplétion n'a pas du tout la signification qu'on lui attribue. D'autre part, certaines petites insuffisances tricuspidiennes sont incapables de déterminer un battement appréciable dans le segment veineux vidé. Ce dernier procédé ne précise donc rien.

Je mets sous vos yeux des tracés des jugulaires que j'ai recueillis à l'aide d'un polygraphe de Marey, en me servant comme appareil explorateur d'un simple entonnoir de verre de la grandeur d'un pavillon de stéthoscope appliqué à la partie inférieure de la jugulaire et mis en communication avec l'instrument inscripteur par l'intermédiaire d'un tube de caoutchouc. Les repères qui y ont été tracés permettent de constater avec une très grande précision les rapports des mouvements de la jugulaire et de leurs différentes phases avec les pulsations de la radiale d'une part et les oscillations de la pointe du cœur de l'autre. Ces repères sont indispensables à l'interprétation et si les tracés du mouvement des jugulaires que

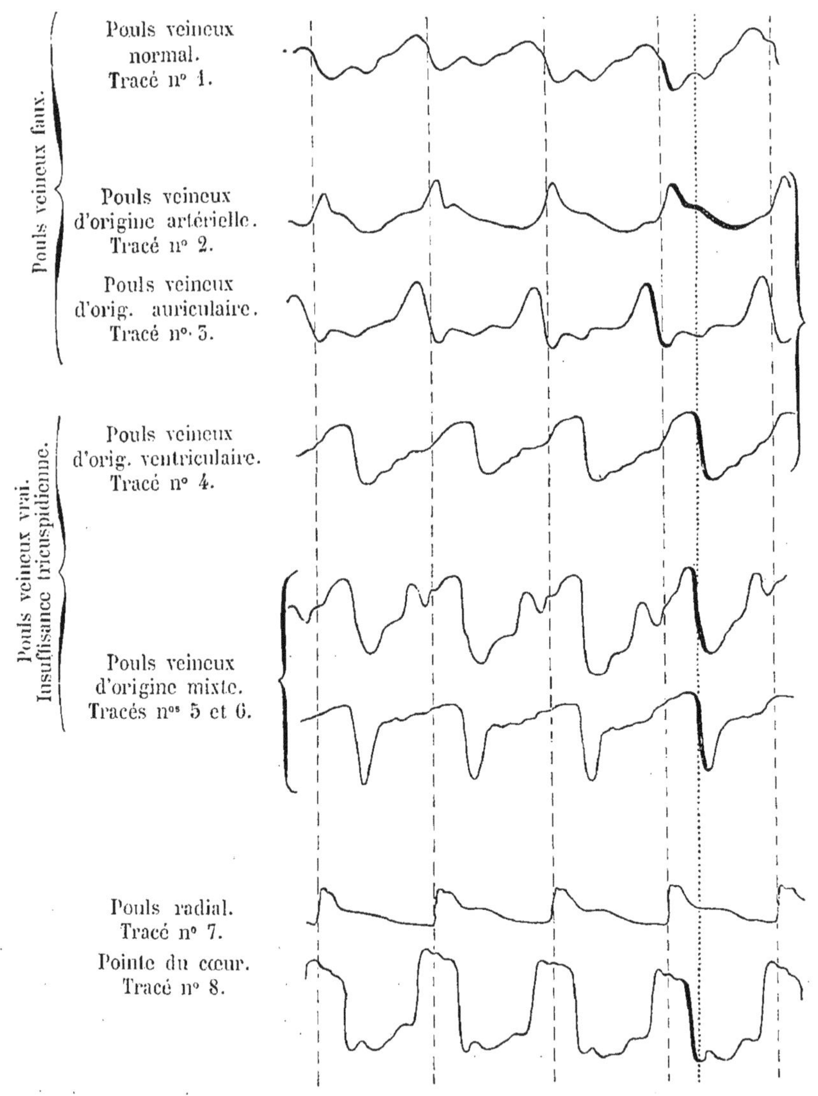

Formes diverses du pouls veineux jugulaire.

Friedreich avait recueillis avant moi nous apprennent relativement peu de chose, c'est qu'ils en sont dépourvus.

Le tracé n° 1 montre les mouvements successifs de soulèvement et d'affaissement qui se produisent au niveau des jugulaires en l'absence de tout état pathologique, c'est-à-dire le pouls veineux normal. Une élévation graduelle du tracé indique la réplétion progressive de la veine par le sang affluant de la périphérie, puis un soulèvement plus rapide, qui porte la ligne du tracé à son plus haut point, marque la systole auriculaire déterminant un reflux notable dans les gros troncs veineux. Celui-ci est continué par un léger ressaut, indice de l'ébranlement que cause le début de la systole ventriculaire. Après quoi, surviennent deux affaissements successifs : le premier, correspondant à la diastole de l'oreillette qui permet aux veines de se vider dans sa cavité ; le second, à celle du ventricule qui, laissant affluer le sang qu'a reçu l'oreillette, amène une déplétion veineuse nouvelle.

Le tracé n° 2 représente ce qui se passe lorsque les pulsations artérielles, communiquées à la veine, déterminent dans celle-ci des battements que l'on pourrait, faute d'attention, confondre avec le pouls veineux vrai et qui en réalité constituent une deuxième variété de faux pouls veineux. On les distingue à deux caractères tirés de leur forme et du synchronisme qu'ils affectent. Relativement à la forme vous pouvez voir qu'elle rappelle celle des battements artériels, ascension rapide, descente lente, et non celle des battements veineux en général caractérisés par une ascension lente, suivie d'une descente brusque. Quant au synchronisme, vous pouvez voir qu'il coïncide exactement avec le pouls radial.

Le tracé n° 3 constitue le type le plus fréquent du faux pouls veineux. Il se produit sans insuffisance tricuspidienne, lorsque l'oreillette droite exagère son action, et n'est guère qu'une amplification du pouls veineux normal. L'ampliation seulement y est plus apparente, la veine présente une pulsation manifeste qui coïncide très exactement, comme vous pouvez le voir, avec la présystole bien nettement accusée dans le tracé de la pointe du cœur (Tracé 8), et c'est dans ce cas que l'on croit le plus aisément à une insuffisance tricuspidienne qui n'existe pas.

Le tracé n° 4, au contraire, est le type du pouls veineux vrai, de celui que détermine l'insuffisance tricuspidienne et qui en est le signe caractéristique. Le mouvement d'ascension le plus accentué commence pendant la systole ventriculaire, à peu près en même temps que le pouls radial qu'il devance très légèrement. L'affaissement succède immédiatement à la diastole ventriculaire, comme vous en pouvez juger aisément en comparant le trait gras par lequel j'ai marqué cet affaissement avec celui dont j'ai marqué également la diastole sur le tracé ventriculaire (Tracé 8).

Vous voyez ainsi de la façon la plus nette que ce qui caractérise ce dernier tracé et le différencie absolument de ceux du faux pouls veineux qui précèdent, c'est que l'affaissement se produit à la fin de la systole, quelque temps après le pouls radial; tandis que sur les précédents, il coïncide avec le pouls radial et se trouve dans la première partie de la systole.

Le tracé 5 représente un pouls veineux mixte où l'on constate une première pulsation correspondant à la systole auriculaire et sous ce rapport semblable à celle du pouls veineux normal ou à la pulsation analogue mais exagérée que nous avons trouvée sur le tracé n° 3. Cette pulsation est suivie d'une seconde, plus considérable, qui reproduit sensiblement le pouls veineux du vrai n° 4, commençant de même un peu après le début de la systole ventriculaire et se terminant un peu après sa fin. Il signifie qu'au reflux résultant de l'insuffisance tricuspidienne s'ajoute celui que produit l'effort exagéré de l'oreillette.

Dans le tracé n° 6 enfin le soulèvement de la paroi veineuse se produit longtemps avant la systole auriculaire, presque au début de la diastole du ventricule et résulte vraisemblablement de l'excès de la tension constante des veines qui en amène la réplétion immédiate après que la diastole ventriculaire les a désemplies.

Il n'y a pas, messieurs, d'autre pouls veineux jugulaire et il ne peut pas y en avoir d'autre.

Vous voyez, en comparant ces formes diverses, que le moment où se produit le soulèvement de la veine, c'est-à-dire ce que l'on considère habituellement comme la pulsation proprement dite, n'a rien de caractéristique; que, avec ou sans insuffisance tricuspidienne, ce soulèvement peut avoir également lieu au moment de la systole ou de la présystole, ou même devancer celle-ci. Une seule partie de ces mouvements de la jugulaire est caractéristique en réalité du pouls veineux qu'on appelle vrai, et indique d'une façon positive l'insuffisance tricuspidienne : c'est un affaissement brusque succédant au début de la diastole ventriculaire. Dans la pratique ces début est marqué par le second bruit.

Les *battements hépatiques* qui résultent des pulsations déterminées dans le domaine de la veine sus-hépatique par les différentes causes de reflux et notamment par l'insuffisance tricuspidienne, reconnaissent les mêmes interprétations et présentent les mêmes significations diagnostiques que les pulsations jugulaires. Il importe de noter qu'on les constate en appliquant la main sur l'hypocondre droit, au-dessous des fausses côtes, mais qu'ils sont plus visibles que sensibles au tact. Ils ont été d'abord signalés par Senac, en 1778, par Kreysig, en 1816, mais c'est à Friedreich que revient le mérite d'avoir montré le premier qu'il s'agit bien

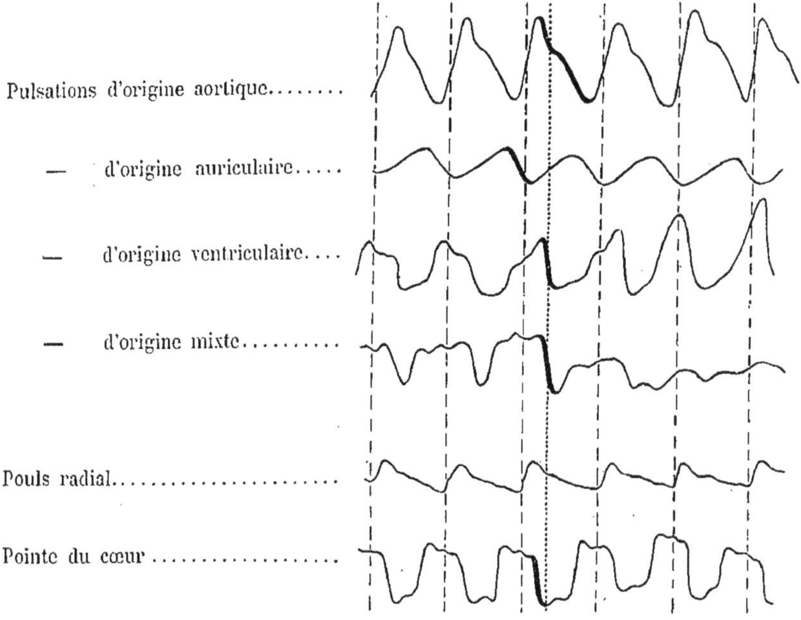

Formes diverses des pulsations hépatiques.

d'un mouvement d'expansion du foie lui-même. Enfin, un de mes élèves, M. le docteur Mahot, a fixé dans sa thèse, en 1869, les différentes modalités du pouls veineux hépatique. Les tracés que celui-ci figurent se superposent trait pour trait à ceux que nous venons d'étudier. Les causes qui produisent les mouvements représentés par ces figures sont d'ailleurs les mêmes, et il n'y a pas lieu d'y insister. Le moment de l'affaissement est ici encore le signe le plus important à considérer, lorsqu'il s'agit de distinguer le faux pouls hépatique d'origine auriculaire, du vrai pouls hépatique ou pouls de l'insuffisance tricuspidienne. Quant aux pulsations d'origine aortique, la forme même du tracé vous indique suffisamment qu'il s'agit de mouvements artériels et non de mouvements veineux.

Ainsi donc, les battements des jugulaires et ceux du foie sont passibles des mêmes interprétations et la constatation de l'existence du pouls veineux dans l'une quelconque de ces régions suffit, en dehors même de l'auscultation du cœur et souvent encore mieux que celle-ci, pour diagnostiquer l'insuffisance tricuspidienne. Le reflux veineux peut ne se faire sentir tout d'abord qu'au niveau du foie et manquer dans les jugulaires. Ces veines présentent en effet un système de valvules qui pendant assez longtemps résiste à l'onde sanguine rétrograde, et le pouls veineux n'apparaît que lorsque ces valvules sont forcées. Les veines sus-hépatiques n'offrent pas de système valvulaire analogue, et les effets de l'insuffisance tricuspidienne s'y font rapidement sentir. Toutefois, pour que les pulsations deviennent sensibles il faut que l'organe déborde les côtes et, d'autre part, quand le foie se sclérose, l'expansion cesse et le pouls hépatique disparaît.

Les tracés que je vous ai présentés ont été fort utiles, je pense, pour rendre sensibles à vos yeux les caractères des différents mouvements dont le système veineux peut être le siège. Ils m'ont aidé beaucoup à établir les distinctions que je viens de vous exposer. Mais il ne faudrait pas croire qu'il vous soit indispensable d'en recueillir de semblables pour mettre à profit ces distinctions et les faire servir à votre diagnostic. Une fois prévenus de ce que vous aurez à chercher, vous pourrez tirer tout autant d'avantages de la simple inspection méthodiquement faite et bien interprétée. Et, si vous avez recours aux moyens d'inscription, n'oubliez pas qu'un tracé mal compris ne sert qu'à induire en erreur et que, à en juger par les erreurs commises, bien interpréter un tracé est plus difficile que de le bien recueillir.

X

SÉMIOLOGIE CARDIAQUE

Signes fonctionnels (B)

Messieurs,

Pour en finir avec l'étude de la sémiologie cardiaque, il nous faut encore passer en revue les différents signes résultant des troubles fonctionnels et des altérations anatomiques que peuvent subir les différents organes sous l'influence d'une lésion cardiaque primitive. Cette étude nous obligera à quitter le domaine étroit dans lequel nous nous étions jusqu'ici enfermés, et à parcourir la pathologie presque entière, car l'affection qui atteint le cœur ne reste pas confinée à cet organe. Elle réagit plus ou moins sur toute l'économie, elle s'aggrave par l'adjonction des phénomènes morbides qui atteignent successivement les principaux viscères et ce sont justement les causes, la nature et l'ordre de cette diffusion que je voudrais vous faire connaître.

L'affection du cœur est la cause première des divers accidents que nous allons étudier, elle n'en est pas cependant la cause unique et absolue. S'il en était ainsi, si des lois purement mécaniques réglaient l'évolution des maladies du cœur, celles-ci seraient toujours identiques à elles-mêmes dans leurs manifestations. Le rétrécissement mitral s'accompagnerait toujours du même cortège de symptômes, ses progrès se feraient en suivant une voie définie à l'avance et avec une allure presque mathématique. La clinique nous apprend qu'il n'en est pas ainsi, et c'est à coup sûr aller contre ses enseignements que de vouloir créer des types morbides trop arrêtés qui ne s'appliqueront jamais exactement à elle. La systématisation est nécessaire pour l'enseignement dogmatique; il faut y renoncer au lit du malade.

Pour faciliter l'étude des maladies du cœur, on a l'habitude de partager leur évolution en deux périodes successives, dites de bonne et de mauvaise compensation, suivant que le cœur suffit ou non, par une augmentation de travail et d'énergie, à annihiler l'effet des obstacles opposés à la circulation. Enfin on admet que la compensation insuffisante conduit par ses progrès à un état plus grave qu'on nomme asystolie. On divise ainsi toute la maladie en trois périodes successives : 1° période de compensation; 2° période de non-compensation; 3° période d'asystolie. Mais cette conception des maladies du cœur, toute exacte qu'elle soit dans une certaine mesure, n'en est pas moins absolument insuffisante à nous rendre compte de la diversité si grande que ces maladies présentent dans leurs symptômes et leur évolution. Souvent elles tuent alors que la lésion cardiaque paraît encore bien compensée et que les accidents asystoliques n'ont jamais apparu; ici ce sont les troubles pulmonaires qui ont déterminé la mort, là ce sont les troubles rénaux ou hépatiques. Si on s'est uniquement attaché à rechercher des indices d'une compensation insuffisante, on sera surpris par des accidents dont rien ou presque rien n'aura fait prévoir la gravité : à peine l'organe aura-t-il paru dilaté, à peine quelques défaillances des contractions auront-elles pu indiquer une souffrance du myocarde; en un mot on aura trouvé une compensation toujours parfaite. D'autres fois une affection cardiaque après avoir déterminé des accidents asystoliques manifestes, accompagnés de troubles périphériques intenses, avec œdème, anasarque, cyanose, etc., pourra guérir complètement en apparence et laisser au malade une survie prolongée; montrant ainsi que ce qu'on appelle asystolie n'est pas toujours une période terminale.

Enfin vous verrez bien souvent que les effets des lésions endocardiques, loin de se diffuser nécessairement dans l'économie tout entière et de se répartir également entre tous les organes, comme ils ne manqueraient pas de le faire s'il ne s'agissait que d'une conséquence en quelque sorte mécanique de l'obstacle créé par le centre circulatoire, affectent au contraire tel ou tel de ces organes, laissant les autres dans une intégrité relative. En sorte qu'il faut chercher souvent loin du cœur lui-même les lois qui règlent l'évolution des affections cardiaques.

C'est que tous les organes, bien que liés à la vie commune par des échanges incessants et par une circulation commune, ont aussi une indépendance relative, une autonomie qui leur permet de résister individuellement aux influences pathogéniques qui affectent l'ensemble, ou qui fait qu'ils y cèdent isolément alors que d'autres résistent. Cette autonomie, ils la montrent dans une foule de maladies, mais plus particulièrement dans les maladies du cœur. Et il ne faudrait pas s'imaginer qu'il s'agisse tout simplement de la vasomotricité plus énergique de certains organes qui résisterait mieux à une poussée du sang exagérée par la stase ; car il en est de même quand les troubles circulatoires engendrés par la lésion cardiaque sont, suivant toute vraisemblance, imputables à l'ischémie. Tous éprouvent le retentissement de ces troubles de circulation, mais ils s'y adaptent plus ou moins bien et c'est cette *adaptation* plus ou moins imparfaite des différentes parties de l'organisme, qui explique l'extrême diversité des formes que prennent les maladies du cœur chez des sujets différents et à des moments divers de leur évolution. Les conditions générales de l'hérédité, les affections antérieures, les causes spéciales de dépression qui ont pu atteindre les divers organes, chacun pour leur part, établissent des différences qu'il nous faut avoir toujours présentes à l'esprit, lorsque nous formulons un diagnostic ou que nous cherchons à établir un pronostic.

Quelles sont donc les altérations capables de déterminer dans les divers organes des troubles et des lésions, en rapport tout d'abord avec la cause mécanique qui leur a donné naissance, et évoluant ensuite pour leur propre compte? L'étude que nous avons faite jusqu'à présent de la séminologie cardiaque nous montre que les troubles d'ordre mécanique se bornent à ces deux ordres de phénomènes, l'hypérémie ou la stase, et l'ischémie. L'anatomie pathologique complète ces données et nous fait connaître l'évolution des accidents organiques, en rapport avec ces troubles circulatoires. Nous ne pouvons les passer tous en revue, ce serait refaire toute la pathologie, mais nous reconnaîtrons facilement qu'ils se règlent d'après un même processus, qui, débutant par la congestion, aboutit plus ou moins tardivement à la sclérose. C'est du moins ainsi que procèdent les altérations qui résultent de L'HYPÉRÉMIE et de la STASE.

Si nous appliquons cette donnée à l'étude des *lésions pulmo-*

naires, nous verrons la fréquence et la persistance des congestions œdémateuses, caractérisées au point de vue anatomique par la dilatation des capillaires, la desquamation de l'épithélium pulmonaire, la diapédèse des leucocytes. Les lésions sont d'abord mobiles, transitoires, mais lorsque le processus de diapédèse devient plus actif et atteint les espaces conjonctifs, l'infiltration embryonnaire qui va en résulter, en déterminant la production de foyers de splénisation, rend la régression plus difficile. Dès cette époque, on pourra prévoir l'entrée en scène d'altérations plus profondes et plus persistantes. Bientôt en effet, le poumon présentera les altérations de l'induration brune, caractérisée par l'épaississement et l'induration fibreuse des travées conjonctives, l'infiltration pigmentaire le long des vaisseaux et enfin par le refoulement et l'oblitération des alvéoles pulmonaires. A ce moment, l'influence de l'affection cardiaque n'est plus nécessaire à la persistance des lésions, ni à leur gravité. Le poumon est par lui-même irrémédiablement atteint. Vous savez, d'autre part, combien sont nombreuses les complications qui peuvent accélérer la marche des accidents, depuis la production de petits foyers apoplectiques jusqu'à l'hémorrhagie diffuse qui résulte de la rupture des capillaires pulmonaires, sans oublier la pneumonie ou les pleurésies, qui peuvent aussi compliquer une situation déjà si gravement compromise.

L'étude des *lésions hépatiques* nous conduirait à des résultats identiques, elle nous montrerait la phase de congestion simple, bientôt suivie de l'apparition de la cirrhose cardiaque définitivement constituée. Tout d'abord le foie est simplement gros, congestionné, douloureux à la pression, puis battant sous les doigts qui l'explorent, lorsque l'insuffisance tricuspidienne survient; plus tard, l'organe devient à la fois incapable de se distendre et de se rétracter, incapable par conséquent de présenter des pulsations synchrones à la systole; il reste dur au toucher et ses altérations déterminent une ascite, abondante et rebelle, que l'obstacle cardiaque seul ne suffit plus à expliquer.

Les *altérations rénales* sont identiques; mais elles se produisent d'ordinaire plus lentement. Elles en restent très habituellement à la phase congestive, mais il n'est pas exceptionnel non plus de voir apparaître une albuminurie persistante, avec desquamation épithéliale se caractérisant par l'apparition de cylindres hyalins, puis granuleux, dans l'urine; parfois enfin l'hématurie nous annonce la production d'infarctus rénaux au sein d'un organe sclérosé.

Les *lésions cérébrales* sont le plus habituellement moins menaçantes. Cependant à une certaine époque elles se manifestent par de la torpeur intellectuelle avec somnolence ou un véritable état comateux, constituant une symptomatologie cérébrale très spéciale aux cardiaques. Plus rarement les membres présentent de l'engourdissement, des crampes, des parésies d'ordinaire fugaces, à moins de complications inattendues.

Les lésions qui résultent de l'ISCHÉMIE nous sont moins connues, mais nous n'ignorons pas les symptômes que celle-ci peut déterminer. Nous savons surtout que les troubles ischémiques affectent principalement le cerveau, que les vertiges, les bourdonnements d'oreille, l'excitabilité, l'irritabilité, en sont les manifestations les plus évidentes. Mais nous ignorons le mécanisme de ces accidents. S'agit-il simplement d'une insuffisance de l'afflux sanguin? Cela est possible, cela est même probable avec certaines lésions, comme le rétrécissement mitral, par exemple, mais cela n'est pas toujours suffisant. Dans d'autres cas on peut invoquer la résistance exagérée des capillaires périphériques, comme cela se voit dans l'insuffisance aortique, suivant le mécanisme que j'ai indiqué et que F. Franck a montré expérimentalement. Cette excitation vasomotrice doit avoir part sans doute à certains troubles du foie, des reins, etc., mais il faut avouer que ces troubles d'ordre ischémique nous sont encore mal connus. Peut-être encore est-ce l'ischémie qu'il faut invoquer comme cause prédisposante de certaines infections secondaires venant compliquer la maladie cardiaque primitive. La tuberculose qui envahit si facilement les poumons des sujets atteints de rétrécissement de l'artère pulmonaire, doit être singulièrement favorisée par les troubles ischémiques que cette lésion détermine.

Il ne faut pas oublier non plus que c'est le plus habituellement dans les cas où les troubles dus à l'ischémie sont les plus marqués que l'on voit apparaître des complications toutes spéciales du côté du système nerveux, allant de la simple neurasthénie jusqu'à l'hystérie la plus caractérisée. Celle-ci est fréquente en effet dans les cas de rétrécissement de l'artère pulmonaire ou de rétrécissement mitral; elle n'est pas très rare dans l'insuffisance aortique; elle est beaucoup plus exceptionnelle dans le cours des affections cardiaques qui s'accompagnent de congestions diverses et des phénomènes dus à la stase.

Vous savez combien est variée la *symptomatologie* qui se rapporte aux troubles anatomiques dont je viens de vous esquisser le tableau.

Dans certains cas, ces troubles sembleront prendre une égale importance sur tous les points de l'organisme à la fois et affecteront une allure de plus en plus menaçante. Après une période plus ou moins longue, pendant laquelle l'anhélation, la dyspnée d'effort auront témoigné seules de la difficulté avec laquelle l'appareil pulmonaire s'adapte aux nouvelles entraves circulatoires, on voit survenir des bronchites répétées, fugaces d'abord, plus persistantes ensuite, accompagnées de poussées œdémateuses plus ou moins étendues.

Les extrémités inférieures sont le siège de gonflements d'abord transitoires, en rapport au début avec les fatigues de la marche, de la station debout, puis plus tard indépendants d'elles. Les fonctions digestives deviennent lentes, pénibles, tant parce que l'activité circulatoire ne leur suffit plus, qu'en raison du trouble de la fonction hépatique. Le foie devient gros, douloureux à la pression, son fonctionnement de plus en plus gêné favorise l'apparition de la teinte sub-ictérique des téguments ; la quantité et la qualité des urines diminuent, tant à cause des altérations du foie que de la stase rénale. L'albumine apparaît, en petite quantité et pour quelque temps seulement au début, puis plus tard d'une façon plus persistante. Le cœur lui-même en général s'hypertrophie d'abord, se dilate ensuite, subissant ainsi les conséquences de sa propre lésion et indirectement celles des troubles à distance que cette lésion détermine. Souvent alors la valvule tricuspide se laisse forcer et l'insuffisance, transitoire au début, permanente plus tard, porte au plus haut degré les troubles déterminés par les stases viscérales et périphériques. Alors apparaît la cachexie cardiaque, cachexie dont les progrès peuvent être retardés, mais bien rarement enrayés.

Dans d'autres cas, la localisation variable des troubles fonctionnels donne à la maladie un caractère tout différent et, comme je vous l'ai dit, cette localisation dépend de la facilité plus ou moins grande qu'a tel ou tel organe à s'adapter à la lésion cardiaque. Parfois les troubles pulmonaires l'emportent dès le début et attirent à eux seuls toute l'attention, les bronchites sont persistantes, s'accompagnant à tout instant de poussées congestives; de temps à autre l'apparition de crachats sanglants indique l'existence de raptus hémorrhagique, l'anhélation est constante et empêche le malade de se livrer au moindre effort, parfois même elle est paroxystique et se complique de véritables accès d'asthme, qui peuvent offrir une ressemblance absolue avec l'asthme dit essentiel. Dans ces cas où toute l'affection semble s'être concentrée sur le poumon, on voit souvent aussi la plèvre participer aux troubles circulatoires, et l'apparition d'épanchements à allure lente, rarement très abondants, témoigne de cette participation de la séreuse pleurale aux troubles de l'appareil circulatoire.

D'autres fois les troubles du foie prédominent. Ils aboutissent lentement à la production d'une véritable cirrhose qui évolue avec son cortège habituel de symptômes : teinte sub-ictérique ou ictère vrai des téguments, ascite, circulation veineuse complémentaire, urines foncées plus ou moins riches en urobiline, etc.

Plus rarement peut-être les altérations du rein dominent la scène morbide. On peut voir cependant apparaître assez rapidement dans le cours d'une affection du cœur des œdèmes étendus que la gêne circulatoire seule n'explique pas, et qui sont bien plus en rapport avec une maladie vraie du rein que révèlent suffisamment l'albuminurie persistante et l'apparition de cylindres dans l'urine.

Dans ces différents cas les organes sont devenus malades pour leur propre compte et peuvent déterminer la mort par l'effet de leur déchéance progressive; c'est ainsi que la sclérose pulmonaire, la cirrhose hépatique, l'urémie viennent parfois hâter la terminaison fatale; ou bien ces mêmes organes n'offrant qu'une résistance minime à toutes les causes d'infections, la scène morbide se termine d'une façon brutale au cours d'une pneumonie par exemple, d'une dégénérescence aiguë du foie ou d'une poussée de néphrite diffuse.

Je n'ai fait qu'esquisser, messieurs, les différents troubles anatomiques et cliniques que déterminent les affections du cœur. C'en est assez pour vous montrer cependant quelle est la complexité des éléments morbides au milieu desquels on a à se mouvoir pour édifier le diagnostic d'une maladie du cœur et que, pour faire œuvre de clinique, il faut toujours, en un cas de ce genre, porter son attention sur le cœur d'abord, puis sur chacun des organes considérés isolément.

L'examen du cœur nous permet de faire le diagnostic de la lésion, parfois même de son degré; il nous autorise en même temps à concevoir une idée de la façon dont le cœur résiste à cette lésion et souvent à prévoir l'altération de son tissu musculaire. Vous avez vu qu'il ne faut pas en rester là sous peine de n'avoir pour le pronostic et le traitement que des éléments tout à fait incomplets.

Au delà la tâche devient plus complexe et plus délicate. Examiner tour à tour le système veineux, puis le système artériel, rechercher dans les différents organes les effets de la lésion cardiaque, voir si les troubles déjà déterminés sont simplement transitoires et capables de disparaître devant une médication active, ou si au contraire ils correspondent à des altérations définitivement constituées, incapables par cela même de rétrocéder complètement; voilà l'œuvre qu'il faut mener à bien pour avoir le droit de formuler enfin le diagnostic complet de la maladie. Mais, du même coup, lorsque cette œuvre sera terminée, vous serez en droit d'avoir une opinion suffisamment motivée sur l'évolution probable de l'affection; c'est en connaissance de cause que vous pourrez tenter d'en enrayer les progrès.

XI

DES PALPITATIONS

Messieurs,

Nous ne serions pas en peine de trouver actuellement dans notre service un certain nombre de malades atteints de palpitations ; si nous les comparions les uns aux autres, nous serions surpris de voir combien les causes de ces palpitations peuvent être différentes. Une de nos malades, récemment atteinte de fièvre typhoïde et aujourd'hui en pleine convalescence, est surtout intéressante sous ce rapport. Cette femme présente les signes indéniables d'une affection cardiaque, celle-ci se caractérise par un souffle systolique de la pointe et un dédoublement constant du deuxième bruit à la base du cœur. Il s'agit donc d'une double lésion mitrale. Je vous ai fait remarquer en plus que le souffle systolique s'entendait dans toute la région précordiale, mais qu'il se composait de deux éléments d'importance inégale. Lorsque la malade est couchée, le bruit que l'on entend semble avoir son maximum à la base vers le deuxième espace intercostal gauche, il est intense, mais superficiel, il correspond bien à ce que nous connaissons des bruits dits anorganiques, mais, lorsque l'on fait asseoir la malade, ce bruit diminue considérablement et alors apparaît sous l'oreille un autre bruit, beaucoup plus aigu, plus fixe aussi, siégeant celui-là exactement à la pointe. L'élément mobile, comme je vous le disais, s'est évanoui et il ne reste plus que le petit bruit de souffle de la pointe, indice d'une lésion d'insuffisance mitrale bien constituée. La malade qui porte cette lésion se plaint de palpitations. Celles-ci sont récentes et la maladie est ancienne, car nous l'avons toujours connue depuis que la malade est dans nos salles, elle remonte à une affection antérieure. Pourquoi donc ce symptôme nouveau a-t-il apparu, ou du moins pourquoi s'est-il accentué de la sorte? Vous vous l'expliquerez avec moi, lorsque vous aurez vu au cours de l'étude des palpitations, que nous allons faire ensemble, que celles-ci résultent de causes complexes dans lesquelles la maladie cardiaque n'a elle-même qu'une petite part, et qu'elles reconnaissent comme condition déterminante beaucoup plutôt un état général héréditaire ou acquis, mélange de nervosisme et d'anémie, que le simple fait d'une altération des orifices du cœur. Ici la lésion mitrale n'a pas été suffisante pour déterminer des palpitations, que l'anémie post-typhoïdique a ensuite rapidement développées. Ces mêmes données vous permettront aussi de vous expliquer pourquoi cette autre malade couchée au n° 2 de la salle Piorry, fille de nerveux avérés, ressent depuis son enfance des palpitations insupportables, alors qu'on ne trouve dans l'état de son cœur, rien qui soit en rapport avec un symptôme aussi accusé. Peut-être l'existence d'un petit bruit, net, bref, claquant qui survient au milieu du petit silence, nous autorise-t-il à croire à la possibilité d'une adhérence péricardique partielle, mais c'est tout, et le cœur n'est pas autrement malade. L'opposition de ces deux cas nous ramène à l'idée que vous m'avez entendu exprimer si souvent : qu'il n'y a aucun rapport nécessaire entre les palpitations et les lésions du cœur. Bien au contraire, l'existence prédominante de ce symptôme est souvent un indice que le cœur n'est pas atteint ou ne l'est que faiblement ; cette opinion vous paraîtra rationnelle, lorsque vous vous serez rendu compte de ce qui règle l'apparition et l'évolution clinique de ce symptôme.

Parler des palpitations, c'est parler, semble-t-il, d'un sujet connu de tous et qu'il est inutile de définir plus exactement. C'est une erreur. Les auteurs qui ont traité des palpitations, se sont exprimés à ce sujet de façons si différentes qu'il importe, avant tout, de spécifier de façon précise la chose dont nous allons parler.

D'après Friedreich et mon collègue le professeur Sée les palpitations consistent dans une exagération de l'activité du cœur, donnant des mouvements à la fois plus précipités et plus apparents. Stokes parle simplement de l'excitabilité anormale du cœur et Fothergill, plus vague encore, dit que les palpitations ne sont qu'une sorte de névrose cardiaque. Avec d'autres auteurs, le mode d'accélération des battements du cœur devient la condition primordiale ; pour Schrötter elle rend compte à elle seule de tout ce qui constitue les palpitations; pour Mérat l'accélération n'est pas suffisante pour constituer des palpitations, il faut en plus que les battements soient irréguliers. La définition donnée par Bouillaud nous paraît déjà plus rationnelle, car elle comprend un élément important, celui de la sensation perçue par le malade : « Les palpitations, dit-il, sont constituées par des mouvements tumultueux, forts et fréquents du cœur sentis par le malade. » Il me semble cependant qu'il y a encore dans cette conception des éléments accessoires, comme nous le démontrerons plus loin, et le plus sage, me paraît être d'adopter la définition de Laënnec, si juste et si clinique dans sa simplicité. Avec lui, nous dirons donc que les palpitations sont « des battemente de cœur sensibles et incommodes pour le malade »

Il y a en effet une erreur qui consiste à croire que l'accélération des battements du cœur constitue nécessairement le caractère sémiotique essentiel des palpitations. Elle en est, en réalité, absolument indépendante.

L'homme en bonne santé qui vient de fournir une longue course présente toujours une exagération de la force et de la fréquence des battements du cœur, il n'a pas pour cela de palpitations; mais joignez aux signes objectifs que je viens d'énumérer la sensation pénible et incommode dont parle Laënnec et la palpitation apparaîtra.

Il nous faut donc séparer absolument ce symptôme de l'arythmie et de la tachycardie qui peuvent évoluer isolément sans attirer l'attention du malade et qui de ce fait ne s'accompagnent pas nécessairement de palpitations. Sansom a relaté récemment (*The Lancet* 1890) 29 cas de tachycardie, et dans 17 seulement de ces cas, le malade se plaignait de palpiter.

Pour conclure, nous dirons que les palpitations consistent dans une sensation de battements du cœur exagérés et pénibles ; cette sensation s'accompagnant souvent d'augmentation de la fréquence de ces battements. Nous reconnaîtrons enfin, au point de vue de leur PATHOGÉNIE, trois grandes classes de palpitations :

1° Les palpitations symptomatiques, qui sont en rapport avec une altération du liquide sanguin ou avec une lésion constituée du cœur et des vaisseaux.

2° Les palpitations sympathiques, provoquées par une affection primitive de quelque autre organe.

3° Les palpitations nerveuses, constituant à proprement parler une névrose cardiaque.

1° *Palpitations symptomatiques.* — Toutes les affections du cœur peuvent donner lieu à des palpitations, certaines cependant y prédisposent d'une façon plus spéciale; ce sont, avant tout, les insuffisances valvulaires.

L'insuffisance aortique, qui détermine une augmentation si considérable du volume de l'organe, l'insuffisance mitrale, qui provoque si facilement l'irrégularité du rythme des battements, constituent les lésions les plus favorables à l'apparition de ce symptôme. Dans le cours des myocardites, ce symptôme se manifeste fréquemment et nous savons qu'il peut revêtir alors un caractère angoissant avec tendance à la syncope. Souvent enfin dans le cours de certains rhumatismes, surtout dans ces formes où l'affection prédomine sur le système musculaire, on peut voir apparaitre les palpitations violentes avec douleurs diffuses de la région précordiale. J'ai la conviction que dans ces cas, il s'agit véritablement de rhumatisme musculaire du cœur. La coïncidence de ces manifestations cardiaques avec l'envahissement de certaines masses musculaires des membres, la disparition également simultanée de ces divers accidents, prouve bien que le rhumatisme suffit à les expliquer tous.

Parmi les affections des vaisseaux, celles qui provoquent surtout les palpitations, sont les affections de l'aorte. L'aortite évolue rarement sans en faire naître, et elles sont souvent précoces lorsqu'une dilatation anévrysmatique commence à se former. Le siège de l'anévrysme importe peu. Stokes rapporte l'histoire d'un avocat qui, pendant de longues années, se plaignit uniquement de violentes palpitations dont la cause ne fut décelée qu'après la mort; l'autopsie, faite alors, révéla l'existence d'un anévrysme de l'aorte abdominale qui n'avait point été soupçonné. Les altérations du liquide sanguin sont une cause plus habituelle de palpitations, surtout lorsque cette altération consiste en une diminution de la masse totale du sang ou de sa richesse globulaire. C'est ainsi que les hémorrhagies, que les anémies essentielles, comme la chlorose, ou symptomatiques, comme l'anémie des tuberculeux, s'accompagnent presque constamment de battements de cœur qu'accompagnent des vertiges, des bourdonnements d'oreilles, etc. On a jadis considéré la pléthore comme capable de déterminer les mêmes accidents. Il est vrai que nous ne savons guère aujourd'hui ce qu'il faut entendre par ce mot et s'il faut le considérer comme exprimant la richesse globulaire portée à son maximum. Quoi qu'il en soit, la symptomatologie ancienne est, à cet égard, mal fondée. Nous avons actuellement dans nos salles, un malade chez lequel le chiffre des globules rouges atteint des proportions inouïes, puisqu'il dépasse 8 millions; or ce malade ne se plaint nullement de palpitations.

Le mécanisme des palpitations que déterminent les affections du système cardio-vasculaire est divers suivant les conditions dans lesquelles elles ont lieu. Lorsqu'il s'agit de myocardite, de rhumatisme musculaire du cœur, d'insuffisance valvulaire, la cause est proche et les troubles du rythme cardiaque semblent à la fois naturels et suffisants pour déterminer le sentiment de palpitation que les malades éprouvent. S'il s'agit de lésions aortiques, il faut invoquer l'influence nerveuse et la voie réflexe, comme le docteur François Franck l'a montré avec évidence. Enfin dans le cas où l'altération du liquide sanguin est seule en cause, on peut croire que l'excès de fluidité du sang, la facilité plus grande avec laquelle il traverse les vaisseaux, l'espèce d'affolement du système capillaire périphérique, incapable de maintenir l'équilibre dans une circulation ainsi modifiée, sont les raisons nécessaires et suffisantes des palpitations. Mais qu'il s'agisse d'affections du cœur, d'aortite ou d'anémie, un facteur important intervient toujours qu'il ne faut oublier, c'est la prédisposition héréditaire ou acquise et le nervosisme. Avec des lésions semblables, tel malade aura de violentes palpitations, tel autre en restera complètement indemne. Cette proposition trouvera encore mieux sa justification dans ce qui va suivre.

2° *Palpitations sympathiques ou réflexes.* — Les palpitations qui se rapportent à des troubles d'organes autres que le cœur étaient autrefois dites sympathiques; aujourd'hui, croyant être plus précis dans les termes, on les qualifie de réflexes. Le mot n'est cependant pas tout à fait juste en ce qui concerne le symptôme qui nous occupe.

Un acte réflexe suppose une incitation de la périphérie nerveuse communiquée à l'axe central ou aux ganglions nerveux, provoquant une réaction de ces centres et s'achevant par le renvoi de cette incitation à un organe dont l'activité est mise en jeu ou exagérée. Cette succession d'actes est loin de se retrouver toujours quand il s'agit des palpitations sympathiques; certaines d'entre elles sont de pures sensations exaltées. D'autre part, en raison du mode spécial dont est douée l'innervation cardiaque, l'exagération d'activité de cet organe peut dépendre d'une action purement inhibitoire exercée sur les origines du nerf phrénateur. On voit que la projection à la périphérie qui, par définition, doit terminer l'acte réflexe fait ici défaut. Aussi je crois qu'on a tort d'introduire à ce propos en pathologie un terme physiologique qui s'adapte mal aux faits que l'on veut désigner, et qui certes vaut moins que l'expression ancienne; puisque, sous prétexte d'être plus exact, il introduit des idées fausses à certains égards.

Les palpitations sympathiques ont des origines diverses parmi lesquelles la plus importante est assurément celle qui se trouve dans *l'appareil gastro-intestinal*. Les auteurs anciens, et notamment Senac, ont dès longtemps indiqué une variété de palpitations qui répond à cette origine. Je les crois, pour ma part, excessivement fréquentes. Hirtz, de Strasbourg, disait : « Toutes les fois qu'un malade se plaint du cœur, examinez les poumons ». Cela est bien, car les affections pulmonaires peuvent à leur manière influencer l'innervation cardiaque. Mais il serait encore plus juste de dire : toutes les fois qu'un malade se plaint du cœur, recherchez l'état de son estomac et de son intestin, car les palpitations qui prennent leur origine dans quelque trouble de ces derniers organes sont encore beaucoup plus fréquentes.

On a souvent invoqué, pour expliquer les troubles du cœur que déterminent les affections gastriques, la compression qu'exerce sur cet organe, à travers le diaphragme, l'estomac distendu par des gaz. Cette théorie mécanique de l'influence gastro-intestinale me paraît peu justifiée. Voyez les malades porteurs d'une ascite considérable; l'abdomen est rempli de liquide, le jeu du diaphragme est notablement gêné, la respiration est fréquente et courte, et cependant les palpitations chez eux sont exceptionnelles.

D'autres auteurs ont supposé une influence toxique des fermentations gastro-intestinales sur les centres d'innervation du cœur; je ne nie pas qu'une telle influence puisse avoir lieu, mais cela n'est admissible que dans des limites restreintes et l'action toxique est incapable d'expliquer toujours les accidents. Je n'en veux pour preuve que la rapidité avec laquelle les palpitations apparaissent chez les individus qui y sont sujets, à la suite de l'ingestion du moindre aliment et dans des conditions où le volume est insignifiant, où la fermentation n'a certainement pas eu le temps de s'établir. J'ai observé jadis une malade qui ne pouvait ingérer un aliment solide, aussi petit qu'il fût, sans être prise immédiatement de palpitations extrêmement violentes. C'était là certainement des accidents purement sympathiques.

Le fait est encore plus évident lorsqu'il s'agit des troubles d'origine intestinale. Vous savez combien de symptômes divers peuvent dériver de la présence de vers dans l'intestin ; l'épilepsie peut en résulter. Rien d'étonnant que les palpitations soient du nombre et qu'elles soient fréquentes dans ces cas-là. J'ai soigné il y a quelques années une jeune fille arrivée à un tel état de cachexie qu'elle inspirait des craintes réelles à sa famille. Elle avait subi un amaigrissement considérable et se trouvait perpétuellement en proie à des troubles douloureux du cœur se manifestant principalement sous forme de palpitations. Les accidents si redoutables qu'elle éprouvait étaient dus simplement à la présence d'un tænia dans l'intestin; ils disparurent complètement à la suite de l'expulsion de ce parasite.

Les inflammations catarrhales de l'estomac ou de l'intestin, les lésions superficielles de ces organes peuvent agir à la façon des corps étrangers et produire des palpitations pénibles; et, bien qu'il semble contradictoire *a priori* que des irritations aussi légères puissent déterminer des toubles si considérables, le fait n'en est pas moins exact. C'est d'ailleurs une loi très générale que les symptômes réflexes apparaissent de préférence à la suite d'une irritation légère, mais persistante, des surfaces cutanées ou muqueuses. Les gens atteints de cancer gastrique ou de lésions profondément destructives de l'intestin, éprouvent peu les effets des troubles sympathiques du cœur; ceux-ci sont très fréquents dans le simple embarras gastrique, et Stokes était sagace observateur en remarquant que parfois un vomitif suffit à faire disparaître des palpitations pénibles.

Combien de fois ne voit-on pas la dyspepsie sous toutes ses formes déterminer de pareils accidents? Tout individu qui, sommeillant après ses repas, se réveille avec des palpitations est un dyspeptique. Hollier nous a rapporté l'histoire d'un président de la cour de Rouen que l'on accusait d'assister aux audiences d'une oreille distraite, et qui ne put se débarrasser de cette accusation, à la fois, et de violentes palpitations, qu'en se guérissant d'une dyspepsie jusqu'alors rebelle. Dans ces cas on observe souvent des idiosyncrasies bien spéciales, et à côté de malades qui palpitent après tous les repas on en voit d'autres qui n'éprouvent de tels accidents qu'à la suite de l'ingestion de certains aliments. Ils ont alors chacun leur aliment ennemi : un malade de Sénac éprouvait de violentes palpitations toutes les fois qu'il tentait de manger des lentilles; Stokes ne put vaincre des troubles analogues chez un de ses patients qu'en lui interdisant absolument l'usage du vin.

Je n'en finirais pas si je voulais vous énumérer les façons diverses dont les troubles gastriques peuvent retentir sur l'innervation cardiaque. Mais je dois, avant d'aller plus loin, vous signaler cette remarque due à Chomel et que vous aurez plus d'une occasion de vérifier : c'est que les palpitations peuvent être le symptôme unique d'une dyspepsie à tous autres égards absolument latente.

Je compléterai la remarque de Chomel en ajoutant que ce que fait l'estomac, les intestins, le gros intestin surtout, ne le font pas moins. Il y a un point de cet intestin qui, plus que tout autre, jouit de la propriété fâcheuse de déterminer de vrais ou de faux troubles cardiaques, c'est l'angle qui unit le côlon transverse au côlon desendant. Combien de fois ne verrez-vous pas des malades qui viendront se plaindre *d'une douleur, d'un pincement au cœur*, et qui, en réalité localisent mal leur douleur, car ils éprouvent simplement une gêne dans la portion de l'intestin que je viens d'indiquer! Parfois, à cette douleur se joignent des palpitations également en rapport avec la difficulté que le bol fécal éprouve à franchir l'angle du côlon chez les gens habituellement constipés.

Ce que je vous disais tout à l'heure de la facilité avec laquelle certaines lésions superficielles déterminent des palpitations, se trouve encore justifié lorsqu'il s'agit des *affections du foie*.

Les gens atteints de cancer ou de dégénérescence de cet organe, n'éprouvent guère de troubles cardiaques. Il en va tout autrement pour ceux qui souffrent de coliques hépatiques ou de cholécystite consécutive à la lithiase biliaire. Une malade de Gueneau de Mussy, sujette à des coliques hépatiques bien caractérisées, vit les symptômes douloureux s'affaiblir progressivement pendant qu'apparaissaient de violentes crises de palpitations. A la longue, les accidents de la colique ne se manifestaient plus que de cette façon, et l'apparition d'un ictère à la fin de la crise démontrait d'une manière péremptoire que le spasme des voies biliaires ne s'en était pas moins produit. Il est d'ailleurs de constatation habituelle que les coliques hépatiques un peu violentes et prolongées déterminent des réflexes cardiaques, soit sous forme de dilatation des cavités droites, comme mon élève le docteur Barié l'a démontré, soit sous forme de palpitations.

Les réflexes partis du *poumon* peuvent déterminer de pareils accidents, et Sénac avait déjà remarqué que l'inhalation de vapeurs irritantes est capable de produire des palpitations. Au début de la tuberculose, l'excitation cardiaque est un phénomène habituel. Andral, qui connaissait ce fait, l'attribuait à une influence purement mécanique, à l'obstacle apporté à la circulation pulmonaire. La cause en est sans doute plus complexe, et il faut, surtout à cette époque de la maladie, faire une part certainement prépondérante à l'influence réflexe que met en jeu l'irritation pulmonaire. C'est à cette excitation spéciale du cœur qu'il convient, à mon avis, de rattacher certaines modifications du rythme respiratoire signalées au début de la tuberculose pulmonaire, notamment celle que l'on désigne sous le nom de bruit respiratoire saccadé, comme je l'ai montré il y a longtemps.

L'appareil *utéro-ovarien* est souvent l'origine de palpitations violentes, parfois paroxystiques. Bien des femmes s'en plaignent à l'approche de leurs règles, d'autres en souffrent vivement à l'époque de la ménopause. Les complications inflammatoires chroniques qui surviennent du côté de l'utérus et des annexes et qui déterminent l'état nerveux spécial des femmes qui souffrent de ces sortes d'affections, provoquent aussi, d'une façon habituelle, des palpitations plus ou moins pénibles.

J'ai rapporté autrefois l'histoire de plusieurs de mes malades chez lesquels des battements violents du cœur s'étaient manifestés à la suite de lésions du *plexus brachial*. Deux de ces malades, amputés du bras gauche pendant la guerre de 1870, et qui tous deux avaient souffert consécutivement de névrite du moignon, en ressentirent de douloureux accès. Chez l'un d'eux la résection du moignon fit disparaître momentanément les accidents, qui reparurent dans la suite, et vous avez pu voir ce malade à plusieurs reprises dans nos salles. Chez l'autre, une intervention purement médicale amena la guérison définitive de ces palpitations.

Enfin, il n'est pas jusqu'aux *affections cérébrales* qui ne puissent provoquer ces troubles du cœur. On a supposé alors qu'il s'agissait d'une extension de la lésion au bulbe; cela n'est pas nécessaire, et Corlieu, de Montpellier, a rapporté, en 1885, trois observations de lésions cérébrales qui s'étaient accompagnées de palpitations violentes. Or, dans ces trois observations le siège des lésions était dissemblable, ainsi que ces lésions elles-mêmes.

3° *Palpitations nerveuses.* — Dans l'étude que nous venons de faire des deux premières espèces de palpitations, je n'ai pas manqué de vous signaler le rôle joué par la prédisposition nerveuse héréditaire ou acquise et par le nervosisme.

Nous abordons maintenant les cas où les palpitations apparaissent isolément, indépendamment de toute lésion organique, comme fonction pour ainsi dire d'une névrose parfois purement cardiaque, parfois plus complexe.

Le sexe a ici son influence. Chez la femme, comme on sait, le nervosisme est fréquent; quand il est en jeu, les palpitations sont très habituelles, mais souvent elles passent au second plan. Chez l'homme, au contraire, elles peuvent être et sont souvent le symptôme unique de l'état nerveux. L'âge est aussi pour quelque chose dans la tendance à palpiter. Les palpitations sont assez rares chez l'adulte et chez le vieillard, mais elles sont fréquentes chez les jeunes gens et surtout chez les jeunes filles. Il faut d'ailleurs ajouter que dans le jeune âge la chloro-anémie n'est pas rare et qu'elle contribue pour sa part à augmenter la fréquence des battements de cœur.

On a pensé, et c'est mon collègue le Professeur Sée qui s'est fait surtout le défenseur de cette opinion, que la croissance pouvait déterminer des troubles cardiaques caractérisés d'une part par les palpitations, de l'autre par l'hypertrophie du cœur. Que des palpitations se montrent pendant la croissance, et qu'elles soient même assez fréquentes à une certaine période de cette croissance, je n'y contredis point, mais qu'elles accompagnent ou surtout qu'elles produisent l'hypertrophie, je n'y saurais souscrire. La croissance étant un acte physiologique n'a point raison de déterminer une augmentation anormale du volume du cœur; si celle-ci se manifeste, elle relève de causes pathologiques diverses et devient alors un phénomène morbide.

Chez l'adulte, les palpitations idiopathiques relèvent très fréquemment d'une prédisposition héréditaire. Cette prédisposition est souvent double; j'ai vu des malades atteints de battements de cœur dont un des parents était impressionnable, l'autre cardiaque; le premier avait donné l'hérédité générale nerveuse, le deuxième l'hérédité de localisation. D'autre part, cette prédisposition peut s'exercer chez tous les sujets et très indépendamment de leur impressionnabilité morbide apparente. J'ai rencontré de véritables colosses qui ressentaient des palpitations tout comme des jeunes filles chétives.

Du groupe des névroses, il nous faut extraire trois maladies bien caractérisées, qui sont plus particulièrement susceptibles de s'accompagner de palpitations : je veux dire l'hystérie, la neurasthénie et la maladie de Basedow.

Je vous ai dit que les palpitations constituaient souvent à elles seules toute l'*hystérie* de l'homme; chez la femme, au contraire, elles sont un symptôme plus effacé, moins fréquent peut-être si l'on considère le grand nombre de femmes atteintes de cette maladie. Il y a à cela plusieurs raisons. D'abord, et j'ai déjà insisté sur ce fait, les palpitations peuvent se perdre, pour ainsi dire, dans l'ensemble des autres symptômes et n'être révélées que par un examen attentif. En second lieu, les palpitations constituent un phénomène morbide subjectif, intime, et, comme tel, incapable de naître sous l'influence initiative de la suggestion; or celle-ci, comme vous le savez, règle en grande partie l'apparition et la fréquence des accidents hystériques. Faut-il ajouter, en dernier lieu, que les palpitations ne se voient pas, qu'elles ne sont pas, par suite, un phénomène bien intéressant, et qu'à tout prendre, l'hystérique, qui a le choix, est instinctivement entraînée vers d'autres accidents plus grossiers et plus émouvants.

Parmi les types cliniques nombreux et divers que comprend la *neurasthénie*, il en est un qui, plus que tout autre, s'accompagne de palpitations, je veux parler de l'hypocondrie. On pourrait presque dire que tous les hypocondriaques ont des battements de cœur. Où la chose devient surtout fréquente, c'est lorsqu'il s'agit de sujets appartenant à notre profession. Corvisart raconte que, de son temps, la plupart des étudiants en médecine se plaignaient de palpitations et se croyaient, en raison de cela, atteints d'affections graves du cœur. Lui-même en était un peu la cause, tant il avait agrandi la place qui appartient à la pathologie cardiaque. Mais il est de constatation courante que le médecin finit souvent par se croire atteint des maux qu'il observe et qu'il décrit; il y a là, comme on dirait aujourd'hui, un phénomène d'auto-suggestion. Krishaber avait créé, sous le nom de névrose cérébro-cardiaque un type spécial dans lequel les palpitations jouent un très grand rôle, mais qui contient des faits assez disparates.

Je n'insisterai pas longuement sur les palpitations que l'on rencontre dans la *maladie de Basedow*; celle-ci, comme vous le savez, s'accompagne habituellement de battements violents du cœur; parfois même, dans les cas frustes de la maladie qui sont si fréquents, ils en constituent le symptôme primordial, parfois isolé. Les *émotions* violentes ont été de tout temps considérées comme capables de déterminer des battements de cœur. Corvisart les énumère tout au long, montrant que la nature des émotions n'a elle-même que peu d'importance relativement aux troubles qu'elles occasionnent. Et il importe de savoir que les palpitations peuvent persister longtemps après qu'a disparu la cause qui les avait fait naître. Une dame à laquelle j'ai donné mes soins avait été prise de battements de cœur à la suite d'une tentative de viol et d'assassinat dont elle faillit être victime, et ces battements persistèrent pendant de longues années. Les émotions dépressives répétées, la tristesse, le chagrin, qui suivent les grands bouleversements de l'âme, déterminent de pareils accidents, et Corvisart nous dit que les événements du temps de la Révolution créèrent un grand nombre d'affections cardiaques rebelles. Tout ce qui, en un mot, est capable de causer un épuisement quelque peu persistant du système nerveux, pourra aussi provoquer les palpitations. C'est ainsi qu'agissent les *fatigues* intellectuelles ou physiques exagérées, l'insomnie, le surmenage sous toutes ses formes, surtout celui résultant des excès vénériens. Il ne faut pas craindre de rechercher ces derniers, même dans le mariage, où l'on ne se croit pas d'ordinaire autorisé à les suspecter.

Il est certain que diverses *intoxications*, agissant sur le système nerveux du cœur qu'elles affaiblissent, provoquent de la sorte des palpitations. Les auteurs anglais rapportent de nombreux exemples des funestes effets du thé. Un médecin qui venait consulter Stokes, se croyant à la période extrême d'une affection cardiaque au point qu'il pensait non pas son dernier jour mais sa dernière heure arrivée, vit tous les symptômes morbides, les palpitations notamment, disparaître après la cessation absolue de l'usage du thé. J'ai observé un fait identique. En France, c'est plutôt le café qu'il faut incriminer; encore en abuse-t-on rarement. Il me souvient, au temps des concours, d'avoir ressenti de violentes palpitations causées par un usage immodéré de cet adjuvant des veilles; elles n'ont pas survécu à la suppression de ces excès.

Le tabac à fumer, le tabac à priser, ce dernier surtout, agissent d'une façon analogue. D'autres intoxications que nous ne soupçonnons peut-être pas sont capables d'agir de même, et c'est à coup sûr de cette manière que la goutte s'accompagne parfois de palpitations en dehors de toutes lésions vraies du cœur ou des autres organes.

Les FORMES CLINIQUES que revêtent les palpitations sont fort diverses. Leurs types peuvent varier à l'infini sans que ces variations aient de rapport exact avec les causes qui leur ont donné naissance. C'est ainsi que les accidents les plus futiles donnent parfois lieu à des réflexes cardiaques très prédominants. On peut dire cependant que les palpitations, quelle que soit leur origine, affectent trois types un peu dissemblables. Dans un certain nombre de cas, ce qui frappe d'abord l'attention du malade et du médecin, c'est l'intensité de l'impulsion de la pointe du cœur en même temps que l'accélération des battements : c'est la forme *hyperkynésienne* des palpitations. D'autres fois l'irrégularité des battements du cœur sera le phénomène prédominant; ce qui inquiétera surtout alors le sujet qui en est atteint, ce sera le sentiment de la suspension des battements du cœur. L'une de nos malades, qui se croyait menacée de paralysie cardiaque, suivant sa propre expression, était simplement atteinte de palpitations. C'est ce que l'on pourrait appeler la forme *arythmienne*. Dans un dernier ordre de faits, les phénomènes sensitifs sont surtout marqués; les palpitations existent, mais elles s'accompagnent soit d'un endolorissement tout spécial et presque permanent de la région thoracique, soit d'une véritable névralgie intercostale. Cela constitue la forme *hyperesthésienne* des palpitations, forme assez particulière aux hystériques ou aux malades qui souffrent d'accidents gastro-coliques un peu intenses.

Il n'y a aucun compte sérieux à tenir de l'intensité ou de la persistance des palpitations quand on cherche à préciser la cause de ces dernières. Les palpitations nerveuses sont parfois persistantes, les palpitations symptomatiques peuvent être essentiellement transitoires. La malade à propos de laquelle j'ai été conduit à faire cette leçon présentait une lésion ancienne du cœur, or les troubles qu'elle ressent actuellement sont de date récente. Stokes rapporte avoir observé pendant de longues années une dame qui, antérieurement atteinte de douleurs précordiales et de palpitations violentes dues à une lésion mitrale, avait pu se trouver soulagée cependant au point de monter à cheval et de fournir de longues courses sans ressentir aucun de ces accidents. Il raconte aussi qu'une jeune fille de ses clientes mourut subitement, alors qu'elle semblait en santé parfaite, du fait d'un rétrécissement mitral qui quelques années auparavant avait donné lieu à des palpitations, accompagnées de troubles fonctionnels menaçants. La disparition de ce symptôme n'indique donc pas nécessairement la guérison d'une maladie organique du cœur.

Son apparition n'a souvent pas plus de valeur séminiologique, et il faut se souvenir, au contraire, que le fait que les gens se préoccupent et se plaignent de leurs palpitations est plutôt de nature à nous rassurer sur l'état de leur cœur. Il ne faut certes pas accepter cette assertion sans contrôle, dans son sens un peu paradoxal, mais je mets en fait, et l'opinion que j'émets ici a déjà été formulée aussi par différents auteurs, que tout malade qui consulte pour des palpitations doit être présumé exempt de maladie du cœur. Je voudrais voir cette sentence inscrite dans nos amphithéâtres et nos salles de consultation afin de rassurer nos étudiants et tous ces malades nerveux qui se croient souvent irrémédiablement atteints par ce fait seul qu'ils ressentent des palpitations. Certes, les affections cardiaques peuvent déterminer de pareils accidents, mais alors ceux-ci sont toujours au second plan; ils ne constituent pour ainsi dire jamais le symptôme primordial, celui pour lequel le malade vient nous consulter.

C'est vous dire, messieurs, que les palpitations ne sont qu'un symptôme d'avertissement; elles doivent nous inciter à examiner avec soin l'état du cœur, et lorsque celui-ci aura été jugé sain, à rechercher dans les troubles des autres organes l'origine des réflexes cardiaques dont le malade ressent le pénible effet. Ce n'est qu'en dernier lieu, et après une observation attentive de tous les viscères, que vous serez autorisés à mettre exclusivement sur le compte de l'état nerveux des palpitations qui, souvent expliquées en partie par lui, peuvent alors, dans ces cas, ne dépendre uniquement que de lui.

Quand vous aurez à formuler un *pronostic* au sujet de palpitations, vous verrez à quel point il est essentiel d'apporter à l'observation et à l'examen clinique de vos malades le soin le plus minutieux ; car c'est surtout dans les résultats de cette observation que vous trouverez les éléments indispensables du jugement que vous pourrez porter sur leur avenir. Les palpitations comportent un pronostic qui se confond avec celui de l'affection qui les a fait naître et qui dépend des chances que l'on peut avoir de faire disparaître celle-ci ; quand elles sont spontanées, idiopathiques, et qu'elles ne relèvent d'aucune lésion des organes, elles n'impliquent aucune gravité. On ne meurt pas de palpitations. Je dirai plus, elles ne provoquent jamais d'altérations notables du cœur, et je suis convaincu que les palpitations à elles seules, et indépendamment de toute lésion viscérale, ne déterminent même pas d'hypertrophie du cœur. Je connais une seule exception à cette règle, c'est le cas des palpitations consécutives à une névrite du plexus brachial ; mais combien n'ai-je pas vu de sujets chez lesquels le café, le thé, le tabac, avaient depuis de longues années provoqué des palpitations presque permanentes, et qui, arrivés même à un âge avancé, ne présentaient pas trace d'hypertrophie cardiaque !

Tout ce que nous venons de dire des palpitations servira, Messieurs, à régler votre THÉRAPEUTIQUE.

Comme la plupart du temps vous trouverez que les palpitations ont leur cause dans des troubles gastriques, dans un mauvais fonctionnement de l'estomac ou de l'intestin, ou dans quelque intoxication, il vous sera possible d'instituer contre elles un traitement efficace. Mais, quand il s'agit des palpitations dues à un usage immodéré du thé, du café, du tabac, n'oubliez pas que c'est la proscription absolue de ces agents qu'il faut prononcer. La moindre dose de ces poisons entretient les accidents chez les sujets qui en ont été une fois atteints. Lorsque les palpitations vous paraîtront résulter d'une des causes d'épuisement nerveux que je vous ai signalées, ne craignez pas d'imposer, autant qu'il vous sera possible, un repos absolu, l'éloignement de tout tracas, de toute fatigue, et cela pendant un temps assez long. Sansom a, de ce fait, obtenu des guérisons vraiment merveilleuses chez des individus auprès desquels toute autre médication avait échoué.

Cependant la guérison se ferait attendre souvent de longues semaines si nous ne mettions pas en usage quelque moyen de traitement capable d'agir sur les palpitations elles-mêmes. Les influences nerveuses ont toujours joué un rôle important dans leur pathogénie, et c'est aux médicaments nerveux que nous devons surtout nous adresser. Vous voyez que j'élimine ici la digitale. Réservez-la pour les lésions du cœur mal compensées, où, pouvant trouver son indication vraie, elle agit utilement sur les palpitations symptomatiques que ces lésions déterminent; mais gardez-vous de la prescrire contre les palpitations elles-mêmes; elle serait capable de les entretenir en exagérant les troubles digestifs. Il faudra bien plutôt vous adresser aux bromures ou à la valériane. Le bromure de sodium est alors un médicament de choix, on peut le prescrire longtemps et à petites doses; le bromure d'ammonium est également précieux, mais il est d'un goût insupportable et l'on est dans la nécessité de le faire prendre par la voie rectale, ce qui ne peut guère être continué longtemps. Par contre, les lavements d'infusion de valériane à la dose de 4 grammes vous fourniront un excellent remède dans les cas où les palpitations reconnaissent pour cause des troubles utéro-ovariens. Le valérianate d'ammoniaque, donné par voie buccale, est souvent également efficace.

J'ai laissé de côté l'emploi de l'éther et celui de la morphine; ce n'est pas qu'il ne soit souvent efficace, mais lorsqu'il s'agit d'accidents qui ont grande tendance à se prolonger ou qui se reproduisent facilement, de tels médicaments sont des armes dangereuses, qui conduisent trop souvent à l'ivrognerie d'éther ou à la morphinomanie.

Je dois encore vous signaler quelques moyens souvent capables de faire cesser momentanément, quelquefois même définitivement, les palpitations; c'est tout d'abord la compression du pneumogastrique au cou, compression momentanée s'entend, car prolongée elle serait dangereuse; c'est ensuite l'ingestion d'eau froide à petites gorgées qui agit comme dans le traitement du hoquet; c'est encore une modification volontaire du rythme respiratoire. Bien des malades suspendent leurs palpitations en retenant longuement leur haleine ou en faisant à coups répétés de profondes inspirations.

Les révulsions sur la paroi thoracique peuvent être utiles, peut-être en agissant sur la périphérie nerveuse, peut-être aussi par simple suggestion, car la suggestion tient naturellemant sa place là où l'élément nerveux en occupe une si considérable. Le médecin en tire assurément parti en prescrivant telle lotion, tels bains calmants, ou lorsqu'il profite de l'ascendant qu'il peut avoir sur l'esprit de son malade pour exercer sur ses dispositions intellectuelles ou morales une influence favorable à la guérison.

XII

ENDOCARDITE RHUMATISMALE AIGUE

Messieurs,

Une des malades de la salle Piorry, entrée il y a près de quinze jours pour un rhumatisme articulaire aigu, semble être aujourd'hui absolument guérie. La fièvre a disparu, les gonflements articulaires ont cédé; tous les accidents paraissent définitivement écartés; c'est à grand'peine si nous obtenons de cette femme qu'elle continue à garder le lit et à demeurer soumise à la diète lactée. Elle ne comprend pas la persistance que nous mettons à la traiter comme une malade. Nous avons cependant pour cela de bonnes raisons, que vous m'avez entendu vous exposer souvent dans le cours de nos dernières visites. Notre malade a présenté tous les signes d'une endocardite aiguë: celle-ci est en voie de guérison, mais toute crainte n'a pas disparu. C'est pour cela que nous veillons de si près à ce qu'aucun écart de régime ne vienne, en provoquant une rechute, entraver une amélioration qui suit progressivement son cours.

Combien ne nous arrive-t-il pas souvent de rencontrer, chez certains de nos malades, des lésions valvulaires très caractérisées sans qu'il nous soit possible de savoir à quelle époque elles ont pu paraître sous forme d'endocardite aiguë! C'est que cette affection, si grosse souvent de conséquences, évolue d'ordinaire sourdement, ne donnant lieu en général à aucun trouble apparent, ne se révélant par aucun symptôme subjectif et ne pouvant être reconnue qu'à l'aide des signes objectifs dont elle s'accompagne et qui la décèlent. Il importe donc que ces signes vous soient très exactement connus. C'est pour cela, c'est parce que vous y trouverez un guide indispensable à votre thérapeutique, que je veux vous parler aujourd'hui de l'*endocardite rhumatismale aiguë*, de ses signes et de son évolution.

Nous savons, grâce aux célèbres travaux de Bouillaud, mon

illustre maître, que le rhumatisme articulaire aigu est l'affection qui le plus facilement s'accompagne de complications endocardiques. C'est donc dans le courant de cette affection que nous aurons surtout occasion d'assister à l'évolution de l'endocardite aiguë et d'en étudier les signes.

Bien d'autres maladies, comme la scarlatine, l'érysipèle, la fièvre typhoïde, etc., peuvent donner lieu à des complications identiques ou à des endocardites de nature spéciale. Nous ne nous en occuperons pas aujourd'hui.

Les observateurs, avertis par la loi que Bouillaud avait formulée, n'ont pas manqué de rechercher avec soin tout ce qui leur parut de nature à faciliter et à rendre plus précis le diagnostic de l'endocardite aiguë. Les résultats auxquels ils sont arrivés sont loin d'être identiques. On s'est attaché d'abord à la symptomatologie subjective de cette affection : palpitations, douleurs précordiales, sensation de bouffées de chaleur à la face, etc. Nous verrons dans un instant ce qu'il faut penser de la valeur de ces signes. Bouillaud et Stokes avaient déjà montré combien elle est minime. On se rejeta ensuite sur l'examen de l'appareil circulatoire et du cœur, on remarqua l'accélération possible du pouls, l'apparition de certaines tachycardies ou arythmies. Puis les signes d'auscultation furent considérés comme les seuls importants. Toutefois, pour les uns, les bruits de souffle n'ont qu'une valeur secondaire pour le diagnostic, pour les autres, au contraire, ils suffisent à eux seuls. Cette dernière opinion, déjà émise par Woillez, a été reprise et soutenue par mes collègues, les Professeurs Jaccoud et Peter. Ce dernier auteur va plus loin; il n'accepte aucun des signes indiqués jusque-là comme capables de révéler une endocardite aiguë et n'admet comme décisive, que l'existence d'un souffle au premier temps et au dessous du mamelon, caractéristique, suivant lui, de l'insuffisance valvulaire mitrale à son début.

Enfin, on avait noté à diverses reprises les modifications que peuvent subir les bruits normaux du cœur dans le cours de l'endocardite aiguë. Cazaneuve[1] parle de la diminution de sonorité du bruit des valvules; Bouillaud relate souvent le même phénomène dans ses observations, bien qu'il n'en fasse pas mention dans sa description de l'endocardite; Piorry dit aussi que les bruits du cœur peuvent

1. *Mémoire sur l'endocardite aiguë* (*Gaz. de Médecine*, 1836).

devenir « plus sourds, plus obscurs et plus tumultueux[1] » ; Grisolle a constaté « l'enrouement, l'état voilé, confus, des bruits naturels ».

Mais je ne veux pas insister sur ces données historiques que vous trouverez au complet dans la thèse d'un de mes élèves, le docteur Meugy[2]. Je tenais seulement à vous montrer l'état actuel de la question et la diversité des opinions qui ont cours maintenant encore relativement à la séméiologie de l'endocardite aiguë. Le problème de diagnostic que nous avions à nous poser au sujet de notre malade et qui revient toutes les fois qu'on peut croire à l'endocardite aiguë, ce problème est-il donc insoluble? Je ne le pense pas. Je le crois même facile à résoudre. Vous vous en rendrez compte quand nous aurons étudié les divers éléments de la question.

Les modifications de l'*état général* du malade et les *troubles fonctionnels* ne sont que des guides incertains pour le diagnostic de l'endocardite aiguë et peuvent servir tout au plus d'avertissement, car l'endocardite aiguë évolue parfois sans eux. On peut cependant établir que la persistance de l'état fébrile après que les tuméfactions articulaires ont cédé, que la précipitation des mouvements du cœur en dehors de toute élévation de température, sont des symptômes qui invitent à examiner de très près l'état du cœur. De même les palpitations qui surviennent, des douleurs qui se font sentir dans la région précordiale, ne manquent pas de fixer l'attention d'une façon plus spéciale sur la possibilité d'une complication cardiaque. Mais, je vous l'ai dit, ces signes sont fugaces, illusoires souvent, et si l'on attendait de les voir apparaître pour poser un diagnostic ferme, on risquerait fort de laisser évoluer la lésion cardiaque, dont on n'aurait eu que de vagues soupçons.

C'est en effet par des symptômes purement objectifs que l'endocardite aiguë se révèle habituellement à son début; mais tous ces symptômes n'ont point une égale valeur. Le changement de rythme des battements du cœur, sur lequel on insistait jadis, ne témoigne en rien qu'il existe une complication endocardique. Il peut dépendre de troubles très divers survenus dans des organes fort éloignés du cœur, et l'on peut voir l'endocardite aiguë évoluer, sans que les battements du cœur soient modifiés en rien dans leur fréquence ou dans leur rythme.

1. *Traité de médecine pratique*, t. II, 1842.
2. *Essai sur le diagnostic de l'Endocardite aiguë simple*. Th. Paris, 1880.

La présence de bruits de souffle au cœur pendant le cours du rhumatisme articulaire aigu est, pour certains auteurs, le signe certain d'une complication inflammatoire endocardique. C'est une opinion courante à l'heure actuelle; elle est enseignée dans les traités de Bucquoy, Peter, Constantin Paul, etc. La formule la plus claire et la plus concise de cette idée est donnée par mon collègue le Professeur Jaccoud : « l'endocardite aiguë simple est caractérisée par l'apparition rapide ou brusque des phénomènes d'auscultation et de percussion qui sont propres aux lésions valvulaires chroniques. »

Cette opinion n'est pas la mienne. Je ne dis pas que l'apparition de bruits de souffle dans le cours du rhumatisme articulaire aigu ne doive pas appeler votre attention sur la possibilité d'une endocardite au début, mais ces bruits de souffle n'ont aucun rapport avec ceux que l'on constate dans les lésions chroniques. D'ailleurs, n'êtes-vous pas frappés de cette anomalie? Quand on entend un bruit de souffle à la base, on dit qu'il est causé par l'anémie; lorsqu'on l'entend à la pointe, on dit qu'il se rapporte à une insuffisance mitrale au début. Or, les souffles de la base dans le cours du rhumatisme disparaissent très souvent lorsque la déglobulisation est à son maximum, et les souffles de la pointe ne présentent, dans la grande majorité des cas, aucun caractère qui puisse permettre de les rattacher à une insuffisance mitrale. Je reviendrai du reste tout à l'heure sur la signification des bruits de souffle dans le cours du rhumatisme articulaire aigu.

Il faut chercher le vrai signe de l'endocardite aiguë dans la *modification du timbre* et *de la sonorité* des bruits normaux du cœur.

Ces modifications du timbre ont été déjà notées par certains auteurs. Je vous ai dit tout à l'heure que Bouillaud, Piorry, parlaient en différents endroits de l'assourdissement, de l'obscurité des bruits du cœur. C'est à ces signes qu'on peut le plus sûrement et presque exclusivement reconnaître l'endocardite aiguë valvulaire à son début.

Pour vous édifier définitivement sur ce sujet, sur lequel l'opinion médicale est encore si mal fixée, je veux vous exposer actuellement ce que m'a fourni mon expérience personnelle dans une série de vingt-deux années (1868-1890), où j'ai noté avec soin les nombreux cas de rhumatisme avec endocardite qui se sont présentés à mon observation.

L'*assourdissement*, qui est tout autre chose qu'une diminution d'intensité des bruits normaux et qu'il ne faut pas confondre avec celle-ci, a été noté chez 50 de nos rhumatisants.

Il a porté tantôt sur l'un, tantôt sur l'autre de ces deux bruits, indiquant ainsi lequel des appareils valvulaires était atteint; parfois les deux bruits étaient altérés à la fois. Le second bruit, c'est-à-dire le bruit aortique, a été un peu plus souvent affecté que le premier. Mais comme son altération est, pour diverses raisons, plus facile à constater que celle du bruit mitral, il n'y a pas à tenir grand compte de cette différence qui n'est que de 1/6. Nous avons trouvé les deux bruits altérés à la fois à peu près aussi souvent qu'un seul, et dans ce dernier cas c'était le bruit aortique qui se trouvait affecté deux fois plus souvent que le premier[1].

L'altération des bruits existant déjà chez la moitié à peu près de nos malades au moment de leur entrée à l'hôpital, quoique chez un certain nombre d'entre eux le rhumatisme ne remontât pas à plus de 5 jours, il a été impossible pour ceux-là de savoir à quelle époque de la maladie elle avait commencé. Dans les autres cas, où elle a pris naissance en quelque sorte sous notre oreille, ç'a été pour les 2/3 des cas avant le 5ᵉ jour du rhumatisme, et une fois dès le 4ᵉ, mais par contre une autre fois seulement le 37ᵉ jour, et en somme en moyenne au 10ᵉ jour[2].

La durée de l'altération des bruits a été extrêmement inégale, si

1. Cette altération a porté :

Sur le bruit aortique	35 fois
Sur le bruit mitral	29 —
Sur les deux à la fois	21 —
Sur le bruit aortique seul	14 —
Sur le bruit mitral seul	8 —

2. Le début de l'altération a été noté 35 fois ;

a) Dans 22 cas, les malades en étaient porteurs à leur arrivée à l'hôpital. Ces malades étaient affectés de rhumatisme :

8 malades depuis moins de 5 jours
6 — depuis moins de 10 jours.
8 — depuis 11 à 24 jours.

b) Dans les 13 autres cas, les malades présentèrent l'altération des bruits pendant leur séjour :

5 malades dès le lendemain (peut-être était-elle antérieure ?)
1 — le 4ᵉ jour.
1 — le 6ᵉ jour.
1 — le 8ᵉ —
1 — le 14ᵉ —
2 — le 17ᵉ —
1 — le 22ᵉ —
1 — le 37ᵉ —

bien qu'on a pu retrouver le phénomène plus ou moins identique à ce qu'il était lors de la première constatation au bout de 2, 3, 5, 6, 7, 8, 16, 17, 25, 37 jours. Dans ces cas, il était permis seulement d'établir que l'altération dont il s'agit est susceptible de persister pendant le temps indiqué, c'est-à-dire de 2 à 37 jours. Mais, dans quelques autres cas, le phénomène étant apparu et ayant cessé pendant que les malades étaient à l'hôpital et soumis à l'observation, on a pu préciser exactement sa durée, qui a été de 2, 3, 10, 11, 23 et 25 jours, c'est-à-dire très inégal, comme on voit.

Cette altération des bruits se produit le plus souvent d'une façon assez soudaine. Du jour au lendemain, les bruits dont on avait constaté le caractère absolument normal s'assourdissent d'une façon très appréciable, quelquefois extrêmement marquée. En deux ou trois jours, ils ont pris un caractère éteint des plus accentués et des plus faciles à apprécier. D'autres fois, il ne s'agit que de nuances assez délicates à saisir. Car ce phénomène, par malheur, n'est point susceptible de mesure exacte et le degré qu'il atteint ne peut être indiqué que d'une façon un peu vague par les expressions : légèrement éteint, voilé, assourdi, très assourdi, parfois tout à fait indistinct. C'est le souvenir du bruit de la veille qui permet surtout de juger l'altération que ce bruit a subie au moment où on le perçoit. Toutefois, on trouve souvent, en ce qui concerne le bruit aortique, un moyen assez précis de juger le degré d'altération qu'il a subi, c'est de le comparer au bruit pulmonaire. Tandis que celui-ci reste clair et net, l'autre, par comparaison, s'éteint et s'assourdit de plus en plus. Et cette comparaison devient surtout facile lorsqu'il se produit un dédoublement passager du second bruit qui permet de comparer plus exactement la partie aortique isolée de ce bruit, à la partie pulmonaire.

Chez un certain nombre de ces malades, il a été possible de suivre le développement et les phases diverses de la modification des bruits; de la voir naître, augmenter, demeurer plus ou moins longtemps stationnaire, puis décroître progressivement jusqu'à disparaître d'une façon absolue.

La décroissance du phénomène s'opère en général beaucoup plus lentement et plus progressivement. Il faut une série de jours pour que les bruits reprennent leur netteté première. Cela d'ailleurs ne se fait pas toujours sans oscillations. Le bruit redevient un peu plus net, puis il s'enroue de nouveau, et c'est seulement dans quelques cas, après plusieurs alternatives de ce genre, qu'il reprend son timbre et sa tonalité ordinaires.

La netteté des bruits ne se rétablissait pas toujours pour les deux à la fois. Le premier restait quelquefois plus ou moins longtemps assourdi, alors que le second avait repris un timbre absolument normal.

Quelques malades, guéris de leur rhumatisme et n'ayant plus aucun malaise, ont quitté l'hôpital aux 11e, 17e, 22e, 25e ou 70e jour de la maladie, conservant encore l'un des deux bruits ou tous les deux, très assourdis : il en a été ainsi pour 8 d'entre eux.

Le retour à l'état normal ne s'effectue d'ailleurs pas toujours sans transition d'un autre genre. Chez le plus grand nombre des malades le bruit, avant de reprendre son timbre doux et éteint, acquiert une dureté inaccoutumée. Cela est surtout aisément appréciable pour le second bruit qui prend alors un caractère analogue à celui qu'on lui trouve chez les sujets atteints d'un léger degré d'aortite chronique, quand les sigmoïdes participent à la lésion, caractère que Bouillaud désignait par le nom de *bruit parcheminé*. D'ordinaire cette modification du bruit se produit avant que celui-ci ait perdu son timbre voilé; et le caractère qu'il prend en ce cas, est un singulier mélange de dureté et d'effacement qu'on ne pourrait guère indiquer qu'en le comparant au bruit qu'on ferait en frappant sur un tambour très tendu, recouvert d'un crêpe. En sorte que le bruit qui s'altère ainsi sous l'influence de l'endocardite valvulaire, après s'être progressivement éteint et avoir passé par une période durant laquelle il semblait de plus en plus mou, devient peu à peu dur tout en demeurant éteint, puis restant dur se fait entendre de plus en plus net jusqu'à prendre le caractère parcheminé, pour s'adoucir enfin peu à peu et reprendre au bout de quelque temps le caractère absolument normal; passant presque régulièrement par les trois périodes de *bruit éteint*, *bruit éteint et dur* et *bruit dur* pour retourner finalement à l'état de bruit normal.

La raison de ces altérations successives des bruits normaux, l'anatomie pathologique nous la donne aisément. Au début le tissu valvulaire infiltré d'exsudats, d'éléments migrateurs et d'éléments jeunes provenant de la prolifération conjonctive, se boursouffle et s'épaissit surtout au voisinage du bord libre où il forme une sorte de bourrelet; la consistance des valvules ainsi diminuée rend le bruit que produit leur claquement, c'est-à-dire leur tension subite, beaucoup moins net qu'à l'état normal; le bruit s'éteint. Puis à mesure que les exsudats se résorbent, que les éléments infiltrés tendent à s'organiser, étouffant en quelque sorte les éléments élastiques normaux, le bruit, sans cesser d'être sourd, devient plus dur; jusqu'au jour où, le boursoufflement ayant disparu, la valvule dense et comme fibreuse produit un bruit dur et sec (parcheminé), qui finalement deviendra tout à fait normal si la résolution est complète. Les modifications du bruit nous permettent ainsi de suivre cette série de transformations beaucoup mieux que l'anatomie pathologique ne le peut faire, et on les retrouve constamment, pourvu qu'on suive très attentivement les malades à ce point de vue.

Chez un certain nombre de sujets dont les bruits normaux étaient altérés, comme je viens de dire, il s'est produit aussi des *bruits de souffle*. Cela a eu lieu chez 1/3 de ceux dont j'ai réuni les observations (17 sur 50). Ce sont ces souffles qu'on considère, en général, comme le signe le plus positif de l'endocardite. Vous allez voir ce qu'il faut en penser.

Sauf 5 cas dans lesquels il existait manifestement une lésion organique antérieure à l'affection actuelle et datant d'une atteinte ancienne de rhumatisme aigu, ces souffles ont toujours présenté les caractères que nous avons assignés aux bruits de souffles cardiopulmonaires.

Ils siégeaient, pour le plus grand nombre, soit dans la région *préventriculaire gauche* (7 fois), soit dans la région *préinfundibulaire* (4 fois), soit dans la région *parapexienne* (4 fois), c'est-à-dire dans des points de la région précordiale où l'on n'entend, presque exclusivement, que des bruits extracardiaques.

Presque tous (16 fois sur 17 cas) étaient *mésosystoliques* et affectaient par conséquent un rythme qui n'appartient point aux souffles qui prennent naissance dans les orifices. Trois fois seulement un de ces souffles présenta le caractère systolique; mais il siégeait en ce cas dans la région parapexienne où vous savez que les souffles cardiopulmonaires sont habituellement holosystoliques.

Enfin ces souffles étaient *doux*, *superficiels*. On les entendait toujours dans quelque point de la région précordiale où *le cœur était recouvert par le poumon*. Dans un cas unique où le souffle se fit entendre à la pointe même, cette pointe était cachée derrière une lame pulmonaire.

Dans les cas exceptionnels d'ailleurs (5 fois) où le bruit avait son maximum dans la zone de la pointe il y était extrêmement limité, sans propagation aucune et dans l'un de ces cas le souffle appartenait à la région susapexienne.

Une seule fois (24 avril 1886), on entendit le jour même de l'entrée du malade, un souffle systolique rude de la pointe, qui pouvait faire illusion. On ne pouvait cependant l'attribuer à une endocardite récente, car le malade était au 2e jour seulement de son rhumatisme et de sa fièvre. Il était permis de penser à une insuffisance mitrale ancienne, le malade ayant eu une première atteinte de rhumatisme cinq ans auparavant. Mais il fallut renoncer à cette présomption, lorsque, le lendemain même, on constata que le bruit anormal avait complètement changé de caractère, était devenu doux, superficiel, limité à la pointe du cœur recouverte par le poumon, sans propagation aucune, d'une intensité extrêmement variable, ne s'entendant qu'au début de l'expiration, et qu'il était suspendu complètement par l'interruption du mouvement respiratoire. Chez ce malade il existait une pleurésie gauche avec épanchement moyen.

Il ne peut donc y avoir aucune sorte de doute. Ces souffles revêtant l'aspect des bruits extracardiaques qui se produisent dans le poumon et présentant en outre un certain nombre de caractères qui permettent absolument d'exclure toute une origine orificielle, sont bien évidemment des *souffles cardiopulmonaires*. Cependant bien certainement aussi ils ne sont pas sans quelque relation avec l'endocardite qu'ils accompagnent.

D'abord ils sont notablement plus fréquents dans les cas d'endocardite que dans ceux où elle ne se produit pas. Ensuite on ne laisse pas de trouver quelque rapport entre l'apparition de ces souffles et l'altération des bruits normaux, bien que ce rapport n'ait rien de rigoureux.

Dans le plus grand nombre des cas, ces bruits existaient déjà lors de l'entrée des malades dans nos salles; dans quelques-unes des observations, on a assisté à leur début. Le souffle extracardiaque dans ces cas-là apparaissait en même temps que l'altération des bruits normaux (du 6e au 10e jour de la maladie), ou peu de temps après, le lendemain (au 5e jour de la maladie), 4 jours après (au 10e jour), etc.

Parfois le souffle extracardiaque cesse avec l'altération des bruits normaux (au 8e jour, au 11e jour, au 27e jour de la maladie). Mais une fois, il a cessé au 6e jour, tandis que l'assourdissement des bruits persistait jusqu'au 11e jour. Dans d'autres cas, les deux phénomènes ont persisté jusqu'à la sortie du malade (aux 13e, 14e, 15e, 33e jours).

Dans un cas où le bruit anormal avait débuté au 6e jour, il devint permanent; le malade sortit le 91e jour, le deuxième bruit était devenu très net, le premier était demeuré un peu sourd et le souffle se faisait entendre toujours avec une assez grande intensité à la partie interne du troisième espace intercostal, sans aucune propagation. Trois mois après, le malade étant rentré dans le service, on constatait, avec le souffle extracardiaque au milieu du troisième espace intercostal gauche, un autre souffle de caractère également extracardiaque, qui se faisait entendre à droite du sternum, au niveau de la quatrième côte.

Il est probable qu'un certain nombre des souffles extracardiaques constatés dès le début de l'observation n'étaient rien autre chose que des bruits anciens, résultant d'une disposition toute individuelle.

Quant aux bruits extracardiaques qui prennent naissance pendant la durée de la maladie, leur concordance avec l'altération des bruits normaux et leur apparition souvent à peu près simultanée, semblent indiquer que les souffles résultent vraiment de l'endocardite. Mais un certain degré d'indépendance montre aussi qu'ils n'en sont pas la conséquence nécessaire et directe. Ils ne peuvent être attribués à l'anémie qui n'existe guère encore à une époque aussi rapprochée du début de la maladie et qui tendrait plutôt à rendre les bruits plus clairs. Ils sont donc les conséquences de l'endocardite, sans doute par l'intermédiaire des modifications apportées au mode de contraction du cœur.

Vous jugez aisément, Messieurs, d'après tout ce que je viens de vous dire, que l'altération des bruits normaux est le véritable signe de l'endocardite à son début, puisqu'elle est la conséquence directe et inévitable de la lésion valvulaire à laquelle cette endocardite donne lieu; que les souffles, au contraire, peuvent bien faire présumer l'existence de cette endocardite, puisqu'ils lui sont souvent associés, mais que leur présence ne suffit pas à elle seule, pour établir ce diagnostic. En effet de semblables souffles peuvent exister et existent souvent sans endocardite; d'autre part leur absence n'exclut pas l'endocardite, car on peut trouver les autres signes de cette maladie, la constater même à l'autopsie sans qu'aucun souffle n'ait jamais apparu.

Malheureusement, l'endocardite aiguë ne guérit pas toujours d'une façon complète. Elle est suivie d'altérations valvulaires persistantes qui constitueront plus tard les lésions orificielles chroniques du cœur. Mais l'apparition du souffle caractéristique de l'affection valvulaire définitivement constituée ne se fait que tardivement, les bruits restent encore éteints, ou bien ils commencent déjà à prendre ce caractère clangoreux sur lequel j'ai appelé tout à l'heure l'attention, et, à ce moment, du 15e ou 20e au 40e ou 50e jour, on commence à percevoir les signes objectifs de la lésion orificielle, en même temps que la maladie se constitue par l'adjonction de ses autres symptômes. Vous comprendrez aisément qu'il nous est rarement donné d'observer un malade d'assez près et pendant assez longtemps pour noter d'une façon exacte la transformation progressive des signes et l'évolution de l'endocardite. J'ai pu cependant à plusieurs reprises suivre cette transformation jusqu'au bout et je ne puis mieux faire, pour vous montrer comment se fait le passage de l'état aigu à l'état chronique, que de vous rapporter l'histoire d'un malade que j'ai soigné il y a une dizaine d'années et que j'ai observé pendant de longs mois.

Baudin Joseph, âgé de 30 ans, peintre en bâtiments, né à Rambouillet, entra à l'hôpital Necker, salle Saint-Luc, n° 8, le 6 janvier 1881. Exerçant la profession de peintre en bâtiments depuis l'âge de 15 ans, il avait été atteint de coliques de plomb, dont il souffrit pendant trois mois, en 1876; mais il n'eut jamais rien qui ressemble à la goutte saturnine. Dès l'âge de 7 ans, il eut une première atteinte de rhumatisme articulaire aigu. En 1874, il en eut une seconde et n'en avait point éprouvé depuis. Vers la fin du mois de décembre 1880, il eut à la main gauche un durillon enflammé qui suppura; on dut ouvrir l'abcès. Dès le lendemain, il fut pris de douleurs dans toutes les jointures, avec frisson, fièvre, céphalalgie, vomissements et même, au dire du malade, perte de connaissance.

Le jour de l'entrée, la fièvre était intense, le pouls à 120, la température à 40 degrés, la sueur abondante. Les douleurs articulaires occupaient la plupart des jointures, avec gonflement. Les bruits du cœur étaient nets et ne s'accompagnaient d'aucun souffle.

Le lendemain, 10e jour de la maladie, la fièvre commençait à céder un peu et les articulations du membre supérieur gauche devenaient moins douloureuses. Mais les bruits du cœur étaient *très assourdis*, le volume de l'organe étant d'ailleurs sensiblement normal.

Les jours suivants, la fièvre diminuait progressivement, mais il apparaissait des signes de péricardite : bruit de galop et frottement, puis *souffle superficiel mésosystolique*, au niveau du 5e espace intercostal. Enfin, au 14e jour de la maladie, dilatation notable du cœur, dont la matité acquiert 13 centimètres dans les deux sens.

Le 21e jour de la maladie, la fièvre était tombée complètement, mais le 24e, après une recrudescence momentanée du mouvement fébrile, qui avait porté la température à 39°,2, les claquements valvulaires du côté gauche s'étaient *assourdis* au point que le deuxième bruit aortique était devenu à peine appréciable, tandis que les bruits valvulaires du cœur droit conservaient leur caractère normal.

Le 29e jour, la température était modérée, le pouls cependant toujours fréquent, quoique régulier et aux environs de 120, mais mou et dépressible; la dilatation persistait de telle sorte que la pointe du cœur au niveau du cinquième espace intercostal battait à 5 centimètres du sternum; alors on constate, pour la première fois, un *léger souffle diastolique à la base, dans la crurale un double souffle manifeste* et, *au niveau de la sous-clavière, un frémissement très prononcé.*

Les jours suivants, à travers quelques oscillations du mouvement fébrile, ces signes tendent tous à s'effacer. Mais le 39e jour, le souffle diastolique de la base prend un *timbre musical* qui, le 50e jour, devient un véritable *roucoulement*. Dans l'intervalle, ce bruit avait subi des alternatives d'augmentation et de diminution allant jusqu'à l'effacement complet, le double souffle crural subissant d'ailleurs de semblables alternatives. Le 51e jour, on commença l'usage de l'iodure de potassium à la dose de 0,60c par jour, avec 20 gouttes de teinture de digitale. A partir du 53e jour, tout mouvement fébrile avait définitivement cessé. Le 59e jour, le deuxième bruit valvulaire de la base est redevenu très net et le souffle diastolique a complètement disparu. Toutefois, la matité précordiale est toujours exagérée (13 centimètres le long du bord droit et 12 centimètres au bord gauche, la pointe battant à 8 centimètres du bord du sternum dans le sixième espace intercostal), le frémissement de la sous-clavière, aussi bien que le double souffle crural persistent, quoique à un très léger degré; le pouls est encore très fréquent (120), bondissant et dépressible, malgré l'emploi de doses légères de digitale. Le souffle diastolique reparaît, d'ailleurs très léger, les jours suivants.

Le 66e jour, on porte la dose de l'iodure à 80 centigrammes. Enfin, le malade quitte l'hôpital après 71 jours de maladie, conservant un *très léger souffle diastolique de la base, un double souffle crural évident*, avec une dilatation du cœur manifeste (la matité donnant 9 sur 15 et la pointe se trouvant reportée à 10 centigrammes du bord gauche du sternum), avec une facile accélération du pouls qui, de 96, monte aisément dans la station debout, à 132.

Deux mois et demi après, le malade rentre à l'hôpital pour des coliques de plomb. Il y fait un nouveau séjour deux mois plus tard pour une paralysie saturnine; enfin, huit mois après, pour de nouvelles douleurs rhumatismales.

Pendant le premier de ces trois séjours, le bruit anormal apparaît et disparait alternativement. Pendant le second, il est constant, et de plus on constate une excitabilité grande du cœur, dont les battements s'accélèrent parfois jusqu'à 136 par minute. On doit recourir à la digitale, qui est administrée en injections hypodermiques.

Lors du dernier séjour, on constate que le cœur a diminué de volume. La matité mesure 12 sur 15. La pointe bat dans le cinquième espace intercostal et non plus dans le sixième. Le pouls est à 96, puis descend à 60, lorsque l'affection articulaire s'est éteinte sous l'influence du salicylate de soude. On retrouve encore des traces du *souffle diastolique* de la base, mais assez léger pour être douteux. Le claquement est d'ailleurs bien frappé et le *double souffle crural*, encore évident, est assez peu marqué pour ne point paraître absolument caractéristique.

Voilà donc un malade indemne jusque-là de toute affection rhumatismale ou cardiaque, chez lequel on peut constater au début l'intégrité des appareils valvulaires cardiaques, et qui, à partir du dixième jour, présente des signes d'endopéricardite. — Or, c'est par l'assourdissement du second bruit seulement que l'endocardite se révèle tout d'abord. Dix-neuf jours plus tard, apparaissent les signes d'une insuffisance aortique, assez peu marquée d'abord, et ne paraissant même pas constante, mais bientôt révélée d'une façon aussi formelle que possible par le caractère musical et sonore du bruit morbide. Les séjours successifs que ce malade vient faire à l'hôpital permettent enfin de suivre les phases diverses de cette lésion et de constater que, grâce sans doute à la médication iodurée, les progrès du mal s'enrayent si bien qu'en dernier lieu il n'en reste plus que des traces fort atténuées.

L'observation que vous venez d'entendre est un exemple de la façon dont l'endocardite aiguë engendre consécutivement les lésions orificielles chroniques, avec les phases successives de cette transformation et leurs formes de passage qui sont si mal connues. Je pourrais malheureusement vous en montrer un certain nombre de semblables. Quant à savoir dans quelles proportions l'endocardite aiguë laisse après elle des lésions chroniques du cœur, il faudrait pour cela pouvoir établir d'abord dans quelle proportion l'endocardite aiguë elle-même a existé chez les rhumatisants. Mais les éléments de diagnostic mis jusqu'ici en usage étant, comme vous venez de le voir, absolument défectueux, les statistiques qui reposent sur eux sont insuffisantes pour nous fournir cette notion. Ce sera à vous, avec ces éléments réformés, d'en constituer de nouvelles qui puissent inspirer toute confiance. Pour moi, je pense que l'endocardite est, comme l'avait dit Bouillaud, très fréquente dans le rhumatisme aigu grave; mais qu'elle se termine de beaucoup le plus souvent par résolution et que cette terminaison est plus fréquente aujourd'hui qu'elle ne l'était autrefois.

En résumé, vous voyez combien il est essentiel d'examiner quotidiennement et attentivement le cœur de tout rhumatisant, de rechercher avec soin non seulement les bruits anormaux, mais aussi et surtout l'altération des bruits normaux.

Si à aucun moment on n'a entendu, ni bruit de souffle, ni bruit anormal d'aucune sorte; si les bruits normaux sont restés clairs et bien frappés, on peut être assuré que lorsque les tuméfactions articulaires auront cessé, la maladie sera définitivement guérie, et qu'elle ne laissera à la suite aucune altération chronique du cœur.

Si l'on entend un bruit de souffle, quel qu'il soit, il faut rechercher si le bruit anormal n'est pas en rapport avec une lésion antérieure du cœur, c'est-à-dire procéder au diagnostic différentiel d'une affection valvulaire du cœur, diagnostic sur lequel j'aurai d'autres occasions de revenir. Si l'on reconnaît qu'il y a une lésion orificielle, on peut être certain que celle-ci remonte à une époque antérieure à la maladie actuelle; car, comme je l'ai dit, les affections qui suivent l'endocardite aiguë ne se constituent que lentement, vers le 30e, 40e, 50e jour de la maladie; mais lorsqu'on a constaté l'existence d'une affection valvulaire ancienne, il reste encore la possibilité d'une nouvelle endocardite surajoutée aux lésions préexistantes. Or, je ne connais guère, en clinique, de question plus délicate que celle-ci, et, si nous n'avions pas pour la résoudre ce caractère si spécial de l'assourdissement des bruits du cœur dans l'endocardite aiguë, je ne sais si nous serions jamais en mesure d'arriver à un diagnostic précis.

Lorsqu'on est assuré que le bruit de souffle ne se rattache à aucune lésion valvulaire préexistante, il ne peut plus s'agir que d'un souffle extracardiaque, et tous les caractères qu'il présente contribuent alors à le prouver. Mais cela ne saurait suffire à inspirer une sécurité absolue puisque les souffles anorganiques sont très fréquents dans le cours du rhumatisme articulaire aigu.

Vous avez vu que ces souffles anorganiques sont des signes d'avertissement, mais rien de plus. Ils ne signifient pas par eux-mêmes qu'il existe une endocardite, mais ils nous conduisent à chercher avec plus de soin les symptômes capables de nous révéler celle-ci. Or, ceux-ci consistent presque exclusivement, vous le savez, dans le caractère éteint et voilé des bruits du cœur. Si donc, malgré l'existence de un ou plusieurs souffles anorganiques, les bruits normaux présentent leur éclat accoutumé, on peut être sûr que l'endocarde n'est nullement touché; si au contraire, en même temps qu'il existe des souffles anorganiques, les bruits du cœur sont mal frappés et assourdis, le diagnostic d'endocardite s'impose.

Enfin, alors même que dans le cours du rhumatisme articulaire il n'aurait à aucun moment apparu aucune sorte de bruit de souffle, si les bruits du cœur ont présenté les modifications spéciales sur lesquelles j'ai appelé votre attention, il n'en faut pas moins porter le diagnostic d'endocardite aiguë en dépit de l'absence de tout bruit anormal proprement dit. C'est parce que la règle que je viens de vous exposer n'est pas habituellement suivie, que le diagnostic de l'endocardite aiguë, comme le dit Rosenstein, est le plus habituellement purement arbitraire et empirique.

Pour le moment j'ai voulu surtout fixer vos idées sur les points essentiels de l'auscultation du cœur dans l'endocardite aiguë. J'aurai d'autres occasions de vous entretenir du traitement de cette maladie. Il va sans dire que le diagnostic, qui ne peut se fonder ici, comme vous l'avez vu, que sur l'auscultation, est indispensable pour établir les indications du traitement et que celui-ci n'aura chance d'être utile qu'autant qu'il sera institué assez tôt pour que les désordres produits par l'endocardite ne soient pas irrémédiables. Or ils le seraient la plupart du temps, au moins en grande partie, si vous attendiez pour agir l'époque où un souffle organique manifeste annoncera des lésions valvulaires définitivement constituées. Que si, à tout hasard, vous appliquez un traitement actif dès que vous aurez entendu quelque souffle au-devant du cœur, vous pouvez être assurés de faire très souvent œuvre inutile et partant nuisible.

XIII

DU RYTHME MITRAL

Messieurs,

Nous soignons actuellement dans nos salles plusieurs malades atteints de rétrécissement mitral. Les signes d'auscultation qu'ils présentent offrent de grandes variétés, cependant ils sont tels, malgré leur diversité, qu'ils ne permettent aucun doute sur la nature de la lésion dont ces malades sont atteints. Je voudrais à ce propos, laissant de côté l'histoire des causes du rétrécissement mitral et des troubles fonctionnels qu'il détermine, vous retenir quelques instants sur une question de pure sémiologie qui cependant est d'un haut intérêt : c'est celle qui a trait à ce qu'on a nommé le rythme mitral. Comme je vous l'ai souvent répété, il est important de faire de bonne heure le diagnostic d'une affection cardiaque, afin de prévenir autant que cela se peut, les accidents qui en doivent résulter. Mais pour établir ce diagnostic précoce et positif, les symptômes généraux et les troubles fonctionnels ne servent souvent de rien, c'est à l'examen du cœur lui-même qu'il faut vous adresser. Aussi rien de ce qui concerne la sémiologie cardiaque ne peut vous être indifférent.

En ce qui concerne le rythme mitral, l'histoire des controverses auquel il a donné lieu suffirait à intéresser les plus difficiles. Ces controverses ont divisé longtemps les cliniciens et les physiologistes, et vos aînés se souviennent encore des discussions passionnées qui ont eu leur écho à l'Académie de Médecine, lorsque Beau tenta de soutenir une théorie dont la fragilité n'a plus besoin d'être démontrée.

Pourquoi donc est-ce à l'occasion de cette lésion mitrale que de telles disputes se sont élevées? Les causes en sont multiples. Tout d'abord les signes d'auscultation par lesquels elle se manifeste ont des formes diverses et variées que l'on ne rencontre pas dans les autres affections cardiaques. D'un autre côté, l'action de l'oreillette joue ici un grand rôle, or le fonctionnement de cette partie du cœur n'est appréciable pour nous que d'une façon indirecte, en sorte que les mouvements de l'oreillette ne se jugent et ne s'apprécient pas aussi aisément que ceux du ventricule. Les divergences d'interprétation peuvent donc être multiples.

Les discussions dont je vous parlais tout à l'heure sont nées avec Beau. Cet auteur avait conçu une théorie qu'il est aujourd'hui inutile de rappeler, car elle a été définitivement ruinée, mais qui ne tendait à rien moins qu'à renverser tout ce qu'on croyait savoir du rétrécissement mitral, et à modifier d'une façon absolue la conception physiologique du fonctionnement cardiaque. Grâce à ses merveilleux appareils enregistreurs, Marey put rétablir les faits, ramener la conviction dans les esprits un peu ébranlés, si bien que de la théorie de Beau, il ne restait plus dans ces derniers temps que le souvenir.

Mais voici que récemment, sous l'influence des publications de plusieurs auteurs anglais, la querelle semble vouloir renaître. MM. Barclay, Dickinson[1], Turner[2] ont repris certains des arguments de Beau. Pour ces auteurs, le souffle ou roulement diastolique du rétrécissement mitral appartiendrait à la systole ventriculaire. Il en résulterait deux choses : 1° Notre conception physiologique de la révolution cardiaque devrait être considérée comme erronée, car, si l'on en croyait ces auteurs, la période systolique commencerait bien avant le temps que nous croyons fixé pour son début. 2° Notre conception pathologique du rétrécissement mitral serait fausse également, il n'y aurait pas de rétrécissement sans insuffisance. Comme vous le voyez, c'est la théorie de Beau qui renaît de ses cendres.

Pour ma part je crois cette interprétation des faits absolument erronée. Je vous en donnerai tout à l'heure des preuves que je crois décisives. Mais pour cela il nous faut reprendre, d'une façon rapide, l'étude des mouvements du cœur afin d'en déduire plus facilement la signification exacte de leurs anomalies. Laissons d'abord la

1. Dickinson, *Remarks on the presystolic Murmur, falsely so called. Lancet*, 1887.
2. Turner, *Lancet*, 1887.

dénomination de temps du cœur trop malheureusement usitée en clinique où elle ne sert guère qu'à introduire la confusion et voyons comment se constitue une révolution cardiaque. Elle se divise en deux périodes, l'une systolique, l'autre diastolique. La période systolique présente un bruit à son début, c'est le premier bruit du cœur, un autre à sa fin, c'est le deuxième bruit. La période diastolique est la période habituellement silencieuse qui s'étend du deuxième bruit au premier. Pour pousser plus loin cette étude, prenons le phénomène au moment où, le ventricule venant de se vider, le sang a passé en totalité dans l'aorte et l'artère pulmonaire; à ce moment les valvules sigmoïdes se sont abaissées et la cavité ventriculaire est vide : une nouvelle révolution cardiaque va commencer, et nous sommes au début de la diastole du ventricule. Le sang, accumulé dans l'oreillette pendant la durée de la systole du ventricule, ouvre la valvule auriculo-ventriculaire et passe dans le ventricule, en raison de la pression qu'il a acquise dans l'oreillette, en raison aussi de l'aspiration ventriculaire. C'est ce qui résulte d'une façon indéniable de l'examen des tracés recueillis par Marey, Chauveau et François Franck. Vers la fin de la période diastolique, quand le ventricule est déjà distendu, l'oreillette en se contractant achève de remplir et de distendre le ventricule. A ce moment enfin, la systole auriculaire étant terminée, la période diastolique est à sa fin et la systole ventriculaire commence. Celle-ci a pour premier effet de produire la clôture des valvules auriculo-ventriculaires, en même temps qu'elle chasse le contenu des ventricules dans les troncs artériels; enfin la systole ventriculaire s'achève avec la fermeture des valvules sigmoïdes. Vous voyez que les deux bruits du cœur limitent la période systolique ventriculaire et c'est la systole des ventricules qui les détermine tous deux, l'un au moment où elle commence, l'autre à l'instant où elle s'arrête.

Encore une fois ayez tout cela présent à l'esprit et laissez de côté la détermination des prétendus temps du cœur qui ne peut que vous créer des difficultés ; souvenez-vous seulement que la période diastolique correspond au grand silence, tandis que la période systolique répond au petit silence, précédé et suivi des deux bruits du cœur.

Quant à la durée des diverses phases de la révolution cardiaque, il résulte des concluantes expériences de Marey sur le cheval, comme aussi de ce que vous apprend chaque jour l'auscultation du cœur normal, que la systole ventriculaire occupe un tiers du temps de la révolution cardiaque et la diastole ventriculaire le reste, c'est-à-dire les deux tiers environ. Mais la diastole se compose de deux parties : la première correspondant au passage du sang dans le ventricule sans participation active de l'oreillette, la deuxième correspondant à la contraction auriculaire. La systole auriculaire est brève, elle semble ne dépasser généralement guère 18 centièmes de seconde, c'est-à-dire 1/4 ou 1/5 de la révolution cardiaque.

Ceci dit, il vous sera facile de concevoir tout ce qui se passe chez un sujet affecté de rétrécissement mitral et de comprendre les bruits anormaux très divers que le cœur fait alors entendre.

Vous savez que ce rétrécissement résulte presque toujours de l'adhérence réciproque des bords libres des deux lames valvulaires dans une étendue plus ou moins considérable au voisinage des commissures, et qu'il peut être porté au point de n'admettre plus qu'une plume à écrire. Cherchons dans ces conditions à nous représenter ce qui se passe pendant les différentes phases d'une révolution cardiaque. Dès le début de la diastole ventriculaire, le sang pénétre de l'oreillette dans le ventricule et comme il ne trouve plus, au lieu d'une porte largement ouverte, qu'un orifice plus ou moins rétréci, il se forme une veine fluide qui entre en vibration; comme d'ailleurs cette veine fluide est relativement encore volumineuse et que la force qui la pousse est faible, vous concevez que les vibrations déterminées par elle sont rares et que le bruit qui en résulte a une tonalité basse. Du fait qu'elles sont rares, elles produisent pour la main une sensation distincte qu'on appelle frémissement, tandis que la sensation auditive peut être atténuée à ce point qu'elle disparaisse. C'est à ce bruit *grave* qu'on a donné le nom de *roulement diastolique*. Il commence aussitôt après le deuxième bruit du cœur, ou bien en même temps que lui, et il s'entend à la pointe, surtout dans la région susapexienne, car c'est de ce côté que la veine fluide vibrante se dirige. Au moment de la systole de l'oreillette, c'est-à-dire de ce que nous appelons la présystole, la veine fluide subit une poussée nouvelle et l'accélération de mouvement du sang provoque un *renforcement présystolique* du bruit en élevant sa tonalité et en accentuant aussi le frémissement perceptible à la main.

Tel est le type habituel et complet du bruit de souffle qui fait partie de ce que nous étudions sous le nom de rythme mitral. Il en peut exister deux autres. L'un dans lequel la partie diastolique seule se fait entendre et s'arrête plus ou moins longtemps avant le début de la systole ventriculaire sans qu'il se produise aucun bruit présystolique, si ce n'est parfois une sorte de galop. L'autre qui est constituée par la partie présystolique seule et où la portion diastolique fait complètement défaut. — Le premier de ces types paraît répondre aux cas dans lesquels le ventricule étant distendu et se vidant très imparfaitement dans sa systole, le sang qui y pénètre en ronflant aussitôt la diastole commencée, l'a bientôt rempli de telle sorte que la systole auriculaire, quand elle intervient, ne trouve plus à y faire pénétrer que trop peu de sang pour déterminer un bruit appréciable. — Le second paraît se rapporter aux cas, où avec un rétrécissement et une stase modérés, la pression constante de l'oreillette est assez médiocre pour que le sang pénètre sans bruit dans la cavité ventriculaire jusqu'à l'instant où la systole auriculaire entrant en jeu accélère le mouvement du sang au point de lui faire produire un bruit notable.

Au moment même où la diastole ventriculaire s'achève, la systole commence, et dès son début détermine l'occlusion de la mitrale. Or cette valvule n'a plus sa structure normale, son bord libre est épaissi, la partie moyenne de ses valves est elle-même moins souple que de coutume, son élasticité enfin a considérablement diminué. Aussi, le premier bruit, celui qui dans le cas présent survient à la fin du renforcement présystolique, prend-il une dureté, un éclat inaccoutumés. Et ce signe, *la dureté du premier bruit*, est quelquefois si frappant, qu'il suffit à lui seul pour assurer le diagnostic.

Après le premier bruit la systole ventriculaire se poursuit sans aucun bruit anormal si le rétrécissement est pur comme nous le supposons et si, par conséquent, la mitrale est close. Mais, à la fin de la systole ventriculaire, les valvules sigmoïdes aortiques et pulmonaires retombent pour clore les orifices artériels en produisant le deuxième bruit du cœur. Il survient de ce fait un nouveau phénomène anormal, résultat et signe du rétrécissement. C'est le *dédoublement du second bruit*.

A l'état normal, la chute des sigmoïdes aortiques et pulmonaires étant synchrone, les deux appareils valvulaires produisent un bruit unique. Avec le rétrécissement mitral ce synchronisme disparaît, l'un des deux appareils produit son claquement un peu avant l'autre et le bruit se dédouble, c'est-à-dire se partage en deux bruits distincts qui se succèdent à un très court intervalle. Mais lequel des deux anticipe sur l'autre? Est-ce l'aortique ou le pulmonaire? La question a été discutée et résolue en sens opposés. J'ai trouvé, pour ma part, que c'est tantôt l'un et tantôt l'autre, suivant les cas; que la *précession* est aortique dans les premières phases de la maladie, pulmonaire au contraire dans les phases plus avancées et que le dédoublement manque souvent dans les phases intermédiaires.

Si l'on cherche à se rendre compte, d'après les faits d'observation clinique, du mécanisme de ces dissociations diverses du second bruit dans le rétrécissement mitral, je crois qu'on peut en donner les raisons suivantes. Au début, lorsque le rétrécissement encore peu serré est néanmoins suffisant pour entraver d'une façon notable la pénétration du sang dans le ventricule gauche, l'aspiration ventriculaire se trouve augmentée par le fait même qu'elle est moins aisément satisfaite et les sigmoïdes, attirées avec plus de force que de coutume, retombent plus tôt : il y a donc précession aortique. — Quand, au contraire, l'obstacle créé à l'orifice mitral a déterminé la stase sanguine et entravé notablement la circulation dans le poumon, quand le ventricule droit d'autre part s'est hypertrophié, la tension s'élève dans l'artère pulmonaire de façon à chasser les sigmoïdes de cette artère au début de la diastole et plus fort et plus vite. De là résulte une accentuation et une anticipation plus ou moins notables de la partie pulmonaire du second bruit. C'est la précession pulmonaire. — Dans les phases intermédiaires, les deux influences parfois se compensent de telle façon que le dédoublement disparaît, laissant persister seulement l'accentuation du second bruit pulmonaire, comme une sorte de témoignage du mécanisme que je viens de vous indiquer.

Le dédoublement du second bruit n'existe donc pas d'une façon absolument constante dans le rétrécissement mitral et fait défaut à certaines phases de la maladie. Pour cette raison on lui a dénié la qualité de signe pathognomonique. Mais c'est à tort, car pour ne se montrer pas toujours, il n'en est pas un signe moins valable quand il existe. J'aurai même à vous indiquer comment on peut tirer parti de son inconstance pour fixer certains points du diagnostic.

Mais il faut le distinguer avant tout du dédoublement normal qui se caractérise comme vous le savez par ses alternances régulières liées aux mouvements respiratoires.

Avec le dédoublement du deuxième bruit, apparaît quelquefois encore un bruit très spécial à la maladie dont nous parlons, qui se surajoute aux bruits normaux du cœur et sur lequel Sansom a le premier attiré l'attention : je veux parler du *claquement d'ouverture* de la mitrale. Après cet auteur, j'ai de mon côté remarqué ce bruit et l'ai fait décrire dans la thèse d'un de mes élèves : M. Rouchès[1]. Il consiste en un véritable bruit de claquement habituellement assez dur, qui a son maximum vers la pointe, succède au second bruit simple ou double avec un intervalle toujours un peu supérieur à celui qui sépare les deux parties du bruit dédoublé et marque le début d'un roulement diastolique en général très accentué. Or, comme le roulement de la sténose mitrale peut être simulé, notamment dans certains cas d'insuffisance aortique, et que dans ces cas-là il ne saurait y avoir rien de semblable au claquement dont il s'agit, celui-ci, quand il existe, rend au roulement sa valeur pathognomonique. Il s'explique, à mon avis, de la façon suivante : L'ouverture de la mitrale est d'ordinaire silencieuse et ses valves s'abaissent sans produire aucune sorte de bruit. Mais chez les malades atteints de rétrécissement mitral, les lames valvulaires, au moment où elles s'ouvrent en s'écartant, chassées par le flot qui pénètre dans le ventricule, sont brusquement arrêtées par les adhérences réciproques de leur bord libre, et la tension subite qui en résulte produit un bruit de claquement d'autant plus dur qu'elles ont perdu de leur élasticité. Ce bruit se place immédiatement après le second bruit du cœur, retardant légèrement sur lui pour cette double raison : que l'appel dans le ventricule ne peut avoir lieu qu'après que les sigmoïdes sont fermées, et que la pression intra-auriculaire qui chasse la mitrale est extrêmement inférieure à celle de l'aorte qui abaisse et fait claquer les sigmoïdes. Son maximum est nécessairement au voisinage de la pointe, puisqu'il s'agit d'un bruit mitral. Si vous n'y preniez point garde, vous le confondriez avec le dédoublement du deuxième bruit du cœur, comme cela a été fait souvent ; s'il retarde un peu davantage, il peut simuler un bruit de galop et par là vous conduire à une erreur de diagnostic, non sans importance. Son siège à la pointe, son timbre

1. Rouchès, *Du claquement d'ouverture de la mitrale*. Th. Paris, 1888.

net, claquant, sa brièveté vous permettront de le reconnaître facilement.

En résumé, quand le rythme mitral est au complet, on entend un roulement diastolique, suivi d'un renforcement présystolique, un premier bruit du cœur dur, sec, enfin un dédoublement du deuxième bruit du cœur, suivi ou non d'un claquement d'ouverture de la mitrale. Mon ami M. Duroziez a depuis longtemps déjà réuni la plupart de ces signes dans une onomatopée que vous avez tous présente à la mémoire.

Messieurs, les discussions ont toujours porté principalement sur la valeur diagnostique du bruit présystolique. Je ne veux m'occuper, pour le moment, que de celle récemment soulevée par Dickinson[1] et Barclay, qui voudraient rattacher à la systole le renforcement présystolique du roulement dont je vous ai parlé, et je m'y arrêterai, car cette controverse soulève une question importante de physiologie cardiaque.

Le docteur Dickinson, observateur attentif et consciencieux, a été frappé surtout de ce fait absolument exact que le roulement présystolique coïncide avec le soulèvement de la pointe qu'on désigne sous le nom de choc. Ce choc étant universellement considéré comme produit par la systole des ventricules, il en a conclu, avec une logique irréprochable, que le roulement est lui-même systolique; et, comme un rétrécissement de la mitrale ne peut évidemment produire par lui-même aucun bruit de souffle pendant la systole, il est arrivé à cette seconde conclusion que le souffle dit présystolique résulte d'une insuffisance transitoire de cette valvule. Dickinson donne pour autre preuve que le pouls carotidien est synchrone avec le claquement qui termine le souffle, ce qui indiquerait, d'après lui, que la systole ventriculaire a déjà commencé quand le souffle se fait entendre, car le pouls carotidien retarde nécessairement un peu sur le début de cette systole. — Quant à l'insuffisance mitrale transitoire qui serait la raison des souffles, il l'explique par la rigidité de la valvule, qui, en raison de cette rigidité même, n'obéirait que lentement à l'impulsion du sang, et, se fermant en retard, laisserait passer celui-ci pendant un instant entre ses bords imparfaitement rapprochés.

1. Dickinson, *Remarks on the presystolic Murmur, falsely so called.* — (*Lancet*, London, 1887.)

Sur le premier point, je suis parfaitement d'accord avec Dickinson. Il est bien vrai que le roulement présystolique coïncide avec le soulèvement de la pointe. Les tracés que nous avons recueillis ici et que je mets sous vos yeux, après y avoir marqué la place occu-

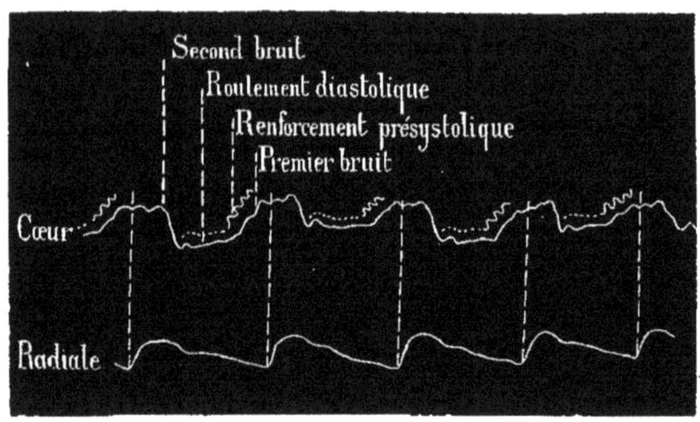

Tracé n° 1. — Rétrécissement mitral. (Charité, 1892.)

pée par le souffle, sont absolument semblables à ceux de cet auteur. Mais la conclusion qu'il en tire est-elle exacte? Non, assurément. Elle ne l'est pas, parce que le fait physiologique sur lequel il se fonde ne l'est pas lui-même. Il résulte, en effet, des très nombreuses

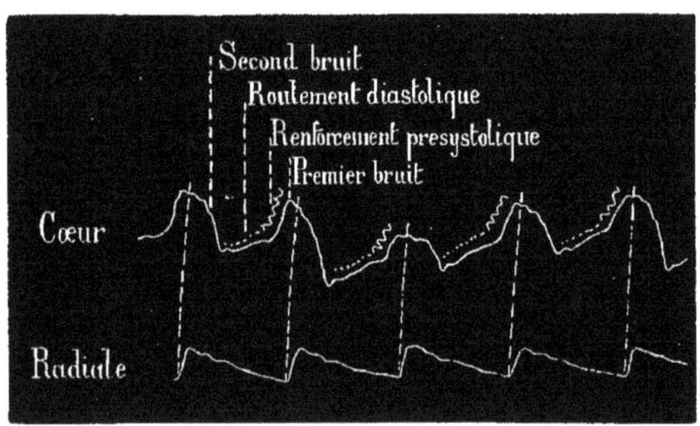

Tracé n° 2. — Rétrécissement mitral. (Charité, 1892.)

observations que j'ai pu faire à cet égard et dont je vous ai entretenus déjà (voy. Leç. II), que le soulèvement de la pointe n'est pas toujours produit par la systole ventriculaire, mais résulte souvent en totalité ou pour une grande part de la systole auriculaire et de la distension des ventricules que celle-ci détermine. Vous en pourrez voir encore ici la preuve sur un des tracés recueillis par Marey sur l'animal (voy. Tracé III) et sur un autre encore (voy. Tracé IV) pris par mon ami François Franck sur une femme qui présentait une ectopie cardiaque extra-thoracique. La systole auriculaire prend sur le premier tracé une certaine part au relèvement de la pointe,

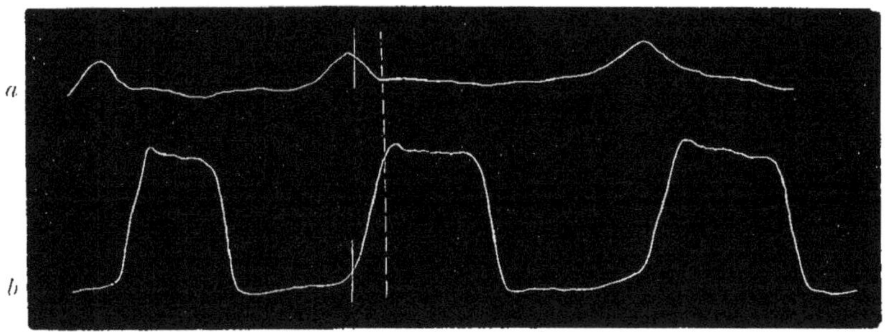

Tracé n° 3.

a Impulsions de l'oreillette. — *b* Impulsions du ventricule (F. Franck. Dans un cas d'ectopie cardiaque).

et, sur le dernier, elle le produit en entier, si bien que le claquement de la clôture auriculoventriculaire ne survient qu'au fastigium de la ligne d'ascension.

La preuve tirée du synchronisme du claquement mitral et du

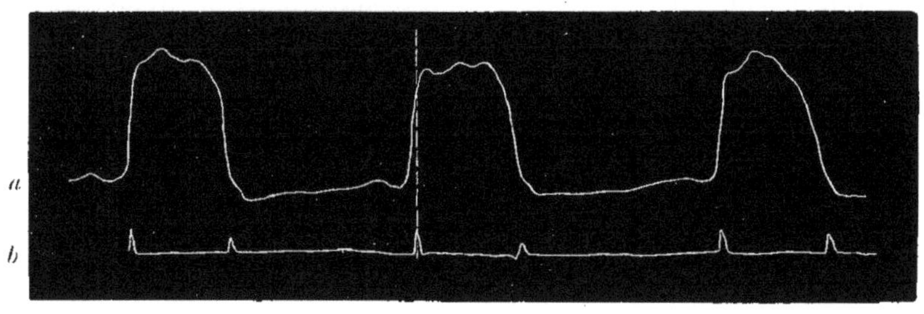

Tracé n° 4.

a Pressions dans la cavité du ventricule. — *b* Signaux des bruits (Marey).

pouls carotidien n'a pas la valeur que Dickinson lui attribue, attendu que, à l'état normal, le retard des pulsations de cette artère est trop court pour être aisément appréciable. Reynolds a fait observer que, d'après un calcul théorique, il ne doit pas dépasser 1/27 de seconde, et j'ai, pour ma part, déduit d'observations faites sur l'homme qu'il devait être de 0″04, ce qui est identiquement la même chose.

Quant à l'explication que donne le Docteur Dickinson de l'insuffisance mitrale transitoire qu'il admet, elle ne me paraît pas davantage acceptable. Car il est à remarquer que, dans les cas de rétrécissement mitral pur dont il s'agit, la partie moyenne de la valvule conserve longtemps sa souplesse, qu'elle ne prend aucune rigidité, et ne doit pas résister à l'impulsion du sang sensiblement plus qu'à l'état normal. C'est dans les cas où la valvule a subi un épaississement et une induration considérables, avec une rétraction qui entraîne l'insuffisance définitive, c'est dans ces cas, dis-je, que ce retard devrait surtout se produire. Or, dans ces cas-là, il y a bien un souffle d'insuffisance; mais le claquement valvulaire, tant qu'il reste distinct, ne retarde en aucune façon sur le souffle dont il marque exactement le début. Et, s'il n'y a pas de rétrécissement concomitant notable, on n'entend aucun bruit de roulement avant le premier bruit dur.

Puisque j'en suis à ce sujet, de la non-valeur du choc de la pointe du cœur comme point de repère de la systole ventriculaire, j'ajouterai que la fausse interprétation des tracés a produit d'autres erreurs très excusables d'ailleurs, mais qu'il ne faut pas laisser persister. M Perret, de Lyon[1] a fait remarquer que dans le rétrécissement mitral il y avait un retard notable du pouls radial sur le tracé de la pointe du cœur; il a pensé que la constatation de ce retard pouvait être d'un grand secours dans le diagnostic de l'affection qui nous occupe. Vous avez déjà deviné, messieurs, la cause de l'erreur de M. Perret : cet auteur a également pris comme point de repère le choc du cœur. J'ai mesuré, de mon côté, le retard du pouls radial, par rapport au début vrai de la systole et non à son début apparent, en tenant compte de ce que je vous ai dit précédemment, et j'ai trouvé ce retard normal.

J'ai retenu longtemps votre attention, messieurs, sur ces discussions, parce que j'ai jugé utile de régler une bonne fois cette question de la valeur sémiologique du roulement présystolique et de sa physiologie pathologique. Espérons que ces controverses ne renaîtront pas et qu'en tout cas votre opinion sera définitivement fixée à ce sujet.

Mais si l'étude attentive des phénomènes morbides, si l'explication des tracés ne suffisaient pas, nous n'aurions qu'à revenir à la

1. *Du diagnostic périphérique du rétrécissement mitral.* (*Lyon Médical*, n° 27, 1889).

clinique pour être tout à fait convaincus, car nous ne pourrions pas faire autrement que d'admettre que ce bruit présystolique exactement situé à la pointe, si spécial par son timbre soufflant, par sa propagation, est bien la continuation du roulement diastolique dont personne ne conteste la valeur et dont les caractères sont si semblables. Cette analogie de timbre, de tonalité, de propagation, ne s'expliquerait pas si les deux bruits étaient produits par des courants marchant alternativement en sens opposés.

Le rétrécissement mitral ne se manifeste pas toujours par l'apparition simultanée de tous les signes d'auscultation que je viens d'énumérer, et c'est justement la variété extrême des caractères sémiologiques qui donnent un cachet clinique si spécial à l'affection que nous étudions en ce moment. Il nous faut donc reprendre en détail l'étude des différents signes du rétrécissement mitral, connaître leur *évolution* et leur *valeur sémiologique*.

Parmi les différents bruits d'auscultation qui caractérisent le rétrécissement mitral, il en est qui n'ont qu'une valeur secondaire, leur présence n'étant nullement nécessaire ni fixe.

Le claquement d'ouverture est un signe important lorsqu'il existe, mais on peut ne pas le percevoir pendant toute la durée de l'évolution d'une sténose mitrale; d'autre part, il peut se confondre à un tel point avec le dédoublement du deuxième bruit que l'auscultation la plus appliquée ne permet pas toujours de le reconnaître.

Le roulement diastolique est un phénomène beaucoup plus habituel, il se manifeste surtout lorsque la diastole est courte et que les battements du cœur sont fréquents, car alors l'accélération du mouvement de l'onde sanguine favorise la production des vibrations sonores. Par contre, lorsque la circulation est très ralentie, quand le grand silence s'allonge outre mesure, les vibrations déterminées par le passage du sang sont tellement rares qu'elles ne produisent plus de bruit appréciable à l'oreille, ni même à la main; parfois même dans ces derniers cas, le renforcement présystolique peut disparaître.

C'est alors que la dureté excessive du premier bruit, le dédoublement du second sont des signes précieux, à la condition de les bien interpréter.

Comme je vous l'ai dit chemin faisant, la dureté du premier

bruit est un signe habituel dans le rétrécissement mitral, mais il faut distinguer avec soin cet excès de dureté du bruit du simple excès d'intensité. D'ailleurs cette dureté n'est pas toujours également marquée, ni proportionnée au degré du rétrécissement.

Il n'en est pas de même du dédoublement du deuxième bruit. Celui-ci est presque constant, et, en outre, absolument pathognomonique du rétrécissement, pourvu qu'on le distingue du dédoublement normal; car c'est à peine s'il y a à tenir compte de celui de la symphyse cardiaque qui est une véritable rareté. Mais, de plus, ses modalités diverses peuvent servir à déterminer, dans une certaine mesure, le degré de la lésion, la *précession aortique* indiquant le premier degré et la *précession pulmonaire* le degré le plus avancé.

Quant à l'accentuation du second bruit, elle existe dans un si grand nombre d'affections, que c'est seulement lorsqu'on parvient à les éliminer toutes qu'elle devient caractéristique. Mais, associée aux autres signes de la maladie, elle en désigne le degré moyen.

En somme, dans la pratique, on trouve très ordinairement le rythme mitral complet, qui ne permet aucune hésitation. Quand les roulements n'existent pas, il reste le dédoublement du second bruit, qui est à lui seul caractéristique. Enfin, lorsque ce signe fait défaut, on peut encore, d'après le caractère seul du premier bruit, introduire le diagnostic avec une grande vraisemblance.

Ce que je viens de vous exposer vous indique qu'il est possible de se rendre compte dans une certaine mesure, de par les phénomènes d'auscultation, du degré d'un rétrécissement mitral. Je ne dis pas de la gravité, car, à lésion égale, les accidents peuvent être différents; cela dépend de conditions que nous n'avons pas à examiner aujourd'hui.

De cette façon, nous pouvons établir une sorte de tableau dans lequel seront inscrits les différents bruits d'auscultation aux différentes phases de la maladie. Vous y verrez l'importance des renseignements que peut nous fournir le rythme du dédoublement; vous y verrez, d'autre part, que la dureté du premier bruit est un phénomène du début, car cette dureté disparaît lorsque la mitrale, au lieu d'être simplement indurée, est modifiée au point de ne plus former qu'un infundibulum rigide; de même le roulement diastolique, qui au début est grave au point d'être perceptible au toucher plus qu'à l'oreille, s'accuse et prend une tonalité plus élevée à mesure que la lésion progresse.

Signes diagnostiques des différents degrés du rétrécissement mitral.

1er DEGRÉ.

Claquement d'ouverture	*Nul.*
Roulement	*Grave.*
Premier bruit	*Éclatant.*
Dédoublement du second bruit	*A précession aortique.*

2e DEGRÉ.

Claquement d'ouverture	*Fréquent.*
Roulement	*A tonalité haute.*
Premier bruit	*Dur.*
Pas de dédoublement du second bruit.	*Accentuation du second bruit de l'artère pulmonaire.*

3e DEGRÉ.

Claquement d'ouverture	*Nul.*
Souffle	»
Premier bruit	*Nul.*
Dédoublement du second bruit	*A précession pulmonaire.*

Messieurs, j'aurai terminé ce que je voulais vous dire du rythme mitral, lorsque je vous aurai signalé les diverses causes d'erreur qui peuvent faire varier le diagnostic. Elles sont nombreuses, comme vous le savez et capables d'intéresser tous les signes d'auscultation que nous venons de passer en revue.

Le dédoublement du deuxième bruit peut exister à l'état physiologique, il est même très fréquent, mais ce qui le caractérise alors c'est le rapport constant qu'il affecte avec les mouvements respiratoires. Il apparaît avec la fin de l'inspiration, persiste pendant le début de l'expiration, puis disparaît complètement au fur et à mesure que celle-ci s'achève et que l'inspiration recommence. Il vous faudra donc toujours préciser avec soin les variations de ce dédoublement, car, suivant que vous aurez bien ou mal noté ses caractères, vous pourrez être amenés à méconnaître une légion réelle du cœur ou à conclure à une affection qui n'existe pas.

Je vous ai dit que le claquement d'ouverture de la mitrale pouvait être pris pour un des éléments constitutifs du bruit de galop. Vous savez que, sous ce nom, on entend bien des choses diverses, dont la signification diagnostique et pronostique diffère suivant les cas. Mais il ne faut pas oublier que lorsque nous prononçons ce mot de bruit de galop, nous signifions d'une façon exacte et précise que la diastole, au lieu d'être silencieuse, présente soit vers son milieu, soit plus souvent, surtout s'il s'agit du mal de Bright, vers sa fin, un bruit sourd, dû à la distension active ou passive du ventricule et non à un claquement valvulaire. Or le claquement d'ouverture de la mitrale qui s'entend au début même de la diastole, fait déjà insolite pour un bruit de galop, est aisément reconnaissable à son caractère net, tranchant, son rythme bref, son siège exactement apexien.

L'accentuation du second bruit pulmonaire accompagne certains désordres cardiaques, dus soit à des troubles de l'appareil gastro-hépatique, soit à des affections diverses du poumon qui ont pour effet d'élever la pression du sang dans cet organe; c'est ainsi que dans le cours de la tuberculisation pulmonaire à forme fibreuse, à la suite de la sclérose pulmonaire ou de l'emphysème, on voit ce deuxième bruit présenter une accentuation des plus nettes, qui précède parfois l'apparition des accidents cardiaques plus caractérisés. Aussi ne devrez-vous pas conclure à l'existence d'un rétrécissement mitral, par ce fait seul que vous aurez constaté l'accentuation du deuxième bruit de l'artère pulmonaire, surtout si vous trouvez dans l'estomac, le foie ou le poumon des altérations qui peuvent l'expliquer par elles-mêmes.

Je n'insisterai pas longuement sur l'erreur qui consisterait à prendre un souffle d'insuffisance aortique pour un roulement diastolique. Je sais bien que quelquefois ce souffle peut siéger non à son lieu habituel, mais un peu plus bas, sous le sternum, vers la région moyenne du cœur. Mais il a un timbre tout différent de celui du roulement; d'autre part, il commence brusquement et s'éteint progressivement. Le roulement diastolique, au contraire, commence sourdement et se renforce à sa fin. Parfois ces différents bruits peuvent être associés, mais ce sont des curiosités sémiologiques dont nous n'avons pas à nous occuper ici.

On a signalé, et nous avons rencontré très exceptionnellement, des cas où les signes caractéristiques de l'insuffisance valvulaire aortique étaient accompagnés à la pointe d'un roulement tout à fait semblable à celui du rétrécissement mitral, sans qu'il existât aucune trace de cette dernière lésion. On a pu attribuer ce bruit spécial au conflit de la colonne sanguine qui descend de l'orifice aortique, par lequel elle a reflué, avec celle qui pénètre normalement par l'orifice auriculo-ventriculaire inaltéré; conflit qui se produit quand l'ouverture anormale de l'appareil sigmoïdien affecte une direction telle qu'elle le puisse favoriser. Mais, dans ces cas-là, le roulement est seul, isolé, et tous les autres signes de la sténose faisant défaut, leur absence prend, en cette occasion, une valeur tout à fait précieuse pour le diagnostic.

J'aurais même chose à dire pour ce qui concerne le bruit cardiopulmonaire diastolique froissant, dont je vous ai signalé la possibilité au niveau de la pointe. J'ajouterai que, dans ce cas, le bruit anormal siège sur la pointe même, tandis que le roulement mitral, comme je vous l'ai dit, est ordinairement susapexien.

XIV

DU CŒUR DES TUBERCULEUX[1]

Messieurs,

Je veux aujourd'hui vous entretenir de deux tuberculeux couchés aux nos 8 et 13 de la salle Bouillaud et dont l'histoire pathologique mérite toute votre attention.

Tous deux ont offert en effet des particularités intéressantes, tant en raison de l'importance des symptômes généraux, que des modifications du volume du cœur que nous avons pu constater chez eux.

Le premier, en voie d'amélioration aujourd'hui, était très malade lors de son entrée. Plongé dans un état de prostration profonde, cyanosé, les extrémités froides, il accusait une gêne respiratoire extrême, un manque d'air absolu qui, disons-le tout de suite, semblait hors de proportion avec le peu d'étendue des lésions tuberculeuses dans le poumon.

Chez le second, dont l'état pulmonaire était aussi relativement peu accentué, une diarrhée continue, une cachexie profonde, aggravaient un état général des plus sérieux. Il s'agissait donc d'une même maladie, la tuberculose pulmonaire, dans les deux cas relativement peu étendue, provoquant chez les deux malades l'apparition de phénomènes généraux graves, hors de proportion avec les signes constatés du côté des poumons et très différents entre eux.

Chez le premier de ces malades, le volume du cœur était très augmenté, la matité cardiaque dépassait 147 centimètres carrés, chez le second, elle était de 66 centimètres carrés seulement. Voilà des dissemblances bien frappantes qui nous obligent à nous deman-

1. Leçon recueillie et rédigée par M. Teissier, interne du service.

der quelle part revient à la tuberculose dans la pathogénie des modifications du cœur chez les phtisiques; modifications qui en font, tantôt un cœur volumineux, tantôt un cœur petit et qui paraissent répondre à des ensembles divers de symptômes généraux.

Le cœur, chez les tuberculeux, peut être intéressé d'une façon purement fonctionnelle; il peut l'être anatomiquement et les altérations anatomiques ne sont pas moins fréquentes que les troubles dynamiques. On trouve très souvent chez eux des perturbations considérables du rythme cardiaque; tantôt c'est de la tachycardie, tantôt au contraire du ralentissement du pouls. La tachycardie appartient surtout aux formes fébriles de la tuberculose, mais quelquefois, sans aucune raison apparente et sans que l'on puisse trouver à son existence une explication suffisante, elle existe dès le début de la tuberculose, c'est-à-dire à un moment où la fièvre est peu intense ou nulle. Les altérations tuberculeuses du cœur, et notamment de sa paroi, peuvent aussi la faire naître. Mais elle a une cause plus spéciale qui, signalée par Gueneau de Mussy, a été étudiée surtout par le docteur Jouanneau dans une thèse récente. C'est la compression des pneumogastriques par les ganglions tuberculeux de médiastin, compression dont l'autopsie a donné plus d'une fois la preuve.

Dans sept observations réunies par Jouanneau, la tachycardie, en l'absence de toute fièvre, atteignit 164 et même 196 pulsations et l'un de ses caractères était que la digitale ne parvenait pas à la modifier.

Gueneau de Mussy a observé chez quelques malades le fait précisément inverse; le pouls était ralenti, et ce ralentissement pouvait atteindre 28 et même 25 pulsations. Ces effets dissemblables semblent d'abord étranges et cependant ils sont, comme l'a montré Gueneau de Mussy, parfaitement explicables. La tumeur ganglionnaire qui comprime le pneumogastrique peut provoquer une inflammation, puis déterminer une dégénérescence. Dans le premier cas, le nerf excité ralentit le rythme cardiaque, dans le second, son pouvoir frénateur est diminué et la tachycardie survient.

Cette tachycardie est fréquente, mais le ralentissement est rare, car j'avoue pour ma part ne l'avoir jamais observé chez les tuberculeux.

Voyons maintenant les modifications du volume du cœur dans la tuberculose. Les opinions exprimées à ce sujet sont des plus diverses et il semble difficile de s'en faire une définitive, les auteurs ayant admis tour à tour que le cœur était gros, petit, ou même normal.

Le docteur Ducastel, autrefois directeur de mon laboratoire d'anatomie pathologique à l'hôpital Necker, a relevé un grand nombre de mensurations et de pesées sur le cœur des tuberculeux et l'a trouvé en moyenne, de poids et de volume normaux. Le docteur Palhier, dans une thèse parue en 1890, est arrivé, de son côté, aux mêmes conclusions. Mais il faut en général se défier des moyennes qui suppriment toutes les inégalités.

Si nous examinons en détail les faits de Ducastel, nous voyons que le cœur varie de 170 grammes à 310 grammes, c'est-à-dire environ du simple au double. Dans les observations de Palhier, la proportion est la même, de 190 à 365 grammes. La capacité offre des variations à peu près identiques. C'est ainsi que le ventricule gauche oscille entre 17 et 68 centimètres cubes, et le ventricule droit entre 12 à 75 centimètres cubes.

Ainsi, nous trouvons là, dans une même maladie, des différences qu'à peine on est habitué de rencontrer dans des maladies aussi éloignées par exemple que les affections aiguës et les cardiopathies organiques.

Quelles sont donc les raisons intimes de ces dissemblances; pourquoi le cœur est-il tantôt gros, tantôt petit chez les tuberculeux?

C'est la diminution de volume qui a frappé surtout les premiers observateurs. Laënnec avait déjà noté cette petitesse du cœur en même temps qu'une consistance plus ferme. Bizot, dans 57 cas, avait observé la même chose. Louis admet que cette diminution de volume peut atteindre la moitié et même les deux tiers, observation que devait confirmer Peacok. Pour Ducastel, le cœur des tuberculeux doit être rangé parmi les petits cœurs. M. Palhier, dans la moitié des cas, a constaté de l'atrophie.

Il me paraît aussi que le plus habituellement le cœur des tuberculeux est petit, et, à part la question de fréquence, le fait est intéressant à constater. Mais dans quels cas le trouve-t-on petit? C'est en général chez les tuberculeux devenus cachectiques. Notre second malade, dont le cœur est atrophié et dont la matité atteint seulement 66 centimètres carrés au lieu du chiffre normal de 90 centimètres carrés, rentre dans cette catégorie. Dans les états cachectiques quels qu'ils soient, le cœur est invariablement petit et cela pour les raisons suivantes : Premièrement la masse sanguine mise en mouvement est notablement diminuée et, par adaptation, il y a diminution de la capacité ventriculaire. Puis le cœur étant peu nourri, l'atrophie réduit le volume de sa paroi et ce n'est que plus tard, quand cette nutrition devient par trop insuffisante que, la fibre dégénérant, le cœur arrive à se dilater.

Ainsi donc dans ce cas, l'atrophie du cœur dépend, en réalité, moins de la tuberculose elle-même que de la cachexie déterminée par cette tuberculose. Notre malade en est une preuve car, malgré le peu d'étendue de la lésion pulmonaire, son amaigrissement est devenu considérable dans ces derniers temps. Il y a deux raisons à cela : il ne mange pas, et il a une diarrhée persistante, presque incoërcible, tellement que toute médication est devenue chez lui difficile. Son cas est certainement grave, car il est atteint d'entérite tuberculeuse.

A côté des cœurs petits, il existe chez les tuberculeux, avons-nous dit, de gros cœurs que l'on rencontre surtout chez ceux qui se cachectisent lentement. L'hypertrophie ou la dilatation cardiaque, car on peut rencontrer les deux modes d'altération, ne relève pas il est vrai, en général, de la tuberculose pulmonaire elle-même, mais bien plus souvent d'une maladie surajoutée ayant avec la tuberculose des liens plus ou moins éloignés.

Les maladies qui, dans ces conditions, peuvent déterminer l'augmentation du volume du cœur sont des plus nombreuses et des plus diverses. En premier lieu, les affections du cœur lui-même, surtout les altérations du myocarde, dégénérescence granulo-graisseuse, surcharge graisseuse, qui toutes, à un moment donné, amènent la dilatation cardiaque.

Du côté du péricarde, la péricardite suppurée ou sèche, la péricardite tuberculeuse, la symphyse, peuvent entraîner par propagation la dégénérescence des parois cardiaques et, par suite, la dilatation.

Le rétrécissement mitral pur, dont l'existence au cours de la tuberculose pulmonaire est si fréquente qu'il semble bien y avoir entre ces deux maladies un rapport étroit de causalité, peut entraîner la dilatation des cavités droites.

D'autres conditions morbides y contribuent encore et notamment tout ce qui entrave la circulation capillaire à travers le poumon et exagère par suite la pression dans l'artère pulmonaire. Dans l'emphysème, par exemple, où comme vous le savez l'atrophie des parois alvéolaires entraîne l'oblitération des petits vaisseaux et diminue de ce fait dans une grande étendue le champ circulatoire, la pression sanguine se trouve exagérée et de cette exagération résulte la dilatation des cavités droites et l'insuffisance tricuspidienne.

On a pensé un moment que la tuberculose qui diminue, elle aussi, le champ de l'hématose, devait exagérer la tension dans l'artère pulmonaire et entraîner la dilatation cardiaque. Cette théorie, soutenue par mon collègue le professeur Jaccoud, qui a particulièrement insisté sur la fréquence de la dilatation des cavités droites chez les tuberculeux, semble infirmée tant par les faits que par les expériences physiologiques. La dilatation des cavités droites chez les tuberculeux semble en effet moins fréquente qu'on ne l'avait cru. La physiologie nous apprend, d'autre part, qu'il faut réduire environ au cinquième de son étendue la circulation pulmonaire chez les animaux pour obtenir une modification sensible de la tension dans l'artère pulmonaire. Or, la tuberculose pulmonaire quand elle est accompagnée de sclérose et d'emphysème partiels, ne restreint jamais le champ circulatoire à ce degré.

Il n'en est plus de même, à vrai dire, lorsque la sclérose et l'emphysème se généralisent aux deux poumons. L'obstacle est alors considérable, et le cœur droit, d'abord hypertrophié pour lutter contre l'excès de travail qui résulte de cette véritable obstruction pulmonaire, se dilate ensuite en proportion même de l'obstacle qu'il rencontre.

L'atélectasie résultant d'une pleurésie très étendue peut aussi amener une diminution considérable de la circulation pulmonaire. Enfin, les états dyspeptiques, les affections gastro-hépatiques sont capables de provoquer d'une façon habituellement transitoire mais quelquefois durable un spasme des capillaires dont la conséquence est toujours la même : rétrécissement du champ circulatoire et dilatation du cœur droit.

Telles sont, messieurs, brièvement énumérées, les diverses conditions pathogéniques susceptibles de créer par un mécanisme le plus souvent identique, l'hypertrophie et la dilatation des cavités droites du cœur. Il n'en est pas de même pour le cœur gauche et il est à peine besoin de faire remarquer que les conditions dont nous venons de parler ne sont pas susceptibles de retentir sur lui. C'est par une autre voie qu'il peut être mis en cause; la plupart du temps par le fait de complicatione rénales. Les reins sont fréquemment atteints par la tuberculose, à des degrés variables et selon des modes divers. Les lésions rénales peuvent même précéder dans certains cas la tuberculose pulmonaire, évoluer en même temps qu'elle, ou apparaître ultérieurement. Les altérations sont plus ou moins graves, revêtent tous les caractères des lésions tuberculeuses, depuis la simple granulation, jusqu'à l'abcès, à la caverne tuberculeuse. Mais à côté de ces lésions spécifiques, nous rencontrons quelquefois des lésions plus banales, telles que la néphrite catarrhale ou interstitielle, ou même mixte, ce qui est le cas le plus fréquent. La dégénérescence amyloïde, beaucoup plus rare, est en tout cas plus tardive et constitue l'indice d'une suppuration prolongée des cavernes tuberculeuses.

Quelles sont les conditions de développement de ces diverses variétés de néphrite? La majorité semble justiciable du bacille de Koch, dont la présence a été fréquemment reconnue dans l'appareil urinaire. Le fait est bien établi, notamment pour les cas de néphrite tuberculeuse ascendante. Mais il n'en est pas toujours ainsi et il reste impossible de déceler sa présence, soit par les méthodes de coloration usuelles, soit par les inoculations expérimentales. Peut-être dans ce cas, est-il permis d'admettre avec le professeur Bouchard que les produits de sécrétion du bacille de Koch sont capables de créer des lésions rénales par une sorte d'intoxication lente et prolongée. Enfin il peut s'agir parfois d'infections secondaires, comme peuvent en témoigner un certain nombre d'observations. Quelle sera maintenant l'influence des affections rénales dont nous venons de signaler l'existence possible, sur les cavités gauches?

Cet effet sera nul pour la néphrite catarrhale par exemple qui, à elle seule, n'est susceptible de provoquer aucune perturbation dans l'état du ventricule gauche. Les exemples ne manquent pas que je pourrais vous citer à l'appui de mon dire. C'est ainsi que j'observe depuis vingt ans un malade atteint de néphrite catarrhale, sans que j'aie pu constater à aucun moment le moindre retentissement cardiaque. Mais, si la néphrite catarrhale est impuissante à provoquer l'hypertrophie gauche, elle est susceptible de déterminer, indirectement et par un autre mécanisme, la dilatation des cavités droites. Il s'agit alors de troubles dyspeptiques qui, causés par l'intoxication urémique, retentissent à leur tour sur le ventricule droit. Le même mode pathogénique peut s'appliquer aux néphrites mixtes, beaucoup plus rarement aux néphrites interstitielles. Habituellement c'est du mal de Bright qu'il s'agit et son action est beaucoup plus directe. L'exagération de la tension artérielle, qui atteint un degré considérable, entraîne l'hypertrophie et la dilatation du cœur caractérisées par le bruit de galop. C'est ce que vous voyez chez l'un de nos malades, chez celui dont le cœur est gros. Le pouls fortement tendu résiste à une pression de 24 à 25 centimètres de mercure. Sur toute l'étendue de la matité cardiaque on perçoit un bruit de galop des plus manifestes; les urines enfin sont albumineuses. Il est donc logique de penser ici que l'hypertrophie du ventricule gauche est la conséquence de la néphrite interstitielle. Il existe toutefois quelque chose de plus; la disposition un peu insolite de la matité ne répond pas d'une façon absolue à ce que nous avons l'habitude de rencontrer dans l'hypertrophie ou dans la dilatation du ventricule gauche d'origine brightique. Si la pointe est abaissée, elle est également déviée en dehors et le bord droit au cœur dépasse entièrement le rebord sternal. Ce sont là sans conteste es signes d'une dilatation droite venant compliquer la dilatation des cavités gauches, probablement en raison de l'emphysème considérable qui existe chez ce malade, et qui a rendu un moment si difficile le diagnostic de la tuberculose pulmonaire.

En résumé, voici un cas où la tuberculose ayant déterminé de l'emphysème et secondairement de la dilatation droite, a, d'autre part, et par l'intermédiaire d'une néphrite interstitielle, entraîné une hypertrophie et une dilatation des cavités gauches. Or, cette association de l'emphysème et de la néphrite chez un tuberculeux, n'est pas chose indifférente au point de vue pronostique. Si, dans certaines conditions il est possible de considérer comme avantageuse l'apparition de l'emphysème dans le cours de la tuberculose pulmonaire, parce que l'évolution de la tuberculose peut dans une certaine mesure en être retardée, il n'en est pas de même dans le cas de complications rénales. Dans ces conditions, l'emphysème se surajoute pour exagérer les accidents urémiques qui peuvent survenir et pour augmenter une dyspnée déjà suffisamment intense du fait de l'intoxication déterminée par l'insuffisance urinaire.

Chez notre malade, à son entrée, nous avons pu assister au développement de ces divers troubles. Lorsqu'il est arrivé, son état était grave et il était impossible d'attribuer à une autre cause que l'urémie la dyspnée extrême, la cyanose, le refroidissement, la somnolence, parfois même la respiration de Cheyne-Stokes, tous symptômes que nous avons pu voir se dérouler devant nos yeux et que nous savons constituer le tableau clinique de l'urémie.

De ces notions découlent, au point de vue thérapeutique, des données intéressantes et non moins utiles. Il sera bon en effet, de ne pas trop agir à la légère lorsqu'on conseillera chez un tuberculeux la suralimentation. Il sera utile surtout de penser dans ce cas à la néphrite et aux complications qui peuvent résulter de la moindre cause occasionnelle et, la plupart du temps, des fautes alimentaires. Si donc le régime alimentaire copieux, surabondant, convient aux tuberculeux indemnes de lésions rénales, il sera au contraire entièrement contre-indiqué, aussi bien du reste que le régime carné, dans le cas de néphrite. Les reins fonctionnant mal ne peuvent éliminer les leucomaïnes auxquelles le régime carné donne naissance, d'où l'intoxication. Il faut donc, autant que possible, diminuer la quantité de déchets que le rein doit éliminer, et, pour ce faire, associer à la désinfection la plus rigoureuse du tube intestinal l'alimentation lactée, qui constitue dans ce cas le meilleur des médicaments diurétiques, en même temps qu'il laisse le minimum de déchets.

Ce mode de traitement appliqué à notre malade, a produit rapidement ses effets habituels, et nous avons pu assister à une amélioration rapide des symptômes si inquiétants qu'il avait présentés à son entrée. Il arrivera toutefois un moment où les accidents ayant disparu et le malade ne pouvant, malgré tous les subterfuges, tolérer plus longtempe le régime lacté, il faudra bien revenir à l'alimentation ordinaire. Mais alors il sera indispensable d'y apporter d'extrêmes précautions, d'éviter les viandes rouges, le gibier, le poisson, et même le veau fort mal toléré et de s'en tenir, en dehors des végétaux, à celles de poulet et de porc frais qui, pour des raisons encore inconnues, paraissent donner le minimum de résidus toxiques. Ce faisant, messieurs, vous éviterez, pour un temps du moins, les conséquences fâcheuses dont la complication rénale ne cessera de menacer d'une façon redoutable ceux de vos malades qui en seront une fois atteints.

XV

DES CARDIOPATHIES RÉFLEXES

Messieurs,

Nous avons en ce moment dans les salles un malade dont l'histoire a acquis déjà une sorte de notoriété. Elle a été publiée dans plusieurs recueils et rapportée devant différentes sociétés savantes, car elle offre, au point de vue de la nosologie cardiaque, un intérêt vraiment spécial. Il s'agit d'un individu blessé pendant la guerre de 1870, amputé du bras gauche et qui, à la suite de cette opération, a ressenti des douleurs violentes d'abord au niveau du plexus brachial puis, plus tard, au-devant de la région précordiale, sous forme de fausse angine de poitrine. Ces symptômes douloureux s'accompagnaient d'une hypertrophie notable du cœur que nous avons vu augmenter ou diminuer suivant l'intensité des douleurs ressenties et le mode de traitement employé.

Je me suis déjà occupé à plusieurs reprises de cette question des cardiopathies liées aux affections nerveuses. Je crois intéressant cependant d'y revenir encore une fois, le bilan des faits observés s'étant enrichi depuis quelques années; ce qui nous permettra de fixer d'une façon plus définitive nos idées sur ce sujet.

On peut observer, à la suite de névralgies ou de névrite des nerfs périphériques, deux sortes d'accidents cardiaques que nous dénommerons réflexes, du moins provisoirement. Ces accidents peuvent consister en simples névralgies cardiaques ou précardiaques accompagnées ou non du symptôme palpitation, ou bien en une augmentation de volume du cœur constituant une hypertrophie plus ou moins marquée. Dans un cas, il s'agit de symptômes purement subjectifs, dans l'autre d'un phénomène presque exclusivement objectif. Nous verrons, chemin faisant, que cette indépendance n'est pas aussi nettement tranchée qu'on pourrait se le figurer; qu'il est au contraire fréquent de voir ces deux ordres de phénomènes s'appeler et se compliquer mutuellement.

Mais il n'en est pas moins vrai que la prédominance de tels ou tels symptômes nous permettra d'étudier à part les types cliniques dont je vous ai parlé tout à l'heure.

Il n'est pas rare de voir des lésions nerveuses du membre supérieur gauche être suivies de *troubles douloureux* du côté du cœur. Je vous rapporterai à ce sujet quelques observations qui pourront servir d'exemples.

Nous avons vu à plusieurs reprises à la consultation un homme d'une trentaine d'années qui, à la suite de névralgies du plexus brachial gauche, a vu survenir des palpitations violentes avec sensation de contriction dans le thorax et douleurs angoissantes allant presque parfois jusqu'à la perte de connaissance. Ces douleurs se sont aujourd'hui considérablement atténuées sous l'influence d'un traitement qui a eu surtout en vue la névralgie brachiale.

Une dame, observée par Iwan, avait été atteinte, à la suite d'une coupure au deuxième doigt de la main gauche, de douleurs vives remontant le long de la main et du bras jusqu'au milieu de la poitrine et envahissant plus tard le côté gauche du cou et de la face. Ces douleurs se compliquèrent à la longue de palpitations, de névralgies précordiales qui mirent la malade en un très fâcheux état.

On peut également rapprocher de ces faits, l'observation de Riberi, de Bologne[1] relative à une jeune fille qui, à la suite d'une piqûre profonde, faite à l'occasion d'une saignée, éprouva des douleurs très vives, des phénomènes de contracture dans le membre supérieur gauche, en même temps que des douleurs lancinantes et un malaise général du côté du cœur. L'acupuncture du nerf fit disparaître tous ces troubles cardiaques.

Weir-Mitchell[2] rapporte un cas à peu près semblable survenu à la suite d'une blessure, par coup de feu, du nerf cubital.

Je pourrais citer bien d'autres exemples qui prouveraient la relation étroite qu'il peut y avoir entre les névralgies du bras gauche et les troubles douloureux du cœur. Nous en chercherons

1. *Gaz. des hôpitaux*, 1840.
2. Weir-Mitchell, *Des lésions des nerfs*, trad. Dastre, Paris, 1874.

plus loin l'explication, mais il nous faut ajouter tout de suite comme correctif que de mêmes troubles douloureux peuvent apparaître, quoique bien plus rarement, à la suite de lésions des autres nerfs périphériques.

Capelle[1] rapporte l'histoire d'une femme affectée de petits névromes de la partie antérieure gauche de la région thoracique, qui fut atteinte de douleurs violentes au cœur simulant absolument l'angine de poitrine.

Mais la cause provocatrice peut encore être plus éloignée. On a vu des douleurs précordiales avec palpitations apparaître à la suite d'une névralgie sciatique. M. Ollier enfin, au Congrès de La Rochelle en 1881, a rapporté l'histoire d'un individu qui présenta des phénomènes cardiaques très marqués à la suite d'une névralgie du nerf tibial gauche. Les douleurs névralgiques précédaient toujours les phénomènes cardiaques, comme le fit remarquer M. Ollier, et ne disparurent qu'à la suite de la résection du nerf.

La plus concluante enfin de ces observations, est celle dont l'histoire nous a été remise il y a quelques années par mon ancien externe, M. Léon Daudet. Un Chilien, avocat de sa profession, âgé de 45 ans, reçut pendant une émeute cinq balles dans le corps. Trois firent des blessures peu profondes, deux durent être abandonnées dans la poitrine, où elles firent des ravages qui parurent d'abord assez étendus. Au bout de quelques mois cependant, la guérison complète de ces traumatismes multiples paraissait assurée, lorsque des douleurs violentes apparurent dans le bras, puis dans la poitrine, accompagnées de palpitations, d'oppression, d'angoisse précordiale, etc.

Voilà des cas où la relation de cause à effet, entre des lésions des nerfs périphériques et les névralgies cardiaques, est nettement établie. Dans ces cas aussi, ce sont les phénomènes douloureux subjectifs qui l'emportent. Je dois ajouter d'ailleurs que les troubles cardiaques ne sont pas les seuls que puissent engendrer les lésions des nerfs périphériques. Nous savons que des désordres analogues, des névralgies, des hyperesthésies, l'épilepsie même se montrent à la suite de plaies nerveuses quelquefois insignifiantes : la piqûre d'un nerf, par exemple, pendant la saignée, une blessure par instrument tranchant, quelquefois une simple contusion. Je n'insis-

1. *Ang. de poitrine.* Th., Paris, 1861.

terai pas plus longuement sur ces faits qui ont été très soigneusement et très complètement étudiés dans la thèse de M. Pineau[1]. Je dirai seulement, pour me résumer, que les accidents cardiaques apparaissent le plus souvent longtemps après le traumatisme, ou bien après une longue souffrance des nerfs périphériques, et qu'ils affectent surtout alors le type pseudo-angineux. Dans ces cas, les douleurs sont accompagnées de palpitations, ce qui n'est pas l'habitude dans l'angine vraie. Tandis que chez les malades atteints de cette redoutable affection les accès apparaissent à la suite du moindre effort physique ou parfois de la moindre émotion morale, chez les sujets qui nous occupent, au contraire, la marche, la course ne déterminent aucun accident. La douleur précordiale n'apparaît que lorsque le malade se sert du membre affecté ou lorsqu'il en souffre; le nerf malade, excité, provoquant alors la douleur sympathique ou les troubles réflexes. Une autre preuve encore qu'il s'agit de ce qu'on peut appeler fausse angine, c'est qu'il n'y a pas d'exemple que les malades ainsi atteints soient jamais morts pendant l'accès douloureux, tandis que le contraire est malheureusement habituel dans l'angine vraie

Passons maintenant à l'étude du second type clinique, celui dans lequel les phénomènes subjectifs sont au second plan et où les autres dominent.

Comme je vous l'ai fait observer, ces deux ordres de symptômes peuvent se compliquer mutuellement. Il est très fréquent de voir les névralgies apparaître tout d'abord et s'accompagner ultérieurement d'une *hypertrophie* très notable du cœur.

Je rapporterai ici, encore une fois, l'observation que j'ai communiquée au Congrès de La Rochelle en 1881, alors que j'ai attiré l'attention pour la première fois sur ces faits jusque-là inconnus.

Un officier, blessé au bras gauche par un éclat d'obus, le 16 août 1870, après avoir guéri, sans conséquences fâcheuses, de sa blessure, éprouva quelque temps après des sensations si douloureuses dans son moignon, qu'il ne pouvait se coucher sur le côté gauche, et que la moindre pression lui était extrêmement pénible; il se réveillait souvent en sursaut, au milieu de la nuit, éprouvant dans tout le membre des douleurs vives et une sensation de

1. *De quelques accidents névropathiques à distance observés tardivement à la suite de lésions de nerfs.* Th., Paris, 1877.

chaleur insupportable. En 1873, il vit se développer à la partie interne du moignon, une petite tumeur, dont la pression déterminait des phénomènes très douloureux s'irradiant jusque dans la région cervicale du côté gauche. M. Guyon extirpa ce petit névrome — car vous avez deviné de quoi il s'agissait — et réséqua une partie de l'os, opération qui détermina un soulagement très marqué.

Mais, dès la fin de 1875, le malade ressentait de nouvelles douleurs siégeant, cette fois, dans le dos; il avait des bâillements, des éructations et éprouvait un malaise général. S'il se livrait à un travail quelconque, il était pris aussitôt d'une sensation de constriction à la poitrine et d'un point douloureux dans la région précordiale; enfin il devenait impressionnable et était tourmenté chaque nuit de cauchemars fort pénibles.

Lorsque j'eus l'occasion de l'examiner, je constatai une hypertrophie très notable du cœur, sans qu'il y eut aucune modification du pouls, ni de la pression artérielle. Soumis à la médication bromurée, il n'en éprouva qu'un soulagement incomplet; dans la suite, il fit successivement deux cures à Bagnères et, deux ans après, seulement, je pus constater une amélioration très notable; les douleurs s'étaient amendées; l'impressionnabilité était moindre et surtout le cœur avait repris sensiblement son volume normal.

A l'occasion de cette communication, M. Verneuil fit connaître un cas semblable, celui précisément du malade que nous avons actuellement dans nos salles et dont je vous ai relaté l'histoire au début de cette leçon. Ces deux cas sont pour ainsi dire calqués l'un sur l'autre et, chose singulière, ces deux malades furent blessés presque le même jour, l'un à Gravelotte et l'autre à Bazeilles. Cependant les faits de ce genre sont relativement rares. Lorsque je communiquai cette observation au Congrès de la Rochelle, on ne pouvait mettre aucun fait analogue à côté des deux que je viens de vous citer, celui de mon collègue Verneuil et le mien. J'en avais cherché vainement dans les annales de la médecine militaire; toute l'histoire chirurgicale de la guerre de Sécession, plus riche cependant que toute autre en faits curieux et intéressants, ne m'avait rien montré de semblable. Depuis ce temps cependant d'autres cas sont venus s'ajouter. Vous les trouverez réunis pour la plupart dans la thèse de M. le docteur Lassègue.

1. *Des cardiopathies réflexes d'origine brachiale.* Thèse, Paris, 1883.

En 1881, il entra dans mon service, à l'hôpital Necker, un ancien blessé de 1870, qui, quoique moins gravement atteint que les deux autres, avait eu l'aisselle gauche perforée de part en part. Des adhérences péri-articulaires ayant amené une fausse ankylose gauche, il fut traité par un chirurgien qui pratiqua des tractions énergiques, et, sur le moment, extrêmement pénibles. A la suite de cette opération, apparurent pour la première fois de vives douleurs dans l'aisselle, dans la région du cubital et dans la région précordiale.

Quand ce malade entra dans mon service, il présentait une hypertrophie si notable du cœur, que, dans le sens vertical, la matité était de 11 centimètres, et, dans le sens transversal, de 12 centimètres! Cependant, l'auscultation n'indiquait aucune lésion d'orifice; on constatait seulement un souffle extra-cardiaque très intermittent. Les accès douloureux revenaient assez fréquemment, en s'accompagnant de sensation d'angoisse, rappelant tout à fait la douleur de l'angine de poitrine. Tous ces accidents s'atténuèrent peu à peu sous l'influence du bromure de potassium; puis, ce malade nous quitta et je ne l'ai pas revu depuis.

Avant cette époque, j'avais eu l'occasion d'observer un jeune garçon qui, à la suite d'une fracture avec écrasement des deux os de l'avant-bras, avait éprouvé de vives douleurs dans la région précordiale; quand je l'examinai, il était atteint d'une hypertrophie cardiaque considérable, avec battements exagérés et malaise général, sans qu'on pût constater chez lui la moindre lésion orificielle. Il n'avait le souvenir d'aucune cause capable de provoquer des accidents cardiaques, si ce n'est, peut-être, de fatigues excessives pour son âge, auxquelles il avait été soumis peu de temps après sa blessure.

Il y a peu de mois encore, nous avons vu à la consultation une femme âgée de 34 ans, qui présentait, sur le devant du thorax, une large cicatrice, consécutive à une brûlure étendue; cette cicatrice était toujours demeurée, depuis l'accident, le siège de vives douleurs. En examinant la malade, nous constatâmes une hypertrophie considérable du cœur, telle que la matité précordiale mesurait 190 centimètres carrés, et que la pointe battait dans le sixième espace intercostal. Or rien, dans l'état actuel ni dans les antécédents, ne pouvait expliquer une hypertrophie cardiaque si notable.

Les faits que je viens de vous rapporter ne sauraient laisser de doute sur la relation qui peut exister entre ces deux affections : névralgie brachiale et hypertrophie cardiaque. Il ne nous reste plus maintenant qu'à étudier la *pathogénie* des accidents qui constituent les deux types cliniques que je vous ai exposés.

Je ne veux pas insister longuement sur les névralgies cardiaques consécutives aux lésions des nerfs périphériques. M. Verneuil voit dans ces névralgies rebelles et multiples, chez les amputés par exemple, une névrite ascendante pouvant s'étendre à la moelle et redescendre dans les nerfs centrifuges de certaines régions. Mais cette explication ne s'appliquerait point aux cas où la guérison définitive des troubles à distance a pu suivre une intervention chirurgicale portant sur le point primitivement atteint (extirpation de névrome, résection nerveuse, etc.).

MM. Arloing et Tripier invoquent la sensibilité récurrente, mais cette explication est également insuffisante. Brown-Séquard, pense que « la cause de tous ces phénomènes est dans une irritation due à la lésion des centres nerveux ou des nerfs » (*Archives de physiologie*, 1870). Mais cette explication, bonne pour les cas où des lésions des nerfs périphériques ont été suivis d'accidents épileptiques, n'est guère valable quand il s'agit de troubles localisés comme ceux qui nous occupent. Il faut en revenir à la théorie des réflexes, telle qu'elle a été émise par Vulpian : une irritation périphérique transmise aux centres nerveux, réfléchie en différents sens, et faisant apparaître, vers la terminaison de différents nerfs centrifuges, tout le cortège des symptômes que nous connaissons. C'est ce que Trousseau dénommait, sans s'expliquer autrement, « le retentissement névralgique » ; c'est ce qu'on appelle aujourd'hui névralgie réflexe. A mon avis, quand il s'agit de simples troubles douloureux, le nom de névralgie sympathique convient mieux, puisque nous ignorons s'il se produit, en ce cas, autre chose que la sensation perçue et diffusée dans les centres et nous ne savons pas si quelque modification se passe réellement dans les nerfs sensitifs, qui nous paraissent le siège de la douleur secondaire. Mais ce qui devient un acte réflexe véritable et certain, c'est lorsqu'il se manifeste à la périphérie un trouble fonctionnel ou une modification trophique aussi considérable que ceux dont le cœur devient le siège dans le cas dont nous parlons. Il faut évidemment, pour que ces accidents apparaissent chez certains sujets, alors qu'ils ne se manifestent pas chez tous ceux qui semblent dans des conditions analogues, qu'il y ait chez les premiers une prédisposition névropathique spéciale. C'est en raison d'une impressionnabilité plus grande du système nerveux qu'on voit la présence de vers dans l'intestin déterminer chez certains enfants des convulsions partielles ou généralisées; c'est pour ce motif également que certains cardiaques, les femmes notamment, présentent des accidents névropathiques, hystériques, épileptiques qui ne font pas habituellement partie du cortège symptomatique des maladies du cœur.

Un dernier point nous reste à étudier. Qu'est-ce que cette hypertrophie du cœur liée aux accidents qui nous occupent? à quelle cause est-elle due? Quelle est son évolution?

Il est entendu d'abord que, chez aucun des sujets dont je vous ai rapporté l'histoire, il ne s'est agi de lésion chronique organique du cœur consécutive à une endocardite et portant sur les orifices. L'auscultation, l'histoire de la maladie, en fournissaient les preuves les plus formelles.

S'agirait-il, par hasard, d'une dilatation des cavités du cœur, analogue à celle qu'on voit se produire à la suite de troubles de l'estomac, de l'intestin ou du foie? Assurément non. La dilatation, dans ces cas-là, porte exclusivement sur les cavités droites du cœur, et l'on constate, avec une accentuation plus ou moins marquée du second bruit de l'artère pulmonaire, une matité très appréciable en dehors du bord droit du sternum, tandis que la pointe du cœur est fortement déviée vers la gauche. On ne trouve ici rien de pareil; la pointe du cœur est directement abaissée, l'organe est surtout augmenté dans son diamètre vertical; c'est ce que nous voyons dans les hypertrophies qui portent d'une façon prédominante sur le ventricule gauche. De plus, la dilatation des cavités du cœur est, dans les premiers cas, ordinairement variable; elle apparaît ou disparaît rapidement, suivant l'aggravation ou l'amélioration des troubles qui lui ont donné naissance. Dans les cas dont nous parlons, au contraire, l'augmentation de volume est fixe, invariable tout au moins pour un long espace de temps

Je n'ai pas besoin de dire qu'il ne s'agit pas ici d'hypertrophie brightique et qu'on n'en a constaté aucun symptôme; il n'y a jamais eu l'élévation considérable de la pression artérielle qu'on rencontre dans cette affection, jamais non plus de bruit de galop. En un mot, l'hypertrophie que nous constatons n'est en rapport avec aucun obstacle à la circulation. Il faut donc lui chercher une autre explication.

M. Lassègue, dans sa thèse, suppose que les sensations qui ont pour point de départ une irritation des branches nerveuses du plexus brachial gauche provoquent, en se réfléchissant sur les nerfs moteurs du cœur, l'accélération des mouvements de cet organe; cette accélération des contractions entraînerait l'augmentation du travail du cœur et en même temps son hypertrophie.

Cette théorie, qui paraît séduisante, ne résiste pas au contrôle des expériences physiologiques.

Il résulte, en effet, des recherches de Cyon et de François Franck, qu'un cœur dont les mouvements sont accélérés ne débite pas plus de sang en un temps donné qu'un cœur à rythme normal. Souvent même, l'accélération des battements a pour conséquence d'abaisser la tension dans le système artériel. Il n'y a donc pas augmentation de travail à proprement parler et l'hypertrophie ne dépend pas de l'accélération du nombre des battements. L'observation attentive m'a montré d'ailleurs, et je vous l'ai déjà dit, que les palpitations idiopathiques ne déterminent à elles seules, aucune hypertrophie du cœur. On en peut donner les mêmes raisons. Je penche plutôt à croire qu'un réflexe partant du plexus brachial, détermine par inhibition et, très vraisemblablement, par l'intermédiaire du pneumogastrique, un trouble de l'action cardiaque d'où résultent, comme de coutume, une distension un peu plus considérable pendant la diastole, une évacuation un peu moins complète dans la systole et, par suite, un premier degré de dilatation des cavités; cette dilatation devient enfin, comme toujours quand elle a lieu lentement et que la nutrition n'est point compromise, une cause d'hypertrophie, par cette raison qu'elle oblige le cœur à agir sur un contenu plus volumineux et qu'elle rend, par suite, le *moment* de son action plus défavorable. En cela, toutefois, l'influence du réflexe semble devoir agir sur le cœur entier et la prédominance de l'hypertrophie du ventricule gauche nous amène à induire qu'un certain degré de spasme de la périphérie capillaire pourrait bien contribuer à exagérer la résistance que ce ventricule trouve devant lui et à déterminer ainsi la prédominance que l'observation nous montre.

Il reste à nous demander pourquoi, dans les cas que nous avons étudiés, il s'agissait toujours de lésions du bras gauche, et s'il n'y a pas quelque rapport intime entre les lésions du plexus gauche et l'hypertrophie du cœur. S'agit-il d'une simple coïncidence, y a-t-il une relation plus directe? C'est ce qu'il est impossible de déterminer quant à présent d'une façon plus précise, mais le fait est d'observation courante. Nous savons que les mouvements du bras gauche ont un retentissement plus direct sur l'action cardiaque, que ceux du bras droit. C'est un point sur lequel ont insisté jadis plusieurs auteurs et en particulier Odier[1] et Zecchinelli[2].

J. Franck, dans son *Traité de pathologie*[3] dit : « Ce précepte (la proscription de tout exercice actif et de tout effort par rapport au bras gauche) n'est pas seulement applicable à l'angine de poitrine, mais encore aux autres maladies chroniques du cœur et des gros vaisseaux ». Je ne suis donc pas le seul à avoir remarqué la relation intéressante qui unit les troubles du cœur aux lésions du bras gauche, mais je crois avoir, le premier, montré que les actions réflexes qui partent de ce bras, agissent sur l'innervation cardiaque et sont capables de produire : 1° dans le domaine sensitif, des névralgies un peu analogues à l'angine de poitrine; 2° dans le domaine moteur, une hypertrophie des fibres musculaires cardiaques.

J'ai déjà dit, chemin faisant, que l'évolution de ces hypertrophies n'était pas fatalement progressive. Sous l'influence du repos, d'une médication appropriée, les troubles sensitifs disparaissent les premiers, puis l'hypertrophie rétrocède. C'est du moins ce que j'ai pu constater plusieurs fois. La première chose à faire est de s'adresser directement à la cause, si cela est possible, c'est-à-dire, recourir au traitement chirurgical si l'on a constaté la présence d'un névrome, d'un sequestre osseux irritant les extrémités nerveuses; c'est de la sorte que la guérison a été obtenue dans deux des cas que j'ai observés. Si rien de cela n'est possible, il faut s'adresser immédiatement au traitement médical, employer le bromure de potassium, qui peut rendre de réels services, et surtout pratiquer la galvanisation du plexus brachial avec des courants continus à direction périphérique et de moyenne intensité. Chez le malade qui fait le sujet de cette leçon, une amélioration très notable a pu être obtenue, les douleurs ont rapidement diminué et la matité cardiaque s'est restreinte presque aux limites normales.

1. *Journal de Genève*, déc. 1796.
2. *Discorso sull' uso della mano destra e preferenza della sinistra*, Padova, 1815.
3. *Traité de path. interne*, tome IV, p. 460, 1857.

XVI

DES ACCIDENTS CARDIAQUES LIÉS AUX TROUBLES GASTRO-HÉPATIQUES

MESSIEURS,

Je vous ai parlé, dans ma dernière leçon, d'un malade atteint d'hypertrophie cardiaque d'origine réflexe et consécutive à un traumatisme du membre supérieur. Aujourd'hui je veux, pour vous permettre la comparaison, vous entretenir d'une jeune femme, couchée au n° 4 de la salle Piorry et qui présente aussi une augmentation du volume du cœur, mais cette fois d'origine gastrique.

Cette jeune malade, qui est depuis quelques jours dans nos salles, est profondément chlorotique; elle présente à un haut degré tous les symptômes d'une anémie très avancée. Mais elle souffre surtout de troubles gastriques. L'intolérance de l'estomac est portée si loin chez elle, que nous avons été obligés, il y a quelques jours, de la mettre au régime lacté, seul régime qu'elle puisse supporter sans fatigue et sans souffrance. Il lui arrive, en outre, de temps à autre, quelques accidents qui sont ceux sur lesquels je veux précisément attirer votre attention et qui sembleraient au premier abord n'avoir qu'un rapport éloigné avec ces troubles gastriques. A ces moments, et c'était après chaque repas lorsqu'elle avait encore une alimentation solide, la malade est prise d'oppression extrême, avec gêne respiratoire, distension du thorax, dyspnée, en un mot d'une sorte d'accès d'asthme. Puis, au cours de ces accidents, les extrémités se refroidissent, deviennent violacées, les lèvres bleuissent, enfin il semble que la malade entre dans une crise d'asystolie aiguë; à ce moment en effet, le cœur augmente considérablement de volume, ses cavités droites se distendent à l'excès et on entend à leur niveau un bruit de galop très manifeste, tandis que le deuxième bruit de l'artère pulmonaire présente une accentuation très marquée. Au bout d'une demi-heure, d'une heure parfois, les accidents se calment d'eux-mêmes, pour ne reparaître que plus tard et toujours au moment de l'ingestion des aliments.

Il est facile de reconnaître là, maintenant qu'on en est averti, des troubles cardiaques réflexes liés à une souffrance de l'estomac. J'ai attiré l'attention sur ces sortes d'accidents il y a une vingtaine d'années et je voudrais, une fois encore, vous les rappeler, afin que vous ne soyez jamais surpris et embarrassés par la gravité d'allure qu'ils peuvent parfois revêtir, afin surtout que vous sachiez leur opposer une médication vraiment efficace.

On connaît depuis longtemps les *palpitations* des dyspeptiques: Chomel, Beau, Lasègue en ont donné des descriptions cliniques fort exactes. Ces auteurs ont même noté que parfois on pouvait observer, chez les malades qui en sont affectés, des inégalités, des intermittences du pouls, de véritables faux pas du cœur; parfois aussi, ces palpitations s'accompagnent d'une gêne douloureuse au niveau de la région précordiale avec irradiation du côté de l'épaule et du bras gauches. Tous ces accidents sont aujourd'hui classiques et on sait même qu'ils peuvent accompagner des troubles hépatiques, aussi bien que ceux de l'estomac. Frerichs a observé des palpitations violentes dans le cours d'un accès de coliques hépatiques: Murchison a vu aussi que les perturbations fonctionnelles et prolongées du foie déterminent des accidents de ce genre; mais c'est surtout Stokes qui a bien établi le rapport qu'il y a entre les palpitations et les troubles hépatiques.

Je n'insisterai pas aujourd'hui sur le tableau clinique ni l'évolution de cette forme spéciale de troubles réflexes; il convenait seulement de vous les rappeler avant d'entreprendre l'étude des *dilatations cardiaques réflexes*, d'origine gastro-hépatique.

J'ai dit que je croyais avoir le premier attiré l'attention sur ce sujet. C'est en 1869, en effet, que je constatai pour la première fois, pendant le cours d'une affection légère des voies digestives, une dilatation transitoire des cavités droites du cœur, accompagnée de signes stéthoscopiques particuliers. Le cas auquel je fais allusion fut publié dans la thèse de mon élève M. le docteur Mahot.

Plus tard, en 1878, au 7e congrès pour l'avancement des sciences tenu à Paris, je communiquai une note plus détaillée sur ce sujet et je mis en opposition l'hypertrophie cardiaque gauche des brigthiques et la dilatation droite des dyspeptiques.

En 1879, au congrès de Montpellier, je rappelai l'attention sur ces faits à propos d'un mémoire lu par M. Teissier, de Lyon, renfermant quelques cas analogues. La même année, un autre de mes élèves, M. Destureaux, consacra sa thèse à ce sujet. En 1881, M. Rendu en fit également l'objet d'un travail des plus intéressants qu'il communiqua à l'Académie de médecine. Mais, sans contredit, le mémoire le plus important et le plus complet qui ait paru sur ce sujet est celui que M. Barié[1], mon ancien chef de clinique; publia, en 1883, dans la *Revue de Médecine*.

Laissez-moi vous rappeler d'abord la première observation que j'ai publiée à ce sujet et qui m'a conduit à reconnaître le type clinique que nous étudions aujourd'hui.

Une dame de ma clientèle que j'avais soignée à plusieurs reprises, notamment pour des coliques hépatiques calculeuses, fut prise un jour d'une colique particulièrement violente, accompagnée d'ictère. Comme elle se plaignait d'oppression, je l'auscultai attentivement et découvris avec surprise un souffle systolique assez intense dont le maximum était à la pointe, avec propagation prédominante vers l'extrémité inférieure du sternum. La matité précordiale était agrandie et le foie, notablement tuméfié, était animé de battements expansifs très évidents, correspondant à la systole cardiaque ventriculaire. L'insuffisance de la valvule tricuspide était donc certaine, incontestable, et comme je ne connaissais point alors de filiation possible entre la colique hépatique et cet état du cœur, j'en conclus que la maladie cardiaque était primitive et probablement ancienne. Je me reprochais, dès lors, assez amèrement d'avoir laissé passer inaperçue une affection aussi grave et de lui avoir permis d'atteindre un degré si considérable, sans y apporter aucun remède. Mais quelques jours après, la colique ne s'étant point renouvelée, l'ictère disparaissant peu à peu et l'organe hépatique revenant progressivement à son volume normal, j'eus l'étonnement, agréable cette fois, de voir disparaître du même pas toute trace d'insuffisance tricuspide et d'affection du cœur.

1. Barié, *Recherches cliniques sur les accidents cardio-pulmonaires consécutifs aux troubles gastro-hépatiques*. *Revue de Médecine*, 1883.

J'avais donc vu, à n'en pas douter, une dilatation des cavités droites du cœur avec insuffisance de la valvule tricuspide, naître avec une affection aiguë des voies biliaires et disparaître en même temps qu'elle. Et comme l'affection du foie était calculeuse, comme il n'y avait aucune façon de comprendre qu'un calcul et son engagement dans les voies biliaires fussent la conséquence immédiate de l'affection du cœur, comme on ne pouvait même pas imaginer une cause commune à la colique hépatique et à la dilatation cardiaque, il fallait bien admettre que cette dernière était survenue comme conséquence de l'autre.

C'était là un fait alors absolument nouveau pour moi. Je n'en connaissais point d'analogue et je ne savais rien de l'influence possible des affections gastro-hépatiques sur le fonctionnement du cœur, si ce n'est le ralentissement du rythme cardiaque produit par l'ictère ou les irrégularités que provoquent certains troubles gastriques.

Je pus me convaincre par la suite que les accidents dont je viens de parler n'étaient pas exceptionnels et que quelquefois même, ils pouvaient ne pas être aussi transitoires. Lorsqu'en effet l'affection des voies biliaires, au lieu d'être passagère comme une colique hépatique, est au contraire persistante, la lésion cardiaque consécutive peut devenir permanente elle-même et se prolonger avec les conséquences habituelles des affections chroniques organiques du cœur.

Il y a une quinzaine d'années, je fus appelé par un confrère chez une marchande épicière de la rue Amelot. Cette dame, à la suite d'une série de coliques hépatiques, présentait un ictère chronique intense et persistant qui me parut vraisemblablement déterminé par la présence dans le canal cholédoque de quelque calcul volumineux définitivement arrêté. La malade éprouvait de l'oppression, des palpitations faciles et l'on constatait aisément tous les signes d'une dilatation du cœur portant particulièrement sur les cavités droites.

Un an plus tard, appelé auprès de la même malade, je trouvai l'ictère persistant et l'état cardiaque singulièrement aggravé; la dilatation du cœur avait fait des progrès considérables; l'insuffisance tricuspidienne se manifestait par des signes évidents avec un œdème des membres inférieurs, déjà très prononcé, indiquant le haut degré qu'avait atteint la gêne de la circulation périphérique.

Or, outre que cette malade n'avait dans ses antécédents aucun souvenir d'une affection cardiaque aiguë, ou de l'une des maladies qui en sont habituellement l'occasion, le confrère qui suivait depuis longtemps cette malade avait pu s'assurer, avant l'apparition de l'affection hépatique, qu'il n'existait du côté des poumons aucun état pathologique qui pût être motif à dilatation du cœur droit.

A peu près à la même époque, je fus appelé à Saint-Denis par mon ami le docteur Leroy des Barres pour y voir une malade âgée de 52 ans et atteinte de dilatation cardiaque avec œdème des membres inférieurs. Cette femme, de bonne santé antérieure, n'avait jamais éprouvé d'accidents quelconques, jusqu'à il y a quelques années, où des troubles gastro-intestinaux avaient apparu. C'est à l'occasion de ces troubles que les accidents cardiaques s'étaient manifestés, quoique le cœur ne fût pas primitivement malade et ne présentât notamment aucune lésion d'orifice. Ce qui prouva que les troubles gastro-intestinaux étaient bien l'origine de tous les accidents, c'est que, quelques mois plus tard, l'état de l'estomac s'étant définitivement amélioré, la dilatation cardiaque et l'œdème des membres inférieurs disparurent complètement.

J'aurais à vous citer bien d'autres exemples des rapports qui unissent certains accidents cardiaques aux troubles gastro-hépatiques. De ces exemples, les uns se rapportent à des troubles gastriques primitifs, les autres à des affections des voies biliaires. Parmi les premiers, beaucoup n'étaient que des accidents purement transitoires et sans gravité apparente; dans quelques-uns l'affection ayant longtemps persisté avait fini par amener toute la série des symptômes les plus formidables auxquels puissent donner lieu les maladies chroniques organiques du cœur. La malade qui me donne occasion de vous parler de ces faits est un exemple frappant de la forme bénigne de la maladie.

Il nous reste maintenant à étudier dans leurs détails les symptômes que j'ai énumérés chemin faisant et à en établir la pathogénie.

Le tableau morbide est caractérisé d'abord par l'apparition rapide de phénomènes complexes ayant pour sièges principaux le poumon et le cœur. Chez les dyspeptiques, les accidents apparaissent parfois très rapidement et presque aussitôt après l'ingestion des aliments; chez les malades atteints de coliques hépatiques, c'est d'ordinaire pendant un accès que les complications apparaissent.

J'ai dit que les phénomènes étaient complexes et portaient principalement sur les poumons et sur le cœur; voyons d'abord ce qui se passe du côté de l'appareil pulmonaire.

Les troubles qui affectent l'*appareil respiratoire* sont ceux qui frappent le plus le malade, car ils sont surtout subjectifs. Ils consistent dans une gêne respiratoire parfois peu marquée et ne constituant qu'une oppression minime et passagère, allant d'autres fois jusqu'à la dyspnée. Exceptionnellement, c'est une orthopnée véritable, allant jusqu'à la suffocation, qui éclate presque subitement. Chomel avait déjà signalé la gêne respiratoire qu'éprouvent quelques malades après l'ingestion de certains aliments, de quelques cuillerées de potage, et j'ai vu moi-même, chez les individus prédisposés, la moindre alimentation, une feuille de salade par exemple, suffire à réveiller tous ces accidents. Très souvent, la gêne respiratoire s'accompagne d'une sensation de constriction à l'épigastre qui parfois remonte jusqu'au larynx, produisant ainsi un véritable spasme glottique. Dans ces cas, le tableau morbide est le suivant : le malade est assis sur son lit, la bouche ouverte, les narines dilatées, et le nombre des mouvements respiratoires est considérablement augmenté, sans qu'il y ait aucun obstacle à l'entrée de l'air dans le poumon. Cette soif d'air produit une véritable angoisse, avec tendance à l'asphyxie; les extrémités sont violacées et refroidies, le corps se recouvre de sueur, le pouls s'accélère et devient petit; parfois le malade expectore quelques crachats de sang rouge, rarement en quantité notable. M. Barié fait remarquer avec raison que cette orthopnée ressemble aux accidents de l'embolie pulmonaire, plus qu'à ceux de l'asthme. La sonorité de la poitrine n'est pas modifiée la plupart du temps; quelquefois je l'ai trouvée notablement augmentée; le murmure vésiculaire toujours distinct prouve que l'air pénètre facilement dans les vésicules pulmonaires; souvent il est rude, comme dans l'emphysème pulmonaire. Si l'on mesure alors la quantité d'air qui pénètre dans la poitrine, on s'aperçoit que celle-ci, inférieure à la normale pour chaque inspiration, ne s'en éloigne pas beaucoup dans un même temps donné. Tous ces faits, très complètement exposés dans le mémoire de M. Barié, prouvent que la pénétration de l'air dans la poitrine n'est point véritablement entravée, et que la soif d'air qui tourmente si fort les malades résulte de tout autre chose que d'un obstacle respiratoire.

Ces accidents pulmonaires sont bien rarement isolés, le plus souvent ils précèdent de fort peu ou accompagnent les *accidents cardiaques* dont je vais maintenant vous entretenir.

Le fait que je vous ai annoncé et sur lequel je veux surtout appeler votre attention, c'est la *dilatation des cavités droites du cœur.* Elle se reconnaît à plusieurs signes. Tout d'abord on voit que la pointe du cœur est déviée en dehors et légèrement abaissée; son impulsion est à 2, 3 ou 4 centimètres de la verticale du mamelon. La matité de la surface totale du cœur est augmentée souvent dans des proportions considérables; on constate de plus que la dilatation porte sur les cavités droites, car la matité déborde le bord droit du sternum et l'augmentation porte principalement sur le diamètre transversal. Les tracés que ces modifications de la forme du cœur déterminent vous ont déjà été présentés dans les études sémiologiques que nous avons faites ensemble, vous en retrouverez d'autres exemples dans la thèse encore récente de mon ancien chef de clinique M. le docteur G. Foubert[1].

De plus, quand on ausculte les malades pendant la durée de la crise, on constate deux choses : une modification du second bruit et l'addition d'un bruit anormal.

Le second bruit est modifié par l'*accentuation du claquement de l'artère pulmonaire* au niveau du deuxième espace intercostal gauche, le long du bord du sternum, et cette accentuation est bien en rapport avec la dilatation des cavités droites du cœur, car elle apparaît et disparaît avec elle. Mais, si l'accentuation du bruit de l'artère pulmonaire ne manque jamais dans les cas où les cavités droites sont ainsi dilatées, la proposition inverse n'est pas toujours vraie et, dans certains cas les troubles pulmonaires sont peu marqués, les troubles objectifs cardiaques sont peu manifestes, et le phénomène morbide que je viens de signaler est presque le seul phénomène constatable. Certains troubles dyspeptiques ne s'accompagnent de rien autre chose que d'une augmentation d'intensité du deuxième bruit de l'artère pulmonaire, qui est fortement frappé, vibrant, et cette accentuation suffit à elle seule pour indiquer d'une façon non douteuse que le cœur commence à subir les effets réflexes des accidents gastriques.

Cette accentuation du second bruit pulmonaire est un témoin

1. *Des variations passagères du volume du cœur*, par le docteur Georges Foubert Th., Paris, 1887.

précieux au point de vue de la physiologie pathologique. C'est lui qui m'a permis d'établir, par les seules preuves cliniques et avant toute démonstration expérimentale, par quel mécanisme se produisent tous les accidents que je viens de vous exposer. Il dénote en effet, puisqu'il est transitoire, commence avec les accidents pour disparaître le plus souvent avec eux et qu'il ne peut être question, par conséquent, d'une altération valvulaire, il dénote, dis-je, que la tension est passagèrement exagérée dans l'artère pulmonaire. Et, comme cet excès de tension ne saurait être attribué à l'excès d'action d'un ventricule qui se laisse passivement distendre, encore moins à une suractivité circulatoire phériphérique que contredisent absolument la petitesse du pouls et le refroidissement des extrémités, force est bien d'en chercher la cause dans un excès de résistance opposée par les capillaires du poumon. Enfin, l'augmentation de la préssion signalée par l'accentuation du second bruit étant purement transitoire, on n'en peut plus trouver la raison que dans un spasme de ces capillaires. Et c'est ce spasme qui apparaît en dernière analyse comme la manifestation initiale du réflexe incriminé.

Au point de vue pratique, ce petit symptôme n'est pas sans valeur. Lorsqu'il est isolé, il indique une forme bénigne des troubles réflexes cardiaques, mais il annonce aussi une susceptibilité spéciale du cœur à ressentir le contre-coup des accidents gastriques. Il en résulte pour nous la nécessité impérieuse de surveiller de près l'évolution des accidents gastriques, sous peine de voir un jour ou l'autre les troubles cardiaques augmenter d'intensité et revêtir à la longue l'appareil symptomatique si pénible que je viens de vous exposer.

Pendant qu'ont lieu les accidents que je viens de décrire il se produit souvent une modification des battements du cœur qui se manifeste, pour la main qui exerce la palpation ou pour l'oreille posée sur la poitrine, par une *sensation de choc diastolique* et, pour l'auscultation, par un *bruit de galop*.

Le choc diastolique est un soulèvement diffus qui se fait sentir à la partie moyenne de la région précordiale, surtout dans la portion correspondant aux cavités droites, quelquefois même à la pointe. L'oreille s'assure aisément qu'il se place dans le grand silence avant le premier bruit, avant le choc systolique presque toujours fort atténué, qu'en un mot enfin il est présystolique.

Le galop, c'est, comme vous le savez, un triple bruit constitué par l'interposition dans le grand silence d'un bruit surajouté, sourd, mal frappé, précédant le premier bruit normal. Ce bruit peut siéger dans la présystole, ou bien au commencement ou au milieu de la diastole, suivant la fréquence des battements du cœur. Il importe beaucoup de le distinguer du bruit de galop qui caractérise le mal de Bright. Trois signes permettent d'établir facilement cette distinction : dans le mal de Bright, l'hypertrophie porte principalement sur le ventricule gauche et la pointe du cœur est abaissée, la tension artérielle est considérablement augmentée, le bruit de galop a son maximum au-devant de la région ventriculaire gauche; au contraire, dans les cas qui nous occupent, la dilatation porte sur les cavités droites et la pointe du cœur est rejetée en dehors, la tension artérielle est affaiblie et le bruit de galop a son maximum au niveau de la partie inférieure du sternum, à l'épigastre.

Tels sont les signes d'auscultation qui accompagnent plus habituellement la dilatation des cavités droites liée aux troubles gastrohépatiques. Cependant, si nous nous reportons à la première observation que j'ai citée, nous y trouvons notée la présence d'un bruit de souffle systolique au niveau de l'orifice tricuspidien et correspondant à une insuffisance de cet orifice. Des *bruits de souffle* peuvent donc accompagner les troubles cardiaques d'origine gastrohépatique; cela n'est pas douteux, et je suis en cela d'accord avec MM. Gangolphe, de Lyon, et Fabre, de Marseille[1]. Mais l'interprétation que je crois devoir donner à ces souffles diffère absolument de la leur. Ces auteurs n'avaient en vue que les bruits de souffle qui coïncident avec l'ictère et ils ont cherché un rapport de cause à effet entre l'ictère et le bruit de souffle cardiaque. Pour cela ils se sont appuyés sur des expériences de Kleinpeter et de Leyden[2], qui auraient montré des paralysies et des dégénérescences des muscles à la suite d'injections de sels biliaires et ils ont avancé que la paralysie de certaines fibres du muscle cardiaque était capable de déterminer une insuffisance mitrale fonctionnelle se révélant par un souffle de la pointe. Je n'ai pas besoin de réfuter à nouveau cette théorie de l'insuffisance mitrale, d'autant qu'il y a

1. Gangolphe. *Du bruit de souffle mitral dans l'ictère*. Th.. Paris, 1875. — Fabre. *Des phénomènes cardiaques dans l'ictère. Gaz. des hôpitaux*, 1877, p. 916 et 923.

2. Kleinpeter. *Du pouls dans l'ictère simple*. Th., Nancy, 1873. — Leyden. *Beiträge zur Patholog. des Icterus*. Berlin, 1866.

d'autres objections à faire à celle de MM. Gangolphe et Fabre. Feltz et Ritter n'ont pas constaté l'altération des muscles signalée par Leyden à la suite de l'action des sels biliaires sur l'organisme, et, pour eux, « les troubles survenus dans la circulation des ictériques ne peuvent pas dépendre d'altérations musculaires[1] ». Lorsque M. Fabre admet, *a priori* pour ainsi dire, l'existence d'une myocardite ictérique, il me semble donc aller bien au delà de ce que l'anatomie pathologique et la clinique nous autorisent à admettre. Je crois qu'il est téméraire également de s'appuyer sur les recherches de mon collègue Hayem, pour tirer de ses travaux des conclusions aussi hasardées; mais là où mon étonnement augmente, c'est de voir admettre sans autre preuve que l'action de l'intoxication supposée se limite aux muscles papillaires de la mitrale. Ceci, en vérité ne peut être logiquement accepté.

D'ailleurs, à ne consulter que la clinique, nous savons que les souffles dont parlent MM. Gangolphe et Fabre et que nous avons constatés comme eux, se rencontrent dans bien d'autres affections que l'ictère. Ils siègent rarement sur la pointe même, ils ne sont guère exactement systoliques, en un mot, ils ne présentent pas les caractères des bruits de l'insuffisance mitrale, mais bien ceux des bruits extra-cardiaques dont je vous ai si souvent entretenus.

Cependant on entend parfois, quand la dilatation des cavités droites dont nous parlons est extrêmement prononcée, un véritable souffle d'insuffisance, mais d'insuffisance tricuspidienne, et cela avec ou sans ictère. Je puis ajouter que tous les souffles orificiels que j'ai vus se produire dans le cours de l'ictère, tant avant que depuis le travail de M. Gangolphe, ont toujours été des souffles de ce genre. Vous savez avec quelle facilité l'insuffisance fontionnelle de la valvule auriculo-ventriculaire droite se produit sous l'influence des dilatations du cœur, tandis que celle de la mitrale est une quasi impossibilité.

Parler de l'insuffisance tricuspidienne dans le cours des accidents cardiaques d'origine gastro-hépatique, c'est dire suffisamment quel degré de gravité ces accidents peuvent atteindre. Mais il faut ajouter immédiatement que de tels accidents sont fort rares, M. Barié ne les a rencontrés que 6 fois sur 47 observations. Quand l'insuffisance valvulaire existe, elle peut ne se révéler que

1. Grollemund. *Étude expériment. sur l'action des sels biliaires sur l'organisme.* Th., Strasbourg, 1869, p. 72.

par le souffle systolique de l'extrémité inférieure du sternum, ou bien s'accompagner des signes veineux concomitants, pouls veineux jugulaire, battements hépatiques, etc.

Tels sont les accidents et les symptômes qui caractérisent les troubles cardiaques liés aux accidents gastro-hépatiques. Voyons-en maintenant les diverses formes et l'évolution.

Parfois ce sont les *phénomènes douloureux* qui dominent : palpitations violentes avec ou sans crises de tachycardie, sensations de pincement au cœur, de poids au niveau de la région précordiale; ou bien, plus douloureuses encore, ces sensations affectent la forme et l'allure de l'angine de poitrine, ce qui presque toujours est consécutif à une dilatation extrêmement prononcée des cavités droites du cœur.

D'autres fois, les phénomènes douloureux passent au second plan, et ce qui l'emporte, c'est l'*entrave de la circulation pulmonaire* et la *dilatation cardiaque* avec ses conséquences. Mais ce type clinique présente encore des variétés distinctes. Ou bien il s'agit d'une simple impatience respiratoire, avec sensation légère de constriction de la poitrine, comme on le voit chez certaines chlorotiques; ces accidents alors peuvent persister pendant toute la durée de la digestion, mais les troubles s'accentuent à peine et il est rare de leur voir prendre une intensité notable. Ou les accidents respiratoires et cardiaques sont tels que je les indiquais tout à l'heure : l'oppression est extrême, poussée presque jusqu'à l'orthopnée, la dilatation cardiaque est à son maximum, avec ou sans insuffisance tricuspidienne, et l'on est en face d'une asystolie aiguë.

L'*évolution* de ces troubles est également très variable selon les cas. Parfois, les accidents de dilatation cardiaque provoqués par un simple embarras gastrique disparaîtront pour ne se représenter jamais. Dans d'autres cas, à l'occasion de chacun des repas, les troubles se répéteront avec insistance, laissant, même dans l'intervalle des digestions, une gêne respiratoire marquée, une sensation pénible et tenace qui contraindra le malade à un régime sévère. Enfin, chez d'autres sujets, c'est subitement, à l'occasion d'un malaise accidentel comme une crise hépatique, que la circulation pulmonaire se trouvera entravée tout à coup et que la dilatation des cavités droites du cœur s'accentuera rapidement pour mettre le malade dans un état voisin de l'asystolie. Dans ces cas, les accidents cardiaques priment tout et ils disparaîtront plus ou moins lentement, suivant que la médication qu'on leur opposera sera appropriée.

Tous ces troubles ont une tendance fâcheuse à s'aggraver à mesure qu'ils se répètent, et c'est pour cela qu'il est si important d'en reconnaître l'origine et d'en faire disparaître la cause autant que cela est en notre pouvoir. Il me reste à vous dire quelques mots de leur *pathogénie*.

Longtemps on a pu penser et bien des gens pensent encore que les accidents cardiaques et pulmonaires des dyspeptiques sont d'ordre *mécanique* et que la distension de l'estomac par les aliments ou des gaz suffit pour les déterminer, en refoulant le diaphragme et comprimant le cœur. Je ne pense pas que la dilatation gastrique ait une part appréciable à la production des accidents que nous venons d'étudier, et qui se montrent souvent sans qu'il y ait ombre de cette dilatation. Ne voit-on pas des gens affectés d'ascite dont l'épanchement considérable entrave les mouvements du diaphragme au point de les empêcher complètement, et qui cependant n'éprouvent jamais aucune sorte de troubles cardiaques !

Plus récemment on a accusé les *intoxications* qui résulteraient du mauvais fonctionnement de l'appareil gastro-intestinal et qui pourraient, en agissant sur le système nerveux, déterminer les troubles cardiaques qui nous occupent. Il ne serait pas impossible d'imaginer que le ventricule droit, placé le premier sur le trajet du sang apporté par la veine cave inférieure et recevant d'abord les impuretés qu'y déversent les matériaux de la bile retenus en cas d'ictère, fût impressionné de telle façon qu'une parésie incomplète, et par suite un certain degré de dilatation, en devînt la conséquence. Mais cette parésie prédominant à droite entraînerait une diminution d'intensité des bruits du cœur droit, et lorsque, préoccupé de cette hypothèse, je me mis en devoir d'en constater la conséquence nécessaire, ce fut précisément et invariablement le contraire que je rencontrai.

La plupart des faits d'ailleurs déposent contre cette théorie. En voici un, par exemple, que j'eus occasion, il y a bien longtemps, d'observer avec mon collègue le urofesseur Grancher. Il s'agissait d'une dame habituellement dyspeptique, chez laquelle, à la suite d'une affection thoracique aiguë, les accidents dyspeptiques s'étaient exagérés à un point excessif. Il ne lui était plus possible de faire le moindre repas, d'introduire dans son estomac la plus petite parcelle d'aliments solides, sans être prise aussitôt d'une angoisse précordiale extrême et d'affreuses suffocations. A ce moment, la matité précordiale paraissait agrandie, la pointe du cœur se portait plus en dehors et le second bruit au niveau de l'artère pulmonaire était évidemment exagéré. L'accès passé, tous ces signes s'effaçaient peu à peu. Nous soumîmes cette dame au régime lacté exclusif, et à partir de ce jour les accès disparurent absolument. Et l'on ne peut dire que la guérison fut le résultat d'une action médicatrice du lait agissant sur le poumon ou sur le cœur, car il suffisait pendant les premiers temps de ce régime que la plus petite bouchée de viande pénétrât dans l'estomac pour ramener les accidents avec tout leur cortège; l'abstinence seule était utile et le régime lacté n'était que de l'abstinence déguisée. D'ailleurs une pilule, un corps solide quelconque introduit dans l'estomac, produisaient les mêmes accidents que la viande. Ainsi toute agression de la muqueuse gastrique suffisait à réveiller une série d'accidents parmi lesquels prédominait la dilatation du cœur droit. Cette observation entre beaucoup d'autres me confirma dans la conviction qu'il ne peut s'agir dans ces cas-là que de troubles d'*origine réflexe*. Mais quelles sont les voies de ce réflexe?

Le point de départ est manifestement dans l'excitation de la muqueuse soit de l'estomac, soit de l'intestin, soit des voies biliaires. Cette excitation de la périphérie nerveuse est transmise aux centres par la voie du pneumogastrique sans doute, peut-être aussi par les filets du sympathique, pour celles surtout qui partent de l'intestin ou de l'appareil biliaire. Relativement aux voies exodiques du réflexe, il faut considérer à part deux catégories de faits absolument distincts : 1° ceux dans lesquels les accidents consistent en une simple perturbation du rythme cardiaque avec les sensations plus ou moins pénibles qui l'accompagnent; 2° ceux où prédominent l'insuffisance respiratoire et la dilatation du cœur.

Pour les premiers, il est plus que vraisemblable que le désordre cardiaque résulte d'une influence inhibitoire agissant sur le centre du pneumogastrique et entravant l'action phrénatrice que ce nerf exerce sur les mouvements du cœur. Le pneumogastrique se trouve être dans ces cas là la voie à la fois eisodique et exodique du réflexe.

Pour les autres il semble en être différemment. Car, ainsi que je vous l'ai fait remarquer, il est établi déjà, par les résultats de l'observation clinique elle-même, surtout par ce phénomène de l'accentuation du second bruit de l'artère pulmonaire, que le siège principal des accidents est alors dans les capillaires du poumon ; c'est le spasme de ces capillaires qui met obstacle à la circulation dans cet organe, augmente la résistance opposée à l'action du ventricule droit et détermine la dilatation de celui-ci.

Les recherches entreprises dans le laboratoire du professeur Chauveau, par MM. Arloing et Morel, ont confirmé toutes ces présomptions. Ces auteurs[1], en effet, ont démontré expérimentalement que les excitations portées sur l'estomac ou les voies biliaires augmentent considérablement la tension dans l'artère pulmonaire.

Or, d'où viennent les filets nerveux qui règlent la vasomotricité des capillaires du poumon? Mon regretté collègue Vulpian était d'avis que les fibres vasomotrices du plexus pulmonaire proviennent du ganglion thoracique supérieur et appartiennent par conséquent au grand sympathique. Le Professeur Brown-Sequard pense que le pneumo-gastrique n'exerce aucune action vasomotrice dans le poumon, et les expérimentations de mon ami le docteur Franck l'ont conduit à la même conclusion. Ici la voie exodique du réflexe semble donc ne pouvoir être autre que le grand sympathique.

Je n'insisterai pas longuement sur *les erreurs multiples de diagnostic* auxquelles on peut être conduit, faute de connaître suffisamment la raison des accidents que je viens de vous décrire. On risque alors d'en attribuer la cause soit à une lésion cardiaque primitive qui n'existe pas, soit à une affection pulmonaire dont on serait bien en peine de préciser la nature. J'ai soigné jadis, avec mon collègue le Professeur Panas, un malade dont l'odyssée est véritablement instructive. Cet homme, atteint depuis plusieurs années d'une affection gastrique subaiguë, avait, dans divers voyages, récolté au sujet de sa maladie les diagnostics les plus dissemblables et il avait suivi les traitements les plus opposés. C'est que l'affection dont il était atteint déterminait chez lui, avec une facilité excessive, des réflexes cardiaques et pulmonaires dont le caractère protéiforme était bien fait pour dérouter les plus attentifs.

1. MOREL. *Rech. expérimentales sur la path. des lésions du cœur droit, etc.* Th. de Lyon, 1880.

A Jassy, en 1877, on note l'existence d'un emphysème pulmonaire avec accès asthmatiques et l'on remarque en même temps déjà une augmentation notable de diamètre transversal du cœur. Le malade, envoyé à Ems, y est encore considéré comme un asthmatique. Mais voici qu'un mois après, à Vienne, un médecin fort connu, remarquant quelques irrégularités cardiaques avec dilatation de l'organe, émet l'hypothèse d'un *vitium cordis*, dont il ne précise d'ailleurs pas la nature. Le malade revient à Jassy, et là son médecin pense à l'existence d'une insuffisance mitrale. Ce diagnostic est plus tard confirmé à Vienne; mais en même temps, un autre confrère remarque une accentuation du deuxième bruit de l'artère pulmonaire. Quelques mois après, à Menton, le malade est considéré comme un nerveux et l'on estime que les accidents dont il souffre sont liés à de l'*angor pectoris*. Enfin, pour terminer, en 1878, à Pise, deux médecins constatent encore l'existence de l'hypertrophie ou de la dilatation du cœur, émettent en plus l'hypothèse d'un *rétrécissement* des orifices et conseillent en fin de compte l'usage des bains de vapeur! Eh bien, ce malade était purement et simplement un dyspeptique, et nous en eûmes la conviction avec mon ami le Professeur Panas, quand nous vîmes tous les accidents disparaître sous l'influence d'une médication qui s'adressait exclusivement à l'estomac.

C'est pour en venir à cette conclusion thérapeutique que je suis entré dans tant de détails. Les troubles cardiaques qui sont liés aux affections gastro-hépatiques peuvent disparaître ou s'atténuer considérablement, lorsque, conduit par un diagnostic exact, on a su reconnaître la relation qui unit ces divers accidents entre eux. La nécessité s'impose de remonter à leur cause première et, sans se laisser troubler par un appareil symptomatique d'allures souvent menaçantes, d'instituer une médication qui, suivant l'occasion, s'adressera à l'estomac, à l'intestin, ou aux voies biliaires. Dans ces cas, on sera souvent surpris, comme je l'ai été bien des fois moi-même, de voir s'amender rapidement des accidents que l'on aurait pu croire mortels à brève échéance.

XVII

DES NEVROPATHIES D'ORIGINE CARDIAQUE

MESSIEURS,

Un homme de 20 ans est entré récemment dans notre service, salle Bouillaud, n° 12, pour des accidents en apparence de la dernière gravité. Aujourd'hui, avec un pronostic déjà considérablement amendé, notre malade n'en reste pas moins sérieusement atteint; mais le diagnostic des complications qui paraissaient faire le danger prochain de son affection est devenu facile et de nature à nous rassurer.

Cet homme n'a eu aucune affection spéciale de l'enfance; il a toujours été d'une santé excellente; il était capable de se livrer à tous les exercices physiques sans ressentir aucune incommodité : il n'a eu ni rhumatisme ni syphilis. Il y a 5 mois, s'étant couché fort bien portant, il fut réveillé brusquement au milieu de la nuit par un accès de suffocation, il perdit alors connaissance pendant une heure environ; à son réveil on constata une hémiplégie droite avec aphasie. Deux jours après, la parole était revenue et quelques mouvements commençaient à se manifester dans les membres atteints; en 5 jours les accidents avaient complètement disparu. Depuis ce moment, le malade est facilement essoufflé, il ne peut accomplir un effort de quelque importance sans être pris d'oppression et d'angoisse; il y a quelques semaines, il lui arriva de cracher du sang à diverses reprises et il commença à s'apercevoir que ses jambes enflaient le soir. Il y a quelques jours eut lieu une nouvelle perte de connaissance avec hémiplégie droite et c'est ce dernier accident qui nous avait si fort alarmés. Mais aujourd'hui la paralysie a disparu, le malade est reposé et nous pouvons l'examiner avec moins de préoccupation.

C'est un homme encore d'assez belle apparence, sans pâleur marquée, ni cyanose. Son pouls est calme à 72, la température est normale. L'examen de son cœur nous permet de reconnaître les signes suivants : la pointe du cœur est déviée à 2 centimètres en dehors et 7 centimètres au-dessous du mamelon; la matité totale de l'organe est très augmentée, elle donne 145^{cq} dans sa totalité. A l'auscultation on entend un souffle systolique siégeant exactement à la pointe, se propageant dans l'aisselle; la diastole n'est pas silencieuse, elle est remplie par un bruit spécial, véritable bruit de roulement. A la base, on constate un souffle diastolique, faible, léger, profond, aspiratif, à tonalité haute, dont le maximum est dans le deuxième espace, sur le bord droit du sternum. Il s'agit donc vraisemblablement d'une double insuffisance aortique et mitrale, cette dernière se compliquant d'un léger degré de rétrécissement de l'orifice auriculo-ventriculaire. Pour confirmer le premier diagnostic, j'ajouterai que l'auscultation de l'artère fémorale nous y fait reconnaître un double souffle, peu accentué il est vrai. Si nous poursuivons l'examen, nous verrons que le côté droit, qui a été le siège de deux attaques de paralysie et a aujourd'hui recouvré le libre usage de ses mouvements, présente une anesthésie totale et absolue au toucher et à la douleur. A la face, on constate les signes sensoriels qui accompagnent habituellement ces sortes d'anesthésies; le champ visuel est très notablement rétréci du côté droit; le goût, l'odorat, l'acuité auditive sont presque entièrement abolis. Il n'y a nulle part ailleurs d'autres troubles de la sensibilité, pas d'hyperesthésie localisée, pas de zones douloureuses à la pression, pas de points hystérogènes. En vous disant cela, je vous indique assez le diagnostic qu'il nous est permis de formuler. Notre malade est un cardiaque et un cardiaque hystérique. Je ne veux pas aujourd'hui aborder la question de savoir si les troubles cérébraux qu'il a présentés à deux reprises étaient purement dynamiques, si quelque petit caillot n'a pas obstrué d'une façon plus ou moins transitoire la circulation de l'artère sylvienne, si l'hystérie n'a pas été un syndrome surajouté à la lésion organique; j'ai simplement pour but de vous faire remarquer la coïncidence de l'affection cardiaque et des troubles nerveux manifestes que présente actuellement le malade et de rechercher avec vous si c'est là une exception, ou si les maladies du cœur ne mettent pas en jeu plus souvent qu'on ne le croit les sympathies névropathiques.

Il nous faut d'abord éliminer toute la série des accidents qui reconnaissent pour cause une lésion manifeste, bien caractérisée, des centres nerveux, telle qu'une hémorrhagie ou une embolie cérébrales. Ces accidents sont bien connus. Il nous faut aussi mettre de côté les cas où l'abus de la médication peut être invoqué, comme *primum movens* de ces complications. Mon ami, le docteur Duroziez a suffisamment attiré l'attention sur les méfaits de la digitale pour que je n'aie pas à vous les rappeler. J'ai vu bien des cas analogues à ceux qu'il a signalés; le plus frappant avait trait à une malade entrée dans mon service au début de l'année 1888, et qui présentait un délire violent avec tendance au suicide. Cette malade avait une lésion cardiaque bien compensée; l'état de son cœur, les caractères de son pouls ne présentaient rien d'alarmant. Certains indices me firent penser à la possibilité d'accidents digitaliques; la suppression du médicament amena la disparition de tous les symptômes vésaniques, et nous apprîmes alors de la malade elle-même qu'elle avait fait un abus immodéré de la digitale. Il est important d'avoir ces faits présents à la mémoire; car si l'on mettait les accidents délirants de parti pris sur le compte de la maladie du cœur, on serait souvent coupable de les exagérer en croyant bien faire, c'est-à-dire en augmentant la dose du médicament, cause première des complications cérébrales.

Nous restons donc en présence des cas où la maladie du cœur détermine par elle-même les troubles nerveux, sans participation de lésions matérielles ou d'intoxication. Ces cas sont encore nombreux.

Vous savez que les cardiaques avérés présentent toute *une série d'accidents nerveux* qui peuvent aller du simple vertige aux névroses les mieux caractérisées. Dès le début des maladies du cœur, on constate déjà souvent que les sujets qui en sont atteints deviennent facilement irritables, très disposés à l'emportement; qu'ils sont d'un caractère fantasque, insupportables à leur entourage; le fait est surtout frappant lorsqu'il s'agit de lésions aortiques. D'autres fois, et ce sont les lésions mitrales qui provoquent plus facilement de tels accidents, on voit les malades tristes, abattus, présentant une torpeur intellectuelle marquée; cela peut aller jusqu'à l'état mélancolique accompagné de malaises véritables, d'angoisses vraies ou exagérées; accidents qui sont même capables d'engendrer l'idée du suicide. Ce qui prouve déjà le rapport intime existant entre cet état psychique et la maladie cardiaque, c'est le balancement, passez-moi l'expression, qui s'établit entre les aggravations des symptômes cardiaques et les aggravations des troubles cérébraux. A la phase ultime des affections du cœur ces troubles sont plus profonds, plus tenaces. M. Murati a, il y a dix ans, appelé déjà l'attention sur les perturbations morales et intellectuelles des asystoliques. Ceux-ci sont d'ordinaire en proie à un délire passager, vague, monotone, prédominant pendant la nuit, entrecoupé d'une somnolence pesante avec état comateux. La pathogénie de ces divers accidents n'est pas toujours facile à élucider. On a tour à tour invoqué l'ischémie et la stase; vous savez que leurs effets sont souvent les mêmes. Pendant longtemps, on a cru que, dans l'insuffisance aortique, la rentrée brusque du sang dans le ventricule déterminait un abaissement de la tension périphérique, bien capable d'expliquer les troubles à distance. J'ai montré que cet abaissement de tension n'existait pas en réalité. Il faut donc chercher une autre explication pour les accidents cérébraux des aortiques. Leur cause ne réside pas à proprement parler dans l'organe central de la circulation; elle siège dans le système vasculaire périphérique. Qu'il s'agisse parfois de phénomènes ischémiques, on n'en peut guère douter lorsque l'on voit certains malades présenter des accidents vertigineux quand ils sont debout, et n'en ressentir aucun dans la position horizontale, alors que, par contre, on voit d'autres malades délirer lorsqu'ils sont au lit et revenir complètement à eux-mêmes dès qu'ils tentent de s'asseoir ou de se lever.

Ces accidents, à tout prendre, constituent ce que l'on pourrait appeler les petits accidents nerveux des affections cardiaques. Il en est d'autres, mieux caractérisés, qui relèvent alors de la folie, de l'épilepsie ou de l'hystérie.

La *folie cardiaque*, comme on l'a dénommée, était connue déjà des anciens auteurs avant que mon collègue le Professeur Ball[1] et son élève M. Fauconneau[2] vinssent attirer à nouveau l'attention sur elle. Corvisart avait noté l'anxiété vésanique et la tendance au suicide de certains de ses malades. Nasse, en 1818, avait également admis que les maladies du cœur peuvent amener la folie; il avait

1. Ball, *De la folie cardiaque* (*Médecine moderne*, 10 juillet 1890).
2. Fauconneau, *De la folie d'origine cardiaque et des troubles psychiques consécutifs aux maladies du cœur* (Th. Paris, 1890).

même rapporté l'observation d'un malade qui présentait suivant l'état de calme ou d'accélération de son pouls un état psychique raisonnable ou délirant; de telle sorte que, mélancolique alors que sa radiale battait 50 fois à la minute, il devenait maniaque lorsqu'elle battait 80 fois. M. Maurice Raynaud, en 1868, a de son côté signalé un cas de lypémanie dans lequel les symptômes s'aggravaient ou s'amendaient suivant le retour ou la disparition des accidents asystoliques. Les observations rapportées par le docteur Ball ne sont pas moins probantes. On y remarque le caractère mélancolique du délire sur lequel mon regretté collègue attire surtout l'attention. « Mais, dit-il, cette lypémanie est en même temps accompagnée d'une tendance à l'agitation qui la rapproche absolument de la forme décrite sous le nom de mélancolie anxieuse; c'est un délire avec prédominance d'idées tristes, mais avec une tendance exagérée aux lamentations bruyantes et un besoin irrésistible de mouvement ». Il ajoute en plus que les fous cardiaques sont extrêmement portés au suicide et que cette impulsion morbide se manifeste surtout à l'occasion de l'aggravation des troubles circulatoires. Cette folie a encore d'autres caractères : elle est très fréquemment en rapport avec l'apparition de l'albumine dans l'urine; ses exacerbations sont nocturnes, comme Corvisart l'avait d'ailleurs remarqué, et enfin elle procède par bouffées pour ainsi dire, chacune des explosions du délire étant souvent précédée d'une sensation d'angoisse précordiale, qui figure une sorte d'aura. Nous verrons que certains de ces caractères se retrouvent dans les autres accidents nerveux d'origine cardiaque.

L'*épilepsie* peut reconnaître pour cause une maladie du cœur. Le travail publié en 1887 par M. Lemoine dans la *Revue de médecine* en fait foi. Cet auteur a réuni plusieurs observations démonstratives. Il résulte de celles-ci que, chez des individus indemnes de tout accident nerveux, on a vu de véritables attaques convulsives survenir à l'occasion de maladies du cœur diverses; je n'en spécifie pas la nature, car les lésions mitrales comme les lésions aortiques peuvent en provoquer l'apparition. Ce qui démontre d'une façon encore plus absolue le rapport intime de l'épilepsie avec les affections cardiaques qu'elle accompagne, c'est la diminution progressive des attaques, au fur et à mesure que les troubles déterminés par la lésion orificielle qui leur a donné naissance s'améliorent sous l'influence de la digitale. Nous savons d'ailleurs que le cadre de l'épilepsie, dite idiopathique, se rétrécit de plus en plus, à mesure que l'on connaît mieux les causes multiples qui peuvent donner naissance aux attaques convulsives qui caractérisent cette maladie.

L'épilepsie symptomatique, à laquelle ces causes diverses peuvent donner naissance, se reconnaît habituellement à des caractères que nous retrouvons justement dans l'épilepsie d'origine cardiaque. Les grandes attaques y sont rares; le plus fréquemment il s'agit de vertiges ou d'absences transitoires constituant ce que l'on appelle l'épilepsie psychique; presque toujours il y a une aura, celle-ci parfois très prolongée, parfois même non suivie d'attaque, et, chose surtout importante, cette aura a un point de départ cardiaque. Le malade ressent subitement une douleur violente à la région précordiale sous forme d'angoisse, ou bien le cœur se met à palpiter violemment; bientôt ne tarde pas à apparaître une sensation d'ondée sanguine montant vers la tête, étreignant le sujet à la gorge, envahissant le cerveau et alors, d'un coup, le malade pâlit et perd connaissance; le plus ordinairement, il n'y a pas de cri initial. L'attaque qui survient est tout d'abord tonique, mais pour quelques instants seulement, puis elle devient clonique, et les convulsions s'étendent aux deux côté du corps. Je vous ai dit d'ailleurs que ces grandes attaques étaient rares, mais, lorsqu'elles apparaissent, elles présentent presque toujours les caractères que je viens de rapporter et, fait également important, lorsqu'elles commencent à se manifester, elles ont une égale tendance à se répéter fréquemment. Dans une observation rapportée par M. Lemoine, on les vit se reproduire 195 fois en 6 mois. Dans ce cas également, l'administration de la digitale diminua assez rapidement le nombre des attaques.

Ce que je viens de dire pour l'épilepsie liée aux maladies du cœur est vrai aussi pour l'*hystérie* de même cause. Les grandes attaques sont rares, bien que ce soient elles assurément qui attirent surtout l'attention; mais la petite hystérie est une manifestation assez fréquente. Deux choses peuvent alors se produire : ou bien l'affection cardiaque ne fera que réveiller ou exaspérer une hystérie latente jusque-là, ou bien elle créera de toutes pièces un état hystérique analogue à ces hystéries de cause interne, sur lesquelles j'ai, le premier je crois, attiré l'attention. Cela constitue donc deux types sur lesquels je reviendrai tout à l'heure, mais il me faut tout d'abord vous mettre en garde contre une association de symptômes qui pourraient en imposer, je veux parler des accidents cardiaques causés par l'hystérie. Vous voyez qu'ici l'association est inverse; il s'agit d'hystériques avérés chez lesquels surviennent des troubles du côté du cœur. Il importe de bien connaître ces faits, qui sont, comme vous le savez, extrêmement nombreux. Dans ces cas les symptômes cardiaques se manifestent de deux façons, soit sous forme de douleurs précordiales, plus ou moins angoissantes, qui peuvent même parfois constituer de véritables points hystérogènes, soit sous forme de palpitations. Je vous ai déjà entretenus de ces fausses cardiopathies, je n'y insisterai pas davantage.

Dans bon nombre d'autres cas, constituant le premier des types morbides dont j'ai parlé, on a affaire à des malades hystériques affectés de lésions cardiaques véritables, et chez lesquels ces lésions ont exaspéré les accidents nerveux préexistants. Ceci n'est pas moins utile à connaître au point de vue du pronostic et du traitement de certaines maladies du cœur. Laissez-moi vous en citer un exemple. Une malade est entrée récemment dans notre salle Piorry pour des accidents d'oppression extrême avec angoisse précordiale intolérable. La respiration était haute, fréquente, mais on n'entendait aucun râle, aucun bruit morbide dans la poitrine. La malade accusait une sensation douloureuse très vive dans la région du cœur et cependant les battements de l'organe, bien qu'un peu accélérés, étaient réguliers et bien frappés. L'auscultation ne permettait pas moins d'y reconnaître les bruits spéciaux qui caractérisent le rétrécissement mitral. Fallait-il mettre tous les accidents que nous observions sur le compte de cette maladie et porter par suite un pronostic sérieux? Ce ne fut pas mon avis, car un examen approfondi de la malade me permit d'établir devant vous que celle-ci était une hystérique avérée chez laquelle les accidents nerveux s'étaient manifestés avec leurs stigmates habituels, bien avant l'éclosion des symptômes cardiaques. Je vous assurai alors que cet orage n'était pas pour nous effrayer et que sous peu nous verrions tous les accidents se calmer comme par enchantement. Je ne prescrivis aucune médication cardiaque, et au bout de quelques jours, sous l'influence du repos et de quelques calmants, tout était rentré dans l'ordre, les signes d'auscultation restant ce qu'ils avaient été d'abord.

Arrivons enfin aux cas où la lésion cardiaque paraît avoir créé l'hystérie de toutes pièces. Ces cas sont encore assez fréquents, bien que les travaux publiés sur ce sujet soient peu nombreux. Je vous signalerai cependant une étude de M. Armaingaud[1], qui date de 1878, ainsi qu'un travail de M. Giraudeau[2], publié en 1890 dans *les Archives de médecine*. Ces auteurs se sont surtout occupés de l'hystérie chez l'homme; mais la maladie n'est pas moins fréquente chez la femme atteinte d'affection du cœur.

Les lésions cardiaques qui semblent provoquer le plus fréquemment les accidents hystériques sont celles de la mitrale.

Le rétrécissement est en première ligne, surtout le rétrécissement mitral pur, celui qu'à tort à mon avis on a coutume d'appeler congénital. L'insuffisance mitrale peut donner lieu aussi à ces accidents. Enfin, dans une observation d'Armaingaud, on constata une double lésion aortique. Dans les lésions congénitales, l'association des troubles nerveux à la maladie du cœur est plus rare, je ne l'ai jamais observée chez les sujets atteints de cyanose, je l'ai vue une fois chez un malade de notre service atteint de rétrécissement pulmonaire acquis avec état anémique manifeste. Chez tous ces sujets, la maladie du cœur joue le rôle de cause prédisposante; à la moindre alerte, l'hystérie apparaît. Je vous citerai à ce sujet deux observations tirées de ma pratique d'hôpital.

Premier cas : Un homme de santé relativement bonne jusque-là, qui de temps à autre se plaignait seulement d'un peu d'oppression et de dyspnée d'effort, est tout à coup pris de vertige au moment où, pour charger une machine (il était chauffeur), il pénétrait dans une soute à charbon. Il tombe sans connaissance, et au bout de quelques instants ses camarades le trouvent se débattant violemment. Cet homme, apporté à l'hôpital, présentait le lendemain à la visite une hémiplégie gauche complète avec anesthésie totale sensitive et sensorielle, rétrécissement considérable du champ visuel, etc. L'auscultation du cœur nous permettait de diagnostiquer une insuffisance mitrale très manifeste. Les accidents disparurent rapidement, et le malade sortit guéri de nos salles.

1. Armaingaud, *Relation pathogénique entre les maladies du cœur et l'hystérie chez l'homme* (Soc. de méd. et de chir. de Bordeaux, 1878).

2. Giraudeau, *Rétrécissement mitral et hystérie chez l'homme* (*Arch. de méd.*, novembre 1890).

Le second fait que j'ai à vous citer est un exemple de la façon dont une émotion vive peut faire naître l'hystérie chez un sujet atteint de maladie du cœur. Le malade observé d'abord dans notre service, ayant été soigné ultérieurement dans celui de mon collègue le Professeur Straus, M. Mosny, alors son interne, a bien voulu compléter pour nous l'observation. C'était un nommé G. (Alfred), mécanicien au chemin de fer d'Orléans, qui fut apporté dans mes salles, à l'hôpital Necker, paralysé du côté droit. La paralysie avait paru brusquement à la suite d'une émotion morale vive; cet homme, en rentrant chez lui, y avait découvert un voleur en train de le dévaliser. Il perdit connaissance sur le moment, et, revenu à lui-même, nous fut apporté dans l'état que je viens de vous dire. L'hémiplégie dont il était atteint n'était évidemment pas de nature organique, les troubles sensitifs et sensoriels étaient trop manifestes pour qu'on y pût penser, et de plus, dès le lendemain, l'anesthésie put être, sous l'influence suggestive d'un aimant, transférée au côté opposé, la paralysie persistant. Nous reconnûmes alors que le malade était affecté d'une insuffisance mitrale bien constituée. Un an après, à la suite d'une nouvelle émotion, cet homme ayant une seconde fois perdu connaissance, s'aperçut, en revenant à lui, que la paralysie avait disparu. Il est actuellement à l'hôpital Laënnec, souffrant toujours de sa lésion cardiaque et présentant encore sinon des accidents confirmés, du moins des stigmates persistants de l'hystérie.

Les observations de M. Giraudeau sont fort analogues à celles-ci; dans un cas, c'est un étudiant qui, refusé à un examen, perd connaissance et se réveille avec une hémiplégie et une hémianesthésie sensitive et sensorielle; dans un autre cas, c'est un homme qui, soupçonné de vol, éprouve les mêmes accidents; les deux sujets étaient atteints de rétrécissement mitral.

Assez souvent le malade n'a aucune conscience des troubles sensoriels et sensitifs dont il est atteint et l'on est mis sur leurs traces par le caractère pusillanime, nerveux, efféminé du sujet; parfois l'hystérie se retrouve avec tous ses symptômes : perte de connaissance, attaques convulsives, réveil dans une crise de larmes et apparition d'une paralysie plus ou moins étendue sous forme d'hémiplégie.

Maintenant que je vous ai montré la relation possible, et non point exceptionnelle, des affections du cœur avec l'hystérie, il me reste à vous faire voir qu'elle n'est point accidentelle et de simple coïncidence.

Sur huit malades atteints de rétrécissement mitral, examinés par Giraudeau, trois présentaient des troubles anesthésiques étendus. La proportion est bien forte pour relever du hasard des coïncidences. Dans les cas que nous avons observés, on ne pouvait trouver à l'hystérie aucune autre cause que la lésion cardiaque; nos malades ne présentaient pas de tare nerveuse héréditaire ou acquise, d'intoxication qui pût expliquer l'apparition des troubles que nous vîmes évoluer. Enfin, l'existence dans un certain nombre de cas des prodromes cardiaques, sous formes d'angoisses, de palpitations prémonitoires, caractères communs aux accidents nerveux d'origine cardiaque, la rétrocession possible de ces mêmes accidents sous l'influence des médicaments qui s'adressent au cœur, comme cela est surtout bien net dans une observation rapportée par Armaingaud, tout, en un mot, indique que l'association que nous étudions en ce moment n'est rien moins que fortuite. Giraudeau a remarqué que la plupart de ses malades étaient chétifs, mal développés, anémiques à un haut degré, et il pense que l'hystérie peut, comme la lésion cardiaque, résulter dans ces cas-là d'une débilité, d'une malformation congénitale; je n'y contredis point, mais ce n'est pas la cause unique, et l'hystérie peut apparaître dans des cas de lésion acquise du cœur. Cette dernière crée une opportunité morbide spéciale, surtout sans doute si les sujets atteints sont en même temps débilités par une déglobulisation, une anémie excessives. Il suffit ensuite d'une cause occasionnelle fortuite, futile la plupart du temps, pour que les phénomènes hystériques apparaissent.

L'importance de ces associations au point de vue du pronostic ne vous échappera pas, elle est de tout premier ordre. Il n'est pas en effet d'un médiocre intérêt de savoir si des troubles nouveaux survenus dans le cours d'une affection cardiaque sont le fait d'une aggravation de la lésion organique ou la conséquence de troubles nerveux transitoires et purement dynamiques. Cela importe autant à la tranquillité du malade et de son entourage qu'à la conduite thérapeutique qu'il vous faudra adopter. Vous en avez la preuve chez la malade que vous venez d'observer.

XVIII

DES TRAUMATISMES CARDIAQUES

Messieurs,

Un malade entré le 23 novembre 1892 est en ce moment couché au n° 10 de la salle Bouillaud, présentant les signes d'une lésion cardiaque grave.

Cet homme n'avait jamais été malade jusqu'à il y a quelques mois. Cependant il a été atteint de blennorrhagie dans sa jeunesse, mais cette blennorrhagie, bien que suivie d'un peu d'albuminurie, n'a pas présenté de gravité spéciale et ne saurait avoir part à l'origine des accidents actuels. Au mois de mars 1892, le malade fut frappé par le timon d'une voiture au niveau du 3e espace intercostal gauche. Le coup fut si violent qu'il tomba à la renverse et perdit connaissance pendant quelques instants. Lorsqu'il se releva, il ressentait une vive douleur au niveau du point contus, et cette douleur ne s'affaiblit que lentement. Il put cependant reprendre ses occupations; mais, un mois après l'accident, des palpitations apparurent, bientôt accompagnées d'oppression; la sensation douloureuse, qui n'avait pas entièrement disparu, reprit une nouvelle intensité et, malgré des périodes de repos complet de plus en plus prolongées, le malade, devenu incapable de travailler, dut demander à entrer à l'hôpital.

Aujourd'hui, nous nous trouvons en présence d'un homme âgé de 40 ans, d'apparence encore robuste, mais pâle, anhélant au moindre mouvement; pendant la nuit cette anhélation augmente et le malade doit rester presque continuellement assis sur son lit, sous peine de violents accès d'oppression. Le pouls est régulier, sauf quelques petites intermittences perçues de loin en loin; la température est normale, il n'y a pas trace de cyanose ni d'œdème.

La pointe du cœur bat dans le cinquième espace intercostal, elle est donc légèrement abaissée, mais elle n'est pas reportée en dehors. Cependant la percussion dénote une matité de 144 centimètres carrés, bien supérieure à la normale, qui est comme vous savez de 90 à 110 cm. q. La forme de la matité a quelque chose de spécial : elle figure une sorte de besace, due à l'élévation du bord supérieur du cœur, surtout du côté gauche. Son augmentation ne porte pas sur la totalité de la région ventriculaire, mais seulement sur la région infundibulaire. L'examen de la crosse aortique, d'autre part, montre que celle-ci n'est pas dilatée, et la sous-clavière bat à sa place habituelle. C'est donc la partie intermédiaire répondant à l'infundibulum du ventricule droit qui est augmentée de volume. L'auscultation permet de reconnaître que les deux bruits du cœur sont normaux à la pointe; à la base, au contraire, le deuxième bruit est dédoublé. Ce dédoublement est constant, il n'est pas modifié par la respiration et il est, comme j'ai l'habitude de le dire, à précession aortique. D'autre part, on entend vers la partie moyenne du cœur, dans ce que j'appelle la région préinfundibulaire, un bruit sourd, présystolique, bien distinct des deux bruits normaux du cœur, et qui constitue un rythme de galop tout à fait manifeste. Ce rythme est d'ailleurs, en quelque sorte, apparent à la vue, car on observe dans cette partie moyenne de la région précordiale un soulèvement présystolique qui précède le soulèvement systolique de la pointe et alterne avec lui.

Nous sommes donc en présence d'une hypertrophie, ou plutôt d'une dilatation du cœur, portant principalement sur la région de l'infundibulum, accompagnée à l'auscultation d'un bruit de galop droit et de dédoublement constant du deuxième bruit de la base. Il nous reste à chercher la cause de cette dilatation; or cette cause peut siéger dans le cœur lui-même et tenir, soit à une lésion d'orifice, soit à une symphyse cardiaque. Le dédoublement constant du deuxième bruit à la base du cœur pourrait faire penser à l'existence d'un rétrécissement mitral. Mais dans ce cas la dilatation cardiaque devrait porter sur les cavités droites et l'on entendrait à la pointe quelque autre signe habituel du rétrécissement, roulement diastolique ou présystolique, dureté du premier bruit. Or l'absence de tous ces signes nous autorise à penser qu'il ne s'agit pas de ce rétrécissement. On n'est pas plus en droit de supposer l'existence d'une symphyse cardiaque, car le battement systolique de la pointe est très net, et celle-ci en tout cas se déplace facilement de 3 centimètres suivant le décubitus latéral droit ou gauche, ce qui exclut toute idée de fixation du cœur.

Il n'y a d'autre part, dans l'état des poumons, dans celui des fonctions digestives, rien qui puisse nous rendre compte de cette dilatation cardiaque. Enfin, malgré l'albuminurie qui a suivi la blennorrhagie de la jeunesse, l'état actuel des vaisseaux, les caractères de l'urine, tout en un mot prouve que l'on doit exclure l'idée d'artério-sclérose ou de mal de Bright; cette idée cadrerait mal d'ailleurs avec les symptômes observés du côté du cœur.

Si donc il n'y a ni rétrécissement mitral, ni symphyse cardiaque, ni troubles pulmonaires, gastriques ou rénaux, capables d'expliquer la dilatation cardiaque que nous observons, à quelle cause est-il possible de rapporter la lésion manifeste et les troubles dont ce malade est atteint? Nous ne pouvons plus la trouver que dans le traumatisme, à la suite duquel ont apparu les troubles fonctionnels si graves que je viens de vous dire. Il faut donc que je vous fasse connaître la nature des lésions qu'un traumatisme de la région précordiale peut déterminer, afin de vous montrer que celui-ci a pu être en cause dans le cas présent.

Les *lésions du cœur d'origine traumatique* ne sont point chose rare, comme vous pourrez vous en convaincre en lisant le mémoire publié à leur sujet par M. Barié en 1881[1]. Ces lésions sont d'ailleurs multiples et variables; parfois telles, qu'elles occasionnent la mort immédiate; d'autres fois si peu accentuées, qu'elles ne se révèlent que très tardivement, après une période plus ou moins longue de santé en apparence parfaite. Ce n'est pas chez les anciens que nous pouvons trouver des notions précises sur ce sujet, car pour eux le traumatisme cardiaque était presque nécessairement mortel et ils ne pouvaient concevoir qu'il en fût autrement. Cependant, nous aurons l'occasion de retrouver, chemin faisant, quelques exemples, empruntés à l'antiquité, de blessures du cœur et rapportées comme *Res mirabiles*[2].

Je ne vous parlerai pas de la rupture complète du cœur telle

1. *Recherches cliniques et expérimentales sur les ruptures valvulaires du cœur* (*Rev. de méd.*, 1881).

2. La plupart de ces observations curieuses sont rapportées dans le mémoire de Fischer (*Arch. de Langenbeck*, t. IX, 1868).

qu'on la constate dans les grands traumatismes; les observations n'en sont pas exceptionnelles, elles n'ont pas d'intérêt clinique et regardent exclusivement l'anatomo-pathologiste.

Mais les chocs de la région précordiale peuvent, comme je l'ai dit, produire autre chose et déterminer des ruptures, soit des valvules, soit des tendons, soit du muscle cardiaque lui-même.

Les *ruptures valvulaires* ont été bien étudiées par Barié; elles portent presque toujours sur les valvules aortiques, bien plus rarement sur la mitrale. Les accidents de cette nature ont à peu près tous le même aspect. C'est, par exemple, l'histoire d'un jockey soigné à Necker qui, dans un steeple-chase, est jeté à bas de son cheval, au moment où il saute un obstacle; il tombe à terre, en grenouille comme il disait, c'est-à-dire les quatre membres écartés, la poitrine donnant fortement contre le sol. Il perd d'abord connaissance, puis, quand il revient à lui, il présente une oppression extrême avec sensation de constriction rétro-sternale. On constate alors l'existence d'une insuffisance aortique. — Telle est encore l'histoire d'un terrassier qui fait une chute dans une carrière; bientôt après l'anhélation apparaît et nous constatons qu'il est atteint d'une insuffisance aortique. —Duroziez a rapporté l'observation clinique analogue d'un malade qui présenta la même lésion, après avoir reçu un coup de tampon dans la région thoracique. — Un individu luttant avec un camarade, tombe à terre, entraînant avec lui son adversaire dont il reçoit tout le poids sur la poitrine. Il se relève avec une oppression extrême et l'on constate l'apparition d'une insuffisance aortique. — Enfin, j'ai encore pu diagnostiquer la même lésion chez un cavalier qui, emporté par son cheval, fut précipité la poitrine contre un arbre. Ces exemples ne sont pas exceptionnels et les médecins militaires notamment en constatent parfois d'analogues.

La valvule mitrale n'est pas non plus à l'abri des ruptures traumatiques, mais le cas est plus rare. Une ménagère, âgée de 46 ans, trébuche dans un escalier et tombe contre la rampe, la poitrine en avant. Elle se relève en proie à une profonde oppression. Nous constatons une insuffisance mitrale. — Un maçon fait une chute pendant des exercices de gymnastique, et cette chute détermine une lésion analogue. Ces cas n'ont, bien entendu, de valeur qu'autant qu'on peut être assuré qu'il n'existait pas d'affection cardiaque avant l'accident.

M. Barié et moi, avons cherché à élucider le mécanisme de ces ruptures valvulaires, et nous avons procédé de la façon suivante : Nous introduisions de l'eau sous pression, soit dans l'aorte, soit dans le ventricule gauche, et nous frappions violemment la paroi thoracique à l'aide d'un maillet. Nous avons de la sorte produit des insuffisances aortique et mitrale par rupture des valves ou des piliers. Mais, pour cela, il faut qu'il existe au moment du choc une tension déjà élevée dans le cœur ou dans l'aorte. Aussi, sur le vivant, le moment de la révolution cardiaque où le choc se produit est une condition étiologique importante : si le choc survient à la fin de la systole, au moment où la tension est élevée dans l'aorte et où les sigmoïdes sont closes, il y a rupture de ces valvules. L'aorte ne se rompt pas, grâce à sa grande résistance, à moins qu'il n'y ait des altérations du vaisseau, car dans ce dernier cas c'est sur lui que portera plus aisément la rupture, comme l'a montré récemment mon interne M. Martin-Dürr[1]. Si, au contraire, le choc arrive à la fin de la diastole ou au début de la systole, la distension du ventricule gauche étant à son maximum, il se produit une rupture tantôt des valves de la mitrale, tantôt de leurs tendons, tantôt même des piliers. La rupture se produit plus facilement quand il existe des lésions anciennes d'une valvule, dues à une maladie antérieure : c'est ce que l'on observe surtout pour la mitrale.

Quel est le pronostic de ces ruptures valvulaires? Évidemment ce pronostic est souvent difficile à établir, car le traumatisme peut avoir exercé son action au delà des valvules elles-mêmes, et la gravité de la lésion ne réside plus alors exclusivement dans l'insuffisance orificielle qui s'est tout à coup produite. Dans les cas où la rupture valvulaire est seule en cause, les accidents, tout d'abord d'apparence formidable, sont suivis bientôt d'une période d'accalmie. C'est ce que l'on observe surtout pour les lésions des sigmoïdes aortiques. Car, dans ce cas, la symptomatologie effrayante du début est due, non seulement à la gêne mécanique de la circulation cardiaque, mais aussi et surtout aux réflexes partis de l'origine de l'aorte et provoqués par le traumatisme. On sait depuis les recherches de F. Franck l'importance de ces réflexes dans la pathologie artérielle et cardiaque. Plus tard, le pronostic répond à celui des lésions valvulaires auxquelles le

1. MARTIN-DÜRR, *Rupture spontanée de l'aorte* (*Archives générales de médecine*, 1891).

traumatisme a donné naissance. Peut-être même, surtout s'il s'agit de ruptures des sigmoïdes, la guérison complète pourra s'observer; cela n'a rien d'impossible, et une observation récemment communiquée à la Société de médecine de Berlin par Leyden[1] porterait à l'admettre.

Nous arrivons, messieurs, aux *traumatismes de la paroi cardiaque* elle-même. Ce sont ceux-là qui, pour le moment, nous intéressent surtout. Leur diversté est extrême, les effets qu'ils produisent sont fort dissemblables et leur pronostic est par conséquent tout à fait différent suivant les cas.

Diverses choses peuvent en effet se produire : ou bien il y a rupture du cœur, soit complète, soit incomplète, ou bien simple blessure, en rapport avec l'instrument qui l'a provoquée; d'autres fois enfin un traumatisme localisé du myocarde donnera naissance à un foyer de myocardite qui évoluera différemment, selon les circonstances. Nous passerons successivement en revue ces divers effets du traumatisme cardiaque.

Je vous ai dit que la *rupture complète* du cœur n'avait pas d'histoire clinique. Il est seulement utile de savoir, au point de vue anatomo-pathologique, qu'elle peut s'effectuer sans qu'il y ait enfoncement du thorax ou des côtes. Parfois même elle se localise à la cloison interventriculaire seule, déterminant ainsi une mort rapide. C'est ce qui se produisit dans un cas observé par Rosenthal sur un individu dont le thorax avait été serré entre deux wagons; c'est également à cette rupture que succomba un sujet vu par Williamson et qui avait été frappé en pleine poitrine par un obus.

Quand il s'agit de *ruptures incomplètes*, de simples éraillures, pour ainsi dire, de la paroi cardiaque, l'effet du traumatisme est variable. Ou bien le sang s'infiltre par un orifice assez large et il se forme un hémo-péricarde, ou bien, si l'hémorrhagie ne se produit pas, il peut se développer, dans le point lésé, un foyer de myocardite qui évoluera comme nous le verrons tout à l'heure.

Les *plaies du cœur* ont aussi des effets très divers. Parfois elles sont pénétrantes, c'est-à-dire qu'elles traversent l'épaisseur de la paroi, d'autres fois elles restent plus ou moins superficielles, mais elles n'en sont pas moins souvent encore fort dangereuses, quand elles affectent une certaine étendue du muscle cardiaque.

1. Leyden, *Soc. méd. int. de Berlin*, 4 avril 1892

Les plaies pénétrantes ne sont pas toujours mortelles, bien qu'en ait dit Galien. Il est vrai qu'à son époque, les armes dont se servaient les athlètes et les soldats étaient fort larges, et leurs blessures, lorsqu'elles atteignaient le cœur, toujours mortelles. Aujourd'hui encore, dans la pratique militaire, les plaies du cœur par coups de baïonnette ou pénétration de balles, surtout de la balle moderne, qui fait pour ainsi dire éclater la face postérieure du cœur, sont d'ordinaire suivies d'une mort rapide. Il n'en est plus de même dans la pratique civile, où les traumatismes observés sont rarement aussi étendus. On trouve dans l'*Edimbourg Med. Journ.* (1884) l'histoire d'une dame âgée, aliénée, qui s'enfonça une épingle à cheveux dans la pointe du cœur. Cette dame fut trouvée sans connaissance, et hémiplégique; l'aiguille fut retirée et les accidents guérirent assez rapidement.

Huppert et Peabody ont rapporté des cas où une aiguille, ayant pénétré dans la paroi ventriculaire gauche, y demeura plusieurs années sans déterminer d'accidents. Laugier[1] a observé un fait analogue.

D'autres fois, le traumatisme a pu atteindre plus profondément le cœur, intéresser largement la paroi et pénétrer jusque dans les cavités, sans provoquer immédiatement la mort.

Ambroise Paré rapporte l'histoire d'un gentilhomme qui reçut au siège de Turin un coup d'épée au cœur, eut la force de poursuivre encore son adversaire sur l'espace de 200 pas, pour tomber mort enfin. Or, la blessure du cœur avait la largeur d'un travers de doigt.

Brugnoli[2] a constaté une division de la grande lame de la mitrale chez un sujet blessé d'un coup de couteau 19 ans auparavant.

Les blessures par coups de feu permettent quelquefois une survie non moins surprenante.

Jäger, en 1887, a vu survivre 34 heures un enfant de 11 ans qui avait reçu une charge de plomb de chasse dans la région du cœur; le muscle cardiaque était traversé par une plaie où l'on pouvait entrer le petit doigt.

Kalinski retrouva sur la paroi cardiaque une cicatrice de $2^{mm},5$ chez un invalide qui, frappé 11 ans auparavant d'un coup de feu, avait joui depuis ce temps d'une excellente santé.

1. Laugier, *Gaz. hebd.*, 1879.
2. Brugnoli, *in* Mémoire de Fischer, p. 849.

Pour achever ce qui a trait à ces exceptions vraiment merveilleuses, j'ai à vous citer deux observations de Kusnar identiques et également surprenantes. Chez un soldat, puis plus tard chez un officier, cet auteur retrouva une balle enkystée entre l'oreillette gauche et l'origine de l'aorte, et cela plusieurs années après la blessure; chez le second sujet, la blessure n'avait déterminé aucun accident, et la mort était survenue à la suite d'une dysenterie.

De cette longue énumération il ressort un fait qui nous intéresse, et qui a été noté par Ollivier d'Angers et Elleaume : c'est que, si les ruptures spontanées du cœur affectent principalement le ventricule gauche, c'est le ventricule droit, au contraire, qui presque toujours est atteint par les lésions traumatiques.

Les ruptures du ventricule droit, par rapport à celles du ventricule gauche, sont, quant à leur fréquence, dans la proportion de 23 à 15. Cette prédominance a une double raison. Le ventricule droit est d'abord moins résistant à cause de sa faible épaisseur; d'autre part, il s'offre beaucoup plus facilement aux coups qui frappent la région précordiale. Cela est vrai surtout pour la région de l'infundibulum pulmonaire, qui constitue la zone la plus saillante du cœur, et, de fait, les lésions de l'infundibulum ont été fréquemment signalées.

Cette même région, qui offre tant de vulnérabilité aux traumatismes, sera aussi le siège de prédilection des *foyers myocardiques* que ceux-ci peuvent provoquer. Il nous reste donc à étudier la nature de ces myocardites localisées et les désordres qu'elles apportent dans le fonctionnement du cœur en général et dans la disposition de l'unfundibulum en particulier.

Dittrich cite un soldat chez lequel, à la suite d'un coup de pied de cheval en pleine région du cœur, il se produisit un rétrécissement de l'infundibulum du ventricule droit du calibre d'une plume d'oie, à 1c,5 au-dessous de l'orifice pulmonaire. Il a été rapporté deux autres faits analogues, et j'ai vu pour ma part, à l'hôpital Necker, un rétrécissement sous-pulmonaire de l'infundibulum déterminé par un semblable traumatisme. Que faut-il penser du mécanisme de ces accidents?

On peut admettre que les traumatismes, dont nous venons de rapporter des exemples, déterminent deux sortes d'altérations de la paroi cardiaque. Premièrement une myocardite scléreuse, cicatricielle, avec rétraction inodulaire qui, lorsqu'elle porte sur la partie de l'infundibulum qui forme canal y détermine un rétrécissement. En second lieu on peut voir apparaître une myocardite dégénérative qui diminue la résistance de la paroi cardiaque et en prépare la dilatation ultérieure. Parfois ces deux lésions évoluent côte à côte, la dilatation pouvant même siéger en aval du rétrécissement entre celui-ci et l'orifice pulmonaire. Cette disposition prouve bien alors que la dilatation n'est pas toujours d'ordre exclusivement mécanique et en rapport avec un rétrécissement qui la commanderait, mais qu'elle dépend directement de l'altération locale de la paroi. Ce qui le démontre encore plus c'est que la dilatation peut exister indépendamment de tout rétrécissement.

Quant au *processus anatomique* de ces lésions, on ne peut que faire des hypothèses à son sujet; qu'il s'agisse de myocardite, le fait n'est pas douteux, mais on est moins renseigné sur la nature de cette myocardite. Est-elle consécutive à une éraillure limitée du myocarde, à un effilochement des fibres musculaires? cela est possible. Succède-t-elle au contraire à des altérations vasculaires, thromboses, endo et périartérites, etc., dues au traumatisme? cela serait encore acceptable. Quoi qu'il en soit, un foyer plus ou moins étendu de myocardite dégénérative envahit la zone musculaire frappée de nécrobiose, et la lésion se trouve constituée.

Il nous reste, messieurs, à appliquer ces données au cas qui nous occupe aujourd'hui.

Nous constatons chez notre malade les indices manifestes d'une augmentation de volume du cœur qui porte d'une façon prédominante sur la région de l'infundibulum. L'absence de déplacement de la pointe et d'agrandissement notable de la partie inférieure de la matité paraissent établir que le reste de l'organe n'y participe pas. Cela déjà suffit pour éliminer la possibilité d'une rétrodilatation qui de toute nécessité porterait sur la totalité de l'une au moins des cavités. D'ailleurs on peut affirmer qu'il n'existe aucune trace d'un rétrécissement de l'orifice pulmonaire qui se manifesterait inévitablement par un souffle systolique intense, râpeux, avec un frémissement également systolique et très net à ce niveau. Il est donc permis de dire qu'il s'agit d'une dilatation simple de l'infundibulum. Et puisque cette dilatation s'est produite consécutivement à un traumatisme qui avait porté précisément sur cette région; puisque nous savons que les traumatismes peuvent amener des dilatations par suite de la myocardite qu'ils déterminent; nous sommes autorisés à formuler le diagnostic de *myocardite infundibulaire* d'origine traumatique avec *dilatation* consécutive.

Les signes sur lesquels nous appuyons notre diagnostic ont été déjà indiqués par quelques auteurs. Dans des cas analogues, on a noté une ondulation très nette à la base du cœur. Mankoppf a constaté l'existence d'une dilatation de la région de l'artère pulmonaire. Whitley, en 1858, a attiré l'attention sur une hyperesthésie persistante au niveau du 3e espace; or nous retrouvons ici ces symptômes divers.

Quelle sera l'*évolution* de la lésion que nous venons de constater chez notre malade? Cette myocardite infundibulaire est-elle un mal à peu près indifférent, comportant un pronostic bénin? se produira-t-il un rétrécissement de l'artère pulmonaire, qui ne manquerait pas alors d'avoir sa gravité toute spéciale? adviendra-t-il tels autres accidents mettant tout de suite en péril la vie du malade? Voilà les différents points qu'il nous faut encore élucider.

Je ne pense pas que le rétrécissement de l'artère pulmonaire soit un accident à redouter dans le cas présent. L'expérience à ce sujet n'est certes pas bien ancienne, mais, si l'on s'en rapporte au cas de Dittrich, on voit que la sténose se produit rapidement après l'accident, dans l'espace de 2 ou 3 mois. Je crois qu'il doit en être ainsi le plus souvent, et que le rétrécissement pulmonaire ou infundibulaire apparaît d'une manière assez précoce. Or, dans notre cas, le traumatisme est déjà ancien et l'éventualité d'un pareil rétrécissement n'est plus guère à craindre.

Mais il faut toujours penser à l'un des dangers possibles de ces myocardites localisées, je veux dire à l'embolie. En effet, celles-ci déterminent souvent de petites dilatations anévrysmales qui se remplissent de sang coagulé. Parfois ces coagulations se désagrègent et sont, au moment d'un effort, lancées dans le torrent circulatoire, causant ainsi des accidents souvent immédiatement graves. Nous ne sommes pas en mesure de prévoir ces accidents, nous devons cependant tenter de les prévenir.

Nous ne savons pas, d'autre part, jusqu'où s'étend le foyer myocardique et s'il n'a pas déjà envahi une région suffisamment étendue du cœur pour hâter l'apparition d'accidents asystoliques.

Vous voyez donc que, quoi qu'il advienne, cette lésion n'est pas indifférente, les troubles qu'elle a produits l'indiquent assez, et il faudra veiller à ce qu'elle soit tolérée le plus longtemps possible.

Il faudra conseiller au malade les plus grandes précautions, s'efforcer pendant un temps très long de lui faire éviter les efforts, les fatigues, les émotions vives. Il devra suivre une hygiène alimentaire sévère, fractionner les repas pour éviter la surcharge gastrique, et suivre un régime très sobre.

S'il survient des menaces d'accidents, si la douleur précordiale persiste, il faudra recourir à l'emploi des dérivatifs, appliquer quelques pointes de feu ou de petits vésicatoires; un cautère serait même ici parfaitement indiqué.

Il n'y a pas actuellement d'indication formelle de la digitale. Le cœur n'est ni agité, ni irrégulier, il n'y a pas d'œdème ni de stase périphérique. L'emploi de la digitale pourrait même être nuisible et hâter peut-être la production d'embolies si des coagulations intra-cardiaques se sont déjà constituées. Mais le jour où des accidents asystoliques apparaîtraient, il ne faudrait pas hésiter à prescrire la digitale, en en suivant attentivement les effets.

[Le malade est revenu dans notre service au début de l'année 1893, et il a succombé au mois d'avril aux progrès de l'asystolie. L'autopsie, faite par M. le docteur Suchard, a révélé l'existence d'une dilatation considérable de l'infundibulum de l'artère pulmonaire, avec myocardite diffuse prédominant sur la paroi des cavités droites. On constatait en plus un foyer de péricardite chronique au point où le traumatisme avait porté. La pointe du cœur était le siège d'un anévrysme de date relativement récente.

Cette observation, si intéressante au point de vue clinique et au point de vue anatomique, fera d'ailleurs l'objet d'un travail que MM. Suchard et Vaquez publieront prochainement.]

XIX

DE LA SYMPHYSE CARDIAQUE

MESSIEURS,

Il est entré mercredi dernier, au n° 9 de la salle Bouillaud, un malade atteint d'hypertrophie du cœur. On constate, en effet, une augmentation assez considérable de la matité précordiale, avec abaissement de la pointe. Quelle est la cause de cette hypertrophie? Les renseignements que nous pouvons avoir ne nous instruisent pas beaucoup à ce sujet.

Cet homme, actuellement âgé de 51 ans, a eu une scarlatine à l'âge de 16 ans; à 18 ans, un rhumatisme aigu généralisé l'a retenu 1 mois au lit. Il eut ensuite une santé parfaite jusqu'à l'âge de 22 ans. A cette époque, alors qu'il était au régiment, il commença à ressentir des palpitations, de l'oppression. Il fut examiné par le major qui, soupçonnant une affection cardiaque, prescrivit une application de cautères au devant de la poitrine et fit, en fin de compte, réformer le malade.

Celui-ci prit alors le métier de tisserand et, pendant 14 ans, sa santé parut parfaite. A 36 ans, survint une bronchite accompagnée d'une oppression extrême, plus marquée même en général qu'il n'arrive en pareil cas; cette bronchite guérit cependant complètement et une nouvelle période de 12 années s'écoula sans nouveaux accidents. La santé était même si bonne que notre sujet put prendre le métier de garçon de recette, métier qui nécessite une assez grande activité et des marches répétées, sans jamais ressentir de fatigue, ni d'oppression. C'est il y a 3 ans seulement, à la suite de coliques néphrétiques, que survinrent des palpitations, de l'oppression dans les marches un peu rapides, et qu'il apparut enfin une véritable dyspnée d'effort. Cependant le malade ne s'était pas arrêté dans son travail lorsque, le 24 décembre dernier, il contracta la maladie régnante, la grippe, et dut s'aliter. A ce moment, il paraît qu'il y eut quelques complications pulmonaires aiguës; c'était tout au moins l'avis, semble-t-il, du médecin traitant. La grippe n'en guérit pas moins, mais lorsque le malade voulut se lever et reprendre ses occupations, il se trouva tellement court d'haleine, tellement incapable du moindre effort, qu'il dut venir nous demander un lit. En outre, depuis quelques jours, les membres inférieurs présentaient un œdème notable qui ne disparaissait pas complètement au repos.

A l'entrée, nous avons constaté les signes que je rappelais il y a un instant, c'est-à-dire une augmentation considérable de la matité précordiale, un abaissement de la pointe du cœur qui bat dans le sixième espace intercostal et un peu en dehors. Cette hypertrophie, ou plutôt cette augmentation de volume semble atteindre toutes les parties du cœur, car la matité aortique elle-même est notablement accrue et les cavités droites débordent le bord droit du sternum de deux travers de doigt environ. L'impulsion de la pointe paraît nettement systolique; elle est distincte, sans exagération comme sans diminution notable. A la surface de la région précordiale, on ne sent point de battements particuliers, et à l'auscultation on entend les bruits normaux, bien frappés, sans trace de souffle. Au moment de l'entrée du malade, les battements du cœur étaient extrêmement fréquents; aujourd'hui, ils se sont bien ralentis et on n'a vu cependant apparaître aucun bruit anormal. La bronchite semble avoir disparu; on constate seulement du côté de la poitrine un degré notable d'emphysème pulmonaire. Les jambes sont encore le siège d'un léger œdème; les urines, qui étaient très albumineuses il y a quelques jours, sont aujourd'hui à peu près normales. L'état des voies digestives n'est pas mauvais, l'appétit est médiocre, mais le malade peut manger et digère bien. Il n'y a pas de troubles du système nerveux. Voilà avec quels renseignements et quelles données de l'observation directe nous devons faire le diagnostic.

Comme je l'ai dit dès le début, l'hypertrophie cardiaque est ici l'élément prédominant de la maladie; c'est elle que nous devons tout d'abord étudier de près, en essayant de la rattacher à une des causes nombreuses qui la peuvent produire. Tout d'abord, nous n'avons à ce sujet que des indications négatives. Il n'y a pas de lésions orificielles. Cette assertion, qui eût été peut-être téméraire le jour de l'entrée du malade, alors que la fréquence et l'irrégularité des battements du cœur rendaient l'auscultation très délicate, est aujourd'hui justifiée. L'auscultation du cœur, l'examen de la circulation artérielle et veineuse, tout nous indique que les valvules fonctionnent normalement. D'autre part, l'examen de la poitrine nous permet d'affirmer qu'il ne s'agit pas de dilatation cardiaque consécutive à une lésion chronique des poumons, car s'il y a un peu d'emphysème, à coup sûr celui-ci est consécutif aux troubles cardiaques, il ne les a pas provoqués. Il est trop peu prononcé pour cela et l'hypertrophie cardiaque, au lieu de se limiter aux cavités droites, paraît générale. Même résultat négatif de l'examen en ce qui concerne les voies digestives. On pourrait penser que l'hypertrophie se rattache à une ancienne altération des reins, puisqu'il y a eu de l'albumine dans les urines; l'hypertrophie cardiaque pourrait en effet être consécutive à une néphrite. Il n'en est rien pour plusieurs raisons. La première, c'est que l'hypertrophie ne porte pas d'une façon prédominante sur le cœur gauche; ce qui ne serait pas tout à fait suffisant, attendu qu'il y a une période de la maladie où le cœur tout entier participe à l'hypertrophie et à la dilatation. Mais on ne trouve pas trace de bruit de galop et, dans ces cas, celui-ci existe presque toujours; il ne disparaît que lorsque le malade entre dans l'asystolie terminale, et notre malade est loin d'en être là, puisque la radiale bat bien, avec une tension moyenne normale. Or, ce qu'il y a de plus caractéristique chez les malades affectés de cette artério-sclérose généralisée qui accompagne la néphrite interstitielle, c'est l'augmentation de la tension artérielle, laquelle n'existe à aucun degré chez notre sujet.

Une chose doit nous frapper dans l'histoire clinique du malade, c'est l'ancienneté même de l'affection, malgré de longues périodes de santé pour ainsi dire parfaite. Au régiment, il y a 30 ans; beaucoup plus tard, au moment de cette bronchite qui s'est accompagnée d'une dyspnée si marquée, cette affection a présenté quelque analogie avec ce que nous voyons actuellement : essoufflement, dyspnée d'effort, oppression, etc., puis amélioration rapide par le repos complet. Cette évolution à longues étapes rappelle, d'une façon frappante, ce que l'on voit dans une affection cardiaque capable, elle aussi, de déterminer une hypertrophie du cœur avec dilatation; je veux parler de la *symphyse cardiaque*. C'est la dernière hypothèse que nous avons à envisager; est-elle plausible ici, avons-nous des raisons de l'accepter?

C'est un diagnostic délicat que celui de la symphyse cardiaque. Non pas que les signes manquent pour le faire, ou du moins qu'on n'en ait indiqué un grand nombre; mais aucun d'eux n'est pathognomonique; leur ensemble seul, dit-on, est caractéristique. D'autre part, aucun d'eux n'est nécessaire et leur absence absolue, comme nous allons le voir, n'empêche pas qu'il puisse exister une symphyse cardiaque très caractérisée.

Sommes-nous néanmoins en droit de supposer cette maladie et peut-on le faire sans invoquer un cas bien exceptionnel? Oui, car si l'on interroge les statistiques des anatomo-pathologistes, on voit que dans 5 pour 100 des cas, les autopsies révèlent l'existence d'adhérences plus ou moins caractérisées du péricarde et, sur ce nombre dans la moitié des cas, l'union entre le cœur et sa séreuse est complète, la symphyse est absolue. Cette lésion peut se rencontrer à tout âge, elle peut même se produire pendant la vie intra-utérine, puisque certains auteurs, Morel-Lavallée[1] entre autres, l'ont rencontrée chez des nouveaux-nés. Elle est fréquente surtout dans l'adolescence, de 15 à 20 ans; c'est ce qui résulte tout au moins des faits réunis dans une thèse soutenue à Berlin par Cerf[2]. Cette adhérence n'est donc pas chose rare, comme vous le voyez, et il est tout au moins permis de la supposer chez un malade qui présente une affection quelque peu exceptionnelle.

Un deuxième point reste à élucider : dans quelle mesure et de quelle façon l'adhérence péricardique généralisée ou partielle est-elle capable de produire l'hypertrophie ou la dilatation du cœur?

Beau[3], s'appuyant sur 48 observations d'adhérences généralisées, assurait que l'hypertrophie était à peu près constante. C'était aussi l'avis de Bouillaud et de Stokes. Gairdner[1] a constaté l'hypertrophie dans un tiers des cas. Kennedy[2], sur 90 observations, a trouvé que le cœur était normal 34 fois, malade 56; 5 fois, il a constaté de l'atrophie du cœur; dans tous les autres cas, le cœur était augmenté de volume. Nous pouvons admettre, en résumé, que l'hypertrophie avec dilatation accompagne le plus habituellement la symphyse cardiaque, lorsque celle-ci est d'ancienne date. On a beaucoup discuté

1. Morel-Lavallée, *Contribution à l'étude de la symphyse cardiaque* (Th. Paris, 1880).
2. E. Cerf, *De l'adhérence péricardique* (Zurich, 1875).
3. Beau, *Arch. gén. de médecine*, 1836.
1. Gairdner, *Edinb. med. Journal*, 1851 et 1858.
2. Kennedy, *Edinb. med. Journal*, 1858.

sur les causes qui font que, sous l'influence des adhérences, le cœur augmente de volume. Beau soutenait que le péricarde, d'abord adhérent au cœur, contractait secondairement, ce qui est vrai d'ailleurs dans la majorité des cas, des adhérences avec la paroi thoracique, le sternum, le rachis quelquefois, et il pensait que cette symphyse costo-péricardique devenait ainsi une cause de gêne, de tiraillement pour le cœur, dont elle déterminait alors la dilatation. L'idée est ingénieuse, comme la plupart de celles de Beau, mais je crois que, comme beaucoup de ses idées aussi, elle est paradoxale.

Pour que les adhérences péricardiques et pleurales fussent susceptibles d'amener la dilatation et l'hypertrophie du cœur par le fait de la fixation de celui-ci à la face interne du poumon, il faudrait que leur rétraction entraînât la paroi du premier de ces organes vers l'autre. Mais, comme ils sont toujours exactement appliqués sans autre intermédiaire que le péricarde, la traction, quelle qu'on la suppose, est nécessairement à cet égard de nul effet. L'explication de Beau ne vaudrait qu'au cas d'une rétraction du poumon consécutive à la symphyse pleurale généralisée. Or cette symphyse, qui ne se trouvait d'ailleurs point dans les observations de Beau, n'entraîne pas, même quand elle existe, la dilatation et l'hypertrophie du cœur, comme fait celle du péricarde.

Une autre opinion a été émise par M. Morel-Lavallée dans sa thèse. Cet auteur pense que, sous l'influence de l'inflammation que le muscle cardiaque subit par voisinage, un certain nombre de fibres musculaires s'altèrent, et que celles qui subsistent, étant soumises à un travail supplémentaire, s'hypertrophient. Cette idée ne rend pas non plus suffisamment compte de ce qui se passe. Car s'il y a simple compensation, on ne voit pas pourquoi les fibres musculaires s'hypertrophieraient au delà de la mesure rendue nécessaire par l'atrophie de quelques-unes d'entre elles.

Enfin, M. Bernheim[1] a pensé que l'hypertrophie résultait simplement de l'obstacle apporté par les adhérences aux mouvements du cœur : tout obstacle au mouvement d'un muscle l'obligeant à faire des efforts supplémentaires, et ces efforts entraînant l'augmentation du nombre de ces fibres.

Ces deux derniers auteurs ne tiennent pas suffisamment compte

1. Bernheim, *Dict. encyclopédique*. Art. Péricarde.

de ce fait, que dans l'immense majorité des cas la dilatation précède l'hypertrophie et que toutes les causes qu'ils invoquent, si elles sont partiellement capables d'expliquer l'hypertrophie, n'expliquent pas du tout la dilatation. Le docteur Durand[1], de Lyon, fait intervenir un autre facteur. Il pense que deux causes principales, la gêne mécanique et l'extension du processus inflammatoire, déterminent, soit une dégénération graisseuse pure et simple des fibres musculaires, soit de l'artério-sclérose du myocarde, soit enfin la fragmentation spéciale de ses fibres, sur laquelle certains auteurs lyonnais ont tant insisté.

Je crois, pour ma part, que la cause est un peu plus complexe. La myocardite sans doute est habituelle dans le cours de la péricardite aiguë, mais elle se produit encore par poussées successives pendant le cours de la péricardite chronique avec symphyse. Sous l'influence de fatigues exagérées ou d'une maladie intercurrente, le myocarde, en état perpétuel de miopragie, ne suffit plus à sa tâche, ses fibres se laissent distendre, et c'est alors que l'on constate ces dilatations cardiaques, partielles ou généralisées, qui sont si fréquentes dans le cours de la symphyse cardiaque. Lorsque le muscle cardiaque est dilaté, la masse sanguine sur laquelle il a à se contracter étant plus considérable, l'effort musculaire qu'il est obligé de fournir pour chasser le sang dans le système artériel augmente proportionnellement. C'est un fait de physique pure, de mécanique, sur lequel j'ai déjà appelé votre attention. Il en résulte que l'hypertrophie succède nécessairement à la dilatation même du cœur et qu'elle est la conséquence naturelle de l'altération que les fibres musculaires cardiaques ont subie.

Il y a quelque chose de plus, qui contribue forcément à amener les grandes dilatations cardiaques qu'on voit dans la symphyse; c'est la façon insuffisante dont le péricarde malade remplit sa fonction d'organe de soutien du cœur. Le péricarde en effet, n'est pas un sac uniquement destiné à favoriser le glissement du viscère qu'il contient. S'il en était ainsi, pourquoi aurait-il une épaisseur et une résistance si grandes? Je ne dis pas qu'à l'état normal le cœur ne vienne à chacune de ses révolutions prendre un point d'appui sur le péricarde, mais je pense que dans les cas où la diastole cardiaque est extrêmement marquée, au moment où une cause

1. Durand, Th. Lyon, 1879.

quelconque met un obstacle à la circulation ou accélère la pénétration du sang dans le cœur, le péricarde intervient pour empêcher la dilatation d'être portée à l'extrême. Or ceci n'est pas spécial au cœur, mais commun à tout le système musculaire, tout muscle qui manque d'appui extérieur se laisse distendre à l'excès dans certaines circonstances; vous savez les dangers d'une pareille distension. D'autre part, le péricarde chroniquement enflammé perd de sa résistance, comme fait en pareil cas tout organe fibreux et, se laissant plus aisément distendre, il cède peu à peu à la pression intérieure qu'il subit, s'il n'a pas été distendu déjà au début même de la maladie par quelque hydropéricarde.

Cette explication pathogénique des phénomènes qui accompagnent la symphyse cardiaque a l'avantage de rendre compte aussi des cas où l'on a constaté au contraire de l'atrophie du cœur. Cette atrophie n'a jamais été signalée que dans les cas de symphyse tout à fait généralisée. Or, je vous ai dit que la dilatation précédait toujours l'hypertrophie, que jamais on ne l'a vue coïncider avec l'atrophie du myocarde. Il faut donc penser que dans ce cas, la résistance exagérée du péricarde qui s'épaissit et dès l'abord enserre le cœur comme dans un étau, a empêché celui-ci de se dilater; la cause, qui d'habitude détermine l'hypertrophie, n'a point eu le temps d'entrer en jeu et les fibres cardiaques, sous l'influence des poussées myocarditiques sub-aiguës, ont purement et simplement dégénéré.

Messieurs, cette longue discussion avait pour but de vous persuader que lorsque l'on trouve une augmentation considérable du cœur, on peut, en l'absence de toute autre cause plausible, penser à la possibilité d'une adhérence péricardique. Mais trouvons-nous ici quelques-uns des signes qui nous permettent d'affirmer un diagnostic qui de ce fait n'est encore que probable?

La dépression permanente de la paroi thoracique a été indiquée par Bouillaud comme un signe fréquent de la symphyse cardiaque. Il faut, pour que celle-ci se produise, qu'il y ait des adhérences entre le péricarde et la paroi. C'est d'une façon identique que les pleurésies de quelque durée, surtout les pleurésies purulentes déterminent des rétractions du thorax; c'est justement pour cela que cette dépression, surtout si elle est très étendue, doit faire croire plutôt à la symphyse pleurale, ce signe n'a donc qu'une valeur modérée. Mais il n'en est pas de même quand il s'agit d'une rétraction partielle, localisée en un point quelconque du cœur, surtout à la pointe. Ce signe peut avoir plus de valeur, encore faut-il l'évaluer en toute certitude. Chez notre malade, par exemple, nous trouvons une dépression assez notable de la pointe du cœur, mais nous ne pouvons y attacher une importance bien considérable, car une dépression analogue, bien que moins marquée, s'observe du côté opposé. C'est une conformation spéciale du thorax chez cet homme, et rien de plus.

Les modifications subies par le choc de la pointe du cœur ont une importance bien plus sérieuse. Le battement de la pointe peut être affaibli, il peut même manquer. Cela est assez habituel dans les cas de péricardite avec adhérences généralisées. Beau considérait comme assez spécial à la symphyse l'abaissement de la pointe du cœur; or, nous savons que ce déplacement dépend avant tout de l'état d'hypertrophie ou de dilatation du cœur, quelle qu'en soit la cause.

Riegel[1] signale comme un signe important l'*affaiblissement du choc* de la pointe pendant l'expiration. Pour l'expliquer, cet auteur a supposé que les adhérences qui fixent le cœur au diaphragme l'entraînent aussi vers la profondeur au moment de l'abaissement de ce muscle, mais ce signe est de médiocre valeur.

Dans certains cas, on a pu observer une *dépression systolique de la paroi* dans le moment qui correspond à ce qui devrait être le choc de la pointe. Le soulèvement est de la sorte remplacé par un affaissement. Certains auteurs, Williams et Sibson, ont beaucoup insisté sur la valeur de ce signe. Souvent, en effet, comme Skoda[2] et Oppolzer[3] ont pu le constater, la dépression systolique de la pointe est en rapport avec des adhérences localisées de la pointe du cœur au péricarde et de celui-ci à la paroi. Mais ce signe ne peut-il apparaître que dans ces circonstances? Non et il faut bien avouer que souvent l'autopsie n'a pas permis de reconnaître l'existence d'adhérences dans des cas où pendant la vie on avait constaté l'affaissement systolique de la pointe; les observations de Friedreich[4] en font foi. Cela ne vous surprendra pas d'ailleurs, si vous vous

1. Riegel, *Volkmann's Sammlung klinischer Vorträge* (Leipzig, 1879).
2. Skoda. *Wien. allg. med. Zeitsch.* (Wien, 1863).
3. Oppolzer, *Wien. allg. med. Zeitsch.* (Wien, 1861).
4. Friedreich, *Virchow's Arch. für path. Anatomie. Bd.* XXIX, 1864.

rappelez ce que j'ai eu occasion de vous en dire en vous exposant la séméiologie cardiaque. Cette dépression systolique peut donc se rencontrer sans symphyse aucune. C'est à elle que Marey a donné le nom de battement négatif, et j'ai eu plus d'une fois l'occasion de vous la faire constater, alors qu'il n'y avait aucune présomption d'adhérences péricardiques. Je ne m'étendrai pas à ce sujet, sur l'explication proposée par Riegel, qui ferait dépendre la dépression systolique de la pointe de l'existence d'adhérences à la base. Cette discussion n'aurait qu'un intérêt médiocre et il vous est plus profitable de retenir, au point de vue clinique, que la dépression systolique de la pointe est un signe d'une valeur infidèle, capable, tout au plus, d'attirer l'attention sur l'existence possible d'adhérences, sans les rendre absolument certaines.

Enfin, on a pu constater un *choc diastolique* de la pointe dans des cas où il existait des adhérences péricardiques localisées à ce niveau : Friedreich l'explique en disant que le cœur, cédant brusquement à son élasticité dès qu'il a vidé ses cavités, revient vivement à sa situation primitive, entraîné qu'il est par les adhérences et c'est, suivant lui, de la sorte que le début de la période diastolique se marquerait par un soulèvement sensible de la paroi. Or, ce signe est rare et, quand il existe, on ne peut pas lui attribuer de valeur diagnostique bien considérable.

Pour achever l'étude du choc de la pointe dans la symphyse cardiaque, je dirai que le seul signe qui ait une valeur notable est celui sur lequel j'ai appelé souvent votre attention dans ces derniers temps, je veux parler de l'*absence de déplacement de la pointe* dans les changements de position du sujet.

Vous savez, messieurs, qu'à l'état normal la pointe du cœur se reporte de deux à trois travers de doigt, environ, au dehors, quand on fait passer le sujet du décubitus dorsal au décubitus latéral gauche. Si la pointe du cœur est adhérente au péricarde et celui-ci aux organes voisins, la pointe du cœur se trouve par là immobilisée et dans une situation fixe. Lorsqu'il est possible de sentir sous le doigt le battement de la pointe et d'en noter ainsi le siège exact, rien n'est plus facile que de reconnaître si ce choc se déplace ou non. Que si au contraire, et c'est souvent le cas quand il y a des adhérences péricardiques, le battement de la pointe est peu appréciable au palper, il faut pratiquer une percussion rigoureuse de la région de la pointe. Je vous ai montré comment on doit pratiquer cette percussion d'une façon méthodique; ici elle peut nous rendre de réels services.

Chez le malade qui fait le sujet de cette leçon, le signe dont je viens de parler est extrêmement marqué; il a confirmé le diagnostic de symphyse et justifié l'assertion suivante : une grosse dilatation du cœur avec hypertrophie, qui ne s'explique ni par une lésion orificielle, ni par des lésions pulmonaires, gastriques, rénales, etc., est vraisemblablement due à de la symphyse cardiaque. Si à cela s'adjoint une immobilité absolue de la pointe du cœur dans les changements de position, le diagnostic devient à peu près certain.

Les signes constatés par différents auteurs au niveau de la base du cœur n'ont, le plus souvent, qu'une valeur médiocre. Skoda a signalé l'existence *d'un choc systolique de la base,* mais ce choc peut exister alors qu'il n'y a pas trace d'adhérences péricardiques.

J'ai noté pour ma part à plusieurs reprises l'existence possible d'*un choc diastolique de la base*. Ce choc surajouté apparaît aussitôt après le second bruit et rappelle assez le dédoublement de ce bruit. Je dois avouer qu'il se confond aisément avec le dédoublement du second bruit que j'ai indiqué aussi comme appartenant à la symphyse cardiaque[1]. Pour être tout à fait sincère, je dirai que ce choc peut exister dans des cas où il n'y a pas d'adhérences péricardiques, mais s'il se rencontre avec lui un des autres signes de la symphyse, l'absence du choc de la pointe, par exemple, ou surtout l'immobilisation de cette pointe, on peut considérer l'existence de la symphyse comme très vraisemblable.

De ces battements variables de la pointe et de la base, de la transmission facile des mouvements du cœur à la paroi thoracique, résultent des ondulations, des oscillations de cette paroi, ressemblant à une sorte d'onde, de roulis, figurant ainsi ces mouvements de reptation sur lesquels mon collègue, le professeur Jaccoud[2] a appelé l'attention, et qui constituent, eux aussi, un signe de probabilité; mais ils ne se rencontrent que dans les cas de dilatation extrême.

Williams a noté un autre fait, c'est la *diminution de la respiration diaphragmatique* du côté gauche. Mais comme cette inégalité respiratoire est un phénomène très habituel, sa valeur en pathologie en est bien diminuée.

1. *Bull. Soc. anat.* 1856.
2. Jaccoud, *Clin. de la Pitié*, 1885.

Je terminerai cette étude des signes tirés de la palpation et de la percussion du cœur par l'examen d'une proposition qu'a émise un auteur viennois, le docteur Cejka[1]. Dans la symphyse cardiaque, *la matité précordiale ne serait pas modifiée par la respiration*, mais voici comment il faut comprendre la chose : vous savez qu'à l'état normal, pendant l'expiration, la partie découverte du cœur augmente par suite du retrait des poumons, elle diminue au contraire pendant l'inspiration par suite de leur dilatation. D'après l'auteur que je cite, il n'en serait plus de même lorsqu'il existe des adhérences. Je ne prétends pas que les choses ne se passent pas ainsi, mais je crains que ce phénomène ne soit bien difficile à saisir. Je vous ai bien des fois fait remarquer que c'est chose extrêmement délicate que de déterminer d'une façon exacte l'étendue de la partie découverte du cœur. On tient cela pour plus facile que la percussion du cœur dans sa totalité; pour ma part, je pense que c'est juste le contraire qu'il faut dire; le poumon, en arrivant au devant du cœur, s'y étend en une lame très mince et qui va peu à peu s'amincissant; aussi la limite entre la partie où il existe encore une mince couche de poumon et celle où il n'y en a plus du tout est vraiment difficile à fixer. Pour mon compte, je ne me ferai pas fort de déterminer l'étendue de la partie découverte du cœur pendant l'inspiration comparée à ce qu'elle est pendant l'expiration : cela nécessite, en tout cas, une très grande attention; il faut que le malade ait des respirations très lentes ou qu'il immobilise son thorax, choses qu'on n'obtient pas facilement et sans grande fatigue chez un sujet atteint d'hypertrophie du cœur. Il est entendu d'ailleurs que ce signe établit seulement l'existence d'adhérences pleurales qui rendent très vraisemblable celle du péricarde. Quoi qu'il en soit, c'est un signe qu'on peut chercher et, s'il est positif, il s'ajoutera aux divers signes qui doivent faire penser aux adhérences péricardiques et sont de nature à les déceler.

L'*auscultation* du cœur révèle-t-elle des bruits propres à la symphyse cardiaque? On peut répondre, d'une façon générale tout au moins, par la négative. On a parlé de certains *bruits de souffle* spéciaux à la myocardite; car je laisse de côté les souffles des lésions orificielles que nous avons supposé ne pas exister; mais

1. Cejka, *Prager Viertelj.*, 2e Bd. 1855.

je n'ai jamais, pour ma part, pu comprendre ce qu'on voulait dire par ce souffle de la myocardite. Ce n'est pas à coup sûr un bruit d'origine musculaire, car il y a longtemps que l'on ne croit plus aux bruits rotatoires musculaires de Laënnec. L'insuffisance fonctionnelle de certains orifices est également, à mon sens, une vue de l'esprit. Que reste-t-il donc? La possibilité d'entendre dans le cours d'une poussée de myocardite des bruits de souffle extracardiaques, et de fait, les bruits qu'on entend alors sont extérieurs au cœur. Vous voyez donc, en tout cas, qu'ils n'ont qu'un rapport très indirect avec la myocardite, à plus forte raison avec la symphyse cardiaque.

Mais l'on peut parfois entendre aussi des *bruits de frottement ou de froissement* correspondant à des poussées subaigües nouvelles de péricardite, dans les cas où la symphyse n'est pas d'emblée généralisée. Parfois aussi, on peut percevoir au devant du cœur, surtout dans la région de la pointe, des petits bruits nets, claquants, insérés dans le petit silence, très localisés, et que l'on ne saurait guère attribuer à autre chose qu'à la mise en tension d'une bride péricardique. Je me suis expliqué tout à l'heure sur le *bruit de choc diastolique* de la base qui peut simuler un *dédoublement du deuxième bruit*; il est possible cependant que ce dédoublement existe et se rattache à de la symphyse cardiaque, surtout lorsque celle-ci s'accompagne de dégénérescence myocardique. Mon interne, M. Bureau[1], a rapporté récemment un cas de symphyse localisée avec anévrysme de la pointe du cœur où, pendant l'existence, on avait pu à plusieurs reprises percevoir un dédoublement constant et très net du deuxième bruit.

Si maintenant nous interrogeons le système vasculaire, nous verrons que les artères et les veines ne peuvent nous fournir que peu de renseignements. Il y a un phénomène à propos duquel on a fait beaucoup de bruit, peut-être à cause de son nom, c'est celui que l'on a appelé le *pouls paradoxal*. Il n'y a de paradoxal dans ce signe que son nom lui-même. Il consiste en ce fait que, pendant l'inspiration, le pouls s'affaiblit jusqu'à disparaître complètement. Le phénomène avait été remarqué, dès 1854, par Griesinger, mais c'est surtout Kussmaul[2] qui, en 1873, a rappelé sur lui l'attention. Cet auteur suppose que chez certains sujets, des brides

1. Bureau, *Soc. anat.*, 2 décembre 1892.
2. Kussmaul, *Berliner klin. Wochenschr.*, 1873.

d'adhérence, fixées en avant au sternum et se prolongeant jusqu'à l'aorte, déterminent, pendant la durée de l'inspiration, un tiraillement tel, que l'aorte est comprimée et que le mouvement du sang s'y trouve notablement entravé. Cette explication serait admissible, si l'existence de cette sorte de pouls coïncidait toujours avec la présence de brides péricardiques, mais il n'en est pas ainsi car on l'a constatée dans certains cas où il n'y avait de brides d'aucun genre et pas même de péricardite, notamment dans certaines pleurésies à gros épanchement. En réalité ce phénomène ne représente que l'exagération de l'état normal.

C'est un fait normal en effet que, sous l'influence des alternatives des mouvements respiratoires, la force du pouls subisse des alternatives d'augmentation et de diminution, la pression artérielle s'élevant et s'abaissant alternativement. Marey l'avait indiqué dès longtemps. Dans le travail que j'ai publié sur les dédoublements normaux, j'ai montré quels étaient chez l'homme les rapports exacts de ces modifications et comment la dyspnée transforme et exagère l'influence de la respiration sur le pouls au point que celui-ci puisse disparaître dans un effort d'inspiration. Chacun sait qu'il suffit d'une inspiration énergique avec la glotte fermée pour suspendre absolument les pulsations de la radiale.

Lorsque la péricardite ou la symphyse cardiaque s'accompagnent de pouls paradoxal, celui-ci est donc sans doute moins en rapport avec la compression que les brides péricardiques exercent sur l'aorte, qu'avec la gêne respiratoire que ces affections déterminent.

Un autre phénomène que l'on a attribué à la symphyse cardiaque est l'*affaissement des veines du cou* pendant la diastole ventriculaire. C'est Friedreich qui indiqua ce rapport dans ses études sur les mouvements veineux. Cet auteur suppose que l'expansion cardiaque subite déterminée au début de la diastole, par les tractions que le diaphragme, les poumons, tous les organes adhérents exercent sur le cœur qui les avait entraînés avec lui dans son mouvement de systole, que cette expansion, dis-je, produit un appel rapide du sang dans le système des veines caves. Le fait est vrai, l'explication est juste, je le reconnais; mais ce n'est que l'exagération d'un fait absolument normal aussi dont le degré est infiniment variable. Mes propres jugulaires entre autres présentent parfois un affaissement diastolique très profond et je ne crois pas avoir d'adhérences péricardiques. Ce signe n'aurait donc de valeur qu'autant qu'il serait très prononcé et qu'il coïnciderait avec d'autres indices de la symphyse.

Enfin, un autre signe qui serait beaucoup plus précis si l'on pouvait le constater toujours, c'est la *tuméfaction des veines jugulaires* pendant l'inspiration. Vous savez que c'est l'inverse qui existe à l'état normal. Pendant l'inspiration, en effet, l'abaissement de la pression dans la cavité thoracique y détermine un appel du sang et les veines s'affaissent. Ici on pourrait avec raison appeler ce pouls veineux du nom de paradoxal. On l'explique de même par l'existence de brides péricardiques fixées au poumon et à la veine cave, et rétrécissant par leur traction le calibre de cette veine au moment de la dilatation du poumon. Malheureusement, ce signe, qui a une valeur diagnostique réelle, ne se constate que rarement.

Nous voilà arrivés au bout de l'énumération des signes que l'on a donnés comme propres à la symphyse cardiaque, Vous voyez que notre récolte n'a pas été bien fructueuse, car presque tous les signes que nous avons passés en revue peuvent s'observer dans la symphyse cardiaque, mais peuvent aussi exister sans elle. D'autre part, tous ou presque tous peuvent faire défaut alors qu'elle existe. Quand il en est ainsi, quand l'hypertrophie cardiaque elle-même ne s'est pas manifestée, il n'y a pas de diagnostic à tenter, la symphyse cardiaque sera une surprise d'autopsie.

Mais, comme je vous l'ai montré, l'hypertrophie est presque constante dans la symphyse cardiaque; c'est elle qui peut alors nous faire présumer une pareille affection, quand elle ne s'explique par aucune autre cause. Si nous pouvons joindre à cet indice, soit le choc diastolique de la base, soit surtout l'immobilisation de la pointe du cœur, ou bien la tuméfaction inspiratoire des jugulaires, nous nous trouvons autorisés à formuler le diagnostic de symphyse cardiaque et à le considérer comme à peu près certain.

Je ne vous ai pas parlé jusqu'ici des *signes subjectifs* de la maladie, car ceux-ci sont encore plus variables et, lorsqu'ils se manifestent, ils sont beaucoup plutôt en rapport avec la dégénérescence myocardique qui vient compliquer la symphyse, qu'avec cette dernière elle-même. C'est ce qui avait fait dire à Laënnec que la symphyse cardiaque peut évoluer sans accident notable. Mais il n'en faut pas conclure cependant que ce soit une lésion indifférente. Elle entraîne parfois, sinon toujours, des désordres consistant au moins en un état d'inaptitude fonctionnelle, de myopragie qui, sans conséquences graves en temps ordinaire, provoque, au moment d'un surcroît de fatigue ou d'une maladie intercurrente, des troubles plus ou moins sérieux. S'il survient, d'autre part, une affection aiguë, ayant déjà par elle-même quelque tendance à déterminer des complications cardiaques, la lésion ancienne deviendra une cause d'appel des plus actives. C'est justement ce que nous avons observé chez notre malade. Une première fois, il y a longtemps déjà, au moment des fatigues du service militaire, son cœur a faibli et des accidents asystoliques passagers ont apparu. Plus tard, à l'occasion d'une bronchite, nouvelle menace, nouveaux accidents dont le malade ne se remet plus que difficilement. Cette fois enfin, à l'occasion de la grippe, le cœur s'est encore montré au-dessous de sa tâche, mais j'ai peur que les accidents n'aient été plus sévères. La persistance de l'œdème des jambes, la présence de l'albumine dans l'urine, tout nous indique que l'atteinte a été plus grave. Combien avons-nous vu ici de malades, qui, entrés avec des affections cardiaques sérieuses, mais non menaçantes, ont vu tout à coup, sous l'influence de la grippe, leur affection portée à un degré de gravité tel qu'ils ont succombé. Ne peut-on pas supposer la même chose ici, et penser que la grippe a porté directement son action sur le myocarde? L'amélioration que nous avons cependant constatée depuis que le malade est entré dans nos salles, nous permet de penser que ces accidents ne seront pas mortels, du moins pour cette fois, mais je me demande s'il n'en résultera pas une aggravation notable de la maladie. J'ai grand'peur que le muscle cardiaque ne soit irrémédiablement affaibli, au point de ne permettre qu'un retour imparfait à la santé.

Quant au *traitement*, vous nous l'avez vu instituer dès le début, alors que nous avons prescrit le repos absolu, le régime lacté, la dérivation intestinale, sans autre médication plus active. Ces prescriptions, en dehors de toute médication cardiaque, nous ont suffi pour obtenir l'amélioration que nous constatons aujourd'hui.

XX

PRONOSTIC DES MALADIES DU CŒUR

Messieurs,

Vous m'avez vu m'arrêter longtemps auprès du lit d'un malade couché au n° 15 de la salle Bouillaud et entré depuis peu dans le service. C'est que cet homme présente une lésion cardiaque de diagnostic difficile, bien qu'il s'agisse d'une association morbide qui n'est pas extrêmement rare : un rétrécissement mitral avec insuffisance aortique. Le 2 décembre, jour de l'entrée du malade, le diagnostic offrait sans doute une notable difficulté, puisque les opinions émises par plusieurs des élèves du service étaient absolument dissemblables. Aujourd'hui, après deux jours de repos, le cœur s'est calmé de façon à laisser percevoir avec une plus grande netteté les bruits morbides qui nous ont permis de formuler le diagnostic d'une manière définitive.

Est-ce donc simplement par la préoccupation d'une exactitude excessive, par amour de l'art pour ainsi dire, que j'ai tenu à spécifier rigoureusement la nature des lésions cardiaques observées chez ce malade? Non, à coup sûr; mais c'est parce que je jugeais que le pronostic et le traitement de l'affection qui nous occupe étaient intimement liés à la connaissance rigoureuse des lésions.

Vous savez, en effet, combien le pronostic des lésions cardiaques est chose à la fois importante et délicate. C'est que les éléments en sont multiples et que, à côté des altérations chroniques et durables du cœur que l'on peut plus ou moins évaluer, il se produit en différents points de l'organisme, du fait de ces altérations, des répercussions dont l'étendue et la gravité sont difficiles à estimer.

Ces considérations vous expliquent pourquoi l'évolution des

affections cardiaques est variable suivant les sujets, pourquoi dans certains cas telles lésions du cœur comportent un pronostic relativement bénin et bénéficient d'une survie prolongée, tandis que chez d'autres malades, avec des lésions identiques, on voit survenir rapidement des accidents menaçants et une terminaison fatale à brève échéance.

Il est évident que la première condition nécessaire pour établir le pronostic d'une lésion du cœur, est de faire d'abord et d'une façon aussi exacte que possible le diagnostic anatomique. Cela, comme vous le savez, n'est pas toujours bien facile, et cela non plus ne suffit pas. Il est rationnel d'adjoindre à la connaissance anatomique de la lésion, les données tirées de l'intensité des phénomènes morbides perçus au cœur et celles fournies par l'état général du sujet. Et, si on se bornait à cela, on s'exposerait encore à de graves mécomptes.

Les bruits anormaux les plus intenses ne sont pas toujours les plus menaçants. Telle lésion bruyante, tapageuse, ne comportera pas un pronostic bien sérieux; telle autre, au contraire, dont les signes seront à peine perceptibles à l'oreille, menacera parfois plus immédiatement la vie du sujet. Je vous ai fait entendre, à diverses reprises, des souffles cardio-pulmonaires d'une intensité excessive, et ces bruits cependant n'indiquaient aucune sorte de danger pour l'existence des individus chez lesquels on les constatait. Dans d'autres conditions au contraire, au début surtout de la période asystolique, une lésion sérieuse du cœur donnera lieu à peine à un léger bruit anormal.

Il ne faut pas croire non plus que la gravité apparente de l'état général du sujet doive comporter un pronostic toujours immédiatement menaçant. Il est évident que l'œdème excessif, la stase périphérique accentuée avec refroidissement des extrémités, constituent des signes de mauvais augure chez un cardiaque; mais j'ai vu, pour ma part, des cas où de tels symptômes disparurent entièrement et ne furent suivis, pour de longues années, d'aucun trouble appréciable dans la santé du malade. J'ai soigné autrefois, avec mon collègue le professeur Sée, une jeune fille qui, arrivée au dernier degré de l'asystolie par suite d'une lésion mitrale des plus accusées, ne s'en remit pas moins complètement, au point de pouvoir se marier quelques années plus tard et devenir mère de famille sans aucun accident fâcheux. Ces sortes de résurrections, pour ainsi dire, peuvent se voir à tout âge; et il me souvient notamment avoir donné mes soins à une dame de soixante-dix ans, atteinte depuis longtemps d'affection cardiaque arrivée à un état d'asystolie complète avec anhélation extrême, œdème excessif, etc., qui n'en recouvra pas moins une santé en apparence parfaite.

Les sensations pénibles que les malades éprouvent ne peuvent pas davantage nous fournir les éléments d'un pronostic certain. J'ai rarement vu une affection cardiaque déterminer des douleurs plus pénibles, plus angoissantes, que celles qui torturaient une actrice du Théâtre-Français que j'eus autrefois occasion de visiter, tandis qu'elle était en proie à une longue et redoutable crise d'asystolie. Tous ces symptômes disparurent cependant si complètement que la malade put entreprendre peu après un voyage long et fatigant, à la suite duquel survint une crise nouvelle d'asystolie non moins terrible que la première. Elle en guérit pourtant encore et tout aussi complètement que la première fois. Enfin, à la suite d'un nouveau voyage et de nouvelles fatigues, l'asystolie reparut, mais cette fois avec des complications pulmonaires tellement graves que la malade fut définitivement emportée.

J'ai vu, par contre, se présenter à l'hôpital Necker, il y a sept ou huit ans, un malade qui se plaignait d'une légère douleur survenant de temps en temps dans le poignet et les deux derniers doigts de la main gauche. Cette douleur, paroxystique me fit penser qu'il s'agissait d'angor pectoris. J'engageai le malade à rester à l'hôpital, ce dont pour sa part il ne se souciait en aucune façon, tant la douleur était peu vive. La consultation terminée, je regagnais mon service, lorsque je trouvai le malade étendu, mort, sur les premières marches de l'escalier. Il avait succombé brusquement à un accès d'une angine de poitrine déterminée par le rétrécissement des artères coronaires, ainsi que l'autopsie le montra.

Faut-il donc croire que le pronostic des lésions cardiaques soit chose impraticable et devons-nous nous borner, à la façon des auteurs hippocratiques, à rechercher les signes plus ou moins probables de la mort prochaine? Non, heureusement, et l'on peut porter le pronostic d'une lésion du cœur bien avant que son évolution ait amené le malade dans un trop fâcheux état.

Pour établir le pronostic d'une lésion cardiaque, il faut nous adresser tour à tour :

1° Aux caractères particuliers propres à la lésion elle-même, et c'est pour cela qu'un diagnostic anatomique exact est indispensable;

2° Aux conditions dans lesquelles se trouve la paroi cardiaque, le myocarde :

3° Enfin, aux modifications subies par la circulation périphérique et par les différents organes.

On peut, dis-je, du siège et de la forme de certaines lésions orificielles, déduire des éléments précieux de pronostic. Mais avant tout, se pose une question préjudicielle. Les lésions du cœur, j'entends les lésions orificielles, sont-elles curables? La restitution *ad integrum* est-elle anatomiquement possible?

Les lésions de l'orifice aortique, à peu d'exceptions près, une fois qu'elles sont constituées, persistent toute l'existence. S'il faut cependant en croire certains auteurs, on pourrait voir guérir dans certains cas les insuffisances aortiques qui succèdent à un traumatisme, celles qui se sont produites par rupture des valvules, sans que le vaisseau lui-même soit malade. Une observation récente tendrait à le prouver.

Pour l'orifice mitral, la question n'est pas aussi simple. Mon collègue le professeur Sée dit avoir vu le rétrécissement mitral disparaître parfois d'une façon définitive. Je n'ai jamais eu la même chance. Sur des malades que j'ai suivis pendant des années, j'ai bien vu souvent les accidents déterminés par la sténose s'atténuer au point de disparaître entièrement et faire place à un état de santé parfaite, mais l'auscultation m'a toujours montré que la maladie n'en persistait pas moins.

Pour ce qui est de l'insuffisance mitrale, la question est plus complexe et plus délicate. Si l'on en croyait un certain nombre d'auteurs, on verrait parfois des insuffisances disparaître et reparaître alternativement, sans que l'on sache exactement la loi de ces apparitions et de ces disparitions. Dans ces cas-là on tient généralement qu'il s'agit d'insuffisance purement fonctionnelle. Je vous ai dit ce que je pensais de ces insuffisances fonctionnelles de la mitrale; au point de vue clinique, je ne les crois pas possibles, du moins dans l'immense majorité des cas, et pour ma part, c'est à peine si, dans ma longue pratique, une ou deux fois j'ai pu penser y avoir affaire.

Sans doute, dans un grand nombre de cas, nous avons rencontré des souffles de la pointe, ou de la région de la pointe, qui disparaissaient avec une extrême facilité. Mais, dans ces cas, l'examen approfondi nous a toujours permis de nous assurer qu'il s'agissait de souffles cardio-pulmonaires. Aussi je crois que les souffles systoliques de la région de la pointe, capables de paraître et disparaître si aisément, appartiennent à la catégorie des souffles anorganiques que nous avons si longuement étudiés. Quant aux souffles de l'insuffisance mitrale, ils peuvent bien s'atténuer dans une certaine mesure, changer de caractère suivant l'état du malade et de la maladie, mais l'insuffisance mitrale elle-même paraît être presque toujours incapable de rétrocéder et, à plus forte raison, de guérir. Cependant j'ai dans mon souvenir deux ou trois faits dans lesquels les signes d'une insuffisance récente et consécutive à une maladie aiguë ont pu s'effacer entièrement et laisser le malade en apparence définitivement rétabli.

Je ne m'étendrai pas plus longtemps sur la curabilité des lésions du cœur. Nous aurions encore à examiner ce qui a trait aux lésions du cœur droit, mais l'on peut dire en deux mots que les lésions primitives sont incapables de guérison ; que le pronostic des lésions secondaires dépend d'une série de phénomènes que nous étudierons plus loin.

Ceci dit, il nous reste à passer en revue les divers éléments du pronostic que nous avons indiqués tout à l'heure.

1° *Caractères tirés de la lésion cardiaque :* — Parmi les lésions du cœur gauche, ce sont les lésions aortiques qui comportent le pronostic le plus favorable. C'est que l'énergie puissante du ventricule gauche compense pendant de longues années l'altération orificielle. Le rétrécissement aortique non compliqué parait présenter surtout des conditions exceptionnelles de survie. Pour l'insuffisance valvulaire, la compensation est presque aussi parfaite ; mais il se produit ici des troubles réflexes sur lesquels mon ami le docteur Franck a justement appelé l'attention, qui sont pour une grande part dans la symptomatologie de cette affection et compromettent fâcheusement le repos des malades. Peut-être même peuvent-ils causer la syncope qui termine parfois subitement l'existence des sujets atteints d'insuffisance aortique. Cette mort subite est, à coup sûr, un accident possible, que l'on ne peut prévoir, mais dont on a beaucoup exagéré la fréquence. Du moins peut-il se faire longtemps attendre.

Un malade soigné jadis par Cruveilhier avait été considéré par lui comme très dangereusement menacé de ce redoutable accident; à ce point qu'il crut devoir en avertir la jeune femme que ce malade venait d'épouser. Le malade n'en continua pas moins son genre d'existence, ne s'épargnant ni les fatigues, ni les tracas. Vingt ans plus tard il mourut, subitement il est vrai, mais bien longtemps, comme vous le voyez, après l'époque que le pronostic médical avait assignée.

Il faut ajouter que la mort subite n'est pas moins fréquente dans le cours des lésions mitrales; seulement les malades atteints de ces affections sont le plus souvent déjà affaiblis, alités depuis longtemps, lorsque la terminaison fatale survient, et elle n'affecte dès lors pas ce caractère dramatique de soudaineté qui frappe l'esprit et le souvenir.

Les lésions de l'orifice mitral, en somme, son insuffisance surtout, comportent un pronostic toujours plus sérieux que les lésions de l'orifice aortique.

La sténose mitrale, cependant, peut évoluer pendant de longues années sans provoquer d'accidents menaçants. Rien, en effet, ne s'oppose logiquement à ce que le pronostic du rétrécissement mitral puisse être longtemps favorable. Cette lésion n'est pas, au point de vue anatomique, fatalement progressive. Elle diminue seulement la quantité de travail que peut fournir le cœur, ou plus exactement le volume de l'ondée sanguine qu'il est capable de projeter à chaque systole; si les besoins de l'économie n'exigent de cet organe qu'un travail modéré, si cet état de miopragie constante ne l'empêche pas de suffire à sa besogne, la survie peut être longue. Mais tôt ou tard, en réalité, les fatigues, les émotions, les tracas de toute sorte, ou bien des affections intercurrentes aiguës ou chroniques, viendront surprendre le cœur incapable d'un fonctionnement un peu plus actif et provoqueront des accidents asystoliques.

L'insuffisance mitrale, en déterminant un reflux constant du sang dans l'oreillette gauche et ne permettant jamais aucune compensation véritable, provoque une gêne ininterrompue de la circulation pulmonaire qui ne tarde pas à retentir sur le cœur droit et à en amener la dilatation à plus ou moins brève échéance. Son pronostic est donc toujours plus sérieux.

Les lésions congénitales du cœur ne provoquent pas toutes les mêmes accidents.

Certaines, par leur complexité extrême, par la gène qu elles provoquent dans le fonctionnement du cœur, rendent l'existence presque impossible, ou ne permettent au plus qu'une survie de quelques mois. Nous n'en parlons donc que pour mémoire et sans insister sur leur diagnostic, qui restera toujours une curiosité clinique.

Le rétrécissement de l'artère pulmonaire, accompagné de communication interventriculaire et de cyanose, est une affection qui ne laisse guère au sujet qui en est atteint dépasser l'âge moyen de la vie. Les troubles que cette lésion détermine, dans la circulation pulmonaire et dans l'économie tout entière, facilitent au plus haut degré l'implantation des germes de toute nature, et notamment l'éclosion de la tuberculose. Le rétrécissement acquis de l'artère pulmonaire est passible des mêmes complications.

Quant aux communications anormales, congénitales le plus souvent, qui unissent entre elles les différentes cavités du cœur, leur évolution est toute différente.

La communication interauriculaire ne comporte aucun pronostic; elle ne se diagnostique pas, directement du moins. Quand la persistance du trou de Botal ne s'accompagne d'aucune autre lésion, elle ne produit aucun trouble organique et ne fournit aucun élément de pronostic.

La communication interventriculaire qui, comme vous le savez, est presque exclusivement congénitale, comporte de même un pronostic très favorable. H. Roger, à qui l'on doit la connaissance approfondie de cette lésion, a cité un cas où une longue existence n'en fut nullement incommodée; c'est d'ailleurs le fait habituel.

Le degré de la lésion orificielle, quand on le peut préciser, tient une certaine place dans les éléments du pronostic, mais les moyens de préciser à ce point le diagnostic sont le plus souvent fort délicats. Je vous ai dit qu'il ne fallait pas faire grand fond sur l'intensité des bruits de souffle, je n'en dirai point tout à fait autant de la tonalité de ces bruits. Toutefois il faut distinguer.

Une insuffisance qui produira un souffle à timbre grave, devra être considérée comme correspondant à une lésion déjà avancée, c'est-à-dire à une ouverture anormale assez large et à une grosse ondée récurrente; ce sera d'ordinaire le contraire pour les souffles de rétrécissement qui, tout d'abord graves, ne prendront que tardivement une tonalité aiguë, lorsque l'ouverture que le sang traverse sera devenue fort étroite. Il est évident que ces caractères ne sont pas absolus, ils sont cependant d'une certaine importance.

Lorsqu'il s'agit d'un rétrécissement mitral, un autre caractère morbide nous permettra de juger du degré de la lésion. Vous savez qu'un des signes habituels de ce rétrécissement consiste dans le dédoublement constant du deuxième bruit à la base. Au début on peut constater distinctement que la première partie du dédoublement est formée par le claquement des valvules sigmoïdes de l'aorte, la deuxième par le claquement des valvules sigmoïdes de l'artère pulmonaire. Je dis alors que la précession est aortique. Plus tard le bruit pulmonaire avance à son tour, il rejoint le bruit aortique et le dédoublement disparaît; cela correspond à la phase moyenne du rétrécissement mitral. Enfin, à une période encore plus avancée, la stase dans le poumon s'accentuant, le dédoublement reparaît, mais cette fois avec précession pulmonaire. L'analyse de ces différents bruits vous permettra donc d'établir d'une façon assez exacte le degré où en est arrivé un rétrécissement de la valvule mitrale.

Lorsque les lésions orificielles du cœur sont multiples, le pronostic en est généralement assombri; mais la coexistence de deux lésions d'un pronostic bénin n'entraîne pas, de ce fait, un danger beaucoup plus grand. C'est le cas pour notre malade atteint à la fois d'insuffisance aortique et de rétrécissement mitral. On a dit que ces deux lésions se compensent l'uné l'autre. Cela est vrai pour les signes de chacune de ces deux lésions. Ce ne l'est pas pour les perturbations qu'elles apportent à la circulation.

2° *Signes pronostiques tirés de l'état du myocarde.* — Les éléments de pronostic à tirer de l'état du myocarde sont des plus variables. Nombre d'auteurs, surtout en Allemagne, font jouer un rôle considérable à ce qu'ils appellent la compensation des lésions orificielles, et cette compensation, nous n'en pouvons juger que par l'hypertrophie plus ou moins marquée du cœur, par la régularité ou l'irrégularité, par la précipitation ou la non-précipitation des battements du cœur. Tous ces éléments sont, comme vous le savez, variables à l'infini selon les malades, et sont souvent incapables de nous fournir des renseignements certains de pronostic. On peut voir, non pas seulement en clinique, mais à l'autopsie, des lésions du cœur comme le rétrécissement mitral, qui n'ont déterminé aucune hypertrophie de l'organe, aucune dilatation, aucune altération du myocarde et qui n'en ont pas moins causé la mort.

Je ne veux cependant pas dire qu'il est indifférent de savoir si l'état du myocarde est ou non satisfaisant, mais je voulais en passant insister encore une fois sur l'erreur qui consiste à faire résider en lui tous les éléments du pronostic.

Nous savons qu'il est habituel de rencontrer une hypertrophie du ventricule gauche dans les lésions de l'orifice aortique, et une dilatation des cavités droites dans celles de l'orifice mitral. Si donc nous voyons un rétrécissement ou une insuffisance aortique s'accompagner de dilatation des cavités droites, nous pouvons juger que ce phénomène est anormal et par conséquent de mauvais augure, car il nous annonce l'imminence d'accidents asystoliques.

Si, d'autre part, dans le cours des lésions mitrales, nous voyons cette même dilatation, phénomène normal cependant, persister malgré le repos, malgré les médications employées, nous sommes en droit de supposer que le myocarde est gravement atteint, qu'il a perdu en grande partie sa force contractile. C'est dans ces cas également qu'on peut voir apparaître ce bruit de choc diastolique, différent du bruit de galop brightique et qui indique toujours une fatigue myocardique extrême. Parfois, s'il n'apparaît pas tout d'abord sous l'oreille, il suffit de faire accomplir quelques mouvements au malade, de lui faire relever le bras gauche par exemple, ou bien de lui faire prendre une de ces positions récemment indiquées par M. le docteur Azoulay, pour voir reparaître ce bruit de choc diastolique qui témoigne ainsi par sa présence de la difficulté qu'a le myocarde à s'adapter aux changements de pression intérieure, si légers fussent-ils.

L'accélération extrême des bruits du cœur, surtout lorsqu'elle s'accompagne d'arythmie, est également un signe de haute gravité. Si avec cela on cesse de percevoir les bruits morbides qui existaient jusqu'alors, si les bruits du cœur perdent de plus en plus de leur éclat et de leur netteté, on peut craindre que l'affection cardiaque ne soit entrée dans la phase agonique, et qu'il se soit déjà développé quelques coagulations dans l'oreillette ou dans l'auricule, coagulations qui hâteront la terminaison fatale.

L'état du myocarde nous est encore révélé, comme nous le verrons tout à l'heure, par l'absence de certaines pulsations radiales indiquant l'existence de ces faux pas du cœur résultant de la fatigue de l'organe; par l'apparition de la cyanose périphérique coïncidant avec l'abaissement progressif de la tension artérielle, et enfin par la diminution progressive du taux des urines que la médication est définitivement impuissante à relever à son chiffre normal.

3° *Modifications subies par la circulation périphérique et par les différents organes.* — J'insiste depuis longtemps sur ce fait que la compensation des maladies du cœur, telle qu'on la conçoit aujourd'hui, est insuffisante à nous rendre compte des phénomènes morbides déterminés par les affections cardiaques. Ceci est surtout vrai quand il s'agit du pronostic de ces affections. Il faut, comme je l'ai dit, élargir la question et lorsqu'on s'est rendu compte de l'état du cœur lui-même, chercher de quelle façon la circulation périphérique et les organes se sont adaptés à la lésion centrale. C'est ce que nous allons faire maintenant, et de cette étude nous tirerons des éléments nombreux et précieux de pronostic.

L'examen de la circulation artérielle, du pouls radial en un mot. sert surtout au diagnostic. Cependant, de ce même examen on peut tirer quelques enseignements intéressants au point de vue de l'évolution probable de la maladie. C'est ainsi, par exemple, que le désaccord constaté entre la lésion cardiaque et le pouls doit attirer notre attention sur l'existence de symptômes anormaux qui vont modifier l'allure de la maladie. Si, avec une insuffisance aortique petite, on constate un pouls de Corrigan extrêmement marqué et vibrant, on peut supposer que la lésion cardiaque, bien que minime, a déterminé dans tout le système artériel des modifications qui peuvent être la source de nombreux dangers. Bouillaud insistait déjà sur ce fait et il avait grandement raison.

Si, au contraire, avec une insuffisance aortique le pouls est faible, petit, s'il a perdu subitement les caractères qu'il doit avoir dans cette maladie, l'idée viendra d'elle-même qu'une cause intercurrente, qui ne peut être que pleine de péril, a modifié de la sorte le phénomène que nous devions constater; et dans ces conditions, c'est soit à une altération du myocarde, soit à des coagulations intra-cardiaques, soit à une dilatation parétique extrême de l'organe qu'il faut attribuer cette modification du pouls.

J'attache, comme vous le savez, moins d'importance à l'irrégularité et aux intermittences du pouls, car des causes très diverses peuvent leur donner naissance. Ces intermittences peuvent être d'origine respiratoire, d'origine nerveuse, et reconnaître par exemple comme cause primitive des troubles de l'estomac, de l'intestin, ou de tous autres organes dont l'action se fait sentir au cœur par voie réflexe. Il faut donc avoir toujours bien soin d'éliminer ces différentes causes, avant d'attacher une importance quelconque aux irrégularités du pouls. Ceci fait, si l'on a reconnu que l'affection cardiaque seule a déterminé ces modifications dans la circulation, on est en droit d'attribuer une valeur pronostique sérieuse à des irrégularités qui apparaissent d'une façon intempestive.

Les irrégularités du pouls sont de règle dans l'insuffisance mitrale, elles sont fréquentes dans le rétrécissement mitral, encore bien qu'ici elles indiquent déjà que le cœur supporte mal sa lésion; elles sont exceptionnelles, enfin, dans le rétrécissement ou l'insuffisance aortique; on sera donc défavorablement impressionné si on les rencontre dans le cours de ces affections.

L'application du sphygmographe ou du sphygmomanomètre à l'examen du pouls ne nous apporte souvent qu'une aide très médiocre. La forme d'un tracé ne signifie en général pas grand'chose et on veut lui faire dire trop souvent beaucoup plus qu'il n'est en son pouvoir. Le tracé sphygmographique ne peut nous indiquer que deux choses, au point de vue du pronostic des affections cardiaques, c'est l'abaissement du sommet des pulsations, c'est-à-dire la faiblesse du pouls, et l'accélération extrême des battements : or le doigt nous instruit tout aussi bien à ce sujet. Quant à la pression artérielle, elle nous renseigne, également en certains cas, mais très limités, sur l'évolution de la maladie. On ne sera pas étonné de trouver une tension faible chez un malade atteint d'insuffisance ou de rétrécissement mitral; on concevra beaucoup plus de crainte si, chez un sujet atteint d'affection aortique, la tension artérielle ne dépasse pas 10 à 12 centimètres de mercure. C'est de la sorte, par exemple, que lorsque vous voyez chez un brightique la tension artérielle qui habituellement atteint de 25 à 28 centimètres, s'abaisser subitement à 15 ou 16 centimètres, vous devez craindre que le myocarde ne devienne tout à coup insuffisant et que le cœur ne vienne à se dilater passivement.

L'examen de la circulation veineuse est, comme vous le savez, d'une importance grande pour le diagnostic des affections cardiaques. Le pronostic peut également en tirer quelque profit. Je ne répéterai pas ici tout ce que j'ai dit à propos des pouls veineux jugulaires et de la distinction de leurs diverses formes. Vous vous souvenez cependant que tout pouls veineux n'est pas synonyme d'insuffisance tricuspidienne, et qu'il y a au contraire des pouls veineux de bonne nature; mais ceci dit, et quand malheureusement le pouls veineux est bien en rapport avec une insuffisance tricuspidienne, il vaut mieux que ces battements soient nettement perceptibles et bien rythmés. Si, en effet, l'on suit les progrès de l'asystolie, on s'aperçoit que, au battement systolique des veines, fait suite, dans la période terminale, une distension permanente et excessive des jugulaires, dans lesquelles aucune pulsation ne se fait plus sentir. Il vaut mieux, lorsque l'insuffisance tricuspidienne est certaine, trouver un pouls veineux jugulaire bien marqué qu'un gonflement immobile et sans rythme de ces vaisseaux. Ce dernier nous indique en effet que le système veineux a perdu toute son élasticité et que, d'autre part, les parois cardiaques n'ont plus l'énergie nécessaire à la propulsion du courant sanguin.

On peut dire d'une même façon, qu'il est toujours plus favorable pour le pronostic de constater des battements hépatiques très nets, que l'immobilité absolue du foie. Cela s'entend, tout naturellement, d'une manière relative. Les progrès de l'insuffisance tricuspidienne ont pour effet de déterminer tout d'abord une stase hépatique, puis de provoquer à la longue l'évolution d'une sclérose spéciale. Au fur et à mesure que le tissu fibreux envahit l'organe, l'élasticité de celui-ci diminue et les battements qui y étaient antérieurement sensibles disparaissent; c'est pour cela qu'à un certain degré de l'asystolie, le pouls veineux disparaît au fur et à mesure que l'organe est de plus en plus envahi par la sclérose.

Nous ne jugeons de l'état de la circulation capillaire que par deux des phénomènes que ses troubles déterminent, je veux dire l'œdème et la cyanose. Cependant c'est également la circulation capillaire qui règle la coloration du tégument, et de l'aspect extérieur du malade, de son facies, nous pouvons tirer quelques utiles enseignements. Ici encore, ce sera l'apparition de phénomènes inaccoutumés devra nous frapper. Ainsi nous sommes accoutumés à trouver chez les aortiques une pâleur singulièrement accentuée du visage, tandis que les malades affectés de lésions mitrales sont plus habituellement rouges, congestionnés. Lorsque l'inverse se produit, ce doit être pour nous une indication formelle d'avoir à rechercher d'où vient cette modification des phénomènes morbides habituels; bien souvent, nous découvrirons quelque lésion méconnue, qui assombrira le pronostic.

Chez les malades atteints d'affection mitrale, par exemple, la pâleur du visage, survenant rapidement, indique une fatigue myocardique extrême, souvent même elle annonce le début de coagulations intra-cardiaques.

L'œdème est un phénomène tellement habituel chez les cardiaques, qu'à peine croit-on devoir en tenir compte quand il s'agit du pronostic. Il n'a cependant pas toujours la même valeur; il est clair que lorsqu'il est excessif, lorsqu'il distend les téguments à l'excès, favorisant de la sorte les infections cutanées les plus diverses, il complique singulièrement le pronostic de l'affection cardiaque, quelle qu'elle soit. Mais, même au début, l'œdème a souvent sa signification propre. On n'est pas étonné de le trouver transitoire d'abord, puis de plus en plus tenace, chez les malades atteints d'affection mitrale. Les choses ne se passent pas ainsi, habituellement du moins, chez les sujets atteints de lésions aortiques, et l'on peut affirmer que chez ces malades, lorsque l'œdème apparaît, les accidents systoliques ne tarderont pas à suivre.

Mais dans cette question encore les éléments sont complexes et l'œdème n'a pas toujours la même signification chez deux malades atteints de la même maladie. Cela peut tenir à des dispositions spéciales du sujet, dont quelques-unes peuvent être reconnues. C'est ainsi, par exemple, que les malades atteints de varices, présenteront facilement de l'œdème dans le cours des affections cardiaques, et ces œdèmes rétrocéderont difficilement. Ces détails ont leur importance, car si l'on voit survenir chez un cardiaque un œdème progressif, lent, qui ne disparaît pas, ou qui ne disparaît que très lentement, sous l'influence du repos et de la médication, il faut penser que la circulation périphérique ne possède pas une élasticité bien considérable et qu'elle ne résistera pas longtemps aux troubles qui la menacent. C'est, suivant les idées que j'ai exprimées plus haut, un signe de la non-adaptation du système circulatoire périphérique à la lésion centrale, et vous voyez que cette façon d'envisager les symptômes a son importance.

La cyanose peut reconnaître comme cause deux facteurs étiologiques; ou bien il s'agit de troubles asphyxiques, d'origine pulmonaire, ou bien les phénomènes mécaniques sont seuls en cause, et ils sont constitués par une simple stase dans le système circulatoire périphérique. On comprendra facilement que la cyanose puisse relever de cette double étiologie, en songeant qu'elle est essentiellement constituée par une stase sanguine dans les capillaires dilatés, avec désoxydation de l'hémoglobine. Chez les cardiaques, la cyanose peut relever de ces deux causes, mais, dans le plus grand nombre des cas, elle résulte de la non-adaptation du système capillaire bien plus encore que de la non-compensation de la lésion cardiaque. Nous en trouvons un exemple des plus frappants dans la cyanose dépendant des affections congénitales du cœur. Cette cyanose, comme vous le savez, peut apparaître dès la naissance et persister indéfiniment jusqu'au moment de la mort, qui en général arrive vers la fin de l'adolescence; ou bien la cyanose n'apparaît, d'une façon transitoire d'abord, puis définitive, qu'au moment des efforts, après les quintes de toux, etc. Dans un dernier groupe de cas, la cyanose est dite tardive : elle survient chez l'adolescent, ou bien au début de l'âge adulte, à la suite de fatigues, à l'occasion de maladies aiguës, ou bien sans causes appréciables. Mais, une fois constituée, elle ne disparaît plus. Est-ce donc que le cœur s'est laissé forcer? Absolument pas. L'examen de l'organe nous indique qu'il n'est survenu de son côté aucune modification; la lésion était compensée, elle l'est encore, c'est le système capillaire périphérique qui a cédé.

Dans les maladies acquises du cœur, on peut observer même chose. On voit des cardiaques qui, à l'occasion d'une ébauche d'asystolie ou à la suite de quelque complication pulmonaire, présentent pour la première fois une cyanose plus ou moins accentuée, qui ne disparaît que très difficilement. Cela se remarque surtout chez les cardiaques emphysémateux et bronchitiques, car chez eux, les deux causes étiologiques dont nous avons parlé plus haut, l'asphyxie et la stase, participent à la production de cet accident.

Pour achever d'établir le pronostic exact d'une affection du cœur, il faut passer en revue chacun des organes dont l'affection cardiaque peut troubler le fonctionnement d'une façon transitoire ou irrémédiable. Les considérations sur lesquelles nous pourrons le fonder seront toujours les mêmes; les troubles qu'on observe sont-ils simplement dus à la gêne mécanique, ischémie ou stase, sont-ils causés par une lésion constituée et progressive de l'organe? Dans le premier cas, même si les troubles sont intenses, même s'ils sont étendus à toute l'économie, le pronostic peut rester encore relativement favorable. Dans le second cas, si l'examen nous a prouvé qu'il y a, soit des lésions pulmonaires chroniques et progressives, soit une cirrhose hépatique, soit une cirrhose rénale en voie d'évolution, nous devons décider que malgré le peu de gravité apparente des accidents présents, l'existence n'en est pas moins fatalement menacée à plus ou moins brève échéance.

Il est un dernier point sur lequel il est bon que j'attire votre attention. En dehors des accidents que nous pouvons prévoir et dont nous pouvons déterminer l'évolution, il peut survenir telle complication accidentelle qui ne manquera pas d'augmenter les difficultés du pronostic. Toutes les fois qu'une maladie du cœur s'aggrave subitement, il importe de savoir si cette aggravation est le fait de l'évolution naturelle, bien que hâtive de l'affection primitive elle-même, ou bien si elle résulte simplement d'une maladie intercurrente qui n'a que des rapports plus ou moins éloignés avec la maladie du cœur. C'est ainsi que les cardiaques sont prédisposés à des poussées de péricardite, qu'ils peuvent être atteints de pneumonie fibrineuse, de pleurésie, de néphrite catarrhale. Toutes ces complications peuvent être curables malgré leur gravité même lorsqu'elles surviennent chez des cardiaques. Il faut donc éviter de porter un pronostic fatal que justifierait amplement la gravité des accidents observés, si ceux-ci résultaient exclusivement de la maladie du cœur, mais qui peut-être démenti. Je dis que ces complications sont curables, qu'elles permettent, lorsqu'on les a reconnues, d'apporter une réserve heureuse dans le pronostic fâcheux qu'on serait tenté de porter. Mais elles n'en sont pas moins funestes pour la maladie qu'elles aggravent la plupart du temps. Les complications ayant guéri, la maladie de cœur progressera d'autant plus facilement que l'économie aura subi de plus rudes atteintes.

Toutefois il y a lieu d'établir sous ce rapport une distinction formelle entre celles de ces complications qui agissent dans le sens de la maladie primitive en exagèrent les accidents habituels, et celles qui s'y superposent en quelque sorte, en gardant une certaine indépendance. Une grippe à manifestation thoracique, une bronchite capillaire, une congestion pulmonaire, une néphrite aiguë, seront des complications à cet égard redoutables. Tandis qu'une angine même grave, une entérite, une obstruction intestinale, un ictère, pourront, après qu'ils auront disparu, laisser le malade dans un état peu différent de celui dans lequel les complications l'avaient pris.

L'influence de la médication sur l'évolution des maladies du cœur est encore un élément important de pronostic. Tels accidents qui auront si merveilleusement cédé une première fois à la médication, seront plus rebelles à une deuxième ou à une troisième tentative thérapeutique, jusqu'au jour ou ils persisteront en dépit de tous nos efforts. Quand une affection du cœur se présente à nous avec son cortège habituel de troubles circulatoires indiquant une défaillance dans la résistance de l'économie, mais quand d'autre part rien ne menace spécialement le malade et que l'on peut faire quelque fond sur la façon dont il répondra aux médications, quand enfin il n'a pas encore été touché par les médicaments cardiaques, on peut légitimement espérer que le succès sera complet et que l'on deviendra rapidement maître des accidents. Mais si à deux ou trois reprises déjà, le malade a subi l'effet de médications diverses, si, comme il arrive trop fréquemment, la digitale, par exemple, lui a été administrée *larga manu* et un peu aveuglément, alors les espérances que l'on est en droit de concevoir sont plus modestes. Peut-être les accidents disparaîtront-ils, mais pas complètement et pour reparaître au moindre incident. C'est que les médications du cœur, quelles qu'elles soient, épuisent à la longue les réactions de l'organe et de l'économie, et que l'effet tonique qu'on leur attribue n'est souvent qu'une illusion décevante. Leyden exprime l'espoir que l'augmentation de notre richesse en ressources thérapeutiques diminuera la gravité du pronostic des maladies du cœur; j'espère pour ma part que le pronostic s'améliorera au fur et à mesure que les médecins sauront mieux distinguer les maladies du cœur, et les discerneront plus tôt; au fur et à mesure surtout qu'ils apporteront une discrétion plus attentive dans l'application des moyens de traitement.

XXI

TRAITEMENT DES MALADIES DU CŒUR

Traitement de la période aiguë et de la période de tolérance.

Messieurs,

Bien que chacun des malades entrés dans nos salles pour quelque affection du cœur m'ait été occasion de vous indiquer le traitement spécialement applicable à lui, il ne sera pas sans utilité, je pense, de vous exposer actuellement d'une façon plus générale et comme en une vue d'ensemble les indications très diverses auxquelles les maladies du centre circulatoire sont susceptibles de donner lieu. Sans doute, ce ne sont jamais des maladies, mais toujours des malades que nous avons à soigner, et, par suite, les traitements qu'il leur faut appliquer se diversifient non moins que les combinaisons très nombreuses dans lesquelles peuvent entrer les multiples éléments morbides constituant en général ce qu'on nomme une maladie du cœur. Mais, si diverses qu'elles soient, les indications n'en restent pas moins soumises à des règles communes. Pour être logiques et convenablement instituées, il faut qu'elles se raccordent à un plan général de traitement. C'est ce plan général que je vais essayer d'esquisser aujourd'hui.

A cet égard il nous faut distinguer trois périodes dans l'évolution d'une maladie du cœur : 1° la période initiale ou *phase des accidents primitifs*; 2° la période de tolérance ou *phase latente*; 3° la période des perturbations secondaires, que je voudrais appeler *phase des cardiarchies* (καρδία, cœur; ἀρχή, origine), pour indiquer que des affections multiples et variées se produisent alors, ayant toutes pour commune origine la lésion primitive du cœur.

Dans la première de ces périodes la lésion cardiaque s'installe en quelque sorte et se constitue. Tantôt c'est à la suite et sous l'influence d'une maladie aiguë infectieuse faisant naitre des inflammations endo-, myo- ou péricardiques auxquelles succèdent des altérations plus ou moins persistantes et parfois définitives; tantôt c'est par le fait de vices de la nutrition produisant en diverses parties du cœur des scléroses ou des dégénérescences; tantôt enfin c'est consécutivement à des retraits spasmodiques des vaisseaux les plus petits de l'une ou l'autre circulation, ou à des épaississements de leurs parois qui, réduisant leur lumière, exagèrent la résistance opposée au cœur à tel point que celui-ci cède et se dilate, ou ne suffit à sa besogne qu'en s'hypertrophiant de plus en plus.

De quelque façon que le cœur ait été touché, quelle que soit l'origine de ses altérations secondaires, toutes sont graves parce qu'elles atteignent un organe dont les moindres perturbations fonctionnelles retentissent inévitablement sur l'organisme entier et dont la fonction ne saurait se suspendre un instant sans mettre aussitôt l'existence en danger; graves surtout pour la plupart parce que, même à un degré peu avancé encore de leur évolution, déjà elles sont incurables et affectent l'économie d'une tare indélébile. Les plus redoutables sont celles qui résultent des endocardites valvulaires et qui, par suite de destructions, de ruptures ou de rétractions, rendent les valvules insuffisantes, ou, en raison des adhérences réciproques qui s'établissent au voisinage des commissures entre les bords libres des lames valvulaires, rétrécissent le passage que les valvules ouvrent au sang quand elles se sont écartées. Mais toutes ces déformations sont en général tardives et, le plus souvent, dans cette phase de la maladie, elles n'ont qu'une part insignifiante ou nulle aux perturbations qui se produisent, aux sensations pénibles ou désagréables dont s'accompagnent les irrégularités des battements du cœur, aux douleurs que la pécicardite détermine, au sentiment d'anhélation et de pesanteur que fait naître la dilatation cardiaque dès qu'elle vient à s'accentuer. Tout cela est la conséquence de l'endopéricardite elle-même ou de la myocardite et disparait avec elles. Tout cela peut n'exister qu'à un degré très léger ou même n'exister pas, quand le début de la maladie a une évolution progressive et lente. Ce début alors est absolument latent et insidieux.

Quand, dans la seconde période, l'affection initiale aiguë du cœur a terminé son évolution, les conséquences du processus inflammatoire peuvent être si complètement effacées qu'il n'en reste aucune trace et que la maladie soit à considérer comme définitivement guérie. D'autres fois et dans des conditions moins heureuses elles persistent sous la forme d'altérations valvulaires ou myocardiques chroniques. Mais alors les manifestations de l'état aigu étant passées, la maladie entre en général dans une phase de tolérance où elle devient plus ou moins complètement latente pour le malade. Le cœur sans doute n'est pas à l'état normal et ses altérations ne cessent pas de se révéler à l'oreille du médecin ; mais il peut fonctionner sans trouble et avec régularité, pourvu qu'il n'ait à accomplir qu'un travail modéré. Il est dans cet état que j'ai proposé d'appeler *miopragie*. Si les lésions en effet ne sont pas trop considérables, il se peut que la quantité de sang à laquelle les orifices rétrécis laissent aisément passage, celle qui progresse à chaque systole malgré les insuffisances, celle que le ventricule altéré par la myocardite est cependant capable encore de mettre en mouvement sans effort exceptionnel, soient précisément suffisantes pour l'état de repos ou d'activité modérée. L'organe, il est vrai, est en quelque sorte réglé désormais pour ce travail restreint et ne saurait sans trouble en accomplir un plus considérable. Mais aussi longtemps qu'aucune circonstance exceptionnelle n'impose à l'économie une activité circulatoire plus grande, il peut continuer d'accomplir sa fonction d'une façon absolument normale et sans mener aucune perturbation dans le reste de l'organisme. Que si néanmoins l'équilibre circulatoire se trouve momentanément troublé, peu à peu les organes et leurs système vasculaire s'adaptent à ce nouvel état de choses assez bien pour n'en pas souffrir ou du moins ne manifester point leur souffrance. On peut dire que dans cette période il existe une lésion, mais qu'il n'y a point de maladie.

Dans la 3e période, cet état de tolérance et d'adaptation cesse pour faire place à des désordres circulatoires multipliés, à des troubles fonctionnels variables et aux altérations secondaires, dont divers organes deviennent le siège. A cette période, on donne très généralement, depuis Beau, le nom de phase d'asystolie, dans la pensée que tous ces désordres résultent d'un épuisement de l'énergie cardiaque et de l'impossibilité où se trouve le myocarde affaibli de lutter encore avec les obstacles circulatoires pour maintenir ce qu'on a appelé la *compensation*. Mais, déjà en mainte circonstance, je me suis efforcé de vous montrer que cette conception des désordres engendrés par les lésions du cœur est, en réalité, trop étroite ; que certaines de ces lésions ne sauraient être véritablement compensées par l'excès des contractions de l'organe quelle qu'en soit l'hypertrophie ; que la compensation, quand elle a lieu, ne s'opère pas exclusivement par le cœur, mais aussi dans les organes eux-mêmes et par une sorte d'*adaptation* de ceux-ci ; que l'insuffisance, enfin, des systoles cardiaques n'est que l'un des éléments pathogéniques d'où dérivent les accidents multiples de cette période et que les autres résident dans l'organisme entier ou dans celles de ses parties dont la force de résistance, accidentellement diminuée, a troublé *l'adaptation*.

Ces considérations suffisent à vous faire concevoir pourquoi et comment chacune des trois périodes que nous venons de distinguer comporte des indications absolument différentes. Dans la première, il s'agit d'enrayer les progrès de l'affection locale, d'en favoriser la résolution et d'en faire disparaître, s'il se peut, les dernières traces ; dans la seconde, bien qu'il n'y ait plus à tenter de guérir une lésion définitivement acquise et fixée et que le sujet ne soit réellement plus un malade, la médecine doit intervenir encore pour régler l'hygiène de façon à prolonger, aussi longtemps que possible, cette période heureuse de la tolérance parfaite ; dans la dernière, enfin, on a à combattre non plus la lésion, qui est désormais hors de notre portée, mais les conséquences multiples des troubles circulatoires engendrés par cette lésion, conséquences qui portent sur le cœur d'abord, mais s'étendent, en outre, à l'économie entière. Occupons-nous, d'abord, du traitement qui convient à la première période de la maladie.

Traitement de la période initiale aiguë. — Dans cette première phase, la maladie a le plus souvent une forme aiguë ou subaiguë. C'est celle-là que nous envisagerons surtout, laissant, pour le moment, de côté les cas assez nombreux, cependant, où, débutant sourdement et sans occasion apparente, elle évolue d'une façon absolument latente jusqu'au jour où éclatent les premières manifestations de l'intolérance et de l'asystolie.

Dans la période aiguë et dès qu'un examen attentif a décelé les premiers indices d'une inflammation valvulaire, myocardique ou péricardique, il faut intervenir activement par des moyens locaux ou généraux. Localement, on appliquera des ventouses scarifiées ou, à leur défaut, des sangsues sur la région précordiale. Les premières seront très préférables, d'abord parce que leur application, plus rapide, expose moins le malade au refroidissement; ensuite parce qu'elle permet de limiter plus exactement la quantité de sang extraite. Cette quantité doit être, la plupart du temps, très modérée, car l'effet utile des ventouses semble imputable bien plus à l'action dérivative des scarifications qu'à la soustraction du sang elle-même. A ces émissions sanguines locales on fera succéder l'application d'un vésicatoire volant assez grand, mesurant en moyenne 8 centimètres sur 10. Mais il faudra mettre au moins un jour d'intervalle entre ces applications successives et prendre le soin de recouvrir l'emplâtre vésicant d'un papier Joseph huilé, afin d'éviter sûrement l'absorption de cantharidine et les accidents cystiques pénibles qui en résultent parfois. Si l'acuité est médiocre, si l'état du malade oblige à éviter même les plus petites pertes de sang, vous commencerez par l'application du vésicatoire qui sera, au besoin, renouvelée. Plus tard et lorsque la maladie paraîtra entrer dans la période de résolution, vous pourrez substituer aux vésicatoires des applications iodées, soit à l'aide de la teinture d'iode, soit du coton préparé, soit par le moyen d'une pommade iodurée formée de 4 grammes d'iodure de potassium et de 30 grammes d'axonge, à l'exclusion de tout autre excipient. Le coton iodé est le plus commode et le plus actif de ces trois agents de dérivation. Mais il importe de l'étaler en une couche mince à l'égal presque d'une dentelle et de le recouvrir d'une feuille de baudruche de gutta-percha en la renouvelant tous les jours ou tous les deux ou trois jours, c'est-à-dire à mesure de sa décoloration.

Quel que soit le moyen de dérivation employé et à partir du début même du traitement, la face antérieure de la poitrine sera recouverte d'une couche épaisse de coton cardé ou d'ouate hydrophile, par-dessus laquelle on placera une feuille de toile gommée, de façon à maintenir dans cette région une température absolument uniforme avec quelque moiteur. En Allemagne, on préconise, surtout pour les cas d'excitation cardiaque vive, des applications constantes de glace qui, en effet, produisent un effet sédatif marqué. Mais ces applications exigent une surveillance des plus minutieuses. Elles ne sont dépourvues de danger qu'à la condition d'être maintenues de la façon la plus rigoureuse. Un de leurs avantages, qui est d'entretenir une température constante, me paraît être obtenu au même degré et avec une sécurité plus grande à l'aide de l'enveloppement que je viens d'indiquer.

A l'intérieur on aura utilement recours, dès le début de la maladie, à l'emploi du calomel, d'abord sous forme purgative, si rien dans l'état du malade ne s'y oppose, et en administrant à la fois 50 centigrammes de ce médicament avec une dose égale de poudre de scammonée; puis à dose réfractée, c'est-à-dire de 0,10 à 0,20 de calomel répartie en cinq doses dans la journée.

A cela vous ajouterez la médication spéciale qui pourra se trouver indiquée par la maladie infectieuse ou diathésique au cours de laquelle l'affection cardiaque sera survenue. S'il s'agit, comme il arrive si souvent, du rhumatisme articulaire aigu, vous continuerez l'usage du salicylate de soude et au besoin vous en augmenterez la dose alors même que l'état des articulations et la marche du mouvement fébrile ne sembleraient pas l'indiquer. L'influence de ce médicament sur l'évolution de l'endocardite a été diversement jugée et en général mise en doute ou même absolument niée. Mon collègue le Professeur Sée, à qui nous devons l'introduction en France de cette précieuse médication du rhumatisme, ne croit pas qu'elle puisse modifier en rien la marche des complications endocardiaques. En cela je pense qu'il se trompe et n'apprécie pas assez haut le service considérable qu'il a rendu. De fait, il serait bien étonnant que la médication salicylée, dont l'action sur les fluxions rhumatismales des jointures est si évidente, devînt justement inefficace quand la même fluxion atteint les séreuses viscérales.

En réalité, je crois que si l'emploi du salicylate de soude a paru sans influence sur l'évolution de l'endocardite rhumatismale, c'est qu'on a continué de prendre pour criterium de l'état de l'endocarde la présence ou l'absence des souffles qui n'en sont qu'un indice indirect et très infidèle. Si l'on a affaire à un souffle d'insuffisance ou de rétrécissement, il est évident qu'il s'agit d'une lésion indélébile sur laquelle le salicylate de soude n'aura pas plus d'action qu'aucun autre médicament. Si le souffle constaté appartient à la catégorie des souffles accidentels et cardio-pulmonaires dont je vous ai signalé la fréquence chez les rhumatisants, sa persistance ne voudra pas dire que l'endocardite n'entre point en résolution, de même que son absence n'exclura en aucune façon l'existence de l'endocardite. Il sera donc impossible de juger, par l'observation de ce signe, les modifications que l'endocardite peut éprouver. Que si au contraire on s'attache à suivre l'évolution de cette maladie en étudiant les changements si caractéristiques que subissent les bruits normaux, on verra, comme j'ai pu m'en assurer bien souvent et vous le montrer mainte fois, que cette évolution est favorisée et accélérée par l'emploi du salicylate de soude tout aussi bien que celle des lésions articulaires. C'est donc à mon avis un devoir, quand chez un rhumatisant les signes de l'endocardite survivent aux manifestations articulaires, de continuer l'emploi du médicament jusqu'à ce que le retour des bruits à l'état absolument normal indique une résolution complète des altérations valvulaires, ou jusqu'à ce qu'on ait acquis la triste conviction que la lésion organique définitivement constituée est désormais hors des atteintes du remède.

Si l'endocardite a pris naissance dans le cours ou sous l'influence d'une affection goutteuse, c'est à la teinture de semences de colchique qu'il conviendra de s'adresser de préférence, et vous vous trouverez bien de l'administrer à doses réfractées, c'est-à-dire par exemple à la dose de 5 gouttes étendues dans uue tasse d'infusion de tilleul et répétées 5 fois par jour, en augmentant la dose journalière de 5 gouttes chaque jour, jusqu'à ce qu'un léger effet laxatif avertisse qu'on touche à l'intolérance et qu'il y a lieu de rétrocéder.

En d'autres cas et notamment dans le cours de la fièvre typhoïde ou de la grippe, c'est au sulfate de quinine que pour ma part j'ai plus volontiers recours. Il est bien vrai, comme l'a remarqué le docteur Lancereaux, que le sulfate de quinine n'arrête pas les progrès de l'endocardite ulcéreuse et que les cas dans lesquels la maladie prise pour une fièvre intermittente grave a été traitée comme telle n'en ont pas moins été des cas mortels. Mais ce qui est malheureusement exact pour ces formes souverainement graves de l'endocardite ne l'est pas nécessairement pour l'endocardite végétante dont l'évolution est si différente.

La période aiguë de l'endocardite ne s'accompagne habituellement d'aucune perturbation notable du rythme cardiaque, sauf de l'accélération fébrile à laquelle la présence de l'endocardite elle-même ajoute peu de chose, quand celle-ci survient dans le cours d'une affection déjà fébrile. Il n'en est point de même quand il s'agit d'une myocardite isolée ou ajoutée à l'endocardite.

L'irrégularité et la fréquence parfois excessive des battements du cœur nécessitent l'intervention des médicaments cardiaques; de la digitale, s'il s'agit surtout d'arythmie et de tachycardie; de la caféine, si l'affaiblissement des battements du cœur et la dilatation aiguë de l'organe semblent prédominer; du strophantus peut-être, si les phénomènes d'anxiété et d'angoisse précordiale l'emportent sur les perturbations objectives.

Pendant toute la période aiguë des cardiopathies l'hygiène doit être des plus sévères, alors même que ni l'intensité du mouvement fébrile, ni celle des troubles fonctionnels ne sembleraient l'imposer. L'immobilisation de la partie malade si précieuse dans le traitement des maladies des membres n'est bien entendu point applicable à celui des maladies de nos viscères et surtout du cœur. Il en faut approcher cependant le plus possible en écartant minutieusement les causes d'excitation circulatoire de quelque nature qu'elles soient.

Le séjour au lit est obligatoire. Les malades doivent être soumis à la diète lactée rigoureuse à moins d'intolérance absolue, et le lait pris à la dose de 1 à 2 litres, par petites portions et à intervalles d'une ou deux heures au plus, de façon à éviter la moindre surcharge gastrique. Si le lait de vache est mal toléré, on y substituera le lait d'ânesse, ou bien on l'étendra de quelque infusion théiforme ou d'une eau minérale alcaline légère. On procurera du sommeil pendant la nuit à l'aide de quelque doux somnifère. Enfin, on écartera du malade autant qu'il se pourra faire, les moindres causes d'excitation morale.

Quand la période aiguë de l'affection cardiaque est terminée, deux choses peuvent advenir. Ou bien toute trace d'altération endo-péri ou myocardique a disparu et la guérison est parfaite. Il ne reste pour le malade qu'un avertissement d'avoir à ménager les fonctions de l'organe récemment atteint et d'éviter attentivement les occasions de rechute, surtout s'il s'est agi d'une affection rhumatismale. Ou bien, il demeure encore des traces, des conséquences plus ou moins accentuées de l'endocardite ou de la myocardite, des déformations valvulaires, de la dilatation des cavités.

La myocardite, aussi longtemps qu'elle n'a point amené de dégénérescence profonde, est susceptible de guérir. La dilatation aussi bien que les irrégularités fonctionnelles par lesquelles elle s'est manifestée et qui parfois persistent plus ou moins longtemps après la fin de la période aiguë, peuvent à la longue entièrement disparaître. Et, quand les signes en sont complètement effacés, on est en droit de considérer la maladie comme entièrement guérie ; bien qu'il y ait assurément lieu de penser avec M. Landouzy, qu'un cœur affecté de la sorte est devenu, comme tous ceux de nos organes que la maladie a touchés, pour longtemps encore plus vulnérable qu'il n'était et moins capable de résister aux influences pathogéniques qui le peuvent atteindre.

Les déformations valvulaires qui succèdent à l'endocardite aiguë sont-elles également susceptibles de guérison et cela entraîne-t-il l'obligation d'intervenir à l'aide de moyens thérapeutiques convenables pour fournir et assurer cette guérison ? La question cette fois est moins simple et plus difficile à résoudre. Un rétrécissement mitral par exemple peut-il guérir et disparaître? On le dit et cela cependant est difficilement concevable. Sans doute les accidents divers qui résultent de cette lésion peuvent s'effacer, les dilatations partielles auxquelles elles avaient donné lieu peuvent s'atténuer, les bruits même par lesquels elles se manifestaient peuvent disparaître. Mais tout cela peut avoir lieu sans que la lésion ait cessé d'être, sans même qu'elle se soit modifiée. Pour ma part je n'ai jamais pu acquérir la certitude qu'un rétrécissement d'orifice positivement constaté ait anatomiquement guéri et je ne pense pas que dans le traitement des maladies du cœur la guérison d'un pareil rétrécissement soit un but à poursuivre.

Il en est autrement des insuffisances aortiques ou mitrales consécutives à l'endocardite aiguë, quand elles sont récentes. Celles-là peuvent guérir ; on en a rapporté d'assez nombreux exemples : j'en ai vu d'incontestables. Cela se conçoit d'ailleurs, car il ne s'agit plus d'adhérences que rien ne saurait détruire, mais de déformations produites par des indurations, épaississements, rigidités dont l'observation nous montre la résolution possible quand on n'en est point encore à l'époque des transformations fibreuses et des rétractions inodulaires définitives. Il y a donc lieu d'aider à cette résolution et de la favoriser autant qu'il est possible à l'aide de la médication. Celle à laquelle on a ordinairement recours et qui a donné les résultats favorables que je viens de vous dire est la médication iodurée. On emploie le plus souvent les iodures alcalins et notamment ceux de potassium, de sodium ou de calcium, le dernier préconisé par le Professeur Sée. Mon maître Bouillaud employait l'iodure de potassium. Pour ma part j'ai depuis très longtemps adopté celui de sodium, pour cette double raison qu'il est moins excitant et tend moins à altérer les tissus musculaires. Je lui ai dû un grand nombre de résultats heureux, je l'ai trouvé aussi activement résolutif que les autres iodures, et pour cette raison j'en continue l'emploi.

Dans le cas particulier ce médicament doit être, à mon avis, employé à doses très modérées et réfractées, dans un état de dilution suffisante pour qu'il ne soit nullement agressif pour l'estomac et avec une très grande persévérance. La forme sous laquelle il me paraît le plus commode de l'administrer est une solution dans l'eau à 2 pour 100. Une cuillerée à café de cette solution contient 0gr.10 d'iodure et donne ainsi un moyen de dosage extrêmement simple. Je fais prendre trois fois par jour, un peu avant le repas, une cuillerée à café de cette solution dans une tasse d'infusiou de fleurs ou de feuilles d'orange qui en masque suffisamment le goût. Cette dose est augmentée tous les deux jours d'une cuillerée à café ajoutée à l'une des précédentes et portée progressivement jusqu'à 6 ou 9 par jour suivant le cas et la tolérance du sujet. Je n'ai pour ma part jamais trouvé la nécessité de dépasser la dose journalière de 0gr,90 et quand il m'est arrivé, en raison de la persistance du mal ou pour satisfaire l'impatience du malade, de porter la dose plus haut, je n'ai point vu que les résultats en fussent sensiblement accélérés. Il est d'ailleurs d'autant plus nécessaire de maintenir ce dosage modéré qu'à cette condition seulement on peut obtenir une longue tolérance et que cette longue tolérance est indispensable au succès du traitement. Ce n'est point en effet par une action soudaine, si intense soit-elle, qu'on peut espérer modifier le mode de nutrition et de prolifération dans des tissus à vie peu active comme sont les tissus fibro-élastiques qui constituent les valvules du cœur. Les régressions y sont nécessairement très lentes et les réintégrations progressives. En ce qui me concerne, je n'ai jamais vu les signes de l'une des affections dont je parle s'effacer entièrement, si ce n'est au bout de plusieurs mois. Aussi suis-je convaincu qu'il n'y a point à abandonner l'espoir d'une guérison à moins que le traitement n'ait été continué pendant tout un an; car c'est dans ce délai seulement que j'ai vu les dernières traces de la lésion s'effacer. Mais quand une médication doit être continuée pendant un temps si long, même à dose très modérée, il est impossible que l'intolérance n'arrive pas un jour, ou que la patience du malade ne s'use point à cette longue et uniforme continuité, surtout si au bout de plusieurs mois aucun résultat apparent ne se montre encore. Il faudra suspendre la médication et, si l'on attend d'y être contraint par la fatigue ou l'intolérance cela semblera un échec qui ébranlera la confiance du patient et rendra difficile de reprendre la médication dans la suite. Il est donc de bonne politique d'établir tout d'abord une sorte de roulement régulier d'interruptions et de reprises. J'ai l'habitude de prescrire trois semaines de traitement alternant chaque mois régulièrement avec huit jours de suspension.

Malgré toutes ces précautions, il est des sujets chez lesquels l'intolérance est dès l'abord presque absolue. Pour ceux-là les préparations iodo-tanniques peuvent être une ressource utile, car elles se tolèrent assurément mieux.

Les intervalles laissés libres par la suspension de la médication iodurée seront utilement employés à l'administration de préparations toniques ; notamment d'arsenic à dose modérée, sous la forme de pilules de Dioscoride, et de préparations aqueuses de quinquina.

Que si l'on a affaire à un sujet goutteux, il sera manifestement indiqué d'ajouter à cet ensemble l'usage des alcalins et notamment des préparations de lithine, qu'on pourra aisément alterner avec la médication iodurée.

Traitement de la période de tolérance. — L'endocardite et la myocardite aiguës guérissent le plus souvent. C'est l'opinion exprimée par H. Fagge ; c'est celle aussi que je crois pouvoir déduire de mes observations. Trop souvent aussi elles résistent aux traitements les mieux institués et les plus patiemment poursuivis et deviennent chroniques ou laissent derrière elles des lésions persistantes. Alors aux signes des affections aiguës primitives se substituent peu à peu ceux des déformations que ces lésions entraînent, et les souffles organiques prennent la place des souffles accidentels du début. Mais l'excitation cardiaque de la période phlegmasique s'effaçant peu à peu, les troubles fonctionnels qui s'y rattachaient disparaissent et, si la lésion qui persiste n'est pas trop considérable, le malade entre bientôt dans la phase que nous avons appelée *période de tolérance*.

A partir de cette époque il ne peut plus être question de travailler à guérir une lésion devenue définitive et incurable, mais seulement de maintenir le plus longtemps possible l'état de tolérance et de prévenir les aggravations qu'une atteinte nouvelle apporterait à la maladie. C'est à l'hygiène surtout qu'on en peut demander le moyen.

L'hygiène a pour but général de maintenir l'ensemble des fonctions dans un état aussi normal que possible, et ce but, il y a ici d'autant plus d'importance à l'atteindre qu'à ce prix seulement on peut espérer de maintenir la tolérance. Mais elle a pour les sujets affectés de lésions du cœur un but plus spécial à remplir ; elle doit écarter toute cause de perturbation capable de compromettre la tolérance acquise et de faire naître l'asystolie en imposant au cœur un travail plus considérable que celui auquel il est apte de par sa maladie. Les uns ont recommandé pour cela le repos, la diète, les évacuations fréquentes. D'autres au contraire ont conseillé un régime tonique, le mouvement, l'exercice et même l'ascension des montagnes, dans le but de provoquer le cœur à l'action et de favoriser le développement de l'hypertrophie considérée comme moyen providentiel de compensation. L'une et l'autre méthode ont eu leurs prôneurs et leurs détracteurs ; l'une et l'autre, je crois, peuvent être utiles ou nuisibles suivant qu'elles sont bien ou mal appliquées et qu'elles le seront à propos ou hors de propos. Je n'ai point à vous entretenir de ces disputes et me bornerai à vous dire quelles sont à mon avis les règles qui doivent présider à l'hygiène des sujets arrivés à cette période des affections cardiaques.

Avec eux on n'a point affaire, il est vrai, à des malades proprement dits, puisque nous supposons la tolérance complète et l'absence de perturbations apparentes de la santé. Cependant on ne se trouve pas non plus en présence d'un état entièrement normal ; leur activité cardiaque ne peut sans trouble dépasser une certaine mesure et cette limitation impose à son tour des limites à l'activité de presque toutes les fonctions, puisqu'il n'en est aucune dont la suractivité n'entraîne une surexcitation correspondante des actes circulatoires. Aussi la tolérance dont il s'agit n'est-elle jamais que relative et l'équilibre de la santé en ce cas un équilibre instable.

Le but que l'hygiène doit ici se proposer est donc double et consiste en ceci : 1° Maintenir la tolérance par la conservation de la santé générale et l'éloignement de toute cause perturbatrice ; 2° Reculer les limites de la miopragie cardiaque autant qu'il se peut faire, afin de permettre au malade une activité profitable à sa santé générale et de réduire le danger qu'il court incessamment à ne pouvoir franchir sans dommage les bornes trop étroites de l'activité permise par l'état de son cœur.

1° Les moyens de conserver la santé générale ne sont point ici différents de ce qu'ils sont toujours : seulement ils sont plus restreints et par conséquent réclament plus d'attention et de soin. Quant aux causes de perturbation qu'il faut écarter, ce sont : *a*) les maladies susceptibles d'amener une nouvelle atteinte d'endocardite ou de myocardite; *b*) les mouvements musculaires énergiques qui surexcitent la circulation; *c*) les excès d'alimentation; *d*) les boissons excitantes; *e*) les agitations morales; *f*) les stimulations vénériennes; toutes causes agissant de la même façon. En tout cela le rôle du médecin se borne à limiter l'activité du malade et à la restreindre au degré qui peut être moins dangereux.

Parmi ces restrictions il en est une sur laquelle dans ces derniers temps le docteur Oertel a insisté beaucoup; c'est la limitation de la quantité de liquides ingérés; limitation qui, dans la pensée de ce médecin, aurait pour effet de réduire la masse du sang et par suite le travail du cœur. Les observations précises autant qu'elles peuvent l'être à ce sujet, ne légitiment en aucune façon l'idée théorique qui a servi de base à ce précepte et il n'est point exact que la masse du sang se règle d'après la quantité des liquides ingérés. Mais le précepte est bon si l'on veut dire qu'il est particulièrement nuisible aux sujets affectés de maladies du cœur d'ingérer aux repas de trop grandes quantités de boisson. Le travail digestif en est rendu plus long et plus laborieux, et vous savez, car j'ai eu mainte occasion de vous le montrer, combien cela agit puissamment et fâcheusement sur le cœur, soit en troublant son rythme, soit en provoquant sa dilatation.

2° Pour reculer les limites de la miopragie cardiaque on a conseillé, et c'est encore du docteur Oertel que ce conseil est primitivement venu, de soumettre les malades à un exercice méthodique qui, développant davantage l'hypertrophie compensatrice, rende ainsi le cœur capable d'un travail plus considérable. Le but assigné à cette pratique me semble peu en rapport avec la logique des faits; car l'hypertrophie en général ne manque guère aux lésions organiques des orifices du cœur et, quand elle fait défaut, c'est la plupart du temps qu'elle ne servirait à rien. D'ailleurs je me suis efforcé de vous montrer itérativement que les accidents qu'on se propose d'éviter par là et qu'en général on englobe sous le nom d'asystolie ne sont ordinairement imputables qu'en partie à l'insuffisance des contractions du cœur. Pourtant le conseil est sage à mon avis et je le crois bon, pourvu qu'on l'applique avec beaucoup de méthode et de précision et seulement aux cas où il convient. Je vais vous expliquer de quelle façon je crois qu'il faut l'entendre.

Lorsqu'un malade sort de la période aiguë d'une affection du cœur, il se trouve dans la situation d'un convalescent chez qui toutes les aptitudes fonctionnelles sont plus ou moins atténuées et restreintes. Les digestions sont pénibles dès que la quantité des aliments dépasse une certaine mesure, le travail intellectuel est difficile et exige une tension d'esprit inaccoutumée, les membres supérieurs se soulèvent qu'avec peine le moindre poids, la marche maladroite met en jeu beaucoup plus de contraction musculaire qu'il n'est besoin, et ces efforts retentissent avec excès sur un cœur que la maladie a affaibli et que la lésion entrave, déshabitué d'ailleurs de toutes ces excitations. Si dans ces conditions on laisse le malade régler son hygiène à sa guise, ou bien, reculant devant les malaises que tout effort lui impose et limitant son activité au minimum possible, il demeurera réduit à une immobilité fâcheuse pour sa santé générale et bien propre à atténuer encore la résistance que son organisme peut opposer à la maladie. Ou bien, s'oubliant parfois, il se laissera entraîner à des efforts qu'il supportera mal, y étant mal préparé, et qui pourront, en forçant son cœur, provoquer ou hâter l'apparition de l'asystolie. Ce ne sont pas là de vaines hypothèses, car je pourrais vous en rapporter maint exemple. Il est donc sage de ne point laisser ces malades sans direction, mais de les soumettre à un entraînement progressif et soigneuse- ment ménagé. Cet entraînement peut s'appliquer sans doute à toutes les fonctions actives. Mais c'est pour l'activité musculaire qu'il est plus spécialement indispensable. Il doit s'opérer à l'aide de mouvements lents, exactement mesurés, exigeant un léger degré d'effort, et toujours accompagnés de l'expiration retenue qui fait partie du mécanisme de l'effort.

Au début, et chez les sujets surtout dont le poids un peu considérable rend la marche pénible, il convient le mieux d'y employer le genre d'exercice auquel on donne le nom de gymnastique suédoise, où les mouvements sont dirigés en divers sens par le gymnaste qui y oppose de sa main une résistance mesurée aux aptitudes du malade.

Plus tard la marche peut être substituée à cet exercice primitif que le docteur Oertel n'admet pas, mais que je crois, d'après mes propres observations et le témoignage d'un assez grand nombre d'auteurs qui l'ont employé, propre à rendre de véritables services dans cette période et dans cette mesure.

Pour être tout à fait utile, la marche doit être ascensionnelle, c'est-à-dire s'opérer sur un terrain en pente modérée. Le docteur Oertel a beaucoup insisté sur ce point, et je crois qu'il a raison. Il a insisté beaucoup aussi sur l'utilité de la marche en plein air, sur la nécessité de déterminer avec précision et l'inclinaison de la pente et la vitesse de la marche, et de mesurer exactement la longueur de l'espace à parcourir à l'aide de poteaux indicateurs; toutes conditions en effet indispensables à un entraînement méthodique. Bien que je ne croie pas, ainsi que je vous l'ai dit, à la nécessité d'exagérer l'hypertrophie du cœur, la marche sur les pentes me paraît cependant rationnelle. L'effort y est facile à mesurer, et pour produire le même dans une marche sur terrain plat il faudrait ou la prolonger ou l'accélérer beaucoup; dans le premier cas elle produirait plus de fatigue, dans le second, beaucoup plus d'agitation du cœur. Enfin l'habitude de la marche sur les pentes rend la marche en terrain plat, par opposition, si facile qu'elle ne provoque plus aucune réaction cardiaque.

Quant à l'*expiration retenue* que le docteur Oertel conseille sous le nom d'*expiration saccadée*, sans en dire les motifs, vous allez voir pourquoi elle est véritablement utile et indiquée dans ces sortes d'exercices. Si l'on tente l'ascension très rapide d'une côte raide ou d'un long escalier, on peut à volonté arriver au bout de sa course avec de l'anhélation sans battements de cœur, ou au contraire sans essoufflement, mais avec des palpitations violentes. J'ai expérimenté cela maintes fois. Que l'on s'efforce, tout en montant très rapidement, d'entretenir une respiration large, profonde et assez rapide; l'oxygénation du sang ne cessant de s'opérer très complètement, il ne se produira aucun besoin anormal de respirer, aucune anhélation. Mais un flot de sang énorme traverse alors les muscles dans leurs alternatives de contraction et de relâchement, et les appareils valvulaires des veines hâtent encore sa progression comme autant de cœurs disséminés dans les membres. Ce flot pénétrant sans obstacle dans les cavités thoraciques se précipite avec violence vers les cavités cardiaques, les distend outre mesure et provoque des systoles énormes. — Que l'on ferme la glotte au contraire pendant la durée de l'ascension et que l'on contracte tous les muscles expirateurs suivant le mécanisme de l'effort, la pression élevée maintenue dans le thorax arrêtera l'afflux du sang veineux, le modérera tout au moins. De plus, le cœur étant extérieurement soutenu par la pression thoracique qui le complique cédera moins à l'afflux du sang, se laissera moins distendre et, n'exerçant plus sa propulsion que sur une onde sanguine modérée, cessera d'être soumis à un travail excessif. La respiration y perd, car le sang ne traverse plus le poumon en aussi grande abondance et l'air ne se renouvelle plus que d'une façon insuffisante; aussi l'insuffisance respiratoire amène bientôt l'anhélation, mais le cœur est préservé. Chez un sujet pour qui cette préservation doit être une préoccupation dominante, il est donc bien que l'effort léger ressenti par l'ascension d'une pente douce s'accompagne d'un mode respiratoire qui se rapproche de l'expiration d'effort, c'est-à-dire où l'inspiration soit relativement courte, l'expiration au contraire allongée et *retenue*, soit par une occlusion incomplète de la glotte, soit par son ouverture intermittente produisant les *saccades* recommandées par Oertel et qui ne sont autre chose, après tout, qu'une réduction du han! instinctif des boulangers.

Jusqu'à quel degré convient-il de porter ces exercices; quelle est la mesure qu'il leur faut assigner? Cette question se pose nécessairement à nouveau à propos de chaque malade; car vous concevez bien qu'il ne puisse y avoir à ce sujet de commune mesure. Oertel pense que l'exercice doit aller jusqu'à produire des palpitations et il estime même que ces palpitations sont nécessaires au succès de la méthode. Je crains que la préoccupation d'exagérer l'hypertrophie du cœur n'ait été en cela son guide principal. Pour nous, qui visons autre chose, nous adopterons une règle différente. Je crois en effet qu'il ne saurait y avoir, pour le degré d'exercice utile à l'entraînement, en cette circonstance comme en toute autre, d'autre criterium que celui-ci : l'exercice est bon et convenablement mesuré lorsque le malaise ou la fatigue qu'il a causés ont entièrement disparu avant que l'exercice soit repris. Il est exagéré et doit être réduit s'il laisse encore le lendemain et au moment de le reprendre quelque indice de perturbation que décèlent l'examen du pouls et du cœur ou la sensation du malade. C'est d'après cela, à mon avis, qu'il convient de se guider.

En somme vous voyez, messieurs, que le rôle du médecin, lorsqu'il applique cette méthode aux sujets affectés de maladie organique du cœur à la période de tolérance, consiste surtout, après avoir montré au malade les inconvénients de l'immobilité absolue ou d'une hygiène déréglée, à limiter et régulariser l'exercice des principales fonctions, particulièrement en ce qui concerne l'activité mucsulaire et la marche. Les sarcasmes dirigés par l'illustre Molière contre les hypochondriaques qui se font imposer par le médecin le nombre de tours qu'ils ont à faire en long et en large, ne vous empêcheront pas d'entrer avec de vrais malades dans des détails d'hygiène un peu fastidieux peut-être, mais qui prennent pour les cardiaques une importance considérable. Sous prétexte que quelques-uns d'entre eux sont capables, sans dommage, d'une activité grande et parfois même excessive, vous ne vous laisserez pas aller à croire qu'il en soit de même pour tous. Vous vous persuaderez qu'il faut mettre à les diriger beaucoup de soin et de méthode. Vous les soumettrez à une règle stricte, mais logiquement adaptée à chacun d'eux et, comme vous leur aurez rendu finalement un très grand service, vous vous-moquerez des quolibets.

XXII

TRAITEMENT DES MALADIES DU CŒUR (*Suite.*)

Traitement de la période des perturbations secondaires. Médicaments cardiaques ; la digitale.

De quelques soins qu'on entoure les malades atteints de lésions organiques du cœur, il n'est guère possible de faire durer toujours la période de tolérance et de proroger indéfiniment l'époque où surviendront, conséquences tardives de la lésion première. les troubles multiples que nous avons désignés du nom commun de cardiarchies. A partir de ce temps, l'hygiène ne peut plus suffire. Il faut que la thérapeutique intervienne à son tour, d'une part pour combattre en chacun des organes affectés les troubles qu'y produisent la stase sanguine ou l'ischémie, de l'autre pour atténuer la perturbation du cœur lui-même à l'aide des moyens agissant plus spécialement sur lui et dénommés pour cette raison médicaments cardiaques. La liste des médicaments de cet ordre s'est agrandie notablement dans ces temps derniers. Je vous parlerai seulement de ceux dont l'action est suffisamment établie. Relativement à leur degré d'efficacité, on les doit ranger, je pense, dans l'ordre suivant : digitale, strophantus, caféine, spartéine, convallarine. C'est dans cet ordre que nous les étudierons.

La *digitale* est, de tous, le plus actif et celui dont l'action est la plus sûre. Administrée aux sujets affectés de maladie du cœur, elle ralentit en général le pouls, elle le régularise, en égalise les pulsa tions, le rend plus fort, produit en même temps une diurèse plus ou moins abondante, dissipe les œdèmes et, par suite, apporte un amendement considérable aux symptômes de l'asystolie. Mais ses effets ne sont point, à beaucoup près, toujours identiques. Il y a des cas où elle accélère le pouls, au lieu de le ralentir, d'autres où elle supprime les urines au lieu de les augmenter ; il y en a où elle exagère le désordre du pouls et le rend misérable, où elle amène des vomissements, de la diarrhée, du délire, et produit enfin une véritable intoxication sans que cela résulte toujours d'une exagération des doses. C'est donc un médicament qu'on ne doit point employer à la légère et dont il importe singulièrement, pour l'administrer avec succès et sans danger, de connaître exactement les effets et le mode d'action.

Il s'en faut, malgré les nombreuses études auxquelles il a donné lieu, que ce mode d'action soit aussi complètement connu qu'il serait désirable. Ce qu'on en sait cependant explique assez déjà les irrégularités et les contradictions dont je vous parlais tout à l'heure pour qu'il vaille la peine de s'y arrêter un instant. Voici à peu près ce que, au résumé, on en peut dire.

La digitale administrée à des animaux soit par la voie gastrique, soit par la voie sous-cutanée, agit à la fois sur le cœur et sur les vaisseaux. Pour le cœur, son action s'exerce en partie directement sur le myocarde, en partie indirectement et par l'intermédiaire de l'appareil nerveux qui l'anime, c'est-à-dire du grand sympathique qui est excitateur de ses mouvements et du pneumogastrique qui en est le régulateur

Que la digitale ait une action directe sur le muscle cardiaque, cela résulte avec évidence des expérimentations de F. Franck[1], qui ont montré : qu'un cœur de tortue extrait de la poitrine et soumis à la circulation artificielle, éprouve encore les effets de cette substance : qu'il les éprouve même lorsque celle-ci est appliquée exclusivement sur la pointe, portion de l'organe qui ne contient aucun filet nerveux. Les observations de Schmiedeberg[2] sur le cœur de la grenouille ont donné des résultats semblables. Néanmoins, c'est par l'intermédiaire du système nerveux surtout que l'action de la digitale s'exerce sur le cœur. Elle porte à la fois sur les deux portions distinctes du système nerveux cardiaque qu'elle excite l'une et l'autre. Mais l'une des deux étant beaucoup plus sensible à cette action, en manifeste les effets d'abord et d'une façon prédominante : c'est le pneumogastrique. Aussi, sous l'influence d'une dose modérée

1. François Franck, *Action de la digitale sur le tissu musculaire du cœur.* (*Journ. de méd. de Bordeaux*, 1881, p. 65.)
2. Schmiedeberg, *Ueber die Digitalis Wirkung.* (*Beit. zur. An. un. Phys.*), Leipzig, 1874.

et non toxique, le cœur ralentit ses mouvements, comme il le ferait sous l'influence d'une excitation électrique modérée de ce nerf. Ce qui prouve que ce ralentissement résulte bien d'une excitation du vague, c'est que, sur un animal dont les pneumogastriques ont été coupés ou paralysés par la chloralisation, cette substance ne produit plus de ralentissement notable, et que, si l'on opère la section alors que les effets du médicament sont déjà produits, l'accélération succède aussitôt au ralentissement.

La digitale ne se borne pas à exciter le pneumogastrique, ce qui amènerait, en même temps que le ralentissement des battements du cœur, une dilatation des cavités qui, en réalité, ne se produit pas. Son action s'étend également aux filets du grand sympathique. Ceux-ci, quoique stimulés à un moindre degré sans doute, le sont assez cependant pour qu'il en résulte une augmentation de l'énergie systolique et une diminution du volume de l'organe très manifeste, même chez l'homme, chez qui je vous l'ai fait très souvent constater.

Si la dose du médicament est portée plus haut ou son action prolongée, à l'excitation intense du pneumogastrique qui a pu déterminer un ralentissement considérable, succède la paralysie par épuisement et, comme conséquence, une accélération parfois extrême des battements du cœur. La paralysie du vague peut être alors si accentuée, si complète même, qu'aucune excitation électrique n'est plus capable de réveiller son action et d'amener le ralentissement qu'elle produit toujours quand le nerf n'est pas sectionné ou paralysé.

Après cette période d'accélération, le cœur soumis à l'action toxique de la digitale, s'arrête enfin et cesse définitivement de battre. Cet arrêt n'est pas la manifestation d'un état paralytique, car il se fait en systole et, d'autre part, il suffit de distendre ce cœur immobilisé et paralysé en apparence, en y poussant avec quelque force du sérum artificiel, pour lui voir reprendre aussitôt ses contractions rythmées interrompues.

Là ne s'arrête pas encore l'action de la digitale. Elle agit aussi sur les parois des petits vaisseaux, et d'une façon assez analogue à ce qu'elle fait sur le cœur; car elle y augmente la contractilité, par impression directe sur la paroi vasculaire d'une part et de l'autre par l'intermédiaire du système nerveux. Il est vrai que la rétraction digitalique des petits vaisseaux n'est pas chose dont la démonstration directe soit facile et que, par suite, elle a été bien souvent mise en doute. Elle est indirectement démontrée, comme nous allons voir, par les changements de la pression artérielle.

Celle-ci est manifestement influencée par la digitale; mais elle l'est d'une façon très irrégulière et variable suivant les sujets, la dose employée et les phases diverses de l'action du médicament. Tantôt elle s'élève, tantôt elle s'abaisse, tantôt elle semble n'être modifiée en rien. Ces effets si différents paraissent se rattacher à des modifications correspondantes que subissent inégalement les systoles cardiaques d'une part et de l'autre la contraction des petits vaisseaux; modifications dont les effets peuvent se compenser dans une certaine mesure. Ces variations de la pression artérielle se montrent d'ailleurs fort indépendantes des changements qui surviennent dans la fréquence des battements du cœur. Brunton, Mayer, Fraenkel l'ont noté dans leurs expériences sur les animaux. Je l'ai bien souvent remarqué dans mes observations chez l'homme.

Quand la digitale agit sur le cœur isolé comme dans les expérimentations de F. Franck, l'augmentation de la propulsion du sang est manifeste. Les ondes sanguines, devenues plus volumineuses parce qu'une diastole plus longue a permis aux ventricules de se distendre davantage, sont chassées avec plus de force; les oscillations dans le système artériel prennent plus d'amplitude, et la pression maxima s'élève notablement.

Mais, cette augmentation du volume des ondes pouvant être compensée par leur moindre fréquence, il en résulte que la pression moyenne n'augmente pas toujours, comme Williams[1] l'a vu sur le cœur de la grenouille, comme l'ont constaté également nombre d'expérimentateurs. Traube, administrant des doses fortes, avait trouvé : que, dans le premier stade de l'intoxication, la pression artérielle s'élève en même temps que la fréquence des battements du cœur diminue; que, dans un second stade, la pression s'abaisse bien que le cœur soit encore ralenti; et qu'elle continue à s'abaisser de plus en plus dans le troisième stade, où la fréquence va s'exagérant progressivement. Toutefois la force et la fréquence des battements du cœur ne sont pas les seuls facteurs qui contribuent aux modifications que la pression subit dans le système artériel. La

1. WILLIAMS, *Ueber die Ursach der Blutdrucksteigerung bei der Digital wirkung.* (*Arch. f. exper. Path. und Pharmak. XIII*, 1881, p. 1.)

résistance des capillaires y entre aussi pour une part notable. On en trouve une première preuve dans les formes qu'affectent les tracés sphygmographiques chez les sujets soumis à l'emploi du médicament. Si l'augmentation de la pression, quand elle a lieu, dépendait exclusivement d'une propulsion cardiaque plus énergique, l'amplitude augmentée du tracé s'accompagnerait d'une brusquerie plus grave des mouvements, c'est-à-dire d'une ascension plus droite et d'une descente plus inclinée, tandis qu'on note en général le contraire. En outre, chez les animaux dont les vasomoteurs ont été détruits ou la moelle sectionnée et la vasomotricité par là réduite, la digitale n'élève plus sensiblement la pression, bien qu'elle continue d'agir sur le cœur, ainsi que Traube l'a montré. D'ailleurs, quand chez ces animaux à moelle sectionnée, on vient à faradiser le bout inférieur de cette moelle, on voit se produire une élévation de la pression qui n'avait pas eu lieu d'abord.

Cependant l'action de la digitale sur le système nerveux vasomoteur ne semble pas l'unique raison de la résistance exagérée que les capillaires opposent au courant sanguin sous l'influence de ce médicament; car même après la destruction des centres vasomoteurs, même après la section de la moelle, l'augmentation de la résistance capillaire apparaît encore; quoique à un degré sans doute beaucoup moindre. D'où l'on peut donc induire que la digitale agit sur les vaisseaux à la fois et directement et par l'intermédiaire du système nerveux.

Vous voyez, messieurs, que les modifications de la pression artérielle déterminées par la digitale résultent de causes complexes, dans une certaine mesure indépendantes les unes des autres et agissant parfois en sens inverses. Il ne faut donc pas s'étonner qu'elles soient variables, la plupart du temps très médiocres ou nulles et qu'elles ne concordent en aucune façon avec les autres effets du médicament, tels que le ralentissement du pouls et la diurèse. Fraenkel[1] a noté chez les animaux que la pression peut demeurer longtemps normale, alors que le pouls est déjà fort ralenti, s'élever ou au contraire très notablement sans que la fréquence des battements du cœur soit modifiée. Et c'est ce que pour ma part j'ai constaté aussi dans de nombreuses observations faites

1. Fraenkel, *Ueber experimentelle Untersuchungen über die Wirksamkeit der verschiedenen Digitals präparate.* (*Charité Ann.* 1881, p. 226.)

sur l'homme à l'aide du sphygmo-manomètre. La conséquence pratique à en tirer, c'est que l'étude de la pression artérielle, indice utile à bien des égards, ne saurait être prise pour guide exclusif, ni même principal quand il s'agit des indications de la médication digitalique.

Ce qui semble pouvoir se déduire, en somme, des données expérimentales que je viens de vous exposer, c'est que, sous l'influence des doses modérées de digitale, le cœur, dont les mouvements sont ralentis et les diastoles allongées par l'excitation prédominante du pneumogastrique, reçoit plus de sang et le projette dans le système artériel avec plus de force, stimulé qu'il est sans doute par l'action activée du sympathique et par celle que la digitale exerce directement sur son myocarde ; que les capillaires, s'adaptant à cette sollicitation plus énergique et provoqués d'ailleurs par l'action de la digitale sur leurs parois et leur système nerveux, entrent en lutte avec l'activité augmentée du cœur ; que, dans la première phase de cette lutte, l'avantage est ordinairement à celui-ci et que, en fin de compte, la vitesse de la circulation augmente, c'est-à-dire qu'une plus grande quantité de sang traverse le système sanguin dans un temps donné. Ce dernier point a été vérifié directement dans des expériences entreprises par Kramnick[1] sur les animaux à l'aide du « stromuhr » de Ludwig.

Que si les doses ont été augmentées ou accumulées, l'action du pneumogastrique s'épuisant, le cœur livré à celle du grand sympathique accélère ses mouvements, mais parvient à peine, avec ses ondées réduites, à vaincre la résistance exagérée des capillaires. Enfin, si la dose est toxique, il en vient à s'arrêter brusquement dans l'état de systole, c'est-à-dire d'évacuation totale. Mais son immobilisation n'est point une paralysie, puisqu'il suffit à ce moment de le distendre par une injection de sérum pour lui voir reprendre aussitôt ses mouvements rythmés. Elle ne résulte pas non plus de l'excitation exagérée du pneumogastrique, car celle-ci arrêterait le cœur en diastole. Elle semble déterminée par la prédominance excessive de l'action du grand sympathique, peut-être aussi par l'excitation directe des parois cardiaques et vasculaires.

Si, laissant de côté les effets toxiques de la digitale, qu'il n'importe de connaître que pour les éviter, nous venons à ceux qu'elle

1. KRAMNICH, *Ueber die Geschwindigkeit des Blutströms bei Digit. Einwirk.* (*Moskauer pharmaceut. Arb.* 1876.)

a sur le cœur quand elle est administrée à dose thérapeutique, le plus remarquable et le plus intéressant que nous ayons à noter est la diminution de volume qu'elle fait subir au cœur dilaté. Cette réduction du volume se reconnaît aisément par la percussion. Je vous l'ai fait constater maintes fois. Vous en avez vu un exemple parmi les tracés de matité précordiale que je vous présentais dernièrement. Elle est quelquefois considérable et se produit rapidement, même après une seule dose du médicament, si cette dose est suffisante. Elle tient certainement à ce que, sous l'influence de la digitale, le cœur se vide plus complètement pendant sa systole et se laisse moins distendre pendant sa diastole. Ce qu'on peut bien attribuer à l'énergie plus grande acquise par le ventricule ; mais ce qui peut résulter en même temps, pour une part, de ce que la circulation périphérique mieux réglée ne laisse aborder au cœur qu'une quantité de sang proportionnée à son activité possible.

Enfin, outre ces effets divers par lesquels elle manifeste son action sur le cœur et les vaisseaux, la digitale possède une propriété remarquable et précieuse ; c'est son influence diurétique. Elle est assurément le diurétique le plus puissant de la matière médicale. Mais elle ne l'est pas chez tous, ni en toute circonstance. Chez beaucoup de sujets bien portants ou malades, elle ne produit qu'une diurèse médiocre et momentanée, qui cesse presque aussitôt, malgré la persistance de l'emploi du médicament et même l'augmentation progressive des doses. Chez d'autres, la diurèse devient considérable et supérieure à ce que pourrait jamais déterminer aucun autre médicament. Il me souvient d'avoir vu un homme, à la suite de l'administration d'une seule dose de digitaline, uriner pendant 48 heures à peu près incessamment ; à ce point que le sommeil fut dans cet intervalle tout à fait impossible, le malade étant à peine étendu dans son lit qu'un nouveau besoin d'uriner l'en chassait aussitôt et que tous les vases et seaux de la toilette de la maison devinrent insuffisants à contenir ce flot incessant de liquide. En réalité, parmi les malades soumis à l'action de la digitale, ceux-là seuls urinent abondamment et d'une façon persistante qui ont un œdème plus ou moins considérable ; et, quand l'œdème vient à s'effacer sous l'influence du médicament, aussitôt que les dernières traces en ont disparu, la diurèse cesse et la quantité de l'urine se met exactement en rapport avec celle des liquides habituellement ingérés. Ce diurétique n'augmente pas la soif. Que si on pousse plus loin les doses, dans l'espoir de déterminer une diurèse qu'on imagine être encore utile, non seulement on ne l'obtient pas, mais parfois on provoque l'anurie ou même un pissement de sang analogue à celui qu'on voit survenir chez les animaux intoxiqués. De telle façon qu'on pourrait dire : que la diurèse digitalique est liée à la résolution des œdèmes, n'existe pas sans elle et semble en être une conséquence, au lieu d'en être la cause comme on le pense généralement. Sidney Ringer[1] avait fait dès longtemps une remarque analogue.

Comme l'action de la digitale s'accompagne assez ordinairement, ainsi que vous l'avez vu, de quelque augmentation de la pression artérielle, et comme on sait que celle-ci, en général, tend à augmenter la diurèse, on a été par là conduit à présumer que la diurèse déterminée par la digitale était une conséquence de l'augmentation de pression. Il n'en est absolument rien. Brunton Lauder et Power[2] ont noté que si chez un animal on injecte dans les veines une solution digitalique, la sécrétion urinaire cesse précisément à l'instant où la pression artérielle est le plus élevée et se rétablit à mesure que celle-ci s'abaisse. Chez l'homme j'ai constaté un grand nombre de fois que le degré de la diurèse est sans rapport aucun avec les changements de la pression artérielle; que souvent elle s'établit avant que la pression ait subi aucune modification et que c'est parfois à l'époque où la diurèse diminue qu'on commence à noter une élévation légère du chiffre sphygmo-manométrique.

Il semble donc que la digitale n'est point diurétique en raison de son action ni sur le rein, ni sur la pression artérielle, mais bien à cause des modifications qu'elle apporte à la circulation périphérique. Vous avez vu que, dans la première période, c'est-à-dire dans la période favorable de son action, la digitale produit une accélération du courant sanguin dans les artères; secondement que cette accélération s'accompagne non pas d'une dilatation, mais au contraire d'une tendance au resserrement des plus petits vaisseaux. Il résulte nécessairement de cette double circonstance que le cours du sang est très notablement accéléré dans les capillaires. Or des expérimentations qu'il serait trop long de vous exposer ici ont montré que dans un vaisseau parcouru par le sang, toutes

1. Sidney Ringer, *On the employment of Digitalis in disease of the heart.* (*Practitionner*, tome IV, 14, 1870.)

2. Brunton Lauder and Power, *Diuretische Wirk. der Digitalis Centralbl. f. d. med. Wissensch*, 1874, p. 498.

choses étant égales d'ailleurs, l'exosmose l'emporte sur l'endosmose quand le courant est lent et l'endosmose devient au contraire prédominante quand le courant s'accélère. Il est donc bien permis de penser que, comme la stase sanguine produite par l'obstacle cardiaque donne lieu à l'œdème, de même l'accélération du courant sanguin déterminée par la digitale fait rentrer dans le torrent circulatoire le liquide infiltré dans les espaces lymphatiques et le porte au rein qui, pourvu qu'il soit suffisant, l'élimine proportionnellement à ce qui lui en est livré. En sorte que la digitale peut être considérée comme un diurétique indirect dont l'action consiste surtout à déverser vers le rein qui doit les éliminer les matériaux qu'une circulation plus active a puisés dans les tissus qui sont le siège de l'infiltration. Le malade dont je vous rapportais tout à l'heure l'étonnante histoire avait un œdème considérable et sa diurèse prodigieuse s'arrêta net, dès que cet œdème eut disparu.

Vous voyez, messieurs, quel puissant médicament est la digitale, et vous présumez combien il peut devenir redoutable quand la dose en est exagérée, ou quand l'économie répond mal et irrégulièrement à ses sollicitations.

Non seulement son action est intense, mais elle est en outre très persistante et se continue le plus souvent longtemps encore après que l'usage du médicament a été suspendu. M. Duroziez[1] a rapporté des faits dans lesquels le ralentissement persistait 28 et 29 jours après la suspension du traitement. J'en ai vu où les effets subsistaient encore trois semaines après l'administration d'une seule dose de digitaline. C'est un avantage; mais c'est aussi un danger. Car, si l'on continue l'emploi quotidien du remède, l'action de chaque dose s'ajoutant à l'action persistante des doses précédentes peut s'exalter au point de devenir toxique. Il ne paraît point, en ce cas, que le médicament s'accumule dans l'économie, par défaut ou insuffisance d'élimination; car si nous nous en rapportons aux expérimentations de Van der Heyde[2], on ne trouve aucune trace de cette accumulation chez les animaux chez lesquels on a continué l'administration de la digitale jusqu'à l'intoxication

1. Duroziez, *De la durée du ralent. du pouls après la cessation de la digitale.* (*Un. méd.* 1878, tome 26, p. 1.)
2. Van der Heyde, *Ueber die cumulat. Wirk. des Digitalis. Amsterd. pathol. Labor.* 1885.

même. Cependant, pour être le résultat d'une accumulation d'action et non de substance, les accidents produits de la sorte n'en sont pas moins dangereux, et c'est un danger dont il nous faut tenir grand compte quand nous avons à employer ce médicament. Voyons maintenant quel usage nous avons à faire du remède dans le traitement des maladies du cœur.

Dans ces maladies, l'emploi de la digitale est indiqué par la fréquence, l'inégalité, l'irrégularité et l'insuffisance des pulsations cardiaques ou par les hydropisies du tissu cellulaire et des séreuses.

La digitale est formellement contre-indiquée, quelle que soit la lésion dont le cœur est atteint, toutes les fois qu'il ne se trouve aucune des circonstances que je viens de dire; car elle est en ce cas inutile et, n'étant point utile, elle est certainement nuisible; non seulement en raison des accidents qu'à la continuer trop longtemps on peut toujours provoquer, mais aussi et surtout parce que la tolérance pour cette médication s'épuise et que son efficacité diminue à mesure qu'on la répète plus souvent. Aussi, la mettre en usage alors qu'elle n'est point nécessaire, c'est s'exposer à la trouver dangereuse ou inefficace quand viendra le temps où l'on aura le plus grand besoin de son secours. Ce n'est donc point une médication indifférente, à laquelle on puisse sans gros inconvénients recourir d'une façon banale et à tout propos. Il importe au contraire d'en user avec une extrême discrétion et là seulement où elle est certainement indiquée.

Elle est contre-indiquée encore lorsque les voies digestives ne sont point en état d'en tolérer l'usage sans qu'on risque de voir survenir les nausées, les vomissements et la diarrhée.

Elle l'est aussi quand, malgré l'arythmie et l'œdème, indications positives, le pouls cependant est rare ou même très rare. Cette règle toutefois comporte quelques exceptions; car il est des cas où le pouls n'est rare qu'en raison de l'absence à la radiale d'un certain nombre de pulsations trop faibles pour arriver jusqu'à elle. La digitale en ce cas élève les pulsations les plus faibles, les rend quelquefois distinctes et semble ainsi accélérer le pouls tout en améliorant notablement l'état du malade, comme cela a été noté par un médecin d'Erlangen, le docteur Penzoldt[1].

1. PENZOLDT, *Ueber Digitalis Therapie.* (*Allgem, Wien med. Ztg*, 1886.)

Enfin elle est contre-indiquée quand le myocarde paraît assez altéré pour ne devoir répondre que d'une façon tout à fait insuffisante à la provocation digitalique. En ce cas, en effet, le remède n'est pas seulement inefficace, il peut exagérer les accidents et devenir promptement dangereux, peut-être en raison de l'épuisement rapide de l'action du pneumogastrique, peut-être aussi parce que le myocarde altéré répondant moins que la périphérie capillaire à l'action de la digitale, se trouve, quand celle-ci a agi, dans un état d'infériorité plus grand qu'il n'était auparavant. Toutes les fois donc qu'on aura motif de craindre que le cœur a été profondément atteint par une myocardite grave, par une cause d'adynamie profonde, ou par la cachexie sénile, toutes les fois qu'une dilatation cardiaque considérable et rapide devra faire présumer une asthénie cardiaque excessive, toutes les fois qu'on pourra croire à une dégénérescence graisseuse très avancée, il faudra ou s'abstenir de la digitale, ou n'en user qu'avec une extrême circonspection. A cet égard tout le monde est d'accord.

Il n'y a d'incertitude que sur la question de savoir si dans ces cas la proscription doit être absolue, ou si, à la condition d'en user avec beaucoup de ménagement et d'en surveiller très attentivement l'emploi, la digitale peut encore rendre quelques services. Quelques-uns le pensent, et pour preuve M. Robin[1] rapporte en avoir obtenu de très heureux effets dans un cas où l'autopsie montra le cœur dégénéré au point d'être transformé en un véritable sac fibreux. C'est une heureuse exception et qui n'en laisse pas moins persister la règle générale que je viens de dire.

On a souvent conseillé de chercher dans la nature, le siège, l'espèce de la lésion dont le cœur est atteint une source d'indication pour la médication digitalique. C'est à tort. Car, en réalité, quelle que soit la forme affectée par la lésion du cœur, les indications du traitement par la digitale restent toujours celles que je vous ai exposées. Ce qu'on pourrait tirer plutôt de ce nouvel ordre de considérations, c'est en quelque sorte le pronostic de ce traitement. Je veux dire qu'à tenir compte des lésions dont le cœur est atteint on peut prévoir dans quelle mesure il est probable que l'emploi du remède sera ultérieurement indiqué et dans quelle mesure aussi on peut compter qu'il sera efficace.

1. Robin. *Les indications de la digitale dans les affections cardiaques.* (*Gaz. des hôp.*, 1892, n° 77.)

On sait, par exemple, qu'avec un rétrécissement aortique il se passera longtemps sans doute avant que l'arythmie, l'asystolie ou l'œdème contraignent d'y recourir, mais que, cela advenant, il y sera utile; qu'avec une insuffisance des sigmoïdes le délai ne sera sans doute pas moindre; mais que, le moment de l'intervention venu, il y faudra plus de ménagements. Car, l'allongement de la diastole que détermine la digitale ne laisse pas de créer des conditions circulatoires défavorables tant dans le cœur qui est plus longtemps soumis aux conséquences de la régurgitation, qu'à la périphérie où la circulation est restreinte en ce cas, ainsi que je vous l'ai précédemment montré, par une tout autre raison que l'insuffisance de la pression artérielle. Avec le rétrécissement mitral on pourra différer beaucoup l'usage du médicament; mais il y sera extrêmement utile quand le moment sera venu d'y recourir. Avec l'insuffisance, pour peu qu'elle soit accentuée, c'est dès l'abord souvent qu'il en faudra faire usage; mais dès l'abord aussi et pendant longtemps, si l'on est suffisamment ménager de son action, le remède sera d'une merveilleuse efficacité. Sans doute parce que, en allongeant la période diastolique des révolutions cardiaques beaucoup plus que la période systolique, il diminuera d'une façon relative la phase défavorable; celle durant laquelle le sang reflue de la cavité ventriculaire vers l'oreillette. — Quant à l'insuffisance tricuspidienne qui le plus souvent est secondaire, purement fonctionnelle et consécutive à une lésion mitrale, elle s'accompagne presque toujours d'autres accidents indicateurs de l'emploi de la digitale. Elle-même d'ailleurs en indique l'usage; car la rétraction cardiaque que ce médicament détermine, diminuant les dimensions exagérées de la cavité du ventricule droit, permet aux lames valvulaires de se rapprocher et de se joindre de façon à faire disparaître l'insuffisance. A cette indication très précise s'ajoute toutefois la nécessité d'apporter dans l'emploi du médicament, en ce cas, des ménagements particuliers; c'est-à-dire de ne l'employer qu'à doses très modérées et quotidiennes, afin d'obtenir une action progressive. Car la disparition immédiate d'une telle insuffisance ne laisse pas d'apporter avec soi quelque danger. Lorsqu'en effet l'insuffisance a duré quelque temps, la valvule ayant rempli son rôle de soupape de sûreté et laissé refluer vers l'oreillette à chaque systole une partie du sang contenu dans le ventricule, la pression étant demeurée pendant tout ce temps fort abaissée dans les vaisseaux pulmonaires, ceux-ci se sont adaptés à ce régime circulatoire nouveau et leur résistance s'est détendue. Que si, sous l'influence de la digitale, l'insuffisance vient à disparaître, le ventricule droit, devenu plus énergique et trouvant de nouveau en arrière de lui un point d'appui assez résistant, projette l'ondée sanguine avec une force si grande que les vaisseaux pulmonaires, surpris et incapables de se réadapter aussitôt, se laissent distendre jusqu'à la rupture d'où résulte une apoplexie pulmonaire.

Dans la plupart des cas où l'hypertrophie simple du cœur est consécutive à un obstacle circulatoire périphérique, tel que l'athérome artériel ou la sclérose brightique, il vient un jour où l'asystolie fait naître les principaux signes indicateurs de l'usage de la digitale : irrégularité, précipitation des battements du cœur, œdème des membres inférieurs. Bien des gens tiennent cependant que l'origine du mal suffit en ces cas-là pour en faire proscrire absolument l'emploi; par cette raison qu'il peut y avoir danger à augmenter la pression artérielle chez des sujets chez lesquels la maladie déjà l'a exagérée à l'excès. En réalité ce danger est surtout théorique et à peu près imaginaire; l'augmentation de pression déterminée par la digitale est absolument insignifiante relativement à celle qui résulte de la maladie; à peine même est-elle constatable; la crainte de la provoquer ne saurait donc être un motif suffisant pour empêcher de recourir à ce médicament quand l'indication s'en présente. Mais en fait cette indication se présente rarement; elle ne survient que tardivement dans le cours de la maladie et le succès qu'on s'en peut promettre est toujours des plus médiocres. — Quand, dans la maladie de Basedow et ses formes plus ou moins frustes, le cœur excité est en outre le siège de quelque lésion, il semble que la tachycardie toujours excessive appelle en quelque sorte à grands cris la digitale. Pourtant l'expérience montre que ce médicament y est presque toujours d'une efficacité ou très insuffisante ou nulle. Il en est de même dans certaines formes idiopathiques d'hypertrophie cardio-artérielle fort voisines de la maladie exophthalmique.

Mais où cette efficacité disparaît tout à fait pour être remplacée le plus souvent par une influence décidément nuisible, c'est lorsqu'on a affaire à la dilatation cardiaque droite d'origine gastro-intestinale. Non seulement la digitale modifie peu ou ne modifie point les accidents de l'asystolie dans ces conditions; mais, trouvant des voies digestives intolérantes, elle tend plutôt à exagérer les accidents en raison de l'influence excitante qu'elle exerce sur celles-ci et du retentissement que cette excitation ne manque point d'avoir sur le cœur.

Messieurs, quand vous aurez reconnu l'indication de faire usage de la digitale, il vous restera à faire choix de la préparation que vous devrez employer. Ce choix n'est point du tout indifférent et ne saurait être arbitraire.

Les préparations dont surtout on peut user sont la poudre de feuilles, la macération, l'infusion, la teinture, l'extrait et enfin les différentes digitalines.

La *poudre* est une excellente préparation, à condition qu'elle soit bonne et administrée à propos. Cet axiome, d'une simplicité un peu excessive en apparence, a besoin d'explication. La poudre est heureusement utilisée et constitue un bon médicament quand on n'a besoin que de petites doses à continuer pendant peu de temps. Son emploi est alors simple et commode. Mais s'il faut, pour obtenir un effet assez prompt et suffisamment accentué, monter les doses davantage, l'intolérance gastrique survient trop vite; il faut recourir alors à d'autres préparations. De plus il n'est pas simple d'avoir de la poudre assurément bonne. Il faut pour cela que les feuilles aient été récoltées en temps voulu, dans un pays favorable, sur une plante saine, d'âge suffisant, poussant en terrain convenable et en bonne exposition, qu'elles aient été prises à une certaine hauteur de la tige, desséchées rapidement sans être exposées au soleil, qu'elles aient été conservées à l'abri de l'humidité et de la lumière et enfin qu'elles ne l'aient point été trop longtemps. Chacune de ces circonstances pouvant influer sur la teneur des feuilles en principe actif, vous concevez qu'il soit difficile de trouver dans les feuilles de digitale un agent toujours identique, toujours également actif. Il peut arriver par exemple que cette activité dépende exclusivement de ce que l'officine d'où elles sortent, plus ou moins spécialement achalandée, renouvelle plus ou moins fréquemment ce produit. — L'inconvénient dont je parle se retrouve nécessairement dans les préparations extemporanées faites avec lesdites feuilles à macérations ou infusions. Toutefois, si l'on a de bonnes feuilles, ces feuilles en poudre grossière, macérées pendant au moins 6 heures dans de l'eau froide, ou infusées 20 minutes dans de l'eau à + 70 degrés, donneront une préparation qui, convenablement filtrée ou au moins passée à travers un linge, sera tolérée facilement et par suite heureusement utilisable toutes les fois qu'on aura à rechercher des effets rapides et sûrs. — La teinture alcoolique a l'avantage de se conserver mieux que les feuilles desséchées. De plus, le pharmacien pouvant choisir pour sa préparation le moment le plus favorable et cette préparation étant faite d'après les prescriptions rigoureuses du Codex, on peut compter avec elle sur une composition assez constante et une action par conséquent assez régulière. Encore faut-il pour cela que les prescriptions dont il s'agit aient été très minutieusement observées; car il suffit que les feuilles employées à la préparation soient plus ou moins finement pulvérisées pour que l'activité du produit puisse varier dans des proportions étonnantes, qui peuvent aller du simple au double[1]. Au demeurant on peut obtenir de la teinture les mêmes effets que des infusions et macérations, et il sera avantageux d'y avoir recours quand on ne pourra guère compter sur la conservation des feuilles. Seulement, si l'on doit atteindre des doses élevées, on aura à craindre davantage l'intolérance gastrique.

L'extrait aqueux sous forme de pilules est très commodément utilisable pour l'administration des petites doses à continuer.

Quant aux digitalines, elles ont à la fois de grands avantages et de graves défauts. Les avantages sont leur conservation facile, la constance de leur action, la tolérance qu'on peut obtenir avec elles pour des doses relativement élevées et capables de produire une action très énergique. Leur défaut principal, c'est d'être diverses et de se ressembler si peu qu'il y a à peine à les comparer entre elles sous le rapport de leur degré d'activité; la digitaline de Merck, par exemple, étant estimée vingt fois moins active que celle de Nativelle. Il ne faut donc jamais en ordonner sans spécifier très précisément quelle digitaline on entend prescrire et de quelle origine.

A la condition en effet d'avoir affaire toujours au même produit et préparé de façon identique, aucun médicament n'a une efficacité plus constante et sur laquelle on puisse mieux compter. On lui a reproché d'être difficilement dosable en raison du poids infime qu'il en faut administrer. Mais cette difficulté en réalité n'existe pas, pourvu qu'on renonce à la forme solide et qu'on emploie le médicament non en granules ou en pilules, mais sous

1. Bennefeld, *Ueber Digitalis tinctures*. (*Dissert. Götting.*, 1881.)

la forme de solution alcoolique; seule forme sous laquelle on devrait, à mon avis, prescrire les médicaments très actifs, qui exigent un dosage très exact et dont on attend une action rapide. Avec la forme solide on est à la merci de la dissolution plus ou moins prompte et complète du granule ou de la pilule. Or, l'intensité de l'action du médicament dépend pour une grande part de la rapidité de son absorption. Quant à la précision du dosage, avec une solution au millième comme celle dont vous nous voyez faire usage dans le service, rien n'est plus simple pour administrer exactement la dose voulue que de compter le nombre de gouttes qui lui correspond.

Il importe maintenant, messieurs, que vous vous rendiez compte, aussi exactement que cela se peut faire, de l'équivalence relative des différentes préparations que je viens d'énumérer. Vous pourrez en avoir une idée en prenant par exemple pour terme de comparaison la digitaline cristallisée, comme il a été fait dans le tableau que voici :

Digitalines cristallisées de Nativelle. Mialhe. Duquesnel. Digitoxine de Merck[1].	0gr,001 milligramme
Digitaline chloroformique du Codex.	0gr,006 milligrammes
Digitaline amorphe d'Homolle	0gr,016 —
Digitaline de Merck.	0gr,020 —
Feuilles de digitale.	0gr,400 —
Extrait aqueux de digitale	0gr,450 —
Teinture de digitale	2gr,400 (CXXVII gouttes)

Si vous aimez mieux prendre pour terme de comparaison une dose de 0,10 centigrammes de feuilles sèches de digitale, cela nous donnera le second tableau que voici :

Feuilles de digitale.	0,10 centigrammes
Teinture de digitale	0,60 (XXXII gouttes)
Extrait aqueux	0,45 —
Digitaline Merck.	0,005 milligrammes
Digitaline amorphe d'Homolle	0,004 —
Digitaline chloroformique du Codex	0,0015 —
Digitaline cristallisée de Nativelle	0,00025 —

D'où vous voyez qu'on donne l'équivalent de 10 centigrammes de bonnes feuilles avec un quart de milligramme de digitaline cristallisée, 32 gouttes de teinture alcoolique ou 45 centigrammes d'extrait aqueux.

1. Lafon (*Ann. d'hyg.* [3], XVI, p. 420) est d'avis que ces divers produits sont sensiblement identiques.

Beaucoup de médecins pensent qu'il faut tenir grand compte, dans le choix qu'on a à faire parmi ces diverses préparations, des propriétés spécifiques de chacune d'entre elles, notamment de leur action plus ou moins diurétique.

Ainsi on admet très généralement que pour obtenir la diurèse il faut recourir à la macération ou à l'infusion de digitale de préférence à toute autre préparation. En réalité toutes sont diurétiques proportionnellement à leur degré d'activité, et si on n'en obtient pas sous ce rapport les mêmes résultats, c'est qu'on en use habituellement à des doses qui sont loin d'être équivalentes et dans des conditions très différentes. Ainsi il est reçu qu'on ne donne guère à la fois plus d'un quart de milligramme de digitaline cristallisée ou de 30 à 40 gouttes de teinture de digitale; tandis qu'on administre communément une infusion de 0,25 à 0,30 centigrammes de feuilles de digitale qui correspond à 3/4 de milligramme de digitaline et près de 100 gouttes de teinture. Mais la raison principale pour laquelle certaines préparations sont réputées seules diurétiques, c'est que, en raison même de leur réputation sous ce rapport, on les emploie de préférence chez les malades infiltrés qui sont précisément les seuls, comme je vous l'ai montré, chez lesquels la diurèse puisse se produire sous l'influence de la digitale: en sorte qu'on pourrait dire que c'est à leur réputation même que ces préparations doivent leur vertu diurétique.

En somme, on pourra obtenir de toutes à peu près les mêmes effets et le choix sera réglé surtout par les doses qu'il faudra atteindre, le degré de tolérance dont on aura besoin et la sécurité ou la commodité du mode d'administration. S'il faut un effet énergique, prompt et sûr, on choisira la digitaline cristallisée en solution alcoolique, ou à son défaut la macération ou l'infusion, et cette dernière dans le cas seulement où l'on pourra compter sur le soin qui sera mis à les préparer. Si l'on n'a point à sa disposition une digitaline sûre, si la qualité des feuilles est incertaine, on aura la ressource de la teinture en la diluant assez pour la rendre aussi tolérable que possible. Elle sera tout à fait applicable pour un emploi momentané et à doses moyennes. Si l'usage du médicament doit être continué, ou répété assez souvent à doses relativement petites, on pourra recourir aux granules de digitaline d'Homolle ou aux pilules d'extrait de digitale.

La préparation que vous nous voyez employer ici de préférence est la digitaline cristallisée de Mialhe préparée dans l'officine de Petit. Elle me paraît d'une efficacité semblable à celle de Nativelle. Elle est très constante dans son action et presque toujours bien tolérée, à la condition d'être convenablement administrée.

Maintenant, quelles sont les doses qu'il convient d'employer et le mode d'administration qu'il faut adopter ?

En général, quand il s'agit de malades chez lesquels l'arythmie, la précipitation des battements du cœur et l'existence de l'anasarque ainsi que l'absence de toute contre-indication réclament une action assez énergique, la dose nécessaire pour apaiser ces troubles est en général d'un milligramme de digitaline cristallisée, c'est-à-dire 50 gouttes de la solution dont nous nous servons, ou son équivalent sous une autre forme.

Cette dose peut être donnée en une seule fois étendue dans un quart de verre d'eau ou de tisane, et c'est de cette façon qu'on obtient le maximum d'effet. Le malade étant alité, doit garder le repos absolu pendant les 48 heures qui suivent. Au bout de ce temps la diurèse est établie, le pouls diminue de fréquence et ces effets se continuent pendant plus ou moins longtemps. Si la tolérance gastrique et surtout cardiaque n'est point à peu près assurée, mieux vaut diviser le milligramme en quatre ou cinq doses qui sont administrées en quatre ou cinq jours, la dose journalière de la solution étant réduite à 10 ou 12 gouttes.

Que le milligramme ait été administré en une ou plusieurs fois, il me paraît indispensable d'attendre ensuite, pour revenir de nouveau au médicament, que les effets de la première dose soient en grande partie épuisés. On en jugera à un commencement d'accélération du pouls et à ce fait que la quantité des urines descendra à un chiffre inférieur à celui des boissons. Chez beaucoup de malades, la durée de l'intervalle qu'on peut mettre entre les interventions successives est de 10 à 15 jours, parfois de trois semaines. Grâce à cela, on est absolument assuré de n'avoir à craindre ni intolérance ni épuisement trop rapide de l'efficacité du remède. L'administration intermittente de la digitale à doses *suffisantes* pour produire une action manifeste et *assez espacées* pour écarter tout danger d'accumulation est la méthode que je suis depuis longues années, toutes les fois qu'il y a lieu d'obtenir une action puissante. C'est celle à laquelle d'autres médecins ont été conduits également comme mon collègue des hôpitaux, le docteur Dujardin-Beaumetz et le docteur Fraenkel[1], de Berlin; c'est celle que conseillait, il y a longtemps déjà, Liebermeister dans le compte rendu d'un travail où Fothergill[2] recommandait au contraire l'administration continue du médicament.

Cette méthode très différente consiste à administrer la digitale par petites doses quotidiennes et à continuer sans interruption ces doses minimes jusqu'à ce qu'en s'accumulant elles arrivent à produire un effet thérapeutique suffisant. Elle a de graves inconvénients. D'abord son action est lente; puis il use et épuise peu à peu sans grand bénéfice l'impressionnabilité de l'économie au remède; enfin il se peut qu'elle n'arrive à aucun moment à donner un résultat thérapeutique appréciable, tandis que les effets nuisibles accumulés et une sorte de saturation qui en résulte finissent par donner lieu à une véritable intoxication.

Mon ami, le docteur Duroziez, a dès longtemps insisté sur cette intoxication possible et sur sa gravité. Et il ne faut pas croire que ce soit chose très rare, car M. Duroziez[3] en a réuni 20 observations et, pour ma part, j'en pourrais citer quelques autres. Elle se manifeste surtout par du refroidissement général, de la pâleur, un peu d'affaissement dans la journée et du délire pendant la nuit, des tendances à la syncope, voire même des syncopes mortelles. Ce qui oblige surtout le médecin à se tenir attentif à ces sortes d'accidents, c'est qu'ils se produisent le plus souvent d'une façon insidieuse et quelquefois sans qu'on en soit prévenu par rien; pas même par une modification appréciable du pouls. Il paraissait résulter d'une véritable ischémie cérébrale, conséquence prolongée de la digitale sur les petits vaisseaux. Ce qui le rend bien vraisemblable, c'est la pâleur extrême que ces malades présentent d'ordinaire et qui, de l'avis de M. Duroziez, est le plus sûr indice du danger qui les menace.

Jusqu'ici nous avons supposé que la digitale était destinée à combattre des accidents plus ou moins graves d'arythmie, de tachycardie, d'asystolie et d'œdème. Mais elle peut être opposée aussi à des manifestations moins sérieuses et moins avancées de l'intolérance, comme la pesanteur et l'angoisse thoracique, l'op-

1. Fraenkel, *Zur Lehre von der Wirkung gross. Digital. Dosen.* (*Charité Ann. VII*, p. 351, 1882.)

2. Fothergill, *The treatment of primary diseases of the heart.* (*in Jahresbericht von Virchow und Hirsch*, 1875, II, 242, 4.

3. Duroziez, *De l'intoxication digital.* (*Un. méd.* 1879, 991.)

pression, les palpitations et quelques accidents légers de stase sanguine, surtout de stase cérébrale. En ce cas, les doses seront plus petites et le mode d'administration différent. Les préparations les moins actives, comme les granules de digitaline amorphe d'Homolle, les pilules d'extrait aqueux de digitale de 0,05 centigrammes pourront suffire et seront d'un emploi commode. On donnera donc un ou deux granules par jour, une ou deux pilules, et l'on en continuera l'usage pendant une ou plusieurs semaines, sauf à y revenir de loin en loin de la même façon. Le médicament sera donné de préférence le soir, immédiatement avant le sommeil, car dans ces conditions il a plus d'effets; peut-être parce qu'il n'a pas à lutter pour les produire avec l'excitation cardiaque ou vasculaire qui résulte des agitations de la journée. A ces petites doses, le médicament ne produira pas de ralentissement notable du pouls, et ce n'est point à ce signe qu'on pourra juger qu'il y a lieu de le continuer ou de le suspendre. Suivant la remarque déjà faite par Traube et par Fraenkel, les modifications apportées aux accidents qu'on cherche à combattre et le soulagement éprouvé par le malade sont fort indépendants des changements que subit le pouls; en sorte qu'il y a quelque motif de présumer qu'employée ainsi à petites doses et d'une façon continue, la digitale agit sur la vasomotricité périphérique d'une façon plus sensible que sur le cœur lui-même. Sans doute, on pourrait obtenir des effets semblables de la solution de digitaline cristallisée à la condition d'en réduire suffisamment les doses, ce qui serait facile. Mais il ne serait pas sans inconvénient de laisser habituellement entre les mains des malades et pour un usage constant une préparation dont l'administration imprudente pourrait entraîner d'aussi grands dangers. La digitale est un moyen thérapeutique puissant dont il importe d'user à propos, mais dont il n'importe pas moins de ménager l'action infiniment précieuse; car c'est aussi une arme qui s'émousse à un trop long et trop fréquent usage.

XXIII

TRAITEMENT DES MALADIES DU CŒUR (*Suite.*)

Les succédanés de la digitale. Traitement des troubles secondaires.

Messieurs,

Le *strophantus* est une apocynée africaine dont les graines, étudiées déjà en 1877 par Hardy et Gallois[1], ont une action que ces auteurs comparaient à celle de la digitale. L'usage en fut introduit dans la thérapeutique dix ans après par Fraser[2]. Des expérimentations de ce dernier il résulterait que ce médicament a sur le cœur une influence en effet fort semblable à celle qu'exerce la digitale ; que comme elle il en ralentit les mouvements et que, à dose toxique, comme elle il l'arrête en systole. Les recherches poursuivies à Vienne dans le laboratoire du professeur von Basch par le docteur Popper[3] ont montré que ce ralentissement, comme celui produit par la digitale, résulte d'une excitation du pneumogastrique, en sorte que la section de celui-ci l'empêche ou l'atténue beaucoup; que l'action du médicament portée plus loin paralyse ce nerf au point de le rendre insensible à toute excitation mécanique ou électrique ultérieure ; que la pression artérielle s'élève de même qu'avec la digitale, mais tardivement et seulement alors que le ralentissement est déjà très considérable ; que la section de la moelle enfin n'y change rien ; mais qu'il se produit une diminution très notable de la

1. Hardy et Gallois, *Sur la matière active du Strophantus hispidus* (*Gaz. méd. de Paris*, 1877, 115).
2. Fraser, *The action and uses of digit. and its substitutes with special reference to Strophantus* (*Brit. med. Journ.*, 1885), p. 904.
3. Popper, *Ueber die physiolog. Wirk. des Strophantins* (*Zeitschr. f. klin. Med.*, 1889, 16, p. 125).

pression dans l'artère pulmonaire. Et ce dernier fait concorde sans doute avec celui signalé par Fraser[1], que le strophantus agit sur le cœur beaucoup plus que la digitaline et sur les vaisseaux infiniment moins qu'elle.

Il y a donc assurément une étroite analogie entre les deux médicaments; avec cette différence toutefois que l'action du strophantus sur le cœur est plus vive et plus profonde, tellement que cet organe arrêté par lui en systole ne peut plus être provoqué au mouvement par une distension artificielle, comme il peut l'être quand il s'agit de digitale[2]; avec cette autre différence encore que l'action sur les petits vaisseaux est infiniment moindre.

Fraser, ayant administré ce médicament à des sujets atteints de maladie organique du cœur, constata qu'il atténuait ou faisait disparaître les palpitations et la dyspnée, ralentissait le pouls, augmentait la quantité des urines et dissipait les œdèmes. Et les effets obtenus furent parfois excellents, alors même que la digitale avait échoué.

Ces faits ont été confirmés par les nombreuses observations de mon collègue, le docteur Bucquoy[3]. Celui-ci a noté également le ralentissement et la régularisation du pouls, la diminution de la dyspnée et de l'oppression, enfin une diurèse très constante et la disparition des œdèmes. Le strophantus lui a semblé presque l'égal de la digitale; étant susceptible de réussir parfois là où la digitale échoue et présentant d'ailleurs cet avantage que son action ne s'accumule point et qu'on pourrait par conséquent en continuer sans danger l'usage presque indéfiniment. Ce serait donc un remède parfait; mieux applicable même que la digitale, de l'avis de M. Dujardin-Beaumetz, aux sujets affectés d'albuminurie. La plupart des auteurs qui ont écrit sur l'emploi du strophantus dans les maladies du cœur ont été non moins affirmatifs dans leurs appréciations favorables à ce remède. Vous avez été témoins de ses bons effets chez un certain nombre des malades de notre service. Il m'a paru, comme à mon collègue Lépine de Lyon et à la plupart des observateurs qui ont expérimenté ce médicament, qu'il exerce une action particulièrement sédative sur les phénomènes de dyspnée,

1. Fraser, *Strophantus hispidus its natural history. Trans. of the Roy. Soc. of Edinburgh*, 1891.

2. Reussing, *Ueber die Einwirkung des Strophantin auf das Froschherz. Dissert. Würzb.*

3. Bucquoy, *Bull. de l'Acad. de Méd.*, 1889.

d'oppression et d'angoisse précordiale qui accompagnent si souvent les maladies du cœur.

Malheureusement son innocuité n'est point à beaucoup près aussi complète qu'on s'est plu à l'espérer et le dire. Il y a eu des accidents chez les sujets auxquels on l'a administré, et des accidents graves ; même, comme avec la digitale, des syncopes mortelles, s'il faut en croire Fuerbringer et Rovigli. Or cela ne saurait surprendre beaucoup ; car les expériences d'un médecin de Würzbourg, le docteur Reussing[1], ont montré que le cœur arrêté par le strophantus, profondément atteint, n'est plus capable, comme celui des animaux tués par la digitale, de reprendre son mouvement sous l'influence d'une distension artificielle. De plus, bien que Fraser, Bucquoy, Rosenbach, Drasche, Mayer et autres aient répété à l'envi que le strophantus diffère de la digitale en cela surtout que son action ne s'accumule pas, l'action trop prolongée du strophantus n'en paraît pas moins susceptible de produire toute une série d'accidents assez fâcheux. Le docteur Lemoine[2] a vu des animaux soumis à l'influence longtemps continuée de ce médicament, malgré des doses assez faibles pour ne produire aucun effet immédiat appréciable, tomber cependant peu à peu dans une sorte de cachexie caractérisée par l'amaigrissement, l'anorexie, la diarrhée, la polyurie et l'albuminurie ; puis, chez le cochon d'Inde, par des tremblements, des convulsions épileptiformes, de l'apathie, des parésies et l'irrégularité des mouvements du cœur ; toutes manifestations qui cessaient quand on suspendait le remède.

A cela il faut ajouter que ce qu'on trouve dans le commerce sous le nom de graine de strophantus ne se rapporte pas toujours, paraît-il, à la même plante ; que les produits provenant de la côte orientale d'Afrique semblent avoir une activité différente de ceux qui viennent de la côte occidentale (Mairet et Combemale) ; enfin que la glucoside extraite de cette graine sous le nom de strophantine est très loin d'en reproduire exactement les effets.

De tout cela vous conclurez avec moi : que le strophantus est un succédané précieux de la digitale, puisqu'il en produit tous les effets utiles ; et cela parfois dans des cas où la digitale est demeurée

1. Reussing, *Ueber Wirkung des Strophantin auf das Froschherz. Dissert. Würzburg*, 1889.

2. Lemoine, *Du strophantus, Rév. génér. de clin. et de thérapeutique*. Oct. 1888, p. 359 et 657.

inefficace; qu'il doit être manié avec non moins d'attention et de soin que la digitale elle-même et qu'il convient d'éviter avec lui la trop longue continuité dans l'emploi du remède, puisqu'elle n'est sans doute pas sans inconvénient sérieux et peut-être même pas sans danger; enfin qu'il n'est sage d'y recourir qu'autant qu'on peut avoir à sa disposition un produit dont l'action soit suffisamment éprouvée. La préparation dont nous nous servons ici journellement est l'extrait préparé par Catillon sous forme de granules d'un milligramme. Nous en avons obtenu des effets réguliers et très constants. La dose en a été portée progressivement de deux à quatre granules par jour, sans que nous ayons eu à noter aucun signe d'intolérance. Bien qu'il n'y ait eu non plus aucun indice d'accumulation, nous nous sommes astreints à suspendre l'usage du médicament aussitôt qu'il avait produit tous ses effets utiles; c'est-à-dire que le pouls était régularisé, les œdèmes disparus, et les malaises principaux calmés. Nous le reprenons dès que les mêmes accidents menacent de se reproduire, et par cette intermittence nous sommes assurés non seulement de ne provoquer aucun accident de médication, mais aussi et surtout de conserver au médicament le plus longtemps possible son efficacité.

Nous placerons immédiatement après les deux médicaments précédents la *caféine*, dont l'action est fort analogue à la leur, quoique différente cependant à certains égards. Comme eux elle ralentit les battements du cœur et les régularise; comme eux elle est diurétique; comme eux elle a été employée avec grands avantages chez les malades affectés de lésions organiques du cœur intolérées. Ce que l'expérimentation a fait connaître de son mode d'action est également assez analogue en ce sens qu'elle produit chez les animaux un ralentissement notable des battements du cœur et une augmentation de leur énergie; qu'elle le fait en provoquant et exagérant l'action du pneumogastrique, comme l'a montré Wagner[1]; qu'elle agit sur le cœur isolé et sur les portions même de ce cœur qui sont totalement dépourvues de nerfs, ainsi qu'il résulte des recherches du docteur Leblond[2], poursuivies sous la direction de P. Franck et de Laborde; enfin, qu'aux doses toxiques elle arrête le cœur en systole.

1. WAGNER, *Exper. Untersuchungen ueber den Einfluss des Coffeins Disser. Berlin*, 1885, août.
2. *Étude physiol. et thérap. de la Caféine*. Th. Paris, 1885, p. 44 et 46.

Cette action cependant diffère à certains égards de celle de la digitale et du strophantus. L'action directe sur le muscle cardiaque paraît prédominante, car la section du nerf vague ou l'atropinisation n'y mettent point obstacle[1]; de plus la contractilité des capillaires périphériques est beaucoup moins mise en jeu, si tant est qu'elle le soit et l'élévation de la pression artérielle paraît dépendre plus exclusivement de l'énergie augmentée des battements du cœur, de là vient que l'amplitude des pulsations s'exagère beaucoup. Enfin, quand la dose est notable, il se produit une dilatation évidente des capillaires; dilatation qui se manifeste par la tuméfaction des organes et notamment par celle du cerveau que des expériences de Coppola ont permis de constater. — Quant à la diurèse, fort indépendante des changements de la pression artérielle, tout comme elle l'était avec les médicaments précédents, elle paraît se rattacher bien plus qu'elle ne le faisait avec eux à l'action du médicament sur le rein et sur les cellules rénales même[2]; ce qui a fait comparer cette action, par Brackenridge[3], à celle de la pilocarpine sur les glandes salivaires.

Administrée aux malades atteints d'affection cardiaque intolérée, la caféine produit des effets analogues à ceux de la digitale et du strophantus : ralentissement, régularisation du pouls, diurèse[4]. Rabuteau les énonçait déjà dans son traité de thérapeutique en 1877 et assurait avoir vu le pouls descendre en pareil cas de 75 à 58 pulsations par minute. Le ralentissement que ce médicament détermine n'est cependant pas habituellement égal à celui que produit la digitale. Mais le pouls prend avec lui plus d'amplitude. Le professeur Lépine[5] a d'ailleurs noté que son action est particulièrement rapide et que la diurèse, sous son influence, s'établit très promptement. Or comme on peut employer la voie hypodermique, cette action devient alors à peu près immédiate. Mais elle est peu persistante, en sorte qu'il faut, pour obtenir un effet suffisant, répéter

1. Doppola de Palerme, *Sol mecanisme di azzone della Caffeina. Ann. univers. del Med. Englio.* 1887, p. 87.

2. Schröder, *Zur diuretische Wirkung des Coffein.* (*Centralbl. für die med. Wissensch*, 1886, 465).

3. Brackenridge, *On the action and uses of citrat of caffein as a diuretic*, (*Edinb. méd., Journ.*, juillet, 1881), p. 4.

4. Nothnagel und Becher, *Coffein als Herztonicum und diureticum. Wiener med. Blätter*, 1884.

5. Lépine, *De l'emploi de la cafeine dans les maladies du cœur, Lyon med.*, 1882. Tome XL, p. 362.

et rapprocher les doses; ce qu'on peut faire d'ailleurs sans préoccupation, puisqu'on n'a point à craindre d'accumulation dangereuse à moins d'un très long usage. Le docteur Petrescu de Bucharest a pu sans danger en administrer à un même malade 36 grammes de suite. Mais, arrivé à la dose de 37 grammes, le docteur Stahl[1] de Würzbourg a vu survenir quelques signes d'intolérance et notamment des vomissements. Le plus ordinaire des inconvénients de la caféine est de produire chez quelques sujets, pour peu qu'on pousse un peu les doses et qu'on les répète, une agitation pénible, de l'insomnie et des douleurs de tête.

Comme le remarque mon collègue des hôpitaux, le docteur Huchard[2], il y a lieu, pour les malades affectés de maladies du cœur, de recourir de préférence à la caféine quand on peut craindre que le myocarde, par suite d'un affaiblissement extrême ou d'une altération profonde de son tissu, soit incapable de répondre suffisamment à une sollicitation de la digitale et qu'il ne fléchisse dans ses luttes avec la résistance périphérique. Il y a lieu d'y recourir encore lorsque des accidents graves d'asystolie requièrent une action immédiate. Elle peut rendre enfin de très considérables services quand l'action de la digitale et du strophantus, ou la tolérance pour ces remèdes, ont été épuisées; ou bien encore quand on les a trouvés l'un et l'autre dès l'abord inefficaces, puisqu'il est des cas où ce médicament réussit quand les autres ont échoué.

La dose moyenne à laquelle il le faut employer pour obtenir un effet notable sur le cœur est de 60 centigrammes par 24 heures. Cette dose peut être dépassée. Elle a été portée à 2 gr. 50 par Nothnagel, à 3 grammes par M. Huchard.

Comme cette substance est soluble dans l'eau dans la proportion de 2 pour 100 et sans saveur désagréable, on la peut administrer facilement dans une potion. Pour que la dose à administrer soit un peu forte, le mieux est d'en assurer la dissolution en ajoutant un poids égal de benzoate de soude, de salicylate de soude ou de bromure de potassium. Le benzoate de soude est préférable si l'on adopte la voie sous-cutanée, car on peut ainsi dissoudre la caféine dans le double de son poids d'eau, en sorte qu'un gramme de la solution renferme 0,25 de caféine. Le bromure de potassium a

1. Stahl, *Coffein als diureticum. Disser. Würtz*, 1887.
2. Huchard. *De la caféine dans les affections du cœur. Bull. gén. de thérap*, 1882, tome CIII, p. 145.

l'avantage de s'opposer aux effets excitants de la caféine et de modérer la tendance qu'elle a à produire un peu d'état congestif avec la tête. C'est vainement qu'on a essayé de faire usage du bromhydrate de caféine, sel fort instable et qui se décompose dès qu'il est dans l'eau.

La *théobromine* est presque identique à la caféine, dont elle partage les propriétés. Si l'on en croit Schœder de Strasbourg[1], elle ne produirait pas la même excitation cérébrale, et serait deux fois plus diurétique chez les animaux. C'est à cet égard qu'elle pourrait être en quelques circonstances préférée.

Les médicaments cardiaques que j'ai encore à vous citer ont une action beaucoup moindre et beaucoup moins constante. Aussi ne vous en parlerais-je pas, s'il était une ressource qu'on pût négliger, quand il s'agit d'affections qui, comme celles du cœur, obligent à une lutte souvent si longue et si difficile.

L'alcaloïde extrait par Stenhouse du genêt à balais, la *spartéine*, a été très vantée comme succédané de la digitale. Cette préparation ne saurait tenir le rang où d'abord on l'avait mise. Son action physiologique est difficile à bien préciser. Tandis que pour Fick elle peut paralyser absolument les nerfs modérateurs, pour Laborde elle n'apporte aucune modification à l'action du vague. Chez l'animal elle commencerait par accélérer, puis elle ralentirait les battements du cœur. Administrée aux malades atteints d'affections du cœur, ses effets paraissent bien variables, car le docteur Masius[2], de Bruxelles, l'ayant fait prendre à 18 malades, n'a observé chez eux aucune modification appréciable des accidents; Pawinski[3] n'a pas vu que l'arythmie diminuât, et Voigt[4] n'a noté de régularisation que dans un très petit nombre de cas. De l'avis de tous, c'est un médiocre diurétique, du moins à la dose modérée de 0,10. Pour obtenir la diurèse il faut, dit le docteur Clarke, de Bristol[5], pousser les doses jusqu'au point de produire des palpitations pénibles et de l'angoisse précordiale. Pourtant le docteur Léo[6] a vu se produire

1. Schœder, *Ueber die diuretische Wirk. der Caffein.* (*Arch. f. exp. Pat.* 1887, XXIV, p. 85.)
2. Masius, *Étude physiologique du sulfate de spartéine.* (*Bull. de l'Acad. de méd. de Belgique*, 1887, p. 218.)
3. Pawinski, *De l'action du sulfate de Spartéine.* (*Gaz. hebd.* 1888, p. 408.)
4. Voigt, *Mittheil. über das Schwefel der Spartein. Wiener Med. Blätt.*, 1888.
5. Clarke et Cantar, *On the therapeut. act. of sulf. of Spartein.* (*Americ. Journ. of med.* 1887, p. 366.)
6. Leo, *Ueber die therap. Anwend. der Sparteinum. Sulfurien.* (*Ztschr. f. kl. Med.* XII. 143, 1887.)

une diurèse très abondante chez des hydropiques qui précédemment avaient pris sans résultat la digitale, et il fait à ce sujet cette remarque intéressante que la spartéine semble n'avoir d'effet sérieusement diurétique que lorsqu'elle succède à cette dernière.

Comme on est peu fixé sur les véritables effets de ce médicament, on ne peut guère s'entendre bien sur ses indications. Ainsi les professeurs Sée et Voigt le réservent aux sujets affectés de dégénérescence du myocarde, de faiblesse cardiaque ou d'attaques d'asystolie sans lésions des orifices. Levoin[1] au contraire dit avoir vu un certain nombre de sujets atteints de lésions d'orifice améliorés par ce remède; et il lui a paru qu'il réussissait beaucoup moins dans les affections du myocarde. Il réussirait surtout, au dire du docteur Passinski, chez les sujets dont les accidents cardiaques sont imputables à un trouble du système nerveux, que ce trouble d'ailleurs soit ou non secondaire à des lésions d'orifices.

En résumé, il semble qu'il y a rarement lieu de recourir d'emblée à la spartéine, quand il s'agit d'affections organiques du cœur; mais que ce médicament peut rendre des services quand les précédents ont échoué ou épuisé leur action. Le sulfate de spartéine est la forme préférée, parce qu'il est plus soluble que la spartéine isolée. La dose journalière indiquée par le professeur Sée est de 0,10 centigrammes, qu'il convient de répartir dans les 24 heures afin de maintenir son action qui est assez passagère. Il ne peut y avoir aucun motif de tenter des doses plus élevées, puisque avec elles on n'obtient d'effet mieux accentué qu'au prix d'accidents fâcheux ou de troubles pénibles.

L'extrait de *muguet* ou *convallaria majalis* a été introduit dans la thérapeutique des maladies du cœur, en 1882, par le professeur Sée[2] comme un succédané de la digitale; succédané qui lui serait, à certains égards, supérieur, attendu qu'il ne produit aucun trouble dans le système nerveux, qu'il ne menace d'aucun effet d'accumulation et qu'il dissiperait mieux les œdèmes. Depuis lors plusieurs observateurs ont obtenu de ce médicament quelques effets utiles; Ferreira l'a loué; Taylor a eu à citer quatre cas où il avait produit de l'amélioration; Ollivier l'a vu réussir dans des cas d'insuffisance aortique. Mais en plus grand nombre Noguès, Stiker,

1. Levoin, p. 78. *Sulf.* (*Berl. Klin. Woch.*, 1887).

2. Sée et Rochefontaine. *Rech. sur un nouveau médicament cardiaque.* (*Bull. de l'Acad. de méd.*, 1882. Séance du 4 juillet, p. 783.)

Pel, Leyden, Penbucher, n'ont eu à signaler aucun résultat satisfaisant : ou bien ils ont trouvé, comme Friedlander, que l'action de ce médicament était beaucoup trop variable pour qu'on pût faire aucun fond sur lui. Il s'est même trouvé des cas, comme celui rapporté par Herschel[1], où le résultat de l'administration du remède fut une aggravation de l'état du malade.

Il serait donc difficile de spécifier exactement les indications de l'emploi du muguet. J'ai de la peine à croire avec le docteur Bruen de Philadelphie[2] qu'il puisse passer pour un remède en quelque sorte spécifique de la dégénérescence graisseuse et qu'il réussisse habituellement d'autant mieux que cette dégénérescence est plus accusée. Ajoutez que la composition de l'extrait parait extrêmement variable et que la convallamarine, un des glycosides du muguet, isolé par Gallois et préconisé par Tanret[3] ne semble pas, malgré sa composition plus fixe, avoir des effets beaucoup plus constants, si l'on s'en rapporte par exemple aux expérimentations de Leubuscher[4]. La dose de l'extrait serait de 1 à 2 grammes par jour et celle de la convallamarine de 0,05 à 0,10 centigrammes, les deux substances ont été généralement employées en pilules.

Je ne vous dirai plus que quelques mots de la *coronille*, très consciencieusement expérimentée par MM. Spillmann et Haushalter[5], de Nancy, et uniquement pour vous signaler les sages conclusions de ces auteurs. Ils constatent que ce médicament est un tonique du cœur; qu'il agit assez vite, mais que son action s'épuise promptement, étant entièrement effacée au bout de 24 heures; qu'il agit dans le même sens que la digitale, mais avec une intensité beaucoup moindre; qu'il n'agit pas toujours et que, là où il agit, on obtiendrait les mêmes effets de petites doses de digitale; enfin qu'il n'est guère efficace qu'à la dose de 0,50 centigrammes à 1 gr. 50 d'extrait et qu'à ces doses modérées son usage est quelquefois accompagné de vomissements et de diarrhée.

Il semble bien qu'on puisse en dire autant de l'*Adonis vernalis* et de son glycoside l'adonidine, introduits dans la thérapeutique par

1. Herschel, *The action of Convall. maj.* (*Lancet*, 1883. II, p. 724.)
2. Bruen, *Convall. maj. Therap. Gaz.* Philadelphie, 1885, p. 21.
3. Tanret, *Sur la convallamarine.* (*Bull. de thérap.* 30 août 1882, p. 179.)
4. Leubuscher, *Physiolog. und therap. Wirk. de Convallamarin.* (*Zeitschr. f. Klin. Med.* B. XII, 1884, VII, p. 581.)
5. Spillmann et Haushalter, *Rech. sur l'act. thérapeut. de la coronille dans les affections cardiaques.* (*Gaz. hebd.*, 23, 24, 1889.)

Bucknow et qu'a expérimentée M. Huchard. L'action est à peu près semblable, les avantages et les inconvénients sont les mêmes.

Enfin, c'est pour mémoire seulement que je noterai l'emploi du chlorure de baryum comme sédatif du cœur par un médecin américain nommé Hare. A la dose de 0,10 centigrammes par jour il produirait des effets tout à fait analogues à ceux de la digitale[1].

Essayons maintenant, Messieurs, de résumer ce que je viens de vous dire des divers médicaments cardiaques. Vous voyez que tous ont pour effet principal de réveiller l'énergie défaillante du cœur, quand cette défaillance n'est pas irrémédiable; qu'ils tendent en général à en ralentir et régulariser les battements; enfin, qu'ils sont diurétiques à des degrés divers et par des mécanismes un peu différents; mais qu'ils ne le sont jamais d'une façon extrêmement prononcée que chez les sujets affectés d'œdème bien accentué. Vous avez vu que l'ensemble de ces propriétés se trouve réuni au plus haut degré dans la digitale, qui reste, par suite, le meilleur et le plus sûr des médicaments cardiaques. La persistance de son action impose des précautions spéciales quand on en fait emploi; mais elle a aussi un très grand avantage. La lenteur avec laquelle cette action se développe fait qu'il y a, dans les cas d'urgence, avantage à recourir plutôt à ceux de ses succédanés dont l'action est plus prompte, surtout à la caféine, dont on peut obtenir une action presque immédiate en l'employant par la voie hypodermique. Lorsque les accidents qu'on a à combattre sont moins des irrégularités circulatoires, des stases et des infiltrations que des phénomènes de douleur ou d'angoisse thoracique, on se trouvera mieux du strophantus; mieux de la caféine, si ces accidents s'accompagnent d'une très grande dépression des forces, si l'on a à redouter l'adynamie cardiaque ou la dégénérescence des parois du cœur, et si l'on doit craindre de provoquer la moindre exagération de résistance dans les capillaires périphériques.

Quel que soit celui de ces médicaments qu'on ait dû choisir tout d'abord, quelque soin qu'on apporte à son administration, un jour viendra presque toujours où sera épuisée l'aptitude de l'économie à lui répondre ou à le tolérer. C'est alors qu'il sera précieux d'avoir à sa disposition l'un ou l'autre de ces succédanés. Il y a même des cas où l'on se trouvera bien de les associer, si l'effet d'un seul est

1. Hare, *The use of Barium chlorid. in heart diseases. Med. News. Febr.* 1887.

insuffisant. Vous avez vu que la caféine produit des effets plus utiles quand on l'administre après la digitale. Or, en raison de la persistance d'action de cette dernière, c'est une véritable association qu'on pratique en pareil cas. Le docteur Heinemann, de New-York, assure avoir obtenu de très bons effets également de l'association de la caféine au strophantus. Je crois cependant qu'il n'y a lieu de recourir à ces associations qu'après avoir essayé successivement à part chacun des médicaments que l'on est conduit à réunir ensuite. Leur action isolée n'est point assez constante pour qu'on puisse aisément prévoir à l'avance ce que donnera leur association, et il serait surtout trop difficile de démêler, parmi les effets précédents, ce qui revient à chacun d'eux. Enfin, on aurait, avec cette manière de faire, le désavantage d'épuiser l'efficacité de deux médicaments à la fois, quand on a tant de motifs de la ménager le plus possible.

A côté des médicaments dont je viens de vous exposer les indications et qui tous ont pour effet de modérer et régulariser les mouvements du cœur en agissant d'une façon prédominante sur le pneumogastrique, il nous faut donner place encore à l'*électrisation du vague*. Ce moyen a été employé surtout et très utilement dans les cas de maladie de Basedow, et vous l'avez pu voir ici, dans cette maladie, produire des effets très remarquables et très heureux, modérant d'abord et faisant cesser ensuite la tachycardie. Mais son efficacité ne se limite pas à la tachycardie qui accompagne le goitre exophthalmique. Nous avons pu l'appliquer heureusement à des cas de maladie cardio-artérielle accompagnée d'excitation vive du cœur, cas où les médicaments cardiaques habituels avaient absolument échoué. Ç'a été toujours sous la forme de courant continu descendant, le pôle positif étant appliqué sur les côtés du cou et le négatif sur la paroi antérieure de la poitrine, avec une intensité variant entre 10 et 15 milliampères.

Messieurs, quand par suite d'une lésion de ses orifices ou de sa paroi, le cœur est arrivé à un état de miopragie qui le rend à tout instant incapable d'accomplir régulièrement sa fonction et menace toutes les autres de perturbations plus ou moins graves, il est deux façons de rétablir dans l'économie l'ordre ainsi troublé. L'une consiste à régulariser l'action du cœur, à stimuler son énergie et à lui rendre les forces nécessaires pour l'accomplissement d'une tâche devenue plus laborieuse; l'autre, à réduire cette tâche au niveau de ses aptitudes actuelles de telle sorte qu'il puisse la remplir sans supplément d'effort. Vous venez de voir de quels moyens nous disposons pour augmenter l'énergie du cœur; voyons maintenant par quels moyens on peut arriver à réduire la tâche qui lui incombe.

Le travail que le cœur accomplit est d'autant plus considérable qu'il a à mettre en mouvement dans un temps donné une masse de sang plus considérable. D'autre part, la stimulation qu'il subit résulte pour une grande part de la rapidité avec laquelle le sang afflue dans ses cavités, et cette rapidité dépend surtout de l'activité de la circulation périphérique. Or cette activité est soumise à trois causes principales d'excitation qui sont : le mouvement musculaire, le travail digestif et le fonctionnement cérébral. Il faut réduire chacune d'elles autant qu'il est possible.

Les malades, dans cette période d'intolérance, doivent être mis au repos complet de corps et d'esprit. Ce repos suffit parfois pour faire disparaître les accidents ou pour les atténuer beaucoup. Combien n'avez-vous pas vu de malheureux cardiaques entrer dans nos salles en l'état le plus misérable, anhélants, suffoquants, la poitrine agitée de palpitations violentes, œdématiés, épuisés par l'insomnie, qui, au bout de peu de jours, étaient déjà transformés, ayant la respiration facile, le cœur plus calme, les jambes dégonflées; et tout cela sous l'influence du seul repos; car, en général, sauf pour les cas d'urgence, je m'abstiens dans les premiers jours de toute médication active, afin de juger mieux, quand le repos a fait son œuvre, de l'effort thérapeutique qui reste réellement à accomplir. Le calme d'esprit, l'absence de préoccupation que ces malades trouvent à l'hôpital contribuent certainement pour beaucoup à l'atténuation des accidents qu'ils éprouvent en y entrant. Ce repos d'esprit, vous aurez la plupart du temps beaucoup de peine à le procurer aux malades riches de votre clientèle; mais il y faudra tendre toujours. Quant au régime, il doit être assez restreint pour que les repas ne donnent lieu à aucune excitation circulatoire. Il faut que l'alimentation soit réduite au nécessaire; que surtout elle soit répartie en un nombre suffisant de repas égaux et peu copieux, de façon à éviter tout à-coup digestif. Tous les aliments, toutes les boissons susceptibles de produire quelque excitation seront sévèrement proscrits. A cet égard comme en raison de l'exactitude avec laquelle on le peut réglementer, le régime lacté est extrêmement utile, pourvu que le lait soit facilement digéré. Mais pour la plupart des malades atteints d'affection chronique organique du cœur il n'est qu'une ressource transitoire. Pour deux catégories d'entre eux seulement il constitue en bien des cas la partie essentielle de la médication, celle sur laquelle il importe surtout d'insister. Ce sont : les malades affectés de dilatation cardiaque d'origine gastro-intestinale et les brightiques.

Oertel a conseillé de réduire la quantité de liquides ingérés au minimum, possible sous prétexte de diminuer la masse du sang et, par suite, le travail du cœur. Bien que la théorie sur laquelle il fonde ce conseil soit très justement contestée, le conseil est bon à suivre dans la pratique; car il est toujours essentiel, pour l'accomplissement régulier des actes digestifs, que l'alimentation ne soit point accompagnée d'une quantité de liquide plus grande que celle strictement nécessaire. Cette partie de la prescription deviendra plus essentielle encore si l'on constate chez le malade quelque degré de cette dilatation gastrique permanente dont le professeur Bouchard a montré les conséquences fâcheuses à tant d'égards.

Quand les moyens diététiques ne suffisent pas, on a recours aux purgatifs, parmi lesquels le calomel associé à la scammonée mérite habituellement la préférence, sauf à y associer, s'il le faut, quelque eau minérale purgative sous un petit volume. C'est un moyen utile, mais dont il faut bien se garder de faire abus et qu'il convient de considérer comme une ressource transitoire ou de réserver aux cas d'embarras gastrique ou d'atonie intestinale.

Enfin, Messieurs, il reste un moyen de déplétion par excellence qui peut rendre en quelques circonstances de très considérables services, mais dont on ne peut faire qu'un usage infiniment réservé : c'est la saignée du bras. Lorsque accidentellement la dilatation du cœur atteint tout à coup un degré considérable, lorsque de ce fait la stase pulmonaire devient redoutable et la suffocation menaçante, si le malade n'est point arrivé à un degré de cachexie qui la rende impossible, la saignée peut soulager rapidement et faire cesser presque immédiatement les accidents. A la condition d'être assez copieuse, elle produira parfois un effet merveilleux dans les conjectures en apparence les plus graves. Mais elle ne sera jamais qu'une ressource transitoire qu'on ne pourra guère renouveler et dont il faudra toujours s'efforcer de maintenir les résultats à l'aide des autres moyens de la thérapeutique. Ni la faiblesse du pouls ne sera sous ce rapport une contre-indication, ni sa force et son amplitude une raison d'y avoir plus particulièrement recours. Car la tension artérielle est une des conditions circulatoires que la saignée modifie le moins; une saignée médiocre n'y produisant aucun changement et une saignée très abondante ne s'y accusant que par une très légère modification. Sous son influence un pouls misérable parfois se relève notablement, l'émission sanguine ayant surtout pour effet de diminuer la masse de sang qui aborde les cavités cardiaques et qui les distend de façon à en entraver l'action.

Une troisième influence capable de modérer la quantité du sang trop grande qui aborde incessamment au cœur et doit être mise en mouvement par lui est la résistance que la tonicité des capillaires oppose au passage trop rapide du liquide qui les parcourt. C'est parce qu'il réalise cette condition favorable que le séjour dans un air frais est utile à la plupart des malades affectés de lésions organiques du cœur, et que l'habitation des pays chauds leur est presque toujours contraire. Aussi ne peut-on guère leur donner de plus fâcheux conseil que celui d'aller passer l'hiver dans le midi quand ils le peuvent. Toutefois il faut faire une exception pour ceux des cardiaques dont la maladie du cœur est d'origine brightique. Pour ceux-là un climat sec et chaud est au contraire infiniment favorable. C'est que chez ces derniers la résistance périphérique déjà excessive devient plus fâcheuse encore quand le froid l'exagère et se trouve bien au contraire de quelque relâche qu'y apportent les chaleurs de l'été ou le soleil du midi pendant l'hiver. Si la digitale est si précieuse dans cette période d'intolérance des maladies du cœur, c'est tout autant sans doute en raison de l'action tonique qu'elle exerce sur les capillaires que du ralentissement qu'elle apporte à l'action du cœur. Les préparations quiniques et les bromures peuvent être utilisés suivant la circonstance en raison des propriétés analogues qu'ils possèdent à cet égard. Enfin, chez les cardiaques anémiés et cachectiques, le fer peut rendre des services analogues, en raison sans doute de l'action qu'il exerce sur les parois des capillaires et de cet autre fait que, rendant le sang moins fluide, il modère sa pénétration trop facile à travers les capillaires relâchés et contribue ainsi à défendre le cœur.

Tandis que, à l'aide des moyens que je viens de vous exposer, vous chercherez à porter remède autant qu'il est possible aux troubles circulatoires, résultat direct de la lésion du cœur, vous aurez encore à combattre tous les troubles fonctionnels et toutes les lésions secondaires dont cette lésion aura pu être l'origine; à calmer les douleurs cardiaques, à apaiser la dyspnée, à faire cesser les congestions, à arrêter les hémorrhagies, à combattre l'ischémie, à rétablir l'ordre dans les fonctions digestives, à provoquer la résorption du liquide de l'hydropisie et à l'évacuer au besoin, à combattre enfin l'état d'anémie ou de cachexie qui ne manque pas de se produire à la longue si les malades ne sont point emportés à une période moins avancée de la maladie.

Il n'y a, comme vous le voyez, presque aucune indication qui ne puisse se présenter dans le cours d'une maladie du cœur, presque aucun des moyens de la matière médicale qu'on ne puisse avoir occasion d'y mettre en œuvre. Je ne saurais y insister maintenant; mais vous le verrez bien à mesure que les malades se présenteront avec les formes infiniment diversifiées que l'affection cardiaque peut revêtir. Ce que je tenais surtout à vous indiquer et à faire ressortir à vos yeux, ce sont les grandes lignes de la thérapeutique des maladies du cœur; ce sont les différences radicales qui distinguent le traitement de la période aiguë des maladies du cœur, le traitement de la période de tolérance et celui des accidents multiples de la période d'intolérance. Il est vrai que ces phases ne se succèdent pas toujours avec régularité, que chez quelques malades la tolérance ne s'établit jamais, que chez d'autres elle est interrompue souvent par des rechutes fréquentes d'intolérance. Cela change peu de chose aux indications que nous avons posées et il reste toujours dans le genre d'affections dont je vous ai entretenues, comme dans presque toutes les autres, que le mérite principal d'une médication est son opportunité.

DES SOUFFLES CARDIOPULMONAIRES

par le Prof. **POTAIN**

I

PARTIE CRITIQUE ET HISTORIQUE

Le diagnostic des lésions valvulaires du cœur reposait encore au temps de Corvisart sur des données si incertaines qu'on ne songeait même pas à le tenter. Ce que la clinique recherchait surtout alors, quand il s'agissait d'affections du centre circulatoire, c'étaient les signes de ce qu'on nommait à cette époque « anévrysme actif ou passif ». On s'estimait heureux que l'autopsie mît au jour un « cœur de bœuf » diagnostiqué pendant la vie et dont on avait annoncé à l'avance le poids et les dimensions. Mais dès qu'il s'agissait de discerner la maladie à ses débuts, d'en reconnaître ce qu'on appelait le « premier degré », il ne restait plus qu'incertitude et illusions. Aussi l'anévrysme du cœur était devenu, pour une foule de gens et pour beaucoup de médecins surtout, un objet de préoccupation constante. Nombre de misérables vivaient dans les transes, soumis à un traitement rigoureux, sous prétexte d'une maladie dont bien souvent ils n'avaient pas la moindre trace. C'est que, de l'aveu même de Corvisart, il était « extrêmement difficile de bien distinguer les signes de l'affection à ce degré ».

Laënnec, en créant l'auscultation, dota la sémiologie cardiaque d'un moyen de diagnostic inestimable, grâce auquel Bouillaud put, dans la suite, porter cette sémiologie au degré de perfection que l'on sait. Avec l'aide des bruits de souffle, le diagnostic des lésions d'orifices ne fut bientôt plus qu'un jeu. Peu à peu même ces souffles devinrent l'objet d'une attention si exclusive que, dans le langage médical habituel, souffle et lésion du cœur se trouvèrent à peu près synonymes et qu'on parut oublier presque celles des affections de cet organe qui ne font naître aucun bruit de ce genre.

Cependant, ce signe si précieux avait pris place à peine dans la sémiologie cardiaque, que déjà il était taxé d'insuffisance et que sa valeur était mise en doute par celui-là même qui en avait doté la science.

En effet, tandis que dans la première édition de son *Traité de l'auscultation médiate*, Laënnec, faisant connaître le bruit de « soufflet » qu'il avait constaté chez les sujets atteints de maladie du cœur, le donnait comme une conséquence directe, comme le signe le plus sûr et le plus constant des lésions qui affectent les orifices, et ajoutait que « le lieu et le temps dans lesquels on les entend indiquent évidemment quel est l'orifice affecté » ; dans la seconde édition qu'il publia en 1826, c'est-à-dire sept ans après, revenant sur sa première affirmation et faisant en quelque sorte amende honorable, il avoue que, « depuis ses premiers écrits, il a vu mourir un assez grand nombre de sujets ayant présenté le bruit de soufflet » et « à l'ouverture desquels il ne se trouva aucune lésion... qui ne se rencontre fréquemment chez les sujets qui n'ont présenté aucun souffle ». Il conclut que, ce bruit existant *très fréquemment* chez des gens qui n'ont aucune affection organique du cœur, c'est apparemment à tout autre chose qu'à la lésion même qu'il le faut attribuer. Enfin, il lui refuse dorénavant toute valeur diagnostique, tombant ainsi, en se condamnant lui-même, dans une erreur nouvelle plus fâcheuse que la première.

Les observateurs de la génération suivante, Bouillaud, Gendrin, Andral et bien d'autres, ne manquèrent pas d'en appeler de ce jugement trop rigoureux et rendirent bientôt à la découverte de Laënnec, en la complétant, l'importance considérable qu'elle avait en réalité et que, par excès de conscience, Laënnec lui avait déniée. Mais ils ne purent se dispenser néanmoins d'avouer qu'il leur était arrivé aussi, quoique exceptionnellement, d'entendre des bruits de souffle là où, dans la suite, l'autopsie n'avait révélé aucune lésion.

Depuis lors les faits de ce genre se sont multipliés à tel point qu'il n'y a guère d'année où l'on n'en ait publié quelques-uns. Mais on n'est jamais parvenu à se mettre tout à fait d'accord ni sur leur fréquence, ni sur leur véritable signification, ni sur l'interprétation qui leur convient. Bouillaud, et la plupart des pathologistes avec lui, crurent pendant longtemps pouvoir attribuer à la chloro-anémie tous les souffles qui se font entendre au-devant du cœur en l'absence de lésion des orifices. En sorte que les souffles cardiaques se partageaient assez simplement pour eux en bruits organiques d'une part et bruits anémiques de l'autre. Mais une dichotomie si simple ne put longtemps suffire à rendre raison des souffles anorganiques de caractères très variés dont il fut publié successivement de nombreux exemples. Ces exemples, nous allons d'abord les passer rapidement en revue.

Observations montrant que des souffles cardiaques se produisent fréquemment sans aucune lésion organique du cœur et en l'absence de tout état anémique capable de les expliquer. — En 1843 déjà, Maclachlan[1] rapportait avoir entendu chez un vieillard de 62 ans, quatre heures avant sa mort, un bruit systolique qui ressemblait à l'aboiement d'un jeune chien et se reproduisait toutes les trois ou quatre pulsations; en dépit de quoi on trouva à l'autopsie les valvules dans un état absolument normal.

Latham[2], en 1845, affirmait à son tour avoir entendu souvent, chez des sujets atteints de phthisie commençante ou suspects de tuberculose pulmonaire, un souffle systolique qui se faisait entendre à gauche du sternum, au niveau des second et troisième cartilages costaux, sans qu'il y eût aucune lésion du cœur.

Barkley[3] rapportait, en 1851, avoir entendu au-devant du cœur, pendant le cours d'un rhumatisme articulaire aigu, un souffle très évident et assez intense; tandis que, à l'autopsie, il ne trouva ni endocardite, ni péricardite, ni lésion d'aucun genre. Et Williams, qui intervint dans la discussion de ce fait, quand il fut communiqué par son auteur à une société médicale, affirma de son côté avoir entendu maintes fois, notamment dans le cours du rhumatisme articulaire aigu, des souffles systoliques auxquels ne correspondait aucune altération appréciable.

Hayden[4], en 1865, rapportait cinq observations de souffles systoliques de la pointe que n'accompagnait aucun autre indice d'affection

1. Maclachlan, *On a special belly Heartton without valves disease and without any organic disease of the heart* (in *London. Med. gaz.* 1843).
2. Latham, *Lectures on subjects connected with clinical medicine, comprising diseases of the heart* (London, 1845).
3. Barkley, *Statistical Rep. upon cases of disease of the heart* (*Med. Times, and Lancet.* Nov. 1851).
4. Hayden, *The pathology and diagnosis of some organic regurgiting murmurs* (*Brit. med. journ.* Nov. 1865).

cardiaque. Les malades n'ayant pas succombé, la vérification anatomique n'avait pu avoir lieu. Mais, dans tous les cas, la disparition rapide du bruit anormal n'avait laissé aucun doute sur l'absence d'une lésion organique du cœur qui eût pu l'expliquer.

En 1871, Naudier[1] soumettait à l'examen de la Société anatomique les viscères d'un homme de 33 ans qui avait présenté pendant la vie un bruit de souffle intense au niveau du deuxième espace intercostal gauche et chez lequel l'autopsie ne révéla aucune lésion cardiaque, sauf une symphyse péricardique complète, incapable, disait l'auteur, de donner lieu par elle-même à un semblable bruit.

Kramer[2], en 1875, rapportait également un cas dans lequel on avait entendu un souffle tout semblable à ceux des lésions organiques du cœur et où l'autopsie montra l'intégrité absolue de l'organe.

Schreiber[3], en 1877, cite, dans un travail sur le diagnostic des maladies du cœur, un cas de souffle systolique intense, accompagné de frémissement, où l'autopsie montra de même un cœur entièrement normal.

Weiss[4], en 1880, rapporte trois observations, non plus de souffle systolique, comme ceux qu'on attribue si facilement à l'anémie, mais bien de souffle diastolique très caractérisé, siégeant soit dans le 3e, soit dans le 4e, soit dans le 5e espace intercostal du côté gauche, chez une femme tuberculeuse de 57 ans, chez un phthisique de 50 ans et en troisième lieu chez un homme de 41 ans affecté de catarrhe pulmonaire chronique, sans que l'autopsie ait fait découvrir chez aucun de ces trois sujets une trace quelconque de lésion organique du cœur.

Maden[5] enfin, en 1886, relate deux autres cas dans lesquels l'auscultation fit constater les signes habituels d'une insuffisance mitrale et où l'autopsie montra les valvules absolument souples et fermant à merveille.

Il est donc établi manifestement et par nombre de faits presque tous appuyés de constatations anatomiques, qu'on peut entendre,

1. NAUDIER, *Souffle pulmonaire isochrone aux bruits cardiaques sans lésions des orifices* (*Bull. de la Soc. anat.* 1871, p. 356).

2. KRAMER, *Beiträge zur Kenntniss der accidentellen Herzgeräusche* (*Deutsch. Arch. f. klin. Med.* XVI, p. 19).

3. SCHREIBER, *Beitrag zur phys. Diagn. der Herzkrankh.* (*Deutsch. Arch. f. klin. Med.* XX, 370).

4. WEISS. *Ueber accident. diast. Herzgeräusch.* (*Wien. med. Wochenschr.* N° 6, 1880).

5. MADEN, *Zur Casuistik der functionellen Mitral-Insuff.* (*Wiener med. Blät.* N° 28, 1886).

au-devant du cœur, sans que cet organe soit affecté d'aucune lésion, non seulement le souffle systolique et doux attribué par Bouillaud à la chloro-anémie, mais aussi des souffles présentant tous les caractères habituellement assignés aux souffles d'origine organique.

C'est à ces bruits absolument indépendants de toute altération des orifices du cœur qu'on a donné le nom de *souffles anorganiques*.

Quelques auteurs ont essayé d'en supputer la fréquence.

James Andrew[1], dans un travail spécial sur les souffles systoliques du cœur, publié en 1865, estimait que 34 pour 100 des souffles systoliques qui s'entendent à la pointe n'indiquent ni une régurgitation mitrale, ni aucune sorte de lésion organique.

Plus récemment, en 1889, deux auteurs américains, Collom[2] et Prince Morton[3], chacun de son côté, appelaient l'attention sur la fréquence du souffle mitral systolique chez des gens n'ayant absolument aucun autre indice d'une affection du cœur. Collom l'avait rencontré 27 fois sur 200 sujets et Prince 25 fois sur 70. Il est vrai que la vérification anatomique n'avait eu lieu pour aucun de ces faits. Mais la fréquence même des souffles constatés exclut nécessairement la pensée d'une lésion organique, au moins pour le plus grand nombre des cas; car jamais, en aucune circonstance, l'anatomie pathologique n'a révélé semblable proportion de maladies organiques du cœur.

On voit que c'est en Angleterre, en Amérique et en Allemagne qu'on protesta surtout contre la valeur abusivement attribuée aux bruits de souffle dans le diagnostic des affections cardiaques. Je n'ai pas tout cité; et cependant la liste est déjà longue; car elle comprend, si j'ai bien compté, 15 observations suivies d'autopsie, et 52 faits auxquels a manqué, il est vrai, le contrôle anatomique, mais qui n'en déposent pas moins très sérieusement dans le sens indiqué. J'aurai à en ajouter pour ma part un nombre plus considérable encore; puisqu'on verra figurer dans ce travail, d'un côté 43 faits suivis d'autopsie, de l'autre 323 observations dans lesquelles l'anatomie pathologique n'est point intervenue, mais qui

1. ANDREW (JAMES). *On the diagnosis of systolic endocardial murmurs* (*Barthol. hosp. Rep.* Vol. I. Lond. 1865).

2. COLLOM, *Physiological heart murmurs in healthy individuals* (*Bost. Journ.* Jan. 31, 1889).

3. PRINCE MORTON, *The occurrence and mechanism of physiological heart's murmurs in healthy individuals* (New York Records. April 20, 1889).

sont néanmoins fort démonstratives à différents égards; tous faits successivement recueillis dans mon seul service d'hôpital.

J'ai fatigué le lecteur sans doute de cette longue énumération. Mais il était essentiel de mettre d'abord sous ses yeux les pièces mêmes du procès et de lui laisser entrevoir l'importance vraiment considérable que peut avoir, pour la pratique, la question que nous allons aborder. Autrement, et s'il s'avisait de consulter à cet égard les traités classiques qui maintenant encore se publient en France ou ailleurs, il serait induit à penser que les faits dont il va être question sont rares ou même exceptionnels et partant sans grand intérêt.

Les caractères assignés jusqu'ici aux souffles organiques sont inexacts et insuffisants. — Les auteurs que je viens de citer et d'autres encore avec eux se sont bien aperçus que leurs constatations ébranlaient singulièrement le sémiologue cardiaque. Aussi ont-ils pris tous à tâche de préciser de leur mieux les signes à l'aide desquels on pourrait distinguer les souffles organiques de ceux qui naissent en l'absence de toute lésion.

L'embarras serait grand, néanmoins, pour qui chercherait, en parcourant la littérature médicale, à se faire une idée du point précis où cette question en est actuellement.

On se demanderait d'abord, bien entendu, s'il s'agit vraiment d'un problème de quelque importance, au sujet duquel il puisse y avoir de réelles difficultés, et qui mérite qu'on s'y arrête. Or, suivant qu'on s'adresserait à tel ou tel des auteurs les plus compétents, on recevrait des réponses singulièrement différentes. Bouillaud, par exemple, qui ne connaissait guère d'autre alternative que celle des souffles organiques et des souffles anémiques, trouvait ces derniers faciles à caractériser par leur timbre, leur rythme, leur siège et leur propagation. A son exemple tous les élèves de mon temps se servaient, pour indiquer et décrire ce bruit, d'une phrase uniforme qui était censée le caractériser : « Souffle doux, au premier temps, à la base, se propageant dans les vaisseaux du cou. » Aucun des termes n'en était absolument exact; car un souffle anorganique n'est pas toujours au premier temps, il se fait entendre souvent ailleurs qu'à la base et celui qu'on trouve en même temps dans les vaisseaux du cou n'en est jamais la propagation. Néanmoins, en ce temps-là ces caractères semblaient suffisants pour écarter toute difficulté; et c'est une opinion encore assez généralement admise aujourd'hui.

Si l'on interroge à cet égard le traité des maladies du cœur de mon regretté collègue le professeur Peter[1], on se sentira certainement fort rassuré de voir à combien peu de chose les difficultés pour lui se réduisent. Ayant, avec sa netteté habituelle, partagé les souffles cardiaques en sus et sous-mamelonnaires, il déclare : que les derniers sont toujours organiques, et que parmi les autres il en faut dire autant de tous ceux qui sont diastoliques. En sorte qu'il ne reste plus pour lui d'embarras qu'en ce qui concerne ceux de la base qui accompagnent la systole. Quant à ces derniers, on les jugerait organiques par cela seul qu'ils sont rudes, intenses, sans propagation notable dans les vaisseaux du cou, enfin que le sujet qui les présente n'est pas chloro-anémique.

On trouverait une confirmation de la façon de voir de ces deux premiers auteurs dans un travail de Da Costa[2] qui tient pour absolument simple et facile la distinction à faire entre les bruits organiques, les murmures anémiques et les souffles fonctionnels.

Mais les inquiétudes renaîtraient si l'on consultait ensuite, en Amérique, Austin Flint[3], qui regarde au contraire la distinction des souffles organiques et des souffles anorganiques comme souvent difficile et parfois impossible; ou bien, en Angleterre, Hilton Fagge[4], qui compare cette partie de la sémiologie à un « désert aride où l'on se perd inévitablement au milieu de sables mouvants dans lesquels aucun sentier ne se peut tracer ».

Or, on sera bien près d'adopter l'avis désolant de ces derniers si on considère l'extrême diversité des opinions qui ont cours relativement au sujet qui nous occupe, particulièrement en ce qui concerne les caractères distinctifs des bruits dits anorganiques. Il n'est pas un des caractères indiqués sur la valeur duquel on soit d'acord, pas un sur lequel on puisse compter absolument et qui, dans l'occasion, ne s'applique tout aussi bien à certains bruits organiques.

Caractères généralement assignés aux souffles anorganiques. — Ces caractères, tous les observateurs les ont cherchés dans

1. Peter. *Traité clin. et prat. des mal. du cœur* (Paris, 1883, p. 32).
2. Da Costa. *On fonctionnal valv. disord. of the heart* (*Amer. Journ. of med. sc.* July, 1869).
3. Austin Flint, *The mitral cardiac murmurs*, in *American Journ. of med. sc.*, 1886.
4. Hilton Fagge, In *Reynolds syst. of. med.* (London, 1877, t. III).

le siège, le rythme, le timbre, le degré de constance du bruit, et dans les phénomènes pathologiques concomitants. Mais qu'y a-t-il de précis et de définitif dans ce qui a été écrit à cet égard? C'est ce qu'il nous faut maintenant examiner.

Le *siège* des bruits anémiques du cœur fut considéré jadis par Bouillaud, et très logiquement en apparence, comme devant être toujours l'orifice aortique. Mon collègue le docteur C. Paul leur assigne au contraire comme siège habituel un point du second espace intercostal gauche qui correspond à l'artère pulmonaire; et je crois qu'il a raison pour un très grand nombre de cas. Mais il est obligé de reconnaître que le même souffle a son maximum aussi parfois dans le troisième et même le quatrième espace intercostal. La pointe, longtemps, sembla réservée aux souffles organiques et, dans l'opinion du docteur Bristowe aussi bien que de mon collègue Peter, tout souffle de la pointe entraînerait nécessairement le diagnostic de lésion du cœur. Cependant je me souviens avoir entendu Bouillaud lui-même dire que certains souffles de la pointe n'avaient assurément rien d'organique. Trois des faits suivis d'autopsie relatés plus haut se rapportent à des souffles de cette région. Et, si l'on tient compte de tous ceux énumérés par Andrew, Collom et Prince, il faut penser que les souffles anorganiques siégeant à la pointe ne sont nullement des exceptions rares, mais bien chose extrêmement fréquente.

Il est vrai que, pour la plupart des auteurs, les souffles anorganiques de cette région se distingueraient encore par l'étendue et le mode de leur propagation. On tient que cette propagation est habituellement moindre que celle des souffles organiques et qu'on ne peut les suivre, par exemple, comme ceux de l'insuffisance mitrale, jusqu'à l'aisselle ou même jusqu'à l'angle inférieur de l'omoplate. Les auteurs anglais, Andrew en particulier, ont surtout insisté sur ce caractère distinctif. Cela en général est absolument vrai.

Mais ce caractère ne vaut qu'autant qu'il s'agit d'un bruit fort; car c'est en ce cas-là seulement que le souffle mitral se propage d'une façon bien distincte. Avec un bruit médiocre ou faible, il n'y a plus de distinction possible à l'aide du signe en question.

Quant au *rythme,* c'est-à-dire au rapport que le bruit affecte avec les différents temps de la révolution cardiaque, il n'est guère plus décisif. Longtemps on a pu croire que le caractère diastolique suffirait à exclure toute idée de souffle anorganique. Mais déjà Fraentzel[1] a battu cette opinion en brèche, en se basant sur des observations rapportées par Renvers dans les *Annales de la Charité* de Berlin. Et l'on se souvient que les trois observations de Weiss indiquées plus haut se rapportaient toutes trois à des souffles diastoliques sans lésion.

Les bruits anorganiques, dit Williams, sont *moins prolongés*. Et il est vrai qu'il ne s'en trouve pas parmi eux qui soient aussi longs et traînants que peuvent l'être certains souffles organiques ; le rétrécissement mitral avec insuffisance valvulaire par exemple. Mais, ce n'est point là encore un caractère général. Il vaudrait seulement pour les cas rares où le bruit anormal organique présenterait cette longueur exceptionnelle.

Ces bruits sont, dit-on, *moins constants* et *leur intensité est plus variable*. C'est une remarque encore vraie, qui fut faite par Kuessner et aussi par Nixon. Mais Hilton Fagge objecte avec raison que la constance et l'égalité des bruits organiques n'ont rien d'absolu ; qu'elle suppose que les battements du cœur conservent une énergie toujours égale et une régularité parfaite ; ce qui, très souvent, n'est point le cas, comme on sait.

Dans un travail publié en 1886, Nixon[2] a insisté sur un caractère des souffles anorganiques indiqué déjà en 1877 par mon collègue des hôpitaux le docteur Cuffer[3], alors interne de mon service. Ce caractère, c'est que les souffles en question subissent, sous l'influence des changements de position du malade, des modifications que les souffles organiques ne présentent pas au même degré. La distinction repose donc sur des nuances qui ne sauraient à elles seules fournir les éléments d'un diagnostic positif.

Enfin, il est un dernier caractère au sujet duquel il n'y a aucun désaccord. Les bruits anorganiques, tout le monde l'affirme, sont toujours *doux* et *faibles*, comparativement aux souffles organiques, le plus souvent *rudes* et *forts*. Or, on a tort de s'entendre si bien sur ce point-là, car les bruits anorganiques ne sont pas toujours faibles et doux ; il s'en faut même quelquefois de beaucoup.

1. Fraentzel Oscar, *Vorlesungen über den Krankh. des Herzen* (Berlin, 1891, t. II, p. 76).

2. Nixon. *The cardiac murmurs of the mitral area*. In *Dublin Journ. of. med. sc.* 1886.

3. Cuffer, *Des causes qui peuvent modifier les bruits de souffle intra ou extra-cardiaques* (in-8, Paris, 1877).

Témoin la première observation que j'ai citée et dans laquelle on a vu qu'un souffle assurément anorganique, puisque l'autopsie ne montra aucune altération du cœur, ressemblait cependant à l'aboiement d'un jeune chien; ce qui ne suppose apparemment pas qu'il fût ni faible, ni doux.

Mon ancien chef de clinique et actuellement mon collègue dans les hôpitaux, le docteur Barié, m'a communiqué une observation non moins démonstrative à cet égard :

Le nommé Charles V..., âgé de 71 ans, était entré à l'hôpital Saint-Antoine au mois de novembre 1874, pour une bronchite apyrétique avec embarras gastrique. Depuis six semaines son sommeil était troublé par un bruit bizarre qui retentissait incessamment dans sa poitrine et se faisait entendre surtout pendant la nuit. Dans les premiers temps, il avait cru à la présence de quelque grosse mouche ou de quelque petit chat enfermés dans sa chambre. Lors de son entrée à l'hôpital, ce bruit avait une intensité si grande, que ses voisins de lit l'entendaient distinctement. On le pouvait percevoir à une distance de près de quatre mètres.

En auscultant le malade, on entendait un souffle systolique rude, râpeux, d'une énorme intensité, se propageant surtout vers l'aisselle.

Trois semaines après, le malade ayant été pris d'un érysipèle de la face accompagné d'adynamie et d'accidents typhiques, le bruit anormal diminua sensiblement d'intensité. La mort étant arrivée au sixième jour de cet érysipèle, l'autopsie montra ce qui suit : de l'œdème sous-arachnoïdien, de la congestion rénale, une pleurite légère et récente; mais, dans le cœur, pas la moindre trace de lésion orificielle ou valvulaire et rien qui ne fût absolument normal, sauf un très léger degré d'hypertrophie auquel on n'attribuera certainement pas le bruit constaté.

Quant aux indices tirés du *volume du cœur* et de l'*état anémique* ou *névrasthénique* du sujet, ils servent sans doute à caractériser l'état du malade, mais non pas du tout à préciser la valeur et la signification du souffle. Car il va sans dire qu'un nerveux ou un anémique peuvent être affectés d'une lésion organique du cœur; et en outre des observations de plus en plus multipliées montrent que les bruits anorganiques se rencontrent souvent chez des sujets qui ne sont ni nerveux, ni anémiés.

Siège, cause et mécanisme attribués aux souffles anorganiques. — Si l'accord n'a pu se faire au sujet des caractères propres à distinguer les souffles anorganiques, c'est qu'il ne s'est jamais établi non plus relativement à leur véritable nature et à leur mécanisme. Il n'est guère facile en effet d'assigner des caractères distinctifs bien précis à des choses dont la nature et la raison échappent absolument. Aussi les cliniciens ont-ils dépensé des trésors d'ingéniosité pour interpréter diversement ces bruits qui, au témoignage du professeur Sée[1], attendent encore une explication catégorique.

Laënnec, qui les constata le premier, leur en avait trouvé une fort étrange, s'étant imaginé qu'ils n'étaient autre chose que le bruit rotatoire musculaire du cœur, exagéré par l'énergie insolite des contractions. Comme il trouvait ces souffles identiques à ceux qu'on entend chez les sujets affectés de lésions organiques, il en était venu à croire que ceux-ci avaient nécessairement le même mécanisme et que, enfin, organiques ou inorganiques, les souffles cardiaques étaient toujours un bruit rotatoire exagéré par l'état spasmodique du cœur; mais que le spasme était provoqué par la lésion cardiaque dans le premier cas, et par quelque trouble nerveux dans l'autre. Cette erreur d'un grand esprit avait son excuse en ce temps-là. Elle ne se soutiendrait pas un instant aujourd'hui, comme on le verra plus loin.

Lorsque Bouillaud eut remarqué le rapport qui existe habituellement entre les bruits vasculaires des anémiques et la diminution de la densité de leur sang, étant persuadé que ces bruits se produisaient dans les artères, il lui parut assez naturel de penser que le même état du sang devait faire naître un bruit analogue à l'entrée du système artériel, c'est-à-dire à l'orifice aortique. Il avouait néanmoins que cette considération ne lui paraissait pas en rendre un compte tout à fait suffisant.

Beaucoup plus récemment, en 1865, M. Bondet a cru trouver l'explication du souffle anémique de la base dans ce fait, assurément vrai, que l'orifice aortique était, chez les sujets qui l'avaient présenté, plus étroit que l'orifice pulmonaire. Mais d'abord cette différence existe aussi chez les sujets qui ne présentent aucun souffle. D'ailleurs il n'y a pas lieu d'y insister, puisqu'on admet

1. G. Sée, *Traité des maladies du cœur* (Paris, 1889, p. 136).

maintenant, d'un avis à peu près unanime, que le souffle cardiaque des anémiques a le plus souvent son maximum au niveau de l'orifice pulmonaire.

Cette localisation nouvelle, le docteur C. Paul, qui y a surtout insisté, a cru l'expliquer suffisamment en faisant remarquer que le sang qui traverse l'orifice pulmonaire est le même qui circule dans les veines et qui y produit les souffles de l'anémie. Mais l'explication de mon collègue n'a point, en général, paru suffisante. Aussi s'est-on efforcé d'en trouver d'autres, sans plus de succès d'ailleurs.

Déjà en 1844 Hamernyk[1] mettait en doute que les seules modifications du sang pussent faire naître des souffles au niveau des orifices du cœur. Plus tard, Latham[2], puis Thorburn[3], ayant noté que des souffles systoliques doux se produisent parfois chez les phthisiques au niveau du deuxième espace intercostal gauche, Da Costa[4] et Sieveking avancèrent, d'après ces constatations et d'après les leurs propres, qu'il était indispensable d'accorder une notable place, parmi les souffles anorganiques de cette région, à ceux qui résultent d'une compression de l'artère pulmonaire ou de ses branches par des indurations du poumon ou la tuméfaction des ganglions bronchiques.

Naunyn[5], avec moins de raison, soutint que le souffle entendu au niveau du deuxième espace intercostal gauche n'est autre chose qu'un souffle mitral retentissant dans l'oreillette, puis transmis par elle, avec l'intermédiaire de l'auricule, au point de la paroi thoracique qu'elle avoisine.

Enfin, un auteur plus récent, Sehrwald[6], fit pour expliquer ladite localisation un effort d'imagination plus grand encore, en supposant que les souffles en question sont de simples souffles veineux, qu'ils se produisent au niveau de l'embouchure des veines dans l'oreillette et sont déterminés par une aspiration qu'opérerait la

1. Hamernyk, *Beobachtungen ueber das Vorkommen von Geraüschen in der Herzgegend und ihre wahrscheinbaren Bedingüngen* (*Zeitschr. der Wiener Aerzte*, 1844).

2. Latham, *Lecture on subjects connected with clinical medicin comprising Diseases of the heart* (London, 1845).

3. Thorburn, *On a peculiar auscultatory phenomen* (*Brit. med. Journ.* 18 janv. 1859)

4. Da Costa (*American Journ.* Janv. 1859).

5. Naunyn, *Ueber den Grund weshalb hin und wieder das systolisch Geraüsch bei der Mittral-Insufficienz am lautesten in den Gegend der Pulmonalklappen zu vernehmen ist* (*Berl. Klin. Wochenschr.* N° 12, 1868).

6. Sehrwald, *Die Ursache der anämischen Herzgeraüsche* in *Deutsch. Woch.* 1889. Nos 19-21.

base du ventricule en s'abaissant brusquement pendant la systole.

Néanmoins, aussi longtemps qu'il ne fut question que des bruits anorganiques de la base, la majorité des médecins resta convaincue que l'anémie en était en général la véritable cause et que l'appauvrissement du sang suffisait à les produire. Mais quand il fut constaté que des bruits analogues se font entendre dans la région de la pointe, il fallut s'ingénier à leur trouver d'autres raisons. L'appauvrissement du sang n'y pouvait plus suffire. Car les souffles anorganiques de cette région, comme ceux de la base, sont presque toujours systoliques et, les valvules auriculo-ventriculaires étant fermées pendant la systole, le sang, qui trouve porte close et s'arrête, ne peut produire ni vibration, ni souffle, quelle que soit sa composition. On vit alors se produire des interprétations nouvelles et parfois bien singulières : celle de Scoda, par exemple, imaginant que le bruit entendu au niveau du cœur se passe dans les artères de la paroi; celle de Flint, qui l'attribue au frottement réciproque des valvules; ou celle de Gerhardt, qui suppose plus volontiers un frottement des tendons; celle de Da Costa, qui se contente de vibrations irrégulières des valvules; ou encore celle d'Andrews, qui s'en réfère à quelque altération hypothétique de la surface interne du ventricule; enfin celle trop ingénieuse de Hilton Fagge, qui suppose que, chez des sujets à ventricule dilaté, la masse sanguine accumulée en dehors et à gauche de la colonne formée par les valvules, leurs tendons et leurs muscles papillaires, vient se briser sur cette colonne rigide, au moment de la propulsion systolique, en vibrant et produisant un souffle. Malgré son ingéniosité grande, le dernier auteur a évidemment omis de remarquer que la dilatation cardiaque est bien loin de s'accompagner toujours de souffle et que, d'autre part, le plus grand nombre des souffles anorganiques se rencontrent, comme on le verra bien, chez des sujets dont le cœur n'est nullement dilaté; si bien que, parmi les chlorotiques notamment, les petits cœurs soufflent plus souvent que les gros.

Comme les souffles anorganiques de la région de la pointe ont la plus grande analogie avec ceux produits par l'insuffisance des valvules auriculo-ventriculaires et comme cependant ils sont la plupart du temps passagers, ou du moins susceptibles de disparaître momentanément, on a été conduit à supposer qu'ils résultent en réalité d'une insuffisance valvulaire, mais d'une insuffisance transitoire et sans rapport avec aucune lésion organique, c'est-à-dire purement *fonctionnelle*. C'est l'interprétation qui a eu le plus de faveur en Allemagne et en Angleterre. Scoda l'avait adoptée, Hayden l'a défendue, de même que Da Costa, Hilton Fagge, Heitler, Balfour, Guttmann, Maden, etc.

Mais, on ne s'entendit plus si aisément quand il fallut préciser les causes de cette insuffisance transitoire. Comme la tricuspide devient beaucoup plus facilement insuffisante que la mitrale et comme son insuffisance est en effet très souvent transitoire, mon regretté collègue le docteur Parrot crut pouvoir avancer, en 1865, que cette insuffisance était la véritable et unique cause des bruits cardiaques dits anémiques. Il se fondait sur le maximum du souffle cardiaque des chlorotiques, qu'il avait plus d'une fois rencontré à la partie inférieure du sternum, où l'on trouve aussi le souffle de l'insuffisance tricuspidienne et sur l'existence de pulsations qu'il avait remarquées aux jugulaires des chlorotiques et qu'il croyait semblables à celles qu'on observe chez les malades atteints de ladite insuffisance. Il lui paraissait d'ailleurs aisé de concevoir, avec une valvule qui semble faite pour devenir insuffisante, que la moindre modification apportée à l'irrigation sanguine des parois du cœur fût capable d'entraîner une inaptitude de l'appareil valvulaire à clore parfaitement l'orifice.

En réalité le plus grand nombre des souffles de la région de la pointe a les caractères du souffle de l'insuffisance mitrale, beaucoup plutôt que ceux d'une insuffisance tricuspidienne. C'est donc à l'insuffisance mitrale qu'on fut plus généralement disposé à les attribuer. Par suite, il fallut s'évertuer à trouver les raisons de cette insuffisance, qui ne se produit pas à beaucoup près aussi facilement que l'autre. Scoda, en 1863, mit en avant la supposition d'une paralysie des muscles papillaires, paralysie qui ne leur permettrait pas de rapprocher convenablement les bords valvulaires. Cette opinion séduisit nombre de gens. Mais, comme il n'y a vraiment pas toujours de bons motifs pour admettre une paralysie qu'on ne saurait jamais démontrer, Da Costa en 1869 et Guttmann à la suite imaginèrent qu'il pouvait s'agir, non d'une paralysie véritable, mais d'une simple irrégularité des contractions du cœur; tandis que Bristowe proposa d'attribuer l'inocclusion valvulaire à une simple disproportion entre la longueur des muscles papillaires avec leurs tendons d'une part et la capacité agrandie des ventricules de l'autre.

Malheureusement ces hypothèses diverses se trouvent le plus souvent en contradiction évidente avec les faits et la vraisemblance. On fut donc conduit à en édifier d'autres encore. C'est ainsi qu'on en vint à imaginer que la mitrale ne pouvait clore convenablement l'orifice qu'à la condition que celui-ci fût rétréci par une sorte de sphincter que formeraient les fibres musculaires de la base. L'insuffisance surviendrait alors, soit parce que le sphincter supposé ne se contracterait pas suffisamment ; soit parce que le reste du ventricule, se contractant avec une énergie exagérée, surmonterait la résistance dudit sphincter. C'est du moins, l'hypothèse à laquelle s'est rattaché le docteur Prince Morton, un des derniers auteurs qui aient écrit sur ce sujet.

Quant aux causes capables de produire les frottements supposés, les vibrations irrégulières, les paralysies ou les contractions anomales qu'on voudrait faire admettre, on a cru les trouver dans des troubles d'innervation, des augmentations ou des diminutions de la pression artérielle, des altérations valvulaires d'un degré médiocre ou des dégénérations graisseuses ou fibreuses, soit de la paroi cardiaque tout entière, soit des muscles papillaires en particulier; sans que jamais, à ma connaissance, l'anatomie pathologique ait été appelée à confirmer la valeur de ces hypothèses diverses.

Des hypothèses sur ce sujet, il en existe, comme on voit, une ample collection dans laquelle chacun peut puiser à son gré. Mais il n'est pas une seule de toutes celles énumérées jusqu'ici qui ne se trouve sur certains points en contradiction avec la réalité des faits. C'est ce que nous allons maintenant essayer de montrer.

Aucune des opinions formulées jusqu'ici sur le siège, les causes, le mécanisme des souffles anorganiques n'est réellement admissible. — Malgré la fécondité grande des auteurs qui ont accumulé tant d'hypothèses pour essayer de trouver une explication satisfaisante aux souffles anorganiques, toute la série des causes assignées à ces bruits peut se réduire à trois : 1° la contraction musculaire, 2° l'altération du liquide sanguin, et 3° l'insuffisance valvulaire. Car il n'y a pas à discuter des suppositions telles qu'un bruit produit par le frottement des valvules et de leurs tendons, ou des altérations imaginaires de la surface interne du cœur.

Hypothèse du bruit rotatoire musculaire. — Si Laënnec fut conduit à concevoir la pensée, qui nous paraît si étrange aujourd'hui, d'attribuer tous les souffles du cœur au bruit musculaire de sa paroi, c'est que, au moment même où l'impossibilité d'expliquer ces souffles par des lésions d'orifice le mettait dans un cruel embarras; le physicien Ermann, de Berlin, venait de lui signaler le bruit rotatoire des muscles et que, ayant étudié ce bruit dans des conditions diverses, s'étant rendu compte de l'intensité dont il est susceptible en certains cas, il lui parut naturel de supposer qu'un muscle, se contractant avec autant d'énergie que le fait parfois le muscle cardiaque, devait être capable de produire un bruit de ce genre et de lui donner une intensité grande. Mais ce qui était supposable au temps de Laënnec, n'est plus admissible aujourd'hui. Premièrement parce que les souffles du cœur n'ont vraiment, dans l'immense majorité des cas, aucune sorte d'analogie avec les bruits rotatoires que nous connaissons. Secondement parce que le cœur est incapable de produire un bruit rotatoire.

Marey a montré que la contraction de tout muscle volontaire est constituée par une série de secousses très rapprochées et confondues en une sorte de tétanisation. Ce sont ces secousses précipitées qui produisent les vibrations décrites par Laënnec sous le nom de bruit rotatoire. Or le cœur, qui n'est point un muscle volontaire, se contracte d'autre façon. Marey l'a montré également. Chacune de ses systoles est une secousse unique. Il ne se tétanise pas en se contractant, et partant ne produit pas de vibrations. Il n'y a donc plus à parler de bruit rotatoire produit par le cœur.

Souffles anorganiques de la base. Ils sont généralement attribués à l'anémie, qui ne saurait en rendre compte. — Que le sang, qui produit, en circulant dans les vaisseaux artériels ou veineux, des bruits si sonores et quelquefois d'une si grande intensité, puisse en produire d'analogues lorsque, pendant la systole du cœur, il traverse avec une grande force les orifices artériels, c'est une supposition très légitime. Cela dut venir à la pensée de Bouillaud alors qu'il étudiait les bruits des vaisseaux et quand il fut arrivé à montrer que les souffles qui s'y passent sont dans un rapport très exact avec le degré d'abaissement de la densité du liquide sanguin. Elle semble même si logique, que personne ne songe à la contester. Elle paraît tout à fait suffisante pour rendre raison des bruits anormaux systoliques qu'on entend à la base chez les sujets exempts de lésions du cœur. Et l'expérimentation a souvent montré que les animaux auxquels on fait perdre de grandes quantités de sang en présentent de semblables. Si bien que ces souffles ont pris et portent encore généralement le nom de souffles anémiques. — Pourtant on va voir que c'est là une pure illusion et que l'anémie n'est la cause directe des souffles de la base du cœur que d'une façon absolument exceptionnelle ;

Le souffle anémique de l'orifice aortique est exceptionnel. — Il est bien vrai que chez les animaux auxquels on a fait perdre de grandes quantités de sang, on constate à la base du cœur un souffle systolique. Mais, il faut pour cela que la quantité de sang soustraite soit relativement considérable. Chez des hommes qui venaient de subir de grandes hémorrhagies traumatiques, chez des femmes épuisées par d'abondantes et incessantes métrorrhagies, j'ai entendu à plusieurs reprises un souffle très exactement systolique, assez bref, de tonalité élevée, mais non pas doux, qui avait son maximum à la partie interne du second espace intercostal du côté droit, c'est-à-dire au niveau de l'orifice aortique et se propageait de là dans la direction de l'aorte. Sauf en ce qui concerne le timbre, ce souffle présentait très exactement les caractères assignés pendant longtemps aux souffles anémiques. Et de fait, dans les circonstances où il se produisait, il était impossible de ne pas le considérer comme un résultat de l'anémie qui d'ailleurs était manifeste. Mais cette variété de souffle est tellement exceptionnelle que je saurais à peine en retrouver dans mes plus lointains souvenirs plus de quatre ou cinq exemples. Il n'y a aucune analogie entre lui et les souffles doux que l'on constate si communément à la base du cœur, presque toujours à gauche du sternum, chez des sujets chlorotiques ou non et qu'on désigne habituellement sous le nom de bruits anémiques.

On a donné, pour expliquer les souffles du cœur chez les anémiques, des raisons diverses. On les a attribués : 1° à la diminution de la densité du sang, c'est-à-dire à l'hydrémie ; 2° à l'abaissement de la tension artérielle ; 3° au rétrécissement des orifices artériels. Aucune de ces explications n'est admissible, comme on va voir.

L'hydrémie n'est point la cause directe du souffle cardiaque des chloro-anémiques. — L'abaissement de la densité du sang qui résulte d'une diminution du nombre des globules est certainement une condition favorable à la production des souffles vasculaires. Bouillaud l'a montré dès longtemps et, bien que cela ait été contesté depuis, on ne saurait conserver à cet égard aucun doute. Les moyens d'investigation plus précis que nous possédons actuellement n'ont fait que confirmer les affirmations catégoriques du maître. Mais l'hydrémie ne fait pas par elle-même naître des vibrations sonores dans les vaisseaux sanguins. Du moins, elle n'y suffit point à elle seule. Le liquide le plus fluide peut courir dans un tube avec une très grande vitesse sans déterminer aucun bruit, si le calibre du tube est absolument uniforme. Il faut, pour produire un bruit, que le liquide ait à franchir un rétrécissement, ou, plus exactement, à passer par une ouverture qui lui donne accès dans un espace plus large. C'est alors, seulement, qu'il se forme une sorte de veine fluide susceptible d'entrer en vibration. Du moment où cette condition est réalisée, si c'est du sang qui circule, plus le liquide sera pauvre en globules et de faible densité, plus, toutes choses égales d'ailleurs, l'intensité du bruit sera grande. Or, j'ai montré plus d'une fois dans mes leçons, à l'aide d'expérimentations très rigoureusement instituées, que dans ce cas l'intensité du son est fonction de la vitesse du liquide; que le liquide très pauvre en globules s'écoule à travers l'espace étroit qu'on lui fait traverser plus vite que celui qui en est très chargé et que, si l'on arrive en modifiant la pression initiale, c'est-à-dire la force qui pousse le liquide, à faire que le plus épais coule avec la même vitesse que le plus pauvre, l'intensité des bruits s'égalise sensiblement. Une seule chose reste différente : la tonalité du bruit, qui demeure plus haute avec le liquide le plus pauvre.

Sans doute la condition essentielle de la production des souffles se trouve en une certaine mesure réalisée au niveau des orifices artériels, puisque le diamètre de l'orifice est moindre que celui de l'artère qui lui fait suite; et cela suffit dans certaines circonstances exceptionnelles qui ont été rapportées plus haut. Mais cela suffit-il dans tous les cas où il se produit un souffle anorganique à la base? On va voir qu'il n'en est absolument rien.

Les bruits organiques s'entendent le plus souvent au niveau de l'artère pulmonaire. Cette localisation ne permet pas de les tenir pour une conséquence directe de l'hydrémie. — Dans l'immense majorité des cas les souffles anorganiques de la base se font entendre, non pas au niveau de l'origine de l'aorte, mais bien dans le deuxième espace intercostal gauche, au niveau d'un point qui correspond à l'origine de l'artère pulmonaire. C'est un fait indiqué par mon collègue le docteur C. Paul[1], qui l'a été aussi par des observateurs anglais, que j'avais dès longtemps constaté de mon côté et sur lequel il n'y a pas, je crois, de discussion aujourd'hui. Si le souffle qu'on perçoit à ce niveau se passe dans une artère, c'est assurément dans l'artère pulmonaire qu'il se produit. Peut-on concevoir que l'hydrémie détermine la production d'un souffle dans cette artère sans en produire en même temps dans l'aorte?

J'ai montré tout à l'heure que l'intensité d'un souffle hydrémique est fonction de la vitesse du courant. Or la vitesse du courant sanguin dans l'orifice aortique est plus grande qu'à l'orifice pulmonaire. Point n'est besoin pour en être assuré d'avoir mesuré cette vitesse directement dans l'un et l'autre orifice. Il suffit de remarquer que la quantité de sang qui, à chaque systole, traverse chacun des deux orifices est nécessairement la même, puisque c'est le même sang qui les aborde successivement l'un et l'autre; et, d'autre part, que l'orifice aortique est moins spacieux que l'orifice pulmonaire. Si on prend la moyenne des mensurations relevées par Bouillaud, par Bizot, par Friedreich, les circonférences de ces deux orifices sont entre elles dans le rapport de 67,6 à 72. Par suite l'aire de l'orifice aortique est moindre que celle de l'orifice pulmonaire de 1/8 environ. Comme, d'autre part, la durée de la systole de chacun des ventricules est identique, ainsi que le prouve assez l'exacte simultanéité des bruits qui en marquent le commencement et la fin, le sang passe évidemment plus vite à travers l'orifice aortique qu'à travers l'orifice pulmonaire, et la différence de vitesse est de 1/8 environ. Si donc un souffle vient à naître dans ces vaisseaux en

1. C. Paul, *Sur le bruit de souffle anémospasmodique de l'artère pulmonaire* (*Mém de la Soc. méd. des Hôp.*, 1878, p. 73).

raison de l'hydrémie, c'est dans l'aorte qu'il doit se produire de préférence. C'est là en effet que je l'ai entendu dans les cas que je citais tout à l'heure. Mais c'est au niveau de l'artère pulmonaire, au contraire, que se font entendre presque toujours les souffles anorganiques de la base. Il n'est donc pas logique d'attribuer ces souffles à l'hydrémie.

La prédominance des souffles au niveau de l'artère pulmonaire tiendrait-elle à ce que l'élargissement du calibre de l'artère, relativement à celui de l'orifice qui la précède, est plus considérable et favorise davantage la formation de la veine fluide vibrante? On va voir qu'il n'en est absolument rien. L'orifice aortique est, nous l'avons dit, plus étroit que l'orifice pulmonaire; l'aorte au contraire plus large que l'artère pulmonaire, et par conséquent l'élargissement beaucoup plus accentué du côté de l'aorte. Si on prend les moyennes données par Bourgery, la circonférence de l'aorte a 99 mm. 2 et celle de l'artère pulmonaire 95 mm. 6. Les aires seraient donc respectivement 782 millimètres carrés et 749 millimètres carrés. Or les aires des orifices, calculées d'après les chiffres indiqués plus haut, ont pour l'orifice aortique 363 millimètres carrés, et pour l'orifice pulmonaire 402 millimètres carrés. Le rapport de l'aire de l'orifice à celle de l'artère est donc : 1 : 2,16 pour l'aorte, et 1 : 1,81 pour l'artère pulmonaire. De sorte que l'élargissement est plus considérable du côté de l'aorte, dans le rapport de 18 à 21, c'est-à-dire de 1/6. De ce fait-là encore, c'est du côté de l'aorte que devraient se produire les bruits anorganiques s'ils résultaient de l'hydrémie.

Et il ne faut pas penser que la situation plus profonde de l'orifice aortique empêche le bruit qui s'y produit de se bien entendre, tandis que celui qui naît au niveau de l'orifice pulmonaire parviendrait beaucoup plus aisément à l'oreille en raison de la position superficielle de ce dernier. Car dans les cas où il se produit de véritables souffles anémiques, comme ceux dont j'ai cité plus haut des exemples, c'est au niveau de l'aorte qu'on les entend et non pas au niveau de l'artère pulmonaire, en dépit de la position plus superficielle de celle-ci.

Peut-on penser, comme l'a avancé mon collègue et ami le docteur C. Paul, que la qualité veineuse du sang est la raison qui lui permet de souffler parfois au sortir des cavités droites, tandis qu'il ne le fait presque jamais en sortant du ventricule gauche?

Je ne le crois pas davantage. La seule modification de la composition du sang dont nous connaissions l'influence sur la production des souffles, ce sont les variations de sa richesse en globules ou, ce qui revient au même, de sa densité. Or le sang artériel du ventricule gauche et le sang veineux du ventricule droit ont, sous ce rapport, identiquement la même composition. Malassez[1] s'en est assuré directement par des numérations qui lui ont donné exactement le même chiffre. Sans doute le sang qui a traversé le poumon a perdu un peu d'eau par l'évaporation pulmonaire, mais la perte est trop petite apparemment pour être appréciable. Or les altérations du sang susceptibles de déterminer les souffles dans les vaisseaux correspondent à des diminutions du chiffre des globules non seulement appréciables, mais même, en général, relativement considérables. Ce n'est donc pas en raison de sa composition différente que le sang pourrait produire dans l'artère pulmonaire un souffle qu'il ne produit pas dans l'aorte.

Dire que ce sang souffle dans cette artère parce qu'il est le même qui souffle dans les veines du cou, c'est invoquer une analogie purement apparente. Ce n'est point parce qu'il est veineux que le sang entre en vibration dans les veines plus aisément que dans l'artère; c'est parce qu'il circule dans des vaisseaux à calibres moins réguliers, à parois plus minces et bien plus facilement compressibles.

Ajouter, comme l'a fait mon ami C. Paul, l'hypothèse d'un spasme qui serait la cause véritable du souffle et la raison pour laquelle il se montre souvent d'une façon si capricieuse, c'est faire une supposition permise, sans doute, mais qui me semble tout arbitraire. D'ailleurs ce spasme, il faut le mettre quelque part. Si on l'imagine localisé dans l'artère pulmonaire, il aura pour effet de ralentir un peu le courant, et de diminuer notablement la tendance que le souffle peut avoir à se produire, comme le fait tout rétrécissement placé sur un vaisseau en aval du point où le bruit a lieu. Si on le suppose dans le cœur, il consistera apparemment en une contraction plus rapide et par conséquent une systole plus brève, partant une plus grande fréquence des battements du cœur, ou bien un changement du rythme habituel par raccourcissement de la phase systolique. Or les souffles dits anémiques ne sont liés

1. Malassez, *De la numération du globules rouges du sang* (Paris, 1873, p. 70).

ni à une accélération, ni à aucune modification quelconque du rythme cardiaque.

Ainsi les souffles anorganiques de la base du cœur ne se produisent au niveau de l'orifice aortique que d'une façon tout à fait exceptionnelle, et il est, d'autre part, illogique de supposer qu'ils se passent dans l'artère pulmonaire, puisqu'on ne peut leur y trouver absolument aucune raison d'être. Toutes les interprétations qu'on a essayé d'en donner sont, comme on vient de le voir, manifestement inexactes. Ont-ils du moins, comme généralement on le pense, un rapport assez étroit avec la chloro-anémie pour mériter le nom de bruits anémiques qu'on leur donne communément?

Les souffles anorganiques de la base n'ont avec l'anémie qu'un rapport très indirect. — Il n'est pas nécessaire d'avoir étudié d'une façon spéciale les souffles anorganiques du cœur pour s'être aperçu que ces bruits ne sont pas inévitablement liés à l'existence d'un état chloro-anémique; qu'on les peut rencontrer chez des sujets qui ne présentent aucun des attributs habituels de cet état; et que, d'autre part, ils font parfois défaut chez des sujets qui portent les marques d'une anémie profonde. J'ai voulu cependant avoir une certitude plus complète à cet égard et, dans ce but, j'ai entrepris il y a quelques années à l'hôpital Necker, avec le docteur Dejennes, un travail qui sera ultérieurement publié. Relativement au point qui nous occupe en ce moment, il en est résulté ceci : que la richesse globulaire du sang n'a certainement aucune influence directe et constante sur la production des souffles anorganiques du cœur.

Sur 62 sujets dont j'ai étudié très attentivement les bruits cardiaques, tandis que M. Dejennes faisait parallèlement la numération des globules, il s'en est trouvé 24 qui présentaient un souffle cardiaque et 38 qui n'en offraient aucun. Or, dans la première de ces deux catégories de malades, la moyenne du chiffre des globules a été de 3 590 000 et dans la seconde 3 746 000. On voit déjà que la différence n'est pas grande. Mais elle suffirait d'autant moins à expliquer la présence du souffle chez les sujets de la première catégorie qu'il s'en est trouvé parmi eux dont le chiffre globulaire s'élevait à 4 370 000, tandis que d'autres n'avaient aucun souffle cardiaque dont le chiffre globulaire était abaissé à 2 880 000 et même 1 020 000. Il est donc établi par là d'une façon certaine que, s'il y a un rapport entre l'état du sang et les souffles anorganiques du cœur, c'est un rapport contingent, nullement étroit et assurément indirect.

Ces souffles ne résultent pas d'un abaissement de la pression sanguine. — La vitesse de la progression du sang étant une des conditions les plus importantes pour la production des souffles, on a pu croire, comme Marey l'avait supposé, que le souffle résultait d'une exagération de la vitesse avec laquelle se produit l'évacuation des cavités cardiaques ; que l'évacuation, étant plus prompte quand la tension artérielle est très abaissée, y mettrait alors moins d'obstacle et que, l'abaissement de la tension artérielle étant une conséquence naturelle de l'anémie, celle-ci doit suffire à faire naître des souffles cardiaques. Mais c'est là une illusion encore à laquelle il faut renoncer, au moins pour le plus grand nombre des cas.

J'ai étudié la pression artérielle, à l'aide d'un sphygmomanomètre de Basch modifié, dans les deux séries de malades que je viens de citer. De même que pour la composition du sang, la différence des moyennes était insignifiante : 14 centim. 5 pour les sujets dont le cœur était silencieux, c'est-à-dire ne faisait entendre aucun souffle ; 15 centim. 3 chez ceux dont le cœur soufflait. Or cette légère différence ne se trouve même pas, comme on le voit, dans le sens de la théorie, mais bien en sens inverse.

Et il faut ajouter que les différences individuelles se montraient en contradiction bien plus formelle encore avec ladite hypothèse, puisque parmi les malades à cœur silencieux il s'en est trouvé dont la pression était abaissée jusqu'à 10 centimètres, tandis qu'il s'en trouve au contraire parmi ceux dont le cœur était soufflant chez qui la pression s'élevait jusqu'à 20 centimètres.

On ne peut attribuer les souffles anorganiques de la base à aucune modification des orifices du cœur. — La supposition d'un rétrécissement des orifices artériels a été la dernière ressource des auteurs qui cherchaient à localiser le souffle dans les vaisseaux de la base. On a cité à l'appui les constatations anatomo-pathologiques faites par Virchow dans certains cas de chlorose, et le rétrécissement portant à la fois sur l'orifice aortique et le système artériel qu'il y avait rencontré ; ou bien, comme M. Bondet en 1865, on a invoqué l'étroitesse relative de l'orifice aortique comparé à l'orifice pulmonaire. Mais, outre que l'étroitesse relative de l'orifice aortique est un fait normal qui habituellement n'entraîne pas la production d'un souffle, que le rétrécissement général du système artériel signalé par Virchow est encore moins capable d'en produire, puisque les rapports des calibres n'y sont pas modifiés ou le sont dans un sens contraire à l'hypothèse, l'explication dont il s'agit est *a priori* condamnée par ce fait qu'elle n'est applicable qu'à l'orifice aortique et que cet orifice n'est assurément pas, comme on l'a vu, le siège habituel des souffles anorganiques de la base, même chez les chlorotiques.

Quant à l'hypothèse de Naunyn, qui tient les bruits anorganiques de la base pour le résultat d'une insuffisance mitrale fonctionnelle dont le souffle serait transmis par l'intermédiaire de l'auricule, elle suppose bien entendu cette insuffisance démontrée. Et comme nous ferons voir tout à l'heure que, dans ces cas-là, elle n'existe pas, il me paraît inutile d'y insister pour le moment.

Résumé de ce qui concerne les souffles anorganiques de la base. — Tout ce qui vient d'être dit sur la cause prochaine des souffles anorganiques de la base peut se résumer de la façon suivante :

Si un souffle se produit dans les vaisseaux de la base du cœur par le fait de l'hydrémie, c'est dans l'aorte qu'il doit se faire entendre ou exclusivement, ou d'une façon prédominante. L'expérimentation, l'étude attentive des conditions anatomiques, le raisonnement le prouvent; et l'observation montre que dans les cas d'anémie excessive les choses en effet se passent ainsi. Dans l'immense majorité des cas le souffle anorganique de la base non seulement ne prédomine pas dans l'aorte, mais on ne l'y trouve même absolument pas. C'est au niveau de l'artère pulmonaire qu'on l'entend. Or, un souffle anémique n'aurait aucune raison de se produire dans cette artère, alors qu'il n'existe point dans l'aorte; puisque les conditions sont plus favorables du côté de ce dernier vaisseau, et que, dans le cas d'une anémie profonde, où la présence du souffle à l'orifice aortique montre que le degré d'altération du sang est devenu exceptionnellement favorable à la production des souffles, on ne l'entend généralement pas au niveau de la pulmonaire. Les souffles anorganiques de la base n'ont d'ailleurs qu'un rapport peu constant et tout à fait indirecte avec l'hydrémie. En sorte que, *à aucun titre on ne peut les considérer comme des souffles résultant directement de l'anémie, ni de l'hydrémie.* Le spasme qu'on a supposé pour en rendre raison, ou ne rend compte de rien, ou ne pourrait agir que par l'intermédiaire des changements du volume et de pression dont l'observation démontre l'absence à peu près constante.

Ce souffle, en somme, n'est pas un bruit anémique et, bien qu'on l'entende au niveau de l'artère pulmonaire, on n'a, de par les théories précédentes, aucune façon de comprendre pourquoi il se produit dans cette artère. Aucune des causes qui lui ont été assignées n'est la véritable. Celle-là nous la montrerons plus loin.

Souffles anorganiques de la pointe. — Si maintenant nous passons aux souffles anorganiques de la pointe, toujours considérés comme résultant d'une insuffisance fonctionnelle des valvules auriculo-ventriculaires, nous verrons que cette interprétation est aussi absolument inadmissible que toutes celles que nous venons de passer en revue relativement aux bruits de la base.

Hypothèse de l'insuffisance tricuspidienne. — L'hypothèse d'une insuffisance tricuspidienne pour expliquer les souffles cardiaques des chlorotiques, hypothèse autrefois émise par mon ami Parrot, était séduisante et paraissait plausible au temps où l'on croyait le pouls veineux caractéristique de cette insuffisance. Mais depuis j'ai montré, dans un travail publié en 1867[1], que des pulsations ont souvent lieu dans les veines, notamment chez les chlorotiques, sans aucune insuffisance de la tricuspide et que, loin de suffire à prouver l'existence d'une insuffisance tricuspidienne, elles peuvent, par certains caractères, démontrer son absence. Je l'ai indiqué plus haut suffisamment pour n'avoir pas à y revenir ici.

Or le pouls veineux des chlorotiques était le seul argument qui étayât d'une façon sérieuse en apparence la théorie de l'insuffisance tricuspidienne. La localisation du souffle à la partie inférieure du sternum est une exception. Parrot a pu s'y tromper parce qu'on n'imaginait guère en ce temps-là que le souffle anémique du cœur

1. POTAIN. *Des mouvements et des bruits qui se passent dans les veines jugulaires* (*Mém. de la Soc. méd. des Hôpitaux*, 24 mai 1867).

s'entendît autre part qu'à l'orifice aortique; parce que, s'étant aperçu combien cette localisation est habituellement inexacte, il avait cherché le souffle là où sa théorie lui faisait présumer qu'il devait être et qu'il l'y avait trouvé en effet plus souvent que dans le lieu précédemment indiqué. Mais, le souffle cardiaque des chlorotiques n'ayant que très exceptionnellement en réalité son maximum dans la région xiphoïdienne, ce maximum exceptionnel ne saurait établir que le bruit anormal dont le cœur de ces malades est le siège, soit habituellement la conséquence d'une insuffisance de la tricuspide. Dans les cas où, par hasard, on le rencontre, les caractères du pouls des jugulaires montrent d'une façon évidente que cette insuffisance n'existe pas et déposent ainsi absolument contre la théorie tricuspidienne. Mon ami très regretté ne la soutiendrait certainement plus aujourd'hui. Il a fait trop de choses utiles et d'importance trop considérable pour que sa mémoire eût quelque chose à souffrir de cet abandon. Je m'étonne et m'afflige de voir cette théorie qu'il eût sûrement délaissée incessamment reproduite et offerte sans critique, avec le fatras des hypothèses les plus diverses et les moins plausibles, au choix arbitraire des lecteurs.

Hypothèse de l'insuffisance mitrale. — Les souffles anorganiques du cœur prennent, disions-nous, les caractères du souffle de l'insuffisance mitrale beaucoup plus souvent qu'ils ne simulent l'insuffisance tricuspidienne. Aussi c'est à la mitrale qu'on a le plus généralement placé l'insuffisance fonctionnelle à l'aide de laquelle on espère se rendre compte de la production de ces bruits anormaux. Cette insuffisance est-elle vraiment la cause des bruits que nous étudions? Existe-t-elle parfois en réalité sans lésions du cœur? La question n'est plus si facile à résoudre que lorsqu'il s'agissait de l'orifice auriculo-ventriculaire droit.

L'insuffisance fonctionnelle de la tricuspide, en effet, est une affection bien connue, dont on possède maint exemple, qu'on a de fréquentes occasions d'étudier, dont on a pu analyser les causes et apprendre à discerner les caractères. L'insuffisance mitrale au contraire est fréquente sans doute, mais à ses débuts elle retentit uniquement sur le système veineux pulmonaire qui n'est point accessible à notre examen. Elle n'a produit à ce moment de son évolution, et pendant assez longtemps encore elle pourra ne produire ni dilatation, ni hypertrophie des ventricules. Le souffle de la pointe est dans cette période son symptôme unique; or c'est ce souffle même dont la valeur est en question. De sorte que le souffle dont la valeur se discuste est alors le seul moyen que nous ayons de décider si la lésion à laquelle on l'attribue existe véritablement.

C'est d'ailleurs une question également à débattre, que celle de savoir si la mitrale peut, comme la tricuspide, devenir insuffisante sans être le siège d'aucune lésion organique; ou si l'on ne fait pas, en supposant une insuffisance mitrale fonctionnelle pour se rendre compte des souffles anorganiques, une hypothèse absolument inadmissible.

L'insuffisance mitrale fonctionnelle est-elle supposable? — Il est certain que cette hypothèse n'est point de celles qui cadrent avec des faits connus et sont pour cette raison de nature à se faire aisément agréer. Tout porte à penser, au contraire, que l'insuffisance de la valvule mitrale ne se produit fonctiomellement qu'avec une extrême difficulté.

Lorsque, ayant extrait le cœur d'un cadavre, on fait pénétrer de l'eau dans chacun des deux ventricules par les orifices artériels, de façon à détérminer la clôture des valvules auriculo-ventriculaires, une distension modérée amène déjà l'insuffisance de la tricuspide; tandis que la mitrale, si elle est saine, continue de clore l'orifice avec une merveilleuse persistance, quelle que soit la force employée. Dans des expériences autrefois entreprises à l'hôpital Necker avec le docteur Barié, mon chef de clinique, pour éclairer la question des ruptures valvulaires, nous avons pu élever la pression dans le ventricule gauche jusqu'à briser les tendons, déchirer les valvules, rompre la paroi ventriculaire elle-même, sans que la mitrale devînt insuffisante. D'où l'on peut conclure tout au moins que l'insuffisance de la mitrale par dilatation ventriculaire est infiniment plus difficile à produire que celle de la triglochyne. Sans doute d'excellents observateurs, et notamment mon ami le docteur Franck ont vu quelquefois survenir des indices d'insuffisance mitrale dans le cours d'expériences pratiquées sur le cœur des animaux. Mais c'était sous l'influence de causes perturbatrices très considérables et avec une dilatation ventriculaire extrême. On doit bien imaginer qu'il n'en peut guère être autrement chez l'homme, et qu'une insuffisance fonctionnelle de la mitrale suppose une dilatation très considérable du ventricule gauche, puisque l'insuffisance tricuspidienne fonctionnelle, que nous produisons si aisément sur le cadavre, ne se produit elle-même pendant la vie que sous l'influence d'une dilatation extrêmement prononcée des cavités droites et avec accompagnement d'accidents généraux graves. Or, les sujets chez lesquels surviennent les souffles anorganiques qu'on attribue à l'insuffisance mitrale fonctionnelle, ne présentent la plupart du temps aucun indice de dilatation du cœur, et même aucune perturbation notable de ses mouvements. Souvent même il arrive que le souffle disparaît, si le cœur par hasard se dilate.

L'insuffisance mitrale fonctionnelle n'est donc pas facile à concevoir en ces cas-là. Aussi les auteurs qui l'ont admise et défendue ont-ils été conduits, pour l'expliquer, à supposer des choses passablement mystérieuses; comme la paralysie isolée des muscles papillaires, leur contraction spasmodique, ou la contraction inégale de leurs différentes parties, ou bien encore le relâchement d'un sphincter hypothétique. Toutes suppositions non démontrables, qui ne reposent sur aucun fait d'observation et ne méritent guère qu'on les discute, puisque le fait qu'elles sont destinées à expliquer n'existe assurément pas dans les cas où on le suppose. Je ne m'arrêterai donc pas à faire remarquer ce qu'il y a d'étrange à mettre sur le compte d'une paralysie du muscle cardiaque, une insuffisance qu'on ne parvient point à produire sur le cadavre, même avec les plus grands efforts. Comme si le cœur pouvait être pendant la vie plus paralysé qu'il ne l'est après la mort. La perfection avec laquelle se ferme la mitrale du cœur cadavérique montre assez que cette occlusion n'est point à la merci d'une contraction plus ou moins énergique de n'importe quelle partie du cœur.

Je m'arrêterai peu également à l'hypothèse de mon collègue des hôpitaux, le docteur Huchard. Pour lui, il suppose que les insuffisances fonctionnelles chez les chlorotiques résultent d'un spasme général des capillaires; que ce spasme produit une élévation de la pression artérielle qui suffit à entraîner la dilatation du cœur et de ses orifices, et partant, une insuffisance valvulaire. Pour que cette hypothèse trouve un commencement de confirmation, il faudrait au moins qu'il fût établi que la pression artérielle est exagérée chez les sujets qui présentent des souffles cardiaques chlorotiques. Or nous avons établi très formellement déjà qu'il n'en est absolument rien. On verra dans la suite que ces souffles n'ont besoin pour se produire d'aucune dilatation du cœur et qu'en général ils coexistent de préférence avec un cœur peu volumineux. De sorte que les deux faits qui servent de base à cette théorie étant formellement contredits par l'observation, la théorie elle-même ne se saurait un instant soutenir.

D'ailleurs, ce qui rend tout à fait inutile de discuter longuement les théories à l'aide desquelles on tente d'expliquer l'insuffisance mitrale fonctionnelle imaginée pour rendre compte des souffles anorganiques de la pointe, c'est qu'il est possible de prouver dans la plupart des cas, par les caractères mêmes des bruits constatés, que cette insuffisance n'existe réellement point.

Le souffle de l'insuffisance mitrale organique a des caractères très déterminés. Il est exactement systolique, en jet de vapeur ; il a son maximum sur la pointe ; et se propage de là vers l'aisselle, souvent même jusque dans le dos aux environs de l'angle inférieur de l'omoplate.

Le souffle anorganique au contraire est le plus souvent en retard sur le début de la systole. Il siège beaucoup plus souvent à côté de la pointe que sur la pointe elle-même. Il se propage peu ou pas du tout vers l'aisselle et le dos. Ces caractères différentiels ne sont pas toujours également accentués ; c'est incontestable. Mais on les peut considérer du moins comme les caractères distinctifs habituels. Les auteurs anglais, plus généralement attachés à la théorie de l'insuffisance fonctionnelle, sont précisément ceux qui ont plus particulièrement insisté sur la valeur de quelques-uns d'entre eux. Ils ne sauraient par conséquent en récuser le témoignage. Or, s'il y a insuffisance valvulaire mitrale, pourquoi, quand cette insuffisance est fonctionnelle, le siège et la propagation du bruit seraient-ils différents de ce qu'ils sont quand elle tient à une lésion organique? Je concevrais une différence de timbre de tonalité à cause de la rigidité moindre du bord valvulaire. Une différence de maximum d'intensité et de propagation ne se comprend pas. Du moment où une veine fluide se forme par le fait d'une insuffisance, peu importe sous ce rapport le mécanisme par lequel celle-ci s'est produite. Le sens et l'étendue de la propagation dépendront de la direction de la veine fluide et de l'intensité du bruit. On sait pourtant que les bruits anorganiques même très intenses meurent le plus souvent sur place ; tandis que les bruits d'insuffisance organique se propagent plus ou moins, même quand ils sont notablement moins intenses.

Nous connaissons à l'orifice tricuspide des insuffisances organiques et des insuffisances fonctionnelles. On n'a jamais constaté de différence entre les souffles produits par ces deux variétés de l'affection sous le rapport de leur siège et de leur propagation et je ne pense pas que personne songe à édifier leur diagnostic différentiel sur des caractères de ce genre. Pour quel motif les choses se passeraient-elles différemment du côté de l'orifice mitral ! Si donc, les souffles anorganiques diffèrent si manifestement de ceux qui se produisent dans les cas avérés de lésion mitrale consécutive à l'endocardite chronique, c'est qu'ils ont une raison d'être autre que l'insuffisance valvulaire.

En résumé, aucune modification ni du sang, ni des orifices du cœur ne peut rendre compte des souffles anorganiques. — De toutes les interprétations qu'on a proposées jusqu'ici pour les divers bruits de souffles anorganiques qui se font entendre, soit à la pointe, soit à la base du cœur, il n'y en a aucune dont l'exactitude puisse être démontrée, aucune même qui ne souffre des objections de nature à la rendre absolument inadmissible. On en saurait encore moins parler pour les souffles qui se font entendre au niveau de la partie moyenne du cœur; car elles s'y adapteraient plus difficilement encore. Or ces souffles-là sont, comme on l'a déjà vu, de beaucoup les plus fréquents.

La présence de tendons aberrants ne saurait expliquer les souffles anorganiques du cœur. — Ces tendons peuvent, il est vrai, donner lieu à des souffles et à des souffles d'une grande intensité. J'en ai rencontré plus d'une fois, et plus d'une fois il m'est arrivé d'indiquer pendant la vie l'existence de cette anomalie que l'autopsie vérifiait ensuite. Dans un de ces cas même, les pièces furent portées à la Société anatomique, où l'anomalie fut positivement constatée, le diagnostic ayant été pendant la vie posé publiquement dans les salles en présence des élèves qui assistèrent ensuite à l'autopsie. Les bruits produits de la sorte sembleraient justifier l'hypothèse déjà indiquée de Hilton Fagge; hypothèse suivant laquelle le sang accumulé dans un ventricule dilaté entrerait en vibration en se brisant sur la colonne formée par les tendons valvulaires. Mais d'abord le caractère d'un bruit de semblable origine est assez particulier, comme on vient de le voir, pour qu'on puisse le distinguer de tous les autres, et ce n'est en aucune façon celui-là que présentent en général les souffles appelés anorganiques. Ensuite l'hypothèse de Hilton Fagge suppose nécessairement une dilatation ventriculaire, tandis que dans les cas de souffle anorganique, la dilatation fait le plus souvent défaut.

Les souffles anorganiques sont des bruits cardio-pulmonaires. — Après toutes ces éliminations successives, il n'est plus possible d'interpréter les souffles anorganiques autrement qu'en les considérant comme des bruits extracardiaques pulmonaires. Comme il se produit certainement des bruits de souffle dans la région du cœur sans qu'il existe aucune lésion de cet organe: comme on ne peut montrer qu'ils se passent dans l'intérieur du cœur, ni imaginer même, on vient d'en avoir la preuve, comment ils pourraient s'y produire, il faut bien croire qu'ils prennent naissance au dehors de lui. Et comme les bruits spéciaux bien connus que produisent le péricarde d'une part et la plèvre de l'autre n'ont rien de commun avec les souffles dont il s'agit en ce moment, on voit que c'est dans le poumon seul qu'il est possible de localiser ces derniers.

Historique des souffles cardiopulmonaires. — Cette interprétation est indiquée par Laënnec dans la première édition de son livre, celle de 1826, où il s'exprime ainsi : « Enfin, il est deux circonstances dans lesquelles un observateur inexpérimenté pourrait croire à l'existence d'un bruit de souffle sans qu'elle fût réelle. Chez quelques sujets, les plèvres et les bords antérieurs des poumons se prolongent au-devant du cœur et le recouvrent presque entièrement. Si l'on explore un pareil sujet au moment où il éprouve des battements du cœur un peu énergiques, la diastole du cœur comprimant ces portions du poumon et en exprimant l'air, altère le bruit de la respiration de manière à ce qu'il imite plus ou moins bien celui d'un soufflet ou celui d'une râpe à bois douce. Mais avec un peu d'habitude, il est très facile de distinguer ce bruit du bruit de soufflet donné par le cœur lui-même : il est plus superficiel; on entend au-dessous le bruit naturel du cœur ; et en recommandant au malade de retenir pendant quelques instants sa respiration, il diminue beaucoup ou cesse presque entièrement. » Il est évident que Laënnec considérait ce fait comme rare, exceptionnel, puisqu'il parle de quelques sujets seulement chez lesquels se rencontreraient les conditions, selon lui, favorables à la production de ce phénomène. Il n'a nullement songé d'ailleurs à tirer de cette remarque une interprétation générale des souffles anorganiques, puisque cela ne l'a point empêché d'imaginer la fâcheuse et fausse théorie du bruit rotatoire musculaire cardiaque dont il a été question plus haut ; il a cru que la suspension du mouvement respiratoire en rendrait le diagnostic extrêmement facile en les faisant cesser tout à fait, tandis que dans un très grand nombre de cas, au contraire, cette suspension ne peut que les rendre plus distincts. Aussi l'alinéa de Laënnec était-il resté à peu près inaperçu, n'avait été relevé par personne et n'avait, je l'avoue, nullement fixé mon attention lorsque, de 1861 à 1864, étant médecin de l'hospice des Ménages, je fus conduit à m'occuper de ce sujet par diverses autopsies où je ne trouvai aucune explication des souffles que j'avais entendus pendant la vie et par le fait que ces souffles avaient eu leur maximum en des foyers différents de ceux qui sont habituels aux souffles organiques, s'étant fait généralement entendre en des points où le cœur se trouvait recouvert par le poumon. Comme en ce temps, j'avais acquis déjà la conviction que le bruit appelé bruit respiratoire saccadé qu'on observe le plus ordinairement dans la région sous-claviculaire gauche, résulte la plupart du temps de secousses imprimées au poumon par le cœur et comme ces secousses produisent parfois un bruit très soufflant, je ne doutai pas que les souffles d'origine inconnue que j'observais au-devant du cœur ne se produisissent par un mécanisme analogue. Dans l'année 1865, étant médecin de l'hôpital Saint-Antoine, je fus particulièrement frappé par deux faits que j'eus occasion d'y observer successivement.

Un jour un élève du service m'amena un de ses camarades qui peu de temps avant avait dû passer au conseil de revision. Ce jeune homme, admirablement bien portant, ne se connaissait aucun motif d'exemption et se résignait, ayant un mauvais numéro, à entrer au service militaire, lorsqu'il entendit le chirurgien qui l'examinait dire qu'il était exempt comme atteint de maladie organique du cœur. Il s'en fut, assez satisfait de n'être point soldat, mais désespéré de se savoir atteint d'une affection grave qu'il n'avait point jusque-là soupçonnée. A partir de ce jour, les palpitations commencèrent à se faire sentir au point de troubler tout à fait son sommeil. Et ses malaises devinrent tels enfin, que son ami crut devoir me l'amener à l'hôpital. En l'examinant, je fus d'abord frappé de ce fait que le souffle très intense, qu'on entendait dans la région précordiale, n'avait ni le son, ni le siège des souffles habituellement liés aux lésions organiques. J'engageai ce jeune homme à se reposer quelques instants dans la salle. Puis, l'ayant étendu sur un lit, je l'examinai de nouveau et je trouvai que le bruit anormal avait totalement disparu, tandis que les bruits normaux demeuraient avec un rythme, un timbre et une intensité qui ne s'écartaient en rien de l'état normal. L'analogie du bruit anormal qui se produisait chez ce jeune homme avec ceux que je connaissais déjà, me laissa la conviction qu'il s'agissait d'un bruit extra-cardiaque pulmonaire.

A quelque temps de là un jeune élève de mon service me vint un matin prévenir qu'il était obligé de se rendre le lendemain au conseil de revision et qu'il ne pourrait assister à la visite. Comme il toussait un peu en me parlant, je m'informai s'il ne se sentait point malade ; à quoi il répondit que son rhume était une indisposition légère toute récente et à laquelle il n'attachait aucune importance. Je l'auscultai néanmoins et, ce faisant, je m'aperçus qu'il avait au cœur un souffle intense fort analogue à celui du jeune homme précédent. Je l'avertis donc qu'il serait exempté pour cause de maladie du cœur, mais qu'il n'avait point à s'en inquiéter, attendu que ce qu'il présentait était un bruit accidentel qui n'aurait d'autre conséquence que de le dispenser du service militaire. De fait, le surlendemain il venait me prévenir qu'il avait été réformé et reprenait fort paisiblement son service d'hôpital, sans plus se soucier de son cœur qui ne l'incommodait en aucune façon.

Depuis lors, j'ai rencontré des cas de ce genre en très grand nombre et n'ai pas cessé de les étudier. Ma conviction relativement à leur siège véritable et à leur mécanisme est devenue de jour en jour plus profonde, basée qu'elle fut sur des faits de plus en plus multipliés et divers. De plus en plus, je me suis persuadé que ce genre de bruit comprenait la très grande majorité des souffles cardiaques désignés sous le nom de bruits anorganiques. Je les ai montrés sans cesse aux élèves qui suivaient mon service :

plusieurs d'entre eux en ont fait le sujet de leur thèse; j'en ai pour ma part fait plus d'une fois celui de mes leçons, et en 1875, dans l'article du Dictionnaire encyclopédique sur les maladies du cœur que j'écrivais en collaboration avec mon collègue le docteur Rendu, j'indiquai les points principaux de ces recherches.

Il s'en faut de beaucoup pourtant que cette conviction soit encore entrée dans l'esprit du plus grand nombre des médecins. La plupart ignorent l'existence des bruits cardiopulmonaires ou les considèrent comme des faits exceptionnels, comme des curiosités sans intérêt pratique. Parmi les auteurs qui ont le plus récemment écrit sur les maladies du cœur, les uns n'y font même pas allusion, comme mon collègue le professeur Sée, d'autres, comme mon collègue des hôpitaux, le docteur Huchard, ne les tiennent guère que pour une interprétation arbitraire des bruits anorganiques, à laquelle il serait loisible et tout aussi bien d'en substituer toute autre.

Cependant je n'ai pas été le seul à entrer dans la voie que Laënnec avait ouverte, mais à peine indiquée

Richardson[1] rapportait, en 1860, avoir rencontré trois fois un bruit qui paraissait émaner du poumon et qui cependant était en rapport avec les mouvements du cœur. Il attribuait ce bruit à un phénomène d'expiration localisé et croyait devoir supposer pour l'expliquer quelque symphyse cardiaque.

Dans un article publié en 1863, Scoda[2] admit que la contraction du cœur peut produire sur les parties voisines du poumon une compression qui chasse l'air contenu dans les vésicules et détermine un véritable bruit de souffle systolique. Il ajoute qu'il n'y a rien d'impossible à ce que la diastole produise aussi un bruit de souffle par un mécanisme précisément inverse.

Friedreich, dans son traité des maladies du cœur, signale cette variété de bruits anormaux sans rien ajouter aux caractères distinctifs que Laënnec leur avait assigné.

Kriesner, en 1875, notait qu'il peut se faire que le cœur provoque autour de lui des bruits se passant dans le péricarde ou dans le

1. Richardson, *On an auscultatory sound produced by the action of the heart on a portion of lung* (*Med. Times and Gaz.* 25 feb. 1860).

2. Scoda. *Ueber unerklärliche Herzgeräusche in Allgem. Wiener med. Ztg.* VIII. N° 34, 1863.

poumon et que, pour ce qui concerne le poumon, cela a lieu dans la languette décrite par Luschke, qui parfois vient coiffer en quelque sorte la pointe du cœur.

Gerhardt[1], dans un traité de sémiologie publié en 1884, veut bien admettre que certains bruits, se passant dans le poumon, puissent simuler des bruits cardiaques accidentels. Mais il pense, comme Laënnec, qu'il suffit pour les distinguer de faire suspendre la respiration. D'ailleurs il ajoute que tout ce groupe des bruits accidentels est en train de se fondre et paraît croire qu'on n'en parlera pas longtemps, tout souffle provoqué par le cœur devant finalement se rattacher à une altération quelconque de cet organe.

Nixon[2] qui, en 1886, mentionne aussi les souffles pulmonaires d'origine cardiaque. n'en parle de même que pour noter la possibilité qu'il s'en produise dans la partie du poumon qui recouvre la pointe du cœur, celle-ci comprimant le poumon et en expulsant l'air avec vigueur.

Prince[3] enfin, dans la publication citée plus haut, et qui parut en 1889, admet bien, pour expliquer les souffles accidentels très consciencieusement observés par lui, qu'on leur suppose une origine pulmonaire, si on trouve les autres interprétations trop absurdes. Mais il veut pour y consentir que le bruit anormal se produise seulement pendant l'inspiration et, de plus, qu'il ait un timbre identique à celui du bruit respiratoire!

Comme ce que la plupart de ces auteurs disent des bruits que nous étudions est en général précisément le contraire de la réalité, ou se rapporte à des faits absolument exceptionnels, il ne faut pas s'étonner beaucoup qu'ils n'aient guère entraîné l'opinion.

Deux élèves de mon service ont successivement pris cette question pour sujet de thèse, M. le docteur Choyau en 1869[4] et M. le docteur Mezbourian en 1872[5]. M. Choyau a recueilli dans le service

1. Gerhardt, *Prof. der Med. Klin. in Würzburg.* — *Lehrbuch der Auscultation und Percussion.* Tubingen, 1884.

2. Nixon, *The cardiac murmurs of the mitral area.* In *Dublin Journ of med. sc.* Juni 1, 1886.

3. Prince, *The occurrence and mechanism of physiological heart murmurs in healthy individuals.* In *New York Rec.* (April 20, 1889).

4. Choyau, *Des bruits pleuraux ou pulmonaires dus aux mouvements du cœur* (Th., Paris, 1869).

5. Mezbourian, *Du diagnostic des bruits de souffle extra-cardiaques* (Th. Paris. 1874).

de M. Vigla, où il était passé en sortant du mien, trois observations très intéressantes dans lesquelles, ayant entendu pendant la vie des bruits de souffle très manifestes dans la région précordiale, il put à l'autopsie constater que le cœur était dans l'état normal et que les orifices ne présentaient aucune lésion. Il trouva, pour toute anomalie capable d'expliquer la production du souffle : dans un cas, une symphyse cardiaque; dans un autre, des adhérences anciennes et solides qui unissaient le bord du poumon droit à la plèvre médiastine dans le point où elle recouvre la face externe du péricarde; dans le troisième, une disposition spéciale du bord de ce poumon qui, infiltré de granulations tuberculeuses, s'avançait d'une façon inaccoutumée et paraissait maintenu au-devant du cœur. Comme dans ces deux derniers cas le siège des bruits anormaux constatés correspondait précisément au lieu dans lequel on avait trouvé le poumon fixé et fixé de façon à ne pouvoir se soustraire aux secousses imprimées par le cœur, M. Choyau en tira cette conclusion absolument légitime : 1° qu'on peut entendre dans la région précordiale des souffles autres que ceux de l'anémie sans qu'il existe aucune lésion des orifices du cœur, ni de leurs valvules; 2° que ces bruits peuvent se produire dans le poumon sous l'influence des mouvements du cœur. Aux faits très précieux provenant de ses propres recherches, M. Choyau a ajouté quelques faits que je lui avais communiqués. Mais nos observations en ce temps-là n'étaient point encore assez nombreuses pour qu'on pût songer à donner une description complète et une histoire générale de ces sortes de bruits.

Lorsque, en 1874, M. Mezbourian soutint sa thèse où il résumait à peu près ce qu'il m'avait entendu dire sur ce sujet soit au lit du malade, soit dans mes leçons, les données qui y étaient relatives commençaient à s'accumuler. Mais elles étaient encore bien insuffisantes.

Quatre années plus tard, en 1878, mon interne d'alors, le docteur Cuffer, prit ce sujet pour en traiter un point spécial et déterminer quelle différence existe entre les bruits intra et extra-cardiaques, sous le rapport de l'influence qu'exercent sur eux les changements de position du malade. Ses conclusions étaient très précises et absolument en accord avec les faits qu'il avait observés. Mais elles ne pouvaient être générales. De même qu'il lui était impossible d'avoir, sur les causes et le mécanisme des faits constatés, des idées tout à fait nettes et définitives que je n'avais pas moi-même en ce temps-là.

Si j'ai tardé jusqu'ici à traiter ce sujet à mon tour, autrement que dans des leçons orales, c'est de propos très déterminé. Je ne le regrette ni ne m'en excuse, étant très convaincu que je ne pouvais rendre un plus grand service à la science que d'arrêter ma plume jusqu'au moment où j'aurais la connaissance entière des choses dont je voulais écrire. Or on verra bien que, en un sujet où l'anatomie pathologique n'apporte que de rares lumières, où l'expérimentation proprement dite est à peine applicable, où les faits se présentent sous des formes si multiples et si diverses, où ils ne peuvent être interprétés qu'à l'aide d'analogies plus ou moins étroites et en passant peu à peu des données définitivement acquises et solidement établies par de nombreuses observations, à celles qui ne le sont pas encore; on verra, dis-je, qu'il n'était possible de procéder qu'avec une extrême lenteur et qu'il fallait avoir eu sous son oreille plusieurs milliers de malades avant d'avoir rencontré un nombre suffisant de faits absolument démonstratifs et capables d'éclairer complètement chacun des points litigieux de la question.

Voici maintenant l'ordre que je me propose de suivre dans la suite de ce travail. Je rapporterai d'abord les observations dans lesquelles l'autopsie a rendu le diagnostic incontestable et fourni, sur l'état du cœur, des données absolument certaines et suffisamment précises. D'après ces observations j'achèverai d'établir, comme j'ai déjà commencé de le faire en me servant de faits empruntés à différents auteurs, qu'on peut entendre au-devant du cœur des souffles divers de timbre, de rythme, d'intensité et correspondant à des périodes diverses de la révolution cardiaque, sans qu'il existe absolument aucune lésion de l'organe; et qu'à ces souffles convient la dénomination de bruits anorganiques. Je montrerai également, en analysant les faits dont il s'agit, que ces souffles, malgré la diversité de leurs caractères, en ont d'assez précis pour qu'on puisse être assuré de les reconnaître.

J'exposerai ensuite les faits beaucoup plus nombreux dans lesquels des souffles identiques aux premiers et présentant tous les caractères à l'aide desquels on peut les distinguer, ont été entendus chez des sujets qui ont guéri de la maladie pour laquelle ils étaient entrés à l'hôpital, ou dont l'autopsie n'a pu être faite. Ces faits, en raison de leur grand nombre, nous permettront d'apprécier la fréquence de ces sortes de bruits et de préciser les conditions très diverses dans lesquelles ils peuvent se produire.

A l'aide de ces observations et d'études expérimentales diverses, j'essayerai de déterminer leur mécanisme, c'est-à-dire de prouver qu'ils se passent dans le poumon et que ce sont les mouvements du cœur qui les déterminent; de montrer comment ces mouvements le peuvent faire et pourquoi ils ne le font pas toujours, mais seulement dans des conditions spéciales. Je tâcherai alors de préciser ces conditions; c'est-à-dire de constituer l'étiologie. Enfin, comparant ces bruits anormaux avec ceux que produisent les lésions organiques, je ferai en sorte d'en préciser tellement le diagnostic différentiel qu'il reste fort peu de cas où l'indécision soit inévitable encore.

II

DES CAS DE SOUFFLE CARDIOPULMONAIRE CONTRÔLÉS PAR L'AUTOPSIE

Indication des matériaux qui ont servi à cette étude. — En quatorze années il a été recueilli, dans mon service à l'hôpital Necker et à la Charité, 223 observations suivies d'autopsie, dans lesquelles les signes fournis par l'examen du cœur durant la vie et l'état anatomique de cet organe après la mort ont été recherchés et notés avec assez de soin pour que ces observations puissent utilement servir à déterminer le rapport véritable des souffles avec les lésions.

Sur ces 223 observations il y en a 159 où l'on ne constata pendant la vie aucun souffle dans la région précordiale, 64 au contraire, c'est-à-dire les deux septièmes, dans lesquelles on reconnut divers bruits anormaux de ce genre.

Dans les 159 cas où aucun souffle n'avait été constaté pendant la vie, 132 fois l'autopsie, confirmant les résultats de l'examen clinique, ne révéla aucune lésion du cœur. Il est vrai, par contre, que dans 23 cas elle montra des lésions manifestes; mais ces lésions, ne portant pas sur les orifices, étaient réellement incapables de produire aucun souffle par elles-mêmes. C'était : une symphyse cardiaque, des péricardites avec ou sans épanchement, une endocardite sans déformation valvulaire, l'hypertrophie brightique, enfin des dilatations consécutives à l'emphysème pulmonaire, à la tuberculose ou à la fièvre typhoïde.

De ces premières observations il résulte donc, fait non contesté d'ailleurs, que l'absence de souffle correspond en général à l'absence de lésion des orifices.

Cette règle, il est vrai, souffre quelques exceptions. Nous en avons rencontré quatre. Ce sont quatre faits dans lesquels, malgré l'absence de tout souffle cardiaque pendant la vie, on trouva à l'autopsie des lésions diverses capables habituellement d'en produire. Deux fois c'était un rétrécissement aortique, une fois une insuffisance de la mitrale, une autre fois un rétrécissement mitral pur. Les deux premiers malades, atteints de pneumonie, étaient entrés à l'hôpital dans un état d'agonie commençante. Si bien qu'ils moururent presque aussitôt et que l'auscultation pratiquée dans des conditions aussi défavorables ne put révéler un souffle qui devait être à ce moment singulièrement atténué. Le troisième fait était celui d'une femme atteinte de cancer atrophique du foie, malade entrée également à une période ultime de sa maladie et avec des accidents d'une gravité si haute, qu'ils détournèrent inévitablement l'attention de ce qui se passait du côté du cœur et mirent obstacle à l'examen minutieux qui eût été nécessaire pour amener la constatation des bruits anormaux, à supposer qu'ils existassent encore. Quant au rétrécissement mitral pur de la quatrième observation, il ne se révéla par aucun souffle, bien que l'auscultation eût été pratiquée cette fois dans les conditions les plus favorables. Ce n'est pas là sujet d'étonnement. L'absence de souffle dans cette maladie est en effet chose assez commune, surtout à certaines de ses périodes. Mais on sait que le diagnostic n'en est pas moins possible encore, grâce à d'autres signes dont la valeur n'est pas moindre que celle du souffle.

Il est donc permis d'affirmer : que *l'absence absolue de souffle cardiaque, quand elle est constatée dans des conditions favorables à l'auscultation, peut être considérée comme une preuve suffisante qu'il n'existe aucune lésion d'orifice; et qu'il y a quelques exceptions seulement à faire pour certains cas de rétrécissement mitral.*

Bien au contraire, *il ne suffit pas d'avoir entendu un souffle accompagner les bruits du cœur pour être en droit d'en conclure qu'il existe une lésion de cet organe.* Je l'ai montré déjà dans la première partie de ce travail, en citant un bon nombre de faits empruntés à divers auteurs. Les faits plus nombreux encore que j'ai observés à Necker et à la Charité sont absolument confirmatifs à cet égard.

Sur 64 observations dans lesquelles on avait noté des souffles cardiaques, 20 fois seulement l'autopsie montra des lésions d'orifice en rapport exact avec les souffles constatés: 36 fois au contraire elle n'en révéla aucune et ne mit au jour qu'un cœur absolument normal; 8 fois elle montra bien certaines lésions, mais non pas toutes celles nécessaires pour donner l'explication complète des divers bruits anormaux entendus pendant la vie. De sorte que, sur les 64 cas dans lesquels on a pu demander raison des souffles à l'anatomie pathologique, il n'en est qu'un tiers à peine où celle-ci leur ait assigné pour cause manifeste une lésion d'orifice bien déterminée. Tandis que, dans plus des deux tiers, c'est-à-dire dans 44 cas, elle a été incapable de leur fournir aucune interprétation rationnelle tirée de l'état du cœur.

Nous résumerons ce qui vient d'être dit dans le tableau suivant :

Sur 223 observations avec autopsie et notation suffisante de l'état des bruits du cœur pendant la vie, on a trouvé :

1° Pendant la vie —	2° A l'autopsie. —		
A. Pas de souffle cardiaque : 159 (71,3 %)	Aucune lésion du cœur. . .	132	155 (97,49 %)
	Lésions n'intéressant pas les orifices et incapables de produire des souffles	23	
	Lésions intéressant les orifices et produisant habituellement des souffles	4	(2,51 %)
B. Souffles divers de la région précordiale : 64 (28,6 %)	Lésions des orifices.	20	(31,25 %)
	Aucune lésion des orifices. .	36	44 (68,75 %)
	Lésions insuffisantes pour expliquer les souffles constatés.	8	

On voit en examinant ce tableau que plus du quart des sujets qui ont été autopsiés avaient présenté des souffles cardiaques, mais qu'un tiers de ces souffles seulement (31,25 pour 100) résultaient de lésions des orifices; que les deux tiers (68, 75 pour 100) étaient anorganiques; enfin que près de un cinquième des sujets autopsiés (19,64 pour 100) avaient présenté pendant la vie des souffles de ce genre.

Siège des souffles anorganiques. — Les souffles rencontrés chez les sujets chez lesquels l'autopsie a permis de constater par la suite l'intégrité absolue des orifices du cœur, souffles qui par conséquent étaient très certainement anorganiques, se sont fait entendre sur tous les points de la région précordiale, tantôt dans un espace très restreint, d'autres fois sur une grande étendue. Presque toujours on a pu leur assigner un ou plusieurs foyers, c'est-à-dire leur trouver un ou plusieurs points d'intensité maxima. Ces foyers sont le plus souvent différents de ceux qui appartiennent aux souffles produits par des lésions d'orifice. Ils peuvent servir de signe distinctif. Par suite leur détermination prend une grande importance et il convient de lui donner toute la précision possible. On peut les rapporter à des repères que fournit la paroi thoracique antérieure, comme le sternum, les espaces intercostaux, le mamelon. Mais les indications ainsi obtenues n'ont pas toujours une exactitude suffisante, attendu que les rapports du cœur avec les différents points de la paroi thoracique varient dans une très notable mesure suivant la situation du malade, la hauteur du diaphragme, le degré de la distension abdominale, les modifications subies par le poumon, enfin le volume variable du cœur.

Pour avoir des repères plus sûrs, il faut absolument les prendre sur le cœur lui-même, et à cet effet il est indispensable de déterminer d'abord, par la palpation et la percussion, le volume et la situation exacte de l'organe. La méthode dont je me suis toujours servi pour pratiquer cette délimitation est fort analogue à celle préconisée par mon collègue le docteur C. Paul. Voici en quoi elle consiste.

Délimitation de la matité précordiale. — On détermine d'abord par la percussion la ligne correspondant à la base du cœur représentée par l'oreillette droite, ligne qui dans l'état normal est sensiblement parallèle au bord droit du sternum; puis celle correspondant au bord du ventricule gauche; enfin la courbe qui réunit ces deux lignes en contournant la crosse de l'aorte. Pour préciser ces limites le plus aisément et le plus exactement possible, il importe beaucoup de pratiquer la percussion d'une façon très systématique de dehors en dedans. Cela veut dire que l'on commence à 4 centimètres environ de la limite présumée, en s'en approchant peu à peu, jusqu'à ce qu'un soudain changement dans l'intensité ou plutôt dans la tonalité du bruit, avertisse qu'on l'a atteinte. On

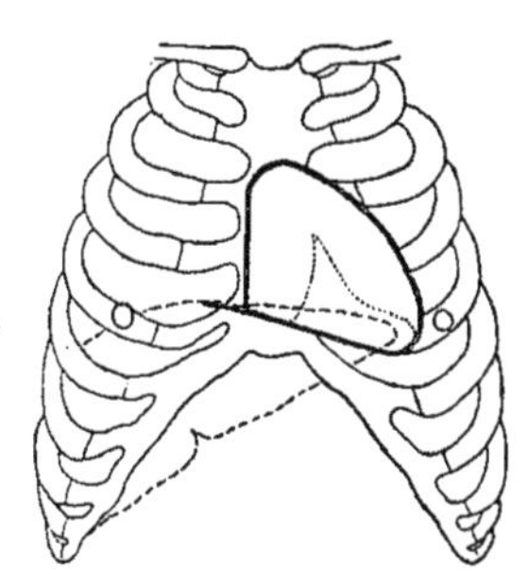

marque alors un trait au bord externe du doigt appliqué sur la poitrine et l'on s'arrête là. Prolonger plus loin la percussion et la pratiquer au-devant du cœur serait perdre son temps et augmenter sans aucune utilité la fatigue du malade. Quelques points marqués de cette façon suffiront pour déterminer chacune des deux lignes correspondant à la base et au bord gauche du cœur. Il en faudra un ou deux pour indiquer la courbe aortique. Et la plus grande partie du périmètre cardiaque se trouvera ainsi exactement limitée. Il reste à établir la ligne correspondant au bord du ventricule droit. La percussion ne saurait la donner directement. Ce côté du cœur, en effet, repose sur la face supérieure du foie qui le déborde, et, bien que la matité des deux organes ne soit sans doute pas identique, la différence est certainement trop petite pour qu'on puisse déterminer leur limite réciproque avec quelque semblant d'exactitude. Du moins je m'en déclare incapable. La ligne correspondant au bord du ventricule droit est donc établie d'une façon indirecte et un peu artificielle par le procédé suivant. On précise d'abord aussi rigoureusement que possible par la palpation et la percussion, le siège de la pointe du cœur et ses limites externe et inférieure. Cette délimitation est la partie la plus délicate et souvent la plus difficile de toute l'opération; mais aussi la plus importante et celle qui demande, pour des raisons qu'on verra dans la suite, le plus de soin et d'attention. Cela fait, on délimite, par la percussion pratiquée de haut en bas, le bord supérieur du foie sur la partie droite de la face antérieure du thorax, c'est-à-dire la ligne qui représente un plan tangent à la partie la plus haute de la convexité de l'organe. De l'angle formé par la rencontre de ces deux lignes, on en tire une dernière qui va joindre la limite inférieure de la pointe, et l'on a complété ainsi le périmètre du cœur.

Le périmètre tracé de la sorte n'est pas, bien entendu, une image du cœur, mais une sorte de projection du profil cardiaque sur la paroi thoracique antérieure. Même à ce point de vue, il n'est pas rigoureusement exact, puisque sa ligne inférieure ne répond pas précisément au bord inférieur du ventricule droit et se laisse un peu déborder par lui. Mais je ne pense pas qu'il soit possible d'arriver à plus d'exactitude, et, d'ailleurs, au point de vue de l'objet que nous avons ici, cette inexactitude constante et connue est absolument indifférente et ne met aucun obstacle à ses comparaisons suffisamment précises.

Il ne reste plus qu'à délimiter la partie découverte du cœur, en percutant très légèrement du centre de cette partie découverte vers les bords des poumons qui la circonscrivent.

La figure ainsi obtenue ayant été tracée sur la peau elle-même ou sur un linge exactement appliqué et maintenu, j'ai pris l'habitude de la transcrire en la calquant sur un papier souple et transparent, comme sont certains papiers japonais. Cela permet de la conserver aisément et de comparer ensuite avec une grande exactitude les formes et les dimensions très diverses que cette figure peut prendre chez divers malades ou dans les différentes phases d'une maladie.

Pour comparer entre eux ces tracés successifs, le moyen le plus exact et le plus simple est d'exprimer la grandeur des figures en centimètres carrés, ce qui peut se faire avec un chiffre unique.

Comme la mensuration de figures aussi irrégulières par les procédés géométriques habituels est chose à peu près impossible, je me suis servi, pour obtenir les chiffres qu'on trouvera cités dans le cours de ce travail, du planimètre d'Amsler, à l'aide duquel cette mensuration se fait presque instantanément et avec une exactitude rigoureuse. Je me suis aussi quelquefois servi de papiers découpés dont je comparais les poids. Mais cette méthode est beaucoup plus longue et le résultat notablement moins précis.

Dans la pratique courante, on peut obtenir plus simplement une mesure approximative en multipliant la hauteur de la figure par sa longueur et le produit par un coefficient que j'ai empiriquement trouvé être environ 0,83. Le résultat s'écarte peu de la vérité, pourvu que la figure ne s'éloigne pas trop de la forme représentée plus haut, qui est la plus commune.

Division de la région précordiale en régions secondaires. — Afin de préciser mieux les rapports que les souffles affectent avec les différents points de la matité précordiale, il convient de diviser celle-ci en un certain nombre de régions plus circonscrites correspondant à des points où certains bruits anormaux déterminés se font plus habituellement entendre. Nous admettrons d'abord trois zones principales : celle de la base, *zone basilaire*; celle de la pointe, *zone apexienne*, et une zone médiane intermédiaire, *zone mésocardiaque*. Chacune d'elles sera ensuite subdivisée comme on va voir.

Dans la *zone de la base* nous distinguerons : une partie droite dont le centre correspond à l'extrémité interne du 2ᵉ espace inter-

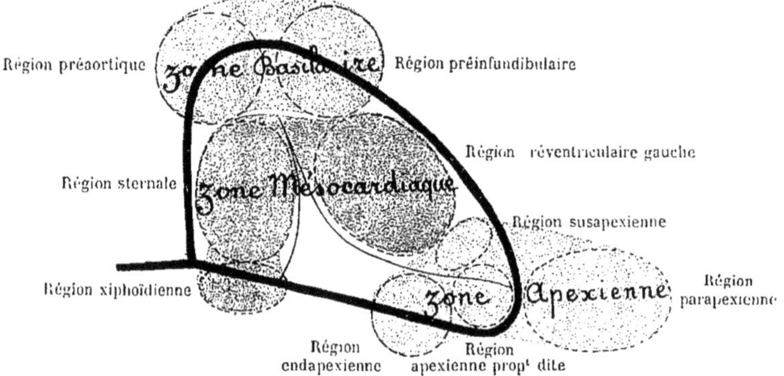

Zones et régions correspondant aux foyers des souffles cardiaques.

costal et à l'origine de l'aorte. Nous l'appellerons *préaortique*. Une partie gauche, occupant de ce côté la portion antérieure du 2ᵉ espace intercostal, où son centre se trouve à quelques centimètres du bord du sternum. Celle-ci nous l'appellerons *préinfundibulaire*, parce qu'elle correspond au point où l'artère pulmonaire fait suite à l'infundibulum et en raison de la part prédominante que cet infundibulum, comme on le verra plus tard, paraît prendre à la production des souffles qui se font entendre en ce point-là.

La *zone mésocardiaque* se trouve naturellement divisée par la partie découverte du cœur, où ne se produisent jamais de souffles cardio-pulmonaires, en deux portions distinctes : une partie gauche, que nous appellerons *préventriculaire*, attendu qu'elle correspond à la face antérieure du ventricule gauche; et une droite ou sternale, qui sera divisée en deux parties secondaires : l'une médiane ou *sternale* proprement dite; l'autre inférieure ou *xiphoïdienne*. C'est dans la région préventriculaire que se trouvent le plus grand nombre des bruits anormaux que nous aurons à étudier. Ils s'y répartissent de façons très diverses. Souvent ils se propagent au delà des limites qui leur sont assignées sur la figure. Assez fréquemment ils se localisent à l'extrémité supérieure du triangle représentant la partie découverte du cœur dans un point qu'on pourrait appeler région angulaire; ou, contournant son sommet, vont se confondre avec les souffles de la région sternale.

Dans la zone de la pointe que nous avons appelée *apexienne*, il faut faire quatre subdivisions et distinguer : une région correspondant à la pointe même, c'est-à-dire *apexienne proprement dite*; une autre à la partie du cœur située immédiatement au-dessus de la pointe : région *susapexienne;* une troisième située à un, deux ou trois centimètres en dehors d'une ligne verticale tangente à la pointe du cœur et que nous appellerons *parapexienne*; enfin une quatrième située en dedans de la pointe qui prendra le nom d'*endapexienne.*

Un peu minutieuses en apparence, ces divisions ont, au point de vue du diagnostic, une très considérable importance dont on jugera par la suite. Elles nous serviront dès maintenant à répartir en catégories distinctes les faits que nous avons à étudier.

ÉTUDE DES SOUFFLES RECONNUS ANORGANIQUES PAR LE TÉMOIGNAGE DE L'AUTOPSIE DANS LES DIVERSES SUBDIVISIONS DE LA RÉGION PRÉCORDIALE. — Les faits où l'absence de lésion cardiaque constatée à l'autopsie a manifestement démontré qu'il s'agissait de souffles anorganiques ont été au nombre de 36. Nous les rangerons, d'après le siège du bruit anormal, en trois catégories : 1° souffles de la région de la base; 2° souffles de la région moyenne ou mésocardiaque; 3° souffles de la région de la pointe ou apexiennne.

1° SOUFFLES DE LA BASE.

a) — *Souffle du 2e espace gauche ou préinfundibulaire.*

Le nommé Ma..., âgé de 48 ans, entra à l'hôpital Necker en 1878, avec des accidents de gastrite chronique et dans un état d'anémie profonde. Il présentait un souffle continu très prononcé au niveau de la jugulaire et, au cœur, un *souffle systolique intense, mais doux,* ayant son *maximum dans le 2e espace intercostal du côté gauche.* Huit jours après, bien que le malade s'anémiât de plus en plus, le souffle cardiaque avait totalement disparu. La mort avait lieu dix jours plus tard.

A l'autopsie on trouvait un épaississement notable de la paroi gastrique au niveau du pylore; des signes d'irritation vive de la muqueuse duodénale. Le cœur n'était pas hypertrophié; ses orifices et *tous les appareils valvulaires étaient dans un état absolument normal.*

b) — *Souffle du 2e espace intercostal droit ou préaortique.*

Un homme de 62 ans, nommé Guis..., entré à Necker en 1886, présentait dans la région sternale, au *niveau de l'extrémité interne du 2e espace intercostal droit, un souffle cardiaque assez intense.* Ce souffle était *mésosystolique*; c'est-à-dire qu'il commençait un peu après le premier bruit et se terminait un peu avant le second. Il était *très marqué pendant l'inspiration et disparaissait pendant l'expiration*. Le pouls était sans fréquence, à 80. La pression artérielle atteignait 20 centimètres. L'aorte était un peu dilatée. Sa matité débordait légèrement le sternum et la sous-clavière était surélevée. Quant au cœur, notablement dilaté au moment de l'entrée à l'hôpital, il était revenu au bout de quelque temps à un volume sensiblement normal.

Malgré la dilatation constatée de l'aorte, le souffle fut considéré comme anorganique en raison de son caractère mésosystolique et de l'influence qu'avaient sur lui les mouvements respiratoires; influence absolument inverse de ce qu'elle eût été s'il se fût agi de l'augmentation d'épaisseur de la lame pulmonaire pendant l'inspiration.

Le malade ayant succombé, on trouva à l'autopsie un cancer ulcéré de la petite courbure de l'estomac, une symphyse pleurale du côté droit, quelques tubercules caséeux entourés de granulations miliaires au sommet du poumon de ce côté; les reins durs et difficiles à décortiquer : l'aorte un peu dilatée dans sa première partie, comme on l'avait reconnu pendant la vie; mais le cœur de volume absolument normal, malgré un certain degré d'épaississement des parois du ventricule gauche; *tous les orifices de dimension normale*, avec des *appareils valvulaires manifestement suffisants* à l'épreuve de l'eau, *souples et sans altération aucune*.

En 1879 se trouvait à Necker une femme de 30 ans, nommée Per..., affectée de métrorrhagies très abondantes produites par un cancer utérin. Cette femme présentait à la partie supérieure du sternum un *souffle systolique intense*, qu'on entendait en même temps, quoique avec une intensité moindre, dans une grande partie de région antérieure de la poitrine. Ce souffle n'était pas modifié sensiblement par les changements de position de la malade.

A l'autopsie on trouva les organes de la circulation et le *cœur* en particulier dans un *état d'intégrité absolue*.

c) — *Souffle diastolique*.

Un garçon de 19 ans, nommé Lem..., fut reçu à Necker en 1884 pour une tuberculisation granuleuse à laquelle il succomba au bout de trois mois. Pendant son séjour dans les salles on constata, outre les signes de l'affection principale, l'existence d'un *souffle diastolique* qui se faisait entendre le long du *bord droit du sternum*, depuis la première jusqu'à la troisième côte dans une largeur de 4 centimètres. Ce bruit, *doux, aspiratif*, présentait une très grande analogie avec celui de l'insuffisance aortique. Mais il était plus superficiel, plus circonscrit, ne se propageait pas de même. Enfin on ne trouvait aucun des signes artériels de l'insuffisance sigmoïdienne.

Le malade ayant succombé, on trouva à l'autopsie la tuberculisation granuleuse péritonéale, pleurale et pulmonaire qui avait été reconnue pendant la vie, un épanchement pleural qui s'était produit dans les derniers temps; mais *aucune trace d'altération des orifices du cœur et de leurs appareils valvulaires;* notamment nulle affection de l'aorte ni des sigmoïdes aortiques.

Des quatre observations dont on vient de lire le résumé il en est une qu'on peut considérer comme un exemple de souffle anémique vrai du cœur et où l'on peut supposer que le bruit se produisait suivant le mécanisme généralement attribué à ces sortes de souffles, c'est-à-dire par le fait de vibrations nées dans un sang très pauvre au moment de son passage à travers l'orifice aortique. Dans ce cas, en effet, l'anémie était extrême; le souffle, correspondant à cet orifice, était sous-sternal, exactement systolique, intense; il se propageait au loin dans la direction de l'aorte et ne se laissait modifier en aucune façon par les changements de position de la malade. Tous caractères que j'ai rencontrés dans quelques cas analogues où l'anatomie pathologique n'a pas apporté sa vérification: mais que nous ne trouvons point du tout dans les trois autres cas de souffle anorganique de la base qui sont rapportés ici.

La même interprétation ne serait certainement pas applicable à ces derniers. Pour l'un, parce que son maximum se trouvait dans le 2ᵉ espace du côté gauche, où j'ai montré précédemment qu'on ne peut sans illogisme placer le siège des bruits produits directement par l'anémie; ensuite parce que ce souffle était en réalité si peu dépendant de l'anémie elle-même que huit jours après, bien que le malade continuât de s'anémier de plus en plus sous l'influence de la maladie à laquelle il ne devait pas tarder à succomber, le souffle avait complètement disparu. Pour le suivant, parce qu'il avait le caractère mésosystolique que n'a point, comme on vient de le voir, le souffle anémique vrai; de plus, parce qu'il était profondément modifié par les mouvements respiratoires et dans un sens où ne sauraient l'être les bruits anémiques proprement dits; soit qu'on imagine que l'affaiblissement du bruit dépende de l'interposition variable de la lame pulmonaire, car c'est pendant l'inspiration qu'il devrait en ce cas disparaître; soit qu'on l'attribue aux alternatives de la propulsion sanguine, car c'est pendant l'inspiration que la vitesse du courant s'exagère quelque peu au niveau des orifices artériels. Quant au dernier, il n'y a pas à le discuter, puisqu'il était diastolique et que l'anémie n'en saurait évidemment produire directement de semblable.

De cette première série de faits, si peu nombreuse qu'elle soit, il est déjà néanmoins permis de conclure : que la base du cœur peut être le siège de souffles systoliques, mésosystoliques et même diastoliques, sans qu'il existe aucune lésion du cœur ni de ses orifices ; que ces souffles peuvent être très intenses ; qu'ils peuvent siéger en différents points de la base ; enfin que, s'ils peuvent être exceptionnellement considérés comme des souffles anémiques vrais, ils échappent dans la plupart des cas à cette interprétation et ne peuvent par conséquent se ranger que dans la catégorie des souffles cardiopulmonaires.

2° Souffles de la zone mésocardiaque.

Les cas dans lesquels le souffle s'est fait entendre dans la région moyenne ont été les plus nombreux. J'en ai réuni 16.

Le maximum s'est trouvé toujours dans la partie de la région précordiale où le cœur est recouvert par le bord antérieur du poumon gauche ; partie qui correspond à la face antérieure du ventricule de ce côté (*région préventriculaire*). Le souffle était le plus souvent circonscrit à une portion restreinte du 5e espace intercostal. Exceptionnellement il se faisait entendre dans une grande partie de la région précordiale et semblait comme diffus.

Presque toujours ce bruit était léger, souvent très léger même ; habituellement il était doux et superficiel ; quelquefois pourtant nous l'avons trouvé aigu, sibilant ou rude et râpeux.

Il en fut ainsi chez un jeune garçon de 15 ans, nommé Cour..., qui entra à l'hôpital Necker en 1882, au quatrième jour d'une fièvre typhoïde. Le pouls était à 108. La pression radiale à 15 1/2. La matité précordiale avait une étendue normale. La pointe battait avec force contre la 5e côte dans la verticale du mamelon et ce battement était précédé d'une impulsion présystolique notable. On entendait au niveau du 5e et du 4e espace intercostal, à 4 centimètres de la ligne médiane et dans un espace d'environ 4 centimètres en travers et 3 centimètres en hauteur, un *souffle mésosystolique, superficiel*, mais *aigu et sibilant*. Malgré ce caractère inaccoutumé et une intensité assez grande, le bruit anormal ne se propageait nullement en dehors des limites de la région précordiale.

Deux jours après, le souffle avait une tonalité moins aiguë ; il se rapprochait beaucoup plus du timbre et de la tonalité du murmure vésiculaire entendu dans le même point ; mais il avait un caractère rude et râpeux. D'ailleurs il s'entendait exclusivement pendant l'expiration et nullement pendant l'inspiration. Néanmoins il ne se modifiait pas quand le malade prenait la position assise.

Le malade ayant succombé 10 jours après, l'autopsie montra les lésions habituelles de la fièvre typhoïde; mais *aucune trace de lésion ou d'altération quelconque du cœur.*

Dans le plus grand nombre des cas (15 fois sur 16), ce bruit était mésosystolique, c'est-à-dire qu'il commençait un peu après le premier bruit du cœur et se terminait un peu avant le second, que de plus il se renflait un peu en port de voix, son maximum tombant ainsi au milieu du petit silence. Deux fois seulement on lui a trouvé le caractère purement systolique. Dans un cas exceptionnel il parut présystolique.

Ce fut chez une femme de 51 ans, nommée Mag..., qui entra à la Charité en 1887 pour un cancer abdominal. Son pouls était à 108, irrégulier. Au cœur on trouvait de temps en temps un choc diastolique et vers la partie inférieure de la région mésocardiaque un vestige de *ronflement ou froissement présystolique.* Cette femme ayant succombé 18 jours après, on trouva à l'autopsie un cancer de l'épiploon. Le cœur avait le volume du poing du sujet. Les *orifices avaient leurs dimensions normales.* Les *valvules étaient toutes absolument suffisantes.* Il n'y avait *aucune trace ni d'endocardite, ni de péricardite.*

Ainsi le caractère exactement systolique ou présystolique d'un souffle cardiaque n'exclut pas son origine anorganique. Toutefois, dans la zone mésocardiaque dont nous étudions en ce moment les bruits, les souffles sont presque toujours mésosystoliques. Ce rythme caractérise suffisamment les souffles cardiopulmonaires, car il n'appartient qu'à eux et aux bruits péricardiques ou pleuraux; c'est-à-dire à des bruits extracardiaques comme eux. Je ne l'ai, pour ma part, jamais rencontré là où une lésion organique fut ultérieurement démontrée par l'autopsie, ou bien devint évidente par suite de l'évolution morbide.

Les souffles de la zone mésocardiaque ont été trouvés parfois mobiles, variables, changeant aisément de caractère sous l'influence des changements de position du malade ou des modifications du mouvement respiratoire. D'autre fois le bruit anormal était absolument permanent et ne subissait aucune de ces influences. Dans un cas il alternait avec un frottement pleural.

C'était chez un nommé Bauc..., entré en 1882 à l'hôpital Necker pour une pneumonie gauche compliquée de péricardite. Le jour de l'entrée on constatait des froissements secs disséminés dans toute l'étendue de la région précordiale, rythmés par les mouvements du cœur, mais prédominant pendant la systole. Ce rythme était constant et n'était en rien modifié par les mouvements respiratoires. Deux jours après on entendait un vestige de bruit de galop, et, dans le milieu de la région précordiale, un *souffle mésosystolique* manifeste et tout à fait distinct des frottements constatés la veille. Puis, trois jours plus tard, le frottement péricardique dominait de nouveau, mais associé à des frottements pleuraux manifestes et à des râles bronchiques fins, rythmés par les mouvements du cœur. Le jour suivant on n'entendait plus que des frottements. Le souffle avait disparu. Deux jours après, le malade mourait.

A l'autopsie on trouva un cœur volumineux, dilaté, dont les orifices et les *appareils valvulaires étaient dans un état absolument normal.* La plèvre était le siège de quelques dépôts fibrineux. Une pneumonie occupait la base du poumon droit.

Dans ce cas l'influence des mouvements du cœur sur les bruits pulmonaires fut rendue manifeste par le *rythme cardiaque* que les *râles bronchiques* eux-mêmes prenaient dans la partie du poumon située au-devant du cœur. Car le siège bronchique de ces râles ne pouvait être mis en doute, et leur rythme prouvait assez que chaque systole du cœur était accompagnée d'une accélération du mouvement de l'air dans les petites bronches de cette portion du poumon. Les bruits de souffle qui, à d'autres moments, prenaient la place des râles n'étaient évidemment qu'une manifestation différente de cette même accélération.

L'autopsie des sujets qui avaient présenté pendant la vie des souffles de la zone mésocardiaque a montré presque toujours les orifices du cœur et leurs valvules dans un état absolument normal. Deux fois seulement on a trouvé les valvules un peu épaissies ou indurées.

Dans l'un de ces cas, il s'agissait d'un homme de 55 ans, nommé Bru..., admis à la Charité en 1889, pour une cirrhose du foie. Le bruit anormal entendu pendant la vie était un souffle mésosystolique et mésocardiaque un peu diffus. Après la mort on trouva un cœur de volume normal et un peu d'épaississement du bord libre de la mitrale, sans aucune insuffisance valvulaire et sans rétrécissement des orifices.

L'autre cas était celui d'une femme de 50 ans entrée à Necker en 1881 pour une bronchopneumonie, chez laquelle on avait entendu un *souffle cardiaque mésosystolique*, tandis qu'on ne trouva à l'autopsie qu'une *altération athéromateuse de l'aorte et des valvules*, sans déformation des orifices, sans rétrécissement ni insuffisance.

Dans ces autopsies le cœur s'est trouvé habituellement de volume normal ou même petit. Le cas de pneumonie précédemment cité est le seul où l'on ait eu à noter une augmentation de volume.

La maladie dans le cours de laquelle les souffles en question ont été le plus souvent observés est la fièvre typhoïde. Elle a donné le tiers des observations. Après vient la pneumonie, où j'ai vu trois fois ce souffle se produire, puis une série de maladies des plus diverses pour lesquelles il est impossible d'imaginer qu'elles aient eu aucun lien avec l'accident sémiologique qui s'y est produit (tuberculisation pulmonaire, cirrhose du foie, kyste hydatique, cancer de l'épiploon, hémiplégie).

Souffle de l'extrémité inférieure du sternum ou xiphoïdien. — Le souffle qui, en l'absence de toute affection du cœur, se localise à la partie inférieure du sternum est bien plus rare que les précédents. Je n'en ai qu'un seul exemple parmi les faits dans lesquels le diagnostic a été confirmé par l'autopsie.

C'est celui d'un homme de 56 ans nommé Thom..., qui entra à l'hôpital Necker, en 1884, pour une bronchite avec congestion pulmonaire et une cirrhose aiguë du foie. Cet homme présentait à l'extrémité inférieure du sternum un *souffle mésosystolique*, c'est-à-dire retardant légèrement sur le premier bruit. Ce souffle *doux, superficiel*, était *constant* et fut retrouvé à chaque examen. Seulement son *maximum était variable* et s'écartait parfois quelque peu du point où on l'avait constaté d'abord. Sauf cela et un peu de fréquence, on n'observait rien d'anormal ni dans les bruits, ni dans les battements, ni dans le volume du cœur. Il n'y avait non plus aucune trace de pouls veineux jugulaire; et, bien que le foie fût assez volumineux et accessible à la palpation, on n'y constatait aucun battement. Malgré son siège insolite ce souffle fut donc considéré comme un bruit anorganique.

Le malade ayant succombé au bout de trois semaines, on trouva en effet un cœur de tout point normal. *Les orifices avaient leurs dimensions habituelles* et *les appareils valvulaires, sur lesquels on n'apercevait aucune trace de lésion, fonctionnaient tous à la perfection.*

Dans le siège qu'il occupait cette fois, le souffle pouvait être confondu avec celui de l'insuffisance tricuspidienne. On avait il est vrai, pour le distinguer, son caractère superficiel et doux, sa limitation à l'extrémité inférieure du sternum, l'absence de propagation le long du bord droit du cœur, au moins à certains jours. Mais on trouvait un caractère d'une certitude plus grande encore dans l'absence absolue de pouls veineux et surtout de battements hépatiques, alors que le foie était accessible et nullement induré. Ce signe négatif, constaté pendant la vie, est plus démonstratif encore que ne peut l'être l'anatomie pathologique elle-même. Car l'insuffisance tricuspidienne, on le sait, est parfois transitoire et peut ne se révéler plus à l'autopsie, tandis que les pulsations hépatiques n'auraient pas fait ici défaut, si l'insuffisance tricuspidienne eût existé.

Au demeurant, la localisation spéciale du souffle avait dans ce cas une cause très déterminée. Le poumon droit présentait une adhérence de la portion de son lobe moyen qui s'avance sous forme de languette au-devant du cœur, adhérence qui fixait cette languette à la plèvre médiastine et au péricarde vers la partie inférieure du sternum. Cette adhérence, ne permettant pas au poumon de se déplacer et d'échapper en glissant dans la plèvre, le livrait nécessairement à l'influence des mouvements du cœur placé derrière lui.

3° Souffles de la zone apexienne.

Le nombre des cas dans lesquels les souffles anorganiques contrôlés par l'autopsie ont occupé cette région est à peu près égal à celui des cas dans lesquels ils ont été trouvés dans la zone moyenne. Ces faits sont au nombre de quinze. Je n'oserais rien établir de tout à fait précis relativement à la répartition de ces bruits dans les différents points de cette zone. Mes premières observations sont fort anciennes et la localisation des souffles n'y a pas toujours été précisée avec toute l'exactitude nécessaire. Quatre fois le maximum du bruit anormal a été trouvé au-dessus de la pointe ; deux fois au-dessus et en dedans. De sorte que six fois sur quinze le maximum appartenait à la région que nous avons appelée sus-apexienne.

Les deux sujets chez lesquels le souffle s'est localisé en dedans de la pointe présentaient un certain degré de dilatation cardiaque : et néanmoins, en raison de l'emphysème dont ils étaient en même temps atteints, le poumon recouvrait presque le cœur.

L'un de ces sujets était un homme de 64 ans, nommé Buff..., entré à l'hôpital Necker, en 1884, pour un cancer de l'estomac. Son cœur était notablement dilaté, car sa matité mesurait 142 centimètres carrés. Néanmoins, lors de l'autopsie qui eut lieu deux mois après, on ne trouva aucune lésion d'orifice et le cœur, bien que ses cavités parussent un peu dilatées, n'avait pas un volume sensiblement supérieur à celui du poing du sujet. L'autre était un homme de 58 ans nommé Blard..., entré à l'hôpital Necker, en 1884, pour une hémorrhagie cérébrale. Au moment de son entrée à l'hôpital, son cœur était volumineux et donnait une matité de 207 centimètres carrés, sans aucun bruit anormal qu'un léger choc diastolique. Huit jours après, la matité était réduite à 140 centimètres carrés. Il n'y avait plus de choc diastolique, mais un souffle mésosystolique dont le maximum se trouvait à 6 centimètres en dedans de la pointe et qui ne se propageait pas dans une étendue de plus de 4 centimètres en travers. On ne trouvait d'ailleurs aucun indice d'insuffisance tricuspidienne. Le malade étant mort huit jours après, on trouva un cœur du volume des deux poings, avec hypertrophie prédominante du ventricule gauche; un peu d'athérome, un léger épaississement de la mitrale. Aucun des orifices n'était le moins du monde rétréci. Toutes les valvules étaient suffisantes à l'épreuve de l'eau. Les reins étaient petits et granuleux; les artères de la base du crâne fort athéromateuses.

Le siège sus-apexien d'un souffle systolique me paraît, à lui seul, établir d'une façon tout à fait péremptoire qu'il s'agit d'un bruit anorganique, car je l'ai constaté chez quelques-uns des malades dont l'autopsie a démontré l'intégrité absolue du cœur, et jamais chez aucun de ceux chez lesquels l'autopsie ou la marche ultérieure de la maladie ont pu témoigner qu'il s'agissait d'une insuffisance mitrale ou tricuspidienne.

Lorsqu'un souffle anorganique a son maximum au niveau même de la pointe, il cesse d'être caractérisé par son siège, puisque c'est également celui des souffles de l'insuffisance mitrale. Sur les huit observations dans lesquelles, le siège du souffle ayant été assigné à la pointe, l'autopsie a montré ensuite qu'il n'y avait aucune lésion du cœur, il y en eut quatre où les autres caractères du bruit, son apparence superficielle, son mésosystolisme, sa mobilité, suffirent à faire reconnaître qu'il s'agissait d'un bruit extracardiaque. Dans les autres, ces caractères mal accusés me laissèrent dans le doute. Enfin, il y en eut trois où leur absence me fit faire à tort le diagnostic d'insuffisance mitrale; car l'autopsie ayant été faite, montra la valvule tout à fait saine et parfaitement suffisante à l'épreuve de l'eau. Cependant le souffle dans ces cas avait une tonalité haute, une notable rudesse; il était d'ailleurs persistant et absolument systolique. Les caractères que je connaissais aux souffles cardio-pulmonaires de la pointe à l'époque où ces observations furent recueillies étaient donc insuffisants pour les distinguer toujours de celui de l'insuffisance mitrale. Mais depuis lors des faits multipliés m'ont fait connaître un caractère spécial aux souffles cardio-pulmonaires de cette région et qui permet, je crois, de les distinguer toujours avec assurance. Ce caractère est la localisation du maximum non sur la pointe même, mais en dehors d'elle, dans la région que j'ai désignée plus haut sous le nom de parapexienne. Ces faits, nous les retrouverons dans la partie de ce travail consacrée aux observations non suivies d'autopsie ; car je n'ai eu, depuis que je les recherche, aucune occasion d'obtenir pour eux le contrôle anatomique. Ce que je peux dès maintenant affirmer, c'est que, toutes les fois que, depuis l'époque où mon attention a été spécialement fixée sur ce point, j'ai trouvé le maximum du souffle localisé exactement sur la pointe, l'anatomie pathologique ou l'évolution de la maladie m'ont conduit à admettre sans conteste l'existence d'une insuffisance mitrale; et que, dans aucun des cas où le maximum a été trouvé dans la région parapexienne et où j'ai cru pouvoir en conclure qu'il s'agissait d'un bruit extra-cardiaque, je n'ai vu ce diagnostic infirmé par l'évolution de la maladie.

Tandis que les souffles de la région sus-apexienne sont, comme ceux de la zone mésocardiaque, presque toujours mésosystoliques, ceux qui se localisent dans la région *parapexienne* sont au contraire presque toujours très exactement systoliques. Le mécanisme de ce bruit, qui sera étudié plus loin, montrera la raison fort simple de cette particularité qui rend le diagnostic des souffles de cette région un des plus délicats et parfois des plus difficiles si l'on ne tient pas compte très exactement de leur siège.

Le souffle systolique et le souffle mésosystolique ne sont pas les seuls qu'on observe dans cette région. J'y ai rencontré aussi le souffle diastolique.

C'était chez une femme Tolos..., admise à l'hôpital Necker, en 1881. On entendait chez cette femme, dans la région de la pointe, un *souffle double, d'une grande intensité, dont la partie diastolique assez courte, retardant sur le second bruit, et n'occupant que le milieu de la diastole, pouvait être appelée mésodiastolique.* Ce souffle était d'ailleurs *inconstant et disparaissait dans la position assise.* L'autopsie ayant été faite huit jours après, ne montra *ni rétrécissement d'orifice, ni insuffisance valvulaire,* mais seulement un léger épaississement des bords de la mitrale.

État du cœur chez les sujets ayant présenté des souffles anorganiques de la région apexienne. — En somme, dans les cas qui viennent d'être exposés, l'examen anatomique a montré le plus ordinairement (7 fois sur 15) un cœur tout à fait normal ; deux fois un cœur exceptionnellement petit; trois fois un cœur volumineux ou même énorme. Dans deux de ces cas les valvules présentaient des traces d'endocardite récente. Dans tous les autres elles étaient à l'état absolument normal ou n'offraient que quelque épaississement léger incapable de contribuer en aucune façon au bruit anormal entendu pendant la vie.

Affections auxquelles les malades ont succombé. — La maladie qui, dans cette série de faits, a été le plus souvent cause de la mort, et dans le cours de laquelle le bruit anormal avait été constaté, est encore ici la fièvre typhoïde. On l'a trouvée 5 fois sur 15. Les autres cas avaient trait à des maladies chroniques des plus diverses (cancer de l'estomac, ictère grave, tuberculisation pulmonaire, hémorrhagie cérébrale, néphrite).

Résumé des cas de souffle cardiopulmonaires ayant eu le contrôle de l'autopsie. — Ce que je veux, pour le moment, conclure des faits qui viennent d'être exposés, peut se résumer dans les trois propositions suivantes :

1° Il se produit dans tous les points de la région précordiale des souffles à rythme cardiaque, n'ayant rapport à aucune lésion du cœur et méritant pour ce motif le titre de bruits anorganiques.

2° Ces bruits peuvent être très exceptionnellement de véritables souffles d'anémie. Mais, dans l'immense majorité des cas, cette interprétation ne leur convient à aucun titre et leurs caractères mêmes forcent à les reconnaître pour des bruits cardiopulmonaires.

3° Les souffles cardiopulmonaires ont des caractères propres qui permettent de les distinguer presque toujours avec une complète assurance des bruits analogues que peuvent produire les lésions organiques du cœur.

La première de ces propositions ne peut laisser aucun doute, puisqu'elle est appuyée de 36 autopsies pratiquées avec le plus grand soin. La seconde n'est pas moins assurée; car, si l'anémie a bien paru constituer la cause essentielle du souffle dans le cas de la femme Per...s (page 371), dans tous les autres cas elle ne pouvait en rendre compte à elle seule; soit que le souffle disparût tandis que l'anémie augmentait, comme il arriva dans le cas du nommé Ma... (page 370), soit que son siège, sa mobilité, ses transformations se missent en contradiction évidente avec tout ce que l'induction, l'observation et l'expérimentation ont pu nous apprendre sur les souffles véritablement anémiques du cœur; soit que le siège pulmonaire du bruit ait été mis en évidence par les adhérences pleurales que l'anatomie pathologique a montrées, ou par le rythme cardiaque imprimé en même temps au bruit respiratoire lui-même, et à des râles manifestement bronchiques.

Les *caractères propres* de ces souffles ont été des caractères de *siège*, de *rythme*, de *timbre* et de *tonalité*, enfin de *mutabilité*.

Le caractère tiré du *siège* s'est trouvé suffisant à lui seul, quand le maximum se localisait dans la région préventriculaire gauche et dans les régions endapexienne ou parapexienne, car aucun bruit organique n'a son maximum en ces points-là. Le siège préinfundibulaire est presque aussi caractéristique, puisque le seul souffle organique ayant son maximum en cet endroit est celui du rétrécissement de l'orifice pulmonaire, affection rare et d'ailleurs caractérisée par un frémissement qui n'accompagne jamais les souffles anorganiques.

Le *mésosystolisme* est un caractère précieux, car il ne se trouve jamais, que je sache, à aucun bruit de souffle organique. Mais il ne se trouve pas non plus toujours aux bruits anorganiques. Il est presque constant pour les souffles de la région mésocardiaque, et très habituel dans les régions préinfundibulaire et sus-apexienne. Dans tous ces points, il ajoute sa valeur diagnostique à celle du siège même du souffle. Il ne se trouve presque jamais aux souffles parapexiens. Et c'est pour cela que la délimitation exacte du maximum d'intensité prend une importance, en ce cas, si prédominante.

Le *timbre assez doux*, la *tonalité relativement basse* sont encore des caractères habituels aux souffles cardiopulmonaires. Mais ils n'y sont pas constants et d'ailleurs ne leur sont pas absolument propres. Ils n'ont donc d'autre valeur que celle d'un signe de présomption.

Quant aux *modifications produites par les changements de position ou par les influences respiratoires*, très caractéristiques quand elles existent, elles se produisent trop exceptionnellement pour que nous puissions compter sur elles comme caractère distinctif, à moins qu'elles ne s'ajoutent aux autres caractères pour en accroître la valeur ou la préciser quand elle reste douteuse.

Quoi qu'il en soit, nous voilà armés désormais pour reconnaître ces bruits et en affirmer la nature, lorsque l'anatomie pathologique ne nous viendra pas en aide. Nous pouvons donc entreprendre l'examen des observations dépourvues d'autopsies, sûrs que nous saurons reconnaître les bruits en question. Nous réunirons ainsi un nombre de faits assez considérable pour posséder les éléments d'une étude plus approfondie, qui permettra de déterminer plus exactement les conditions dans lesquelles le phénomène dont nous nous occupons se produit et de préciser son véritable mécanisme.

Mais il importe de signaler encore, avant de passer à cette nouvelle étude, un certain nombre de faits dans lesquels le souffle cardiopulmonaire, au lieu de se montrer isolé comme nous l'avons vu jusqu'ici, s'est associé à des lésions organiques du cœur et aux bruits que celles-ci font naître.

Souffles cardiopulmonaires associés à des lésions organiques du cœur. — On a vu que dans plusieurs des observations déjà citées l'autopsie ne révéla rien autre chose qu'une dilatation plus ou moins considérable du cœur. Le souffle diastolique de la base entendu deux fois dans ces conditions, de même que le souffle mésosystolique xiphoïdien, ne suscitèrent aucune difficulté de diagnostic, vu les caractères spéciaux qu'ils présentaient et surtout l'absence des caractères propres des lésions qu'ils pouvaient simuler; artériels pour l'insuffisance aortique, veineux pour la tricuspidienne. L'erreur ne put être évitée dans un cas où le souffle siégeant à la pointe avait pris le rythme présystolique, car l'absence en ce cas des autres signes du rétrécissement mitral semblait s'expliquer suffisamment par la présence d'un volumineux anévrisme de l'aorte. Je n'en voudrais donc déduire, pour le moment, rien autre chose que ceci : à savoir que, en présence d'un bruit présystotolique insuffisamment caractérisé, comme l'était en effet celui qui fut entendu dans ce cas et chez un sujet présentant d'autres signes d'une lésion grave du cœur, il conviendrait de réserver la portion du diagnostic afférente à la lésion mitrale, ce qui, on le conçoit, n'aurait pas une bien grande importance pratique.

Dans quatre autres de mes observations, les difficultés furent plus grandes, car il existait, outre l'hypertrophie du cœur, une ou plusieurs lésions d'orifice donnant lieu par elles-mêmes à des souffles auxquels s'ajoutait ou avec lesquels se confondait le bruit anormal accidentel.

Dans un cas, il s'agissait d'insuffisance aortique, dans deux autres d'insuffisance à la fois aortique et mitrale, dans un quatrième, d'un rétrécissement aortique avec rétrécissement et insuffisance de la mitrale et insuffisance tricuspidienne. Dans ce dernier, le souffle surajouté fut un souffle diastolique de la base que rien ne justifia à l'autopsie, car les sigmoïdes fermaient absolument bien.

Dans les deux cas d'insuffisance aortique et mitrale on entendit, en outre des bruits dépendant directement des lésions existantes, un souffle systolique faible dans l'un, mais très fort dans l'autre, qui fit présumer un rétrécissement de l'orifice aortique, mais qui ne s'y rattachait évidemment pas, puisque l'orifice fut trouvé absolument normal dans l'un des deux cas et dilaté dans l'autre.

Ce n'est d'ailleurs pas chose exceptionnelle qu'un souffle systolique de la base accompagnant une insuffisance aortique pure. D'ordinaire on l'attribue à la dilatation de l'origine de l'aorte, coïncidence, en effet, assez fréquente et qu'on suppose susceptible d'agir en créant une sorte de rétrécissement relatif au niveau de l'orifice. Mais, il faut bien croire que cette cause n'exerce pas un rôle très prédominant; car on rencontre assez souvent de grosses dilatations de l'aorte que n'accompagne aucun souffle systolique et, par contre, ce souffle peut se faire entendre, comme c'était le cas dans ces deux dernières observations, sans qu'il y ait ni rétrécissement de l'orifice, ni dilatation du vaisseau. Ces souffles se rangent donc encore dans la catégorie des bruits qui n'ont pas d'anatomie pathologique

Enfin, dans un dernier cas où l'autopsie ne montra rien autre chose qu'un rétrécissement de l'orifice aortique avec insuffisance, on avait, pendant la vie, en outre du premier, entendu vers la pointe un bruit diastolique différent de celui de la base et présentant par moments un renforcement présystolique analogue à celui du rétrécissement mitral. D'où l'on avait été conduit à admettre l'existence vraisemblable de cette lésion. Or, sur ce point le diagnostic se trouvait absolument erroné, puisque l'autopsie mit au jour un orifice mitral sans altération et dont l'appareil valvulaire était dans un état d'intégrité absolue.

On voit donc qu'il n'est aucune des affections organiques du cœur qui ne puisse s'accompagner de bruits anorganiques en quelque sorte supplémentaires. Et l'on comprend assez les embarras et les incertitudes que cela peut introduire dans la sémiologie cardiaque. Ces difficultés, on a pu s'en rendre compte, ne sont pas toujours insurmontables. Elles le deviennent sans doute, lorsque les souffles organiques et anorganiques s'entremêlent de façon à produire une confusion inextricable. Cela est heureusement exceptionnel et sans grande conséquence pratique, puisque, après tout, l'existence de l'affection organique est rarement douteuse en pareil cas. Mais cela est utile à noter pour expliquer le désaccord fréquent des résultats de l'auscultation et des constatations de l'autopsie, désaccord qui déjà désespérait Laënnec.

III

FAITS DE SOUFFLE CARDIOPULMONAIRE

SANS CONTROLE ANATOMIQUE

Fréquence des souffles anorganiques. — Les faits précédemment étudiés ont établi d'une façon formelle et avec l'appui constant de preuves anatomiques. : 1° que des bruits de souffle peuvent se faire entendre en des points divers de la région précordiale sans qu'il existe aucune lésion des orifices du cœur; 2° que ces souffles, dits anorganiques, ont des caractères suffisants pour qu'on les reconnaisse et qu'on ait la certitude qu'il s'est agi d'eux, alors même qu'une autopsie n'a pas confirmé le diagnostic. Il va nous être permis maintenant d'entreprendre l'étude des faits nombreux qui sont restés dépourvus de cette confirmation.

Ces faits, comme les précédents, ont été observés dans mon service. Ils sont au nombre de 380, et ont été relevés sur un total de 4300 observations dans lesquelles mention spéciale avait été faite de la recherche des bruits anormaux du cœur. Cela donne une proportion de 8,83 pour 100. Un douzième environ des malades entrés à l'hôpital pendant la longue période où ces faits ont été recueillis présentait donc quelque exemple de ces souffles anorganiques.

Sur ce nombre il y avait 2560 hommes et 1740 femmes. Les 2560 hommes ont fourni 179 cas et les 1740 femmes 201. De sorte que la proportion se trouve de 6,99 pour 100 chez les hommes et de 11,55 pour 100 chez les femmes. En d'autres termes, il a été rencontré à l'hôpital 1 cas de souffle cardiopulmonaire sur 14 malades dans le service des hommes et 1 sur 8 dans celui des femmes. On verra plus loin que cette proportion si différente suivant les sexes s'explique par la prédominance dans le sexe féminin de certaines maladies qui s'accompagnent plus particulièrement de ce phénomène et paraissent en provoquer la manifestation.

Ce n'est pas que le phénomène en question ne puisse se produire en dehors de tout état pathologique. Je l'ai rencontré maintes fois chez des sujets qui selon toute apparence étaient dans l'état de santé le plus parfait. Il est assurément rare dans l'état qu'on peut nommer physiologique, si j'en juge par les observations que j'ai eu occasion de faire sur de jeunes soldats au service. Mais ces observations ne sont point assez nombreuses pour que j'ose en déduire des conclusions chiffrées. Cette sorte de bruit serait singulièrement plus fréquente en Amérique, si l'on en croyait le résultat des recherches déjà citées de Collom et de Prince Morton, puisque le premier de ces deux auteurs, bien que bornant ses investigations aux souffles entendus dans la région de la pointe, les a rencontrés chez des gens en santé dans la proportion de 13 1/2 pour 100, et le second dans celle plus étonnante encore de 35 1/2 pour 100. Quand nous discuterons le mécanisme de ces bruits, nous trouverons peut-être la raison de ces divergences étranges. Mais, comme la question de fréquence n'a qu'un intérêt tout à fait accessoire, je n'y insisterai pas pour le moment. Il suffira d'avoir établi que les faits étudiés dans ce travail ne sont pas des raretés, des curiosités d'auscultation ; mais au contraire, des choses fréquentes, à chaque instant renouvelées et de conséquence sérieuse dans la pratique quotidienne, puisqu'elles exposent journellement à des erreurs de diagnostic souvent très fâcheuses.

Pour cette étude nous suivrons, comme dans le chapitre précédent, l'ordre des localisations.

1° Souffle de la zone basilaire.

Les souffles cardiopulmonaires de la base se sont fait entendre au niveau du second espace intercostal, soit sur le sternum même, soit et beaucoup plus souvent à la partie interne du 2e espace, à droite ou à gauche du sternum. Ces souffles sont relativement fréquents. J'en ai réuni 50 observations.

Les souffles de la région préinfundibulaire sont trois fois plus fréquents que ceux de la région *aortique*. C'est à gauche encore qu'ils ont leur maximum, lorsqu'on les entend à la fois des deux côtés. On en a un exemple dans le tracé ci-contre. Dans ce point le souffle est le plus souvent *mésosystolique*. Quelquefois il coïncide assez exactement avec la *systole*. Je ne l'ai *jamais trouvé diastolique*. C'est la variété de souffle la plus fréquente chez les chlorotiques ; celle que le docteur C. Paul a désignée sous le nom de souffle anémo-spasmodique. Il est quelquefois intense, parfois sibilant. En général, son caractère doux et superficiel permet de le distinguer sans peine de celui du rétrécissement de l'orifice pulmonaire, dont il affecte exactement le siège et qui est le seul avec lequel on pourrait le confondre.

Der... Bouillaud 1890.

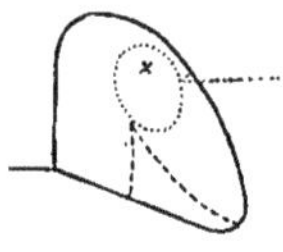

Colique saturnine.

Je l'ai vu subir d'une façon très manifeste l'influence respiratoire ; s'exagérer, par exemple, pendant l'expiration ou sur sa fin seulement ; plus souvent, bien qu'intense, se faire entendre exclusivement pendant l'inspiration ; ou encore se transformer insensiblement en inspiration saccadée, puis revenir au type exclusivement cardiaque. Tout cela suivant le degré de l'activité du cœur ou la prédominance de l'influence respiratoire.

Ces transformations sont la démonstration la plus péremptoire possible du siège pulmonaire de ces bruits. Elles rendent en outre manifeste qu'il s'agit le plus souvent, sinon toujours, d'une exagération localisée de l'aspiration pulmonaire, exagération que provoquent les mouvements du cœur. Elle n'ont pas lieu chez tous les sujets qui présentent de semblables bruits et l'on ne parvient pas toujours à les provoquer à volonté. Mais l'identité absolue, à tous autres égards, des souffles anorganiques de cette région fait qu'on ne saurait douter qu'ils aient tous une commune origine et résultent également de l'aspiration brusque occasionnée par le cœur.

Cette variété de souffle cardiopulmonaire est beaucoup plus fréquente chez les femmes que chez les hommes. J'en ai recueilli 52 observations chez des femmes contre 11 chez des hommes. Et, si l'on tient compte du nombre moindre de femmes observées, la différence de fréquence se trouve être dans le rapport de 4 : 1. Cette prédominance considérable paraît résulter surtout de la fréquence de cette variété de bruit dans la chlorose. Car sur les 52 cas observés chez des femmes, la moitié l'a été chez des chlorotiques.

Les autres cas ont été rencontrés avec les maladies les plus diverses : 6 fois chez des rhumatisants, 2 fois dans le cours de l'érysipèle de la face, 1 fois avec la fièvre typhoïde ou bien la diarrhée, la colique hépatique, le goitre exophtalmique, les palpitations nerveuses ; enfin à la suite des couches ou dans l'hématocèle. Tandis que, chez l'homme, le rhumatisme a donné 4 cas, la fièvre typhoïde 3 et la tuberculisation pulmonaire 3.

Nous aurons à rechercher plus tard pour quel motif la chlorose favorise cette localisation du souffle. Il suffit d'en avoir marqué ici la fréquence. Toutes les chlorotiques à beaucoup près ne le présentent d'ailleurs pas, non plus qu'aucun autre bruit anormal du cœur. Nous aurons donc à chercher quelles sont les conditions qui en favorisent l'apparition chez quelques-unes d'entre elles.

Souffles préaortiques. — Les souffles qui siègent à la partie interne du second espace intercostal droit, souffles que nous avons appelés préaortiques, sont en tout semblables à ceux que nous venons d'étudier ; sauf en ce qui concerne leur degré de fréquence, qui est beaucoup moindre, puisque je ne les ai notés que 10 fois contre 43 cas où le souffle avait été constaté du côté opposé. Aussi y aurait-il peu de chose à en dire s'il ne s'y trouvait une variété que nous n'avons pas eu à noter parmi les précédentes, le souffle diastolique.

Huit des 10 cas de souffle anorganique observés en cet endroit présentaient cette forme qui est une source de difficultés nouvelles. Car ce n'est plus au souffle du rétrécissement aortique qu'il faut comparer ce souffle de nouvelle espèce, mais bien à celui de l'insuffisance sigmoïdienne. La possibilité d'un souffle diastolique de la base sans lésion d'aucun genre n'est d'ailleurs plus en question. Elle a été établie par l'observation appuyée d'autopsie que j'ai rapportée dans le chapitre précédent. J'ai rencontré ce bruit en outre chez deux hommes atteints de rhumatisme articulaire aïgu ou subaigu, chez deux autres affectés de fièvre typhoïde, chez un névropathe et chez un malade affecté de bronchite chronique consécutive à la pneumoconiose. Des deux femmes qui l'ont présenté, l'une était une hystérique atteinte de tachycardie consécutive à la grippe, l'autre était affectée de névral-

Lem... Saint-Luc, 1883.

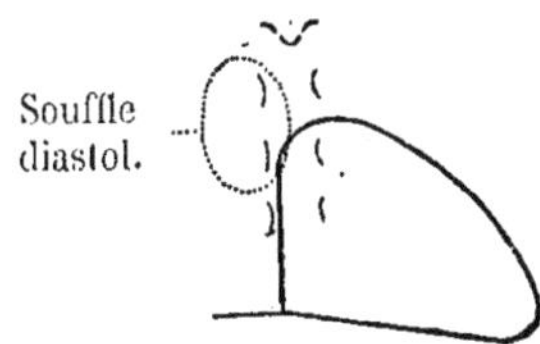

Tuberculose aiguë. — Autopsie.

gie intercostale. Chez aucun de ces sujets, bien entendu, on ne trouvait nul des signes artériels ou capillaires de l'insuffisance aortique et il ne pouvait être question d'une maladie de ce genre arrivée à la période du développement où elle est complètement caractérisée. Mais chez les quatre sujets affectés de rhumatisme articulaire et de fièvre typhoïde, maladies dans le cours desquelles cette lésion parfois se constitue, la question devenait plus embarrassante, et il fallait se demander si l'on n'assistait pas à la naissance d'une insuffisance trop récente et trop peu accentuée encore pour avoir développé ses conséquences habituelles soit du côté du cœur, soit du côté du système artériel. Le volume du cœur et l'état des artères ne pouvant en ce cas rien apprendre, les caractères du bruit anormal devaient seuls fournir la solution du problème d'où dépendaient à la fois et le pronostic et les indications thérapeutiques.

Ce souffle a en général son maximum au niveau de la partie interne du 2e espace intercostal droit ou un peu en dehors de cette partie interne. Ce maximum est d'ordinaire plus localisé qu'il ne l'est dans la plupart des cas d'insuffisance aortique. Comme dans cette maladie, il se propage parfois sous le sternum et même à sa gauche vers le milieu de la région précordiale. Il est doux comme celui de l'insuffisance; d'une intensité médiocre ou très faible, comme lorsqu'il s'agit d'une insuffisance très légère encore. Mais il en diffère ordinairement par son rythme. En général, il est plus bref et ne remplit pas comme celui de l'insuffisance le grand silence tout entier. Parfois il est légèrement en retard et laisse entre lui et le second bruit normal un très léger intervalle que le souffle de l'insuffisance aortique ne laisse jamais et ne saurait laisser. Quand il est prolongé, il ne présente pas au même degré le caractère aspiratif, c'est-à-dire un début brusque et accentué, suivi d'une atténuation progressive. Enfin, dans plusieurs cas, on constatait, en même temps que le bruit se faisait entendre, un affaissement brusque de la paroi thoracique à l'endroit même où on l'entendait; affaissement qui marquait d'une façon évidente l'aspiration à laquelle le poumon devait être soumis en ce point.

C'est ainsi que le diagnostic put être posé par exemple chez un homme de 23 ans, le nommé Bout..., entré à la Charité, en 1880, au sixième jour d'une fièvre typhoïde légère, avec 39°,8 le soir.

Lors de son entrée, il présentait au cœur un léger souffle mésosystolique de la pointe. Le vingt-neuvième jour, la défervescence étant déjà depuis quelque temps complète et toute trace du premier souffle ayant disparu, on en entendit un nouveau, double cette fois, c'est-à-dire alternativement systolique et diastolique, dont le maximum se trouvait à la partie interne du 2e espace intercostal du côté droit et qui se propageait par en bas sous le sternum en le dépassant vers la gauche. On ne constatait d'ailleurs aucune des conséquences cardiaques ou artérielles de l'insuffisance aortique. Ceci, les caractères du souffle énumérés plus haut, et la dépression diastolique constatée dans le point qu'il occupait, firent porter le diagnostic de souffle cardiopulmonaire.

Cinq semaines après, le malade quittait l'hôpital entièrement rétabli, et ne présentant plus aucune trace de bruit anormal au cœur.

Nous réserverons pour le moment la question de savoir dans quelle mesure les altérations que l'aorte subit parfois au cours de la fièvre typhoïde sont susceptibles de faire naître les affaissements diastoliques soudains, cause du bruit anormal en question.

Cette variété de bruit anormal paraît être le plus souvent transitoire. Parfois cependant le souffle est persistant et par suite plus embarrassant encore pour le diagnostic. Il y a quelques années, j'eus occasion d'étudier fort attentivement avec mon ami le docteur F. Franck, un malade de Rio-Janeiro, chez lequel un souffle de ce genre avait été l'origine de grandes incertitudes et de longs débats entre les médecins. En voici l'histoire abrégée :

M. C. P..., âgé de 36 ans, grand, vigoureux, ayant assez d'embonpoint, mais vif et un peu irritable, avait toujours joui d'une fort belle santé, n'ayant eu que deux très légères atteintes de rhumatisme dans son enfance. Cinq ans avant que nous le vissions, il avait été affecté d'un très profond chagrin. Depuis cette époque sa santé était troublée par des désordres nerveux multiples. Pesanteurs à la tête, absences, obnubilation passagère des idées, sensations bizarres de refroidissement subit, avec pâleur, décoloration des extrémités, essoufflements faciles, décubitus horizontal impossible. La constatation d'un bruit anormal au cœur avait fait attribuer tous ces accidents à une lésion chronique de cet organe.

En l'examinant, nous constatâmes, en effet, outre un souffle mésosystolique, correspondant au 4e espace, un autre souffle diastolique doux, qui se faisait entendre au niveau du 2e espace sans y avoir de foyer bien défini. Ce bruit s'entendait d'ailleurs dans une très grande étendue. Il ne commençait pas exactement avec le second bruit, mais était un peu en retard sur lui. Le volume du cœur mesuré par la percussion était d'ailleurs absolument normal. Le pouls n'était en aucune façon celui de Corrigan. Le sphygmographe donnait un tracé normal, et le cardiographe ne révélait rien, si ce n'est une amplitude notable de l'impulsion cardiaque. Or, l'ancienneté des accidents ne permettait pas d'admettre qu'une lésion assez considérable pour produire un souffle intense et très étendu fût compatible avec le maintien du volume normal du cœur et l'absence de toute modification artérielle. Il fallait donc rejeter absolument la supposition d'une insuffisance aortique, et, au lieu de considérer la lésion cardiaque que le bruit de souffle semblait indiquer comme l'origine de tous les accidents nerveux, ne voir dans les troubles cardiaques qu'une conséquence de l'état névropathique.

Dans le cas suivant, dont l'observation fut recueillie dans mon service à l'hôpital Necker, les difficultés du diagnostic nous mirent dans un embarras beaucoup plus grand. Cet embarras fut partagé par un grand nombre de médecins qui examinèrent alors le malade. La plupart ne craignirent pas d'affirmer l'existence d'une insuffisance aortique. On va voir cependant que cette lésion n'existait assurément pas. On verra aussi comment on put en acquérir la certitude, bien que, le malade vivant encore, il n'y ait pas eu à demander à l'autopsie la confirmation du diagnostic.

Barb..., gardien de la paix, âgé de 52 ans, entré à l'hôpital Necker, salle de la Terrasse, n° 25, le 12 avril 1883, avait exercé primitivement la profession de meunier et contracté dans cet état, vers l'âge de 20 ans, une bronchite persistante, qui le faisait tousser sans cesse, cracher abondamment tous les matins, et qui dura pendant cinq ans, c'est-à-dire jusqu'à ce qu'il eût quitté le métier.

Depuis deux mois il éprouvait dans les genoux et dans les pieds des douleurs vagues qui avaient fini par se fixer dans les talons, et c'est pour ces douleurs qu'il entrait à l'hôpital. Depuis le commencement il avait un peu d'enflure au bas des jambes ; mais jamais il n'avait ressenti ni palpitation, ni essoufflement.

Le jour de son entrée, pas de fièvre ; appareil respiratoire dans l'état normal, sauf un léger degré d'emphysème.

Le cœur était assez volumineux. On y entendait un *souffle diastolique, doux, aspiratif*, mais *extrêmement intense*, *remplissant tout le grand silence*. Ce souffle existait dans toute l'étendue de la région précordiale et partout avec les mêmes caractères de rythme et de timbre ; mais on l'entendait mieux que partout ailleurs *au-dessus et en dedans de la pointe*. A tous égards, il avait les apparences d'un souffle d'insuffisance aortique ; son maximum reporté vers la pointe pouvait s'expliquer aisément par l'emphysème qui masquait les bruits de la base ou tendait à les atténuer.

Cependant le pouls régulier, sans fréquence, d'une amplitude modérée, donnait un tracé sphygmographique absolument normal. On ne trouvait aucune trace de frémissement au niveau de la sous-clavière ni de double souffle crural.

On avait donc quelque peine à décider s'il fallait s'en fier davantage au souffle cardiaque qui paraissait établir si formellement l'existence d'une insuffisance aortique ou aux signes artériels qui contredisaient absolument ce diagnostic. La plupart des médecins qui examinèrent le malade furent d'avis que ce souffle devait s'expliquer par une insuffisance aortique, puisqu'on ne pouvait l'attribuer ni à une lésion des orifices auriculo-ventriculaires, ni à une insuffisance des valvules de l'artère pulmonaire.

Une circonstance cependant me parut enlever au souffle toute la valeur qu'il semblait si légitimement avoir. Lorsqu'on auscultait le malade *assis dans son lit, le souffle de la base disparaissait.* Celui de la pointe persistait seul. Si, l'ayant fait lever, on l'auscultait aussitôt debout, *tout bruit anormal disparaissait*; puis, au *bout de quelques instants, le bruit reparaissait*, d'abord vers la pointe, puis à la base.

Deux jours après, le souffle, dans ces mêmes conditions, se transformait en un souffle *nettement systolique* qui *disparaissait* ensuite à son tour, laissant seulement à sa place un léger choc diastolique.

De pareilles transformations du souffle étant incompatibles avec une origine organique, je conclus qu'il s'agissait d'un bruit cardiopulmonaire, et mon opinion se trouva confirmée par ce qui advint ensuite.

Le 28 avril, le malade, étant toujours dans nos salles, contracta, à la suite d'un refroidissement, une pneumonie droite qui se trouva le lendemain caractérisée par une matité occupant le pourtour de l'angle inférieur de l'omoplate, l'affaiblissement du murmure vésiculaire, un souffle voilé, de la crépitation très fine et de la bronchophonie. Le pouls était à 120 avec une pression de 19 1/2. La température était montée à 40° le soir.

Au cœur on ne trouvait plus *aucun vestige du souffle diastolique.* Le bruit avait un caractère un peu dur et un timbre auriculo-métallique. Le volume de l'organe était augmenté au point que la surface de sa matité mesurait 156 centimètres carrés.

Le 29, le souffle toujours absent était remplacé à l'angle supérieur de la matité absolue du cœur, au niveau de la réunion des bords des deux poumons, par une sorte de *froissement diastolique* un peu en retard sur le second bruit.

Le 3 mai, septième jour de la pneumonie, la défervescence était accomplie et le pouls revenu à 64. Ce jour-là *le souffle reparaissait avec intensité.* Il avait son maximum encore à l'angle supérieur de la matité complète, comme le froissement qui l'avait remplacée et *disparaissait* quand le malade s'asseyait dans son lit.

Le 6, il était redevenu exactement ce qu'il était avant la fièvre. Le 10, *on ne l'entendait plus.* Mais le 16, *il reparaissait* avec des caractères différents. On l'entendait sous le sternum à partir du 2ᵉ espace tout le long du poumon droit. Il était tout à fait superficiel et son timbre froissant. Il se renforçait de temps en temps pendant l'inspiration. Le 22, il existait toujours et on notait cette particularité que de grandes inspirations coup sur coup lui faisaient perdre son caractère froissant pour lui rendre celui de véritable souffle qu'il avait précédemment.

Le malade quitta l'hôpital présentant toujours le même bruit anormal.

Il y entra une seconde fois le 4 décembre 1884 pour de nouvelles douleurs dans les jointures avec un léger mouvement fébrile. On retrouva le souffle diastolique qu'on avait constaté lors de son premier séjour. Mais cette fois on l'entendait *exclusivement à l'extrémité inférieure du sternum*. Il n'en existait plus aucune trace à la base.

Au mois de décembre 1885, le malade faisait un troisième séjour à l'hôpital, toujours pour les mêmes douleurs. Les signes artériels de l'insuffisance aortique étaient toujours aussi complètement absents et le cœur n'avait pas subi d'augmentation appréciable de volume. Le souffle diastolique se faisait encore entendre avec des caractères fort analogues à ceux qu'il avait lors des précédents séjours à l'hôpital. Cette fois on nota des changements successifs dans la localisation du bruit dont les foyers furent exactement circonscrits et reportés sur les graphiques de la matité.

Enfin, le malade ayant été suivi jusqu'au 6 mars, on constata encore dans cet intervalle les modifications suivantes : tantôt le souffle était si faible qu'on le pouvait à peine entendre, tantôt il reprenait son intensité première. Puis un autre jour, pendant la durée d'une auscultation, il disparaissait complètement sans qu'on en pût retrouver aucune trace. Enfin, il y avait des jours où il apparaissait et disparaissait alternativement. Parfois *il prenait un timbre et une tonalité identiques à ceux de la respiration entendue dans le même point*; à d'autres moments il redevenait plus soufflant. A certains jours on l'entendit très distinctement se transformer en *bruit respiratoire saccadé*.

Lorsque le malade quitta le service le 6 mars, il était en santé parfaite et le bruit anormal subsistait toujours.

Ainsi voilà un souffle persistant qui a présenté des caractères si semblables à ceux du souffle de l'insuffisance aortique qu'il était impossible à des gens même très experts en auscultation, mais non prévenus, de ne pas croire à l'existence de cette lésion et de ne point l'affirmer même. Cependant l'observation renouvelée pendant deux ans à des intervalles divers a permis de lui reconnaître, au milieu de ses transformations successives, des caractères si opposés à cette opinion qu'il n'eût plus été possible à personne de la maintenir. On a vu en effet ce bruit prendre par moments un timbre froissant que les souffles d'orifice n'ont jamais, ou bien un caractère identique à celui du bruit respiratoire qu'ils ont encore moins. On l'a vu affecter le rythme mésodiastolique ou tout au moins retarder notablement sur le second bruit normal; ce qui ne saurait arriver à un souffle d'insuffisance aortique. On l'a vu enfin se transformer en *bruit respiratoire saccadé* manifeste; ce qui, pour un bruit organique, serait plus impossible encore. Enfin on a assisté à sa transformation passagère en souffle systolique et à sa disparition complète au moment où apparaissait une pneumonie; ce qui ne serait même pas concevable avec une lésion d'orifice. Je sais qu'on a rapporté certains exemples de guérison d'une insuffisance aortique sous l'influence d'une maladie aiguë et qu'on a attribué la disparition de la lésion dans ces cas à la naissance de végétations susceptibles de combler la lacune valvulaire. Mais cette supposition ne serait point recevable ici en raison de la soudaineté avec laquelle le bruit anormal disparut. C'est le jour même où la pneumonie fut reconnue, le lendemain de celui où le mouvement fébrile avait commencé, que l'on constata la disparition absolue du souffle. Or, outre qu'il est singulièrement exceptionnel, si même il y en a des exemples, que la complication endocardiaque se montre au début même de la pneumonie, il n'est pas non plus supposable que des végétations puissent croître avec une telle rapidité. Ce qui est moins supposable encore, c'est qu'elles viennent à disparaître subitement et complètement le jour même de la défervescence.

A ces signes tirés des caractères du bruit de souffle lui-même, on peut ajouter qu'on n'a jamais trouvé aucun de ceux qui peuvent être fournis par le système artériel : pouls de Corrigan, crochet du tracé sphygmographique, double souffle crural. Il est donc absolument certain qu'il ne s'agissait point d'un souffle d'insuffisance aortique. On trouva de plus, dans les caractères mêmes du bruit anormal, des preuves directes de son siège pulmonaire : analogie parfois évidente du timbre de ce bruit et de celui du bruit respiratoire; cessation du bruit sur les limites mêmes du poumon; son absence dans toute l'étendue de la partie découverte du cœur; enfin transformation du souffle cardiaque en bruit respiratoire saccadé. Mais il n'a pas été nécessaire de prolonger l'observation si longuement pour acquérir cette conviction et établir formellement le diagnostic. Dès le premier jour, l'absence des signes artériels ayant donné l'éveil, on en a trouvé les éléments suffisants dans la répartition du souffle à la surface de la région précordiale et dans les modifications considérables qu'il subissait sous l'influence des changements de situation du malade.

Ainsi les souffles cardiopulmonaires diastoliques de la base ne sont point chose très rare. Ce sont eux qui donnent aux caractères artériels de la maladie de Corrigan une importance qu'ils n'auraient pas, si tout souffle diastolique de la base était nécessairement le signe d'une insuffisance aortique. Car, de supposer un souffle diastolique d'origine purement anémique en cet endroit, il n'y a pas à y songer un instant; puisque le sang, si altéré qu'il soit, ne peut entrer en vibration au niveau d'un orifice qu'à la condition de le traverser et qu'il ne saurait passer à travers les orifices artériels pendant la diastole qu'autant que les sigmoïdes seraient insuffisantes.

Souffles de la zone moyenne. — Les souffles de la zone moyenne du cœur forment encore, de même que dans les observations suivies d'autopsie, le groupe le plus important par le nombre des faits. Ils sont tantôt diffus, occupant une grande partie de cette zone moyenne, tantôt limités à quelqu'une des régions circonscrites que nous avons indiquées, avec une prédominance très marquée pour la région préventriculaire gauche. Cette limitation à des foyers circonscrits doit être notée pour deux motifs : d'abord parce qu'elle montre la nécessité de rechercher les bruits anormaux sur tous les points de la région précordiale et, d'autre part, parce qu'elle écarte les bruits organiques qui n'admettent point une semblable limitation, à moins d'être extrêmement faibles.

Le *souffle xiphoïdien* est rare. Dans un cas rapporté précédemment, on a vu qu'il semblait avoir sa raison d'être dans des adhérences du bord du poumon droit qui, mettant obstacle au glissement de cet organe, le livrait à l'influence prédominante des mouvements cardiaques. Mais cette condition n'est pas nécessaire, car ce bruit peut être purement transitoire, comme je l'ai vu chez

Un nommé Gay..., âgé de 28 ans, entré à l'hôpital Necker, le 16 mars 1882, pour un rhumatisme polyarticulaire datant de 8 jours. Cet homme éprouvait des palpitations depuis le début de son rhumatisme; mais aucune douleur précordiale. Il présentait un *souffle mésosystolique* dont le siège était circonscrit à la partie inférieure du sternum. L'absence du souffle dans la région découverte du cœur, d'une part, de l'autre l'absence de tout indice de pouls veineux, jugulaire ou hépatique et la dilatation très modérée, à peine notable même, que le cœur paraissait avoir subie (sa matité mesurant seulement 119 centimètres carrés), ne permettaient pas de supposer une insuffisance tricuspidienne par dilatation. Le souffle persista d'ailleurs jusqu'à la sortie du malade.

Mais cet homme étant rentré à l'hôpital pour des douleurs rhumatismales, le 22 juin de la même année, on ne trouva plus aucune trace du souffle constaté la première fois.

Cette variété de bruit ne saurait se confondre qu'avec le souffle de l'insuffisance tricuspidienne. L'insuffisance tricuspidienne, il est vrai, n'existe guère sans une dilatation des cavités droites, en général aisément constatable. Mais cette dilatation peut exister sans insuffisance tricuspidienne et s'accompagner d'un souffle xiphoïdien anorganique que son association à une altération manifeste du cœur rend nécessairement suspecte. Celui-ci alors se distingue à un caractère superficiel, à sa limitation, à l'absence de toute propagation du bruit dans la partie découverte du cœur et, par-dessus tout, à l'absence de tous les signes veineux de l'insuffisance soupçonnée; ou mieux à l'existence, si elle se rencontre, de l'affaissement systolo-ventriculaire des veines jugulaires, lequel est exclusif de cette insuffisance.

Le *souffle sternal* est plus exceptionnel encore, comme localisation isolée.

Je l'ai rencontré chez un nommé Cour..., âgé de 28 ans, entré à la Charité le 22 août 1888 pour un rhumatisme articulaire subaigu, et qui un an auparavant avait subi une première atteinte de rhumatisme et de dysenterie. Il avait conservé un notable degré de dilatation du cœur; car sa pointe battait dans le 6e espace intercostal avec un caractère auriculo-métallique assez tranché et la matité mesurait 129 centimètres carrés. Mais les bruits normaux étaient très nets et l'on ne constatait d'autre bruit anormal qu'un souffle mésosystolique occupant le point indiqué sur le diagramme ci-contre.

Coursot, 28 ans. Rhum. art.

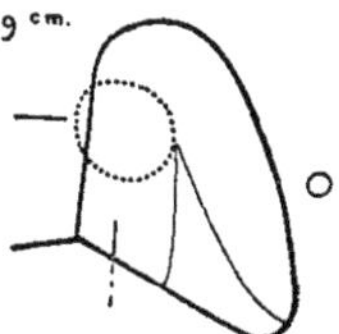

Souffle mésosystol.

Assez souvent le souffle cardio-pulmonaire siège précisément au point où les bords des deux poumons se joignent au sommet du triangle de la petite matité. On pourrait appeler cette variété *angulaire*.

On en a un exemple dans ce tracé recueilli à la Charité en 1890 sur une chlorotique nommée Mong. Je l'ai constaté également en 1886 chez une femme de 41 ans entrée à la Charité pour une anémie profonde consécutive à des métrorrhagies abondantes. Il y avait un souffle continu intense dans la jugulaire, et au cœur un *souffle mésosystolique* assez fort, dont le maximum siégeait dans le 3e espace intercostal, répondant exactement au même point que dans le tracé précédent.

Mong... Piorry, 1890. 84 cm.q.

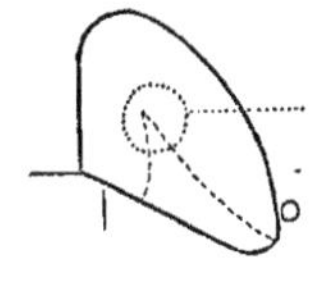

Souffle mésosystolique.

Chloro-anémie.

Ce bruit persista pendant toute la durée du séjour de la malade à l'hôpital.

Je l'ai observé aussi chez un saturnin très anémié entré à la Charité pour des coliques de plomb en 1887, avec un cœur sans hypertrophie dont la matité mesurait 97 centimètres carrés; chez une femme de 20 ans entrée en 1886 à la suite d'un accouchement et dont le cœur mesurait seulement 92 centimètres carrés; chez un nommé Cord..., entré en 1887 pour une pleurésie avec épanchement, chez lequel le souffle apparut 16 jours seulement après la défervescence; enfin chez une femme de 21 ans, nommée Croz..., entrée à Necker en 1885, pour un rhumatisme avec endopéricardite.

Dans ces différents cas le siège du bruit était assez éloigné déjà de celui où se font entendre les souffles du rétrécissement aortique ou pulmonaire pour qu'il n'y eût pas de confusion possible, à la condition de limiter exactement le maximum et de tenir compte des propagations propres aux souffles qui naissent dans les orifices artériels.

Les **souffles de la région préventriculaire gauche** sont de beaucoup les plus fréquents de tous. Les figures ci-jointes montrent sa dis-

M. Po... 1889.

84°

Souffle mésosystolique. intense. (5e espace)

Bouss... Bouillaud, 1892.

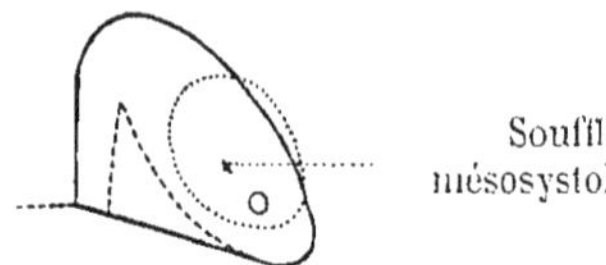

Souffle mésosystolique.

position la plus habituelle. J'en ai relevé 110 exemples. Le maximum se trouve habituellement au niveau du 5e espace intercostal. Il correspond en général au bord du poumon gauche et peut se trouver en un point quelconque de ce bord; parfois tout en haut et près du sommet du triangle formé par la matité absolue ou en bas et vers la pointe. Parfois il s'éloigne de ce bord et on le trouve sur le bord même du ventricule gauche.

Les souffles extracardiaques entendus dans cette région sont presque toujours *mésosystoliques*, c'est-à-dire que leur début retarde un peu sur le premier bruit et qu'ils se terminent un peu avant le second. Sur 110 cas relevés, il y en eut 82 dans lesquels ce caractère était bien accentué et formellement indiqué: 20 où il n'était pas mentionné bien qu'il ait existé sans doute, car, le *systolisme* exact dans cette région étant exceptionnel, on n'eût pas manqué de le noter: 4 seulement où le caractère du bruit fut trouvé systolique. Le souffle de cette région est donc *mésosystolique* 96 fois sur 100. En sorte que cette modalité du bruit, une des plus caractéristiques, est heureusement aussi l'une des plus constantes, et qu'un souffle *mésosystolique* constaté dans la région désignée peut être considéré comme certainement anorganique. Le seul souffle qui affecte un siège semblable ou très voisin, celui des communications interventriculaires, est toujours absolument et très *nettement systolique*.

A côté de ce type presque constant, j'en ai rencontré quelques autres qui sont absolument exceptionnels, mais dont il faut cependant faire mention. Celui, par exemple, où le souffle, très court, semble n'être qu'un prolongement du premier bruit normal, et pourrait s'appeler *protosystolique*, ou bien celui exceptionnel également où le souffle est non plus mésosystolique, mais *mésodiastolique*.

Cette dernière forme, je l'ai trouvée chez deux femmes observées à l'hôpital Necker.

La première y était entrée au mois de janvier 1881 pour une chlorose albuminurique avec de l'anasarque, de la pollakiurie, de la dyspnée, et un *souffle cardiaque mésosystolique* qui se montrait et disparaissait alternativement.

Rentrée au mois de juin suivant avec des accidents analogues, mais surtout de la céphalalgie et des palpitations, elle présentait, non plus le souffle mésosystolique, mais un bruit de galop et un souffle *mésodiastolique* très intense dont le maximum se trouvait au niveau du 3e espace intercostal, se rattachant à la symphyse cardiaque.

État du cœur chez les sujets qui ont présenté le souffle préventriculaire gauche. — En général les sujets chez lesquels on a observé la variété préventriculaire gauche du souffle mésocardiaque n'avaient aucune trace d'hypertrophie du cœur. La matité précordiale a été presque toujours très exactement mesurée. Une seule fois cette mensuration a donné un chiffre dépassant ce que je crois être la limite de l'état normal, c'est-à-dire 127 centimètres carrés. C'était chez une rhumatisante affectée de troubles dyspeptiques très accentués et de dilatation cardiaque droite consécutive. Chez elle la surface de la matité atteignait 137 centimètres carrés. Chez les 19 autres l'étendue de la matité est restée très voisine de la moyenne normale. Car j'ai trouvé pour moyenne dans ces 19 cas le chiffre de 91, celui de l'état normal étant, d'après les recherches que j'ai faites à ce sujet, environ 90.

Il n'en est pas de même pour les sujets chez lesquels on a observé les variétés *sternale* ou *xiphoïdienne* : c'était pour la plupart des sujets à cœur plus ou moins dilaté.

A ces divers modes de localisation du souffle mésocardiaque, il en faut joindre un dernier dans lequel le souffle occupe *une grande partie de la zone mésocardiaque*, siège à la fois dans les régions sternale, angulaire et préventriculaire gauche et circonscrit en quelque sorte le sommet de la petite matité autour de laquelle on

Belu... Adélaïde, 1886.

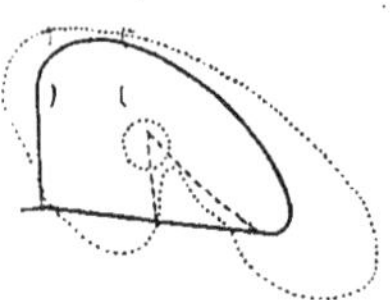

Polype utérin. — Métrorrhagie.

Gesm... Saint-Luc, 1886.

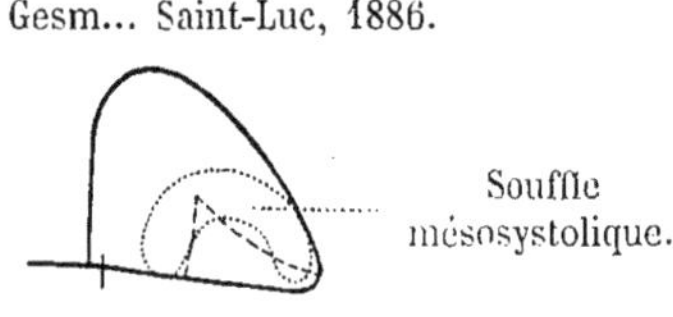

Sciatique.

entend partout le bruit anormal, tandis qu'il fait complètement défaut dans les pointes correspondant à la partie découverte du cœur. Cette forme dernière, dont on a deux exemples très frappants dans les deux dessins ci-annexés, est particulièrement intéressante, en ce sens qu'elle met plus en évidence la part qui revient à l'interposition du poumon dans la production du bruit, puisque le bruit fait défaut là précisément où il devrait se faire mieux entendre s'il se passait dans le cœur ou dans le péricarde.

Conditions dans lesquelles se produisent les souffles mésocardiaques. — Sur 110 cas de souffles mésocardiaques 63 se sont trouvés chez des femmes et 47 chez des hommes. La prédominance du sexe féminin tient ici, comme pour les souffles de la base, à la fréquence de ces bruits chez les chlorotiques, qui forment le tiers des cas de souffles mésocardiaques présentés par des femmes (21) ; et en outre à ce que chez les femmes la grossesse, les suites de couches, d'avortement, et les métrorrhagies ou les hématocèles, constituent autant de causes de chloro-anémie accidentelle et par suite du bruit anormal de l'espèce que nous étudions. Si l'on ajoute les 8 cas de ce genre aux 21 cas de chlorose primitive, il se trouve que près de la moitié des souffles mésocardiaques chez la femme accompagnent la chloro-anémie.

Chez l'homme, c'est le rhumatisme articulaire aigu ou subaigu qui a donné le plus grand nombre de souffles mésocardiaques (19 sur 47). Ces souffles accompagnaient parfois des indices d'endocardite valvulaire fournis par l'altération des bruits normaux (8 fois sur 19); et il n'est pas défendu, comme on verra plus tard, de penser que l'endocardite ait contribué dans ces cas-là à faire naître le bruit extracardiaque. Mais le plus souvent on ne trouvait aucun indice d'une semblable complication.

Après le rhumatisme vient la fièvre typhoïde avec 15 cas dans lesquels l'apparition du bruit anormal était liée au mouvement fébrile sans doute et nullement à l'anémie consécutive. Car le bruit que l'on constatait souvent à l'entrée du malade cessait au 14e, 15e, 21e, 30e jour, c'est-à-dire vers l'époque de la défervescence et précisément quand les signes de l'anémie commençaient à se manifester. Une fois cependant je l'ai noté pour la première fois au moment de la chute de fièvre dans un cas où cette défervescence eut lieu le 22e jour.

Quant aux autres maladies fébriles (pneumonie, pleurésie, embarras gastrique, grippe), elles n'ont donné que des cas isolés, et la tuberculisation pulmonaire qu'un seul, malgré la fréquence extrême de cette maladie dans nos salles. La colique de plomb au contraire en a donné trois exemples.

En somme, on voit que les souffles de la région mésocardiaque sont deux fois plus fréquents que ceux de la base, qu'ils présentent en général des caractères plus tranchés, plus décisifs encore que les premiers, et qui en rendent le diagnostic encore plus facile; enfin qu'ils se produisent à peu près dans les mêmes conditions et que c'est chez les chlorotiques, les anémiques, les rhumatisants et les typhiques qu'on les rencontre surtout, bien qu'on puisse les rencontrer aussi avec un grand nombre de maladies des plus diverses.

Souffles de la zone inférieure ou zone de la pointe. — Dans cette zone nous aurons à considérer quatre variétés de souffles correspondant aux quatre régions que nous y avons distinguées : 1° le souffle qui se fait entendre au niveau de la pointe même : *souffle apexien*; 2° celui qui se trouve un peu au-dessus de la pointe : *souffle sus-apexien*; 3° celui dont le maximum est reporté en dehors de la pointe : *souffle parapexien*; 4° celui qui siège en dedans de la pointe : *souffle endapexien*.

La région **sus-apexienne** n'est, à dire vrai, qu'une continuation de la région préventriculaire gauche. Elle mérite d'en être distinguée cependant, parce qu'il y a des souffles qui se font entendre exclusivement dans une petite partie de la surface précordiale située immédiatement au-dessus de la pointe et parce que dans cette région limitée ils sont plus aisément confondus avec les souffles des lésions mitrales.

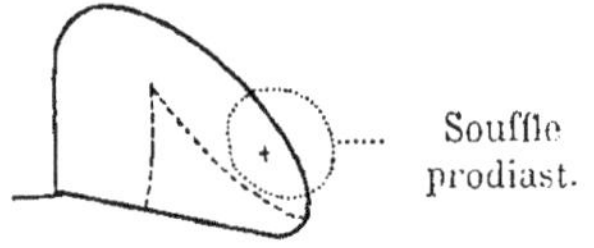

Les caractères des souffles sus-apexiens sont peu différents de ceux des souffles de la région préventriculaire. Ils sont comme eux presque toujours, ou du moins le plus souvent, mésosystoliques. Mais le caractère mésosystolique est ordinairement moins accentué.

Pour cette raison ils ont besoin d'être étudiés plus attentivement. Leur fréquence est moitié moindre. Sur 53 cas, 28 ont été constatés chez des femmes et 25 chez des hommes. La prédominance du sexe féminin disparaît donc ici. C'est que la chlorose prend une part notablement moindre à la genèse de ces souffles. Il ne s'en trouve plus parmi mes observations que huit exemples. C'est-à-dire que les souffles des chlorotiques ne forment plus qu'un peu plus d'un quart des souffles constatés dans cette région.

Le rhumatisme, la fièvre typhoïde, sont aussi des agents moins prédominants de cette genèse. En sorte que les affections concomitantes sont ici des plus diverses. Il est à noter également que cette variété de souffle se rencontre plus généralement avec un certain degré d'augmentation de volume du cœur. La moyenne de 11 mensurations a donné le chiffre 114 qui, sans être celui d'une hypertrophie manifeste, est très supérieur à la moyenne de 91 que nous avons trouvée pour les souffles de la région préventriculaire. D'ailleurs, il s'est trouvé dans le nombre des cas d'hypertrophie manifeste, caractérisés par une dimension de matité de 125, 151, 190 cm.q.

Souffle apexien. — Le nombre des cas dans lesquels le souffle a été noté à la pointe est de 34. Mais je dois avouer que ce chiffre est peut-être encore un peu exagéré, attendu que, à l'époque où les premières des observations réunies pour ce travail ont été recueillies, mon attention n'avait point été suffisamment fixée sur la nécessité de distinguer avec soin les souffles apexiens proprement dits de ceux qui sont en réalité parapexiens.

Quoi qu'il en soit, une chose à remarquer sans doute, c'est que cette variété de souffle se rencontre surtout chez les hommes. Les 34 observations comprennent 28 hommes et 6 femmes seulement. C'est que la chlorose disparaît ici presque complètement. Je n'y trouve qu'une seule chlorotique; au contraire, le rhumatisme et la fièvre typhoïde continuent d'être prédominants; 8 cas de rhumatisme et 4 de fièvre typhoïde appartenant aux deux sexes. Les autres affections dans le cours desquelles j'ai constaté cette variété de souffle sont des plus variées. Il est à noter cependant que l'embarras gastrique, la colique de plomb, la cirrhose du foie et la néphrite interstitielle y tiennent une place un peu prédominante.

Flor... 24 ans, Saint-Luc, 6 déc. 1884. 112 cm.q.

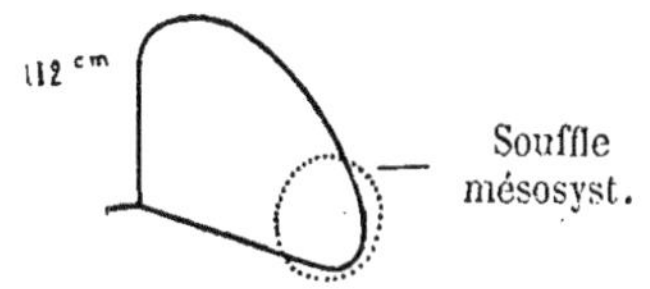

Fièvre typhoïde. — Autopsie.

Un autre point à noter aussi, c'est que ce bruit a coïncidé le plus généralement avec un notable degré d'hypertrophie du cœur. Si bien que la moyenne de 10 mensurations faites avec exactitude a donné le chiffre de 135 centimètres carrés, qui est celui d'une hypertrophie pathologique bien caractérisée. Cela n'étonne point si l'on considère la nature des maladies dans le cours desquelles cette variété du bruit a été le plus souvent observée

Les souffles apexiens siègent au lieu même où se fait entendre celui de l'insuffisance mitrale. Il faut donc, pour les distinguer, recourir à l'étude de leurs caractères différentiels, et l'on conçoit assez combien cette étude acquiert ici d'importance.

Parmi ces souffles, il y en a qui présentent, comme ceux que nous venons de passer en revue, le caractère *mésosystolique*, et cela peut suffire si ce caractère est bien accentué, car le souffle de l'insuffisance mitrale est toujours *exactement systolique*, ou si l'on veut *holosystolique*, c'est-à-dire remplissant exactement la systole. Mais, ce mésosystolisme, caractère décisif quand il existe, ne se trouve pas toujours. Sur 31 souffles de la pointe, j'en ai compté 17 où il existait. Il en reste 14 où on ne l'avait pas pu distinguer. Et ceux-là avaient encore cependant des caractères suffisants pour se faire reconnaître.

Ce souffle, dans le plus grand nombre des cas, était doux, superficiel, très limité, sans propagation vers l'aisselle; quelquefois bref, il ne remplissait pas tout le petit silence et se perdait avant la fin; parfois ce n'était qu'un prolongement léger du premier bruit. Il subissait dans quelques cas d'une façon très manifeste l'influence respiratoire. Il se renforçait dans l'inspiration ou dans l'expiration, ne s'entendait parfois qu'au commencement de l'expiration et disparaissait ensuite. Les changements de situation avaient sur lui une influence assez marquée pour qu'il disparût complètement dans la position assise ou dans la situation verticale, tandis qu'on le retrouvait dès que le malade était étendu dans son lit. Enfin, il était susceptible de cesser spontanément d'un jour à l'autre ou même dans la durée d'une auscultation. Je l'ai vu, chez un sujet chez lequel il était fort rude et très intense, disparaître entièrement à la suite de la ponction d'une ascite. Exceptionnellement, ce souffle a présenté un caractère rude avec une tonalité aiguë qui l'aurait fait aisément confondre avec un souffle d'insuffisance, n'avait été sa limitation extrême qui dans un cas était circonscrite à un espace de 2 ou 3 centimètres de large. Un fait sans exception, c'est que, chez les sujets qui présentaient cette variété de bruit anormal, la pointe du cœur était recouverte par le poumon. Chez un certain nombre d'entre eux on pouvait distinguer de la façon la plus évidente un retrait systolique de la pointe, c'est-à-dire le battement négatif de Marey, et ce retrait semblait bien être la cause efficiente du bruit anormal.

Souffle apexien diastolique. — Chez trois malades, j'ai entendu au niveau de la pointe un souffle diastolique qui ne pouvait être pris ni pour un souffle d'insuffisance aortique en raison de la limitation du bruit et de l'absence absolue de tout signe artériel, ni pour un souffle de rétrécissement mitral en raison du timbre très différent du bruit et de l'absence de tout autre indice de ce rétrécissement.

L'un de ces cas était celui d'un homme de 49 ans, appelé Pin..., entré à la Charité en 1887 pour une intoxication saturnine. Chez ce malade, le cœur notablement hypertrophié donnait une matité de 116 cm.q. et la pression artérielle était élevée à 24 c. Hg.

Le tracé cardiographique montrait un soulèvement systolique considérable et un retrait diastolique très brusque, correspondant au moment où se produisait le souffle, qui était très bref.

Dans un second cas, celui d'un nommé Car..., âgé de 47 ans, soigné à la même époque, également à la Charité, pour une dilatation cardiaque d'origine gastrique, le choc de la pointe était si faible qu'on le distinguait à peine, même dans le décubitus latéral gauche. Le pouls était rare (52 puls. et la pression de 16 centimètres).

Le troisième était celui d'une jeune fille de 15 ans appelée Alph. Meun..., entrée à l'hôpital Necker en janvier 1874 pour un rhumatisme articulaire aigu, compliqué de péricardite. Une huitaine de jours environ après le début probable de la péricardite et alors que cessaient les frottements entendus jusque-là, on entendit un véritable souffle, d'abord *présystolique*, puis 7 jours après franchement *diastolique*. Ce souffle, pendant les jours suivants, continua de se faire entendre, associé à des frottements qui reparaissaient en alternant avec lui. Puis, il finit par s'effacer complètement.

On voit par là, avec toute évidence, qu'un souffle diastolique qui se fait entendre exclusivement à la pointe peut être un bruit cardio-pulmonaire; qu'il peut n'y avoir aucune difficulté à le distinguer des souffles orificiels qui se font entendre en cet endroit; qu'il n'est pas facile de lui assigner une cause certaine et constante; mais qu'il semblait, dans les cas où on l'a entendu, se rattacher à une notable dilatation du cœur, et se produire au moment de l'affaissement diastolique brusque de la pointe.

J'ai entendu quelquefois au niveau de la pointe une dernière variété de bruit anormal extra-cardiaque, qui me semble devoir être plus embarrassante que toutes les autres, mais dont j'oserais dire peu de chose, ne la connaissant encore qu'imparfaitement. Ce bruit n'est plus un souffle véritable, mais un bruit de froissement un peu vague qui me semble déterminé par la pression qu'exerce la pointe du cœur sur le poumon interposé entre lui et la paroi thoracique. Ce bruit se produit le plus souvent au moment où la pointe est soulevée par la présystole. Étant présystolique, il se confond sous ce rapport avec le roulement du rétrécissement mitral, quand celui-ci se borne à sa partie présystolique. D'autre part, son timbre froissant et roulant le rapproche beaucoup du bruit du rétrécissement. La confusion serait donc facile et presque inévitable, si l'on n'avait un moyen assuré de contrôle dans la même constatation des autres signes du rétrécissement et si leur absence ne devenait décisive.

Ce que je veux conclure seulement jusqu'ici, c'est qu'il ne suffit pas d'entendre un roulement présystolique plus ou moins bien accentué pour poser le diagnostic de rétrécissement mitral, et que, si ce bruit peut servir d'avertissement, la recherche des autres signes n'en est pas moins nécessaire, non seulement pour en déduire les caractères précis et le degré de la lésion, mais même pour en affirmer simplement l'existence.

Le *souffle de la région parapexienne* est l'avant-dernière des

Mlle Cour, 13 ans.

75°

Souffle
Holosystolique.

Grim... 28 ans, S. Bouillaud, 1890.

Souffle
Holosystolique.

Asphyxie locale des extrémités.

variétés de bruit cardio-pulmonaire que nous ayons à étudier et peut-être la plus importante. Sa fréquence est notable, car j'en ai réuni pour ce travail 11 exemples. Tandis que tous les bruits étu-

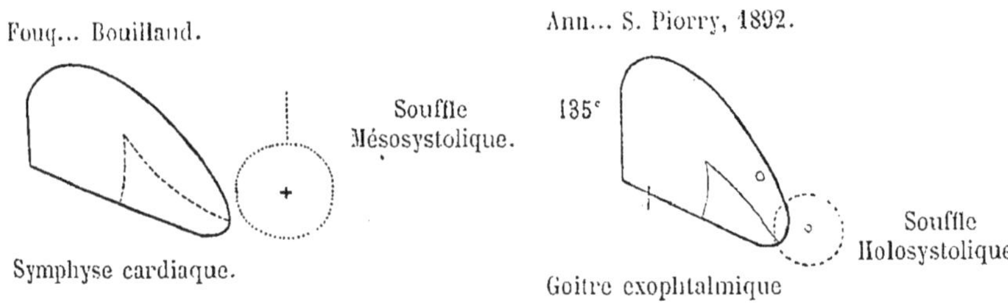

Symphyse cardiaque.

Goitre exophtalmique

diés jusqu'ici avaient leur maximum en un point quelconque de la région précordiale, celui-ci se fait entendre hors de cette région même, et le maximum s'en trouve à 1, 2, 3 centimètres et plus, en dehors de la pointe, comme on le peut voir sur les tracés ci-joints.

S'il y a des cas où ce souffle présentant le caractère *mésosystolique* se différencie aisément et suffisamment par là du souffle de l'insuffisance mitrale qui ne saurait affecter un rythme semblable, dans le plus grand nombre, il est très exactement systolique et par suite ne se distingue nullement du bruit organique sous le rapport du rythme. Il faut ajouter qu'il est assez souvent, comme les souffles organiques, rude et de tonalité haute. La localisation du bruit erest donc l'unique signe sur lequel pourra se baser le diagnostic diffé-

Cuis... Bouillaud, 1889
116 c. c.

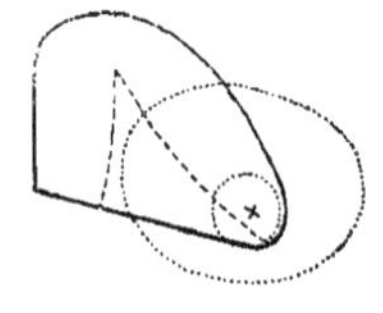

Insuffisance mitrale.

rentiel. Car le souffle de l'insuffisance mitrale a toujours son maximum exactement sur la pointe, comme on peut voir par l'exemple ci-joint. Je l'ai constaté et le constate encore incessamment. Aussi importe-t-il de déterminer avec le soin le plus minutieux le point précis où siège le maximum du bruit entendu, d'une part, et de l'autre les limites exactes de la pointe. Pour cette dernière appréciation, le choc de la pointe est un indice précieux, mais non pas d'une valeur absolue; car il y a des cœurs dont la pointe ne produit qu'une impulsion peu distincte ou même n'en produit aucune; il y en a d'autres qui soulèvent l'espace intercostal non par la pointe, mais par le bord du ventricule à quelque distance de celle-ci. La percussion peut seule fournir alors les données nécessaires. Elle le fait quelquefois assez difficilement s'il y a beaucoup d'emphysème, une sonorité gastro-intestinale par trop tympanique, ou encore si le lobe gauche du foie se prolonge jusqu'à la pointe et la dépasse. Il convient alors de délimiter d'abord très exactement le foie, afin de n'avoir pas à craindre de le confondre avec le cœur, qu'on délimite ensuite. Ceci fait et le contour de la pointe étant exactement indiqué par un trait de crayon, il faut apporter le même soin à la détermination du maximum du bruit. Cette détermination ne présente pas de moindres difficultés, par la raison surtout que l'intensité du bruit chez beaucoup de sujets est incessamment variable et que ces variations d'intensité peuvent être aisément confondues avec son inégalité au niveau des points successivement explorés.

Lorsqu'on accomplit ces deux opérations successives, il est bon de masquer le résultat de la première tandis qu'on procède à la seconde, afin de n'être influencé en aucune façon par l'idée préconçue que l'on peut avoir. Il ne reste plus ensuite qu'à comparer les deux résultats. S'il s'agit d'une insuffisance mitrale, toujours les deux indications coïncident et le centre du maximum d'intensité du bruit tombe sur le centre même de la courbe qui circonscrit la pointe. Mais, s'il s'agit du souffle parapexien, ce centre est reporté à une distance du bord de la pointe qui peut être, comme je l'ai dit, de 2, 3 centimètres et davantage. Cette distance n'est parfois que d'un centimètre à peine, conservant cependant toute sa valeur diagnostique. C'est pourquoi sa recherche exige tous les soins que nous venons d'indiquer.

Le nombre des cas de ce genre observés jusqu'ici n'est pas suffisant pour qu'il soit permis d'en déduire quoi que ce soit de général relativement aux conditions dans lesquelles cette variété de souffle peut prendre naissance. La moyenne des mensurations effectuées a donné 115, et il ne s'est trouvé aucun cas d'hypertrophie manifeste. Quant aux maladies coïncidentes, c'était une fois la chlorose, trois fois le rhumatisme, une fois des palpitations nerveuses, une pneumonie, de l'emphysème, la tuberculisation pulmonaire, un cas d'asphyxie symétrique des extrémités et un de cancer de l'estomac. Enfin, il m'est arrivé à plusieurs reprises de constater ce bruit en ville, sur de jeunes sujets chez lesquels il avait été accidentellement rencontré sans qu'il y eût aucun indice d'un état pathologique quelconque. Ce bruit avait causé de gros embarras aux médecins qui l'avaient découvert et de grandes angoisses aux familles qu'il avait fallu informer de cette découverte inattendue. Les sujets eux-mêmes en étaient ordinairement beaucoup moins préoccupés, n'éprouvant absolument aucun malaise, aucun trouble de leurs fonctions.

Un jeune garçon entre autres, que je vis plusieurs fois à une année d'intervalle avec mon collègue des hôpitaux le docteur Besnier, se révoltait fort contre les précautions qu'on croyait prudent de lui imposer. Quoique présentant à la pointe un souffle très rude et d'une grande intensité, il marchait, courait, montait à cheval, faisait de la gymnastique sans en éprouver la moindre incommodité. Le souffle de la pointe que l'on constatait chez lui était cependant fort intense, rude, de tonalité haute, il ne se modifiait en aucune façon sous l'influence des changements de position du sujet. Il ne différait en aucune façon d'un souffle d'insuffisance mitrale, si ce n'est par le siège de son maximum qui était très fortement reporté en dehors. Et comme il n'y avait point à invoquer en ce cas une anémie qui n'existait à aucun degré, comme en d'autres circonstances l'anatomie pathologique m'avait prouvé qu'un pareil souffle peut exister sans lésion, je conclus qu'il s'agissait d'un souffle cardiopulmonaire : quoique ses caractères fussent exceptionnels et que le temps n'apportât aucune modification appréciable au bruit anormal que je retrouvai toujours semblable dans les examens successifs que j'eus occasion de faire à de longs intervalles.

J'ai trouvé des caractères analogues à un souffle rencontré chez une fillette de 9 à 10 ans qui me fut montrée il y a quelques années et qui en était tout aussi peu incommodée, quoiqu'on en fût plus alarmé encore autour d'elle.

Les choses se sont passées un peu différemment, et de façon à me donner une conviction plus entière encore, chez un garçon de 7 ans qui me fut présenté pour la première fois, il y a quatre ans, par mon ami le docteur Ramond. Ce jeune garçon, de famille arthritique, mais actuellement très bien portant, ayant été arrêté par une légère indisposition, M. Ramond, en l'examinant, reconnut un souffle systolique assez intense dans la région de la pointe. Préoccupé de la crainte qu'il ne s'agît du début d'une affection grave du cœur, il voulut bien le soumettre à mon examen. Les caractères du souffle et son siège *parapexien*, l'absence de toute hypertrophie, de toute irrégularité cardiaque, me donnèrent la conviction qu'il s'agissait d'un souffle extracardiaque. De fait l'indisposition s'étant terminée au bout d'une quinzaine, le souffle disparut sans laisser de trace. Depuis lors, deux autres fois, le docteur Ramond me fit appeler auprès de ce même malade chez lequel nous constatâmes le même bruit anormal, se reproduisant avec les mêmes caractères et disparaissant entièrement dans les intervalles; sans que, malgré cette répétition, le cœur présentât aucune trace d'hypertrophie, sans que ses bruits normaux aient subi aucune sorte d'altération; sans qu'il soit par conséquent logique de supposer aucune altération valvulaire. Or c'est au printemps que chaque année se produisait ce phénomène transitoire. Chaque fois, l'affection commença par une légère fièvre saisonnière accompagnée d'embarras gastrique, et c'est dans ces conditions qu'apparut chaque fois le bruit anormal singulier, sujet de si légitimes préoccupations. Cette année-ci l'accès de fièvre n'a point eu lieu; le souffle n'a point paru, et le jeune garçon, me dit mon confrère, se porte aussi bien que possible.

Il n'est point habituel que les réflexes d'origine gastrique déterminent aucun souffle, alors même qu'ils entraînent les dilatations cardiaques considérables que j'ai autrefois décrites, ou les irrégularités cardiaques et la tachicardie qui accompagnent les palpitations de même origine. Au contraire, sous l'influence de la dilatation, les souffles de cette espèce ordinairement s'effacent.

Il faut donc penser que, chez certains sujets, les réflexes peuvent modifier d'autre façon les systoles cardiaques et de telle manière qu'elles arrivent à déterminer les bruits dont il s'agit.

J'ai rencontré plus d'une fois, dans la pratique civile, des faits absolument analogues chez des adultes. Mais comme je n'ai pu arriver, bien entendu, pour ces faits-là, à aucune sorte de vérification directe, il me paraît inutile d'y insister.

Le *souffle endapexien* a son siège au niveau du bord du ventricule droit, immédiatement en dedans de la pointe, comme on le voit sur ces deux figures. C'est une variété rare, car il se fait entendre dans une région où habituellement le cœur étant à découvert, aucun souffle cardiopulmonaire ne se peut produire. Il peut être mésosystolique comme dans le cas de la première de nos deux figures. Il prend le plus ordinairement un rythme tout spécial,

Blar... Saint-Luc, 1884.

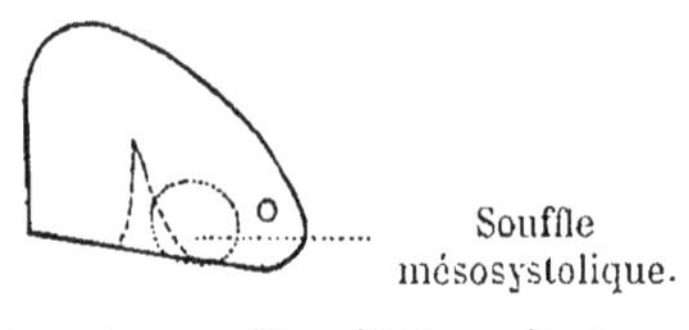

Autopsie, pas d'insufflation mitrale.

Buf... Saint-Luc, 1884. 152 c. c.

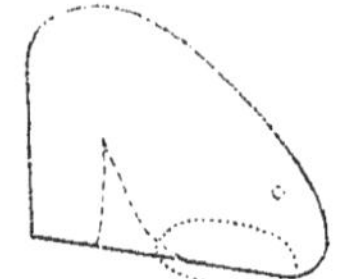

Cancer de l'estomac. Autopsie.

et occupe exclusivement la dernière partie du petit silence ; confinant ainsi au second bruit par lequel il est nettement terminé.

On pourrait donner à ce rythme le nom de *télésystolique*, s'il y avait motif de créer une appellation spéciale pour un bruit exceptionnel que j'aurais quelques motifs de rattacher avec vraisemblance à l'existence d'une symphyse cardiaque.

Souffles cardiopulmonaires à foyers multiples. — Jusqu'ici j'ai eu en vue exclusivement les cas dans lesquels le bruit de souffle, quelquefois très circonscrit ou au contraire plus ou moins largement propagé, avait toujours un maximum unique et assez bien déterminé, ce qui a permis d'établir les catégories que nous venons de considérer. Mais, à côté de ces faits qui sont de beaucoup les plus fréquents, il en est un certain nombre dans lesquels le souffle présente à la fois plusieurs foyers différents, isolés ou confondus, comme on le peut voir ici. J'ai compté 22 cas dans lesquel il y avait deux foyers ; j'en ai rencontré un où l'on en distinguait trois ; enfin j'ai enregistré 4 cas dans lesquels le souffle diffus se faisait entendre dans toute la région précordiale sans qu'on pût lui assigner aucun foyer spécial.

M. L... Perp. 122 c. c.

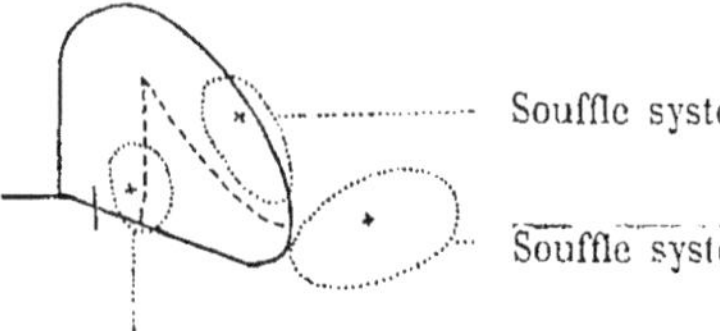

L'association des divers foyers a paru se faire de façons très diverses et inégalement fréquentes que je veux signaler, quoiqu'il n'y ait pas jusqu'ici à en tirer de bien grandes conséquences. Celle des *foyers de la base* et du *souffle mésocardiaques*, encore qu'elle semble assez naturelle, est relativement rare, car je n'en ai noté que deux exemples. Celle du souffle *mésocardiaque* et *préventriculaire* avec le souffle *apexien* l'est un peu moins, car j'en ai réuni trois. Celle des souffles préinfundibulaires et apexiens est notablement plus fréquente : il y en a eu cinq.

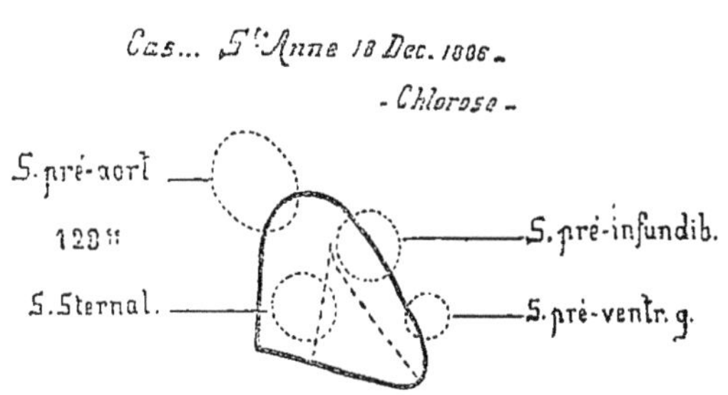

Mais la plus souvent renouvelée est celle d'un souffle de la base avec un souffle de la pointe ; les exemples en ont été au nombre de sept. Restent quelques faits isolés de souffle préinfundibulaire et xiphoïdien ou parapexien, ou enfin sternal et apexien.

Je me bornerai à signaler ces associations possibles sans y insister davantage, non plus que sur les conditions qui les favorisent ou sur les maladies concomitantes, qui sont les mêmes que celles énumérées précédemment et, comme on peut bien s'y attendre, dans des proportions intermédiaires à celles où nous les avons trouvées avec les localisations diverses successivement examinées. Même la moyenne des surfaces de matité cardiaque constatées chez les sujets affectés de ces localisations multiples, qui s'est trouvée de 108, est sensiblement la moyenne des dimensions de matité constatées dans les cas de souffle de la pointe, de la base et de la région mésocardiaque, dimensions qui ont varié de 91 à 135 et dont la moyenne est 111.

Souffles cardio-pulmonaires variables et mobiles. — La variabilité, la *mutabilité* des souffles cardio-pulmonaires est un de leurs caractères les plus saillants, un de ceux qui semblent le plus capables de rassurer l'esprit des observateurs lorsqu'il reste quelque doute sur la véritable nature du bruit constaté. Ces variations et transformations ne sont point chose rare. J'en ai réuni 46 exemples très positifs. Mais elles ne sont pas non plus, comme on voit, chose constante et sur laquelle on puisse compter. Il y a de ces bruits dont la fixité est absolue, et cela pendant des années ; j'en ai déjà rapporté un exemple. C'est donc, en tout cas, un médiocre moyen de diagnostic, puisqu'il peut faire absolument défaut ou se laisser si longtemps attendre.

Néanmoins, quand elles se produisent, elles constituent un élément précieux de démonstration, et sous ce rapport sont fort intéressantes à étudier.

La plus simple des variations du bruit est sa disparition complète, qui a souvent lieu du jour au lendemain, souvent même d'un instant à l'autre, et pendant la durée d'un examen. Et ce n'est pas une des moindres difficultés pour l'étude clinique de ces sortes de bruits. Maintes fois il m'est arrivé d'en signaler aux élèves pour les leur faire étudier, et, surpris qu'ils ne les entendissent pas, alors que je leur avais trouvé une intensité grande, de m'apercevoir que le souffle avait, en quelques instants, disparu absolument ou presque complètement.

Cet évanouissement du bruit est possible pour toutes les variétés des souffles précordiaux. J'ai noté 5 fois la disparition complète d'un souffle de la base, 7 fois celle d'un souffle mésocardiaque, 2 fois celle d'un souffle sus-apexien, 3 fois celle d'un souffle de la pointe. La cessation momentanée du bruit anormal eût été notée sans doute beaucoup plus souvent, si l'on s'était astreint à la rechercher avec attention, ce qui n'a point été fait, parce qu'il n'y avait d'intérêt à constater la disparition de ce bruit que dans les cas où il pouvait rester quelque doute sur sa nature.

Ainsi, chez une femme Maf..., âgée de 40 ans, entrée à Necker en 1882, pour un érysipèle de la face avec 112 pulsations, on constate au 5e jour de la maladie un *souffle systolique assez intense à la base*. Comme l'érysipèle est une des maladies dans lesquelles les complications endocardiques sont à craindre et mêmes fréquentes au dire de quelques-uns, il était impossible de ne pas concevoir la crainte que ce souffle ne se rattachât à une complication de ce genre. Cependant le 8e jour, une pneumonie étant survenue, *le souffle tout à coup s'effaça complètement* pour ne plus reparaître.

Chez un nommé Rond..., entré également à l'hôpital Necker, en 1878, pour un rhumatisme subaigu et qui depuis quelque temps déjà était sujet à des palpitations et à de la dyspnée d'effort, on trouva le jour de l'entrée un *souffle à caractère mésosystolique*, préventriculaire gauche. Ces deux caractères suffisaient sans doute pour le faire considérer comme anorganique. Mais il était en même temps d'une *rudesse* telle qu'on pouvait hésiter à se prononcer. Dès le lendemain, *le souffle avait entièrement disparu* pour ne se plus reproduire et l'hésitation heureusement n'était plus permise.

En 1883, un homme de 38 ans, appelé Ant..., entre à Necker pour une néphrite albumineuse. Il a de la céphalalgie, des troubles de la vue et de l'œdème des membres inférieurs. Mais en même temps on lui trouve le cœur un peu gros et un *souffle mésosystolique* de la pointe. Certes il pouvait y avoir quelque motif de suspecter un pareil souffle dans les circonstances où il se présentait. Cependant, 8 jours après, ce bruit anormal *avait disparu sans laisser aucune trace.*

Le siège des souffles est susceptible de variations assez fréquentes également et non moins significatives au point de vue de la valeur diagnostique de ces bruits, car on ne voit pas de semblables transformations quand il s'agit de maladies organiques.

Ainsi un souffle entendu d'abord au niveau du 2e *espace intercostal gauche* se trouve peu de jours après *à la pointe*. Un souffle *sus-apexien* devient *mésocardiaque*, ou bien de la pointe il saute au 2e espace, ou bien encore, après avoir été *sternal*, il devient *préventriculaire gauche*, puis *disparaît*. Parfois il se produit plusieurs transformations successives. Dans un cas j'ai vu un *souffle du 2e espace* s'effacer pour reparaître peu après dans la *région xiphoïdienne*, puis disparaître encore et se reproduire ensuite dans la *région préventriculaire gauche*, pour *cesser enfin* jusqu'à la sortie du malade.

Chez le nommé Brand..., entré à Necker, en 1882, pour un rhumatisme articulaire aigu, les transformations du bruit furent plus multiples encore. Cela commença 7 jours après son entrée par un *souffle systolique du 5e espace* qu'on entendait seulement au début de l'inspiration. Puis *ce souffle disparaissait*. Trois semaines après on entendait un *souffle diastolique à la base*. Au bout de huit jours le souffle était *systolique* et se faisait entendre *à la pointe*.

Quand on revoit les mêmes malades à de longs intervalles, il arrive souvent de trouver que leurs souffles se sont transformés, ayant changé et de rythme et de siège.

Ainsi, chez une femme appelée Ann..., atteinte de goitre exophtalmique et soignée à deux reprises dans mon service à la Charité, on trouva, lors d'un premier séjour en 1891, deux souffles, l'un *angulaire*, l'autre *sus-apexien*, tous deux *mésosystoliques*. Lors d'un second séjour, en 1892, il n'y avait plus qu'un souffle qui était *parapexien* et *holosystolique*. Trois ou quatre jours après, c'était un *double souffle* très léger qu'on percevait dans une petite étendue au niveau du 5e *espace à droite du sternum*. Cinq jours plus tard *il n'y avait plus aucun souffle*. Puis il reparaissait *à la pointe*, puis *à la base* et *finisssait par s'effacer complètement*.

Une semblable mobilité éliminait évidemment toute idée d'une lésion organique constituée. Le souffle, partout où il se produisait, se faisait entendre avec les caractères habituels aux souffles cardiopulmonaires. Mais c'était sous l'influence d'une péricardite suffisamment caractérisée par des frottements absolument distincts des souffles dont les apparitions successives viennent d'être énumérées.

Je ne veux point m'arrêter à l'énumération des maladies dans lesquelles se sont produits les souffles qui ont présenté d'une façon plus spéciale la variabilité commune au plus grand nombre. Nous y retrouverions la chlorose et le rhumatisme comme les plus fréquentes, puis toute la série des affections les plus disparates.

La figure ci-dessous montre l'ensemble des régions dans lesquelles les souffles cardiopulmonaires peuvent se faire entendre. On y a distingué par des nuances diverses :

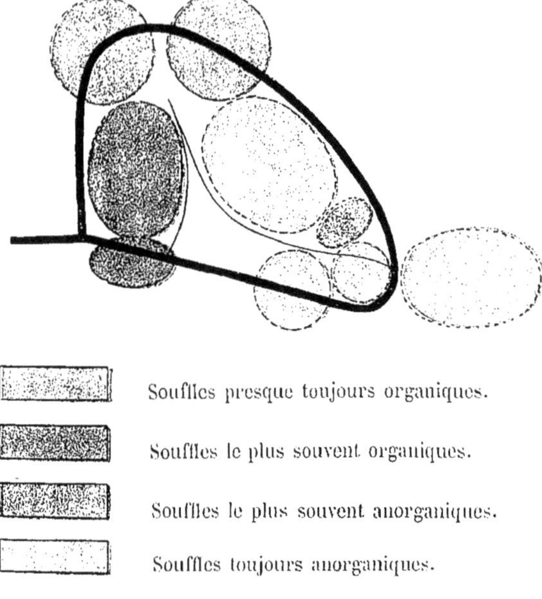

1° Les régions dans lesquelles les souffles cardiopulmonaires ont euls leur maximum et où le siège de ce maximum devient à lui seul caractéristique ; ce sont les régions teintées en bleu ; 2° celles où les souffles au contraire sont presque toujours organiques ; ce sont les régions teintées en rouge ; 3° celles où ils sont le plus souvent organiques, teintées en violet-rouge ; 4° celles où ils sont ordinairement anorganiques, teintées en violet-bleu.

IV

MÉCANISME DES SOUFFLES CARDIOPULMONAIRES

Les souffles anorganiques qui se font entendre au-devant du cœur prennent naissance dans les parties du poumon dont cet organe est entouré. J'en ai donné une preuve déjà presque suffisante en montrant que, en dehors de cette interprétation, il n'en est aucune, parmi toutes celles à l'aide desquelles on a tenté d'expliquer la production de ces sortes de bruits, qui ne se trouve par quelque côté en contradiction formelle avec les faits, et qui, par conséquent, ne doive être absolument rejetée. Sans doute, au nombre des observations précédemment rapportées, il en est quelques-unes où l'on a pu attribuer, non sans motif, la production du souffle à l'influence directe de la déglobulisation du sang. Mais nous avons vu aussi que ces faits sont singulièrement rares et que le bruit anormal s'y distingue par des caractères entièrement différents de ceux qui appartiennent à la généralité des souffles dits anorganiques. L'étude clinique de ceux-ci nous a fourni mainte preuve de leur origine pulmonaire.

Pour le plus grand nombre d'abord le siège de leur maximum ne permet de les rapporter à aucun des orifices du cœur. Il en est ainsi pour tous les souffles des régions préventriculaire, endapexienne et parapexienne, et même, dans une certaine mesure, pour ceux de la région préinfundibulaire.

Or ces divers souffles constituent la presque totalité des bruits dits anorganiques. En sorte qu'il est établi dès lors que l'immense majorité de ces bruits a sa cause ailleurs que dans les orifices.

Pour admettre qu'ils se produisent dans les cavités même, il faudrait supposer, avec Hilton Fagge, qu'ils résultent du brisement de la colonne sanguine sur les faisceaux tendineux. Mais cette interprétation exige une dilatation notable des cavités du cœur, et une telle dilatation fait à peu près constamment défaut quand il s'agit de souffles anorganiques. D'ailleurs on ne saurait, pour la justifier, imaginer la présence de tendons aberrants ou anormalement disposés; car, outre que ces anomalies sont exceptionnelles et infiniment moins fréquentes que les bruits anormaux qu'elles devraient expliquer, elles produisent des bruits spéciaux, bien connus, qui n'ont absolument rien de commun avec les souffles anorganiques dont il s'agit.

Il ne peut être question non plus d'attribuer ces souffles aux modifications hypothétiques de l'endocarde dont il a été parlé dans la première partie de ce travail; car, sur les 36 autopsies que nous avons eu occasion de faire dans les cas où de semblables souffles avaient existé, pas une seule ne nous en a révélé la moindre trace.

Point davantage du bruit rotatoire musculaire invoqué par Laënnec, puisque la production d'un tel bruit est, pour le cœur, chose physiquement impossible, ainsi que je l'ai précédemment démontré.

Les souffles anorganiques ne pouvant ainsi avoir pour lieu de production ni les orifices du cœur, ni ses cavités, ni l'épaisseur de ses parois, ils se passent nécessairement en dehors de lui. Or ce ne peut être dans le péricarde, ni dans la plèvre; car les frottements péricardiques et pleuraux, fort analogues sans doute par certains côtés aux souffles anorganiques, ont néanmoins des caractères propres qui les en distinguent absolument. D'ailleurs, l'anatomie pathologique n'a pas montré plus de péricardite ou de pleurésie que d'altérations de l'endocarde; mais seulement des adhérences anciennes, incapables de produire un souffle par elles-mêmes et, de fait, n'en produisant habituellement aucun.

Les cavités du cœur, ses orifices, ses parois, le péricarde et la plèvre étant ainsi successivement éliminés, il ne reste plus aucun lieu où l'on puisse placer le siège des souffles anorganiques, si ce n'est le poumon environnant le cœur.

L'observation même des faits nous fournit des preuves plus directes encore et plus positives du siège pulmonaire de ces bruits.

Première preuve. — Ces bruits ont toujours leur maximum au niveau des parties du cœur recouvertes par le poumon. Il est donc impossible de ne pas supposer que la présence de celui-ci entre pour quelque chose dans les conditions qui les font naître. Cela devient surtout frappant, lorsque le souffle occupant presque toute la zone mésocardiaque entoure en quelque sorte la petite matité, laissant silencieuse toute la portion de la région précordiale où le cœur entre en contact plus direct avec la paroi thoracique; partie, cependant, où le bruit anormal devrait s'entendre le mieux, s'il provenait des cavités du cœur.

Je sais bien qu'on pourrait objecter que nombre d'anatomistes n'admettent pas la présence du poumon dans certains points de la région précordiale où il n'est pas rare d'entendre des souffles extra-cardiaques, notamment au niveau des portions sternale et xiphoïdienne. Je sais que sur le cadavre, la plupart du temps, on ne l'y trouve pas. Mais la sonorité que, en clinique, on constate au niveau du sternum et par delà son bord gauche d'une part, et de l'autre le murmure vésiculaire qu'on y entend distinctement, montrent assez que sous ce rapport les choses, après la mort, deviennent différentes de ce qu'elles étaient sur le vivant. D'ailleurs les dessins consciencieusement calqués sur nature par Sibson d'Édimbourg, comme aussi les descriptions anatomiques très soignées de Farabeuf concordent exactement avec ce que l'examen clinique nous montre chaque jour.

Deuxième preuve. — On peut démontrer expérimentalement sur les animaux que le siège véritable des bruits anorganiques est dans le poumon. Car ces bruits ne sont pas rares chez les chiens, les chevaux et probablement chez la plupart des mammifères. J'en ai entendu maintes fois en auscultant des chiens dans le cours de diverses expériences. Mon ami, le docteur Franck, en a constaté très souvent aussi dans des circonstances semblables. Passant un jour en revue tous les chiens réunis à la fourrière de Paris, j'en trouvai près d'un quart chez lesquels on entendait des souffles que leurs caractères devaient faire considérer comme certainement anorganiques et que la suite montra bien être tels en effet. Un professeur de l'école d'Alfort, chargé de démontrer la médecine opératoire, m'a dit avoir très souvent constaté sur les chevaux employés à ces manœuvres, des souffles cardiaques manifestes et parfois fort intenses dont l'examen anatomique fait aussitôt ne donnait aucune explication, le cœur se trouvant presque toujours dans un état d'intégrité absolue.

Deux fois pour ma part, j'ai eu occasion de constater directement chez ces animaux la participation du poumon à la production de ce phénomène. Assistant un jour, il y a longtemps, dans le laboratoire de l'École de Médecine à une expérimentation faite sur un cheval par mon ami le docteur Laborde, et ayant ausculté le cœur pendant la durée des expériences, je m'étais aperçu qu'il existait au-dessus de la pointe un souffle fort intense que je jugeai à ses caractères devoir être un bruit cardiopulmonaire. L'animal ayant été immédiatement sacrifié, je pus constater, d'une part, qu'il n'existait aucune lésion du cœur à quoi ce souffle pût être rapporté; d'autre part que, dans le point même où j'avais noté le souffle, se trouvait une languette de poumon interposée entre le cœur et la paroi thoracique.

Une autre fois, j'avais remarqué sur un chien que, mon ami le docteur Franck et moi, nous tenions en expérience, pour un autre objet, l'existence d'un souffle manifestement anorganique. Avec son habileté accoutumée, M. Franck parvint à introduire un crochet mousse dans la plèvre sans y laisser pénétrer l'air. A l'aide de ce crochet, le bord du poumon au niveau duquel le bruit anormal se faisait entendre fut légèrement écarté et le souffle cessa tout aussitôt. Puis, on laissa le poumon reprendre sa place primitive, et le bruit reparut avec des caractères identiques à ceux qu'il avait d'abord. Ces alternatives d'ailleurs ayant été reproduites à plusieurs reprises et toujours avec le même résultat, il ne put demeurer aucun doute que le souffle à rythme cardiaque entendu chez cet animal se passait réellement dans la partie du poumon située au-devant du cœur et agitée par lui.

Troisième preuve. — Les bruits anorganiques du cœur sont susceptibles de se transformer en un bruit manifestement respiratoire et de passer alternativement de l'un à l'autre type, suivant que prédomine l'influence cardiaque ou l'influence respiratoire. J'ai constaté maintes fois cette transformation et j'en ai rapporté plusieurs exemples. Or, lorsqu'on entend le même bruit prendre alternativement le rythme cardiaque pur, le rythme respiratoire saccadé, ou le rythme simple de la respiration normale, au gré des modifications que subissent l'excitation du cœur ou l'amplitude des mouvements respiratoires, on ne peut vraiment douter que le bruit susceptible de tels changements n'ait une origine pulmonaire et ne soit autre chose que du murmure vésiculaire transformé. Car s'il est possible qu'un bruit pulmonaire reçoive de l'impulsion du cœur le rythme cardiaque, il ne l'est pas qu'un bruit se passant dans le cœur affecte jamais le rythme respiratoire.

On voit qu'il y a nombre de cas où l'observation et l'expérimentation ont pu démontrer de la manière la plus formelle le siège pulmonaire des bruits de souffle anorganiques. Il est certainement logique d'admettre que cette démonstration est également valable pour ceux des souffles anorganiques qui, sans apporter avec eux les mêmes éléments de démonstration, se présentent néanmoins avec des caractères identiques à ceux des premiers. Or, on a vu qu'il en est ainsi pour l'immense majorité des bruits anorganiques et que ceux qui font exception sous ce rapport sont en nombre véritablement infime. Il est par conséquent exact de dire d'une façon générale que les souffles cardiaques anorganiques sont à peu près exclusivement des bruits cardiopulmonaires. Et cette interprétation des faits s'impose d'autant plus inévitablement qu'il n'en est, ainsi qu'on l'a vu, aucune autre qu'il soit permis de lui substituer.

Mécanisme de la production du bruit anormal dans le poumon. — Les souffles anorganiques n'étant autre chose, comme on vient de le voir, que du bruit respiratoire modifié dans son rythme, reconnaissent bien entendu la même cause immédiate que ce bruit même. Et puisque celui-ci résulte de la pénétration de l'air dans les vésicules pendant l'inspiration et de son expulsion pendant l'expiration, on doit présumer que la pénétration de l'air dans les aréoles du poumon et son expulsion alternative sont la cause immédiate des souffles qui nous occupent.

On a contesté, il est vrai, cette explication si simple du bruit respiratoire indiquée déjà par Laënnec, et l'on a cru lui en trouver une meilleure en le considérant comme une pure consonance dans le poumon des bruits qui se produisent à l'extrémité supérieure des voies aériennes. Mais je ne pense pas avoir à discuter ici cette théorie nouvelle et manifestement inexacte, qui ne saurait s'appliquer aux faits que nous étudions et que ceux-ci même suffiraient à réfuter. Car le bruit qui a pris naissance à l'entrée des voies respiratoires peut bien changer de timbre et de tonalité en se transmettant à travers le poumon, mais son rythme, une fois qu'il est produit, ne saurait se modifier. Né avec le rythme respiratoire, il ne saurait emprunter au passage le rythme cardiaque. Et l'on ne peut supposer non plus qu'il prenne ce rythme au moment de sa naissance dans le larynx; car en ce cas il le porterait partout avec lui, et le phénomène que nous étudions a précisément cela de particulier qu'il est toujours localisé.

C'est donc bien dans la partie du poumon au niveau de laquelle on les entend que ces bruits prennent naissance. Ils résultent, comme le bruit respiratoire lui-même, de la pénétration et de l'expulsion alternatives de l'air. Mais ces deux mouvements y prennent-ils une part égale? Ou bien au contraire les souffles se rapportent-ils à l'un d'eux, soit exclusivement, soit tout au moins d'une façon prédominante? C'est cette dernière supposition qui répond à la vérité, comme on le verra plus loin; et déjà on a le droit de le présumer à considérer seulement ce fait que, dans le plus grand nombre des cas, les souffles cardiopulmonaires sont simples, accompagnant exclusivement ou la systole ou la diastole, et que rarement on voit, l'un des mouvements du cœur ayant produit un souffle, le mouvement contraire en produire un second. Cela arrive pourtant et l'on en a vu plus haut des exemples. Mais il y a bien des motifs de penser qu'il ne s'agit point alors d'aspiration et d'expulsion alternatives; qu'il s'agit bien plutôt de la répétition du même acte en des points différents quoique très rapprochés. Le plus habituellement le souffle anorganique est simple et, en général, il y a tout lieu de croire qu'il est exclusivement aspiratif.

Sans doute l'air qui, à un moment donné de la révolution cardiaque, pénètre dans les vésicules pulmonaires, doit en sortir ensuite avant d'y rentrer de nouveau. Mais il est aisé de concevoir que sa pénétration puisse seule produire un bruit appréciable, tandis que sa sortie au contraire n'en détermine aucun. On sait en effet que dans la respiration normale le bruit d'inspiration est plus fort que celui de l'expiration. Cela est ainsi parce que l'air pénétrant dans les aréoles du poumon aborde un espace élargi où il forme une veine fluide qui entre en vibration; tandis qu'il n'en est plus de même lorsque l'air expulsé passe des vésicules pulmonaires dans les bronches plus étroites que ces cavités. Quand c'est le cœur qui, dans ses mouvements, exerce sur le poumon des compressions et des aspirations alternatives, il y a lieu de penser que de même l'aspiration seule doit être habituellement bruyante, tandis que le mouvement opposé demeure en général silencieux.

L'observation directe confirme d'ailleurs cette présomption. En effet, si l'on examine attentivement ce qui se passe à la surface du thorax dans les points où des souffles cardiopulmonaires se produisent, on remarque assez souvent une dépression correspondant juste au moment où le souffle se fait entendre. La main posée en cet endroit peut quelquefois sentir distinctement la dépression, et quand un observateur, auscultant en ce point, tient l'oreille appliquée sur la région précordiale, le mouvement imprimé à sa tête prend quelquefois une si grande amplitude qu'il devient visible pour tous les assistants et montre un affaissement rapide dans l'instant même où le souffle a lieu.

Le souffle cardiopulmonaire est donc produit le plus souvent, sinon constamment, par une sorte d'aspiration que déterminent les mouvements du cœur.

Etude des mouvements de la surface du cœur par la cardiographie. — Rien d'abord ne semble devoir être plus simple que d'appliquer le cardiographe de Marey à l'étude de ces sortes de mouvements, d'en obtenir le tracé exact, de préciser leur siège, leur sens, leur amplitude, et, comparant ces données avec le rythme, l'intensité et le siège des bruits anormaux, d'obtenir de la sorte pour chacun de ceux-ci la démonstration quasi directe de son mécanisme. J'ai fait en ce sens des tentatives innombrables. Elles n'ont pas donné, il s'en faut de beaucoup, ce qu'on aurait pu se croire en droit d'en attendre. Mais, à y réfléchir quelque peu, on conçoit bientôt que cet instrument, si ingénieux qu'il soit, ne saurait donner une idée précise des mouvements qui se passent à la surface du cœur, ni surtout une mesure toujours exacte de ces mouvements. Il y a à cela deux raisons. La première c'est que l'appareil explorateur est construit de façon à reproduire très bien les soulèvements d'une partie circonscrite de la surface du cœur, en raison de l'impulsion qu'ils impriment au bouton contenu dans la coquille; tandis que les mouvements plus étendus lui échappent complètement. Le bouton est bien soulevé, mais toute la coquille s'élevant avec lui, il ne se produit aucun refoulement de ce bouton, partant aucun mouvement du levier. La seconde raison, c'est que le mouvement des points du cœur situés derrière le poumon se transmet mal à la surface du thorax et d'autant moins qu'il est plus complètement absorbé par l'expansion et le retrait de la lame de poumon interposée. Si bien qu'on pourrait théoriquement affirmer que plus l'ampliation du poumon sera grande et plus par conséquent il y aura de bruit anormal, moindre au contraire sera le mouvement constaté par l'instrument. La vérité est que ce mouvement n'est pas toujours constatable à l'aide du cardiographe et que, quand on peut le constater, on ne le trouve pas toujours proportionné à l'intensité du bruit entendu.

Néanmoins il m'a été souvent possible de recueillir, au niveau des points où des souffles cardiopulmonaires se faisaient entendre, des tracés très distincts, qui ne répondaient pas toujours par leur amplitude à l'intensité du bruit, mais indiquaient tout au moins très exactement le sens et le moment du mouvement. J'en mettrai quelques-uns sous les yeux du lecteur, et l'on verra que ce mouvement a toujours été une dépression de la paroi, correspondant à l'instant où le souffle avait lieu. Les choses se passent ainsi quel que soit le point de la région précordiale où le souffle se soit localisé et que l'on soumette à l'exploration cardiographique. Les tracés qui suivent en feront suffisamment foi.

Le premier (n° 1) provient d'une femme Beck..., soignée à l'hôpital Necker en 1884 et qui présentait dans la région préinfundiculaire gauche un souffle mésosystolique très caractérisé. Le cardiographe appliqué dans le point du 2e espace intercostal où le souffle avait son maximum d'intensité, ne donna que de faibles

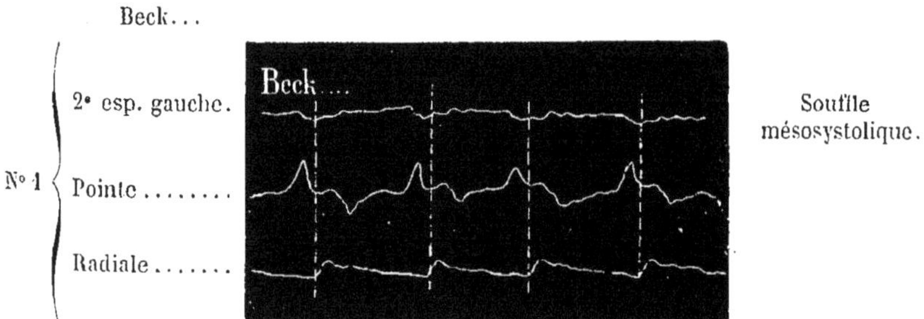

oscillations. Mais ces oscillations montrent une dépression manifeste pendant la durée de la systole, laquelle est déterminée d'une façon très précise par le tracé recueilli simultanément à la pointe (ligne 2 de la même figure). Si de plus on compare les mouvements de ces deux points différents de la surface précordiale, en les rapportant l'un et l'autre à la ligne du pouls radial, on voit que le mouvement observé dans le 2e espace retarde notablement sur l'autre, c'est-à-dire sur le début de la systole, et que ce retard est de 0″08 environ. Or cela concorde précisément avec le caractère mésosystolique du bruit.

Le n° 2 a été recueilli à Necker également en 1884, chez un nommé Can..., qui présentait un souffle de la région mésocardiaque (3ᵉ espace gauche). Il montre une dépression extrêmement

St-Luc, 4. Necker. Septembre 1884.

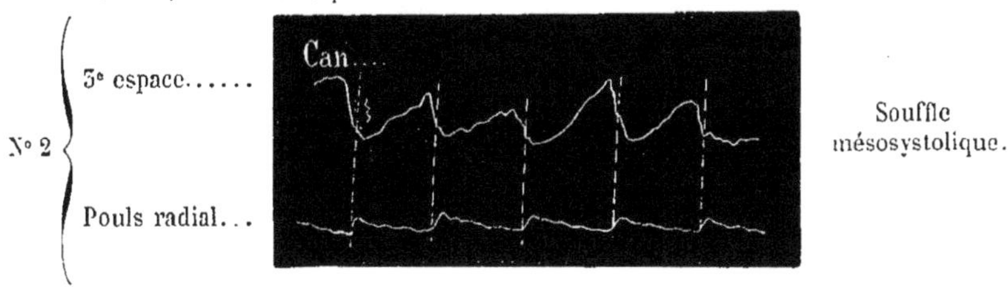

prononcée et rapide correspondant à la systole pendant laquelle le bruit anormal se faisait entendre.

Le tracé n° 3 se rapporte à un souffle de la région sus-apexienne. Il a été recueilli à la Charité en 1891 chez un nommé Pill.... Le mouvement étant fort étendu et le bruit très intense, il fut dans ce cas facile de s'assurer, par l'auscultation et l'exploration cardiographiques simultanées, de la parfaite concordance du bruit anormal et de la dépression. Cette concordance devenait ici d'autant plus carac-

Charité. Juillet 1891.

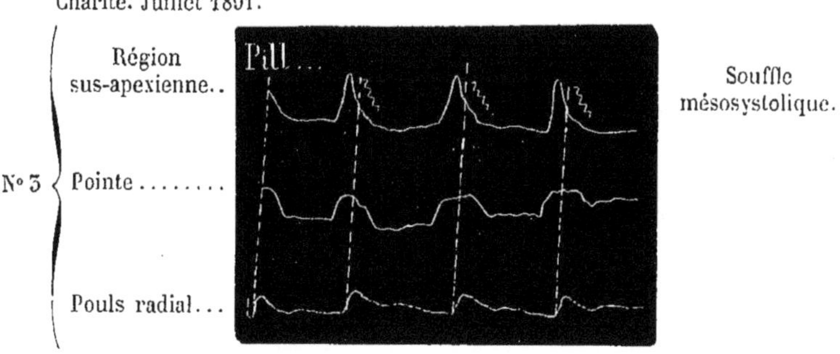

téristique que, à la pointe, c'est-à-dire dans un lieu tout voisin, mais où cette dépression ne se produisait pas, on n'entendait non plus aucun bruit.

A la pointe même les souffles cardio-pulmonaires systoliques sont infiniment plus rares pour deux motifs. D'abord parce que la pointe habituellement en contact permanent avec la paroi thoracique ne se laisse pas recouvrir par le poumon. Ensuite parce que le retrait systolique y est tout à fait exceptionnel. On l'y rencontre cependant et il s'y accompagne comme ailleurs d'un souffle mésosystolique.

Bouillaud. 9 avril 1890.

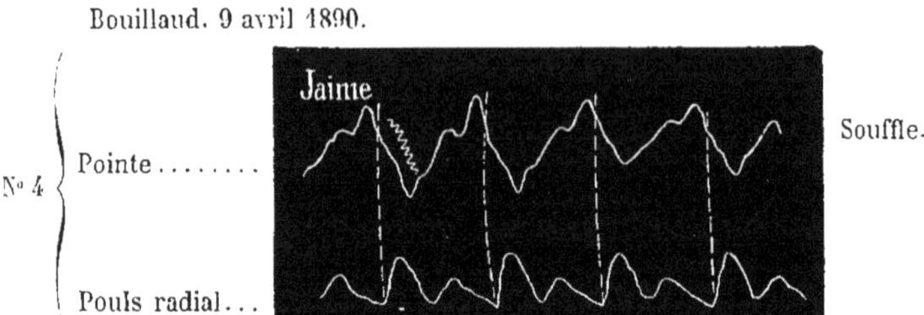

On en peut voir un exemple dans le tracé n° 4, recueilli à la Charité en 1890 sur un nommé Jaim....

A de très petits intervalles, d'un espace intercostal à l'autre, le mouvement de la surface du cœur peut être absolument inverse. Or c'est là où il est négatif, c'est-à-dire là où il agit dans le sens de l'aspiration que le bruit se produit toujours. On en a un exemple dans le tracé n° 5, recueilli à la Charité en 1889 sur le nommé Hellm..., affecté de ralentissement permanent du pouls. Au niveau de la pointe, dans le 6e espace intercostal, la pulsation était entièrement positive et l'on n'entendait aucun souffle. Dans le 5e espace immédiatement au-dessus, le mouvement s'opérait en sens inverse.

Bouillaud. 8 juillet 1889.

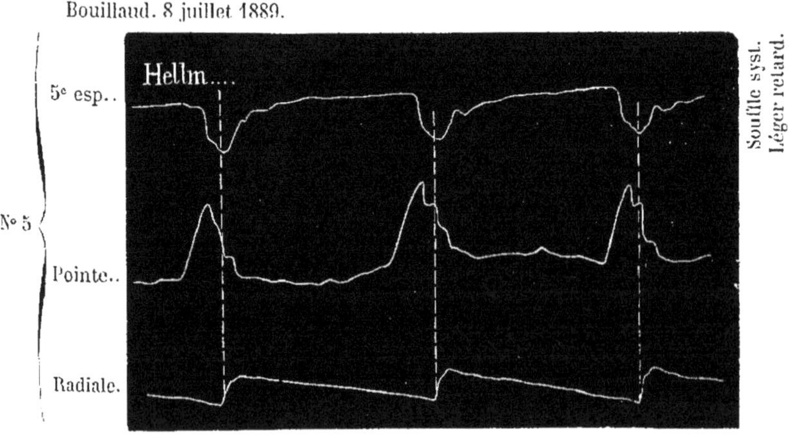

et comme ce mouvement retardait légèrement sur celui de la pointe, le souffle qui s'y faisait entendre retardait légèrement aussi sur le premier bruit et le commencement de la systole.

Avec une opposition semblable dans le sens des mouvements qui se produisent en des points peu distants de la région précordiale,

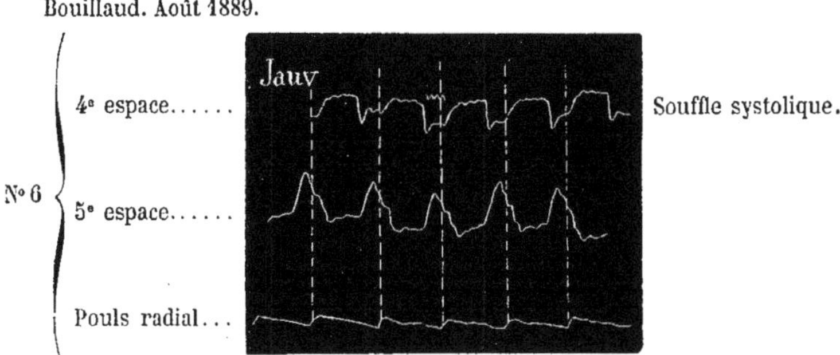

il peut se faire que le synchronisme cependant soit parfait; que le mouvement négatif soit tout aussi exactement systolique que la pulsation positive. Alors le souffle produit est de même exactement systolique. C'est ce qu'on voit dans le tracé n° 6, où la dépression systolique de la portion du tracé fournie par la région sus-apexienne semble n'être qu'un renversement de la portion fournie par l'exploration de la pointe. Ce cardiogramme a été recueilli à la Charité en 1889, sur un nommé Jauv..., chez lequel on entendait dans la région sus-apexienne un souffle exactement systolique.

Ce n'est pas seulement dans un espace voisin de celui où la pointe

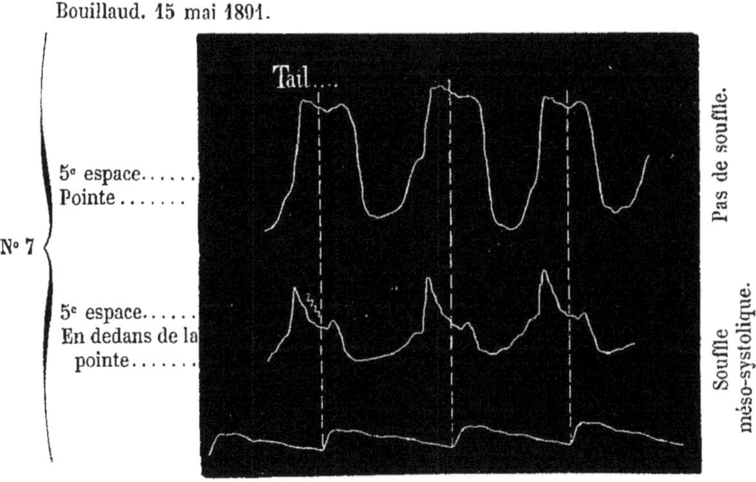

se fait sentir, mais dans cet espace même et tout à côté d'elle que le mouvement de systole peut prendre le caractère négatif, tandis qu'il reste absolument positif au niveau de la pointe même. Et dans ce cas encore le souffle se fait entendre là où le mouvement négatif produit une aspiration, tandis qu'il est nul à la pointe où il n'y en a pas. C'est ce dont on voit un exemple dans le tracé n° 7, recueilli à la Charité en 1891, sur un nommé Tail.... Le souffle était mésosystolique et correspondait à la partie où le tracé se déprime rapidement après le début du soulèvement systolique; tandis que la ligne de la pointe reste uniformément soulevée.

Enfin il y a des cas où le retrait de la pointe, au lieu de correspondre au début ou au milieu de la systole, comme il fait dans les cas de battements dits négatifs, ou bien encore au commencement de la diastole, se place dans la systole, et à la fin seulement de cette systole. On en a un exemple dans le tracé n° 8, recueilli à la Charité

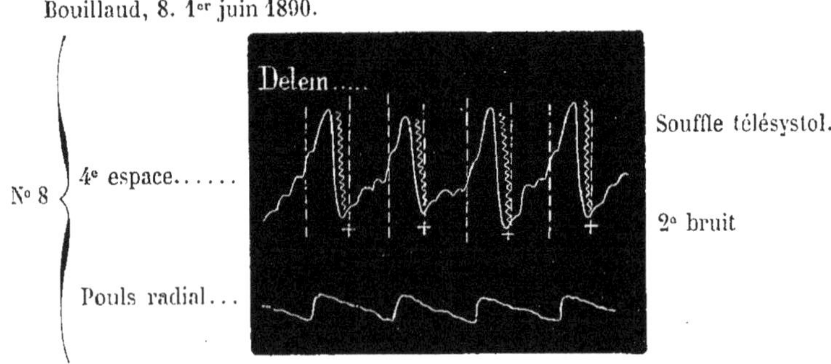

en 1890. L'auscultation simultanée faisait entendre le second bruit à la fin même de la ligne de chute, dans le point marqué par une croix. Or le souffle, lui, se faisait entendre dans ce cas-là, comme dans tous les cas semblables, pendant la durée de cette chute, témoignant ainsi que le retrait systolique reste l'agent principal de la production des souffles cardiopulmonaires. A cette forme spéciale de souffle j'ai donné le nom de souffle *télésystolique*, c'est-à-dire souffle apparaissant seulement dans la partie la plus tardive de la systole.

Mais ce qui devient bien plus démonstratif encore, ce sont les cas dans lesquels plusieurs souffles se faisant entendre en des points différents de la région précordiale, chacun d'eux se trouve en rapport avec une dépression spéciale de la portion correspondante de cette région. On en voit un exemple dans le tracé n° 9, recueilli à l'hôpital Necker en 1882, sur une femme nommée Royet. Tandis que le tracé de la pointe présente des caractères sensiblement normaux, les deux tracés recueillis, l'un dans le 2e, l'autre dans

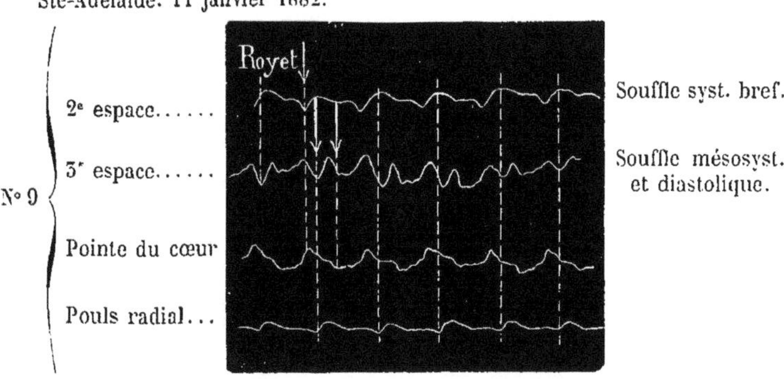

le 3e espace, présentent l'un et l'autre des dépressions rapides et diverses. Dans le 2e espace il y en a une correspondant exactement au début de la systole, comme le montre sa coïncidence précise avec le soulèvement systolique de la pointe. Dans le 3e espace deux : l'une correspondant au milieu de la systole, l'autre au commencement de la diastole. Or dans le 2e espace il y avait un souffle systolique très bref, répondant exactement à la dépression indiquée ; dans le 3e on entendait deux souffles successifs, l'un mésosystolique, l'autre diastolique, répondant l'un et l'autre très exactement aux deux dépressions signalées. En sorte que partout le souffle répondait de la façon la plus précise au temps et au lieu où une dépression rapide de la surface cardiaque pouvait produire sur le poumon une aspiration manifeste.

Mais il y a plus encore ; car il suffit que dans un point de la surface cardiaque les conditions sous ce rapport viennent à se modifier pour que le souffle lui-même change aussitôt dans le sens indiqué. Ainsi en fut-il chez un nommé Bour..., observé à la Charité en 1888 (tracé n° 10). Chez cet homme, quand il était dans le décubitus dorsal, on entendait au niveau du 5e espace intercostal un souffle systolique bref et très accentué. Ce souffle changeait absolument de rythme quand le malade se couchait sur le côté gauche et, sans changer de siège, il devenait évidemment mésosystolique. Or les tracés cardiographiques pris dans ces deux situations reproduisirent, d'une façon singulièrement frappante, les changements que je viens de dire. Car, sur le tracé pris dans le décubitus dorsal, on voit une dépression diastolique profonde et rapide; tandis que sur celui qui fut pris dans le décubitus latéral,

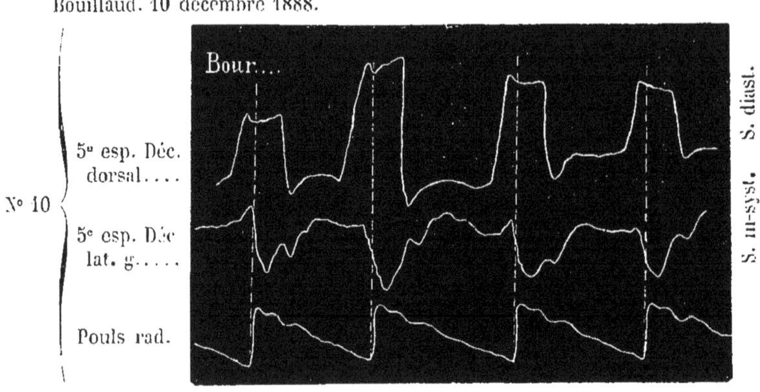

la dépression est, comme le souffle, manifestement mésosystolique.

En résumé, le cardiographe n'indique pas toujours de mouvement très sensible dans les points où se fait entendre un souffle cardio-pulmonaire, mais souvent il en révèle de très significatifs.

Ces mouvements sont en général peu accentués au niveau de la base, plus marqués dans la région mésocardiaque, mais surtout fortement dessinés dans celle de la pointe; et les souffles, il est vrai, ne suivent pas cette progression. Mais on le conçoit bien si l'on tient compte de ce que, à la base, le cœur est séparé de la paroi par une épaisse couche de poumon qui amortit et absorbe le mouvement, produisant néanmoins des bruits parfois assez intenses, que, à la partie moyenne, le cœur devient un peu plus superficiel, et qu'enfin, à la pointe ou au moins dans son voisinage, il n'est plus recouvert que par une lame très mince de poumon qui ne met aucun obstacle à la transmission des oscillations et qui, vivement influencée par les mouvements rapides de la surface cardiaque, produit, comme on l'a vu, des bruits faciles à comparer avec les mouvements qui les font naître. De l'étude que nous venons d'en faire il résulte manifestement que les mouvements producteurs de bruits sont des mouvements négatifs, c'est-à-dire des dépressions capables de déterminer une aspiration pulmonaire assez active.

Les résultats de ce mode d'exploration s'ajoutent donc à toute les preuves déjà accumulées pour montrer que les souffles anorganiques sont des bruits cardiopulmonaires et que le cœur les détermine en produisant une aspiration pulmonaire localisée puissante et rapide.

Explication des caractères différents que présentent les bruits respiratoires et les souffles cardiopulmonaires. — A l'interprétation dont je viens de donner tant de preuves, l'esprit ne peut s'empêcher cependant d'opposer une objection dont il nous faut encore nous débarrasser. Voilà comment on la peut formuler :

Si les souffles dont il s'agit ne sont autre chose que du murmure vésiculaire transformé, qu'un bruit respiratoire à rythme modifié, ils devraient conserver les caractères des bruits qui se passent dans le poumon, c'est-à-dire ceux du bruit respiratoire lui-même, et présenter même timbre, même tonalité que lui. Il s'en faut de beaucoup pourtant que ce soit ainsi. Car tandis que le bruit respiratoire a constamment le timbre doux et la tonalité relativement basse que l'on sait, le souffle cardiopulmonaire en diffère toujours par un timbre plus rude et une tonalité beaucoup plus élevée.

Cette différence assurément très frappante se concevra sans peine, si l'on veut bien remarquer les conditions fort dissemblables dans lesquelles ces deux sortes de bruits se produisent.

Premièrement il faut noter qu'il y a chez l'homme 18 respirations par minute et que l'inspiration, occupant d'ordinaire les 2/5 environ de chacune des révolutions respiratoires, dure par suite environ 1″33. A supposer une fréquence moyenne de 76 pulsations par minute, le nombre des battements du cœur est quatre fois plus considérable que celui des mouvements respiratoires. Et comme la systole, avec ce degré de fréquence, n'occupe que 1/3 de la révolution cardiaque, cela lui donne une durée de 0″26. La durée d'une systole cardiaque n'est donc que le 1/5 à peu près de celle d'une inspiration. Si la quantité d'air appelée dans les vésicules était la même dans l'un et l'autre cas, le mouvement de pénétration serait de ce chef déjà cinq fois plus rapide. Mais ce n'est pas tout. L'inspiration est loin, dans sa mesure habituelle, de distendre complètement les vésicules pulmonaires et l'expiration de les vider entièrement. Après l'expiration la plus complète, il reste dans les poumons une quantité d'air qu'on estime à 1/2 litre (air *residuum*). Les plus grandes inspirations en font pénétrer environ 3 litres. En sorte que, au maximum de distension, le poumon contient environ 3 litres 1/2 d'air, tandis que la quantité qui entre et sort à chaque respiration, l'air *courant*, comme disent les physiologistes, ne dépasse guère 1/2 litre. En d'autres termes, une inspiration normale ne fait pénétrer dans les vésicules que le 1/7 environ de la quantité d'air qu'elles peuvent contenir. Suivant toute vraisemblance, il en va très différemment dans l'inspiration localisée produite par le retrait systolique de la paroi du cœur. Quand le cœur est distendu par la diastole, certaines parties du poumon peuvent être comprimées entre lui et la paroi thoracique au point que l'air en soit totalement expulsé. Puis, quand vient le retrait systolique, pourvu qu'il se fasse rapidement, il peut en un instant porter la distension vésiculaire au maximum dans le point même qui vient d'être comprimé et qui tout à coup se trouve fortement distendu. La quantité d'air qui se précipite alors dans les vésicules est donc 7 fois plus grande que celle qui y pénètre sous l'influence d'une inspiration normale. Et, comme cette pénétration a lieu, d'après ce que nous venons de voir, dans un temps 5 fois plus court, elle peut être en certaines occasions 35 fois plus rapide. Or, l'intensité et la tonalité d'un bruit étant, pour la plus grande part, fonction de la vitesse du courant, on ne peut vraiment s'étonner que le bruit vésiculaire déterminé par la systole cardiaque offre des caractères si différents de ceux qu'il affecte quand il est produit par le mouvement respiratoire. On comprend que sa tonalité soit nécessairement plus haute, son intensité plus grande, et que par suite il semble plus rude. On conçoit aussi qu'il présente sous ce rapport de nombreuses et considérables variétés. L'objection proposée n'est donc point recevable, ou du moins elle trouve ainsi sa solution.

Il reste établi que les souffles cardiopulmonaires sont à peu près constamment des bruits aspiratifs déterminés par le retrait systolique ou diastolique de la surface du cœur.

Parfois cependant, et d'une façon tout exceptionnelle, on entend *à la pointe* des bruits anorganiques qui coïncident avec une propulsion évidente de cette partie du cœur. Cela m'est arrivé à bien des reprises. Le bruit anormal était, dans ces cas, manifestement différent de ceux que nous venons d'étudier; presque toujours faible, assez indistinct, tenant le milieu entre le souffle et le frottement, ayant enfin quelque chose de *froissant*.

Quelle interprétation convient à ces sortes de bruits? Il ne s'agit évidemment plus de souffles aspiratifs. Ce serait bien plutôt des bruits d'expiration localisée. Mais la compression du parenchyme pulmonaire lui-même n'entre-t-elle pas pour quelque chose dans le bruit constaté? Le timbre spécial qu'il présente tendrait à le faire croire. Toutefois les occasions d'étudier ce bruit ont été trop rares pour que j'ose avoir une opinion définitivement arrêtée à ce sujet. La très grande rareté de ce bruit diminue singulièrement d'ailleurs l'importance que pourrait avoir son étude plus approfondie.

Étude des mouvements de la surface du cœur qui déterminent les souffles cardiopulmonaires. — Les souffles cardiopulmonaires répartis en différents points de la région précordiale résultant toujours des mouvements de la surface du cœur et des retraits systoliques ou diastoliques qui s'y produisent, il devait être singulièrement utile, pour l'étude que nous poursuivons d'avoir de ces mouvements une connaissance exacte et de pouvoir comparer en chaque point de cette surface les mouvements et les bruits qui s'y passent. Malheureusement, autant nous sommes merveilleusement renseignés, depuis les travaux de Chauveau et de Marey, sur tout ce qui a lieu dans l'intérieur des cavités cardiaques, sur les pressions variables auxquelles le sang y est soumis et les mouvements qui lui sont imprimés dans les différentes phases de chacune des révolutions du cœur, autant nous le sommes peu sur les déplacements extérieurs qui accompagnent ces phases successives.

La connaissance des changements de volume du cœur, si exactement précisés par les recherches de François Franck, ne peut nous être d'aucune utilité, car il s'agit pour nous presque toujours de phénomènes très localisés; et, d'autre part, les soulèvements et affaissements de la paroi ne sont pas toujours en rapport exact, comme on en a vu précédemment un exemple, avec les phases de réplétion et d'évacuation des cavités cardiaques.

Toutes les indications que différents auteurs ont cru pouvoir donner au sujet des mouvements de la surface du cœur l'ont été d'après l'inspection des mouvements de cet organe dans la poitrine ouverte. Elles ne sauraient nous être que d'un bien faible secours, car elles sont totalement dépourvues de la précision qui nous est absolument nécessaire.

J'ai donc voulu tenter d'obtenir des données plus exactes et plus précises à l'aide d'une méthode d'expérimentation différente de celles employées jusqu'ici, et j'y suis parvenu, comme on va voir, grâce au concours de mon ami le docteur F. Franck.

Le but que je me proposais était de déterminer le sens et la grandeur du déplacement de chacun des points accessibles de la surface du cœur pendant la durée d'une de ses révolutions. Pour cela il était indispensable de mettre l'organe à découvert en ouvrant largement la poitrine. C'est ce qui fut fait sur un chien de taille moyenne, tandis qu'on entretenait la respiration artificielle. Le péricarde fut fendu dans toute sa longueur et ses bords furent fixés aux côtés de l'ouverture thoracique, de telle façon que le cœur paraissait se mouvoir très librement dans la cavité qui lui avait été ainsi ménagée.

L'instrument à l'aide duquel ces mouvements devaient être explorés avait été constitué de la façon que je vais dire. Sa disposition se comprendra aisément par la seule inspection du schéma ci-contre.

A un tambour de Marey renversé et convenablement maintenu par un support, nous suspendîmes une tige de cuivre mince et rigide, longue d'environ 25 centimètres. Cette tige formait une sorte de pendule mobile dans tous les sens. Son extrémité inférieure se terminait en une pointe fine, acérée, longue d'un demi-millimètre environ. La pointe était surmontée d'un léger renflement obtenu en fondant à ce niveau une gouttelette d'étain. Fichée sur un point de la surface du cœur, elle devait en suivre tous les mouvements et le léger renflement qui la surmontait limitait sa pénétration. Ainsi disposée, la tige transmettait au tambour renversé tous les déplacements de la surface du cœur dans le sens vertical.

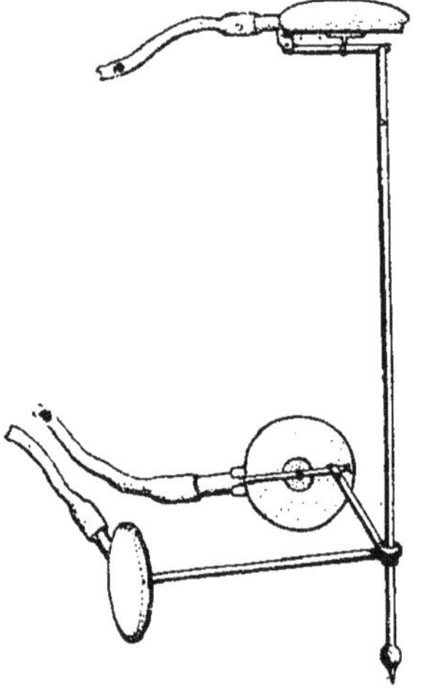

A 5 centimètres au-dessus de son extrémité inférieure la tige oscillante portait un léger collet et, au-dessus, un anneau dans lequel elle pouvait tourner librement. De cet anneau partaient deux tiges semblables à la première, placées toutes deux dans un plan horizontal et perpendiculaires l'une à l'autre; l'une dirigée dans le sens de l'axe du cœur, l'autre transversalement. Chacune de ces deux tiges aboutissait à un tambour placé de champ et lui transmettait les mouvements que le cœur imprimait dans le sens horizontal à la tige fichée dans sa paroi. Ainsi tout déplacement de chaque point exploré de la surface devait se trouver décomposé en trois mouvements correspondant aux trois dimensions de l'espace. Ces mouvement étaient transmis par des tubes de caoutchouc à trois tambours dont les leviers les inscrivaient simultanément et les uns au-dessus des autres sur un papier enfumé mû par un mouvement d'horlogerie à la façon habituelle.

Nous avions eu soin, avant le commencement des expériences, de noter très exactement le rapport de l'amplitude du tracé inscrit avec l'étendue vraie de l'excursion de la pointe dans le sens correspondant.

Nous devions donc avoir ainsi tous les éléments nécessaires pour reconstituer exactement la trajectoire dans l'espace de chacun des points de la surface du cœur que nous soumettions à ce genre d'exploration.

Nous avons exploré de la sorte cinq points différents de cette surface : 1° le milieu de l'infundibulum du ventricule droit; 2° le ventricule gauche vers le milieu de sa hauteur au voisinage du sillon; 3° la pointe du cœur; 4° le milieu du ventricule droit; 5° la base du ventricule droit près du sillon auriculaire. Chacun de ces points nous donna trois tracés superposés, et nous eûmes soin d'y ménager des repères suffisants pour en fixer le synchronisme d'une façon rigoureuse.

Pour que la comparaison de ces différents tracés fût plus facile, je les ai réduits, d'après les mesures prises comme il a été dit, à la dimension vraie du mouvement observé. Ce sont ces réductions qui ont été placées sur la planche ci-contre, au voisinage de chacun des points sur lesquels l'exploration a porté.

Chacun des groupes comprend trois tracés. Le supérieur, dessiné en rouge, représente les mouvements de sens vertical, c'est-à-dire perpendiculaires à la paroi et à l'axe du cœur. Le moyen, dessiné en bleu, reproduit les mouvements de sens longitudinal, c'est-à-dire parallèles à l'axe du cœur. Le tracé inférieur, dessiné en jaune, donne le mouvement transversal. On voit que l'on trouve indiquées dans ces tracés, pour chacun des composants du mouvement, son étendue, sa direction et sa vitesse à chacun des instants de la révolution cardiaque. Avec ces éléments, il devenait possible de déterminer la trajectoire dans l'espace de chacun des points considérés. Cette trajectoire est assez compliquée, comme on verra plus loin. Ici, on s'est borné à indiquer le sens et l'étendue du mouvement, en notant seulement ses deux extrêmes, c'est-à-dire son point de

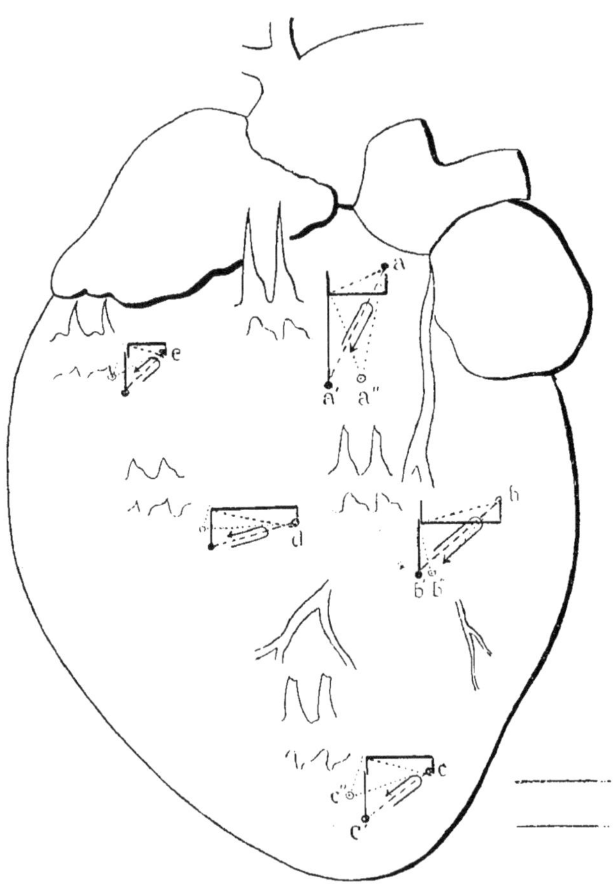

Mouvements de la surface recueillis sur un cœur de chien.

départ et son point d'arrivée. C'est ce qu'on a tenté de représenter par une figure schématique placée à côté de chacun des groupes de tracés; figure purement conventionnelle et dont voici la signification.

Le point de départ du mouvement, pris au début de la systole, est marqué par le point rouge supérieur. La ligne jaune indique l'étendue du mouvement dans le sens transversal; la ligne bleue, l'étendue du mouvement longitudinal; et la diagonale pointillée du parallélogramme, la direction et l'étendue du mouvement dans le plan horizontal. Mais, pendant que ce mouvement s'accomplit, un autre se produit dans le sens de la profondeur, lequel est représenté par la ligne rouge. Celle-ci étant supposée perpendiculaire au plan du parallélogramme ci-dessus, son extrémité inférieure doit donner l'aboutissant du mouvement considéré. La ligne pointillée qui unit le point de départ au point d'arrivée (*a.a' — b.b'*. etc.) représenterait donc en perspective la direction et à peu près l'étendue du mouvement accompli. En réalité, elle lui est un peu supérieure pour les deux tracés de droite (région préinfundibulaire et région préventriculaire gauche), où la dimension vraie du mouvement se trouve représentée par la ligne très finement ponctuée située à côté de la première (*a.a''. — b.b''*. etc.). Elle est un peu inférieure à la réalité pour les deux autres, mais d'une quantité très petite et ici tout à fait négligeable.

Quant aux tracés cardiographiques inscrits au voisinage de chacun des points explorés, voici comment il les faut interpréter. La systole ventriculaire commence au sommet aigu de la ligne du tracé par un abaissement très rapide d'abord, puis progressivement plus lent. Elle s'achève au moment où se termine cette portion oblique, et c'est vers sa fin que se place le second bruit. A partir de ce moment, la ligne s'abaisse de nouveau assez rapidement sous l'influence de l'affaissement diastolique du cœur. Puis vient la phase de réplétion diastolique qui élève de nouveau la ligne du tracé et la ramène au point de départ. Il serait trop long de développer ici toutes les preuves à l'appui de cette interprétation des tracés. On les trouvera dans le mémoire suivant, consacré à l'étude du choc de la pointe du cœur.

Cela dit sur la façon de déchiffrer les hiéroglyphes tracés sur cette figure, il nous reste à les lire et à chercher ce qu'il nous peuvent apprendre sur les déplacements de la pointe du cœur et comment cela peut être applicable à une connaissance plus exacte du mécanisme de la production de ces bruits.

Si d'abord on compare entre eux ces différents tracés sous le seul rapport de l'amplitude des excursions du mouvement, on trouve cette amplitude très inégalement répartie entre les différents points considérés de la surface cardiaque, et ces différences sont exprimées par les chiffres suivants :

a) A la partie supérieure de l'infundibulum	15	millimètres	00
b) Dans la région préventriculaire gauche.	15	—	00
c) A la pointe du cœur.	11	—	00
d) A la partie moyenne du ventricule droit	12	—	40
e) A la base du ventricule droit	7	—	20

L'amplitude des mouvements de la surface du cœur a donc, dans les différents points de cette surface, des inégalités qui vont du simple au double. Et, si l'on compare ces inégalités avec celle de la fréquence des souffles anorganiques dans les points correspondants, on y trouve une concordance tout à fait remarquable.

Ainsi la région préinfundibulaire où le mouvement a son maximum d'amplitude est aussi celle où le bruit anormal se produit le plus aisément et où on le constate le plus souvent, notamment dans la chlorose. — La région préventriculaire vient ensuite avec une mobilité presque égale et une fréquence non moindre des bruits anormaux. — Dans la région de la pointe, les souffles dont il s'agit sont plus rares et les mouvements d'une amplitude beaucoup moindre. — Au niveau de la base du ventricule droit, qui chez l'homme correspond à la région xiphoïdienne, les souffles sont exceptionnels et le mouvement réduit au minimum. — Quant à la partie moyenne du ventricule droit, il est bien vrai que les mouvements y ont une amplitude un peu supérieure à celle qu'on leur trouve à la pointe et que les souffles anorganiques y sont cependant tout à fait rares. Mais, d'une part, cette région correspond chez l'homme à la partie découverte du cœur où les souffles cardiopulmonaires n'ont habituellement aucune raison d'être, et, d'autre part, on verra plus loin que dans ce point le sens principal du mouvement n'est pas favorable à la production du bruit.

Si maintenant nous considérons les divers déplacements de la surface du cœur au point de vue du sens du mouvement, on verra que cette surface est animée partout d'un triple mouvement, ou plutôt d'un mouvement qui s'effectue à la fois dans le sens de la profondeur, dans le sens transversal et dans le sens longitudinal.

Le mouvement de sens longitudinal, représenté par la ligne bleue, a une étendue relativement très petite et ne contribue manifestement que pour une part insignifiante au déplacement qui nous intéresse. On remarquera néanmoins que, pendant la systole, la pointe se rapproche de la base de 2 millimètres et demi environ, tandis que la base s'abaisse vers la pointe de la même quantité à peu près et que le centre vers lequel convergent ces deux mouvements inverses, c'est-à-dire le point mort, se trouve un peu au-dessous de la partie moyenne du cœur. Comme ces faits avaient été déjà notés, je n'y insisterai pas davantage.

Ne tenant désormais plus compte que des déplacements qui ont lieu dans le sens transversal et dans celui de la profondeur, nous verrons que la surface du cœur est entraînée durant la systole vers la droite et la profondeur, pour revenir au point de départ durant la diastole par un mouvement rapide en sens inverse.

Considérons maintenant ces déplacements en particulier à chacun des endroits choisis pour l'exploration.

Au niveau de l'infundibulum le mouvement de retrait commence avec le début même de la systole et s'opère aussitôt avec une grande rapidité; or, nous avons vu que le souffle entendu dans cette région est habituellement systolique et commence avec le premier bruit. Dans la région préventriculaire gauche, le mouvement d'affaissement vertical est notablement différé, comme l'indique l'espèce de plateau qu'on voit au sommet du tracé rouge; et le souffle qui se produit en cette région est presque toujours mésosystolique, c'est-à-dire en retard sur le début de la systole, se comportant ainsi exactement comme le tracé lui-même.

Au niveau de la pointe, le tracé du mouvement vertical (ligne rouge) présente un plateau plus accentué encore; ce qui veut dire que cette partie du cœur reste soulevée et s'applique contre la paroi du thorax pendant la durée presque entière de la systole, opérant vers la fin seulement son mouvement de retrait. Comme il n'y a ordinairement pas de poumon interposé en ce point, il n'en résulte pour notre oreille aucun bruit appréciable. Mais parfois, le poumon s'avançant davantage, il se produit un souffle. Or ce souffle n'est plus seulement mésosystolique, il est *télésystolique*; c'est-à-dire qu'il se fait entendre dans la dernière partie seulement de la systole, comme nous en avons cité un exemple à propos du tracé cardiographique n° 8.

Pour faire mieux ressortir la concordance de ces mouvements et des bruits qu'ils engendrent, pour rendre plus sensible aux yeux le mécanisme par lequel ces mouvements déterminent l'aspiration pulmonaire, j'ai voulu représenter la trajectoire même des mouvements en question dans le sens vertical et dans le sens transversal, laissant de côté le mouvement longitudinal, qui, comme on l'a vu, n'a pour nous qu'un intérêt tout à fait accessoire. Pour cela j'ai supposé (p. 441) trois coupes du cœur dans des plans perpendiculaires à son axe, et sur ces coupes j'ai indiqué la trajectoire du mouvement de chacun des points explorés. Sur chacun de ces tracés la partie teintée en rouge appartient à la systole, celle teintée en bleu à la diastole. Les points espacés sur ces lignes marquent des dixièmes de la révolution cardiaque; en sorte qu'on peut se rendre compte, par l'écartement de ces points, de la vitesse du mouvement à chacun des instants de la course. Mais ces dessins dans leur dimension réelle ne pouvaient être bien distincts. J'ai donc placé à côté de chacun des principaux un grandissement qui permet de les étudier plus à l'aise et surtout de se rendre plus facilement compte de la méthode employée pour les obtenir. Le grandissement placé au centre de la première figure en donnera une idée exacte.

Chacun des tracés fournis par l'instrument et reproduits sur le tracé précédent exprimait le mouvement opéré par la surface du cœur, en ce sens que la ligne, à chacun des instants de la révolution cardiaque, représente exactement la distance dont le point exploré de la surface cardiaque se trouve écarté de son point de départ. Grâce à eux, nous avons donc, pour chaque instant de la révolution, le déplacement dans le sens vertical d'une part et le déplacement dans le sens transversal de l'autre. En les combinant l'un et l'autre, nous devons obtenir le point correspondant de la trajectoire. Pour arriver à ce résultat, on a tiré, à la base de chacun des tracés du mouvement vertical (tracé rouge), une ligne horizontale constituant une abscisse. Cette ligne a été divisée en dix parties égales. De chacune de ces divisions on a élevé une ordonnée. Le point où cette ordonnée rencontre la ligne du tracé est le niveau atteint par le point exploré à cet instant de la révolution. Ce niveau a été marqué par une ligne parallèle à l'abscisse. Il ne reste plus qu'à déterminer en quel endroit de cette ligne le point cherché a été reporté par le mouvement transversal. Pour cela, on a placé le tracé de ce mouvement (tracé jaune) dans une direction perpendiculaire à celle du précédent, c'est-à-dire dans le sens du mouvement qu'il représente, et l'on a opéré comme pour le premier. Chacune des lignes parallèles à l'abscisse rencontre nécessairement la ligne homologue de l'autre tracé, et c'est ce lieu de rencontre qui détermine le point cherché. La ligne réunissant les points successivement déterminés de la sorte sera nécessairement la véritable trajectoire de chacun des points explorés de la surface du cœur dans un plan perpendiculaire à l'axe de l'organe. Les figures rendront, je pense, cette construction assez facile à comprendre pour qu'il ne soit pas besoin d'y insister davantage. Je noterai seulement que, pour en faciliter l'étude, on a eu soin de donner à l'abscisse de chacun des tracés une longueur précisément égale à la plus longue des ordonnées de l'autre, ce qui ne modifie en rien les résultats.

En examinant, d'une façon générale, ces différentes trajectoires sur les coupes supposées auxquelles elles appartiennent, on voit d'abord que chacune d'elles se compose de deux parties, une systolique rouge, une diastolique bleue; secondement, que le mouvement dans le sens de l'affaissement et de la déviation n'est pas encore achevé quand arrive la fin de la systole, mais qu'il se continue quelque temps encore, avant que le relèvement diastolique se produise et que la réplétion des cavités ramène la surface cardiaque au point où la systole suivante la prendra. On voit qu'on peut considérer trois états successifs du cœur en mouvement : son état de réplétion à l'instant où la systole commence, son état de rétraction au moment où la systole s'achève, son état d'affaissement quand, à la fermeté systolique, succède tout à coup la flaccidité de la diastole. Ces trois états du périmètre cardiaque ont été indiqués sur les coupes : le premier par un trait plein, le second par un trait ponctué, le troisième par une ligne brisée.

Le retrait systolique est en général le mouvement le plus rapide et le plus brusque. C'est aussi celui qui produit le plus habituellement les souffles cardiopulmonaires. Avec le cœur normal sur lequel nous avons opéré, l'affaissement diastolique n'avait qu'une valeur très médiocre. Dans de telles proportions, il semblerait tout à fait incapable de déterminer aucun bruit par son action sur le poumon. Mais on conçoit qu'il puisse en être parfois autrement; et c'est ainsi qu'on parvient à s'expliquer certains souffles cardiopulmonaires diastoliques que nous avons eu occasion de noter.

C'était, on s'en souvient peut-être, chez des sujets à cœur dilaté. Or, dans ces conditions, l'affaissement qui résulte du changement soudain de forme et de consistance l'emporte beaucoup sur l'influence de l'évacuation des cavités, presque toujours en ce cas extrêmement incomplète. La réplétion diastolique, qui se produit bientôt, met d'ailleurs fin au mouvement d'affaissement, et l'on comprend par là pourquoi le souffle diastolique extracardiaque est généralement court et ne remplit pas tout le grand silence comme fait habituellement le souffle de l'insuffisance aortique.

Si maintenant nous comparons les différentes trajectoires entre elles, nous y retrouvons les différences d'amplitude déjà signalées, et sur lesquelles il n'y a pas lieu de revenir. Mais ce qui devient ici particulièrement frappant, ce sont les différences dans la direction générale des trajectoires et les conséquences qu'elles ont nécessairement sur la production des bruits.

Toutes les coupes sont supposées vues par leur face inférieure. La première, qui passe par la base des ventricules, offre en avant la saillie de l'infundibulum. Au-devant on a représenté par une surface teintée la disposition des deux poumons.

Dans ce point, le mouvement systolique a une grande amplitude; de plus et surtout sa direction est presque normale à la surface du cœur et par conséquent à la face profonde du poumon qui le recouvre. On voit quel vide considérable la rétraction systolique de l'infundibulum produit derrière cette lame pulmonaire, et à quelle expansion elle l'oblige pour combler le vide.

Au contraire, le mouvement qui, à peu de distance de là, se passe au niveau de la base du ventricule droit, a une amplitude minime. Sa direction, en outre, est presque parallèle à la surface, en sorte qu'il détermine une sorte de glissement de la surface du cœur derrière le poumon, sans produire aucune aspiration notable et par conséquent sans amener ni expansion, ni bruit.

Sur la coupe correspondant à la partie moyenne des ventricules représentée par la seconde figure, on voit de même qu'au niveau de la face antérieure du ventricule gauche, là où s'entendent les souffles cardiopulmonaires les plus fréquents et les plus intenses, le mouvement est de très grande amplitude, et sa trajectoire, comme au-devant de l'infundibulum, à peu près normale à la surface du cœur; tandis que sur la face antérieure du ventricule droit, où les souffles sont rares, le mouvement, comme à la base de ce ventricule, n'est qu'un glissement parallèle à la paroi et peu capable de produire aucun bruit.

A la pointe (troisième figure de cette planche), toute la première partie du mouvement systolique (ses trois premiers cinquièmes environ), se passent sans retrait. La pointe, entraînée rapidement vers la droite du cœur, n'est pas propulsée en avant, comme on le dit d'ordinaire. Elle demeure au niveau que la diastole lui a fait atteindre, glissant derrière la paroi thoracique, qu'elle refoule en raison sans doute de sa consistance devenue plus grande. On ne constate de retrait qu'aux deux derniers cinquièmes de la systole ; et cette disposition est manifestement l'origine des souffles télésystoliques signalés plus haut.

Le mouvement vers la droite est donc ici le mouvement prédominant; c'est le seul qui puisse avoir action sur la languette pulmonaire qui à gauche entoure la pointe et sur laquelle s'exerce l'action aspiratrice de ce déplacement. De là vient évidemment que les souffles cardiopulmonaires de cette région ont leur maximum, non pas au niveau de la pointe même, mais à côté d'elle et dans cette région *parapexienne* où leur localisation prend une importance diagnostique si considérable.

Ces trajectoires ne donnent pas seulement le sens du mouvement et son étendue, elles font voir également les variations de sa vitesse marquées par l'écart plus ou moins grand des points qui y sont inscrits. Si nous les étudions à ce point de vue, nous voyons que, au niveau de l'infundibulum, les deux premiers cinquièmes du mouvement systolique sont rapides et que le premier est même le plus rapide des deux. Or nous avons fait remarquer déjà que dans ce point le souffle est habituellement systolique, c'est-à-dire qu'il commence avec le début même de la systole. Sur la face antérieure du ventricule gauche, au contraire, le retrait est lent pendant le premier cinquième de la systole; il s'accélère considérablement pendant le second cinquième, puis se ralentit de nouveau à la fin, donnant ainsi l'image exacte du rythme mésosystolique que les souffles de cette région affectent si constamment. A la pointe, le mouvement latéral qui engendre le souffle parapexien est rapide, et rapide dès son début. Ce qui explique pourquoi le bruit est ordinairement intense et rude, avec une tonalité haute, et, d'autre part, toujours exactement systolique. Quant au mouvement du retrait systolique, il est rapide, car il n'occupe qu'un dixième de la révolution, et par conséquent très capable de produire un bruit d'aspiration quand la pointe est recouverte par le poumon. Mais il est reporté à la fin de la systole et engendre un souffle *télésystolique*.

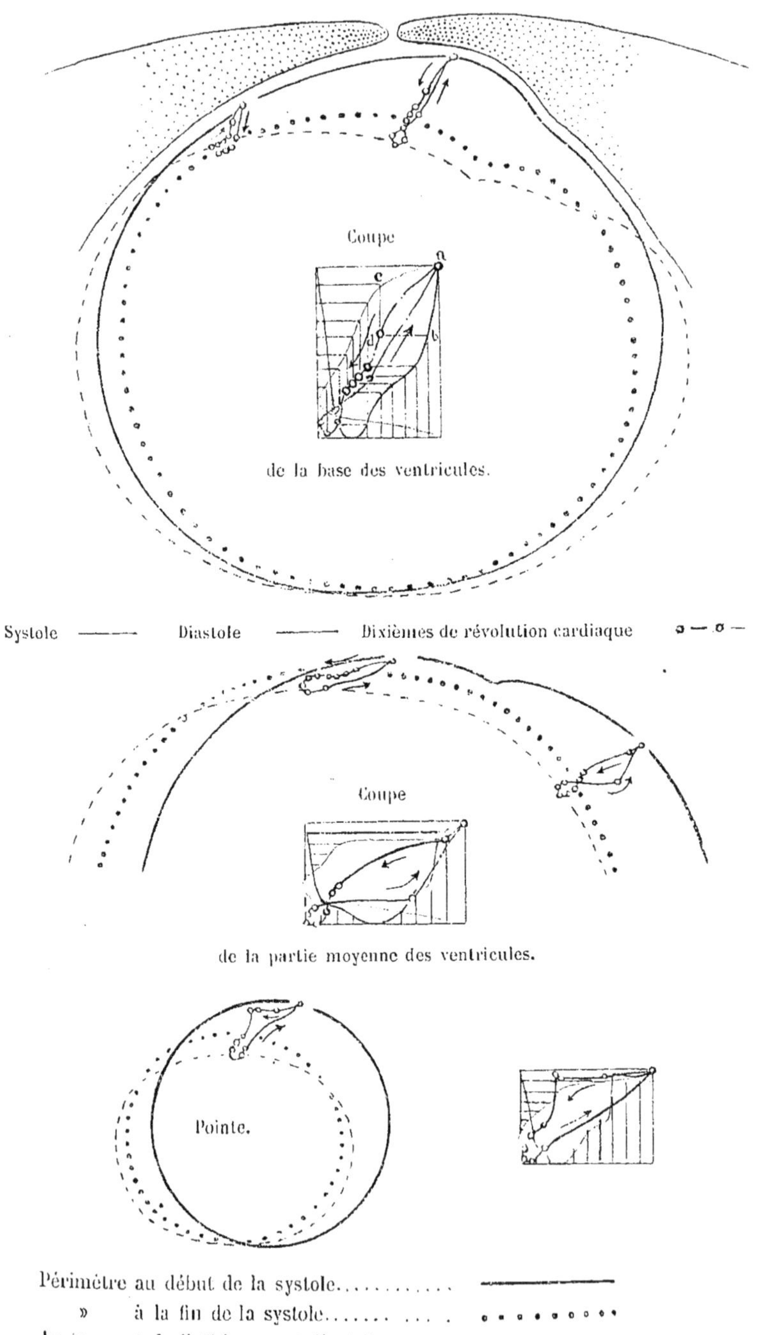
Coupe
a
c
b
d
de la base des ventricules.
Systole
Diastole
Dixièmes de révolution cardiaque
Coupe
de la partie moyenne des ventricules.
Pointe.
Périmètre au début de la systole............
» à la fin de la systole....... ....
Au moment de l'affaissement diastolique ...

Pour ce qui concerne le mouvement diastolique, son amplitude n'est pas moindre, et sa vitesse est souvent plus grande que celle du mouvement systolique, surtout dans la dernière période, dans celle qui correspond à la systole de l'oreillette. Cependant ce mouvement rapide n'engendre en général aucun bruit. C'est qu'il s'agit presque toujours d'un mouvement de propulsion qui, pour les motifs exposés plus haut, n'est pas de nature à provoquer les bruits cardiopulmonaires.

Des conditions spéciales en vertu desquelles les souffles cardiopulmonaires se produisent chez certains sujets et font absolument défaut chez d'autres. — De tout ce qui a été précédemment exposé il résulte désormais, sans contestation possible, que les souffles anorganiques du cœur sont à peu près constamment des bruits cardiopulmonaires, qu'ils ont leur raison d'être essentielle dans l'action du cœur sur le poumon qui l'environne, que la répartition de ces bruits et les caractères qu'ils affectent le plus habituellement sont en rapport fort exact avec ce que l'observation et l'expérimentation ont pu nous faire connaître des mouvements de la surface du cœur; enfin que ces mouvements en sont évidemment la cause. Cependant le nombre des sujets chez lesquels on constate ces sortes de bruits est relativement restreint, bien que chez tous le cœur se meuve au milieu des poumons, auxquels il communique ses mouvements. D'où vient que ces bruits, si intenses chez quelques-uns, fassent chez d'autres absolument défaut? D'où vient que, chez les sujets chez lesquels ils se produisent, ils se répartissent si différemment et avec des caractères si variés? Nous touchons, cela est évident, à la partie de la question qu'il est le plus difficile d'élucider entièrement. L'expérimentation n'a pas grand'chose à nous apprendre sous ce rapport. L'observation seule pourra nous dire quelles conditions favorisent, quelles empêchent la production de ces bruits. C'est ce que nous verrons dans le chapitre suivant en étudiant, sous le titre d'étiologie, les conditions physiologiques et pathologiques dans lesquelles ces phénomènes ont été constatés.

Pour l'instant, je veux remarquer seulement que les conditions anatomiques d'où ces bruits dérivent et par l'intermédiaire desquelles agissent les causes plus éloignées que nous devrons soumettre à l'étude, sont elles-mêmes fort complexes. L'état du cœur, celui du poumon et leur mode de fonctionnement y ont chacun leur part, et d'une façon assez inattendue pour qu'il y ait intérêt à le noter de suite.

A priori, on croirait aisément qu'un cœur volumineux, qui ébranle toute la poitrine, est, plus que tout autre, capable de provoquer par ses mouvements des bruits anormaux autour de lui. Il semblerait aussi assez naturel de penser que la couche de poumon interposée entre la paroi thoracique et le cœur doit, sous l'influence des déplacements de celui-ci, produire un bruit d'autant plus intense que son épaisseur est plus grande et notamment plus exagérée par l'emphysème. Or, c'est précisément le contraire qui a lieu. Les cœurs très volumineux produisent en général peu de bruits anormaux pulmonaires, et ces souffles sont rares chez les emphysémateux. Cela d'ailleurs s'explique aisément.

Une lame mince de poumon interposée entre la paroi costale et le cœur est soumise par les rétractions ou affaissements de la surface cardiaque à des aspirations vives qui y produisent une ampliation relativement considérable et déterminent la précipitation rapide de l'air dans les vésicules qui se dilatent. Si l'épaisseur de la couche pulmonaire est très grande au contraire, il lui suffira d'augmenter quelque peu pour combler aisément le vide. L'expansion, répartie dans une masse plus considérable, sera moindre en chaque point; la pénétration de l'air s'y fera plus doucement et le bruit sera faible ou nul. De même un cœur volumineux et dilaté n'évacue, en général, à chacune de ses systoles qu'une portion restreinte de son contenu; sa masse change relativement peu et, malgré la secousse imprimée à tout ce qui l'entoure, le déplacement de la surface est médiocre et l'action exercée sur le poumon insignifiante. Tandis qu'un cœur de petit volume, se vidant presque instantanément de tout ce qu'il contient, se tord et se déforme de telle façon que les déplacements de la surface sont portés au maximum.

On a vu que la vitesse des mouvements de surface varie à chaque instant de la révolution cardiaque et que ces variations sont diverses aux divers points du cœur où l'exploration a porté. Il est bien probable qu'elle varie d'un sujet à l'autre, indépendamment des variations qu'y peuvent apporter les changements de fréquence des battements du cœur. Il est très vraisemblable aussi que les formes du mouvement que nous avons étudiées ne sont pas absolument fixes, mais au contraire susceptibles de variations fonctionnelles ou pathologiques nombreuses et tout à fait individuelles. Et il le faut bien penser, quand on voit avec quelle facilité certains de ces bruits cessent et reparaissent, ou se transforment sous des influences en apparence légères.

Les modifications du mode respiratoire ne sont pas elles-mêmes sans influence sur la production de ces sortes de bruit. Une respiration ample et rapide, faisant prédominer le rythme respiratoire, annihile plus ou moins complètement l'influence cardiaque. La suspension des mouvements respiratoires, loin de faire ordinairement disparaître le bruit cardiaque anormal, livre au contraire le poumon plus entièrement à l'influence exclusive du cœur. Chez certains sujets cependant elle arrête la production du bruit, comme l'avait vu Laënnec, mais c'est en produisant une dilatation plus ou moins prononcée du cœur et, par suite, modifiant, ainsi que nous l'avons vu, son mode d'action sur le poumon.

Si l'on ajoute à tout cela les déplacements et les modifications de volume qui peuvent résulter pour le cœur et pour le poumon des variations de la situation moyenne dans laquelle les actes respiratoires s'accomplissent, on s'étonnera moins qu'une condition anatomique commune à tous engendre cependant des bruits anormaux particuliers à quelques-uns seulement. Nous verrons dans le chapitre suivant sous quelles influences générales ce phénomène se produit le plus souvent et quels sont les états pathologiques qui semblent plus particulièrement capables d'en provoquer l'apparition.

V

ÉTIOLOGIE

Des causes qui provoquent l'apparition des souffles cardio-pulmonaires. — Après avoir recherché et précisé le mécanisme qui préside à la production des souffles cardiopulmonaires, nous avons dû constater : 1° que, malgré la constance des conditions principales sous l'influence desquelles ces bruits prennent naissance, leur apparition est néanmoins relativement exceptionnelle; 2° que, pour mettre en jeu le mécanisme qui les fait naître, il faut apparemment d'autres causes, variables, contingentes et plus éloignées. Ce sont celles-ci que nous tâcherons maintenant de déterminer autant qu'il est possible de le faire.

Influence du volume du cœur. — Le cœur a des volumes divers suivant les sujets, et ces volumes sont susceptibles de variations fréquentes et très appréciables, même à l'état normal. On imagine aisément que ces variations exercent une influence notable sur les mouvements communiqués par le cœur aux poumons, qui lui servent en quelque sorte de lit. Cette influence est assez grande en effet, mais non pas dans le sens qu'on serait tenté de présumer d'abord. En tout cas, elle n'est ni absolue, ni même toujours prédominante, et ce n'est pas uniquement en raison de ce qu'il est gros ou de ce qu'il est petit que le cœur détermine autour de lui les bruits dont il est question.

Dans les cas où les souffles cardiopulmonaires ont reçu le contrôle de l'autopsie, nous avons trouvé le cœur quelquefois assez gros pour que l'on comparât son volume à celui des deux poings du sujet; d'autres fois il était assez petit pour paraître manifestement atrophié. Le plus souvent son volume était absolument normal. Les parois étaient parfois un peu molles et flasques, notamment à la suite de la fièvre typhoïde, dans d'autres cas elles avaient une consistance très ferme ou même exagérée. De telle façon qu'on peut bien affirmer que la présence des souffles cardiopulmonaires n'est nécessairement liée à aucun état anatomique déterminé de la paroi. Sur 20 autopsies où l'on a tenu compte exactement du volume du cœur, 15 fois on l'a trouvé absolument normal, 4 fois gros, 5 fois petit.

Mais l'anatomie pathologique ne donne aucune idée précise du volume que le cœur devait avoir pendant la vie avec ses cavités distendues plus ou moins par le sang. Que l'on compare le cœur d'un animal, extrait du thorax, avec ce qu'il était chez cet animal vivant au moment où on l'a mis à découvert; que l'on note surtout les différences considérables de volume qu'on peut voir survenir sur un animal en expérience sous des influences diverses, et l'on n'aura plus à cet égard aucune sorte de doute. C'est pendant la vie et au moment même où les phénomènes se produisent qu'il faut estimer le volume du cœur, si l'on veut avoir une idée de l'influence que ce volume et ses variations peuvent exercer sur la génèse des souffles cardiopulmonaires.

Nous avons donc estimé le volume de cet organe d'après les résultats de la percussion pratiquée suivant la méthode indiquée plus haut (II, p. 10). Mais les chiffres donnés par ce mode de mensuration ne pouvaient avoir de signification précise qu'à la condition de posséder, comme terme de comparaison, une mesure qui représentât l'état normal. Pour obtenir ce type de l'état physiologique j'ai dû entreprendre une longue série de mensurations sur des gens en santé; et ce n'a pas été la partie la moins embarrassante de la tâche, vu la difficulté qu'il y a toujours à trouver occasion de faire de nombreuses observations sur des gens en santé parfaite. Quoi qu'il en soit, ayant pratiqué la mensuration exacte du cœur chez un assez grand nombre de jeunes soldats qui se disaient et paraissaient absolument bien portants, j'ai trouvé comme moyenne des aires de la matité cardiaque 90 centimètres. Toutefois, chez ces mêmes sujets se rencontrèrent aussi des chiffres bien différents, le chiffre minimum ayant été 71, le maximum 127; ce dernier, il est vrai, chez des soldats entraînés depuis longtemps aux exercices gymnastiques. Mon ancien chef de clinique, le docteur Foubert, a montré dans sa thèse que, chez des sujets malades, les variations du volume du cœur sont souvent considérables et rapides, même en l'absence de toute affection de cet organe. Aussi n'y a-t-il pas lieu de s'étonner des écarts relativement considérables que présentent les chiffres de matité observés chez les sujets chez lesquels furent entendus les souffles cardiopulmonaires, puisque ces sujets étaient tous des malades entrés dans nos salles pour des affections diverses.

Chez ceux de ces malades dont l'autopsie a été faite, le chiffre de la matité précordiale pendant la vie s'est trouvé en moyenne de 125 centimètres carrés. Il était par conséquent compris dans les limites de l'état normal. Et cela se trouve, comme on le voit, d'accord avec le résultat général des autopsies. Les chiffres maxima, qui ont été 142 et 161 centimètres carrés, correspondaient à des cœurs qui, à l'autopsie, furent en effet trouvés gros; les minima, entre 75 et 82, avaient été constatés chez des sujets dont le cœur fut trouvé petit; les chiffres intermédiaires, de 82 à 129, chez des sujets dont le cœur fut trouvé sensiblement normal. D'où l'on peut déjà conclure que les chiffres donnés par la mensuration de la matité précordiale pratiquée à l'aide des méthodes que j'ai indiquées sont d'une façon générale dans un rapport assez exact avec le volume véritable du cœur pour qu'il soit permis d'y ajouter confiance; en second lieu, que l'existence des souffles cardiopulmonaires peut coïncider avec les dimensions les plus diverses du cœur et qu'on ne saurait par conséquent, en aucune circonstance, les considérer comme un indice d'hypertrophie ni d'atrophie.

Sur une série de 63 malades chez lesquels existaient des souffles de ce genre et dont le cœur fut mesuré soigneusement, mais qui, étant guéris ou n'ayant pas succombé à l'hôpital, n'ont fourni aucune démonstration anatomique, j'ai trouvé de même des dimensions assez éloignées les unes des autres. Elles ont varié en effet de 64 à 196 centimètres; la moyenne générale se tenant à 115, chiffre plus rapproché de la moyenne normale (90) que dans les cas où les malades ont succombé. Ces chiffres se sont répartis d'ailleurs par part égale au-dessus et au-dessous du chiffre 105.

Les sujets chez lesquels furent constatées les dimensions les plus grandes étaient affectés de maladie de Bright (168-196), de lésions des orifices du cœur (140-167), de catarrhe bronchique chronique et d'emphysème (190), de goitre exophthalmique (151), d'affection chronique de l'estomac avec ou sans dilatation (134, 174, 179). Ce qui prouve que l'existence d'une hypertrophie notable du cœur n'est pas incompatible avec la production du souffle cardiopulmonaire, mais non pas qu'elle lui soit favorable. Car, d'un côté, la catégorie des faits dans lesquels la matité dépassait la limite supérieure de l'état normal, limite que je crois devoir placer aux environs de 130 centimètres carrés, ne comprenait qu'un tiers de ce groupe (19 sur 65); et, d'autre part, bien que les maladies que je viens d'énumérer entraînent souvent des hypertrophies beaucoup plus considérables, je n'ai plus pour ces cas-là rencontré un seul exemple de souffle anorganique. Si bien qu'on peut dire que ces sortes de souffles ne se produisent plus ou ne se produisent que d'une façon tout à fait exceptionnelle quand le cœur a subi un degré d hypertrophie assez considérable.

Dans les maladies, comme le rhumatisme articulaire et la fièvre typhoïde, où les souffles extracardiaques ne sont point rares, ceux-ci se sont présentés également avec des dimensions relativement grandes ou avec des dimensions petites du cœur. Sur 14 cas de rhumatisme où l'on avait constaté des souffles cardiopulmonaires, 6 appartenaient à la catégorie des cœurs petits et 8 à la catégorie des cœurs gros. Sur 7 cas de fièvre typhoïde, 3 se rangeaient parmi les petits et 4 parmi les gros.

Dans la chlorose, il en est autrement. Les souffles anorganiques du cœur s'y font entendre fréquemment, mais presque toujours avec un volume relativement petit de cet organe. Les cas que j'ai observés m'ont donné une moyenne de 86,8, chiffre inférieur à la moyenne normale. Je sais bien que dans cette catégorie de faits les femmes sont en majorité, et l'on pourrait présumer que le chiffre de la matité précordiale doit être chez la femme inférieur à ce qu'il est chez l'homme. Or j'avoue n'avoir pas de documents suffisants concernant la matité précordiale chez les femmes à l'état normal pour oser établir une moyenne en ce qui la concerne comme je l'ai fait pour l'homme. Mais si je consulte l'ensemble des cas de chloro-anémie que j'ai observés dans les deux sexes, je trouve que la moyenne est pour les femmes de 89 et pour les hommes de 89,4; chiffres trop rapprochés pour qu'il y ait à tenir compte de leur différence et qui laissent ce fait établi que, dans la chloro-anémie de l'un et l'autre sexe, la dimension du cœur chez les sujets qui présentent un souffle cardiaque est en moyenne inférieure à ce qu'elle est chez ceux qui n'en présentent pas. Ce n'est pas que parmi les chlorotiques il n'y en ait qui, sans avoir de maladie organique du cœur, offrent une exagération notable de la matité précordiale, mais alors elles ne présentent en général aucun souffle. Parmi celles de ces malades chez lesquelles le chiffre de la matité dépassait 100, je n'en ai trouvé que deux qui aient présenté du souffle. L'une avait une matité de 110 et l'autre de 118 centimètres carrés. On peut donc dire que, *chez les chlorotiques, les petits cœurs soufflent souvent et les gros très rarement.*

De tous ces faits, il résulte, en somme, qu'un volume exagéré du cœur est certainement défavorable à la production du souffle cardiopulmonaire et qu'un volume réduit paraît, au contraire, y prédisposer.

Il n'est pas rare, quand le volume du cœur vient à diminuer rapidement, de voir apparaître un souffle de cette espèce qui n'existait point auparavant.

En 1886, une femme G..., âgée de 26 ans, fut admise dans mes salles, pour une pleurésie compliquée d'endopéricardite, avec un pouls à 108 et une température de 38 degrés. L'endopéricardite était caractérisée par un peu d'assourdissement des bruits, surtout du bruit aortique, par quelques frottements, et un léger choc diastolique qui donnait lieu au rythme de galop. Il n'y avait pas trace de souffle. La matité mesurait 121 centimètres carrés.

Les jours suivants, l'état s'étant amélioré, les bruits du cœur redevinrent plus clairs, le frottement disparut ainsi que le galop. Le 5e jour le timbre et le rythme des bruits cardiaques étaient revenus absolument à l'état normal. A ce moment apparut un *souffle mésosystolique doux*, au niveau du 3e espace intercostal du côté gauche. La matité précordiale s'était réduite à 106 centimètres carrés; ayant ainsi diminué de 1/8 de sa dimension primitive.

Au mois de mars 1890, un homme appelé T..., âgé de 22 ans, fut admis à la Charité pour un rhumatisme articulaire aigu, généralisé, compliqué d'une péricardite caractérisée par un galop léger et un peu de frottement sans aucun souffle. La matité précordiale mesurait 108 centimètres carrés. C'était le 7e jour de la maladie.

Le 11e jour, un peu de frottement persistant encore, il survint un autre bruit tout à fait distinct des précédents, souffle superficiel, un peu diffus, qui siégeait au niveau du 3e espace intercostal, vers le bord gauche du cœur. La matité précordiale était réduite ce jour-là à 94 centimètres carrés, ayant diminué de 1/6.

Le 17e jour, elle était descendue à 89 centimètres carrés, c'est-à-dire devenue absolument normale, et le soufffe persistait encore, mais il s'effaçait ensuite rapidement, et le malade quittait l'hôpital le 22e jour, n'emportant aucune trace des altérations que l'auscultation du cœur avait révélées.

R..., âgé de 45 ans, était entré dans les salles de la Charité le 22 octobre 1890 pour une bronchite chronique avec emphysème et néphrite interstitielle. Il présentait un bruit de galop assez marqué et un très léger souffle extracardiaque mésosystolique. La matité précordiale mesurait 131 centimètres carrés.

Le 2 novembre, le galop ne se trouvait plus, mais le souffle, beaucoup plus accentué et plus rude, était devenu double. La matité s'était réduite à 117 centimètres carrés.

Par inverse, on voit quelquefois le souffle s'atténuer et disparaître à mesure que les dimensions du cœur s'accroissent.

Une jeune fille de 20 ans, nommée D..., entrée à la Charité en septembre 1887 pour une chlorose très accentuée, présentait, en outre des souffles vasculaires chlorotiques, un souffle extracardiaque des plus caractérisés au niveau du 3e espace intercostal du côté gauche. La matité précordiale mesurait 93 centimètres carrés. Quelques jours après, la malade fut prise d'accidents dyspeptiques sous l'influence desquels survint une dilatation cardiaque droite considérable. La matité précordiale s'éleva à 153 centimètres carrés, augmentant ainsi de plus des deux tiers. Le souffle cardiaque alors disparut absolument, tandis que le souffle des jugulaires persistait toujours.

Une femme de 22 ans, nommée V..., admise en 1887 à la Charité pour une néphrite albumineuse avec anémie profonde, présentait lors de son entrée à l'hôpital un souffle mésosystolique très accentué au niveau du 3e espace intercostal du côté gauche. La matité précordiale mesurait 79 centimètres carrés.

Il survint peu après des troubles gastro-intestinaux avec quelques indices d'urémie légère, l'urine contenant jusqu'à 8 grammes d'albumine par litre. Le 10 mai, la matité précordiale atteignait 126 centimètres carrés, ayant augmenté de plus de la moitié de ses dimensions primitives. A ce moment le souffle avait totalement disparu, remplacé par un bruit de galop qui n'existait pas primitivement.

Il est bien vrai qu'on pourrait citer des cas où le cœur subit de pareils changements de volume sans qu'aucun bruit de souffle apparaisse sous l'influence de la diminution ou s'efface par le fait de l'augmentation de ce volume. Toutefois, les coïncidences que je viens de signaler me paraissent constituer la règle générale. Ce qui veut dire qu'un volume plus ou moins restreint du cœur n'est pas la condition essentielle de la production des souffles cardiopulmonaires, mais qu'il exerce sur cette production une influence manifeste et grande.

Après ce que nous avons dit, dans le chapitre précédent, du mécanisme suivant lequel ces bruits se produisent, il n'est pas difficile d'imaginer quel peut être le mode d'influence de la dilatation cardiaque sur les souffles cardiopulmonaires et comment elle met obstacle à leur production. On a vu que ce sont les déplacements de la surface du cœur qui les déterminent et que le principal de ces déplacements consiste en une sorte de torsion avec retrait systolique. Lorsque le volume du cœur s'accroît par dilatation des cavités, ce qui est toujours le cas quand il s'agit d'augmentation rapide du volume, la quantité de sang qui sort de ces cavités à chaque systole n'est ordinairement pas augmentée, mais plutôt diminuée. On en peut juger par l'affaiblissement du pouls et la diminution de son amplitude, par l'abaissement de la tension artérielle, par l'activité moindre de la circulation périphérique opposée à l'augmentation de fréquence des battements du cœur. Les ondes sanguines réduites, que le ventricule lance à chacune de ses systoles, deviennent insignifiantes, relativement à la capacité agrandie des cavités ventriculaires. Le cœur qui, à chacune de ses systoles, ne se vide que d'une portion relativement minime de son contenu, change relativement peu de volume et de forme et sa surface se déplace à peine. C'est ce qu'on peut voir sur un animal à poitrine ouverte, chez lequel on produit de l'asphyxie ou dont on comprime le pneumogastrique. Le cœur, distendu, semble se mouvoir à peine. Tandis qu'un cœur non dilaté qui, à chaque coup, vide entièrement ses cavités ventriculaires, éprouvant chaque fois un changement de volume et de forme relativement considérable, se meut et se tord de façon à exercer sur le poumon voisin une action des plus vives.

Quant aux cas dans lesquels les souffles cardiopulmonaires accompagnent une dilatation plus ou moins considérable du cœur, ils ont presque toujours une localisation particulière. Ce sont, la plupart du temps, des souffles diastoliques des régions préaortique ou sternale, ou bien des souffles présystoliques apexiens. Pour ce qui concerne, enfin, les souffles de la base succédant au second bruit, ils sont aisément explicables par l'affaissement diastolique que la trajectoire du mouvement de surface nous a montré et qui, avec une dilatation du cœur poussée un peu loin, prend sans doute une influence prédominante. Car si, dans ces conditions, le cœur change à la vérité, peu de volume dans ses alternatives de systole et de diastole, si sa forme même ne se modifie guère pendant la durée d'une systole, il se produit, au contraire, un applatissement rapide quand le ventricule passe soudain de la rigidité systolique à la flaccidité diastolique.

De même, c'est avec un cœur approchant du maximum possible de la dilatation que les contractions de l'oreillette peuvent, au moment de la présystole, produire déjà ce durcissement de la pointe qui vient froisser la lame pulmonaire située au-devant d'elle.

Influence des changements de situation du sujet — Il est fréquent de voir les souffles cardiopulmonaires se modifier sous l'influence des changements de position; soit que le malade, couché d'abord, prenne dans le lit la position assise, soit que, sortant du lit, il se tienne dans la situation verticale. Dans le premier cas, le souffle habituellement s'atténue, s'efface complètement ou se déplace. Dans le second, il apparaît quelquefois, alors qu'il n'y en avait aucune trace dans la position horizontale, ou se renforce notablement s'il existait déjà. Le nombre est grand des sujets chez lesquels les souffles cardiopulmonaires subissent ces diverses influences. J'en ai, parmi les faits recueillis à l'hôpital, 20 exemples concernant le premier changement, 2 concernant le second. Il serait facile d'en recueillir beaucoup plus si l'on soumettait à ce genre d'épreuve tous les sujets qui présentent des souffles anorganiques et si l'on pouvait faire mettre debout tous les malades qu'habituellement on ausculte exclusivement au lit.

La diversité des résultats de l'auscultation, qui peut être la conséquence des situations différentes dans lesquelles les malades ont été examinés, rend bien souvent raison de la dissemblance des diagnostics portés successivement par divers médecins.

Il y a peu de temps, un jeune médecin amenait dans mon cabinet un malade étranger chez lequel il avait constaté la présence d'un souffle considéré par lui et d'autres confrères comme le signe certain d'une lésion organique du cœur, tandis que d'autres niaient absolument l'existence de cette maladie. Ayant examiné ce malade debout, comme on fait le plus souvent en pareille circonstance, je constatai en effet la présence d'un souffle intense qui me parut avoir les caractères d'un souffle cardiopulmonaire, et je crus pouvoir affirmer au confrère présent que, une fois dans la position horizontale, le malade n'aurait plus aucun bruit anormal; ce qui eut lieu en effet dès que le malade se fut étendu sur un canapé qui se trouvait près de lui.

Une autre fois, une dame américaine me vint consulter pour savoir si elle avait ou non une affection organique du cœur. Dans son pays, disait-elle, certains médecins lui avaient affirmé qu'elle en était atteinte, d'autres soutenaient au contraire qu'elle n'en présentait aucune trace. Elle avait traversé l'Atlantique uniquement pour recueillir de nouvelles opinions et sortir de cette indécision qu'elle trouvait intolérable. L'examinant, je constatai qu'elle avait, comme le malade précédent, un souffle cardiopulmonaire, sans nul indice d'affection cardiaque, et, l'ayant fait coucher, je vis de plus que le bruit dans cette seconde situation s'effaçait entièrement. Sur quoi je lui dis qu'elle n'avait point de maladie du cœur; que c'était assurément son médecin ordinaire qui avait porté un diagnostic semblable au mien; mais qu'elle avait consulté divers médecins dans leurs cabinets et que ceux-là lui avaient affirmé l'existence d'une affection organique. C'est vrai, reprit-elle. Mais comment le pouvez-vous savoir? C'était à New-York! Cette divination, étrange pour la malade, n'avait pourtant rien que de très simple, car il était aisé d'imaginer que le médecin ordinaire avait eu plus d'une occasion d'examiner la malade dans son lit et de s'assurer de l'intégrité de son cœur, tandis que les médecins, consultés dans leur cabinet, l'ayant auscultée debout, avaient tous constaté le souffle qui se produisait dans cette situation et l'avaient interprété dans le sens d'une lésion organique. Elle ne fut d'ailleurs pas inutile à la malade, à laquelle elle parut inspirer une créance plus entière dans les affirmations rassurantes qu'heureusement j'avais à lui donner.

La facilité avec laquelle ces souffles se produisent dans la position verticale n'est sans doute pas étrangère à la multiplicité, pour nous un peu étonnante, des bruits de ce genre constatés par les deux médecins américains que j'ai cités déjà : le docteur Prince Morton et le docteur Collom. Comme ils les recherchaient chez des individus qu'ils examinaient en vue de certificats à délivrer pour des sociétés d'assurance, il est vraisemblable que ces médecins pratiquaient toujours l'auscultation dans leur cabinet et debout.

Quand un malade quitte la position horizontale pour s'asseoir dans son lit, en général les souffles cardiopulmonaires s'atténuent ou s'effacent complètement, et la disparition complète du bruit est à peu près aussi fréquente que sa simple atténuation. Exceptionnellement, le bruit s'accentue davantage dans la position nouvelle. Mais cela est si rare qu'on pourrait n'en point tenir compte. Ou bien il se modifie, en ce sens que son timbre et sa tonalité prennent un caractère beaucoup plus semblable à celui du bruit respiratoire. La règle est que le bruit s'atténue considérablement ou s'efface. Je ne saurais dire quelle est la fréquence relative des cas dans lesquels cette modification n'a pas lieu, n'ayant établi aucune statistique à cet égard, mais je crois qu'elle est très notablement inférieure à celle des cas où le bruit se modifie.

Si le malade passe de la position horizontale à la position verticale et si on l'ausculte debout, le plus souvent le souffle cardio-pulmonaire s'exagère ou bien il apparaît alors qu'il n'existait pas auparavant, comme on l'a vu plus haut. D'autres fois, au contraire, il s'efface et disparaît.

Il semble étrange, sans doute, qu'un même changement de situation puisse avoir des effets si opposés et que, d'autre part, le passage à la position assise agisse généralement en sens inverse de ce que fait le passage à la position verticale.

On peut le concevoir, néanmoins, si l'on tient compte de ce que les modifications des bruits, dans ces diverses circonstances, sont soumises à deux influences absolument différentes, que mettent en jeu les déplacements : 1° les changements de rapports du cœur; 2° les changements de son volume.

1° *Changements de rapports du cœur.* — Quand le malade passe du décubitus dorsal à la position assise ou verticale, le cœur se déplace peu sans doute et ses rapports ne changent guère. Mais les pressions qu'il exerce sur les organes avoisinants se modifient au contraire beaucoup. Tandis que dans le décubitus dorsal il repose sur l'espèce de lit que les poumons lui offrent en arrière, dès que le thorax est dans la position verticale, glissant sur la face inclinée du diaphragme, il tend à se porter vers la paroi thoracique antérieure, et cela d'autant plus que le thorax est plus incliné en avant. Aussi la pointe du cœur fait-elle sentir infiniment mieux ses battements dans cette situation nouvelle. Le cœur appuyant alors d'une façon constante contre la paroi et les bords des poumons interposés entre elle et lui, les alternatives de compression et d'aspiration qui engendrent les souffles diminuent considérablement ou disparaissent, et les souffles en conséquence s'atténuent ou s'effacent. La pression constante exercée par le cœur en raison de son poids s'accentue plus encore lorsque les malades sont placés dans une situation telle que la paroi thoracique antérieure se trouve tout à fait déclive, c'est-à-dire dans la position qu'on appelle génupectorale. Aussi les souffles en ce cas disparaissent plus sûrement encore. Mais cette situation bizarre du malade rend l'auscultation trop incommode et difficile pour qu'on y ait volontiers recours.

2° *Changements de volume.* — On a vu précédemment que la diminution du volume du cœur favorise la production des souffles cardiopulmonaires; que sa dilatation leur est défavorable au contraire et qu'elle les fait assez souvent disparaître quand elle s'effectue assez promptement. Or, chez un certain nombre de sujets le volume du cœur se modifie notablement quand ils passent de la situation horizontale à la position verticale ou inversement. Si l'on mesure alors chez eux la matité précordiale avec un soin suffisant dans ces deux situations, on trouve que l'aire de cette matité augmente dans le décubitus horizontal et diminue dans la position verticale. En voici notamment deux exemples :

Du..., garçon de 17 ans, était entré à la Charité le 28 février 1889, pour un ictère catarrhal qui datait de 5 jours. Son pouls était ralenti (56 puls.) et il présentait un *souffle mésosystolique du 5e espace intercostal gauche.*

Le 4 mars, le pouls s'étant ralenti plus encore (44 puls.), *le souffle existait à peine.*

Le 6 mars, il ne s'entendait plus du tout, le malade étant au lit. Mais quand on le faisait lever et qu'on l'auscultait debout, le bruit anormal se produisait de nouveau et avec une notable intensité. On pouvait ainsi faire apparaître ce souffle ou le faire disparaître alternativement en faisant passer le malade de l'une à l'autre situation. Or la matité précordiale mesurée au lit avait une étendue de 100 centimètres carrés qui se réduisait à 76 quand le malade était debout. C'était une réduction de 1/5 : dont on peut juger sur le tracé.

Du..., Charité, 1889.

Couché 100cc — Pas de souffle.

Debout 76cc — Souffle mésosyst. 5e esp.

« Dan..., garçon de 22 ans, entré à Necker le 6 mars 1886, pour un

Dan 22 ans. St Luc 4 mars 1886.

- embarras gastrique biliaire -

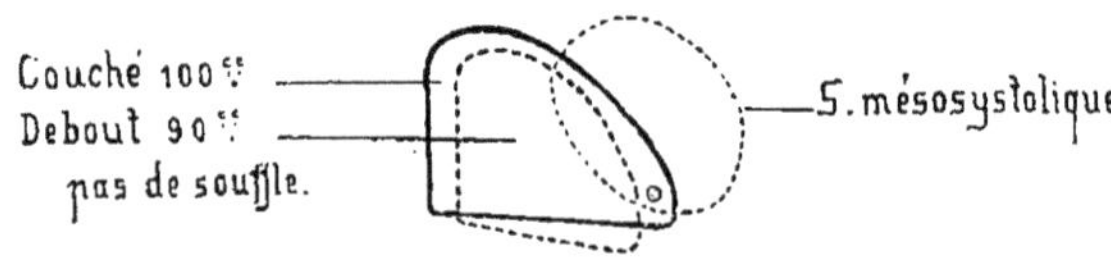

ictère catarrhal, présentait le lendemain une matité précordiale de

116 centimètres carrés. Le jour suivant, la matité était réduite à 100 et il apparaissait un léger souffle mésosystolique susapexien. Lorsqu'on examinait le malade dans la position verticale, le souffle était beaucoup plus fort et la matité n'était plus que de 80 centimètres carrés, c'est-à-dire avait diminué de 1/5.

Barb..., 18 ans, entrée à la Charité le 30 août 1889, pour une chlorose, présentait le jour de son entrée un *souffle mésosystolique du 3e espace intercostal gauche* de peu d'intensité. Les jours suivants, le souffle s'effaça peu à peu, remplacé par un léger galop diastolique.

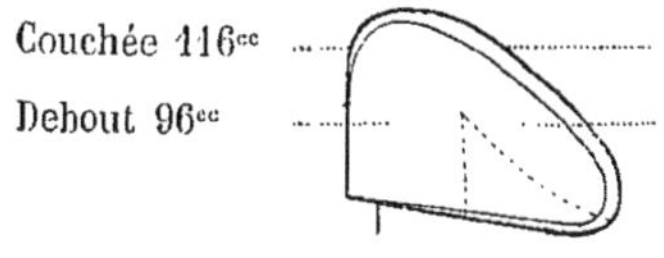

Le 21, la malade étant couchée, *le souffle ne s'entendait absolument plus*. Le galop seul était distinct. Quand la malade se levait et se tenait dans la position verticale, *le souffle reparaissait* et le galop devenait à peu près nul. Celui-ci se reproduisait au contraire, et *le soufle s'effaçait* à son tour si la malade reprenait la position horizontale. La matité précordiale mesurée par la percussion avait une superficie de 115cq,5 dans le décubitus dorsal et de 96cq,2 dans la position verticale, c'est-à-dire qu'elle diminuait de 1/6 environ dans cette dernière.

Sans doute il faut tenir compte de l'excitation cardiaque résultant des efforts que le malade a à faire pour sortir de son lit et se tenir debout. Mais leur influence est sans doute accessoire, car lorsqu'il en fait de nouveaux et assez rapides pour remonter au lit, le bruit, au lieu d'augmenter encore, s'efface au contraire et disparaît. C'est donc bien au changement de volume de l'organe qu'il faut attribuer les modifications si remarquables que les souffles cardiaques subissent quand les malades passent rapidement de la position horizontale à la position verticale ou inversement.

Du reste, ce changement de volume s'explique aisément par les modifications que subit alors la pression intracardiaque. Il est vrai que ces modifications ne peuvent être mesurées directement chez l'homme. Mais on les peut déduire sans peine de celles qu'on observe dans les mêmes circonstances en d'autres points du système vasculaire. J'ai constaté maintes fois à l'aide du sphygmomanomètre dont je me sers habituellement que la pression dans la radiale est immédiatement modifiée par le passage de la position horizontale à la position verticale; qu'il suffit même de l'élévation du bras pour y apporter des changements notables. Quant aux veines, on les voit se tuméfier dans les positions déclives et se vider complètement quand les membres sont élevés. Enfin les sensations que certains sujets éprouvent dans les membres inférieurs en passant du décubitus horizontal à la position verticale indiquent assez la tuméfaction qui se produit alors et que les appareils de Marey et de F. Franck ont permis d'apprécier rigoureusement. Il va sans dire que la vasomotricité mise en jeu atténue les effets de la pesanteur d'une façon plus ou moins notable, suivant le degré d'activité qu'elle peut avoir; et l'on comprend pour ce motif que les résultats de l'influence purement mécanique de la pesanteur soient à cet égard infiniment variables. Mais on conçoit aussi que, chez un certain nombre de sujets dont les capillaires et peut-être les gros vaisseaux eux-mêmes se défendent mal ou s'adaptent lentement à une pression nouvelle, le sang, s'accumulant dans les membres inférieurs, arrive en moindre abondance au cœur dans sa position verticale, et que celui-ci, moins distendu pendant les diastoles, devient moins volumineux. De plus, contenant moins de sang et trouvant moins de résistance dans le système artériel, il se vide sans doute plus à fond et ses mouvements extérieurs s'accentuent davantage, en même temps que les souffles qui en sont la conséquence.

Souffle et bruit de galop alternant. — J'ai signalé à plusieurs reprises dans les pages qui précèdent l'alternance des souffles cardiopulmonaires et du bruit de galop, soit dans les phases successives d'une maladie, soit sous l'influence des changements de position du malade. Je crois devoir y insister cependant parce que le mécanisme de chacun de ces phénomènes s'éclaire par la comparaison des conditions spéciales dans lesquelles l'un et l'autre se produisent. Il serait facile de rapporter bon nombre d'exemples de cette alternance, car le fait n'est point rare.

Le premier mode de substitution se présenta notamment chez un homme de 55 ans, entré dans mes salles à l'hôpital Necker, en 1883, pour un rhumatisme articulaire à peine fébrile qui occupait les genoux et les pieds. Le jour de son entrée on entendait au cœur un *léger souffle mésosystolique* dont le maximum se trouvait au voisinage de la pointe. Quelques jours après, un *bruit de galop* très manifeste s'y était substitué.

Quant au second mode, je l'ai constaté maintes fois, surtout chez les malades que j'examinais dans mon cabinet; pour cette raison que plus souvent il m'est arrivé d'ausculter ces sujets alternativement debout et couchés, pour peu que les souffles constatés au devant du cœur présentassent quelque chose d'insolite ou quelque motif d'hésitation, ou que j'eusse à faire la preuve de l'opinion que j'adoptais relativement à la nature du bruit observé. C'est ainsi que je fus conduit à constater le fait chez la dame américaine dont j'ai parlé plus haut et chez laquelle il me donna la clé des désaccords dont elle avait été l'objet entre les médecins de son pays. C'est ainsi encore que je le notai en 1883 chez un courtier de commerce qui n'avait été indisposé de sa vie, mais qui, s'étant trouvé souffrant depuis quelques semaines, avait intrigué et inquiété tout son entourage médical en raison des bruits étranges que son cœur faisait entendre.

L'alternance dont je parle se comprend d'ailleurs assez aisément si l'on tient compte des conditions spéciales qui favorisent, comme on vient de le voir, la production des souffles cardiopulmonaires, et d'autre part de celles qui font naître le bruit de galop.

Le galop résulte, à mon avis, de *la mise en tension soudaine des parois ventriculaires à un moment donné de la diastole.* J'en ai exposé le mécanisme bien souvent dans mes leçons. J'espère en donner quelque jour une démonstration écrite. Il serait beaucoup trop long de le faire ici accidentellement. Qu'on veuille bien m'accorder pour le moment ce postulatum, et l'on comprendra sans peine que, dans un cœur dilaté et incessamment voisin de la dilatation maxima, la paroi arrive à chaque diastole à cette tension soudaine qui produit à la fois une sensation de choc un peu vague et un bruit assez sourd. Or, puisque le souffle cardiopulmonaire se produit surtout quand le cœur se contracte à fond et se laisse peu distendre, il est concevable que les deux phénomènes ne coïncident guère, mais qu'ils alternent plutôt quand le cœur, pour des raisons quelconques, passe de l'état de rétraction à celui de dilatation, ou inversement.

Maintes fois, j'ai vu le souffle qui existait le jour de l'entrée d'un malade à l'hôpital se transformer dès le lendemain ou le surlendemain en un léger galop. C'était en général chez des malades affectés d'embarras gastrique fébrile ou de fièvre typhoïde, chez lesquels il semblait que l'excitation cardiaque du jour de l'entrée, étant dissipée, abandonnât le cœur à la distension passive que ce genre de maladie entraîne d'ordinaire. Chez quelques malades il arrivait même que les deux sortes de bruit anormal alternassent plusieurs fois dans le cours de la maladie.

Chez un homme de 22 ans nommé Ta..., entré à l'hôpital Necker le 9 août 1881 pour une scarlatine arrivée au 4e jour de l'éruption, le galop se montra le 6e et le 7e jour, fit place le 9e à un souffle extracardiaque assez intense, reparut le 12e jour et se trouva remplacé à son tour le 15e jour par un souffle d'une grande intensité qui persistait encore le 18e jour, mais finit à la longue par s'effacer entièrement.

D'autres fois la substitution s'opère à de plus longs intervalles.

Une femme de 20 ans, nommée Le..., entrée à Necker le 2 août pour une fièvre typhoïde, ne présentait le jour de son entrée, qui était le 4e de la maladie, aucune sorte d'anomalie du côté du cœur. Sept jours après, le 11e de la maladie, on lui trouvait un *léger bruit mésosystolique sus-apexien*; le cœur, de petit volume, mesurait 87 centimètres carrés; la température était à + 38°, le pouls à 84, avec une pression artérielle faible (14 cent. Hg.).

Le 21e jour, la défervescence étant accomplie, il ne restait *plus trace du souffle*; mais on constatait une variété de *galop* constituée par un bruit de choc diastolique un peu plus rapproché du second que du premier bruit (galop protodiastolique).

Les deux phénomènes peuvent cependant coïncider. C'est ce que j'ai vu chez un certain nombre de sujets affectés de fièvre typhoïde, de scarlatine, de colique de plomb, de névrasthénie, c'est-à-dire ayant à la fois des motifs d'excitation cardiaque notable et de dilatation du cœur plus ou moins accentuée. Et cela montre encore une fois que les variations du volume du cœur contribuent à la production, mais ne sont pas la cause unique ni même principale des bruits anormaux que nous étudions.

Ce que je viens de dire explique suffisamment, je pense, le désaccord des auteurs qui, ayant remarqué la mobilité de certains souffles du cœur, ont traité ce point spécial de la sémiotique cardiaque; désaccord qui tient sans doute en partie à ce qu'ils n'ont pas distingué toujours suffisamment les souffles organiques des souffles anorganiques. Stokes avait indiqué la disparition du bruit anormal sous l'influence de la position assise chez un malade présentant ce qu'il appelait un souffle de fièvre. Un auteur néerlandais, le docteur Schmidt, trouva au contraire, chez un jeune fébricitant, que le souffle qui avait existé d'abord dans le décubitus dorsal et s'était effacé une fois la fièvre terminée, se produisait de nouveau quand on faisait mettre le malade sur son séant ou debout. J'ai vu pour ma part en 1886, chez un jeune homme de 21 ans, un souffle extracardiaque de la pointe disparaître entièrement quand le malade passait du décubitus dorsal à la position verticale.

Néanmoins, l'action attribuée plus haut à ces influences modificatrices reste, je crois, la règle générale. Sur une série de 10 malades dont les souffles extracardiaques variaient avec la position, j'ai vu 8 fois le souffle s'atténuer considérablement dans la position assise; une fois je l'ai vu disparaître absolument; une autre fois, augmenter d'une façon sensible.

Conformation du thorax. — Puisque les bruits cardiopulmonaires résultent manifestement des compressions et aspirations alternative exercées par le cœur sur la partie du poumon située entre lui et la paroi thoracique, on conçoit que les conformations vicieuses ou déformations du thorax, qui mettent en quelque sorte le cœur à l'étroit dans sa cage, puissent rendre plus facile la production des bruits de ce genre. J'en ai vu plusieurs exemples.

Un entre autres fort remarquable chez un homme de 55 ans qui me fut adressé de Perpignan par mon confrère le docteur Sabarthey, en raison de troubles gastriques et cardiaques que ce malade éprouvait depuis assez longtemps, mais surtout à cause de bruits anormaux du cœur fort étranges et dont l'interprétation avait paru difficile à mon confrère.

Le malade étant ausculté debout, on entendait au cœur des bruits normaux un peu faibles, mais très nets et bien frappés, plus des souffles tant systoliques que diastoliques siégeant en plusieurs points de la région précordiale.

Dans la région de la pointe, laquelle se faisait sentir au niveau du 5e espace intercostal, on entendait un *souffle systolique* dont le maximum se trouvait à 5 centimètres en dehors de la pointe même. Ce bruit se propageait dans tout le côté gauche de la poitrine, et le lieu de propagation le plus accentué se trouvait à la partie moyenne de ce côté, en arrière. Partout où il se faisait entendre il était cependant doux, superficiel, s'exagérait notablement pendant l'inspiration et diminuait pendant l'expiration. — Au niveau des 3e et 4e espaces intercostaux, le long du bord gauche du cœur et dans l'espace compris entre ce bord et la limite de la partie découverte, on entendait un *souffle diastolique* très accentué, alternant avec un *souffle systolique* plus faible. Le souffle diastolique aspiratif et doux n'avait ni le siège ni les propagations du souffle de l'insuffisance aortique. Il avait encore moins le timbre et le rythme des souffles du rétrécissement mitral.

Le long du bord droit du cœur et en approchant de l'épigastre, on entendait un *souffle systolique* moins intense que celui de la pointe.

Tous ces souffles se confondaient et alternaient par moments avec un bruit respiratoire saccadé ayant sensiblement le même timbre qu'eux, se reproduisant pendant l'inspiration et plus particulièrement au moment de la systole ventriculaire.

Ces caractères semblaient donc bien indiquer un ensemble de souffles extracardiaques que n'accompagnait aucun indice d'une lésion organique du cœur. Mais cela devint plus évident encore lorsque, le malade étant étendu sur une chaise longue dans une situation absolument horizontale, *tous les bruits anormaux cessèrent* entièrement, laissant percevoir seulement des bruits normaux très nets, très distincts et sans aucune altération.

Le cœur n'était point hypertrophié, car sa matité mesurait dans la position horizontale 119 centimètres carrés et celle de la partie découverte 34 centimètres carrés.

Le thorax était allongé, le sternum mesurant 17 centimètres et la ligne allant de la clavicule au rebord costal en passant par le mamelon gauche, 57 centimètres. — Mais il était surtout très aplati d'avant en arrière, comme le montre cette réduction du tracé obtenu à l'aide du cyrtomètre de Woillez. Le diamètre transversal ayant 262 millimètres, le diamètre antéro-postérieur n'avait à droite que 134 millimètres et à gauche 139 seulement. Il n'était donc guère que la moitié du diamètre transversal. Il ne pouvait être question dans ce cas d'une déformation consécutive à la pleurésie. Car, outre qu'on ne retrouvait aucun souvenir d'une maladie de ce genre dans les antécédents du malade, la dimension sensiblement égale du périmètre de chaque côté ne permettait point de le supposer.

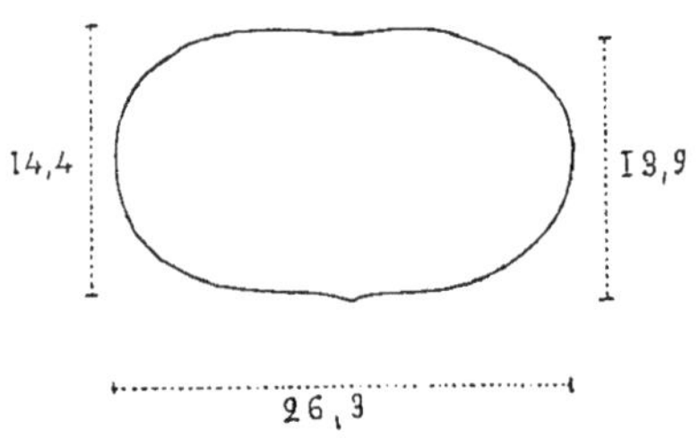

On peut rencontrer en effet des bruits anormaux de ce genre à la suite des adhérences pleurales. Mais, les adhérences elles-mêmes pouvant contribuer à les faire naître, l'influence de la conformation n'est point aussi manifeste que dans le cas actuel.

Symphyses cardiaques et pleurales. — Parmi les faits suivis d'autopsie qui ont servi à la rédaction de la seconde partie de ce travail, il y en a cinq dans lesquels on a constaté des adhérences pleurales plus ou moins étendues.

Dans un de ces cas, celui du nommé Thom..., observé à Necker en 1884, l'adhérence était limitée au bord antérieur du lobe moyen du poumon droit, et elle maintenait une languette de ce poumon fixée au niveau de la partie inférieure du sternum, dans le point même où le souffle avait été entendu. Comme les souffles siégeant en ce point sont tout à fait rares, la coïncidence exacte du lieu où se faisait entendre le souffle et de celui où l'adhérence fut constatée ensuite devenait par là très significative.

Chez un homme de 86 ans nommé Guis... observé à la Charité en 1886, et chez lequel on avait constaté pendant la vie un *souffle mésosystolique* de la région sternale, on trouva à l'autopsie une intégrité absolue du cœur et une *symphyse pleurale droite complète.*

Le rapport entre les souffles cardiopulmonaires et les adhérences pleurales n'est pas toujours aussi net. Il est certain que les adhérences du poumon n'ont pas toujours pour conséquence la production de souffles de ce genre et que le plus grand nombre de ces souffles existent sans adhérence aucune. Mais ce que nous savons maintenant du mécanisme de ces bruits fait concevoir assez comment ces adhérences peuvent y prendre part en mettant obstacle à tout glissement de la lame pulmonaire au-devant du cœur et en ne lui permettant pas de combler le vide laissé par le retrait cardiaque autrement que par sa propre expansion.

Je n'ai eu aucune occasion de constater à l'autopsie une symphise cardiaque qui pût être considérée comme ayant eu part à la production d'un de ces souffles. Mais, dans quelques-uns des cas où ils se faisaient entendre, j'ai cru pouvoir, pendant la vie, diagnostiquer l'adhérence du péricarde au cœur. Cela m'est arrivé quatre fois. Dans un de ces cas le souffle, qui était mésosystolique, siégeait dans le 5e espace du côté gauche. Dans un autre, il était localisé à la pointe et à la région sternale inférieure. Dans un troisième, il était à la pointe, mais diastolique et correspondant à l'affaissement cardiaque. Dans le quatrième, enfin, son maximum se trouvait au-dessous de la pointe.

Quoi qu'il en soit, il est aisément concevable que la symphise cardiaque favorise la transmission des mouvements de la surface du cœur au poumon voisin ; d'autant que des adhérences pleurales coïncident fréquemment avec celles du péricarde.

Excitation cardiaque. — Puisque les mouvements du cœur transmis au poumon sont les causes véritables des souffles cardiopulmonaires, il semblerait que toute exagération de ces mouvements dût tendre à faire naître ceux-ci. Il s'en faut de beaucoup pourtant que ce soit là une règle générale.

Il y a bien longtemps que, pour vérifier ce fait, je m'avisai d'aller un jour assister dans un collège aux exercices gymnastiques et d'ausculter les enfants pendant qu'ils se livraient à des mouvements énergiques qui faisaient battre violemment leur cœur. Je m'attendais à rencontrer des souffles cardiopulmonaires au moins chez un bon nombre d'entre eux, et ne fus pas peu surpris de n'en trouver presque chez aucun. Même chose m'arriva lorsque plus tard je répétai ces observations au gymnase militaire de la Faisanderie. L'excitation cardiaque produite par un exercice violent n'est pas de nature à provoquer l'apparition des souffles dont il s'agit.

Il n'en est pas de même de celle déterminée par l'émotion. Il est en effet extrêmement fréquent de rencontrer ces sortes de bruits chez les malades qui viennent demander des avis à la consultation de l'hôpital. Cela ne résulte pas de la fatigue qu'il ont pu prendre en y venant à pied; car ils ont eu pour la plupart tout le temps de se reposer dans les salles d'attente; d'ailleurs on vient de voir combien il faut peu tenir compte de l'influence des efforts musculaires. Mais presque tous éprouvent, au moment où on les examine, un certain degré d'émotion, et cette émotion exagère les battements de leur cœur. Il y a certainement lieu de penser que cette excitation n'est pas étrangère à la production des bruits anormaux en question. En effet, au bout de quelques instants d'ordinaire, l'émotion se calmant, les bruits anormaux en même temps s'effacent et disparaissent.

D'où vient que l'un de ces modes d'excitation cardiaque détermine l'apparition des souffles d'une façon si formelle, tandis que l'autre n'en fait rien? Cela peut avoir deux raisons.

La première, c'est que l'excitation cardiaque provoquée par un exercice violent résulte surtout de l'affluence au cœur d'une quantité de sang exceptionnellement abondante qui a dû traverser les muscles en mouvement et tout le système capillaire relâché sous cette influence. Cet afflux surabondant entraîne une dilatation plus ou moins considérable de l'organe. Or, on a vu que la dilatation est peu favorable à la production des bruits cardiopulmonaires et qu'elle tend même à les empêcher. Au contraire, l'excitation cardiaque émotive est purement nerveuse. La circulation périphérique chez les gens émus, loin d'augmenter, se restreint au contraire, la peau pâlit, les extrémités se refroidissent parce que leurs capillaires se contractent, et le cœur lui-même, recevant moins de sang, se serre, selon l'expression commune, devient plus petit, bat et s'agite presque à vide, provoquant des bruits anormaux dans les poumons qui l'entourent par les motifs exposés plus haut.

La seconde raison, c'est que les mouvements respiratoires, de leur côté, se modifient dans ces deux circonstances précisément en sens inverse; sous l'influence d'efforts répétés, la respiration s'accélère et s'amplifie en même temps que les battements du cœur; de sorte que les rapports habituels entre ces deux ordres de mouvement ne sont pas sensiblement modifiés. Sous l'influence de l'émotion, au contraire, les mouvements respiratoires se ralentissent et s'atténuent, si bien que, dans ce dernier cas, l'action du mouvement cardiaque devient tout à fait prédominante et détermine ainsi ou le *bruit respiratoire saccadé*, ou des *souffles* cardio-pulmonaires.

C'est pour des raisons analogues que les souffles sont fréquents chez les sujets nerveux et impressionnables dont le cœur s'excite facilement. Ce sont ces gens que Laënnec appelait des hypochondriaques et chez lesquels il avait remarqué que les souffles du cœur peuvent être absolument indépendants de toute lésion organique.

Ainsi pouvait-on expliquer, par exemple, un souffle très accentué constaté chez un jeune garçon nommé Per..., âgé de 17 ans, entré à la Charité en 1889. Ce garçon avait eu, à l'âge de 12 ans, un rhumatisme articulaire aigu dont il était demeuré malade pendant un an. Depuis lors, il était resté sujet à des palpitations, des essoufflements, des faiblesses, des vertiges, des épistaxis fréquentes. Les palpitations, qui ne se produisaient d'abord que sous l'influence d'une marche rapide, avaient fini par devenir presque constantes. Il y avait donc bien des motifs de le croire atteint d'une affection organique du cœur. Ces craintes semblaient se confirmer lorsque, en l'auscultant, on constatait dans la région de la pointe un *souffle exactement systolique assez intense et à tonalité haute*.

Mais déjà on remarquait que ce bruit était superficiel et que son maximum *siégeait très en dehors de la pointe*; que, suivant le mode de la respiration, on pouvait entendre tous les intermédiaires entre le souffle qui vient d'être dit et un véritable *bruit respiratoire saccadé*; que ce dernier devenait évident quand le malade exagérait l'amplitude de ses inspirations. Puis, quand le malade, d'abord ausculté debout, était mis dans la position horizontale, on ne trouvait plus *aucun vestige du souffle*, mais des bruits normaux absolument nets. Il ne pouvait donc plus être question de maladie organique et le souffle entendu appartenait manifestement à la catégorie des bruits cardiopulmonaires. Ce jeune garçon, d'ailleurs, était très impressionnable. Son père était, disait-il, excessivement emporté. Deux de ses frères étaient morts de convulsions. En sorte que l'élément nerveux tenait une place notable dans les antécédents. L'excitabilité cardiaque ne se manifestait pas chez lui par l'accélération des battements du cœur, car il n'avait que 48 pulsations. La pression artérielle à 15 centimètres était sensiblement normale pour cet âge. Le cœur, dans la position horizontale, donnait une matité de 119 centimètres

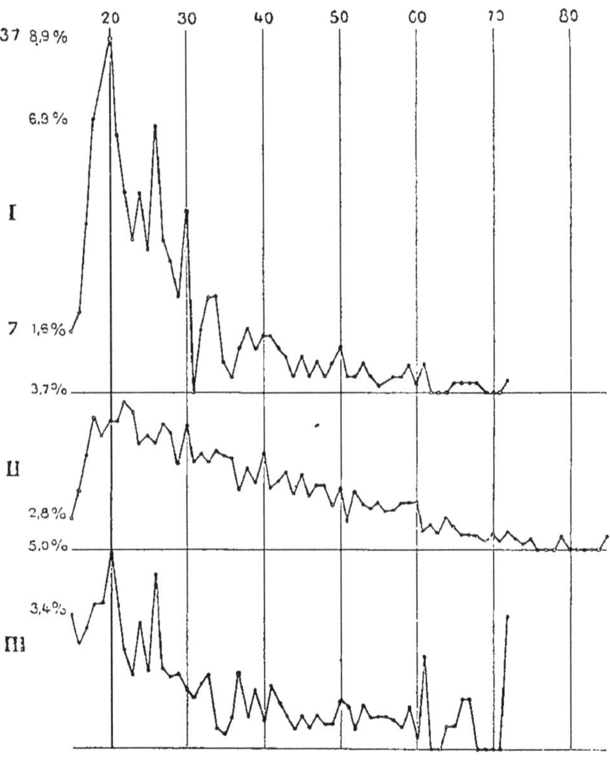

I. Nombre absolu des malades de chaque âge chez lesquels on a constaté des souffles cardiopulmonaires.

II. Proportion des malades de chaque âge reçus dans les salles pendant la période des observations.

III. Proportion des malades de chaque âge ayant présenté des souffles cardiopulmonaires.

carrés, et cette légère exagération n'était sans doute pas étrangère à la cessation si complète du bruit anormal dans cette situation.

Influence de l'âge. — Les souffles cardiopulmonaires s'observent surtout chez des sujets jeunes. On peut en juger par la courbe que je joins ici et qui représente le nombre des malades de chaque âge chez lesquels j'ai constaté ces bruits anormaux. Cette courbe ne commence qu'à partir de 15 ans parce que les sujets d'un âge inférieur à celui-là ne sont pas reçus dans nos salles et que je n'ai eu, par conséquent, qu'un trop petit nombre d'occasions de les explorer à cet égard. A ne tenir compte, par conséquent, que des documents que je puis posséder, on voit que le nombre des sujets âgés de 20 ans chez lesquels les souffles cardiopulmonaires ont été constatés égale 1/3 de tous ceux des autres âges à partir de 15 ans; et, si l'on considère les 15 années qui vont de la 15e à la 30e, on trouve que le nombre des souffles observés dans cet intervalle l'emporte considérablement sur ce qu'on a pu en constater dans les 55 années suivantes. Mais ces chiffres absolus n'établissent point la fréquence réelle des souffles, fréquence qu'on ne peut obtenir qu'en les comparant au nombre des malades de chaque âge reçus dans les salles dans le même temps. C'est ce document que donne la courbe II. On y voit que le nombre des malades observés dans les salles de la clinique a été croissant entre 15 et 20 ans pour décroître ensuite progressivement. La courbe III indique la proportion des sujets qui ont présenté des souffles cardiopulmonaires relativement au nombre des sujets observés à chaque âge. On y voit que cette proportion reste le plus forte à l'âge de 20 ans, qu'elle prédomine dans la période de 15 à 26, qu'elle est notable encore de 27 à 42, puis s'abaisse beaucoup dans les âges suivants. Quant aux chiffres élevés qui se montrent vers la fin, ils sont purement accidentels et tiennent au très petit nombre de malades observés à ces âges extrêmes.

Influence des maladies sur le genèse des souffles cardiopulmonaires. — Ces souffles ont été constatés dans le cours des maladies les plus diverses mais non avec le même degré de fréquence. Le degré relatif de cette fréquence dans un certain nombre d'entre elles est assez exactement représenté par le diagramme suivant : On y voit en tête le goitre exophthalmique où l'existence des souffles anorganiques est presque la règle. Puis vient la chlorose, puis une série de maladies aiguës : fièvres éruptives, rhumatisme, fièvre typhoïde et, entre temps, le saturnisme. Tout cela se tenant au-dessus de la moyenne générale. Au-dessous on trouve toutes les affections pulmonaires, cérébrales, hépatiques, rénales, et enfin la phthisie, les maladies chroniques du cœur et la pneumonie.

Il est assez étrange de voir la pneumonie rejetée si loin et avoir si peu de tendance à s'accompagner de bruits anormaux du cœur, alors que le cœur y est si habituellement excité. On verra quelles circonstances semblent annihiler l'influence de cette excitation.

Quant à la variole, si elle ne paraît pas dans ce relevé, c'est

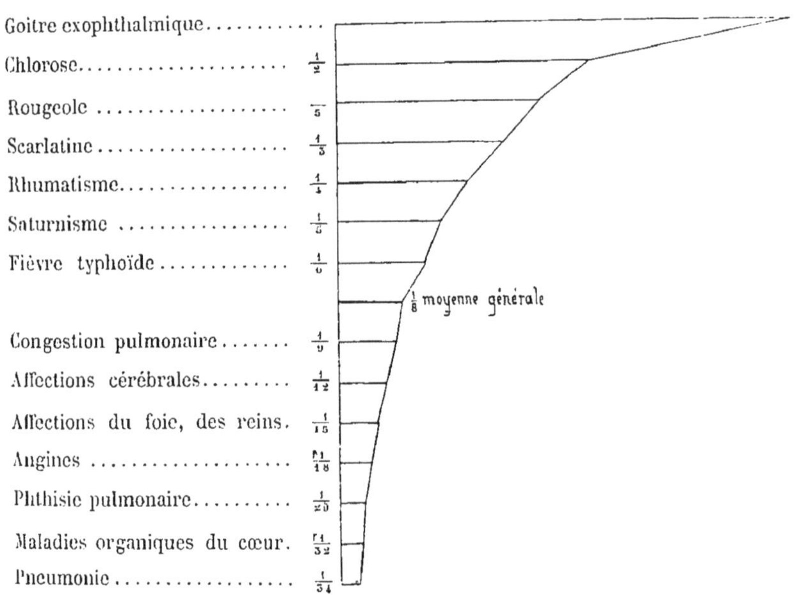

Proportion des souffles cardiopulmonaires observés dans le cours de diverses maladies.

qu'elle ne paraît pas non plus dans nos salles, les malades qui en sont atteints étant constamment traités dans des services spéciaux.

Voyons maintenant comment ces souffles se comportent dans les maladies où on les observe le plus souvent.

Goitre exophthalmique. — L'excitation cardiaque est, dans cette maladie, presque toujours si grande, que la coïncidence habituelle des souffles cardiopulmonaires n'a point lieu de surprendre. Quant aux caractères qu'ils y prennent, je n'oserais en rien dire de très général, les cas que j'ai pu étudier sous ce rapport n'étant point assez nombreux. Dans ceux-là, il s'agissait d'un souffle mésocardiaque, intense et rude. Le cardiographe, en montrant un retrait systolique considérable au niveau du point où ce souffle se faisait entendre, rendait raison de la très grande intensité du bruit, et, dans un cas, sa rudesse exceptionnelle paraissait expliquée par l'emphysème qui occupait le bord antérieur du poumon.

Chlorose. — Les souffles cardiopulmonaires ont été entendus chez la moitié des chlorotiques examinées.

On les a trouvés 25 fois sur 60, c'est-à-dire à peu près une fois sur deux, dans la région préventriculaire, au niveau du 5e espace intercostal gauche; 16 fois, c'est-à-dire pour le quart seulement, au niveau du 2e espace de ce côté, dans la région pré-infundibulaire; 9 fois au-dessus de la pointe; 1 fois dans la région parapexienne. Dans 9 cas ce souffle était diffus. On voit donc que, au lieu de siéger toujours au niveau de l'orifice aortique où jadis on le localisait, ou au niveau de l'orifice de l'artère pulmonaire que mon collègue C. Paul lui assigne comme siège habituel, ou bien à la partie inférieure du sternum où mon ami Parrot l'avait placé, le souffle cardiopulmonaire a, en réalité, son maximum ordinaire au-devant du ventricule gauche et ensuite dans la région pré-infundibulaire.

Ce souffle est, le plus souvent, mésosystolique. Il l'est même toujours quand il siège dans la région mésocardiaque. Au niveau du 2e espace gauche, il est quelquefois systolique; au-dessus de la pointe, tantôt systolique et tantôt mésosystolique. En dehors de la pointe, il était exactement systolique. Enfin, chez six de ces malades on a trouvé des souffles systoliques, diastoliques et mésosystoliques ou mésodiastoliques existant à la fois ou alternant, soit dans le même point, soit dans des points différents.

Ces souffles ont souvent, en effet, une grande mobilité : ils apparaissent ou disparaissent du jour au lendemain, bien que les malades soient examinées dans des conditions en apparence identiques; ou bien ils changent de place; ou bien, mais plus rarement, un souffle diastolique se substitue au souffle systolique et inversement; enfin, quand il en existe plusieurs à la fois, l'un disparaît tandis que l'autre persiste.

Ils sont en général [doux et légers, mais quelquefois intenses ou même très intenses et rudes. Mais leur intensité n'a aucun rapport nécessaire avec celui de l'état chlorotique, en tant du moins que celui-ci est exprimé par la diminution des globules rouges. Ainsi, une malade dont le sang ne contenait que 1 650 000 globules rouges n'avait qu'un souffle *très léger*, tandis qu'il était très intense chez une autre dont le chiffre globulaire s'élevait à 2 900 000.

Chez une jeune fille de 18 ans, nommée Bol..., soignée à la Charité en 1887, il n'y avait aucun souffle précordial le 17 et le 27 septembre. bien que le chiffre des globules ne fût que de 1 650 000, celui de l'hémoglobine 32,5 et qu'il existât dans les jugulaires un souffle continu intense. Le 22 octobre, sous l'influence du traitement, la proportion des globules était montée à 2 255 000 et celle de l'hémoglobine à 50. Cependant, c'est à ce moment que l'on constata un léger souffle mésosystolique au niveau des 2e et 3e espaces intercostaux du côté gauche.

Cela ne suffirait-il point à prouver, si je ne l'avais démontré déjà, que les souffles anorganiques du cœur ne sont point une conséquence directe de l'hydrémie chlorotique, et qu'ils se comportent dans la chlorose exactement comme dans une multitude d'états pathologiques où la déglobulisation du sang n'a rien à voir.

Cependant, on ne peut méconnaitre que les souffles cardiaques sont fréquents dans la chlorose, qu'ils y sont plus fréquents qu'en aucune autre maladie, le goitre exophthalmique mis à part. D'où vient donc cette fréquence, si elle ne dépend pas de l'état même du sang et de son aptitude exceptionnelle à entrer en vibration? Apparemment, il la faut attribuer à une modalité spéciale des mouvements du cœur. Une des raisons qu'on a, je crois, de le penser, c'est l'influence si remarquable que le volume du cœur exerce manifestement sur la présence ou l'absence du souffle. J'ai dit que les chlorotiques peuvent se partager, à ce point de vue, en deux catégories : les chlorotiques à gros cœur, chez lesquelles les souffles cardiaques sont relativement rares, et les chlorotiques à cœur petit, chez lesquelles, au contraire, ces souffles sont habituels. Et le volume du cœur est si bien pour quelque chose dans cette répartition des souffles, que si, chez une de ces malades, le cœur vient à se dilater, le souffle cesse presque toujours.

C'est ainsi que les choses se passèrent chez une jeune femme de 20 ans, nommée Dup..., soignée en 1887 à la Charité pour une chlorose. Le 8 septembre, elle présentait un souffle *mésosystolique* très caractérisé du 3e espace. La pointe battait en dedans du mamelon et l'aire de la matité précordiale mesurait 98 centimètres carrés. Sur ces entrefaites, survint un état dyspeptique dont elle fut souffrante pendant quelques jours. Le 18, la matité mesurait 155 centimètres carrés, ayant augmenté de plus de la moitié de sa dimension primitive, et *le souffle cardiaque avait entièrement disparu.*

De fait, la plupart des chlorotiques chez lesquelles les souffles cardiaques font défaut sont des chlorotiques dyspeptiques.

En résumé, la chlorose doit être considérée comme une affection qui prédispose à la production de souffles cardiopulmonaires, en raison, sans doute, de l'influence qu'elle a sur le système nerveux et de l'excitabilité cardiaque qu'elle fait naître; en raison peut-être aussi de l'évacuation facile des cavités ventriculaires dans un système artériel où la tension moyenne reste relativement faible en général. Enfin, il n'est pas défendu de penser que l'espèce d'atrophie du système vasculaire, constatée par Virchow chez certaines chlorotiques et que, en effet, on retrouve de temps en temps, contribue pour sa part, chez quelques-unes d'entre elles, à la naissance du souffle que nous venons d'étudier.

Mais il faut renoncer à voir dans ces bruits une conséquence directe de la déglobulisation et à croire qu'on y puisse trouver un élément de diagnostic ou une mesure, même approximative, du degré de l'altération sanguine.

Rhumatisme articulaire. — On a vu combien les souffles cardiopulmonaires sont fréquents dans le cours des affections rhumatismales. Le rhumatisme aigu est, de toutes les maladies, celle qui en a fourni le plus grand nombre d'exemples. Il est vrai que les rhumatisants sont nombreux dans les hôpitaux. Mais, en en tenant compte, il reste que le quart des sujets affectés de rhumatisme a présenté des bruits de ce genre. D'où vient donc la fréquence des souffles anorganiques dans le cours de cette maladie? Nous tâcherons de l'établir quand nous aurons étudié les caractères qu'ils y présentent.

Ils se localisent aux points les plus divers de la région précordiale. Comme chez les chlorotiques, nous les avons entendus le plus souvent dans la région préventriculaire gauche, au niveau du 5ᵉ espace intercostal; il en était ainsi 15 fois sur 36, c'est-à-dire dans près de la moitié des cas. Nous avons trouvé aussi leur maximum dans la région pré-infundibulaire, mais 1 fois sur 7 seulement, tandis que chez les chlorotiques il y était 1 fois sur 4. En dehors de cela, il s'est rencontré 6 fois dans la région sus-apexienne, 2 fois dans la région parapexienne, enfin 2 fois le maximum a été exactement apexien, comme s'il se fût agi d'un souffle d'insuffisance mitrale.

Le premier de ces deux derniers cas fut celui d'un homme de 53 ans, nommé Baz..., entré à l'hôpital Necker en 1883; le second, celui d'un nommé Cays..., âgé de 44 ans, soigné à la Charité en 1887. Chez ce dernier, le maximum du souffle ne se trouvait pas exactement au niveau de la pointe, mais un peu plus bas. Chez l'un et chez l'autre, la pointe du cœur était recouverte par le poumon. Le bruit était doux, superficiel, sans propagation, et, quand le malade s'asseyait dans le lit, le souffle disparaissait. Il n'y avait donc pas à le prendre pour un bruit organique.

Dans la région mésocardiaque, le souffle était presque toujours mésosystolique (12 fois sur 15); 3 fois il était systolique. Quel que fût, d'ailleurs, le siège du souffle, le rythme mésosystolique dominait toujours. On le trouvait 4 fois sur 5 dans la région pré-infundibulaire, 4 fois sur 6 au-dessus de la pointe, 2 fois dans la région parapexienne. La grande majorité des souffles entendus dans le cours du rhumatisme présentait donc ce rythme caractéristique.

Chez quelques malades, ce souffle s'est montré diffus ou bien a présenté plusieurs maxima à la fois.

Chez une femme de 34 ans, nommée Berth..., soignée à Necker en 1881 pour un rhumatisme articulaire aigu généralisé, il apparut au bout de 6 semaines de maladie un bruit de souffle extrêmement intense, à caractère mésosystolique, qui s'entendait presque également dans toute l'étendue de la région précordiale. Mais quinze jours après il n'en restait, pour ainsi dire, aucune trace, et la malade sortait bientôt entièrement rétablie.

Chez un homme de 28 ans, nommé Gay..., entré à la Charité en 1882, au 8e jour d'un rhumatisme polyarticulaire aigu, on constatait dès le premier jour un souffle mésosystolique qui se partageait entre deux foyers distincts et circonscrits, l'un aux régions préventriculaire gauche et sus-apexienne, l'autre à la région xyphoïdienne. Ces deux foyers étaient séparés par la partie découverte du cœur, où l'on n'entendait absolument aucun souffle.

Ce bruit persistait encore avec les mêmes caractères quand le malade quitta l'hôpital au bout de 10 jours. Étant rentré 3 mois après pour des accidents gastralgiques, il n'en présentait plus aucune trace et l'on n'en put découvrir aucune pendant toute la durée de son nouveau séjour.

Chez d'autres malades, le souffle changea de place pendant la durée même de la maladie aiguë. Chez un nommé Guill..., il était au 6e jour dans la région angulaire, et le 26e on le trouvait dans la région sternale inférieure. Chez un nommé Dum..., il était, au début, dans la région pré-infundibulaire, et quelques jours après dans la région sus-apexienne.

Ces souffles ne sont pas moins remarquables par les transformations que leur rythme peut subir pendant la durée même de la maladie.

Une femme nommée Bud..., âgée de 26 ans, entra à la Charité en 1888, au 12e jour d'un rhumatisme articulaire aigu, avec un *souffle systolique de la pointe.* Le 17e jour, elle présentait un souffle *mésosystolique sus-apexien*; le 21e jour, un souffle *mésocardiaque*, à la fois *systolique* et *diastolique*; le 35e jour, le souffle était redevenu *mésosystolique* et *méso-cardiaque.*

Une femme Dul..., âgée de 20 ans, entra à la Charité en 1884 pour un rhumatisme polyarticulaire aigu, au 5e jour de la maladie, avec un souffle *mésosystolique* à la fois *apexien et sus-apexien.* Le 15e jour, on entendait un *double souffle* qui siégeait à la région *xyphoïdienne.* Le 40e jour, il ne restait presque plus *aucun bruit anormal.*

Une jeune fille de 15 ans, nommée Meun..., entrée à Necker en 1874, au 3e jour d'un rhumatisme articulaire aigu, présente au 9e jour de la maladie un *souffle présystolique.* Au 15e jour, on entend un *souffle diastolique mésocardiaque* qu'un changement de situation suffit à *faire entièrement disparaître.* Le 20e jour, le même bruit *s'est transporté à la base.* Trois semaines après, il n'y avait plus *aucun souffle.*

Enfin, chez un homme de 32 ans, appelé Aub..., soigné à Necker en 1884 pour un rhumatisme articulaire aigu, on commence à entendre, à partir du 10e jour, un *souffle mésosystolique sternal.* 10 jours après, le souffle est *parapexien*; 2 jours plus tard, il est de nouveau *sternal*; au bout de 8 jours, il est devenu *préventriculaire gauche*; à 1 mois de là, on le trouve encore une fois *parapexien*; puis, en 2 jours, il retourne à la base. A la fin de l'année, il est à la fois *sus-apexien* et *sternal*, ayant ainsi parcouru toute l'étendue de la région précordiale.

Ces souffles si variables et si diversement placés sont le plus souvent des bruits *faibles* ou même *très légers.* Quelquefois cependans ils sont *forts, assez rudes* ou même *très forts* et *très intenses.* Ils se font entendre le plus souvent d'une façon prédominante pendant l'expiration, quelquefois au contraire durant l'inspiration, et alors ils ont quelque tendance à se transformer en *respiration saccadée.* Exceptionnellement il est arrivé qu'il suffit que le malade suspendît sa respiration pour faire disparaître entièrement le bruit anormal.

Cela se passait ainsi chez un homme de 28 ans, soigné à Necker en 1874. Le souffle qui occupait la *région de la pointe* et était, il est vrai, assez léger, cessait entièrement quand le malade suspendait absolument sa respiration. Ce caractère put être constaté itérativement à plusieurs jours d'intervalle.

Les changements de situation ont sur ces bruits une influence beaucoup plus considérable. Chez cinq des sujets observés la position assise faisait disparaître le souffle: chez deux d'entre eux il disparaissait lorsque les malades sortaient du lit et se mettaient debout. Mais on conçoit que, chez le plus grand nombre de ces malheureux cloués par les douleurs articulaires dans le décubitus dorsal, les recherches de ce genre furent tout à fait impraticables. Ce que l'on put remarquer chez quelques-uns, c'est que la région précordiale était le siège d'une dépression systolique notable dans le point et au moment où le souffle se faisait entendre.

Les trois quarts des malades dont il s'agit avaient déjà leur souffle cardiaque lorsqu'ils entrèrent à l'hôpital et furent pour la première fois soumis à l'observation, quoiqu'un certain nombre d'entre eux fussent entrés à une époque assez rapprochée du début. Les deux tiers étaient arrivés dans nos salles du 2e au 8e jour de la maladie, beaucoup au 4e; mais en réalité, l'entrée ayant eu lieu en moyenne au 12e jour et pour quelques-uns 3 semaines, une fois même 3 mois après le début de l'affection on ne saurait trouver dans ces observations aucune indication certaine relativement à l'époque à laquelle le souffle commence à se faire entendre. On sait seulement qu'il peut exister avant le second jour de la maladie, qu'il existe le plus souvent avant le 8e et assez souvent même avant le 4e jour. Mais pour ces cas on ignorait absolument si les bruits anormaux en question n'existaient point chez tous ces malades ou chez un certain nombre d'entre eux avant le début de l'atteinte rhumatismale.

Une autre série est plus instructive à cet égard. C'est celle des malades chez lesquels le souffle, n'existant pas au moment de l'entrée des malades à l'hôpital, a commencé à se faire entendre quelque temps après. J'en ai réuni 11 de cette sorte. Chez ceux-ci ce souffle a paru en moyenne au 10e jour de la maladie; en réalité aux 4e, 5e, 6e, 7e, 9e, 11e, 12e, 18e, 20e jours. Il n'est donc pas étonnant que les malades entrés avant le 12e jour en moyenne présentassent le souffle au moment de leur entrée à l'hôpital, et il y a tout motif de croire qu'il s'était produit depuis le début de l'affection, au moins pour le plus grand nombre d'entre eux.

Mais sous quelle influence ce souffle se produit-il?

Chez beaucoup de malades ces bruits, une fois produits, persistent pendant toute la durée du séjour à l'hôpital, tout en éprouvant les nombreuses modifications de siège, de timbre, de rythme ou d'intensité qui ont été indiquées plus haut. Chez-quelques-uns ils apparaissent et disparaissent alternativement. Chez d'autres ils s'effacent et ne se reproduisent plus.

C'est ainsi qu'ils ont cessé pour ne plus reparaître chez Bay..., âgé de 45 ans, qui était entré en 1883 à Necker au 7e jour de la maladie, et dont le souffle disparut au 11e jour; chez Pign..., âgé de 27 ans, entré à Necker en 1874, au 4e jour, dont le souffle apparut le 6e jour et cessa définitivement le 21e jour; chez Guill..., âgé de 25 ans, entré à Necker en 1885, au 6e jour du rhumatisme avec un souffle existant déjà et qui avait disparu le 24e jour. Puis chez Gaz..., âgé de 28 ans, qui entra à Necker en 1882 au 9e jour de la maladie avec un souffle qu'on entendit pendant tout son séjour à l'hôpital, mais qui avait entièrement disparu lorsqu'il y rentra 4 mois après pour une affection gastralgique.

Pourquoi dans le cours du rhumatisme aigu ce souffle est-il si fréquent? Est-il une conséquence de l'anémie qui survient si habituellement et parfois avec une si grande intensité sous l'influence de cette maladie? L'époque assez rapprochée du début où ces souffles habituellement commencent ne permet pas de maintenir une telle supposition. Nous avons vu d'ailleurs que l'anémie n'est point par elle-même une cause de souffle cardiaque. C'est donc par une influence beaucoup plus directe que le rhumatisme engendre ces sortes de souffles. On a vu pour la chlorose qu'on ne peut attribuer les bruits anormaux que le cœur y fait entendre qu'à une excitation spéciale du muscle cardiaque et à la modalité systolique spéciale qui en résulte. Très vraisemblablement il en est de même dans le rhumatisme. Mais d'où vient ici l'excitation du myocarde?

Bouillaud a montré il y a longtemps que le rhumatisme articulaire aigu se complique très fréquemment d'endocardite; que c'est même la règle dans les cas de rhumatisme articulaire aigu généralisé, fébrile, intense.

Les souffles dont nous nous occupons en ce moment ne sauraient être pris cependant pour un résultat direct de l'endocardite et des lésions valvulaires qu'elle entraîne. Celles-ci ne sont pas constituées encore au 10e jour de la maladie; encore moins au 4e et au 2e. Les altérations valvulaires du début de l'endocardite sont incapables de déterminer des insuffisances, sauf dans les cas tout à fait exceptionnels d'endocardite ulcéreuse et de rupture de tendon. Elles peuvent encore moins créer déjà des rétrécissements, à moins de produire des coagulations intracardiaques; et celles-là, je l'ai montré autrefois dans mes cliniques, ne font naître aucun souffle. D'ailleurs, les souffles constatés chez nos malades avaient des caractères de siège, de timbre, de tonalité, de rythme, de mobilité tout à fait identiques à ceux que nous avons notés chez les chlorotiques d'une part et de l'autre chez les 36 malades chez lesquels l'autopsie a établi formellement l'absence de toute lésion endocardique.

L'endocardite valvulaire, il est vrai, existait chez un certain nombre des malades chez lesquels nous avons constaté les souffles dont il vient d'être question. Ce ne sont point les souffles qui nous l'ont fait connaître; mais bien l'altération des bruits normaux. Lorsqu'en effet, sous l'influence de l'inflammation rhumatismale, le tissu des valvules se boursoufflant légèrement, surtout près du bord libre, devient plus mou et moins capable, par sa tension soudaine et nette, de produire le claquement clair caractéristique de l'état valvulaire normal, les bruits perdent de leur netteté, s'éteignent progressivement et prennent un caractère étouffé difficile à bien décrire, mais que l'oreille, tant soit peu familiarisée avec lui, reconnaît aisément. Ce caractère du bruit devient un signe d'une valeur très grande quand, n'existant point au début, il apparaît d'un jour à l'autre pour s'accentuer progressivement; ou quand, au bruit aortique ainsi altéré, on peut opposer le second bruit pulmonaire resté normal. Cette comparaison se trouve particulièrement facilitée et donne des résultats encore plus frappants quand il existe un dédoublement du second bruit qui isole les deux claquements habituellement synchrones.

Les deux tiers des rhumatisants chez lesquels nous avons constaté des souffles cardiopulmonaires ont été trouvés en raison de ce signe atteints d'endocardite valvulaire récente (37 sur 46). Chez les autres, des claquements absolument nets et clairs témoignaient suffisamment que les valvules étaient demeurées absolument intactes. Chez la plupart des malades chez lesquels on eut à constater l'altération du bruit valvulaire, cette altération, après avoir duré quelques jours, s'effaçait progressivement et disparaissait ensuite à tel point qu'on n'en trouvait plus aucune trace. Or l'apparition des bruits de souffle n'a pas coïncidé d'habitude avec celle de l'altération des bruits normaux. Bien au contraire, c'était au moment où les claquements valvulaires commençaient à reprendre ou avaient repris déjà leur caractère normal qu'on commençait parfois à constater l'existence des bruits de souffle.

Chez les malades chez lesquels l'altération du bruit anormal s'est produite pendant leur séjour à l'hôpital on l'a vue durer en moyenne du 9e au 15e jour de la maladie, c'est-à-dire environ 6 jours. Chez ceux chez lesquels on trouva des bruits déjà éteints au moment de l'entrée, la durée de cette altération fut plus longue et on la vit se prolonger en moyenne pendant 9 jours, laissant ainsi présumer que chez les premiers l'application beaucoup plus hâtive des remèdes n'était point étrangère à cette plus prompte résolution.

Quoi qu'il en soit, les souffles apparaissant en général à partir du 10e jour, on voit que c'est habituellement, il est vrai, après l'altération du bruit normal. Et si l'on étudie les faits en particulier, on constate que l'altération des bruits normaux existait déjà depuis 4, 5, 7, 9 et 11 jours lorsque le souffle apparut. Mais, dans un certain nombre de cas, les bruits normaux, après avoir eu quelque temps le caractère éteint, avaient repris déjà leur caractère absolument normal lorsque le souffle se fit entendre pour la première fois.

Les choses s'étaient passées de la sorte chez le nommé Guill..., âgé de 30 ans, qui entra à l'hôpital Necker en 1869, au 15e jour d'un rhumatisme articulaire aigu, avec des bruits encore un peu voilés, mais durs comme ils le sont d'ordinaire à la fin de l'évolution de cette sorte d'endocardite. Cinq jours après seulement, et alors que les bruits semblaient devenus parfaitement normaux, le souffle commençait à se faire entendre. — Elles furent pareilles chez un homme de 29 ans nommé Col..., qui entrait à la Charité en 1889, pour un rhumatisme blennorrhagique, avec un second bruit manifestement éteint et voilé. Onze jours après seulement, le second bruit était redevenu absolument normal, et l'on commençait à entendre un souffle mésosystolique dans le 3e espace gauche.

Il faut ajouter qu'il est quelques cas dans lesquels le souffle se montra d'abord et où l'altération des bruits ne fut constatée que plus tard.

Chez le nommé Chau..., le lendemain, chez le nommé Dul..., 2 jours, et chez Cad..., 16 jours plus tard.

Ainsi c'est le plus souvent chez des malades atteints réellement d'endocardite que les souffles dont nous parlons se produisent. Leur apparition est ordinairement consécutive à celle des signes de l'endocardite; elle paraît donc en quelque mesure subordonnée à celle-ci. Elle ne l'est pas d'une façon nécessaire cependant, et d'autre part ce n'est assurément pas l'altération valvulaire qui donne naissance aux souffles; car ceux-ci sont identiques, soit qu'il y ait, soit qu'il n'y ait pas d'endocardite des valvules, et leurs caractères sont exactement ceux qui appartienneut aux souffles cardio-pulmonaires. La conclusion légitime paraît être que ces souffles résultent comme ceux de la chlorose d'une excitation anormale du myocarde, que cette excitation peut être la conséquence de l'endocardite, mais qu'elle peut résulter sans doute aussi de l'action directe du rhumatisme sur le myocarde avec ou sans endocardite pariétale.

Il y a des cas d'ailleurs où ce n'est pas de l'endocardite, mais de la péricardite, qu'on voit se produire dans des conditions analogues. Alors le frottement péricardique alterne avec les différentes variétés de souffle précédemment décrites, ou se combine avec elles. C'est ainsi, je crois, qu'on peut interpréter le bruit qui a été signalé par divers observateurs sous le nom de *souffle péricardique*, sans qu'on se soit jamais expliqué sur la façon dont la péricardite est capable d'engendrer un bruit de souffle véritable.

Rhumatisme articulaire subaigu. — J'insisterai peu sur les souffles qu'on entend chez les malades affectés de rhumatisme subaigu, car il me faudrait répéter la plus grande partie de ce que je viens de dire relativement au rhumatisme aigu. Les faits recueillis ont été au nombre de 29. Les souffles s'y répartissent de la même façon dans les différentes zones de la région précordiale et y affectent les mêmes caractères. Il est un de ces caractères qu'on y a rencontré plus souvent, non pas sans doute qu'il y existe davantage, mais parce qu'on se trouve dans les conditions à le pouvoir constater plus aisément : c'est la modification apportée au souffle par les changements de position. Chez ces malades, en outre, on a constaté 6 fois un certain degré d'altération des bruits normaux, notamment du second bruit aortique. On peut donc estimer qu'il existe des indices d'endocardite valvulaire chez un quart seulement des sujets affectés de rhumatisme subaigu qui présentent des souffles, tandis que dans le rhumatisme articulaire aigu nous en avons trouvé les 2/3. Nouveau motif de penser que les souffles ne sont pas sous la dépendance directe de l'endocardite valvulaire. Chez cinq de ces malades, les souffles pendant la durée même du séjour à l'hôpital disparurent sans laisser aucune trace. Chez d'autres, ils s'atténuèrent extrêmement. Chez un certain nombre d'entre eux, le bruit subsistait encore à la sortie. Chez tous, il était indubitable qu'il ne s'agissait nullement de souffle à proprement parler anémique. Chez certains d'entre eux, ayant fait la numération globulaire, on trouva un chiffre d'hématies absolument normal (4 365 000, 4 500 000). De sorte qu'il ne peut être question pour les malades affectés de rhumatisme articulaire subaigu, non plus que pour ceux atteints de rhumatisme aigu, d'attribuer leur souffle cardiaque à l'hydrémie.

En réunissant pour cette étude les faits dans lesquels on a constaté pendant la durée d'un rhumatisme différentes variétés des souffles cardiopulmonaires, j'ai laissé bien entendu de côté tous ceux où il y avait quelque soupçon de lésion organique ancienne ou en voie de se produire. Ce n'est pas que dans ces cas-là des souffles anorganiques ne puissent en même temps se produire et se mélanger d'une façon plus ou moins embarrassante aux signes propres de la lésion. Mais nous aurons lieu plus loin d'y revenir.

Fièvre typhoïde. — Le nombre des cas de souffle cardiopulmonaire observés dans le cours de la fièvre typhoïde n'a pas été moindre que celui précédemment noté pour le rhumatisme articulaire aigu. Mais comme la fièvre typhoïde est plus fréquente encore que le rhumatisme, ou au moins l'a été dans mon service pendant la période où les observations ont été recueillies, il en résulte que la proportion de ces bruits anormaux y est un peu moindre (17 pour 100 au lieu de 25 pour 100).

Quant à la répartition des souffles, elle diffère de celle que nous avons notée précédemment, en cela surtout : 1° que les souffles *préinfundibulaires*, qui représentent 11 pour 100 seulement de l'ensemble, y sont beaucoup moins fréquents que dans la chlorose, où l'on en trouve 26 pour 100, et même dans le rhumatisme, où il y en a encore 14 pour 100 ; 2° que les souffles de la région *préventriculaire gauche* y prédominent au contraire plus que dans la chlorose et le rhumatisme, car ils forment plus de la moitié des souffles entendus chez les typhiques.

Il n'a été observé au contraire aucun cas de souffle *parapexien*. Mais par contre on a noté deux cas dans lesquels le souffle de la base avait son maximum à la partie interne du 2e espace intercostal du côté droit.

Ces souffles, soit qu'ils siégeassent à la zone moyenne ou dans la zone apexienne, ont été *constamment mésosystoliques*. Il semble qu'on ne trouve jamais chez les typhiques une promptitude assez grande du retrait systolique pour que l'aspiration pulmonaire commence avec la systole même. Sans doute, la dilatation cardiaque légère qui existe chez la plupart d'entre eux contribue à y mettre obstacle. C'est par exception seulement qu'on trouve encore de temps en temps à la base un souffle de rythme systolique. Au contraire, il est un bruit cardiopulmonaire qui semble presque spécial à la dothiénentérie : c'est le souffle diastolique qui se fait entendre quelquefois dans la région préaortique à l'extrémité interne du deuxième espace intercostal droit ou dans le second et le troisième de ce côté.

Je l'ai observé notamment chez un nommé Bout..., âgé de 23 ans, entré à Necker en 1880, au 6e jour d'une fièvre typhoïde manifeste avec une température axillaire de + 39°,8 et 96 pulsations. A ce moment, il présentait un léger souffle *mésosystolique sus-apexien.* La maladie ayant évolué d'une façon régulière et rapide, la défervescence s'effectuait le 16e jour, et le 29e seulement on constatait au niveau du 2e espace intercostal à droite du sternum un *double souffle* dont la partie *diastolique* était de beaucoup la plus accentuée. Elle coïncidait avec un *affaissement manifeste et brusque de la région.* Le cœur n'était pas notablement augmenté de volume. Il n'y avait aucune trace de double souffle crural, et le tracé sphygmographique ne présentait point de crochet. Enfin ce souffle n'était pas constant, et par moments s'effaçait entièrement. Il n'était donc pas possible d'admettre une insuffisance des sigmoïdes aortiques. D'ailleurs ce bruit anormal disparaissant ensuite peu à peu n'existait absolument plus lorsque le malade complètement rétabli quitta l'hôpital 5 semaines après.

Les choses se passèrent à peu près de même chez le nommé Court..., âgé de 22 ans, entré à Necker en 1881, au 11e jour d'une fièvre typhoïde non moins caractérisée avec + 40° et 96 pulsations. Le lendemain, 12e jour de la maladie, on entendait un *souffle diastolique intense qui avait son maximum à la partie interne du 2e espace intercostal droit.* Le cœur chez ce malade était très notablement dilaté, car sa matité mesurait 149cmq. Mais on n'y trouvait à part cela aucun des signes habituels de l'insuffisance aortique et le souffle s'atténuait considérablement sous l'influence des changements de position dans le lit. Le 19e jour, la défervescence avait lieu, la température du matin était descendue à + 37°,2. Le souffle cependant persistait encore. — Le 24e jour, la température tombait à + 36,5° et le souffle n'existait plus. — Le 31e jour, la température était entièrement normale (+ 36°,8 le matin et + 37°,2 le soir). Le souffle n'avait reparu à aucun moment et le malade se trouvait entièrement rétabli.

Lorsqu'on constate ce souffle diastolique de la base chez des malades atteints de fièvre typhoïde, en l'absence évidente de toute lésion d'orifice, on est nécessairement conduit à rapprocher ces faits d'une autre remarque : c'est que l'aortite est une complication plus fréquente dans la fièvre typhoïde que dans aucune autre maladie aiguë que je sache, et que cette complication entraîne parfois un très notable agrandissement du vaisseau et une augmentation manifeste de sa matité. Comme dans les cas cités on a constaté dans la région qui lui appartient un affaissement brusque coïncidant avec le souffle, on est porté à en induire que l'exagération des mouvements de l'origine de l'aorte est la véritable cause du bruit anormal qui se produit à son niveau. Sans doute on voit quelquefois survenir à la suite de cette aortite une insuffisance des sigmoïdes, mais ce n'était évidemment point le cas dans les deux faits qui viennent d'être cités. On ne peut supposer non plus, comme on l'a fait quelquefois, une insuffisance transitoire par dilatation de l'orifice, car, si transitoire qu'on la suppose, cette insuffisance ne serait pas susceptible de se produire et de disparaître, comme fait le souffle qu'on lui voudrait attribuer, sous la seule influence des changements de situation du malade. Le mécanisme de cet appareil valvulaire ne permettrait en aucune façon ce qui n'est possible que pour le seul orifice auriculo-ventriculaire droit.

Quel que fût leur siège, les souffles cardiopulmonaires de la fièvre typhoïde ont toujours été signalés comme légers ou très légers. Chez deux malades seulement ils furent trouvés très intenses. Ce sont deux femmes.

L'une d'elles était une nommée Ros..., âgée de 25 ans, entrée à la Charité en 1884, au 8e jour de sa maladie, avec 92 pulsations et + 39°,5, et chez laquelle on trouva un souffle *mésosystolique très intense* à maximum *susapexien*. Le 18e jour de la maladie, qui évoluait régulièrement, le souffle était toujours aussi intense. Le cœur un peu dilaté mesurait 122cmq. Puis la défervescence s'accomplit, le *souffle s'efface*. Survient une réitération qui fait remonter la température à 39°. Au 16e jour de cette réitération il y a encore 39°. Le souffle *mésosystolique* est *intense* et la matité cardiaque mesure 117cmq. Au 51e jour de la maladie, la défervescence est enfin complète, il ne reste plus *aucune trace du souffle intense* précédemment constaté. Puis la malade présente quelques accidents hystériques; il survient des mouvements choréiformes, et à ce moment, quoiqu'il n'y eût aucune fièvre, que la température fût à 36°,4, *le souffle reparaît*, mais moins intense que la première fois. La matité cardiaque était réduite alors à 100cmq.

Le souffle cardiaque existait déjà presque toujours lors de l'admission des malades à l'hôpital, qui eut lieu dans les 2/3 des cas du 5e au 8e jour de la maladie. Il serait donc impossible de présumer à quel moment en général il commencera. Une seule chose est certaine, c'est que, lorsqu'il a à se produire, il existe déjà dès la seconde moitié du premier septenaire. Ce qui veut dire que, ici, aussi bien que dans le cas de rhumatisme articulaire aigu, le souffle ne s'attache en aucune façon à l'anémie consécutive et qu'il paraît lié au contraire dans une certaine mesure au mouvement fébrile. D'une façon générale, en effet, le souffle tend à disparaître vers l'époque où la fièvre cesse ou du moins s'atténue. En mettant de côté quelques cas où la persistance a été exceptionnelle, c'est moyennement vers le 16e jour qu'il s'efface, parfois dès le 8e, d'autres fois seulement aux environs du 21e. On va voir à quoi tient sans doute cette variabilité de l'époque où le phénomène disparaît et comment, bien qu'il semble se rattacher au mouvement fébrile, il peut disparaître cependant avant lui.

Il se produit assez souvent chez les malades atteints de fièvre typhoïde un autre bruit cardiaque dont il y a quelque intérêt à constater les rapports avec les souffles cardiopulmonaires. C'est le bruit de choc diastolique, qui constitue une variété spéciale de galop et me paraît attribuable à la diminution que subit dans cette maladie la tonicité du myocarde. — Il est très exceptionnel que le souffle coïncide avec un choc diastolique. Le plus souvent ces phénomènes alternent, ou plutôt le souffle apparaît d'abord, puis, au bout d'un temps plus ou moins long, cède la place au choc. Les choses se sont passées de la sorte chez 7 des malades dont j'ai réuni les observations. La transition se fait quelquefois assez soudainement.

Le nommé Fran..., âgé de 22 ans, entré à Necker en 1882, au 6e jour d'une fièvre typhoïde, avait un léger *souffle mésosystolique* de la région moyenne du cœur, avec des bruits normaux absolument nets. Le lendemain, *le souffle avait disparu*, et il était remplacé par un *bruit de galop*. Le cœur s'était notablement dilaté et sa matité mesurait 129cmq.

Il arrive même que l'on puisse provoquer la transformation du souffle en bruit de galop et réciproquement par un simple changement de situation.

C'est ce qui avait lieu chez une jeune fille de 19 ans nommée Pem..., soignée à Necker en 1883, pour une fièvre typhoïde. Le *choc* était tout à fait prédominant dans le décubitus dorsal. Le *souffle* au contraire se faisait seul entendre quand la malade s'asseyait dans son lit.

Il y a donc des motifs de croire que, pendant l'évolution d'une fièvre typhoïde, l'excitation du myocarde produite par le mouvement fébrile engendre les souffles dont nous parlons; mais la perte de tonicité qui lui est secondaire entraîne un certain degré de dilatation et tend à les faire disparaître, tandis qu'elle donne occasion de paraître au galop diastolique. En sorte que, suivant la prédominance de l'un ou de l'autre de ces deux éléments, les souffles persistent ou s'effacent à des époques très diverses de l'évolution fébrile.

Nous ne trouvons point ici, comme lorsqu'il s'agissait du rhumatisme articulaire aigu, la cause de l'excitation du myocarde dans la coexistence d'une endocardite. Celle-ci est exceptionnelle dans le cours de la fièvre typhoïde, et je n'ai eu à relever que deux cas dans lesquels le caractère éteint, assourdi, des bruits normaux ait permis de porter ce diagnostic, une fois au 15e jour, une autre fois au 20e jour de la maladie.

Dans le premier de ces deux cas, concernant un jeune garçon de 19 ans, nommé Duch..., soigné à Necker en 1881, le souffle cardiopulmonaire très intense qui existait au moment de l'entrée du malade disparut précisément le jour où fut notée l'altération des bruits normaux, témoignant ainsi du peu de rapport qu'il avait avec l'endocardite valvulaire.

Ce que l'on observe infiniment plus souvent et qu'il ne faudrait pas confondre avec la modification de timbre que je viens de signaler, c'est l'affaiblissement qui tantôt accompagne pour des raisons diverses la dilatation des cavités cardiaques, tantôt en est absolument indépendant, comme on l'a pu voir chez un malade du nom de Borg..., âgé de 20 ans, qui fut soigné en 1887 à la Charité et chez lequel la matité précordiale mesurait seulement 81cmq.

Il est une autre condition du système circulatoire, très habituelle, presque constante, même dans la fièvre typhoïde, et à laquelle on a pensé pouvoir attribuer les souffles cardiaques qui s'y montrent. C'est l'abaissement de la tension artérielle. Marey, qui avait noté, dans les formes de ses tracés, les indices d'une tension faible, et qui, d'autre part, avait vu dans ses expérimentations que l'évacuation des cavités cardiaques était d'autant plus prompte que la pression artérielle leur opposait une résistance moindre, Marey en avait conclut que cette rapidité de propulsion du sang à travers les orifices était la cause des vibrations de la colonne sanguine et des souffles produits. Nous avons vu, par tout ce qui précède, que les souffles en question ne sont pas liquidiens. Leur siège, leur timbre et leur rythme déposent d'ailleurs presque toujours d'une façon absolue contre cette supposition. Mais, si le sang, dans ces cas, ne produit certainement pas de souffles en traversant les orifices, il ne serait pas défendu d'imaginer que la rapide évacuation des cavités donne aux mouvements extérieurs du cœur une soudaineté favorable à la production des bruits. De fait, il est vraisemblable que cette circonstance contribue à la fréquence si remarquable des souffles dans cette maladie. Mais il n'est guère possible d'imaginer que ce soit la cause exclusive ni même prédominante des souffles observés et qu'on puisse par conséquent conclure de la présence des souffles à un abaissement de tension plus spécialement accentué. Si, en effet, on compare la tension artérielle relevée à l'aide du sphygmomanomètre chez un certain nombre de typhiques présentant des souffles cardiaques à celle d'un autre groupe de malades atteints de la même affection mais n'ayant jamais eu de souffle, il se trouve que les moyennes de part et d'autre ne diffèrent en aucune façon. J'ai trouvé en effet pour moyenne chez les sujets présentant des souffles 13,5 cHg et chez ceux qui n'avaient point eu de souffle 13,5 cHg. De plus, si l'on considère les malades chez lesquels la pression se modifie, ainsi que les souffles, pendant la durée de la maladie, il s'en faut que l'apparition du souffle soit accompagnée d'un abaissement de la pression ou sa cessation d'un relèvement.

Ainsi chez une femme de 21 ans nommée Feuil...., entrée à Necker en 1887 pour une fièvre typhoïde arrivée au 8e jour, la pression, qui était de 16 1/2 le 10e jour, s'abaissa rapidement à 12, 10 1/4, 9, et arriva le 24e jour à 7 1/2. Malgré cet abaissement si considérable, à aucun moment il ne se produisit aucune trace de souffle. — Il en fut de même chez un homme de 26 ans, nommé Fric..., entré en 1884, au 6e jour, chez lequel la pression de 14 cHg s'abaissa jusqu'à 10 sans qu'il apparût aucun souffle. — Chez une nommée Bours..., âgée de 20 ans, soignée à Necker en 1882, un souffle qui existait au 7e jour avec une pression de 16 cHg disparaît au 23e lors de la défervescence, encore que la pression fût abaissée à 13 1/2. — De même pour le nommé Gan..., âgé de 17 ans, observé à Necker en 1884 et chez lequel le souffle qui existait au 7e jour avec une pression de 12 1/2 disparut au 15e avec une pression de 10 cHg. — Par inverse, chez le nommé Guill..., âgé de 21 ans, observé à Necker en 1883, la pression qui avait oscillé autour de 13 cHg pendant la période moyenne de la maladie se relève à 15 1/2 au 21e jour; et c'est à ce moment que pour la première fois on entend un léger souffle.

Il n'y a donc aucun rapport nécessaire entre l'abaissement de la tension artérielle, et la présence des souffles cardiaques dans la fièvre typhoïde et cet abaissement de la pression n'y peut être considéré que comme une cause prédisposante.

En résumé, on voit que dans la fièvre typhoïde il serait légitime de donner au bruit anormal qui s'y produit le nom de souffle de fièvre, comme cela a été fait du reste, mais que ce souffle de fièvre n'est autre chose qu'un souffle cardiopulmonaire provoqué par l'excitation fébrile du cœur dans des conditions spéciales et se rattachant peut-être à un degré léger de *myocardite.*

Intoxication saturnine. — Le nombre des faits observés n'est plus ici assez considérable pour qu'il soit possible de tirer de l'ensemble de ces observations des conclusions de grande importance. Cependant, certaines particularités que présentent les souffles cardiopulmonaires chez les saturnins méritent encore d'être relevées.

Relativement à la répartition de ces bruits, on ne trouve ni la fréquence des souffles de la base notée dans la chlorose, ni la prédominance des souffles mésocardiaques observée dans le rhumatisme. C'est dans la *région de la pointe* qu'ils se montrent le plus souvent (7 fois sur 11). Ces bruits ont eu presque toujours le caractère *mésosystolique* très accentué. De plus, il s'est trouvé un cas dans lequel le souffle retardait tellement sur le premier bruit qu'il n'occupait plus que la fin de la période systolique, confinant ainsi au second bruit (souffle télésystolique). Enfin :

Chez un homme de 49 ans, appelé Pin...., admis à la Charité en 1887 pour une paralysie hystéro-saturnine, on constata à la pointe un *souffle diastolique bref* qui suivait le second bruit et coïncidait avec l'affaissement brusque de la pointe, mais était très loin de remplir tout le grand silence. Le cœur était un peu gros (116^{cmq}); on entendait un léger galop diastolique et la pression artérielle était élevée à 24 cHg. Mais il n'y avait aucun indice d'insuffisance aortique.

Deux circonstances semblent pouvoir être invoquées pour expliquer la fréquence relative du souffle cardiopulmonaire chez les saturnins : 1° l'anémie saturnine; 2° les altérations que subit le système cardiovasculaire sous l'influence du saturnisme.

On ne peut guère songer à attribuer un rôle prédominant ni même notable à l'anémie, quand on remarque que ces souffles affectent une localisation si différente de celle qu'ils ont dans cette maladie. Cependant, il est impossible de n'en point tenir compte, car elle est à la fois très constante et très accentuée. Le nombre des globules est toujours très diminué, et la colorimétrie pratiquée d'après le procédé de Malassez nous a donné, dans les cas dont il s'agit, une moyenne de 67 au lieu de 125 qui est la moyenne normale indiquée par Malassez. Chez le plus grand nombre de ces malades la pression artérielle est fort abaissée, et nous l'avons trouvée chez le plus grand nombre de nos malades entre 15 cHg et 11 cHg, c'est-à-dire à un niveau exceptionnellement bas. L'anémie et ses conséquences resteront donc chez les saturnins une condition favorable à la production des souffles.

Mais c'est dans l'action directe du plomb sur le cœur et les vaisseaux que se trouve sans doute leur raison principale, et cette action est suffisamment démontrée par les altérations que subit à la longue tout le système cardiovasculaire. Comment il agit pour modifier le mode des systoles cardiaques et pour le rendre tel qu'elles déterminent les bruits cardiopulmonaires, c'est ce qu'il n'est pas possible de préciser pour le moment. Mais il reste établi que ces bruits résultent, comme tous ceux que nous avons étudiés précédemment, de l'action des mouvements du cœur sur le poumon voisin.

Maladies du cœur. — Diverses raisons font que les bruits cardiopulmonaires ne se produisent pas aisément chez les malades atteints de lésion organique du cœur. Le volume généralement très augmenté de l'organe, l'évacuation presque toujours entravée des cavités cardiaques, l'emphysème pulmonaire très souvent associé, sont des conditions, comme on l'a vu, défavorables à la genèse de ces sortes de bruits. Ils se produisent cependant quelquefois et s'ajoutent à ceux qui résultent des lésions organiques; s'y associant, alternant ou se confondant plus ou moins complètement avec eux. J'en ai recueilli un certain nombre d'exemples, et je ne doute pas que cette association ne parût plus fréquente si elle n'était souvent bien difficile à distinguer.

L'insuffisance aortique se complique assez souvent d'un rétrécissement de l'orifice qui très naturellement résulte des adhérences établies par la rétraction innodulaire entre les bords libres des valvules au voisinage de leurs commissures. Il en résulte habituellement qu'un souffle systolique alterne avec le souffle diastolique de l'insuffisance. Mais on a noté depuis longtemps déjà que l'existence du souffle systolique ne suppose pas nécessairement en pareil cas celle du rétrécissement et l'autopsie donne quelquefois un démenti au diagnostic, quand on admet ce rétrécissement sur la foi seule du souffle systolique entendu pendant la vie. Il a fallu donner alors au souffle une interprétation différente et, comme il existe assez fréquemment chez les malades affectés d'insuffisance aortique une dilatation plus ou moins accentuée de l'origine de l'aorte, on a pensé que cette dilatation pouvait suffire à expliquer le souffle en créant pour l'orifice une sorte de rétrécissement relatif et donnant lieu à la formation d'une onde fluide qui entre en vibration en pénétrant dans l'aorte agrandie. L'insuffisance y contribuerait aussi d'ailleurs par l'exagération du volume de l'onde systolique. Mais, si bonnes que soient, en quelques cas, ces raisons, elles ne sont pas toujours applicables, car la dilatation aortique n'est pas toujours associée à l'insuffisance accompagnée de souffle systolique, et d'autre part cette dilatation qui n'est point rare n'entraîne pas, en général, la production du dit souffle à moins d'être considérable.

Dans un certain nombre de cas, les difficultés que je viens d'exposer se trouvent résolues par ce fait que le souffle dont il s'agit, est un souffle cardio-pulmonaire.

Il en était ainsi chez un garçon de 20 ans nommé Laer...., qui fut admis à la Charité en 1891, avec les signes les plus manifestes d'une insuffisance aortique et d'une très notable hypertrophie du cœur, la matité précordiale mesurant 150^{cmq}. Avec le *diastolique* classique alternait un souffle *systolique de la base* dont le maximum se trouvait au niveau du 2e espace intercostal à droite du sternum. Ce dernier souffle fit penser d'abord à l'existence d'un rétrécissement de l'orifice, car on ne trouvait aucun indice d'une dilatation de l'origine de l'aorte suffisante pour y rapporter cette partie du bruit anormal. Mais on dut admettre qu'il s'agissait d'un souffle cardiopulmonaire, lorsqu'on eût noté les circonstances suivantes : 1° le souffle était *doux* avec une *tonalité basse*; il *ne se propageait point dans la direction de l'aorte*; 3° son début *retardait un peu sur le premier bruit*, ce qui lui donnait le caractère *mésosystolique*; 4° quand le malade s'asseyait dans son lit en s'inclinant un peu en avant, ce souffle s'effaçait et *disparaissait* même complètement, tandis que le souffle diastolique n'éprouvait aucune modification appréciable; 5° enfin le tracé cardiographique ayant été pris dans le lieu même où le souffle se faisait principalement entendre, on lui trouve une forme très particulière et qui pouvait rendre compte de la production du bruit. Dans la période systolique et un peu après le début de la systole, on remarquait une dépression très brusque correspondant au moment même où le bruit se faisait entendre et montrant que, à ce moment-là, le poumon était soumis dans ce point à une très soudaine aspiration d'origine cardiaque.

Chez un autre malade appelé Sayn..., soigné à Necker en 1883, les signes d'insuffisance aortique étaient accompagnés d'un *souffle systolique sus-apexien* que son siège, son timbre et son rythme faisaient considérer comme un bruit extra-cardiaque. Ce diagnostic se trouvait confirmé dès le lendemain, le souffle ayant *complètement disparu*, tandis que le souffle diastolique de l'insuffisance persistait sans modification.

Les signes si variables du rétrécissement mitral ont été plus d'une fois compliqués de ces souffles accessoires.

Chez un homme de 20 ans appelé Pic..., entré à Necker en 1881 au 7e jour d'un rhumatisme articulaire aigu, mais qui en avait subi une première atteinte 4 ans auparavant, on constatait lors de son arrivée à l'hôpital les signes d'un rétrécissement mitral : *roulement diastolique, frémissement au niveau de la pointe au moment de la présystole, dédoublement du second bruit*. Mais, en même temps, on entendait au niveau du 5e espace intercostal un souffle méso-systolique qui, très peu de jours après, avait complètement disparu.

Même chose chez un autre malade âgé aussi de 20 ans, nommé Guen..., qui entra à la Charité en 1887 pour une seconde atteinte de rhumatisme articulaire aigu, la première ayant eu lieu l'année précédente, et chez lequel on trouva également les signes habituels du rétrécissement mitral, mais en même temps dans la région sternale un léger *souffle mésosystolique* superficiel qui dans la suite *disparut* et *se reproduisit* alternativement.

La distinction du bruit de la lésion organique et du bruit surajouté devient un peu plus difficile lorsque celui-ci se produit comme le premier pendant la diastole, en sorte que les deux coïncident.

Cela se passait de la sorte chez une femme de 41 ans qui entra à Necker en 1881 avec un rhumatisme articulaire aigu datant de 15 jours. Elle en avait subi une première atteinte 20 ans auparavant et avait toujours conservé depuis de l'oppression habituelle, des accès de dyspnée et de la tendance aux étourdissements. On constatait, dès ce moment, les signes d'un léger rétrécissement de l'orifice mitral ; mais en même temps à la base un souffle *diastolique* d'un caractère très différent de celui du bruit présystolique entendu à la pointe et qui aurait pu être considéré comme le signe d'une insuffisance aortique, n'était l'absence de tout autre indice de cette lésion. Le bruit *diminua d'intensité*, puis *fut remplacé par un frottement péricardique*. Ce malade ayant finalement succombé et l'autopsie ayant été faite, on constata l'existence d'un *léger rétrécissement de l'orifice mitral* et de quelques traces de péricardite. Mais l'orifice aortique était à l'état normal et *les sigmoïdes parfaitement suffisantes*.

Les signes du rétrécissement mitral ont quelque chose de si spécial qu'il n'est, après tout, pas bien difficile de distinguer les bruits étrangers qui s'y ajoutent. Quand il s'agit de l'insuffisance mitrale, le départ devient parfois plus difficile à faire.

Chez un homme de 24 ans, appelé Vinc..., entré à Necker en 1885 pour un embarras gastrique fébrile et qui, préalablement, avait eu deux atteintes de rhumatisme articulaire, l'une à 19 et l'autre à 22 ans, on constatait au niveau de la pointe un *souffle rude exactement systolique se propageant vers l'aisselle*, évidemment symptomatique d'une insuffisance mitrale. Mais, plus haut et en approchant de la base, le souffle, accompagnant toujours la systole, changeait cependant de caractère, étant *plus doux*, *plus superficiel*, et *mésosystolique*, en sorte qu'on ne pouvait pas douter qu'il ne s'agisse d'un autre souffle se substituant là au premier.

Le nommé Duv..., âgé de 30 ans, entré à la Charité en 1885 pour un rhumatisme articulaire aigu, en était à sa 5e atteinte, la 1re ayant eu lieu 9 ans auparavant. Il présentait à la pointe un *souffle systolique* ayant les caractères habituels du souffle de l'insuffisance mitrale. Quand on auscultait un peu plus en dehors, on trouvait au souffle un caractère entièrement différent. Il était *doux*, *superficiel*, avait une *tonalité grave* et se faisait entendre d'une façon absolument prédominante *au début de l'inspiration*. Puis bientôt cette partie du bruit *diminuait et s'effaçait presque entièrement*, tandis que la première demeurait sans modification.

Chez une femme R..., soignée à Necker en 1877 pour un rhumatisme subaigu, on trouva au niveau de la pointe un *souffle systolique* qui commençait exactement avec le premier bruit, était *aigu*, *filé* et, doué d'une *assez grande intensité*, *se propageait fortement vers l'aisselle*; si bien qu'on l'entendait *jusqu'en arrière à gauche du rachis*. Mais en même temps ce bruit, au niveau de la pointe, était *renforcé au milieu de sa durée par un souffle surajouté d'un timbre différent* et qui paraissait manifestement extra-cardiaque, d'autant qu'il était *inconstant* et *cessait par moments*, quoique le premier persistât sans changement appréciable.

Chez les malades chez lesquels, dans le cours d'un rhumatisme, d'une scarlatine ou de telle autre affection aiguë, il survient de l'endocardite, il se produit parfois, comme on l'a vu, en même temps et de ce fait même, des souffles cardiopulmonaires. Et si, l'endocardite évoluant assez rapidement, une lésion valvulaire se constitue déjà pendant que le malade est soumis à l'observation, on peut voir un souffle organique se substituer peu à peu au souffle anorganique primitif.

J'ai vu cela advenir chez une femme de 20 ans nommée Seil..., entrée à Necker en 1888, au 4e jour d'une première atteinte de rhumatisme articulaire aigu. A ce moment, les bruits normaux étaient déjà éteints, assourdis, et l'on commençait à entendre un léger souffle dans la région de la pointe, lequel avait les différents caractères et notamment la mobilité du souffle cardiopulmonaire. Mais, au bout de quelque temps, le souffle se trouva persistant, acquit une intensité plus grande et prit enfin une extension telle, qu'au bout d'un mois on l'entendait jusque dans le dos. Il n'y avait plus, dès lors, aucun doute qu'il ne s'agît d'une insuffisance mitrale définitivement constituée.

J'ai vu la même chose dans un autre cas de rhumatisme articulaire aigu et chez un homme atteint de scarlatine. Mais cette transformation apparente se conçoit trop aisément pour qu'il y ait quelque intérêt à y insister davantage.

Nous ne chercherons pas non plus à étendre cette étude aux souffles cardiopulmonaires qui peuvent se montrer dans le cours des maladies les plus diverses. Cette diversité même lui ôterait tout intérêt. Mais nous résumerons dans le tableau suivant ce qui concerne la prédominance de chacune des localisations dans les maladies où nous venons de les étudier.

FOYERS DES SOUFFLES CARDIOPULMONAIRES :

	Préaort.	Préinfund.	Préventric. g.	Susrap.	Apex.	Parap.	Multipl.
Chlorose	»	26.6 %	41.6 %	15.5 %	»	1.6 %	15.5 %
Rhum. art. aigu .	»	14.4	42.8	17.1	5.7	5.7	14.4
Rhum. art. sub. .	»	14.8	40.7	29.6	7.4	7.4	»
Fièvre typhoïde. .	2.7	11.1	52.7	25.	5.5	»	5.5
Intoxicat. saturn.	»	»	36.	»	64.	»	»
Maladies du cœur.	33.	»	22.	»	33.	12.	»

VI

DIAGNOSTIC

Ce qui précède a montré suffisamment sans doute combien, dans la pratique, il importe de distinguer sûrement les souffles cardio-pulmonaires de ceux qui se rattachent à des lésions organiques. Les premiers étant demeurés jusqu'ici à peu près ignorés, et les caractères distinctifs qu'on leur assigne étant absolument insuffisants, on comprend dans quel extrême embarras les médecins ont dû se trouver souvent en présence de problèmes si imparfaitement résolus et d'une gravité parfois si considérable. On ne se résoud pas sans peine au doute philosophique, quand il s'agit de savoir si le malade dont on a charge est atteint d'une affection organique naissante, qui menace de devenir incurable et mortelle, ou si l'on n'a affaire qu'à de pures apparences et à des troubles cardiaques insignifiants. Quelle n'est pas l'anxiété du médecin en présence de ces difficultés, lorsqu'une détermination grave telle que la décision d'un mariage ou l'abandon d'une carrière dépend du jugement qu'il aura porté sur l'état du sujet soumis à son examen et de la valeur qu'il attribuera à tel ou tel bruit anormal entendu dans la région du cœur! Je pourrais en citer des exemples sans nombre.

En 1868, un de mes confrères de Paris me pria de voir avec lui un jeune homme de sa famille, étudiant en droit, qu'il soignait depuis quelques jours pour une fièvre typhoïde. La fièvre évoluait d'une façon régulière et ne donnait lieu à aucune préoccupation, lorsque mon confrère, examinant attentivement son malade, s'aperçut que les battements du cœur, évidemment exagérés, s'accompagnaient d'un souffle intense. Comme il n'avait entendu rien de semblable dans ses auscultations précédentes, il demeura convaincu qu'il s'agissait d'une endocardite récente et d'une endocardite grave, à en juger par l'intensité du souffle et la rapidité de son développement. Pris d'une vive inquiétude, il demanda mon avis. Je trouvai en effet le souffle indiqué, mais avec les caractères habituels des bruits cardiopulmonaires. Le cœur avait son volume accoutumé. On n'y trouvait aucun indice d'endocardite ni de péricardite; enfin rien d'anormal, sauf le souffle et une impulsion très vive de la pointe. Le jeune malade était d'ailleurs de nature assez excitable. Il avait toujours eu quelque tendance à palpiter aisément. Aussi je crus pouvoir rassurer entièrement mon confrère. Et de fait la maladie se termina heureusement, sans qu'il restât rien, ni des signes cardiaques, ni des inquiétudes qu'ils avaient fait naître.

Que de gens ont été jetés en d'incessantes et cruelles inquiétudes par des appréciations médicales trop peu concordantes relativement à l'état de leur cœur! Combien en ai-je vu qui parcouraient toutes les grandes villes de l'Europe, en quête d'un diagnostic, et en recueillaient d'infiniment variés, alors qu'ils n'avaient rien autre chose qu'un de ces souffles changeants et mobiles dont on a vu plus haut des exemples.

Récemment encore j'eus occasion d'examiner un Russe qui avait consulté en différents pays les médecins les plus connus et transportait avec lui une longue liste de diagnostics divers. Je trouvai un souffle susapexien, protosystolique, superficiel, un peu froissant, très différent de caractère suivant la période du mouvement respiratoire à laquelle il se trouvait correspondre, se transformant par moments en un bruit respiratoire saccadé manifeste et disparaissant absolument dans la position horizontale. Il se propageait peu; mais on en entendait un second situé à la partie postérieure et externe du côté gauche de la poitrine. Celui-là n'était pas la propagation du premier, car il était très exactement systolique. Très fort dans la position assise, il disparaissait absolument et immédiatement dans le décubitus ventral. Les troubles cardiaques éprouvés par ce malade se rattachaient évidemment à un état dyspeptique ancien dont les causes étaient d'ailleurs faciles à discerner. Le cœur était de dimension modérée (108 cmq.), mais la poitrine avait peu d'amplitude, ou plutôt elle offrait une disposition exceptionnellement allongée, qui contrastait avec la vigueur apparente du sujet. La conformation inaccoutumée du thorax contribuait sans doute pour une part importante à la production des souffles, comme elle avait fait chez le malade de Lisieux dont l'observation a été citée plus haut.

La distinction des souffles symptomatiques des lésions organiques du cœur et de ceux qui les simulent sans avoir rien de commun avec eux, est donc en pratique d'une importance capitale. Il ne faut pas compter, pour sortir d'embarras, sur l'observation des troubles fonctionnels ou sur ce qu'on nomme les symptômes généraux. Ceux-là, le plus habituellement, ne méritent au début aucune confiance; et s'ils acquièrent par la suite une valeur plus positive, c'est à une époque de la maladie où le temps est passé de faire un diagnostic véritablement utile. En fin de compte, la parole reste presque toujours aux signes objectifs, et, puisqu'il s'agit des affections du centre circulatoire, à ceux surtout tirés de l'auscultation. Ces derniers ne sauraient être étudiés avec trop de soin. Voyons donc à quels caractères nous reconnaîtrons les souffles cardiopulmonaires et comment nous les pourrons distinguer sûrement des souffles organiques auxquels parfois ils ressemblent assurément beaucoup. Les bruits avec lesquels on les peut confondre sont les souffles des lésions d'orifice ou des vices de conformation et les frottements péricardiques ou même pleuraux, quand ceux-ci sont accidentellement rythmés par les battements du cœur. — Les signes à l'aide desquels on peut les distinguer sont des caractères de *timbre*, de *tonalité*, de *rythme*, de *siège*, ou de *mutabilité* : ces derniers se rapportant aux *changements* que ces bruits anormaux sont susceptibles de subir, soit *spontanément*, soit sous l'influence de *modifications apportées aux mouvements respiratoires* ou à la *position du malade*.

Le TIMBRE des bruits cardiopulmonaires est généralement plus doux que celui des souffles organiques, bien qu'il n'y ait rien d'absolu à cet égard et qu'on en rencontre parfois de tout aussi rudes et aussi sonores que peuvent l'être des bruits organiques.

Il a surtout, dans bon nombre de cas, un *caractère superficiel* tout à fait spécial. Ce caractère est souvent assez net. Mais il n'est ni assez constant, ni assez facile à définir pour qu'on lui puisse accorder une très grande valeur. La plupart du temps on n'en peut déduire guère autre chose qu'une présomption en faveur de l'extériorité du bruit.

Si le bruit anormal offre un *timbre identique à celui du murmure vésiculaire* entendu dans la même région, on se trouve au contraire en présence d'un caractère des plus démonstratifs. Mais c'est là chose rare pour les raisons exposées précédemment.

La TONALITÉ des souffles cardiopulmonaires n'est presque jamais ni aussi *haute* que celle de certains souffles de l'insuffisance mitrale, ni aussi *basse* que celle du roulement diastolique produit par le rétrécissement. Ces tonalités extrêmes permettent donc de considérer comme infiniment vraisemblable qu'il s'agit de bruits organiques et excluent les souffles cardiopulmonaires. Si la tonalité d'un souffle est moyenne, ce qui est de beaucoup le plus fréquent, elle ne peut fournir aucune indication relativement à l'origine du bruit.

Ces deux premiers caractères, le timbre et la tonalité, n'apportent donc au diagnostic que des signes d'une valeur médiocre. Il en est tout autrement de ceux qui vont suivre : le rythme et le siège, qui sont la source des signes les plus sûrs et les plus précis.

Par RYTHME des souffles nous entendrons le rapport exact de ces bruits avec les différentes phases de la révolution cardiaque et avec les bruits normaux qui les marquent.

Les souffles cardiopulmonaires se produisent le plus souvent pendant la systole, plus rarement pendant la diastole ventriculaire.

Les 9/10 des souffles cardiopulmonaires sont *systoliques*. Mais ceci ne les caractérise en aucune façon, car beaucoup de souffles organiques le sont également.

Les souffles cardiopulmonaires *systoliques* comprennent un certain nombre de variétés qu'il importe beaucoup de distinguer. Ce sont : 1° les souffles *protosystoliques* (πρῶτος, premier), qui commencent avec la systole, mais n'en occupent que la première partie ; 2° les *mésosystoliques* (μέσος, milieu), qui commencent un peu après le premier bruit et se terminent un peu avant le second ; 3° les télésystoliques (τέλος, fin), qui se font entendre seulement à la fin de la systole et dans le moment qui précède le second bruit. Ces trois variétés peuvent être réunies sous l'appellation commune de bruits *mérosystoliques* (μέρος, portion), c'est-à-dire bruits occupant une portion seulement de la systole. Enfin, en opposition à ces trois variétés, il en reste une dernière et non la moins importante, que nous appellerons *holosystolique* (ὅλος, entier), et qui est caractérisée par ce fait que le souffle commence avec la systole et se termine avec elle, la remplissant tout entière ; en sorte que son début est marqué exactement par le premier bruit et sa fin par le second.

De ces formes diverses que peuvent affecter les souffles cardiopulmonaires systoliques de la pointe, la dernière seule, la variété *holosystolique*, est commune aux souffles extracardiaques et à certains souffles d'origine organique : ceux de l'insuffisance mitrale ou tricuspidienne ou du rétrécissement des orifices aortique et pulmonaire. Les trois autres, c'est-à-dire les variétés *mérosysto-*

liques, appartiennent exclusivement aux souffles cardiopulmonaires, qu'ils caractérisent d'une façon absolue.

La variété *mésosystolique* est de beaucoup la plus fréquente. Elle représente 70 pour 100 de tous les souffles cardiopulmonaires. Elle est absolument caractéristique; car je ne sache pas qu'une lésion organique ait produit jamais rien qui y ressemble. En sorte que toutes les fois qu'un souffle présente ce caractère d'une façon manifeste, on peut affirmer qu'il ne s'agit pas d'une maladie organique; et cela arrive 70 fois sur 100.

En général, le *mésosystolisme* est facile à reconnaître, et le caractère holosystolique des souffles organiques s'en distingue très aisément. Il peut arriver cependant que le souffle de l'insuffisance mitrale en prenne accidentellement l'apparence. C'est quand un choc exagéré de la pointe, accompagné de bruit auriculo-métallique, impressionne tellement l'oreille qu'il empêche la perception immédiate du souffle qui vient après lui. Il se passe alors quelque chose d'analogue à ce qui a lieu pour la vue, lorsqu'une impression lumineuse vive et passagère émousse la sensibilité rétinienne à tel point, que pour un instant les objets médiocrement éclairés cessent d'être perçus : le souffle paraît retardé parce qu'on n'en distingue pas la première partie. Pourvu que ce souffle existe dans une certaine étendue, il est possible d'éviter l'erreur, en s'éloignant assez du lieu où bat la pointe pour que l'ébranlement produit par elle soit notablement atténué, ou bien en écartant légèrement l'oreille de la surface du thorax. A mesure qu'on s'éloigne, le caractère mésosystolique s'efface peu à peu, puis il disparaît, et la cause d'erreur avec lui.

Quelle que soit la maladie dans le cours de laquelle les souffles cardiopulmonaires se manifestent, le *mésosystolisme* est leur caractère le plus constant. On en peut juger par le tableau suivant où cette variété de souffle constitue toujours les 63 à 88 centièmes de la totalité; exception faite pour les souffles cardiopulmonaires qui s'associent accidentellement à des lésions organiques du cœur.

Souffles	Chlorose	Rhumat. art. aigu.	Rhumat. subaig.	Fièvre typhoïde	Intox. saturnal	Maladie du cœur	TOTAUX
Systol. .	16 %	23 %	33 %	6 %	7 %	50 %	18 %
Mésosyst.	73 %	63 %	66 %	88 %	64 %	30 %	72 %
Diastol. .			3 %	6 %	7 %	20 %	3 %
Présystol.					7 %		1/2 %
Mixtes. .	11 %	14 %					7 %

En résumé : Un souffle évidemment mésosystolique est certainement anorganique. Sept fois sur dix heureusement les souffles cardiopulmonaires présentent ce caractère.

Les souffles cardiopulmonaires *diastoliques* peuvent avoir leur maximum dans la zone de la base, dans la zone moyenne ou dans celle de la pointe.

A la *base* et notamment dans la *région aortique*, ils pourraient se confondre avec les souffles de l'insuffisance sigmoïdienne. Ils s'en distinguent le plus souvent parce qu'ils sont moins prolongés et ne remplissent pas comme celui-ci tout le grand silence, mais, commençant un peu après le second bruit et se terminant d'ordinaire avant le second, sont plus ou moins manifestement *méso-diastoliques*. Ils s'en distinguent aussi parce qu'ils n'ont pas le caractère aspiratif propre au souffle de l'insuffisance sigmoïdienne, c'est-à-dire qu'ils ne commencent pas aussi brusquement et ne s'éteignent pas aussi progressivement. Les mêmes caractères les distinguent encore quand ils siègent dans la zone *mésocardiaque*, notamment dans la région sternale, où l'on est plus exposé à les confondre avec les bruits de l'insuffisance aortique.

Dans la *zone apexienne*, la variété diastolique des souffles cardiopulmonaires est extrêmement rare, si l'on ne confond point avec elle les souffles que nous avons appelés télésystoliques, lesquels, se faisant entendre immédiatement avant le second bruit, marquent la fin de la systole et n'apppartiennent en aucune façon à la période diastolique ventriculaire. D'ailleurs les souffles organiques de la diastole, qui sont, dans la région apexienne, ceux des rétrécissements mitral et tricuspidien, sont si positivement caractérisés par leur timbre, leur tonalité, leur rythme et même, comme on le verra plus loin, par leur siège, qu'il n'y a vraiment pas pour eux de confusion possible.

On peut rencontrer à la pointe un bruit extracardiaque beaucoup plus difficile à distinguer des bruits organiques, mais heureusement exceptionnel. C'est le bruit *cardiopulmonaire présystolique*. Celui-ci se fait entendre exactement à l'instant de la révolution cardiaque où se place le renforcement présystolique du rétrécissement mitral. Il n'est pas soufflant, mais froissant ou ronflant, et, par conséquent, à cet égard encore, il se rapproche beaucoup du bruit organique. Mais il en diffère en ce qu'il a le caractère d'un froissement véritable plutôt que d'un souffle même roulant ou ronflant. Ce caractère de froissement, il le doit, ainsi qu'on l'a vu, à ce qu'il est produit par la compression que la pointe du cœur exerce, pendant la présystole, sur la lame de poumon placée au-devant d'elle. Il suppose donc, d'une part la présence du poumon en ce point, présence que l'on peut toujours vérifier par la percussion et l'auscultation, de l'autre une propulsion présystolique de la pointe dont on trouvera le mécanisme exposé dans le mémoire suivant. Et comme ces deux conditions ne se réalisent qu'exceptionnellement à la fois, on comprend que ce bruit soit également exceptionnel. On verra plus loin, d'ailleurs, que les moyens de diagnostic différentiel ne font pas défaut.

Le SIÈGE DU SOUFFLE, c'est-à-dire le lieu précis où le bruit anormal a son intensité maxima, constitue un caractère d'une importance non moins grande que celle du précédent.

Si l'on considère l'ensemble des souffles cardiopulmonaires relativement à la fréquence de chacune de leurs localisations, on voit qu'ils se répartissent de la façon suivante :

Souffles	préventriculaires gauches	34 %
—	apexiens	18 %
—	sus-apexiens	14 %
—	préinfundibulaires	11 %
—	préaortiques	6 %
—	à localisations multiples	6 %
—	sternal et xiphoïdien	5 %
—	parapexiens	4 %
—	endapexiens	2 %

Les souffles cardiopulmonaires de la zone de la base, c'est-à-dire ceux qui ont leur maximum au niveau du deuxième espace intercostal, soit à droite, soit à gauche du sternum, se confondent quant à leur siège avec ceux que produisent les lésions des orifices artériels. Mais ils ont peu d'importance, étant relativement rares, car ils ne forment guère que 1/6 de l'ensemble, et nous verrons plus loin comment on les distingue.

Ceux de la *zone mésocardiaque* sont au contraire les plus nombreux. Ils en constituent les 2/5. La très grande majorité d'entre eux siège dans la région *préventriculaire gauche*; et comme cette région n'est jamais le foyer d'aucun souffle organique, ce siège à lui seul devient pathognomonique. Il n'en est pas de même pour les portions *sternale* et *xiphoïdienne* de la zone mésocardiaque. Les souffles cardiopulmonaires y sont infiniment plus rares, et ils n'y siègent plus seuls, mais s'y trouvent en concurrence avec ceux des lésions aortiques, des lésions tricuspidiennes et des communications interventriculaires.

Restent les souffles de la zone *apexienne*. Il en faut faire deux parts : l'une formée des souffles *apexiens* et *sus-apexiens*, qui se confondent par leur siège avec ceux des lésions de l'orifice mitral; l'autre des souffles *parapexiens* et *endapexiens*, qui, sous ce rapport, s'en distinguent absolument, aucun bruit mitral n'affectant jamais ces deux localisations. Comme ces deux dernières variétés font ensemble 6 pour 100 des souffles cardiopulmonaires, réunis aux souffles de la région préventriculaire gauche, ils portent à 40 pour 100 la proportion des souffles de cette espèce pour lesquels le siège seul peut suffire au diagnostic.

Propagation du bruit anormal. — Les souffles des lésions organiques se propagent en général plus ou moins loin de leur foyer d'origine, et dans une direction qui est spéciale à chacun d'eux. Les souffles cardiopulmonaires sont le plus souvent circonscrits et ne se propagent pas notablement. Lorsque ce caractère est très accentué, il a une certaine valeur, mais à la condition que le bruit ait une notable intensité. Car les souffles organiques eux-mêmes ne se propagent guère ou même ne se propagent pas du tout quand ils sont faibles. Aussi ce moyen de diagnostic différentiel, auquel on attache beaucoup d'importance, surtout en Angleterre, pour distinguer les bruits anorganiques de ceux qui sont organiques, n'a-t-il de valeur réelle qu'autant qu'il s'agit d'un souffle cardiopulmonaire très fort qui ne se propage pas ou d'un souffle organique faible qui, en dépit de sa faiblesse, se propage d'une façon notable.

Il importe en outre de remarquer qu'un souffle cardiopulmonaire peut se produire autour du cœur dans plusieurs points à la fois et devenir ainsi constatable dans une assez grande étendue sans qu'il s'agisse en réalité de propagation. On reconnait celle-ci à ce que le bruit anormal a un foyer distinct, autour duquel il s'éteint progressivement à mesure qu'on s'éloigne. Tandis que le bruit anorganique est ordinairement diffus, ou bien a des foyers multiples dans lesquels le timbre, la tonalité et le rythme sont parfois tout à fait dissemblables. Ce sont les différences de rythme qui ont ici surtout de l'importance, comme on l'a pu remarquer dans l'observation du malade venant de Russie. Car le rythme ne saurait se modifier jamais par le fait de la propagation, tandis qu'il n'en est pas de même pour le timbre et la tonalité.

Mutabilité des souffles. — Des exemples nombreux, relatés dans le cours de ce travail, ont déjà montré que les souffles cardiopulmonaires sont susceptibles de se modifier en diverses façons, soit spontanément, soit sous l'influence de changements apportés au mode respiratoire ou à la position du malade. Cette mutabilité des souffles est assez caractéristique, car les souffles organiques n'en sont susceptibles que dans des conditions exceptionnelles. Sans doute on peut voir dans le cours d'une maladie organique du cœur les souffles augmenter et diminuer alternativement avec l'énergie des contractions cardiaques ou les variations de l'activité circulatoire périphérique; on peut voir aussi des souffles nouveaux s'ajouter à ceux primitivement entendus, à mesure que les lésions se compliquent ou se multiplient. Mais en général les souffles organiques sont doués d'une fixité qui ne leur permet pas de disparaître entièrement une fois qu'ils sont nés; à moins d'asystolie grave ou de la guérison d'une lésion valvulaire, cas malheureusement trop rare. S'il y a exception à faire pour le rétrécissement mitral et l'insuffisance tricuspidienne, cela ne saurait créer de sérieuses difficultés, attendu que la première de ces lésions est suffisamment caractérisée par toute une série d'autres signes d'auscultation et la seconde par les mouvements veineux qui lui sont propres. Aussi, quand unsouffle, qui n'appartient ni au rétrécissement mitral ni à l'insuffisance tricuspidienne, apparaît et cesse alternativement ou subit des modifications notables sans motif apparent, on peut tenir pour certain qu'il s'agit d'un souffle anorganique.

Les *changements* que les modifications des mouvements respiratoires sont susceptibles d'apporter aux souffles cardiaques peuvent servir également au diagnostic, mais non pas de la façon que supposait Laënnec. L'illustre inventeur de l'auscultation avait pensé qu'un bruit dont le poumon est le siège devrait nécessairement cesser quand la respiration s'arrête. Il en avait conclu qu'il suffirait toujours d'engager le malade à suspendre sa respiration pour décider s'il s'agit d'un bruit né dans le cœur ou d'un bruit né dans le poumon. Or cela ne réussit qu'exceptionnellement. On obtient un meilleur résultat en faisant précisément le contraire de ce que Laënnec conseillait, c'est-à-dire en prescrivant au malade d'exagérer l'amplitude de ses mouvements respiratoires. Il arrive alors assez souvent que le souffle cardiaque disparaît et qu'on n'entend plus qu'un bruit respiratoire exagéré, ou que le souffle cardiaque se transforme en un bruit respiratoire saccadé manifeste; ce qui est encore plus caractéristique.

J'ai vu cela tout récemment, en particulier chez un jeune homme qui s'était présenté déjà maintes fois à la consultation de l'hôpital de la Charité avec un souffle systolique de la région sus-apexienne, souffle que nous avions considéré comme un bruit cardiopulmonaire, mais dont l'intensité et la persistance étaient telles que la plupart des personnes qui avaient examiné ce malade ne pouvaient s'empêcher d'y voir un signe de lésion organique. Un jour, sous l'influence d'une ampliation plus grande des mouvements respiratoires, le souffle se transforma en un type absolument parfait de bruit respiratoire saccadé, et toute hésitation dut nécessairement cesser.

Changements de position du malade. — L'influence que les changements de position peuvent avoir sur les souffles cardiopulmonaires est un des faits qui m'avaient le plus frappé au début de mes recherches; j'espérai même un instant que ce pourrait être un caractère à peu près constant et, par suite, pathognomonique de ces bruits. Malheureusement ce signe n'a de valeur que dans un nombre de cas limité. D'ailleurs il ne peut avoir de signification véritable qu'à la condition de comparer les modifications subies par les souffles cardiopulmonaires avec ceux que les souffles organiques éprouvent dans les mêmes conditions. Or, il résulte des recherches exposées par le docteur Cuffer dans sa thèse, en 1876, que : se modifier sous l'influence des changements de position est un caractère commun aux deux catégories de souffles, et seulement plus accentué pour les souffles cardiopulmonaires. En sorte que, si le passage du décubitus dorsal à la position assise fait disparaître complètement un souffle ou l'atténue considérablement, on peut tenir pour certain qu'il s'agit d'un souffle cardiopulmonaire; qu'il en est de même quand un souffle très manifeste dans la position verticale disparaît dès que le malade s'étend sur le dos; mais que la réciproque n'est point exacte, et que tout souffle que les changements de position ne modifient pas n'est pas nécessairement un souffle organique; car il en est ainsi pour un bon nombre de souffles extracardiaques parmi lesquels il y en a même de très persistants.

En somme, on peut résumer ce qui vient d'être dit relativement au diagnostic des souffles cardiopulmonaires de la façon suivante : « Quand un bruit de souffle est doux, de tonalité moyenne, mésosystolique, préinfundibulaire ou endapexien, ce bruit est certainement cardiopulmonaire. Le plus habituellement il est en même temps modifiable par les changements de position. Or 47 sur 100 des souffles cardiopulmonaires présentent cet ensemble de caractères. On peut donc dire que, dans la moitié des cas, le diagnostic de ces sortes de bruits est des plus faciles. Ce diagnostic est assuré d'une façon non moins positive par la considération seule du siège quand le souffle affecte la localisation parapexienne. On peut ranger aussi parmi les bruits dont le siège donne à lui seul le diagnostic les *souffles sus-apexiens* ; car une seule variété de souffle organique élit domicile au-dessus de la pointe : le souffle du rétrécissement mitral; tandis que, quand un bruit cardiopulmonaire affecte un rythme et un timbre plus ou moins analogues à ceux de ce dernier, c'est à la pointe même qu'il se fait entendre. Enfin, si l'on adjoint à tout cela les cas où la localisation multiple ou diffuse est exclusive d'un souffle organique, on arrive à un chiffre de 71 pour 100, représentant la proportion des cas dans lesquels le diagnostic des souffles cardiopulmonaires est assuré par leurs caractères indépendamment de toute comparaison. »

Pour presque tous les autres, on en peut faire le diagnostic différentiel avec une sécurité presque égale, à la condition de recourir à quelques éléments de comparaison que nous allons maintenant préciser.

Diagnostic différentiel. — La connaissance exacte des souffles cardiopulmonaires est indispensable au praticien pour ce motif, qu'il lui faut absolument les différencier avec certitude de ceux qui appartiennent aux lésions organiques. Quand l'auscultation attentive du cœur n'a révélé aucun souffle, on peut, à part quelques conditions rares et précises, affirmer qu'il n'existe aucune lésion d'orifice sous la forme de rétrécissement ou d'insuffisance. Mais lorsqu'on a constaté un bruit de ce genre, il reste une question essentielle à résoudre : c'est celle de savoir s'il s'agit d'un souffle organique, ou simplement d'un souffle cardiopulmonaire. Or, les souffles cardiopulmonaires sont légion, ils n'ont aucun caractère qui leur soit commun à tous, et leurs variétés multiples sont la raison même des difficultés qu'on peut avoir à les reconnaître.

Pour donner au problème du diagnostic une forme plus simple et plus claire, nous prendrons successivement les souffles appartenant à chacune des lésions d'orifice et, après en avoir noté les caractères, nous chercherons quels sont ceux des souffles anorganiques qui, siégeant dans le même point, peuvent se confondre avec eux, et quels moyens nous avons de les distinguer.

1° Le souffle du *rétrécissement de l'orifice pulmonaire* ou de l'*infundibulum* a son maximum vers l'extrémité interne du 2e espace intercostal et se propage vers la clavicule. Il est toujours holosystolique, ordinairement rude, à tonalité haute, accompagné constamment d'un frémissement distinct et parfois intense. — Le souffle cardiopulmonaire qui siège au niveau de la région préinfundibulaire se propage peu, est ordinairement doux, de tonalité moyenne, souvent mésosystolique, ne s'accompagne d'aucun frémissement.

Le souffle diastolique de l'*insuffisance des sigmoïdes pulmonaires* ne se montre guère sans le précédent, qui établit déjà l'existence d'une lésion de l'orifice. Il n'y a point à le confondre avec les souffles cardiopulmonaires diastoliques, qui n'ont presque jamais leur maximum dans cette région.

Le souffle du *rétrécissement aortique* ou *sous-aortique* a son maximum habituellement bien marqué à la partie interne du 2e espace intercostal droit. Il se propage régulièrement vers la clavicule. Il est toujours holosystolique, assez rude, et s'accompagne souvent d'un frémissement de la sous-clavière droite. — Le souffle cardiopulmonaire de cette région est plus superficiel, plus diffus, plus doux. Il ne s'accompagne d'aucun frémissement. Il est souvent modifiable sous l'influence des changements de position.

Le souffle de l'*anémie vraie* qui siège en ce même point a la plus grande analogie avec le souffle du rétrécissement aortique, sauf sa tonalité plus haute. Comme lui il se propage dans le sens de la clavicule, il est holosystolique, assez rude, et parfois très intense. — Mais il est fort rare. Il accompagne toujours une anémie profonde. Avec lui le cœur, loin d'être hypertrophié, comme il est toujours avec le rétrécissement aortique, est au contraire ordinairement de petit volume.

Le souffle de l'*insuffisance aortique* est diastolique, commence exactement avec le second bruit et se prolonge, en s'éteignant progressivement, dans la diastole, qu'il remplit entièrement ou presque entièrement. Son foyer peut siéger en des points très divers, depuis la partie interne du 2e espace intercostal jusqu'à l'appendice xiphoïde. Il est accompagné des signes rationnels de l'insuffisance aortique, c'est-à-dire de modifications fonctionnelles portant sur les artères et les capillaires. — Les souffles cardio-pulmonaires diastoliques qu'on peut entendre dans les régions préaortique, sternale, xiphoïdienne, ont parfois, il faut en convenir, avec les souffles de l'insuffisance aortique, une très grande analogie de siège, de timbre et de tonalité. Mais ils sont souvent manifestement en retard sur le 2e bruit normal, ce qui déjà est un motif de distinction absolument suffisant. Ils sont en conséquence plus courts, mésosystoliques, ne remplissent pas le grand silence. Leur siège et leur rythme changent souvent d'un jour à l'autre. Il n'est pas rare qu'ils se modifient sous l'influence des changements de position. Enfin, quand ces caractères sont insuffisamment accentués, il reste, pour assurer le diagnostic, à interroger les signes rationnels. Il n'y a pas de frémissement de la sous-clavière, pas de double souffle crural, pas de pouls de Corrigan, pas de crochet sphygmographique, pas de pouls capillaire unguéal ni autre.

Si l'on fait abstraction des souffles de l'insuffisance aortique dont il vient d'être question, on ne trouve dans la région mésocardiaque d'autre souffle organique que celui de la *communication interventriculaire*. Celui-ci a son maximum toujours très exactement à la partie interne du 3e espace intercostal gauche. Il est en général très fort, très rude, de tonalité haute et parfaitement holosystolique. Il s'accompagne constamment d'un frémissement cataire intense. — Aucun souffle cardiopulmonaire ne réunissant jamais cet ensemble de caractères, il n'y a point lieu d'insister sur le diagnostic différentiel.

La zone apexienne est le siège du souffle systolique de l'insuffisance mitrale et du roulement diastolo-présystolique du rétrécissement.

Le souffle de l'*insuffisance mitrale* est toujours holosystolique, et l'on peut toujours distinguer ce rythme d'une façon très précise en prenant les précautions indiquées précédemment. Il est presque toujours un peu rude, de tonalité haute, quelquefois aiguë. Son maximum est toujours exactement apexien. — Tous ces caractères, sauf la localisation, se trouvent assez souvent réunis en certains souffles cardiopulmonaires de la zone de la pointe. Ce sont ceux de la région parapexienne. Ces souffles, en effet, sont assez rudes, de tonalité haute et parfaitement systoliques, en raison du mécanisme spécial de leur production et de la forme du mouvement de la pointe qui les détermine. Un seul caractère les différencie sûrement des souffles de l'insuffisance mitrale dont ils ont bien souvent toute la fixité. Ce caractère, c'est le siège du maximum, qui, au lieu de correspondre exactement, comme celui du souffle de l'insuffisance mitrale, au centre de figure de la pointe, se trouve reporté à 1, 2 et 5 centimètres en dehors. Aussi la détermination précise du maximum du bruit, d'une part, et des limites de la pointe de l'autre, prend-elle pour ce diagnostic une importance capitale sur laquelle j'ai insisté plus haut. — Les souffles cardiopulmonaires qui s'entendent dans la région endapexienne sont le plus souvent télésystoliques ou mésosystoliques. Il n'y a donc pas à les confondre avec ceux de l'insuffisance mitrale. — Quant à ceux de la région apexienne même, ils sont presque toujours mésosystoliques, quand ils résultent, comme ils font presque toujours, de battements négatifs de la pointe. Parfois cependant ils sont diastoliques. Mais, ni dans l'un ni dans l'autre cas il n'y a de confusion possible avec l'insuffisance mitrale. Il n'y en a pas davantage quand ils sont présystoliques, forme sous laquelle nous les retrouverons tout à l'heure.

Le *rétrécissement mitral* se caractérise par un bruit roulant ou ronflant, diastolique, ou diastoloprésystolique, ou exclusivement présystolique. Ce bruit a son maximum un peu au-dessus de la pointe, c'est-à-dire dans la région sus-apexienne. Il s'accompagne d'un dédoublement du second bruit ou d'une accentuation du 2e bruit de l'artère pulmonaire, et quelquefois d'un claquement d'ouverture de la mitrale. Dans la région sus-apexienne où se trouve toujours le maximum des bruits du rétrécissement mitral, on n'entend jamais aucun bruit cardiopulmonaire ayant la moindre analogie de timbre ou de rythme avec ces derniers.

C'est au niveau de la pointe seulement que se fait entendre le bruit de froissement déjà signalé et qui a quelque ressemblance avec le bruit du rétrécissement. — Il diffère de ce dernier, comme on voit, par le siège. Il en diffère aussi par le timbre. De plus, il ne s'accompagne, ni des modifications du second bruit, ni du claquement d'ouverture de la mitrale, ni de la dureté et de l'éclat spécial du premier bruit qui caractérise le rétrécissement.

Restent les souffles des lésions de l'orifice tricuspidien, rétrécissement ou insuffisance.

Celui du *rétrécissement tricuspidien* est un roulement diastolique grave accompagné de frémissement cataire et ayant son maximum à gauche de la région xiphoïdienne. — Les souffles cardiopulmonaires qu'on peut entendre en cette région n'ont jamais ce timbre et ne s'accompagnent jamais de frémissement.

Celui de l'*insuffisance*, qu'on entend beaucoup plus fréquemment que le précédent, a son siège le long du bord droit du cœur et plus spécialement au côté gauche de la région xiphoïdienne. Il est systolique, habituellement grave et d'intensité médiocre. — Lorsque le cœur est à découvert dans une grande étendue, comme il arrive presque toujours à raison de la dilatation cardiaque à laquelle l'insuffisance de la tricuspide est presque toujours associée, il n'y a aucune confusion possible du souffle que nous venons d'indiquer avec un souffle cardiopulmonaire qui ne saurait se produire dans toute la région découverte. Si le poumon s'étend au devant du cœur, ou si le souffle se limite à la région xiphoïdienne, la distinction peut devenir beaucoup plus difficile. Mais le diagnostic est alors assuré par d'autres signes. L'examen des jugulaires et du foie y suffit le plus souvent. Car, ou bien on constate les pulsations veineuses propres à l'insuffisance de la tricuspide, et cette insuffisance alors est certaine; ou au contraire ce sont des pulsations d'origine auriculaire, et leur rythme, en ce cas, témoigne suffisamment que l'occlusion de la tricuspide est parfaite et qu'il n'existe aucune sorte d'insuffisance.

Les conclusions générales de ce travail peuvent se résumer de la façon suivante :

1° Il se produit souvent dans le poumon, sous l'influence des mouvements du cœur, certains bruits respiratoires localisés qui prennent le caractère soufflant et le rythme cardiaque;

2° Le mécanisme de ces bruits a pu être exactement déterminé, et cela a permis de préciser mieux ceux de leurs caractères qui sont utilisables pour le diagnostic.

3° Ces bruits sont de véritables souffles. Ils ont une grande analogie avec ceux que produisent les maladies organiques du cœur.

3° Pourtant on peut presque toujours les en distinguer avec certitude, grâce à un certain nombre de signes dont l'étude a été notre objet principal.

5° Les signes dont il s'agit sont de deux ordres. Les uns se tirent des caractères propres à chacune des variétés de souffle ; les autres, de la coexistence ou de l'absence des divers signes d'une affection organique du cœur.

6° De tous les caractères qui appartiennent aux souffles cardiopulmonaires, les plus importants et les plus propres à assurer le diagnostic sont ceux de siège et de rythme. En les combinant, on parvient à différencier ces bruits avec une certitude presque toujours rigoureuse.

7° Les souffles cardiopulmonaires comprennent la presque totalité des souffles appelés jusqu'ici anorganiques. Ceux-ci étant reconnus et éliminés, il ne reste que des souffles organiques, dont la valeur sémiologique se trouve par là restituée et assurée.

J'espère que cette étude aura porté quelque lumière sur un point de la sémiologie cardiaque demeuré jusqu'à présent fort obscur. Son utilité pratique et la nécessité, pour sortir des hypothèses vagues qui y régnaient, de tout fonder sur des faits précis et multipliés, feront pardonner sa longueur, que je ne prévoyais guère au début de mes recherches. A cette époque lointaine où je commençai à m'apercevoir de l'existence des bruits cardiopulmonaires, alors que personne n'y songeait et que l'indication de Laënnec restait enfouie dans un coin de son admirable livre, je ne pensai d'abord qu'à découvrir le caractère commun grâce auquel on pourrait être assuré de distinguer toujours ces bruits de ceux qui appartiennent aux maladies organiques du cœur. Mais à mesure que j'avançai dans cette étude et que je vis mieux l'intérêt qu'elle pouvait avoir, je m'aperçus aussi que ma recherche était vaine et que le bon signe que j'aspirais à trouver n'existait en réalité point. Il fallut donc me résigner à étudier patiemment les caractères propres à chacune des nombreuses variétés de souffles qu'on peut entendre au-devant du cœur.

Je me souvins alors de ce que Bertillon racontait, dans un excellent article du *Dictionnaire encyclopédique des sciences médicales*, des efforts que firent longtemps les botanistes pour trouver un caractère commun à tous les bons champignons et qui pût servir à les distinguer sûrement des mauvais. Après que mainte société eut itérativement et inutilement fondé des prix pour stimuler le zèle des investigateurs, on s'aperçut que le caractère souhaité n'existait pas et on renonça à le chercher. On sait maintenant que, si l'on mange impunément des champignons, c'est à la condition de connaître exactement les caractères botaniques de chacune des espèces comestibles.

Pour les souffles il en a été tout de même. J'avais souhaité une caractéristique des bruits cardiopulmonaires qui se pût condenser en une phrase ou deux. Cette phrase, peu à peu, et en dépit de moi-même, s'est transformée en la très longue étude qu'on vient de lire. La nature se joue parfois ainsi de nos desseins. Heureux quand, à force de patience et de soins, nous parvenons à lui dérober le moindre secret.

DU CHOC DE LA POINTE DU CŒUR

par le Prof. **POTAIN**

On appelle *choc de la pointe du cœur* l'impulsion perçue par la main appliquée à la partie inférieure et externe de la région précordiale. Ce choc a été souvent étudié dans l'espoir d'y trouver quelque indication utile à la séméiologie. On s'est évertué surtout à en déterminer la cause et le mécanisme; car on ne peut guère songer, sans les connaître, à tirer aucune déduction rationnelle des changements que ce choc peut présenter dans l'état pathologique. Il s'en faut qu'on soit parvenu à se mettre entièrement d'accord sur ce sujet. Mais il est deux points à l'égard desquels on croit s'entendre et que nul ne semble plus songer à contester. Le premier, c'est *que la sensation dont il s'agit résulte d'un choc de la pointe contre la paroi thoracique;* le second, *que ce choc est déterminé par la systole du ventricule.*

Or, ces deux propositions sont, à mon avis, également inexactes, et la vérité me paraît être : premièrement, *que la sensation du choc qu'on éprouve à la pointe est purement illusoire*, ou du moins que ce qui la produit est tout autre chose qu'un choc véritable; secondement, *que la propulsion de la pointe d'où résulte ce choc apparent se rapporte à la systole des oreillettes autant au moins qu'à celle des ventricules.* C'est là surtout ce que je voudrais montrer dans la suite de ce travail.

Ces deux propositions sont contraires aux opinions qui ont actuellement cours en physiologie. Elles n'auraient cependant qu'un intérêt médiocre et ne mériteraient guère qu'on s'y arrêtât, si elles ne touchaient à l'interprétation de certains bruits anormaux dont la séméiologie a besoin de connaître exactement les caractères et le mécanisme; si même des notions insuffisantes à cet égard ne devaient conduire à de sérieuses erreurs et à des confusions très fâcheuses dans la pratique.

Tout récemment, un médecin anglais, dont le haut mérite donne à ses opinions une autorité légitime, le docteur Dickinson, s'appuyait sur l'interprétation classique du choc de la pointe pour tirer, d'observations personnelles absolument justes, des déductions de nature à bouleverser de fond en comble la séimologie du rétrécissement mitral, et par lesquelles nous serions menacés de voir obscurci de nouveau ce sujet depuis peu et à si grand'peine éclairci. Or, si l'auteur dont je parle s'est trouvé entraîné par des déductions absolument logiques à des conclusions certainement fausses et impliquant des erreurs de pratique inévitables, c'est uniquement pour s'être fié d'une façon trop absolue à ce que la physiologie actuellement enseigne relativement au point dont il s'agit.

La question que nous allons traiter n'est donc pas au nombre de celles qu'on peut considérer comme indifférentes et négligeables, et les peines que nous aurons à prendre pour la résoudre ne seront point peines perdues.

Parmi les interprétations très diverses successivement assignées au choc de la pointe, les unes le tiennent pour diastolique; les autres, plus nombreuses, le rattachent à la systole ventriculaire. La première opinion était contenue déjà dans la doctrine ancienne qui attribuait au cœur une *vertu pulsifique* en raison de laquelle cet organe, se distendant à chacun de ses battements, appelait dans ses cavités le sang, l'air et les esprits. C'est au moment de sa distension que le cœur était ainsi censé battre contre la poitrine. — En attribuant cette distension à l'augmentation de volume que le sang subirait sous l'influence de la chaleur au moment où il pénètre dans les cavités cardiaques, Descartes avait apporté à la doctrine primitive une modification assez malencontreuse, très justement traitée par Sénac de rêve philosophique. Aussi cette opinion ne trouva-t-elle guère d'adeptes jusqu'au jour où Beau s'avisa de la ressusciter sous une forme nouvelle, pensant sortir ainsi des embarras que le rétrécissement mitral causait dès lors à la séimologie cardiaque. Ceux qui admirent sa théorie lui attribuaient en particulier le mérite d'expliquer mieux le choc de la pointe et de faire comprendre plus aisément comment le cœur vient heurter la paroi au moment où ses cavités sont brusquement distendues par l'afflux du sang qui y pénètre.

A partir du jour où les expérimentations habiles de Chauveau et de Marey eurent définitivement fixé l'ordre de succession des mouvements du cœur et montré que la plus forte pression de la pointe contre la paroi coïncide avec le début de la systole, il ne fut plus question de la théorie de Beau ni du choc diastolique, et il demeura convenu que le choc de la pointe appartient à la systole des ventricules. Cependant, avec la théorie définitivement adoptée en physiologie, l'interprétation du choc devient plus difficile; car on ne comprend pas très aisément au premier abord comment la systole, qui diminue nécessairement le volume du cœur en vidant ses cavités, peut porter la pointe vers la paroi thoracique et l'y appliquer davantage.

Comme le soulèvement de la paroi par la pointe est pourtant chose manifeste, il fallait bien l'expliquer, et l'on s'y est efforcé de diverses façons. Sénac en avait donné deux raisons. La première était le redressement de l'arc aortique au moment où il est distendu par le sang, ce mouvement lui semblant capable de relever la pointe et de la porter vers la paroi thoracique. L'autre était la distension de l'oreillette gauche, déterminée par le reflux d'une certaine quantité de sang venant du ventricule, distension qui, par suite de la résistance du rachis sur lequel cette oreillette est appliquée, devait refouler la masse ventriculaire en avant.

De ces deux raisons la première n'est point soutenable; car, la distension de l'aorte n'ayant lieu que pendant la systole du ventricule et retardant même un peu sur elle, tandis que le choc en marque le début même, l'admettre serait supposer que l'effet peut précéder la cause qu'on lui assigne. — La seconde ne vaut guère mieux. Car, si le sang qui distend l'oreillette vient du ventricule, il s'ensuit que le ventricule perd en volume tout ce que l'oreillette gagne, que le volume total du cœur ne change pas, et que la pointe n'a par conséquent de ce chef aucun motif de se porter en avant.

La propulsion par le mécanisme du recul des armes à feu étant tout aussi peu admissible, en raison notamment de la résistance que le sang projeté par les orifices rencontre dans le système artériel, on en est venu avec Marey à considérer le choc comme résultant d'un durcissement subit de la masse ventriculaire au commencement de la systole. Or voilà que, tout dernièrement, cette opinion, qui recevait l'acquiescement général, s'est trouvée à son tour ébranlée par les difficultés nouvelles que suscite encore une fois la séminologie du rétrécissement mitral. Après les objections fort justes du docteur Dickinson, il est devenu nécessaire de reprendre ce problème et de lui trouver une solution qui soit mieux en rapport avec les faits actuellement connus.

Cette solution nouvelle, je l'ai demandée à l'étude attentive de la pulsation cardiaque, à cette étude aidée des procédés cardiographiques, enfin à l'interprétation des faits pathologiques. J'exposerai dans ce qui suit les résultats que m'ont donnés ces divers moyens d'investigation. On verra ensuite quelles conclusions j'ai dû tirer de ces études successives.

I

Étude de la pulsation cardiaque. — La sensation que chacun des battements du cœur fait éprouver à la main appliquée sur la région précordiale est assurément une impression de choc. Aussi n'a-t-on généralement pas hésité à la considérer comme résultant en réalité d'un choc de l'organe contre la paroi. Marey, cependant, faisait déjà très justement remarquer qu'il est assez difficile de comprendre comment la pointe pourrait choquer une paroi qu'elle n'abandonne jamais. Or, on peut être assuré qu'elle ne l'abandonne pas, puisque sa matité ne disparaît à aucun moment, ni de la systole, ni de la diastole, et qu'il serait impossible qu'elle laissât un vide entre elle et cette paroi sans que le poumon, venant prendre sa place, amenât avec lui la sonorité.

En mécanique, on dit qu'il y a choc quand une masse en mouvement rencontre une surface résistante, qui l'arrête plus ou moins soudainement et transforme une partie du mouvement détruit en vibrations sensibles pour la main et pour l'oreille. Est-ce bien de cela qu'il s'agit dans le mouvement qu'on sent à la pointe du cœur? On va voir qu'il n'en est absolument rien.

Si, au lieu d'appliquer la main à plat sur la paroi thoracique, on place un doigt doucement dans l'espace intercostal à l'endroit même que la pointe semble battre, on reconnaît sans peine, dans la sensation perçue, deux parties distinctes. D'abord un *soulèvement rapide*, qui toutefois met à s'effectuer un temps appréciable; puis à la fin un *ébranlement brusque et instantané*. C'est celui-ci, bien entendu, qui éveille l'idée de choc; l'autre semble seulement le préparer. On croit sentir la pointe approcher peu à peu et choquer enfin la paroi.

Cependant, si la pointe choquait véritablement, ce n'est point ainsi que les choses se passeraient. Quand le boulet de canon rencontre la masse de glaise du pendule balistique, il la choque d'abord, puis s'y enfonce et l'entraîne, épuisant en elle la quantité de mouvement dont il est animé. Il en serait à peu près de même pour la pointe du cœur si, écartée un instant de la paroi, elle la rencontrait au moment où elle se porte de nouveau vers elle. Elle la choquerait d'abord, la soulèverait ensuite. C'est précisément le contraire qu'on observe. Le soulèvement d'ordinaire se sent en premier lieu; l'ébranlement le termine.

Mais d'où vient alors la sensation d'ébranlement brusque et instantané qu'on perçoit à la fin du soulèvement? L'auscultation associée à la palpation peut nous renseigner à cet égard. Pendant les nuits d'insomnie d'une indisposition récente, préoccupé que j'étais du problème soulevé par Dickinson et de la façon dont on le pourrait résoudre, j'eus tout loisir d'étudier attentivement les battements de la pointe de mon cœur exagérés par la fièvre. Et comme l'oreiller, faisant office de stéthoscope, me transmettait très distinctement les bruits valvulaires, je pus au milieu du silence analyser et comparer très exactement les sensations perçues par l'oreille et par la main. Or, je trouvai que l'ébranlement brusque qui terminait le soulèvement de la pointe coïncidait rigoureusement avec le premier bruit; et cela d'une façon absolument constante.

De cette coïncidence exacte il me parut légitime de conclure que le claquement des valvules auriculo-ventriculaires est la véritable cause de l'ébranlement soudain qui l'accompagne; que la tension brusque et violente de ces voiles membraneux, de même que celle des parois cardiaques, qui a lieu au même instant, produisent à la fois et le bruit que l'oreille perçoit et la sensation tactile que l'on attribue au choc.

Dans le fait, ce qui se produit est bien l'équivalent d'un choc, puisqu'il y a ébranlement soudain de la masse du cœur et vibration instantanée perceptible pour l'oreille et pour la main. Seulement, ce n'est point un choc de la pointe contre la paroi : c'est *un choc intérieur* produit par la rencontre, la tension brusque des lames valvulaires et l'élévation soudaine de la pression intercardiaque à ce moment.

Au demeurant, ce que j'ai reconnu si distinctement sur moi-même dans les conditions que je viens de dire, je l'ai constaté aussi sur nombre de malades. On le peut faire aisément, soit en comparant la sensation tactile de soulèvement et de choc que le pavillon de l'oreille peut donner avec la sensation auditive perçue au même moment, soit en auscultant sur le doigt ou à côté du doigt qui explore les mouvements de la pointe. Le résultat de cette exploration est toujours identique, pourvu qu'il y ait un soulèvement distinct, que le premier bruit soit nettement frappé et que la pression exercée sur l'espace intercostal soit modérée.

Il est vrai qu'il y a des cas où le soulèvement fait absolument défaut et où l'ébranlement soudain est perçu cependant avec la même netteté. Mais cela montre précisément l'indépendance de ces deux parties du phénomène. Il y en a d'autres où le soulèvement est remplacé par un retrait qui suit immédiatement l'ébranlement soudain; et ceux-là sont plus significatifs encore. Il est vrai également que, si, au lieu de poser doucement le doigt sur l'espace intercostal, on exerce avec ce doigt une pression plus énergique, les choses semblent se passer différemment et que l'ébranlement alors paraît marquer le début même du soulèvement. Mais cette difficulté dernière trouvera plus loin son explication.

Il reste une chose constante, c'est qu'on peut constater à la pointe du cœur deux phénomènes distincts : 1° un soulèvement de l'espace intercostal; 2° une sorte de choc intérieur ou d'ébranlement brusque.

L'ébranlement coïncide, comme on l'a vu plus haut, avec le premier claquement valvulaire d'où il résulte évidemment. Par quoi le soulèvement est-il produit? Quel est son mécanisme? Le recul du cœur, la distension des oreillettes par un reflux initial, sont des explications discutées déjà et rejetées. La cause en est-elle dans le durcissement systolique des ventricules, comme le pense Marey, ou bien dans leur distension diastolique, comme le croyait Descartes?

Le problème devient beaucoup plus difficile à résoudre. Il nous faudra donc recourir à des moyens d'exploration plus précis, ou du moins qui nous puissent fournir de nouveaux éléments pour son interprétation. Nous les emprunterons à la cardiographie.

II

Étude cardiographique du choc de la pointe du cœur. — Rien ne paraît d'abord plus facile et plus simple que de résoudre par la cardiographie le problème actuellement posé, c'est-à-dire de savoir si le soulèvement de la pointe du cœur est produit réellement et exclusivement par la systole du ventricule. Il semble qu'il doit suffire pour cela de déterminer quel est, par rapport à ce soulèvement, l'instant précis où se fait entendre le premier bruit et se produit la clôture des valvules auriculo-ventriculaires, et dans quelle mesure coïncident avec cet instant le relèvement des sigmoïdes et la pénétration du sang dans l'aorte; car nous ne pouvons juger de la contraction du muscle cardiaque que par les effets de cette contraction. Les tracés cardiographiques, qui reproduisent si fidèlement les mouvements de la pointe du cœur et ceux des vaisseaux, semblent faits pour fournir la solution de ces questions diverses, et l'on croirait volontiers, grâce aux ingénieux moyens d'exploration mis en nos mains par Marey, que les mouvements cardiaques et vasculaires ne sauraient plus avoir aucun secret pour nous.

Il n'en est pas tout à fait ainsi cependant, et l'application de ces méthodes à la recherche que nous visons en ce moment ne laisse pas de présenter d'assez grosses difficultés. Après Marey, de fort habiles s'y sont appliqués : Mauser, Donders, Landois, Edgren, Martius et, tout récemment, un assistant de la clinique de Königsberg, le docteur Paul Hilbert[1], avec l'aide et sous la direction du professeur Schreiber. Les résultats fournis par ces divers observateurs ne sauraient nous satisfaire complètement au point de vue qui nous occupe ici. D'abord parce que ces résultats ne concordent point entre eux, et, de plus, parce qu'ils sont en contradiction avec ceux que donne l'observation clinique. Or, comme semblables contradictions ne sauraient être, il faut bien que quelque erreur, ici ou là, se soit glissée à la recherche de laquelle nous voilà forcés maintenant de nous mettre, si nous voulons savoir la vérité sur ce sujet.

1. Paul Hilbert. *Zur Deutung der Herzstosscurve*, in *Zeitsch. f. kl. Med.* Berlin, 1891.

La constatation en étant évidemment malaisée, puisqu'elle a pu échapper à tant et de si habiles observateurs, il importe de nous rendre compte des causes d'erreur qui peuvent intervenir dans l'application de la cardiographie au but que nous poursuivons et des conditions auxquelles on les peut éviter.

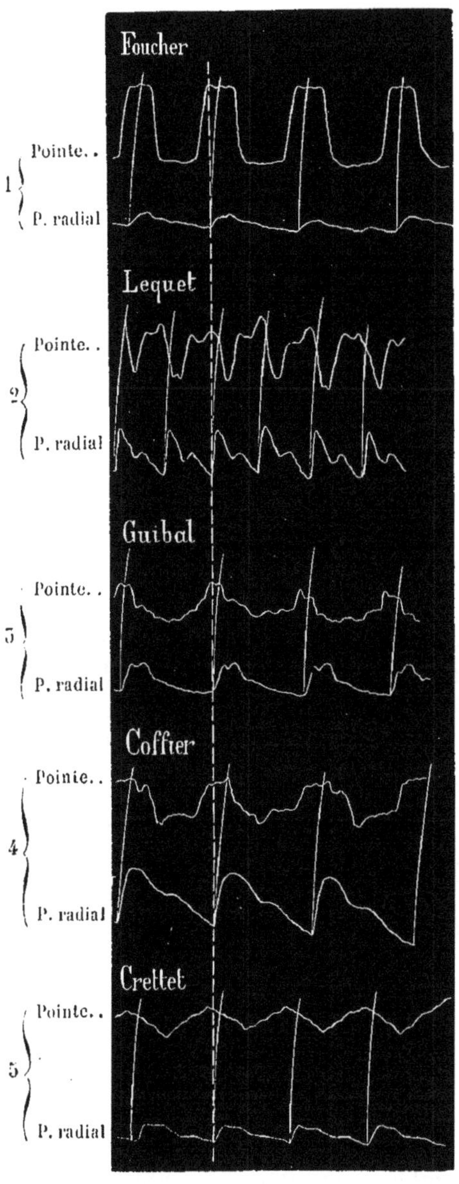

Pl. I.

La première et principale cause des embarras où l'on peut être quand on tente d'appliquer la cardiographie à des déterminations aussi précises, aussi rigoureuses que celles dont nous avons besoin pour l'objet qui nous occupe, c'est qu'il est beaucoup plus difficile qu'on ne croit en général de trouver, dans les tracés qu'elle fournit, des points de repère absolument sûrs et dont les rapports avec les actes qui s'accomplissent dans le cœur puissent s'établir d'une façon certaine et précise.

Sans doute on sait que les mouvements de la pointe du cœur soulèvent en général le levier du cardiographe pendant la systole et qu'ils le laissent habituellement retomber pendant la diastole. Mais cela ne conduit pas loin s'il s'agit de déterminations rigoureuses ; et le simple examen d'une série de tracés cardiographiques montre déjà que la partie élevée de la courbe, généralement attribuée à la systole, ne lui appartient certainement pas tout entière. Il suffit, pour s'en convaincre, de remarquer que, sur la plupart de ces tracés, la longueur de la portion de la courbe considérée comme systolique est égale ou même supérieure à celle de la partie attribuée de cette façon à la diastole. Tandis que l'auscultation nous prouve, sans contestation possible, que, dans les mêmes conditions de fréquence, la durée du petit silence, c'est-à-dire de la partie systolique de la révolution cardiaque, n'est guère que la moitié de celle du grand, c'est-à-dire de sa partie diastolique.

On doit d'ailleurs à Marny lui-même des considérations qui font comprendre comment les tracés cardiographiques, qui représentent si fidèlement les mouvements de la surface du cœur, ne sont pas nécessairement en relation précise avec les actes qui se passent dans des cavités, c'est-à-dire avec les différentes phases de la progression du sang.

Le soulèvement et le retrait de la pointe du cœur sont, en effet, soumis l'un et l'autre à deux influences différentes qui contribuent chacune pour sa part, mais dans des proportions variables, à la production de chacun de ces mouvements : 1° des alternatives de réplétion et d'évacuation des cavités qui déterminent des alternatives de soulèvement et d'affaissement de la paroi ventriculaire ; 2° des alternatives de durcissement et de flaccidité de cette paroi en raison desquelles la masse ventriculaire refoule l'espace intercostal ou se laisse au contraire déprimer elle-même. Or, ces conditions distinctes agissant simultanément et en sens inverse semblent se contrebalancer ; car, tandis que le ventricule, en se rétractant pendant la systole, tend à abandonner la paroi thoracique, son durcissement, d'autre part, tend à la soulever ; et, pendant la diastole, tandis que l'accroissement de volume rapproche le cœur de cette paroi, sa flaccidité semble ne lui permettre guère d'y produire une impression notable.

On peut d'ailleurs se faire une idée des variations extrêmes que la forme des tracés cardiographiques est susceptible de prendre et du peu de rapport qu'il semble y avoir entre cette forme et les phases successives de la révolution cardiaque, en jetant un coup d'œil sur ceux qui ont été réunis dans les planches ci-contre (pl. I et II). Si dans la planche I on considère le tracé n° 1, on y trouve une courbe tout à fait analogue à celle des tracés que Marey et Chauveau ont obtenus à l'aide de la cardiographie intracardiaque chez les animaux. Comme dans ces derniers la ligne ici s'élève régulièrement. se maintient élevée pendant toute la systole et s'abaisse au moment de la diastole. La similitude est presque complète. Il semble que l'interprétation ne puisse différer dans ces deux cas et que dans l'un et l'autre la signification des accidents de la courbe ne puisse être qu'identique. On verra cependant que, pour comparer ce tracé avec ceux de la cardiographie interne, il y faudrait introduire de notables corrections. C'est que ceux-ci expriment les changements de la pression sanguine intraventriculaire, tandis que celui qu'on a sous les yeux exprime seulement le soulèvement variable imprimé à la paroi thoracique par la pointe du cœur. Les deux faits ne sont pas toujours adéquats; il s'en faut souvent même de beaucoup. On en a un suffisant exemple dans le tracé n° 2, où le soulèvement systolique est remplacé par un affaissement profond, ce que Marey a nommé un battement négatif.

Dans le tracé n° 3 il y a bien un soulèvement systolique, mais ce soulèvement se maintient à peine, et sa très courte durée semble indiquer une systole avortée; tandis que, si l'on s'en rapporte aux caractères du pouls radial qui a été inscrit en même temps, les contractions du cœur n'étaient assurément pas insuffisantes dans ce cas. — Le n° 4, au contraire, présente des systoles infiniment trop longues, à prendre pour systolique toute la partie du tracé pendant laquelle le levier a été soulevé; et cela est notable surtout en ce qui concerne la troisième pulsation de ce tracé. Dans ce cas, en effet, le pouls battant 60 fois par minute, chaque pulsation durait juste une seconde, et la durée de la période systolique ne dépassait assurément pas le tiers de la révolution totale, c'est-à-dire 0,34″. Or, le tracé lui assigne, à en juger par les mesures relevées et la vitesse connue du chariot, environ 0″,60, c'est-à-dire près du double de ce qu'elle était susceptible d'avoir. La systole est donc ici sans doute comprise dans la partie élevée du tracé, mais elle ne l'occupe assurément pas tout entière, et le tracé ne fournit aucune donnée qui permette d'en assigner les limites précises. — Quant au tracé n° 5, il ne présente plus qu'une série de droites alternativement ascendantes et descendantes où l'on peut se rendre compte aisément, grâce aux concordances établies avec le pouls radial, que la systole y est représentée par la ligne descendante, tandis que la ligne ascendante appartient à la diastole.

On voit assez combien est variable la forme des tracés cardiographiques. L'étude complète de ces variétés serait certainement fort intéressante à bien des égards. Mais ce n'est point ici le lieu de la faire. J'ai voulu, par ces exemples, montrer seulement que la plupart des tracés de la cardiographie ne sauraient nous donner directement et sans spéciale investigation les repères dont nous avons besoin.

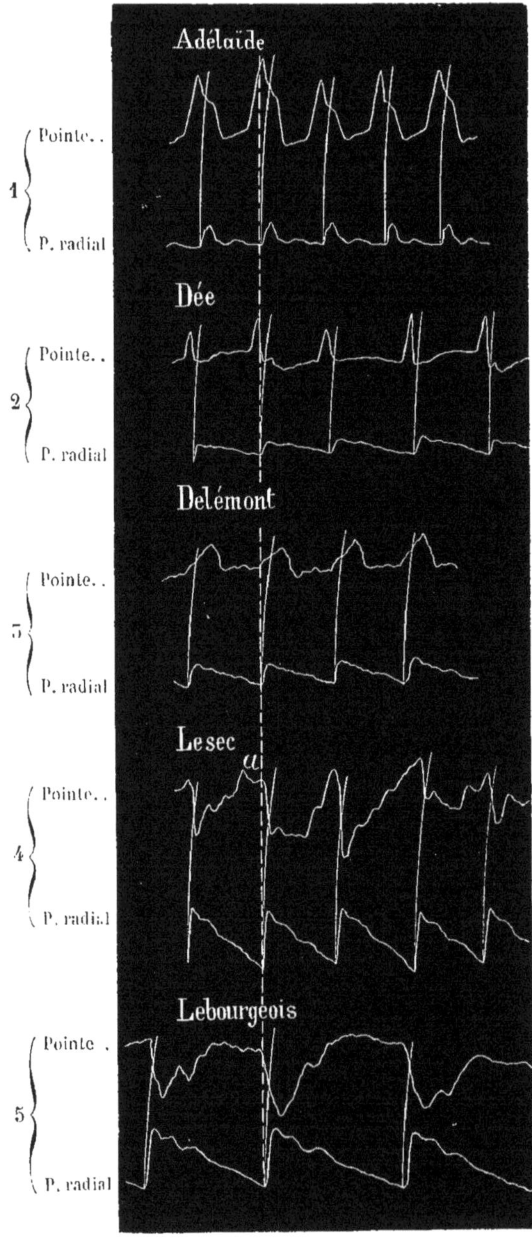

Pl. II.

Quelques observateurs, et notamment M. Paul Hilbert, ont adopté comme repère le sommet de la courbe de la pulsation, c'est-à-dire le point le plus élevé de la ligne d'ascension, lequel aurait, suivant eux, dans la révolution cardiaque une position assez constante et précise pour mériter d'être choisi.

Sans doute, sur certains de nos tracés, comme les nos 1 et 2 de la planche II, ce sommet occupe une situation bien précise, facile à déterminer, et l'on est fort tenté de lui supposer un rapport tout à fait exact et régulier avec le moment le mieux caractérisé d'une révolution cardiaque, je veux dire avec le début de la propulsion du sang dans le système artériel.

Il ne saurait être considéré cependant comme un repère constant auquel on se puisse absolument fier, car il manque souvent, remplacé alors par un arrondissement vague où il n'y a aucun point précis à choisir; ou bien il est étrangement retardé, comme on le voit au tracé 3, dans lequel il est placé fort au delà de la pulsation radiale au lieu de la précéder; ou bien encore il anticipe singulièrement sur sa position habituelle, comme il se trouve à la seconde pulsation du tracé 4. Enfin il peut faire complètement défaut et il n'y a plus même à le chercher dans des tracés complètement négatifs, comme celui de la figure 5.

Il nous faut donc de toute évidence prendre le point de repère dont nous avons besoin hors du tracé cardiographique et le demander aux battements artériels, dont la signification est infiniment plus précise. Le pied d'une pulsation, sur le graphique fourni par un artère, marque en effet, pourvu que l'exploration soit bien faite, le moment précis ou l'onde sanguine atteint le point exploré. Par rapport aux mouvements cardiaques, le pouls radial a comme point de repère un notable défaut, c'est de retarder sur le début de la systole et de retarder dans une mesure qui n'est pas tout à fait constante; plus considérable avec un système artériel très souple et des systoles cardiaques puissantes qui mettent son élasticité fortement en jeu, moindre avec des artères dures ou un cœur incapable de les distendre notablement. — Le pouls de la carotide et de la sous-clavière serait sous ce rapport préférable, son retard étant beaucoup moindre et les variations de ce retard ayant par conséquent une beaucoup moindre importance. Mais il a le tort d'être difficile à recueillir, soit qu'on se serve du sphygmographe à transmission, soit qu'on emploie le tambour cardiographique. Il a le tort plus grave de rendre, dans certains cas, possible la confusion du tracé artériel avec le soulèvement que la pulsation du bulbe de la jugulaire peut y ajouter.

Pour ces raisons, c'est au pouls radial que j'ai donné la préférence; son retard étant pour le plus grand nombre des cas d'une constance suffisante. Malheureusement, le sphygmographe à transmission ne donne pas toujours, il s'en faut, un tracé suffisamment précis, et souvent même ne donne absolument rien.

J'ai donc été conduit à me servir presque exclusivement du sphygmographe direct de Marey, et par suite à conserver comme cardiographe un des premiers instruments imaginés par mon ami, et dénommé par lui « annexe du sphygmographe ». Cet instrument extrêmement simple m'a donné les meilleurs résultats.

Son application à l'inscription simultanée du pouls et des mouvements du cœur, pour laquelle Marey ne l'avait point créé, ne laisse pas que d'être assez délicate et exige beaucoup de soin. Mais, par compensation, la détermination du rapport du pouls avec les différents éléments du tracé cardiaque devient d'une très grande simplicité et d'une rigueur absolue. Si bien que, en tenant compte de la vitesse exactement mesurée du chariot, on peut, avec des mensurations faites à l'aide d'une règle micrométrique, apprécier aisément des différences de retard d'un ou deux centièmes de seconde.

Avant d'utiliser les tracés ainsi recueillis pour les recherches dont il s'agit en ce moment, il m'a paru nécessaire de préciser d'abord la signification de chacun des éléments de leur courbe, de chacun de ceux du moins qui peuvent nous servir pour l'objet actuellement en vue. Pour les raisons expliquées plus haut, c'est en les rapportant au pouls radial que j'ai essayé de déterminer leur situation exacte dans la révolution cardiaque. J'ai soumis pour cela à la mensuration et au calcul une cinquantaine de tracés cardiographiques pris sur autant de sujets différents, et j'ai cherché quels étaient, exprimés en centièmes de seconde, l'avance ou le retard de ces éléments sur le pouls.

Les éléments dont je me suis efforcé surtout de préciser ainsi la position sur les tracés et dans le temps, parce qu'ils ont un rapport plus direct avec le choc que nous étudions, sont : 1° le début de la ligne d'ascension, ce que Martius a appelé le pied de la pulsation; 2° la fin de l'ascension, ou sommet de la pulsation; 3° le soulèvement présystolique.

Le *pied de la ligne d'ascension* n'est en réalité dans aucun rapport exact et constant avec le moment de la pulsation radiale, car le temps dont il la précède peut varier de 0″,05 à 0″,36, c'est-à-dire dans le rapport de 1 à 7, la précession moyenne étant de 0″,22, et la précession le plus fréquemment constatée de 0″,20.

En dehors de ce chiffre, qui a été trouvé 9 fois, il s'est trouvé 37 cas dans lesquels le chiffre de la précession a oscillé entre 0″,16 et 0″,24, ne donnant qu'une différence maxima de 0″,08, avec une moyenne de 0″,20. Mais, en outre, il s'est trouvé des cas dans lesquels la précession était très petite (0″,05 à 0″,15, avec une moyenne de 0″,10); d'autres où elle donnait des chiffres très élevés (0″,25 — 0″,36, avec une moyenne de 0″,295).

On voit par là déjà, et comme je l'ai indiqué d'ailleurs précédemment, qu'il est impossible de supposer que le commencement de la ligne d'ascension représente toujours le début de la systole ventriculaire. Car il faudrait admettre que le pouls radial est susceptible de retards extrêmement inégaux et pouvant varier, comme on vient de le voir, dans le rapport de 1 à 7. La cause de ces variations du retard, on ne saurait la trouver dans une vitesse variable de l'onde sanguine à travers les vaisseaux artériels. Car si l'on mesure le retard de la pulsation radiale sur la pulsation carotidienne ou sous-clavière, on ne trouve plus que des variations insignifiantes oscillant à peine entre 0″,08 et 0″,10, c'est-à-dire qui ne dépassent point 2 centièmes de seconde. En ce cas, d'ailleurs, les mêmes variations du retard se retrouveraient au sommet de la pulsation cardiaque, où l'on va voir qu'elles sont infiniment moindres. Il faut donc admettre que c'est dans les variétés de l'action du cœur lui-même que peut résider la véritable cause des rapports si divers que le pied des pulsations affecte avec le pouls radial. Nous en trouverons plus loin l'explication.

Le *sommet de la pulsation cardiaque*, qui a été choisi comme point de repère par le docteur Paul Hilbert, est avec le pouls dans des rapports beaucoup plus constants, mais non d'une constance absolue. Le difficile d'ailleurs est de distinguer toujours exactement où se trouve ce sommet et ce qui vraiment le représente dans chacun des tracés cardiaques. Il ne peut être question, par exemple, du sommet de la ligne d'ascension dans les cas où le tracé, au sens de Marey, est purement négatif, comme dans la figure 5 de la planche II. Il est vrai que, dans un bon nombre de cas, comme dans les tracés 1 et 2 de la planche II ou le tracé 3 de la planche I, on trouve une ligne d'ascension très accentuée qui se termine par un sommet aigu, marquant un point très précis et occupant la partie la plus haute du tracé. Mais dans d'autres, comme le tracé 3 de la planche II, la partie la plus élevée de la ligne d'ascension n'est certainement pas un point analogue au sommet précédemment noté, car il retarde très notablement sur le pouls au lieu de le devancer. Il est là très évident que la courbe du tracé a continué sa marche ascensionnelle pendant toute la durée de la systole, au lieu d'atteindre son point culminant dès le début de celle-ci. C'est ailleurs que se trouve cette fois le point correspondant à ce que dans les tracés précédents il nous a paru légitime de considérer comme le sommet de la ligne ascendante. Car, si l'on examine attentivement cette ligne sur le présent tracé, on y découvre un léger ressaut occupant, par rapport au pouls radial, une situation tout à fait semblable à celle du sommet dans les autres. Il est clair encore qu'il ne faudrait pas prendre pour sommet de la ligne d'ascension, ou du moins l'analogue des sommets indiqués, l'angle aigu que le tracé 4 de la planche II présente à la partie la plus élevée de la seconde pulsation dans le point *a*. Car si l'on compare les pulsations suivantes, on verra que dans un point exactement correspondant, c'est-à-dire situé à une distance égale du pouls, il existe de légers ressauts qui en sont exactement les analogues et se rapportent certainement au même acte intracardiaque, mais qu'on ne peut point considérer comme des sommets de la ligne ascendante. Il est donc impossible de généraliser le système adopté par M. Paul Hilbert, et le sommet de la ligne d'ascension ne saurait être pris pour point de repère constant. Mais il est vrai que, si l'on examine attentivement la plupart des tracés cardiographiques, on trouve, avant le point qui correspond à la pulsation radiale et à une distance assez constante de ce point, ou bien un angle aigu formé par la fin de la ligne d'ascension, comme dans les tracés de M. Paul Hilbert et quelques-uns de ceux reproduits ici, ou bien un ressaut plus ou moins accentué qui en tient la place.

Le point de repère en question étant ainsi défini, j'ai cherché, par des mensurations faites sur 29 tracés différents où il était distinctement marqué, à quelle distance exacte il se trouvait de la pulsation radiale, et j'ai trouvé que cette distance représentait en moyenne 0",10.

Le chiffre de 0",10 s'est trouvé exactement 15 fois sur les

29 tracés; 16 fois il s'en est écarté quelque peu, s'abaissant jusqu'à 0",08 ou s'élevant jusqu'à 0",12. Comme la différence minime ne dépasse pas en général 4 centièmes de seconde, elle est dans les limites possibles des variations de retard du pouls. De sorte qu'on peut affirmer d'après cela que, pour un grand nombre de cas, ce qu'il faudrait, dans le système de M. G. Hilbert, appeler *le sommet de la ligne d'ascension est un point du tracé qui se trouve dans un rapport assez constant avec le pouls et par conséquent avec le moment où le sang pénètre dans le système artériel.*

Pour déterminer quel est le moment précis des actes intracardiaques auquel correspond ce repère, il nous reste deux méthodes différentes : 1° la mensuration du retard des pulsations radiales; 2° l'auscultation associée à l'inscription cardiographique.

La première méthode conduit à ce résultat : que *le sommet de la ligne d'ascension coïncide en général à peu près exactement avec l'instant où le sang commence à pénétrer dans l'aorte.* En effet, on a vu que le retard du pouls sur le moment où ce sommet s'inscrit est souvent exactement de 0",10; que, d'autre part, le retard du pouls radial sur le pouls carotidien est de 0",08. Or, comme la distance qui sépare l'origine de l'aorte de la carotide est la cinquième partie environ de celle qui sépare l'origine de la carotide droite de l'extrémité inférieure de la radiale, il en résulte que le retard de la radiale sur la carotide doit être augmenté d'un cinquième pour donner le retard du pouls radial sur le début de la pulsation aortique, c'est-à-dire qu'il doit être estimé environ 0",096. Et, puisque le retard de la pulsation radiale sur le sommet de la ligne d'ascension est de 0",10, il suit que pour la majorité des cas sans doute le sommet de la pulsation et la pénétration du sang dans l'aorte coïncident bien sensiblement, puisqu'il n'y a pas une différence de plus de 0",004.

Martius, par un calcul analogue, est arrivé à un résultat identiquement semblable.

La seconde méthode est d'une pratique un peu plus difficile et plus délicate. Elle consiste à comparer les résultats de l'auscultation avec ceux de la cardiographie, en auscultant le cœur pendant le temps où le tracé s'inscrit.

Cette comparaison peut se faire de deux façons.

La plus simple, dont j'ai usé très souvent, consiste à placer le cardiographe à portée de la vue, et à le faire fonctionner pendant qu'on ausculte le cœur, soit à côté de la coquille de cet instrument, soit par l'intermédiaire de cette coquille elle-même à la faveur d'une plaque surajoutée. De cette façon on peut suivre le tracé de l'œil pendant qu'il s'inscrit et noter dans son souvenir le point exact auquel correspond chacun des bruits entendus. Cela est d'autant plus facile que ce rapport se reproduit avec une identité absolue à chacune des pulsations et que les observations successives se corroborent ainsi ou se corrigent mutuellement. Rien de plus simple ensuite que de marquer la place exacte occupée par les bruits entendus comme on le voit sur la planche de la page 525.

Cette méthode est fort précise, mais elle inspire moins de confiance que celle, plus exacte en apparence, qui consiste à marquer la place des bruits, au moment même où ils se produisent, à l'aide d'un signal mis en mouvement par le doigt. Les observateurs divers qui ont fait des recherches sur ce sujet ont eu tous recours au second procédé, dont je me suis aussi servi parallèlement. Ils n'ont varié que dans le mode de transmission du mouvement du doigt. Que la transmission soit faite par un courant électrique ou à l'aide d'un tube à air, cela ne change rien à sa précision. Il n'y en a pas moins à tenir compte de ce que, en astronomie, on appelle *l'équation personnelle*, c'est-à-dire, pour le cas particulier, de l'habileté plus ou moins grande que met l'observateur à faire coïncider le signal qu'il produit avec le bruit qu'il entend. Il va sans dire, d'ailleurs, qu'il ne s'agit point du tout, dans cette équation personnelle spéciale, du temps nécessaire à l'innervation centripète et centrifuge, à la détermination volontaire et à la mise en action des muscles. Le mouvement qui produit le signal se détermine d'avance d'après le rythme des pulsations. Sa précision dépend de l'exactitude avec laquelle l'observateur parvient à régler son mouvement sur ce rythme et à faire coïncider régulièrement le choc produit par son doigt avec le bruit valvulaire que son oreille entend. De même le musicien dans un orchestre attaque la première note d'après le rythme que lui a donné le chef d'orchestre en battant une mesure à vide, sans qu'il lui soit besoin d'entendre le choc du bâton au moment de l'attaque. Aussi est-il indispensable de choisir pour ces observations un cœur dont le rythme soit absolument régulier. La difficulté la plus grande de ce genre de recherches résulte de ce qu'il n'existe pour ainsi dire point de cœur dont la régularité soit absolument constante et parfaite. Une autre difficulté tient à ce que peu de cœurs donnent des tracés sphygmographiques bien développés, si ce n'est ceux qui battent avec quelque excès. Une dernière, enfin, résulte du caractère même du premier bruit du cœur. Ce bruit est, en effet, essentiellement constitué par le claquement des valvules auriculo-ventriculaires ; bruit relativement net et facile à noter, mais il est accompagné souvent ou précédé et plus ou moins masqué par un bruit sourd, d'intensité et de durée extrêmement variable, avec lequel il tend à se confondre.

Ce dernier, dont nous établirons plus loin le mécanisme, est tout autre chose que le claquement valvulaire lui-même ; sa signification est absolument différente. Il importe donc d'en dégager celui-ci et de tenir compte de lui seul. Aussi faut-il absolument choisir, pour l'étude de ce problème, les cas dans lesquels le claquement bref et clair marque un point bien précis dans le temps et peut être exactement signalé. C'est sans doute en partie pour n'avoir pas eu ce soin nécessaire que les observateurs qui ont entrepris des recherches sur ce sujet sont arrivés à des résultats si singulièrement divergents.

Marey place le point correspondant à la clôture valvulvaire près du sommet de la ligne d'ascension ; Landois, vers le milieu ; Martius, au pied même de cette ligne ; et Paul Hilbert, à une distance de ce pied qui correspond à environ 0"05. De sorte que, entre le point désigné par Marey et celui qu'indique Paul Hilbert, il y a une distance correspondant à environ 0"15, c'est-à-dire supérieure à la durée du retard du pouls sur la systole cardiaque, retard qui cependant est très facilement appréciable.

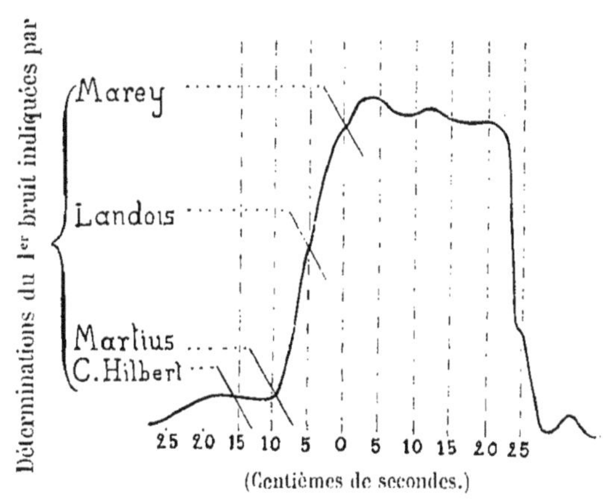

(Centièmes de secondes.)

Ayant eu soin de choisir, autant que possible, les cœurs les plus favorables à ce genre d'études, j'ai recueilli une vingtaine d'observations propres à élucider la question qui nous occupe, chez des sujets divers et en multipliant pour chacun d'eux les tracés successifs. Je me suis servi pour cela d'un enregistreur de Marey à cylindre noirci, dont je pouvais accélérer le mouvement de telle sorte qu'un millimètre de course représentât exactement 0″05 centième de seconde. J'avais en outre fait construire par M. Galante un tambour récepteur qui permettait d'exercer à la surface de l'espace intercostal au niveau de la pointe un pression exactement déterminée. Le bouton en était étroit et transversalement allongé, de façon à appuyer autant que possible sur l'espace intercostal seul et non sur les côtes. Enfin il était possible de fixer cet appareil et de le maintenir très exactement au point voulu à l'aide d'une ceinture convenable.

Le signal dont je me suis servi était un tambour mis en rapport avec l'appareil par un tube de caoutchouc de même longueur que celui qui transmettait les mouvements du cœur ou la pulsation radiale. Je me suis assuré d'ailleurs en frappant les deux tambours l'un contre l'autre que le synchronisme des tracés fournis par chacun d'eux était parfait, à la condition que la tension des deux ressorts fût identique, sans quoi l'un des deux cédait, bien entendu, un très petit instant avant l'autre.

Les résultats que j'ai obtenus avec l'appareil ainsi disposé m'ont fait comprendre d'abord la diversité des opinions émises par les auteurs que j'ai cités relativement à l'endroit précis de la courbe cardiographique auquel correspond le premier bruit. Car j'ai vu le signal qui l'annonçait se placer successivement, suivant les cas, aux différents points indiqués par eux. Il restait donc à déterminer les motifs de cette diversité des résultats fournis par l'observation. Il y en a plusieurs, parmi lesquels il faut placer les erreurs de notation. Elles sont inévitables, quelque soin qu'on y apporte, et ne dépendent pas seulement de l'équation personnelle. Aussi est-il indispensable de ne tenir compte, parmi ces expériences, que de celles qui ont donné des résultats constants.

La diversité des positions occupées par le premier bruit sur les courbes cardiographiques semble au premier abord chose bien étrange. Mais on en va voir les raisons, et nous en trouverons une explication tout à fait logique, sinon tout à fait simple, en comparant, dans les tracés ci-après, les points divers de ces courbes auxquels ces localisations différentes du premier bruit se rapportent.

Le tracé I montre le premier bruit au pied de la ligne d'ascension, là précisément où Martius l'avait mis. Dans ce cas, on ne peut guère douter que la ligne *a. b. c* représente la systole ventriculaire et que le début de celle-ci corresponde exactement au pied même de la ligne ascendante où le premier bruit se fait entendre. Ce point d'ailleurs se trouve à 0″,07 du pouls radial, intervalle

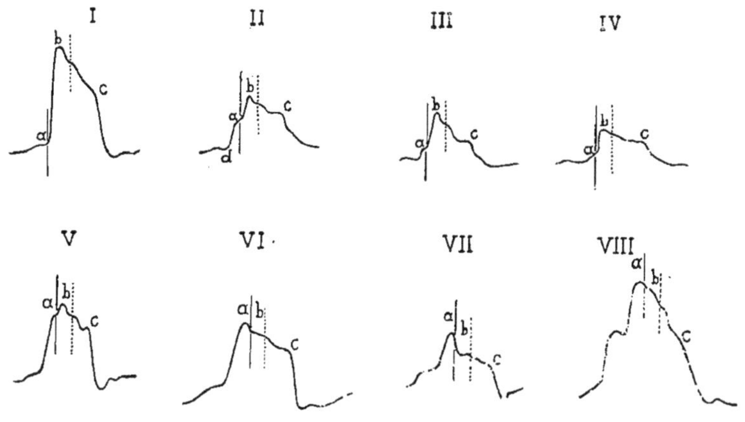

a. Notation du 1er bruit ; *b*. Notation du pouls radial ; *c*. Notation du 2e bruit.

qui se tient dans les limites que l'observation et le calcul ont assignées au retard du pouls radial sur le début de la systole du ventricule.

Dans le tracé II, le premier bruit se place vers le milieu de la hauteur de la ligne d'ascension au point *a*, dans le lieu indiqué par Edgren. A cet endroit, on remarque une incurvation profonde de cette ligne, qui tout à coup se déprime. Or, le point où la ligne incurvée redevient ascendante, c'est-à-dire le pied de cette nouvelle ascension, se trouve à 0″,09 du pouls radial ; distance peu différente de celle trouvée tout à l'heure au pied de la pulsation, mais se tenant encore dans les limites assignées au retard du pouls sur le début de la systole ventriculaire. Ce point est donc l'analogue de ce qui dans le tracé précédent était le pied de la ligne ascendante, puisque, étant sensiblement à la même distance du pouls radial, il est comme lui le lieu qui correspond au premier bruit.

On n'en saurait dire autant du début de la ligne ascendante qui se trouve au point *d* dans le tracé actuel, car il précède de beaucoup le premier bruit et il est en avance sur le pouls radial de 0″,165. Or, le retard du pouls radial sur le pouls carotidien ayant été trouvé pour ce cas-là de 0",07, il faudrait admettre, si l'on suppose le début de la systole au point *d*, que l'onde sanguine met 0",095 pour arriver à la carotide, c'est-à-dire un temps plus considérable que celui qu'elle mettra pour atteindre l'extrémité de la radiale, qui se trouve à une distance six fois plus considérable de l'origine de l'aorte.

C'est donc bien au point *a* que la systole commence ; et c'est la ligne *ab* qui représente l'impulsion systolique. La portion de la ligne ascendante qui précède ne lui appartient pas. Les tracés suivants nous montreront d'ailleurs par analogie quelle est sa signification.

En effet, dans le tracé III, cette même portion du tracé, beaucoup moins prolongée que dans le précédent, semble s'arrêter au pied de la ligne d'ascension. C'est au point où elle s'arrête que correspond le premier bruit. Et ce point correspondant au premier bruit est à la même distance du pouls radial que dans le tracé précédent. Il en est donc exactement l'analogue, et le soulèvement qui le précède représente la première partie de la ligne ascendante du tracé.

Sur le tracé IV ce soulèvement est réduit à une simple obliquité de la ligne, obliquité qui précède également le signal du 1er bruit et n'est autre chose qu'une continuation de la portion auriculaire du tracé, c'est-à-dire de la partie de ce tracé où le soulèvement de la ligne est déterminé manifestement par la contraction de l'oreillette emplissant le ventricule.

Si l'on tient compte de toutes ces particularités, il y a lieu de croire que la portion de la ligne ascendante qui précède le premier bruit et l'ondulation signalée appartient dans tous les cas à la systole auriculaire, car il n'y a point à penser que le ventricule puisse se contracter pendant 0",05 avant de fermer la mitrale, tandis qu'à d'autres moments il en déterminerait la clôture immédiate.

Il faut donc admettre que la systole de l'oreillette, après avoir produit un soulèvement modéré tandis qu'elle emplit le ventricule, en produit tout à coup un beaucoup plus rapide au moment où la paroi du ventricule commence à se tendre. C'est ce soulèvement plus rapide qui se trouve exprimé sur le tracé par une ligne plus ou moins relevée et plus ou moins ascendante.

On aura de ces mouvements successifs et de leurs concordances une idée plus nette en consultant la figure de la page 541 qui représente avec grandissement les différentes phases d'une révolution cardiaque reproduite par la cardiographie.

Si nous poursuivons maintenant l'examen des différentes formes cardiographiques, on verra que sur le tracé V la ligne ascendante correspondant à la distension ventriculaire se prolonge beaucoup plus haut; que c'est au voisinage seulement du sommet que se trouve l'ondulation correspondant au passage de la systole auriculaire à la systole ventriculaire; et que c'est encore sur cette ondulation que se place le signal du premier bruit; précisément au niveau du point où Marey l'avait trouvé dans les cas où il fit cette recherche. Ici encore, on voit, en faisant des mensurations exactes, que le sommet de la pulsation est à 0″,07 du pouls radial; que le pied, au contraire, en est éloigné de 0″,18, distance à laquelle on ne saurait reporter le début de la systole ventriculaire; tandis que l'ondulation voisine du sommet sur laquelle tombe le premier bruit est à 0″,09 du pouls radial, c'est-à-dire à la distance même où nous l'avons trouvée dans les tracés précédents. Cette concordance si exacte nous doit donc confirmer dans la conviction : 1° que le premier bruit, tout en se plaçant en des points très différents du tracé cardiographique, correspond cependant toujours très exactement au début même de la systole ventriculaire; 2° que le début de la systole ventriculaire n'est pas toujours marqué sur le tracé par le pied de la ligne ascendante, comme on se laisse aller trop aisément à le croire; 3° que ce début est indiqué dans un certain nombre de cas par une ondulation de cette ligne qui se place à des hauteurs variables depuis le pied même de la ligne ascendante jusqu'à son sommet; 4° que toute la partie qui précède appartient à la systole de l'oreillette; 5° que le soulèvement de la pointe, ordinairement attribué à la systole du ventricule, peut être conduit jusqu'à son point extrême par la systole auriculaire, à la fin de laquelle seulement se fait entendre le premier bruit. Ceci est en accord avec ce que l'exploration directe nous avait indiqué déjà et explique enfin le désaccord apparent des divers auteurs qui ont écrit sur ce sujet.

Cela explique également pourquoi, dans un grand nombre de cas, ainsi que nous l'avons noté plus haut, la systole en apparence indiquée par les tracés cardiographiques se trouve démesurément longue. Car, en prenant pour systole tout ce qui est représenté par l'élévation du levier, on ajoute à la systole ventriculaire véritable toute la période de distension ventriculaire. Comme, d'autre part, la clôture sigmoïdienne se trouve le plus souvent au voisinage de la partie la plus élevée de la ligne de descente, où elle s'accuse par une légère ondulation, et comme cette descente n'est point instantanée, mais réellement progressive, on ajoute encore, de ce fait, à la systole ventriculaire toute la partie du tracé qui se trouve au delà du second claquement valvulaire sur la ligne de descente.

Il n'y a point à mettre en doute que la systole auriculaire puisse déterminer un soulèvement de l'espace intercostal aussi accentué; car on peut voir, sur le tracé VIII, la première ondulation, qui est d'origine manifestement auriculaire, prendre une amplitude non moindre et une direction tout aussi verticale.

Il y a plus, et sur les tracés VI et VII on verra la ligne de distension ventriculaire s'élever au-dessus du niveau même qui appartient à la systole du ventricule. Dans ces cas-là, ce que P. Hilbert appelle le sommet de la pulsation se trouve faire partie de la période auriculaire du tracé, et le premier bruit, qui marque toujours le début de la systole des ventricules, se trouve reporté un peu au delà de ce sommet. Dans ces cas, d'ailleurs, le sommet se trouve précéder le pouls radial beaucoup plus que de coutume. Si bien que la précession atteignait, dans le cas du tracé VI, 0'',13 au lieu de 0'',06 ou 0'',07, qui est la limite habituelle de cette précession quand le sommet appartient à la systole du ventricule. Ainsi se trouvent expliquées les variations que nous avons signalées plus haut dans les rapports du sommet de la pulsation cardiaque avec le pouls radial.

De tout ce qui précède il résulte donc que la clôture des valvules auriculo-ventriculaires, qui coïncide avec le premier bruit, est sensiblement synchrone avec le début de la pénétration du sang dans l'aorte et ne la précède que d'un temps très minime, puisque nous avons vu que cette pénétration coïncide également avec le sommet de la pulsation, ou ne retarde sur lui que de moins d'un centième de seconde.

Marey a donné, dans son traité de la circulation du sang (1886 p. 157), un tracé de la pression intracardiaque chez le cheval, accompagné de signaux indiquant la place des deux bruits. On y voit que le premier bruit, c'est-à-dire l'instant de la clôture des valvules, marque exactement le début de la systole ventriculaire, c'est-à-dire le moment où la pression s'élève subitement dans la

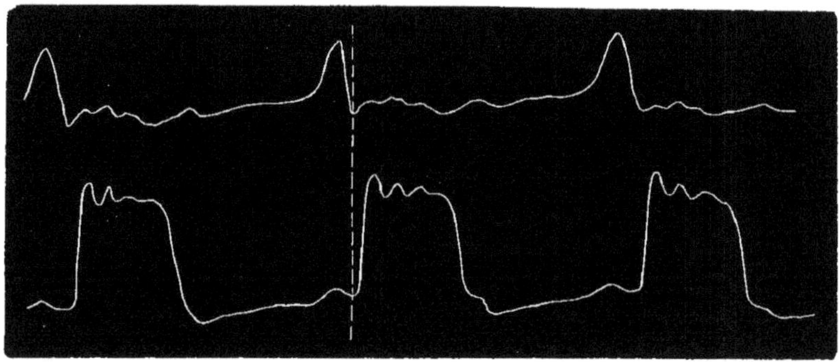

cavité du ventricule. Ce qui concorde parfaitement avec tout ce que nous venons de voir.

L'auscultation, dans les cas de rétrécissement de l'orifice aortique, dépose dans le même sens, car le claquement mitral marque toujours très exactement le début même du souffle systolique produit par le rétrécissement, ce qui veut dire que le sang commence à pénétrer dans l'aorte et à y souffler au moment même où la mitrale se ferme.

Enfin les bruits produits par l'insuffisance mitrale peuvent eux-mêmes servir à déterminer l'instant précis où a lieu la clôture valvulaire. Le sang, qui ferme la valvule en la chassant devant lui, s'engage nécessairement dans l'espace laissé ouvert par les lames valvulaires imparfaitement rapprochées. Il s'y engage au moment même où la valvule se ferme, puisque c'est lui qui la ferme, et entre en vibration au moment même où il le franchit. En sorte que le début du souffle systolique marque nécessairement et rigoureusement l'instant précis de la clôture. Or, ce souffle commence le plus souvent *au moment même où s'achève le soulèvement de la pointe*, comme il est facile de le constater.

De tous les faits qui viennent d'être successivement exposés, il résulte manifestement que le choc de la pointe du cœur est constitué par un soulèvement de cette pointe et un ébranlement soudain qui le termine ; que l'ébranlement est produit par la clôture des valvules auriculo-ventriculaires ; que la propulsion de la pointe l'est successivement par la systole de l'oreillette qui va se terminer et par celle du ventricule à son début ; que le plus souvent chacune des deux systoles semble y avoir sa part, mais une part variable selon les cas; que presque toujours l'oreillette commence le mouvement que le ventricule continue et achève.

Ces deux parties du choc, quelle qu'en soit l'amplitude relative, ont une énergie nécessairement inégale, et le ventricule distendu par la contraction de l'oreillette ne se soulève pas, bien entendu, avec la même force que lorsque sa pointe est projetée en avant par sa propre contraction, dix fois plus énergique que celle des oreillettes. Ainsi conçoit-on que le mouvement recueilli par les instruments d'inscription soit différent suivant les cas et suivant le degré de pression exercée à la surface de l'espace intercostal par l'instrument explorateur. Le soulèvement précède l'ébranlement si la pression est modérée et se laisse aisément vaincre. Il commence seulement avec lui, c'est-à-dire avec la systole ventriculaire et la poussée la plus forte, si la pression plus énergique lui résiste davantage. Quand, au lieu d'un instrument, on applique le doigt au niveau de la pointe, en variant le degré de la pression qu'il exerce, on perçoit aisément ces différences.

En résumé, une bonne part du soulèvement précède d'habitude le claquement valvulaire et le premier bruit. Cette portion de la révolution cardiaque a été considérée jusqu'ici par tous les observateurs comme appartenant à la systole ventriculaire. Marey l'a appelée *systole préparatoire* parce qu'il a pensé que dans cet instant le ventricule commençant à se contracter ne fait qu'adapter plus exactement sa forme à son contenu, pour propulser le sang dans l'aorte après seulement que cette adaptation est achevée et la mitrale fermée. Martius, qui a reporté la clôture des valvules beaucoup plus en arrière, c'est-à-dire au pied de la ligne ascendante, tient que cet espace sépare la clôture des valvules auriculo-ventriculaires de l'ouverture des sigmoïdes; il l'appelle *période de clôture totale*; Ludwig, *temps de préparation*; Edgren, *phase latente*. Paul Hilbert ne tente pas de s'expliquer à son sujet.

Si nous cherchons à nous rendre compte de ce que dure cette période dite préparatoire, nous verrons qu'il faut estimer moyennement sa durée à 0″,10. Les mensurations prises sur mes 53 tracés cardiographiques m'ont donné cette moyenne. Rive et Landois lui ont assigné une durée de 0″,073 à 0″085, Edgren de 0′,095, Martius de 0″,07 à 0″,14. Si bien que, en prenant la moyenne de ces évaluations, on trouve 0″,093, chiffre très voisin du mien. D'ailleurs, il y a des cas où cette moyenne est beaucoup dépassée, et j'en ai trouvé pour ma part où la durée devait être estimée à 0″,24. Si l'on voulait faire cadrer cette donnée de l'observation avec la théorie de Marey, il faudrait imaginer que, pendant une durée de 0″,10 et même parfois davantage, c'est-à-dire pendant un temps égal et supérieur à celui que l'onde sanguine met à se propager de l'origine de l'aorte jusqu'à la radiale, le cœur se contracte sur son contenu, assez pour modifier la forme de ses parois relativement rigides, assez pour produire sur la face inférieure des sigmoïdes tendues un ébranlement qui se transmet jusque dans l'aorte; tout cela sans que les valvules auriculo-ventriculaires soient arrivées encore à se fermer. Or, il suffit de soumettre, sur un cadavre, ces valvules à l'épreuve de l'eau, pour juger de la facilité extrême avec laquelle elles obéissent à la moindre impulsion. Une légère pression exercée à la surface du cœur, pression qui ne saurait être comparée, même de loin, à celle des ventricules en contraction, soudain relève ces valvules et les ferme. Plongées dans le sang, c'est-à-dire dans un liquide d'une densité à peu près égale à la leur et dans lequel elles sont flottantes, elles obéissent nécessairement avec plus de facilité et plus sûrement encore. En sorte qu'on ne conçoit vraiment pas la possibilité du retard que la théorie suppose, et dont Dickinson a cru devoir supposer que la longueur s'exagérait dans le cas de rétrécissement mitral.

D'ailleurs, on se trouverait, avec cette théorie, dans un dilemme dont il ne paraît pas facile de sortir : Ou, pendant la période dite préparatoire, le cœur se contracte assez énergiquement déjà pour déterminer la propulsion de la pointe dont la force est quelquefois grande; comment en ce cas tarde-t-il autant à clore une valvule qui peut céder à la moindre impulsion? Ou la pression exercée par la paroi cardiaque sur son contenu est assez faible pendant cette période pour ne point mettre en mouvement les appareils valvulaires; alors comment se peut-il que le cœur si faiblement contracté devienne assez rigide pour soulever la paroi thoracique et le doigt appliqué sur l'espace intercostal et le ressort du cardiographe; pour ébranler enfin les sigmoïdes malgré leur forte tension, et jusqu'à la colonne sanguine contenue dans l'aorte? Comment surtout cette systole, si faible pendant la phase de préparation, se trouvera-t-elle, au début de la période suivante, tout à coup portée au maximum d'intensité qu'elle puisse avoir? Cela s'accorde-t-il avec ce que nous ont appris les études de Marey, d'où il résulte si positivement que la systole cardiaque est une secousse musculaire unique? Peut-on imaginer, a-t-on jamais vu une secousse musculaire unique se divisant en deux portions successives d'intensité si inégale?

Quant à la théorie de Martius, elle est d'accord sans doute avec les faits observés par lui et dans lesquels le premier bruit correspond au pied de la ligne ascendante. Dans ces cas-là, en effet, la précession du pied de la ligne ascendante sur le pouls est réduite à 0″,15, au lieu de 0″,22 que j'ai trouvé comme moyenne aux 50 tracés mensurés à cet effet. La pénétration du sang dans l'aorte paraît se faire alors avec quelque retard, environ 0″,03. Ces 3 centièmes de seconde sont donc le véritable temps de préparation, celui qui se passe entre le moment où la mitrale se ferme et l'instant où la progression du sang dans l'aorte commence. Il est sans doute grandement abrégé quand l'action de l'oreillette s'est fait vigoureusement sentir, quand elle a fortement distendu le ventricule, qui se trouve ainsi tout préparé à l'action. En sorte que ce que Marey a appelé *la préparation*, c'est-à-dire l'exacte adaptation du contenant au contenu, semble pouvoir être produit, tantôt, comme cet habile observateur l'a pensé, par le commencement de la contraction du ventricule, mais après la clôture de la mitrale ; tantôt par la contraction de l'oreillette, qui distend le ventricule avant cette clôture à tel point qu'il ne lui reste plus rien à faire pour s'adapter.

III

L'ensemble de preuves accumulées jusqu'ici suffit, je pense, pour montrer que le mouvement de propulsion de la pointe peut être accompli, en partie ou en totalité, par la systole auriculaire. Nous en verrons maintenant des preuves plus péremptoires encore fournies par les faits pathologiques et notamment par le rétrécissement mitral.

Cette lésion est habituellement caractérisée par divers signes d'auscultation dont font notamment partie les deux suivants : un souffle ou roulement présystolique ; un claquement dur et clair qui le termine. Le claquement dur, c'est le premier bruit produit par une valvule épaissie qui a perdu en partie son élasticité. A cet égard, il ne saurait y avoir aucun doute. Quant au roulement présystolique, il n'est la plupart du temps qu'un renforcement du bruit diastolique qui le précède et qui, commençant aussitôt après le second bruit normal, remplit le grand silence. Jusqu'ici on l'avait considéré toujours et sans contestation comme appartenant à la période diastolique ventriculaire et comme résultant de l'accélération du courant sanguin qui traverse l'orifice rétréci, accélération déterminée par la systole de l'oreillette.

Dans ces derniers temps, comme il a été dejà dit, le docteur Dickinson a fait une remarque très juste : c'est que le bruit de roulement présystolique coïncide avec le soulèvement de la pointe du cœur; et, ce soulèvement étant tenu par tous pour une manifestation de la systole ventriculaire, il en a conclu que le bruit qui l'accompagne est produit par cette systole; que, par conséquent, il se rapporte au passage du sang du ventricule vers l'oreillette et qu'il constitue en réalité un bruit d'insuffisance valvulaire, non de rétrécissement.

Pour expliquer cette insuffisance très transitoire, puisqu'elle cesse au moment même de la clôture valvulaire marquée par le premier bruit, il imagine que les lames de la mitrale, épaissies et indurées, sont ralenties dans leur mouvement, et que, tandis qu'elles tardent à se fermer, le sang qui passe entre leurs bords libres incomplètement rapprochés se met en vibration et produit le bruit anormal dont il s'agit.

L'observation de Dickinson est très exacte, mais je crois son interprétation absolument fausse.

Le fait, je l'ai vérifié plus d'une fois et fait vérifier par mes élèves de façon à leur rendre son exactitude évidente. Quand on applique en effet la main sur la pointe du cœur chez un sujet atteint de rétrécissement mitral, on sent très distinctement un frémissement qui remplit tout le grand silence, se renforce à la fin et se termine tout à coup par l'ébranlement brusque que produit le claquement valvulaire. C'est exactement la reproduction de ce que l'oreille fait entendre. De telle sorte qu'on peut faire le diagnostic de cette lésion avec la main tout aussi sûrement qu'avec l'oreille. Mais ce que l'on perçoit aussi d'une façon souvent extrêmement distincte, c'est que la partie terminale et renforcée, celle qu'accompagne le bruit présystolique, correspond exactement au soulèvement de la pointe, à son mouvement de propulsion.

Si au lieu de la main on applique un explorateur à tambour de Marey et si l'on a soin, comme je l'ai fait, de munir cet explorateur d'une plaque de stéthoscope qui permette de s'en servir pour l'auscultation, on peut suivre le mouvement de l'œil tandis que l'oreille perçoit le bruit, et l'on voit alors, de la façon la plus précise, que le renforcement dit présystolique accompagne le soulèvement du levier et cesse net, en même temps que se produit le claquement.

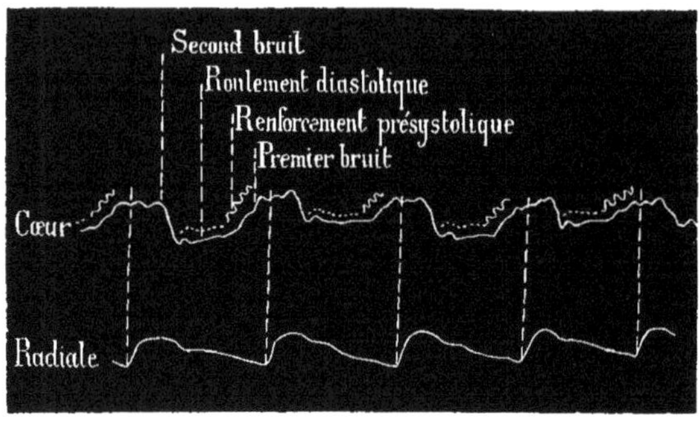

Rétrécissement mitral. (Charité, 1892.)

au moment même où le levier atteint le sommet de sa course. C'est ce qu'on peut voir inscrit sur les deux tracés ci-contre recueillis cette année dans mon service et où le bruit de souffle perçu a été marqué par une ligne ponctuée placée au-dessus des parties de ce

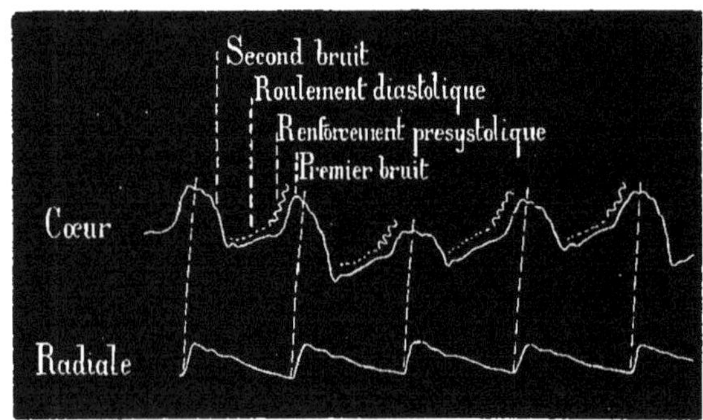

Rétrécissement mitral. (Charité, 1892.)

tracé durant lesquels il se faisait entendre, et son renforcement par une ligne ondulée qui suit la partie ascendante du tracé.

Le fait indiqué par Dickinson est donc en dehors de toute contestation. Mais est-il possible d'admettre, comme il le croit, que le souffle dit présystolique soit un souffle d'insuffisance ? Assurément non, car on a des preuves multiples du contraire.

D'abord ce bruit n'est très souvent qu'une continuation exagérée du roulement diastolique au sujet duquel il n'y a point de contestation et qui est, de toute évidence, un bruit de rétrécissement. Il a le même timbre, le même siège, les mêmes propagations. Il s'accompagne comme lui d'un frémissement distinct qui est aussi la continuation renforcée du phénomène diastolique. Tandis qu'un souffle d'insuffisance, quand par hasard il succède à celui du rétrécissement, présente toujours un timbre différent et, en outre, même plus intense, ne s'accompagne, dans le plus grand nombre des cas, d'aucun frémissement. Par conséquent, le bruit désigné présente tous les caractères d'un bruit de rétrécissement et nullement ceux d'un souffle d'insuffisance.

En second lieu, on a vu que, pour expliquer l'insuffisance momentanée de la valvule qui est en réalité susceptible de clore parfaitement l'orifice, Dickinson a été forcé de supposer que la clôture de la mitrale était retardée par l'épaississement et la rigidité des lames valvulaires. Or, dans un grand nombre de cas de rétrécissement mitral pur, le bord seul de ces lames est épaissi et induré ; leur partie moyenne et supérieure reste au contraire assez souple pour n'opposer vraiment aucune résistance à la force qui les meut. Dans les cas d'insuffisance mitrale, au contraire, il est habituel de trouver les valvules envahies dans toute leur étendue par l'endocardite chronique, épaissies, rigides, rétractées, recroquevillées et, par là même, insuffisantes. C'est alors que le mouvement valvulaire serait retardé, s'il pouvait l'être, par le mécanisme que Dickinson a imaginé, et qu'on devrait entendre un souffle d'insuffisance antérieur au claquement valvulaire du premier temps. Eh bien, cela n'a pas lieu. Le souffle dans ces cas-là commence avec une précision mathématique à l'instant marqué par le claquement valvulaire et exactement avec lui. On n'entend aucune trace de bruit présystolique.

Enfin, si la mitrale, dans le cas de rétrécissement pur, était retardée dans son mouvement par l'épaississement et l'induration de ses lames et retardée d'un temps équivalant à la durée du bruit présystolique, comme la valvule tricuspide n'a, de ce fait, aucun motif de retard, le synchronisme des deux bruits serait nécessairement détruit et l'on entendrait constamment, avec le roulement présystolique, un dédoublement du premier bruit résultant de l'anticipation tricuspidienne. Or, cela n'a jamais été constaté que je sache. Je ne l'ai pour ma part jamais entendu. Je me trompe. J'ai noté, précisément dans un des deux cas dont les tracés ont été reproduits tout à l'heure, un dédoublement très évident du premier bruit, mais avec précession mitrale. Loin donc d'être retardée dans son mouvement, la mitrale, au contraire, dans ce cas-là, devançait légèrement l'instant où elle eût dû frapper, et pourtant le souffle présystolique existait de la façon la plus évidente. Ainsi il est impossible d'admettre que le bruit en question soit un souffle d'insuffisance. C'est, sans contradiction possible, un bruit de rétrécissement. Il est produit par le passage du sang de l'oreillette dans le ventricule ; et, par conséquent, résulte de la contraction de l'oreillette. Par conséquent aussi il est antérieur à la systole du ventricule. Car il n'y a pas à penser que l'oreillette puisse faire passer du sang avec une vitesse accélérée dans un ventricule déjà en contraction, puisqu'il est établi que l'énergie de l'oreillette n'est guère que la dixième partie de celle du ventricule.

Mais, d'autre part, ce mouvement de l'oreillette, qui chasse le sang vers le ventricule, se continue jusqu'au premier claquement valvulaire sans laisser aucun intervalle. Il remplit donc tout l'espace dénommé temps de « systole préparatoire ». Il coïncide exactement, comme on l'a vu avec le soulèvement de la pointe attribué à cette systole préparatoire. En sorte qu'il faut bien reconnaître que ce temps diversement dénommé, qui précède le premier claquement, où se produit un soulèvement de la pointe et, sur la plupart des tracés cardiographiques, une ascension plus ou moins rapide de la courbe, ce temps autrefois considéré par Marey comme une ébauche de systole ventriculaire, ce temps en réalité appartient à la systole de l'oreillette.

On remarquera qu'il s'agit dans ce débat de l'interprétation d'une portion bien minime de la révolution cardiaque, car elle n'en représente guère que la huitième partie. Et l'on ne s'étonnera pas qu'il y ait eu de graves difficultés à vaincre pour analyser exactement les phénomènes qui se succèdent dans un instant si court, situé sur la frontière des systoles de l'oreillette et du ventricule.

IV

Les preuves accumulées dans ce qu'on vient de lire ne laissent, je pense, subsister aucun doute sur ce point désormais acquis : que l'oreillette contribue au soulèvement de la pointe du cœur et que son action ne s'arrête qu'à l'instant où la clôture des valvules auriculo-ventriculaires et la propulsion du sang dans l'aorte marquent le début de la systole du ventricule. La phase dite *de préparation*, représentée par le soulèvement de la pointe et, sur les tracés cardiographiques, par la ligne d'ascension, appartient donc à la systole auriculaire. Mais elle ne la comprend pas tout entière. En mesurant exactement sa durée sur les tracés, j'ai trouvé qu'elle est en moyenne de 0″,10 ; que cette moyenne représente également le chiffre constaté dans le plus grand nombre des cas ; enfin que ceux qui s'en écartent le plus ne descendent pas au-dessous de 0″,05 et ne montent point au-dessus de 0″,15.

La systole de l'oreillette est beaucoup plus longue. En la mesurant sur les tracés de la jugulaire où, même à l'état normal, elle s'inscrit parfois très exactement, j'ai trouvé, d'après un bon nombre de mensurations, que sa durée oscillait entre 0″,20 et 0″,26, ayant en moyenne 0″,25. Elle dépasse donc de 0″,15 la durée de la phase dite préparatoire. — Enfin la mensuration sur les tracés cardiographiques de l'ondulation légère qui précède le pied de la ligne d'ascension et représente la première partie de la systole auriculaire, m'a donné le chiffre moyen de 0″,155.

De sorte que, en réunissant ces chiffres qui concordent, on arrive à ce résultat que la systole de l'oreillette, d'une durée de 0″,27, se partage en deux moitiés inégales dont la première, qui soulève à peine la paroi ventriculaire, dure en moyenne 0″,15, et la seconde, qui dure 0″,10, tend la paroi ventriculaire et détermine la propulsion de la pointe.

Tout ce que je viens de dire étant admis, deux choses étonnent encore, deux questions se posent qui ne laissent pas de causer quelque embarras : 1° Comment la systole auriculaire, à laquelle on n'attribue, d'après les mesures de Chaureau et de Marey, que le dixième de l'énergie de celle du ventricule, est-elle capable de produire un soulèvement de la pointe d'apparence parfois si vigoureuse? 2° Comment concevoir que cette systole, qui, de même que celle des ventricules, n'est, d'après Marey, qu'une secousse musculaire unique et qui donne lieu, dans les veines où elle retentit, à un soulèvement uniforme, puisse produire dans le ventricule deux effets successifs aussi différents et d'intensité aussi inégale que la première ondulation présystolique, qui est à peine appréciable sur la plupart des tracés cardiographiques, et d'autre part le soulèvement de la pointe qui vient battre la paroi avec une énergie en apparence parfois si considérable?

A la première des deux questions, on peut répondre que l'amplitude apparente des mouvements de la pointe du cœur n'est dans un rapport nécessaire ni avec la force réelle qui détermine le mouvement dont cette pointe est animée, ni avec le degré plus ou moins élevé de la pression sanguine intraventriculaire.

Nous ne possédons aucun moyen de mesurer directement chez l'homme cette force ni cette pression, mais nous savons que des mouvements fort rapides et de grande amplitude peuvent se produire sous l'influence de forces relativement peu intenses.

Ainsi, chez certains sujets atteints d'affections cardiaques tout autres que l'insuffisance tricuspidienne, il se produit parfois dans la jugulaire des mouvements rapides, de grande amplitude et perceptibles sur une large surface, bien que la force d'où ils émanent soit singulièrement médiocre, puisqu'il s'agit de l'oreillette droite. Tandis que la pulsation de l'artère placée à côté reste quelquefois inappréciable, quoique la force du ventricule gauche qui l'a engendrée soit, d'après l'estimation de Marey, 64 fois supérieure à la précédente.

Il n'y a donc pas à chercher dans l'amplitude du soulèvement de la pointe un indice de l'intensité de la force qui le produit, ni à s'étonner que cette force soit relativement médiocre. Ses variations non plus n'auront malheureusement rien à nous apprendre, quoi qu'on en ait pu penser, relativement aux variations que subit l'énergie cardiaque. Elles en seraient du moins une mesure très infidèle. La capacité de l'organe et surtout le volume des ondes sanguines qui y pénètrent ont très vraisemblablement à cet égard une influence prédominante. Or, ce volume est réglé par des conditions multiples dans lesquelles l'énergie cardiaque n'entre que pour une part tout à fait restreinte.

L'impression de force, d'énergie, que les battements du cœur nous donnent quand nous appliquons notre main sur la paroi thoracique, se rapporte à deux sensations distinctes : celle du soulèvement, dont l'amplitude ne suppose pas, comme on vient de le voir, une énergie nécessairement bien grande ; celle de l'ébranlement final, parfois très brusque et très forte en effet, mais qui appartient, comme nous l'avons vu, au début de la systole ventriculaire. Il faut les distinguer, si l'on veut tirer de l'impression faite par le choc de la pointe quelques déductions utiles relativement à l'énergie véritable des contractions du cœur. C'est même là une des considérations qui donnent le plus d'importance pratique à la séparation que nous avons essayé d'en faire.

Venons à la seconde question. Comment la systole de l'oreillette, dont le retentissement dans la jugulaire se montre si régulier et uniforme, peut-elle produire dans le ventricule une succession d'effets si inégaux, le premier à peine sensible, le second en apparence brusque et puissant? Ce n'est assurément pas en vertu d'un accroissement soudain de l'énergie auriculaire survenant à l'instant de cette transformation, car on n'en trouve aucun indice sur le tracé des jugulaires, ni sur ceux donnés par la cardiographie interne chez les animaux. D'ailleurs, étant secousse musculaire unique, la systole de l'oreillette n'est pas susceptible de renforcement. La cause des changements qui s'opèrent dans le ventricule pendant la systole de l'oreillette est donc dans le ventricule lui-même et dans la façon dont il s'emplit. Et, en effet, tandis que le sang, poussé par la systole auriculaire, pénètre dans la cavité du ventricule, dont les parois sont flasques encore et plus ou moins affaissées, il y produit uniquement d'abord un changement de forme, un arrondissement qui en augmente la capacité sans distendre aucunement sa paroi. C'est la période de réplétion. Puis, à un moment donné, la forme touchant à son adaptation parfaite, c'est-à-dire à l'instant où de nouveaux changements de ce genre ne peuvent plus accroître la capacité de l'organe, la paroi tout à coup commence à se tendre et à durcir en raison même de cette tension. C'est alors que, se relevant avec une rigidité qu'elle n'avait pas jusque-là, la pointe refoule la paroi thoracique et se fait sentir dans l'espace intercostal.

De sorte que, relativement aux résultats de son action et aux effets par lesquels cette action se manifeste dans le ventricule, la systole auriculaire peut se partager en deux phases : la première produisant la réplétion du ventricule; la seconde, la distension des parois ventriculaires; la première ayant une durée moyenne de 0″,15; la seconde, une durée variant de 0″,09 à 0″,10. C'est cette dernière qui a été considérée par Marey comme une phase de la systole ventriculaire, mais phase seulement préparatoire. Préparatoire, elle l'est en effet, puisque c'est dans ce temps que le ventricule, distendu par la pénétration du flot sanguin venant de l'oreillette, se trouve mis dans une situation telle que sa systole, aussitôt qu'elle commence et sans aucune perte de temps, peut opérer immédiatement la propulsion du sang dans l'aorte. La préparation indiquée par Marey a bien lieu. Elle paraît nécessaire au bon fonctionnement de l'organe. Mais le plus souvent ce n'est pas le ventricule qui l'accomplit par une sorte de systole ébauchée. C'est l'oreillette qui s'en charge. L'adaptation qui s'opère à ce moment n'est pas celle du contenant à son contenu, mais celle, au contraire, du volume du sang contenu à son contenant.

La systole auriculaire n'a pas cessé de faire affluer le sang dans la cavité du ventricule, que celui-ci, entrant en contraction à son tour, interrompt tout à coup l'action de l'oreillette pour continuer l'œuvre commencée en faisant progresser l'onde sanguine vers la cavité aortique. En sorte qu'il n'y a aucun temps perdu, aucune interruption de la progression sanguine dans les cavités cardiaques, et que l'instant où le sang cesse d'affluer dans le ventricule est celui même où il commence à progresser dans l'aorte. Or, on ne saurait méconnaître combien cela est en rapport avec l'exacte adaptation des organes à leurs fonctions que la physiologie nous montre mieux à mesure qu'elle est étudiée avec plus d'attention.

En somme, l'oreillette seule est en action depuis le commencement de sa systole jusqu'à l'instant précis de la clôture des valvules auriculo-ventriculaires. C'est elle qui le plus souvent produit la propulsion de la pointe; et dans ces cas-là il lui faut attribuer une part notable dans la sensation de choc que la main perçoit quand elle est appliquée à la surface de la région précordiale.

La figure schématique ci-après peut donner une idée des deux phases successives de la systole auriculaire dans les cas où celle-ci conduit la ligne ascendante jusqu'à son sommet et produit ainsi à elle seule le phénomène de propulsion. Elle montre en outre ses rapports avec le reste de la révolution cardiaque. On y suppose une fréquence moyenne de 80 pulsations par minute. Dans ce cas, chaque révolution cardiaque dure 0″,75. Sur ces 0″,75 on en peut attribuer d'une façon générale un tiers au repos, un tiers à la systole de l'oreillette, l'autre tiers à celle des ventricules.

Pendant le repos, qui dure environ 0″,25, le sang afflue progressi-

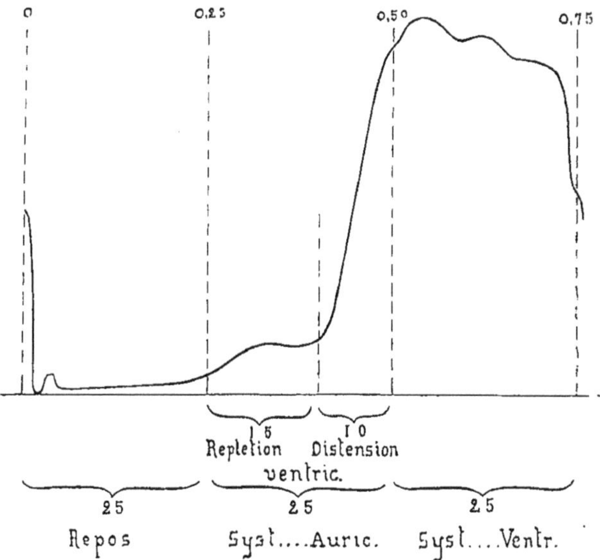

Schéma de la révolution cardiaque.

vement dans les quatre cavités sans les remplir encore. La systole auriculaire vient ensuite, qui dure à peu près près le même temps, mais se divise en deux phases inégales : la première, durant de 0″,13 à 0″,15, et pendant laquelle le ventricule se remplit sans se tendre; la seconde, qui dure seulement 0″,05 à 0″,10, et pendant laquelle la tension des parois ventriculaires se produit. Après quoi vient la systole du ventricule et l'évacuation terminale.

Lorsque les mouvements du cœur s'accélèrent, la période de repos se raccourcit de plus en plus relativement aux deux autres, et la systole auriculaire arrive à remplir tout l'intervalle qui sépare les pulsations des ventricules. Parfois même la période de simple réplétion disparaît à son tour. La paroi ventriculaire est à peine affaissée que déjà elle commence à se tendre sous l'influence de la systole de l'oreillette qui entre immédiatement en jeu. Cela explique l'apparence étrange que présentent certains tracés cardiographiques où l'on croirait voir une série de systoles successives qu'aucun intervalle diastolique ne sépare. Comme si le cœur pouvait se vider toujours sans se remplir jamais.

V

Conséquences de la théorie précédemment exposée relatives à la sémiologie.

a). *Intensité variable du choc.* — L'ébranlement, qui termine la propulsion de la pointe et donne surtout la sensation d'un choc, est produit, comme on l'a vu, par la clôture et la tension brusque des appareils valvulaires. Il appartient à la systole des ventricules, dont il marque le début, et par suite il est en général proportionné dans son intensité à l'énergie contractile. Mais il n'en saurait donner la mesure, diverses conditions pouvant contribuer à l'exagérer ou à l'atténuer qui sont tout à fait indépendantes de cette énergie.

L'état des valvules d'abord. Devenues plus rigides, moins élastiques, sous l'influence de l'endocardite chronique, elles produisent un choc plus dur et plus intense. Boursouflées, ramollies, dans le cours de l'endocardite aiguë, elles se choquent mollement, se tendent mal et ne déterminent plus qu'un ébranlement très atténué ou nul.

Le mode et le degré de la dilatation ventriculaire y contribuent aussi pour leur part. Il est remarquable, en effet, que le claquement est habituellement d'autant moins net que le soulèvement qui le précède a été plus considérable. On attribue volontiers ce fait à l'hypertrophie ventriculaire, qui semble capable d'étouffer en quelque sorte les vibrations produites.

Mais ce n'est point toujours le cas, et il en est beaucoup où la netteté du choc apparent, augmentée ou très atténuée, paraît tout à fait indépendante du degré d'épaisseur des parois cardiaques. Gros et distendu, le cœur en général claque peu ; réduit de volume, il donne un claquement très net pour la main comme pour l'oreille. Il est permis de supposer que, quand l'oreillette a dans sa contraction fortement distendu le ventricule, l'élasticité de celui-ci, agissant comme un faible début de systole ventriculaire, a doucement ramené les valvules au contact sans produire de bruit appréciable, à l'instant où la systole véritable commence; de telle façon que celle-ci, appuyant la masse sanguine sur des valvules fermées déjà, peut se contracter énergiquement sans produire de bruit notable, ni un notable ébranlement. Tandis que, si le ventricule n'a point été distendu ni même peut-être complètement rempli, c'est lui qui au début de sa systole aura à produire la clôture valvulaire, et, prenant en quelque sorte son élan dans la période de préparation, la produira avec plus de vigueur et de retentissement.

Cette interprétation explique mieux que toute autre certains faits pathologiques assez embarrassants, qui se chargent ainsi de la confirmer.

Ainsi, dans les cas d'irrégularité cardiaque très prononcée, on observe souvent des séries alternatives de pulsations très rapprochées et de silences plus ou moins longs. Les pulsations précipitées s'accompagnent d'une propulsion extrêmement accentuée de la pointe du cœur, tandis que le pouls est peu sensible; puis, quand viennent les pulsations rares, la pointe semble se soulever à peine, le choc n'est pas perçu, mais le pouls est plein de vigueur. C'est que les intervalles très longs laissent aux ventricules le temps de se distendre progressivement, et que l'oreillette n'a plus, quand elle entre en contraction, que peu de modifications à opérer, si ce n'est qu'elle achève une distension déjà presque complète et que la systole ventriculaire, trouvant les choses préparées comme nous l'avons vu tout à l'heure, produit à la fois peu de bruit et peu de secousse, mais chasse dans les artères une ondée volumineuse. Tandis que, si les battements se précipitent, l'oreillette, lançant son contenu dans la cavité ventriculaire encore vide, y produit un soulèvement brusque et extrêmement accentué, puis la systole ventriculaire, s'élançant sur une masse sanguine trop peu volumineuse, fait claquer vivement les valvules auriculo-ventriculaires, ébranle tout le cœur, mais ne trouve à faire passer dans les artères qu'une ondée sanguine insignifiante.

b). La théorie du soulèvement présystolique de la pointe exposée plus haut nous a montré comment les faits observés par Dickinson n'étaient point en désaccord avec les données cliniques qui font du souffle présystolique une conséquence et un signe du rétrécissement mitral. Je n'y veux pas revenir.

c). Elle nous aide en outre à comprendre certains bruits anormaux, qui, se produisant au moment de la présystole, ont, avec la partie présystolique du bruit de rétrécissement mitral une très

1894

grande analogie et doivent en être cependant soigneusement distingués. Chez certains sujets et en particulier chez ceux dont le poumon recouvre la pointe du cœur, celle-ci dans son mouvement de propulsion comprimant le poumon interposé y produit parfois un bruit de *froissement* assez indistinct, qui, par son timbre aussi bien que par son rythme, se montre fort analogue au roulement présystolique du rétrécissement. Sans doute il est encore moins soufflant que lui et d'un caractère plus superficiel, mais ces différences ne sont pas telles qu'on ne dût rester plus d'une fois dans l'hésitation si l'on ne trouvait, dans le siège précis de ce bruit, qui est exactement apexien au lieu d'être susapexien, et dans le dédoublement constant du second bruit ou dans l'accentuation très prononcée du claquement de l'artère pulmonaire, des signes précieux pour le diagnostic différentiel et suffisant presque toujours à écarter toute méprise, pourvu qu'on soit assez attentif à les rechercher.

d). Un autre fait pathologique dont ce qui vient d'être exposé peut faciliter beaucoup l'interprétation, c'est l'anticipation du soulèvement de la pointe; soulèvement que d'ordinaire on prend pour indice du début de la systole. Que ce soulèvement puisse commencer à une distance variable du début réel de la systole ventriculaire, c'est ce qu'on a vu plus haut, puisque nous avons trouvé cette distance variant dans le rapport de 1 : 7.

C'est aussi ce dont il n'y a pas à s'étonner, puisqu'il s'agit d'un acte indépendant de la systole du ventricule et même, dans une certaine mesure, de celle de l'oreillette; que le moment où il commence à se manifester est celui où les parois ventriculaires commencent à se tendre et que ce moment dépend sans doute à la fois de l'état des parois cardiaques, de la quantité de sang retenue par le ventricule, du volume de l'ondée qui y pénètre et peut-être de la promptitude avec laquelle le ventricule répond à la provocation. Cette anticipation peut être telle que le soulèvement ait lieu très loin du début véritable de la systole, comme on le voit sur les tracés 4 et 5 de la planche II. Cela s'observe notamment dans l'insuffisance aortique, et c'est par là que le professeur Tripier, de Lyon, a été induit à signaler dans cette maladie un long retard du pouls, qui en réalité n'est qu'apparent. La systole en effet conserve dans ce cas sa place habituelle par rapport à la pulsation des artères; la présystole seule a devancé pour un des motifs exposés plus haut le moment habituel de son apparition.

Quand le soulèvement anticipé s'accuse pour l'oreille par un bruit sourd mais notable, et quand le premier bruit normal vient prendre place ensuite, cela donne lieu à une des variétés du triple bruit appelé bruit de galop. Et c'est dans ces circonstances que le professeur Despine, de Genève, trompé par les apparences des tracés cardiographiques, a pu croire à une systole en deux temps, dont le premier serait consacré à la clôture des valvules auriculo-ventriculaires et le second, fort en retard, à la propulsion du sang dans l'aorte. Mais c'est un point sur lequel je ne veux pas insister maintenant, comptant y revenir dans un nouveau travail sur le bruit de galop.

VI

Résumé. — On peut résumer de la façon suivante tout ce qui vient d'être exposé dans ce travail.

Ce qu'on appelle choc de la pointe du cœur est constitué par deux phénomènes distincts : 1° une propulsion plus ou moins rapide de cette pointe ; 2° un ébranlement brusque qui termine le plus ordinairement la propulsion et coïncide avec le premier bruit.

La propulsion résulte tantôt de la contraction des ventricules, tantôt et plus souvent de la distension des parois ventriculaires opérée par la systole des ventricules.

Si l'on suppose une fréquence moyenne des battements du cœur avec une propulsion exclusivement déterminée par la contraction auriculaire, la révolution cardiaque complète se partage en trois périodes de durée sensiblement égale : le repos, la systole des oreillettes, celle des ventricules. La systole de l'oreillette se subdivise à son tour en deux parties : la première pendant laquelle elle achève d'emplir le ventricule ; la seconde où elle le distend.

La propulsion de la pointe a lieu dans la deuxième partie de cette seconde période, c'est-à-dire de la période systolique auriculaire. Elle occupe le plus ordinairement les 2/5 de cette période. Elle est immédiatement suivie de la systole du ventricule et mérite pour ce motif le titre de présystolique.

L'intensité du choc de la pointe ne dépend pas exclusivement du degré d'énergie des systoles ventriculaires et n'en saurait donner la mesure.

L'amplitude de la propulsion et la force du choc ou ébranlement se rapportent à des conditions différentes, tant de l'état du cœur que de la circulation.

La propulsion peut être exclusivement présystolique, ou présystolique au début et systolique à la fin, chacune de ces deux phases occupant un espace variable.

On distingue la partie présystolique de la propulsion en ceci qu'elle précède le premier bruit constitué par le claquement valvulaire mitral et tricuspidien.

Il faut se garder de confondre le premier bruit d'origine valvulaire avec le bruit de tension ventriculaire qui le précède plus ou moins et qui peut constituer une variété de galop, ou se substituer en quelque sorte au bruit valvulaire tout en le devançant notablement, quand celui-ci est assez affaibli pour se laisser méconnaître.

Le premier bruit valvulaire peut s'affaiblir sans que l'énergie des systoles ventriculaires ait diminué ; et cela par le fait seul de la distension des ventricules, alors que cette distension résulte de causes tout autres que l'affaiblissement des parois cardiaques.

L'intensité du premier bruit valvulaire peut s'exagérer indépendamment de toute augmentation de la force des systoles et par le fait seul d'une diminution du volume de l'ondée sanguine venant de l'oreillette, ou d'une anticipation du début de la systole ventriculaire. Ceci explique son intensité exceptionnelle dans les cas d'anémie profonde ou de précipitation excessive des battements du cœur.

Ces considérations font aisément comprendre le désaccord si fréquemment constaté entre la force du pouls et l'énergie apparente des battements du cœur.

La force avec laquelle la pointe peut être propulsée pendant la présystole est la cause de certains bruits de froissement cardio-pulmonaires qui occupent dans le rythme cardiaque la même place que le roulement présystolique du rétrécissement mitral, qui ont parfois un timbre fort analogue au sien, et en doivent être soigneusement distingués cependant puisqu'ils ont une signification toute différente.

La partie dite présystolique du souffle qui accompagne le rétrécissement mitral, bien qu'elle coïncide réellement avec la propulsion de la pointe, précède néanmoins le début de la systole du ventricule. Elle est produite par le rétrécissement lui-même et ne suppose aucune insuffisance valvulaire concomitante. L'opinion émise à cet égard par Dickinson est certainement inexacte.

L'interprétation du choc de la pointe exposée dans ce travail rend ainsi compte d'un bon nombre de faits mal expliqués qui ont embarrassé souvent la sémiologie cardiaque.

Il y avait donc intérêt à élucider cette question et à lui donner une solution définitive, même au prix d'un travail fort aride et d'efforts assez laborieux.

ANALYSE EXPÉRIMENTALE

DE L'ACTION DE LA DIGITALINE

SUR LA FRÉQUENCE, LE RYTHME ET L'ÉNERGIE DU CŒUR

par M. Ch.-A. FRANÇOIS-FRANCK

INTRODUCTION

La digitale est peut-être, de tous les poisons-médicaments cardiaques, celui qui a été le plus complètement étudié, tant par les cliniciens que par les physiologistes : on en connaît les effets ralentissants et régularisants sur le cœur; on en décrit l'action toni-ventriculaire : cela est jugé suffisant au point de vue de l'application thérapeutique.

Mais il reste encore tant de points à éclaircir au sujet de son action physiologique et toxique que, malgré la multiplicité et la valeur des travaux antérieurs, je me suis décidé à en aborder méthodiquement l'étude expérimentale; cette recherche m'a paru aussi devoir être poursuivie à l'aide de méthodes différentes de

1. Mon travail repose sur 217 expériences exécutées en 1890, 1891 et 1892 et m'ayant fourni les éléments d'une série de Leçons sur les Poisons du cœur (Cours inédit de 1891-1892). Je n'aurais jamais pu exécuter ces expériences compliquées et mener de front d'autres études non moins complexes sur l'innervation cardio-vasculaire, si je n'avais été assisté, avec une assiduité et une complaisance dont je leur sais le plus grand gré, par mes collaborateurs et amis MM. D. Courtade, L. Hallion et Ch. Comte. Je n'aurais pas non plus reçu, dans l'un de nos recueils physiologiques où de très courts mémoires seulement peuvent trouver place, l'hospitalité large qui m'a été offerte dans son ouvrage par mon cher maître et ami le professeur Potain. Son éditeur, M. G. Masson, n'a pas reculé devant la multiplicité des figures qui accompagnent le texte et sont plus démonstratives, à mon sens, que les rédactions de « Protocoles » que personne ne lit et qui allongent inutilement un travail. Je tiens à remercier M. G. Masson d'avoir compris la nécessité de ces nombreux graphiques, ainsi que mon graveur, M. Peuchot, qui les a exécutés avec un soin et une habileté auxquels il m'a depuis longtemps accoutumé.

celles qui ont été employées jusqu'ici[1] Enfin, l'analyse des effets produits sur le cœur par les poisons, et en particulier par la digitale, m'était apparue comme un complément indispensable de mes recherches sur l'innervation normale et pathologique du cœur. Je l'ai entreprise à son tour, prévoyant bien qu'elle serait laborieuse, mais ne me doutant pas de son extrême difficulté. Rien n'est plus simple que de décrire l'action d'un poison cardiaque en appliquant un manomètre dans l'artère chez un mammifère, ou en explorant les mouvements du cœur d'une grenouille : le cœur se ralentit, s'accélère, devient arythmique et meurt; l'appareil a indiqué ces phases successives; elles sont enregistrées; on les traduit en quelques lignes; on les interprète en invoquant les effets supposés connus du système nerveux sur le cœur; on tire de là quelques considérations pratiques au point de vue thérapeutique et toxicologique, et... le sujet est épuisé.

Depuis quelques années, cependant, on s'est préoccupé d'appliquer aux études de toxicologie cardiaque les procédés perfectionnés et les méthodes de contrôle dont s'est enrichie l'expérimentation physiologique. Aussi faut-il compter avec des travaux de ce genre, et est-il pénible d'arriver à des conclusions différentes. C'est pourtant à cette divergence qu'il faut se résigner, quand elle se présente, comme dans le cas actuel, et porte sur un grand nombre de points de l'action de la digitale. Je fais le plus grand cas d'un travail très considérable publié en 1889 par M. Openchowsky (*Zeitsch. f. Kl. Med.*, t. XVI), mais je crois que les conclusions en sont inexactes en ce qui concerne l'action comparative de la digitale sur les deux cœurs. Pour ce physiologiste, le cœur droit échappe à l'effet du poison : cette assertion repose sur des mensurations manométriques simultanées dans l'artère pulmonaire

1. L'emploi de procédés d'analyse différents des procédés habituels (Voy. mes notes de technique dans les *Archives de Physiologie*, 1890, 1891, 1892) m'a engagé à ne pas aborder la critique détaillée des travaux antérieurs et à ne point reproduire ici l'indication des documents bibliographiques cités dans les mémoires sans nombre publiés sur la question. On consultera, à ce sujet, l'étude de M. Openchowsky (*Zeitschr. f. klin. Med.*, XVI, 1889), la thèse de doctorat de M. D. Courtade (Paris, *Stenheil*, 1888) et les monographies que j'ai eu l'occasion d'indiquer au cours de ce travail.

L'intéressante étude de M. Kauffmann publiée en 1884 dans la *Revue de Médecine* repose seule sur des courbes de cardiographie complètes, mais l'auteur n'a exploré qu'un seul côté du cœur, presque toutes mes expériences ayant porté comparativement sur les deux ventricules. J'aurai souvent, du reste, l'occasion de revenir sur ce travail, le plus complet à ma connaissance qui ait été encore publié sur l'action de la digitaline.

et dans une branche aortique. Mes expériences sur le fonctionnement comparé des deux cœurs directement explorés en même temps que les deux circulations générale et pulmonaire, montreront, je crois, que les deux ventricules sont simultanément affectés par la digitale et le sont dans le même sens : la solidarité fonctionnelle des deux cœurs (qui doit, à mon avis, être étudiée au point de vue du *synchronisme* et de la *synergie*), se retrouve sous l'influence des substances toxiques comme sous l'influence des actions nerveuses; c'est là l'un des points sur lesquels j'ai surtout insisté dans ce travail (chap. I, II, III).

Je me suis aussi particulièrement attaché à mettre en relief l'action toni-cardiaque de la digitale. Une discussion récente à l'Académie de médecine a remis en question cette influence renforçante sur le tissu musculaire du cœur : M. G. Sée a invoqué l'effet de la digitale sur l'élasticité du cœur, tandis que M. Dujardin-Beaumetz réclamait, très justement, contre une spécialisation semblable des effets du poison. Nous avons entendu aussi M. G. Sée localiser dans le cœur droit l'action que M. Openchowsky cantonne dans le cœur gauche : c'était une raison de plus pour soumettre à de nouveaux contrôles la question de l'association des deux cœurs au point de vue de la synergie (chap. II).

Les dissidences au sujet du mode suivant lequel meurt le cœur digitaliné sont tout aussi accusées que celles qui ont trait à l'action bi-ventriculaire du poison et à ses effets sur l'activité systolique ou diastolique des ventricules : beaucoup admettent que le cœur meurt frappé d'un état inhibitoire, diastolique, instantané chez les mammifères, alors qu'on sait qu'il meurt contracturé chez les animaux à sang froid. Il y a là une opposition paradoxale que nos expériences expliqueront, et au sujet de laquelle il y avait, en tout cas, lieu d'insister : un poison ne peut pas tuer en diastole le myocarde de certains animaux et en systole celui de certains autres (chap. III et XI).

L'idée que l'on se fait du genre de mort du cœur influe forcément sur la conception de l'action physiologique et toxique d'un poison cardiaque. En se représentant la mort comme l'expression maxima de l'action physiologique, si c'est la mort en diastole qui est admise, on reconstitue par la pensée la succession des troubles qui ont précédé et on les conçoit comme essentiellement diastoliques ; on suppose une élongation plus complète de la fibre musculaire cardiaque ou une élasticité plus marquée du myocarde pendant sa diastole : de là à attribuer l'augmentation du travail du cœur à une réplétion diastolique plus abondante, il n'y a qu'un pas; on le franchit, et la théorie s'établit d'une action diastolique de la digitale, effet actif ou passif, suivant l'opinion qu'on s'est faite de la nature du phénomène. Réciproquement, voit-on le cœur mourir en systole, on évoque toute la série des renforcements d'action du myocarde qui ont dû survenir à chacune des phases de l'action du poison, et l'on interprète ainsi l'exagération évidente de l'énergie du cœur digitaliné. De cette façon, toujours en vertu d'une reconstruction théorique et pour être conséquent, il faudra admettre que la digitale agit comme un poison toni-cardiaque chez les animaux dont le cœur meurt en systole, et comme un poison diastolique chez ceux dont le cœur meurt en diastole. J'ai donc cherché à fixer ce point essentiel au moyen d'examens cardiographiques précis et multipliés : la conclusion est que la mort du cœur se fait en tétanos chez tous les animaux, mais en tétanos dissocié et passager chez les mammifères, en tétanos parfait (contracture) et indéfiniment prolongé chez les animaux à sang froid. D'autre part, je me suis arrêté assez longuement à la recherche des changements de tonicité du myocarde digitaliné, et, sur ce point encore, j'ai dû faire la critique d'un travail intéressant à plus d'un titre, de celui de MM. Stefani et Gallerani (1890). Les auteurs italiens ont appliqué à la recherche de la diminution de résistance du myocarde ventriculaire mon procédé de contrepression du cœur dans le péricarde, qui ne peut fournir à ce sujet aucun renseignement. J'ai repris la question avec les méthodes que j'avais appliquées à l'étude de l'action tonique et antitonique des nerfs modérateurs et accélérateurs sur le cœur, et j'ai constaté que, tout au contraire, le ventricule résiste davantage pendant sa diastole, de même qu'il exerce un effort plus énergique pendant sa systole (ch. II).

L'action toni-ventriculaire de la digitale ressort d'une série d'autres considérations développées dans mon mémoire, mais elle pouvait s'éclairer par la comparaison des effets produits sur les ventricules par les excitations directes du cœur et par le poison circulant dans son tissu : de là une assez longue digression sur l'analyse des troubles cardio-tétaniques passagers ou mortels dans les deux séries (chap. X et XI).

Cette analyse ramène à la théorie d'une action directe de la digitale sur l'élément musculaire du cœur; j'ai consacré à cette discussion le dernier chapitre de mon étude (chap. XI).

Mais, chemin faisant, s'est présentée la question du mécanisme des effets ralentissants, accélérateurs, arythmiques, renforçants, etc. de la digitale sur le cœur : sans aborder le côté critique de ce sujet, je me suis borné à montrer l'indépendance de ces variations fonctionnelles du véritable cœur, du cœur ventriculaire, par rapport aux modifications des oreillettes (chap. V); j'ai cherché à déterminer la part qui revient à l'augmentation de la résistance artérielle au-devant du cœur dans la production de l'exagération d'énergie déployée par les ventricules, et j'ai été amené à éliminer cette influence dans le mécanisme des changements de fréquence et de rythme (chap. IV); puis, est venue l'interprétation nerveuse des effets successifs produits au cours d'une digitalinisation progressive : cette importante discussion a fait l'objet des chapitres VI, VII et VIII.

En résumé, j'ai fait mon possible pour appliquer méthodiquement à l'étude expérimentale d'un poison cardiaque type les ressources techniques dont nous disposons, et j'ai cherché à grouper dans une étude d'ensemble les principaux faits expérimentaux qui résultent de cette recherche; je sais qu'il y a beaucoup à faire encore pour élucider définitivement un sujet aussi complexe, mais quelques points du moins auront été fixés, certaines hypothèses hasardées seront écartées et plusieurs questions seront plus nettement posées.

Octobre 1893

EFFETS DE LA DIGITALINE SUR LA FRÉQUENCE ET LE RYTHME DU CŒUR

Exposé général de l'action ventriculaire de la digitaline. — Ralentissement régulier et pouls géminé des deux ventricules. — Régularisation du cœur arythmique. — Accélération toxique. — Arythmie et synchronisme. — Formes variées de l'arythmie : systoles rapprochées encore efficaces; systoles redoublées, [avortées], isolées et en séries. — Systole retardées, [intermittences], isolées et en séries.

§ 1. Examen général des effets de la digitaline sur la fréquence, le rythme et l'énergie des ventricules[1].

Avant d'aborder l'analyse des effets cardiaques de la digitaline, j'ai pensé qu'il y aurait intérêt à présenter, dans un tableau d'ensemble, l'évolution des troubles ventriculaires droits et gauches produits par l'action d'une digitaline moins active que les produits cristallisés d'Adrian, de Merck, de Mialhe, de Duquesnel et de Nativelle, celle de la digitaline amorphe d'Homolle et Quevenne; il est plus facile, dans une expérience de courte durée, de graduer les effets de cette digitaline et d'obtenir la succession des phases de

1. Je me suis servi des principales digitalines françaises mises à ma disposition par MM. Adrian, Duquesnel, Duchet (Nativelle), Mialhe-Petit et Collas (Homolle); la digitoxine a été fournie par la fabrique Merck, de Darmstadt. Nous avons préparé nous-même les macérations de feuilles mondées de digitale des Vosges (récolte de l'année précédente), et, en comparant l'activité des préparations aqueuses et celle des digitalines, j'ai constaté que l'action toxique des infusions et macérations est proportionnellement beaucoup plus grande que celle du poids de digitaline cristallisée qu'on en peut extraire. Ceci explique peut-être l'action thérapeutique souvent plus grande des préparations aqueuses que celle du poids *chimiquement* correspondant de digitaline : ainsi, la digitaline extraite de 1 gramme de feuilles n'atteint qu'exceptionnellement le poids de 1 milligr. 1/2, alors que 1 gramme de feuilles en infusion tue un chien de 10 kilos dont le cœur n'est arrêté que par 5 ou 6 milligrammes des digitalines françaises cristallisées chloroformiques et par 12 ou 15 milligrammes de digitaline amorphe. La feuille n'est donc pas complètement épuisée dans l'extraction chimique, ou bien elle contient, à côté de la digitaline cristallisée, d'autres principes actifs.

ralentissement et d'accélération simple ou arythmique. Je ne don-

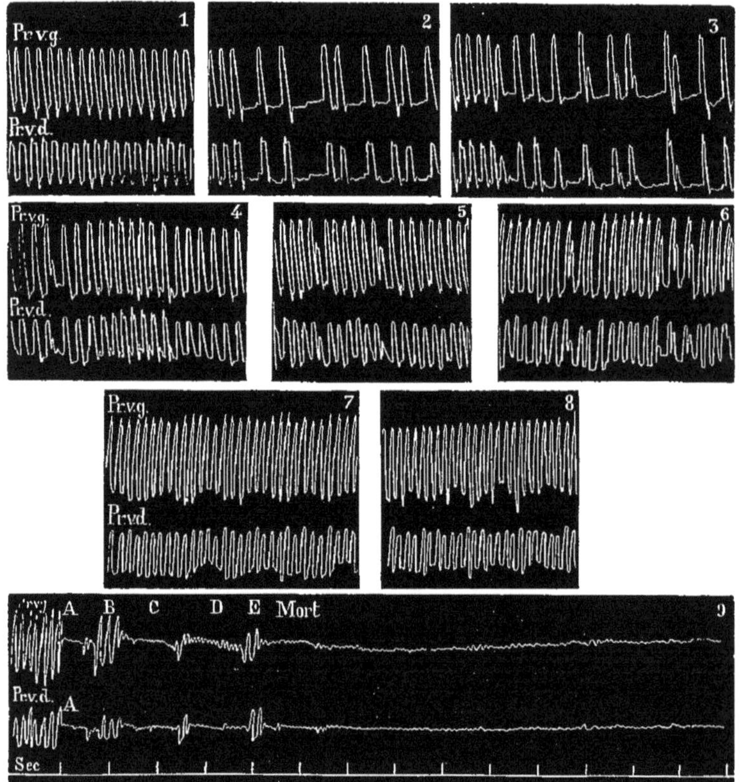

Fig. 1. — Figure d'ensemble montrant la marche des accidents produits dans la fonction des deux ventricules, jusqu'à la mort, par l'empoisonnement avec la digitaline Homolle. (*Synchronisme.*)

1. Pression dans le ventricule gauche (*Pr. v. g.*) et dans le ventricule droit (*Pr. v. d.*) avant a digitaline.
2. 10 minutes après l'injection veineuse de 3 milligrammes : phases arythmiques avec ralentissement prédominant.
3. 10 minutes après nouvelle injection de 3 milligrammes (total, 6) : ralentissement persistant avec systoles redoublées, avortées, dans les deux ventricules.
4. 2 minutes après nouvelle injection de 1 milligramme (total, 7) : début de l'accélération toxique par accès de palpitations bi-ventriculaires.
5. 5 minutes après nouvelle injection de 3 milligrammes (total, 10) : renforcement de l'accélération arythmique.
6. 5 minutes après nouvelle injection de 3 milligrammes (total, 13) : exagération de la tachycardie et systoles redoublées plus nombreuses.
7. 5 minutes après nouvelle injection de 3 milligrammes (total, 16, dose mortelle) : régularisation avec plus grande fréquence.
8. 10 minutes après l'injection et 1/2 minute avant la mort : conservation de la régularité, de l'énergie et de la fréquence.
9. Mort subite des deux ventricules : en A, accès demi-tétanique bilatéral ; en B, reprise de quelques systoles ; en C et D, nouvel accès demi-tétanique ; en E, quelques systoles faibles bi-ventriculaires, suivies de l'état de trémulation fibrillaire qui dure 20 à 25 secondes et aboutit à la mort définitive en diastole, l'immobilité se produisant un peu plus tôt dans le ventricule gauche. (Exp. du 7 août 1891.)

nerai ici d'autres détails que ceux qui ont trait à cette indication générale : la figure-tableau ci-dessus (*fig.* 1) suffira, avec la légende qui l'accompagne, à montrer l'ensemble des modifications bi-ventriculaires, du début de l'empoisonnement jusqu'à la mort du cœur, et facilitera l'exposé analytique des deux séries indiquées plus haut[1].

§ 2. Ralentissement digitalinique du cœur. Synchronisme des deux ventricules.

La solidarité des deux ventricules dans le ralentissement digitalique régulier ressort de toutes les expériences où l'on examine comparativement la fonction des deux cœurs, soit au moyen des explorations extérieures localisées à chaque ventricule, soit au moyen des explorations de la pression ventriculaire droite et

1. Toutes les figures contenues dans ce travail montrent la plus étroite solidarité fonctionnelle entre les deux ventricules soumis à l'action de la digitaline, qu'il s'agisse de ralentissement régulier ou arythmique, d'accélération simple ou arythmique, de systoles avortées isolées ou en séries : partout le synchronisme est incontestable. Dans l'Introduction de ce travail, j'ai eu déjà l'occasion de signaler les divergences des opinions émises à ce sujet, me réservant d'en rechercher la cause : cet examen critique fait, en partie, l'objet du présent chapitre.

Ce n'est pas à propos du point spécial de l'action bi-ventriculaire d'un poison cardiaque qu'il y a lieu de soulever et d'approfondir la question générale du synchronisme ou de l'asynchronisme des deux ventricules. J'avais eu tout d'abord l'intention de présenter cette étude d'ensemble, au lieu de me limiter à un mémoire sur la digitale, et j'avais, dans ce but, groupé tous les documents que j'ai amassés depuis près de vingt ans sur ce sujet. Mon premier projet a été abandonné pour le moment, mais il serait facile d'emprunter à cette collection considérable les éléments de cette discussion : je ne le ferai point cependant, jugeant inutile d'allonger encore ce mémoire qui dépasse déjà de beaucoup les limites que je m'étais assignées; d'autre part, j'ai dû restreindre sur tous les points la partie critique de mon étude, et il serait illogique de développer cette question à l'exclusion des autres. Çà et là cependant j'ai relevé quelques-unes des causes de désaccord tant au sujet du *synchronisme* qu'au sujet de la *synergie*, qui constituent deux termes très distincts de la solidarité fonctionnelle des ventricules droit et gauche. Tout ce que je puis dire ici, quitte à y revenir avec détail dans une étude spéciale, c'est que l'assertion d'un asynchronisme des deux ventricules me paraît reposer sur une interprétation défectueuse des phénomènes aortiques et pulmonaires étudiés avec des procédés mal appropriés : le manomètre à mercure est, en effet, absolument insuffisant en pareil cas. Je crois aussi que quand on emploie une technique, cependant de beaucoup supérieure à ce point de vue, celle des explorations de la pression dans les deux ventricules avec des sondes cardiographiques, on peut être induit en erreur par le défaut d'adaptation de la sensibilité de la sonde ventriculaire aux très faibles variations de pression que produisent les systoles avortées; aussi peut-on parfois supposer que le ventricule gauche, par exemple, donne deux systoles, le droit n'en donnant qu'une. C'est une erreur à laquelle je me suis exposé moi-même, mais qu'il est facile de rectifier quand on est prévenu. Dans les milliers de tracés comparatifs que je possède, je n'ai relevé que deux fois un asynchronisme probable entre les deux ventricules, et cela sur des chevaux dont le cœur était rendu arythmique par le contact des sondes ventriculaires : le ventricule gauche paraissait donner deux systoles pour une du ventricule droit. Mais je n'ai jamais observé le redoublement ventriculaire droit, qui est précisément admis dans l'hypothèse clinique de l'hémisystole.

gauche, soit, enfin, en enregistrant simultanément les variations de la pression dans une branche de l'artère pulmonaire et de l'aorte.

Ce n'est point au sujet de ce ralentissement régulier du cœur (qui rappelle très exactement celui que produisent les faibles excitations du nerf vague) qu'une contestation peut survenir : personne ne doute, je crois, que les deux ventricules soient simultanément ralentis. On n'hésite qu'à propos du ralentissement arythmique du pouls artériel, quand on constate deux pulsations du cœur pour une pulsation dans l'artère : ici se présente l'hypothèse trop facilement acceptée de l'Hémisystole, dans laquelle le ventricule gauche ne donnerait qu'une systole pour deux du ventricule droit ; nous examinerons ce cas particulier avec l'attention qu'il mérite à propos de l'arythmie toxique, en le rapprochant de l'arythmie nerveuse. Il ne s'agit, en ce moment, que du ralentissement simple du cœur, caractérisé par l'espacement plus grand des systoles ventriculaires ; quelques exemples suffiront à montrer que les deux ventricules sont également affectés dans cette modification de la fréquence ; pour simplifier, je renvoie à la figure 1 (*phases* 2 et 5) représentant la marche générale des accidents de la digitaline, et à la figure 4 intercalée dans l'examen du synchronisme des deux ventricules accélérés par des doses toxiques de digitaline (§ 4). On verra dans cette dernière (*phase* 2, *ralentissement*) que le ventricule droit et le ventricule gauche, soumis comparativement à des explorations intérieures et extérieures, battent avec un syn-

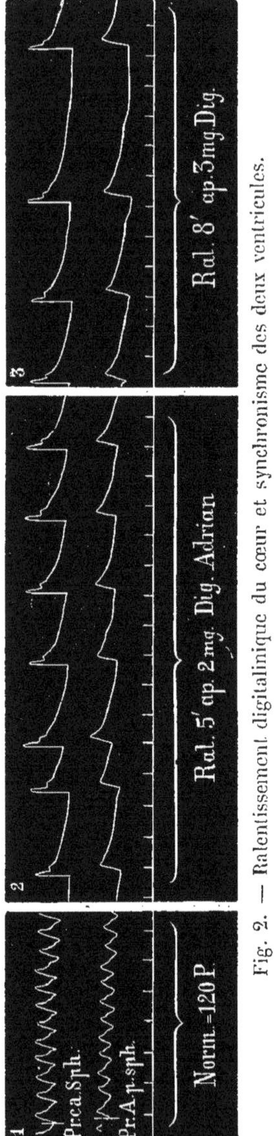

Fig. 2. — Ralentissement digitalinique du cœur et synchronisme des deux ventricules.

Pr. Ca. Sp., Pression carotidienne ; *Pr. Ap. Sph.*, pression dans l'artère pulmonaire avec le sphygmoscope. — N° 1. Normal, avant la digitaline, 120 pulsations. — N° 2. Ralentissement presque régulier 5 minutes après 2 milligrammes de digitaline Adrian. — N° 3. Ralentissement plus marqué 8 minutes après 3 milligrammes.

chronisme aussi parfait que dans les conditions de fréquence moyenne (*phase* 3).

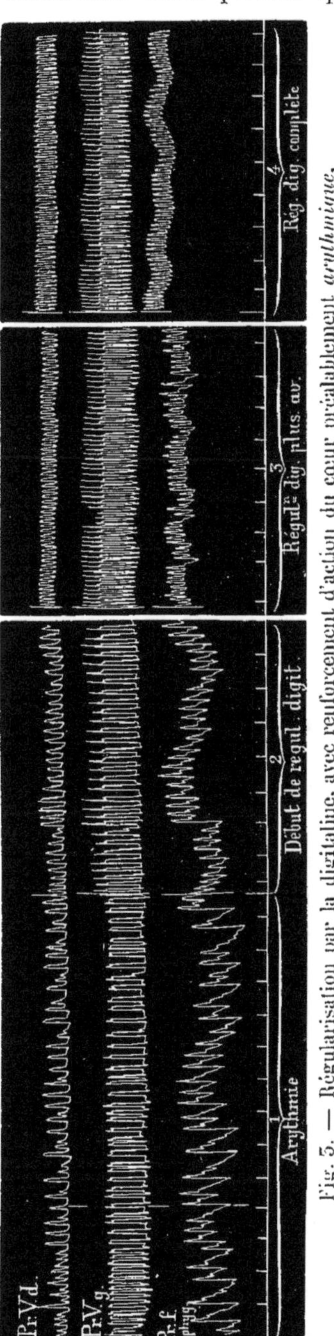

Fig. 5. — Régularisation par la digitaline, avec renforcement d'action du cœur préalablement *arythmique*, et synchronisme des deux ventricules.

Pr. v. d., Pression intra-ventriculaire droite ; *Pr. v. g.*, pression intra-ventriculaire gauche, avec sondes manométriques à air, à ampoules conjuguées. — *Pr. f. Sphyg.*, pression dans l'artère fémorale avec sphygmoscope. — **N° 1.** État arythmique des ventricules avec nombreuses systoles avortées ne retentissant pas sur la pression fémorale qui est fortement abaissée. — **N° 2.** Début de la régularisation par 5 milligrammes de digitaline Mialhe-Petit, avec augmentation parallèle d'énergie des deux ventricules et élévation de la pression artérielle. — **N° 3** et **N° 4.** Régularisation de plus en plus complète, mais avec tachycardie toxique, après 5 milligrammes de digitaline ; le renforcement d'action des deux ventricules marche de pair et la pression se relève fortement dans l'artère.

On y constatera également l'augmentation de puissance des ventricules ralentis, agissant sur une masse de sang plus grande qui s'est accumulée pendant leur diastole prolongée.

Enfin, la comparaison des variations de la pression dans une artère aortique et dans une branche de l'artère pulmonaire, établit, à son tour (*fig.* 2), le synchronisme du ralentissement digitalinique dans les deux ventricules.

§ 3. La digitaline régularise le cœur arythmique et son action régularisante porte sur les deux ventricules.

On peut établir expérimentalement ce fait, bien connu des cliniciens, que la digitale régularise le cœur arythmique, en faisant agir le poison à doses plus ou moins élevées sur le cœur d'un animal rendu arythmique par divers procédés (*fig.* 5) ; le cœur étant en état d'ataxie, les artères reçoivent des ondées inégales, dont un grand nombre sont trop faibles pour se manifester sous la forme de pulsations ; c'est là l'un des types que nous examinerons tout à l'heure dans l'arythmie toxique.

Dans ces conditions, l'absorption de digitaline à doses assez élevées (de 3 à 5 milligr. de digitaline Mialhe chez un chien de 25 kilos dont le cœur avait été rendu préalablement arythmique) produit une régularisation progressive des systoles ventriculaires, dont les différentes périodes représentées ici (*fig.* 3) peuvent donner une idée satisfaisante. On y voit (*n*° 2) le début de la régularisation, avec élévation de la pression artérielle moyenne ; un peu plus tard (*n*° 3), le cœur est devenu presque régulier et la pression s'est encore élevée ; enfin, dans la période *n*° 4, le rythme est absolument régulier, la fréquence beaucoup plus grande et la pression très élevée.

Il suffit d'un simple comptage pour s'assurer que la régularisation digitalinique porte, comme l'arythmie, sur les deux ventricules.

§ 4. L'accélération toxique du cœur produite par les fortes doses de digitaline survient simultanément dans les deux ventricules, et les systoles accélérées restent synchrones de part et d'autre.

L'association fonctionnelle des deux ventricules dans la tachycardie régulière peut être démontrée dans toutes les expériences où l'on examine comparativement soit la pulsation de chaque ventricule, soit la pression intracardiaque droite et gauche, soit la pression dans une branche de l'aorte et de l'artère pulmonaire.

Nous verrons dans quelle mesure ces diverses explorations renseignent sur les variations d'énergie des deux ventricules qui sont liées à l'accélération (ch. II, § 1) ; il ne s'agit ici que de l'augmentation de la fréquence, en d'autres termes d'un simple comptage qui ne prête pas à discussion.

Nous n'avons qu'à choisir dans nos expériences un type de chaque série pour établir le fait du synchronisme des deux ventricules dans l'accélération digitalinique.

1° *Exploration de la pression dans chaque ventricule combinée à l'exploration localisée des pulsations extérieures.*

Un même spécimen suffit à montrer que, quel que soit le mode d'exploration intra ou extracardiaque, la tachycardie est symétrique dans les deux ventricules. La figure que nous donnons ici (fig. 4)

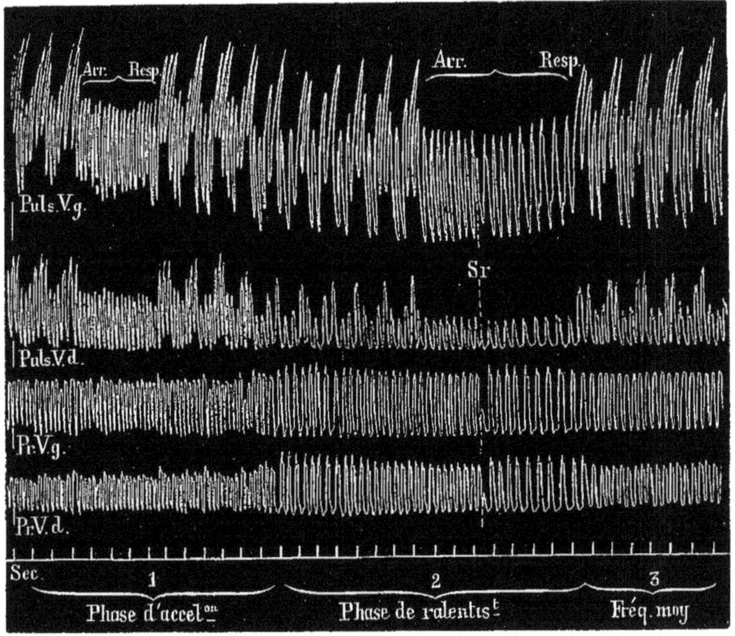

Fig. 4. — Accélération toxique du cœur, alternant avec des phases de ralentissement et synchrone dans les deux ventricules.

Pulsations ventriculaires gauche (*Puls. v. g.*) et droite (*Puls. v. d.*) enregistrées simultanément avec des explorateurs indépendants, avec inscription simultanée des variations de la pression ventriculaire gauche (*Pr. v. g.*) et droite (*Pr. v. d.*) recueillies au moyen des sondes à ampoules conjuguées. Trois périodes différentes se succèdent (accélération, ralentissement relatif et fréquence moyenne), montrant chacune le synchronisme des pulsations et des variations de la pression dans les deux ventricules (*voir le texte*).

(exp. du 29 juillet 1891, sur un chien de 15 kilos empoisonné avec 5 milligrammes de digitaline cristallisée d'Adrian) a été choisie à dessein, pour montrer le synchronisme des deux ventricules dans les phases d'accélération et dans les phases de ralentissement qui alternent souvent dans l'empoisonnement avancé. On y voit (*Phase 1, accélération*) la simultanéité parfaite des systoles ventriculaires enregistrées soit au moyen des pulsations extérieures gauche (*Puls. V. g.*) et droite (*Puls. V. d.*), soit au moyen des pressions intérieures gauche (*Pr. V. g.*) et droite (*Pr. V. d.*) : une courte pause de la respiration artificielle (*arr. Resp.*) permet de mieux juger des détails. Il en est de même pour la phase 2 (*ralentissement*) pendant laquelle les ventricules, également ralentis tous les deux, déploient l'un et l'autre un effort systolique plus considérable, comme on en peut juger avec précision seulement au moyen des explorations intérieures. Enfin, dans la phase 3 (*fréquence moyenne*), le synchronisme des deux ventricules se retrouve avec la même rigueur.

Je ne crois pas qu'il soit nécessaire de compliquer cette démonstration en ajoutant ici des courbes comparatives de la pression dans une branche de l'aorte et de l'artère pulmonaire; nous aurons à examiner les rapports des pulsations dans ces deux vaisseaux à propos des faits d'arythmie qui ont été souvent considérés comme des types d'hémisystole (voy. § 5).

§ 5. Arythmie digitalinique. Synchronisme des accidents dans les deux ventricules.

C'est au sujet de l'arythmie digitalinique qu'a été énoncée, tant à la suite des examens cliniques qu'à la suite des expériences pratiquées sur les animaux, la formule de l'asynchronisme ventriculaire. On a pu croire, chez l'homme, d'après l'examen comparatif du pouls artériel et du cœur, et chez les animaux, d'après l'inscription simultanée des variations de la pression dans une branche de l'aorte et de l'artère pulmonaire, que l'un des deux ventricules pouvait donner deux systoles, l'autre n'en donnant qu'une. Une seule pulsation artérielle correspondait, en effet, à deux pulsations cardiaques: d'où l'hypothèse clinique, conforme à celle qu'on avait déjà émise à propos des arythmies nerveuses ou organiques, que le ventricule droit peut se contracter deux fois, le ventricule gauche ne fournissant, dans le même temps, qu'une systole. Cette hypothèse, toute discutée qu'elle ait été, a paru cependant recevoir sa confirmation dans l'expérience pratiquée sur les animaux digitalinés et ce contrôle apparent n'a pas manqué d'exercer son influence, en ramenant à l'idée de l'hémisystole ceux des médecins qui se montraient hésitants. C'est là une très fâcheuse erreur dont je discuterai la raison dans une étude critique spéciale. Il suffit ici de montrer, par une série d'exemples ne prêtant pas à contestation, que, dans tous les troubles du rythme cardiaque produits par la digitaline, les deux ventricules ne se dissocient jamais et que leur synchronisme reste absolu.

Au lieu de comparer les pulsations artérielles dans une branche de l'aorte aux pulsations ventriculaires ou aux pulsations artérielles pulmonaires, procédé qui a précisément produit l'erreur, il est plus démonstratif et plus sûr de comparer les deux ventricules l'un à l'autre, surtout au moyen des pressions intra-ventriculaires : dans ces conditions d'examen direct pratiqué avec des sondes de résistance appropriée à chaque ventricule (*voy. note, ch. I*, § 1), il est impossible de laisser échapper un défaut de synchronisme, même dans les cas de systoles avortées très faibles; réciproquement, il est facile de montrer l'existence du synchronisme dans les cas où celui-ci a été contesté. Cette démonstration faite, nous donnerons quelques spécimens fournis par d'autres procédés d'inscription comparative artérielle et cardiaque.

Les troubles arythmiques produits par la digitaline étant très variés, il est nécessaire de présenter plusieurs types de pression comparée dans les deux ventricules, chacun d'eux correspondant à l'une des variétés de l'arythmie.

L'arythmie digitalinique se caractérise : 1° par des systoles *rapprochées*, en groupes de 2, 3, 4 ou davantage, produisant le pouls géminé, bi et trigéminé; 2° par des systoles *redoublées*, plus ou moins complètement avortées au point de vue artériel; ces systoles se reproduisent à intervalles plus ou moins prolongés, suivant la période de l'empoisonnement, et, souvent, dans une phase avancée, forment (3°) des groupes de systoles demi-tétaniques; 4° par des intermittences du cœur plus ou moins durables, se reproduisant aussi (5°) par groupes réguliers ou associés à des systoles avortées et s'intercalant entre deux périodes de trachycardie[1].

Tous ces troubles de rythme sont synchrones dans les deux ventricules, bien que l'assertion contraire ait été émise et en apparence justifiée par la clinique et l'expérimentation : depuis la publication de mon premier travail (1877) sur les systoles avortées du cœur (*Intermittences du pouls*[2]), dans lequel j'affirmais le synchronisme dans les arythmies, comme Chauveau et Marey l'avaient

1. MM. Rummo et Ferrannini, de Naples, dans leur intéressant travail publié en 1887 sur la Pathogénie des arythmies, ont jugé suffisamment tranchée en faveur du synchronisme la question qui nous occupe, pour ne point s'arrêter à cette partie de l'étude des troubles cardiaques; il devrait en être ainsi, en effet; mais la lecture de travaux plus récents, et notamment d'un mémoire très développé de M. Openchowsky sur l'action de la digitale (1889), montre que la question reste entière et qu'il y a lieu d'y insister de nouveau.

2. Kauffmann a analysé très sommairement l'arythmie digitalinique (*Rev. Méd.* 1884, p. 398), mais ce qu'il dit des systoles redoublées, avortées, est très exact et confirme mes conclusions sur les intermittences du pouls (C. R. Lab. Marey, 1877).

fait déjà, ma conviction n'a fait que s'établir plus fortement d'après la comparaison des deux ventricules dans les conditions d'arythmie maxima, c'est-à-dire dans les empoisonnements du cœur.

Dans aucune des 217 expériences complètes, prolongées chacune plusieurs heures, que j'ai exécutées en 1890, 1891 et 1892, sur les poisons cardiaques, pas plus que dans les études de contrôle que j'ai reprises récemment avec des procédés un peu différents, dans aucun des milliers de tracés simultanés fournis par ces expériences, je n'ai pu saisir une trace d'asynchronisme. Les quelques spécimens que je dois me borner à présenter ici correspondent donc à un ensemble considérable d'observations et me semblent devoir enfin trancher la question naguère encore soulevée à l'étranger et en France.

Mais si mes recherches m'ont fourni ce résultat incontestable, elle m'ont aussi montré que l'erreur était presque inévitable, quand on procède à l'examen comparatif de la pression, surtout avec les manomètres à mercure, dans une branche de l'aorte *plus ou moins éloignée du cœur* et dans une branche de l'artère pulmonaire qui en est très rapprochée. A tout instant j'ai constaté, moi aussi, qu'une systole ventriculaire gauche, redoublée, avortée comme l'est une systole ventriculaire droite survenant au même instant, pouvait ne pas se faire sentir même dans la carotide, tandis que la faible systole droite retentissait encore dans l'artère pulmonaire. Je donnerai plus tard sur ce point spécial des courbes démonstratives (chap. X), voulant ici me borner à établir le fait du synchronisme des deux ventricules, dans les diverses conditions arythmiques indiquées plus haut.

1° *Les systoles ventriculaires rapprochées*, insuffisamment anticipées pour devenir des systoles complètement avortées, revenant par groupes de 2, 3 ou 4, sont exactement synchrones dans les deux ventricules, comme le montre la figure 5, fournie par une expérience du 3 juillet 1891,

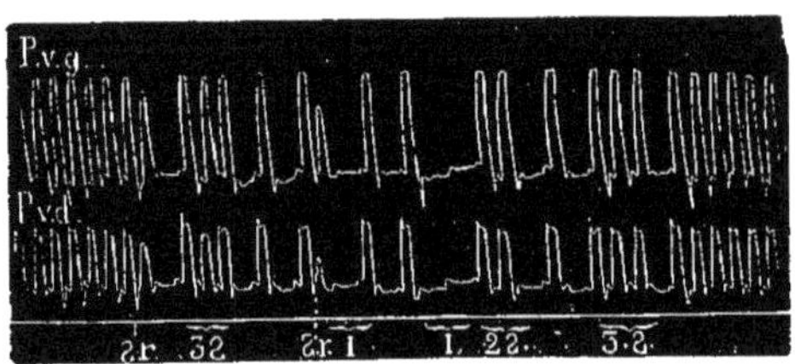

Fig. 5. — Arythmie digitalinique caractérisée par des groupes de systoles rapprochées et combinées à des intermittences du cœur. Synchronisme des deux ventricules.

Pression dans le ventricule gauche (*P. v. g.*) et dans le ventricule droit (*P. v. d.*); tracés superposés montrant des groupes de systoles rapprochées, encore efficaces, revenant isolément (*S. r.*), par deux (2 *S. r.*), par trois (3 *S. r.*) avec intermittences intercalées (*I. I.*).

sur un chien empoisonné avec 4 milligrammes de digitaline Mialhe-Petit et soumis à l'exploration des pressions ventriculaires droite et gauche. On y voit deux groupes de 3 systoles, un groupe de 2 systoles rapprochées et, s'intercalant dans la série, quelques systoles anticipées, redoublées (S. R.). Peut-être serait-il plus conforme aux faits de définir autrement le type d'arythmie dont il s'agit, et de ne voir, dans ces groupes de systoles rapprochées, que des systoles revenant aux intervalles normaux, mais formant des groupes séparés les uns des autres par des intermittences (I. I). Cependant l'habitude est trop bien prise dans le langage clinique, surtout quand il s'agit de digitale, pour présenter ce type sous une autre forme : ces groupes de systoles correspondent, comme le montre la figure 6 (Exp. du 5 juillet 1891, chien

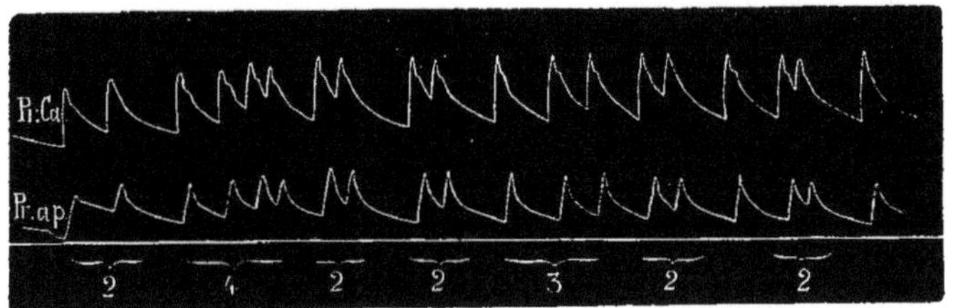

Fig. 6. — Pouls géminé aortique et pulmonaire produit par la digitaline.

Pressions dans la carotide (*Pr. Ca*) et dans l'artère pulmonaire (*Pr. A. p.*) inscrites simultanément et montrant différents types de pouls géminé (2), bigéminé (3), trigéminé (4) produits par des systoles ventriculaires droites et gauches rapprochées, encore efficaces et synchrones.

de 17 kilos empoisonné avec 9 milligrammes de digitaline Adrian), au pouls géminé, bigéminé, trigéminé, bien connu des médecins, surtout depuis les descriptions de Lorain. La même figure 6 montre le fait qui nous occupe davantage, à savoir le synchronisme de ces groupes de pulsations dans la carotide et dans l'artère pulmonaire, en d'autres termes, le synchronisme des ventricules gauche et droit.

2° *Les systoles ventriculaires redoublées*, caractérisées au point de vue du fonctionnement cardiaque par l'anticipation systolique sans pause diastolique suffisante, et, au point de vue de la circulation artérielle, par le défaut plus ou moins complet d'ondée sanguine, se présentent (*fig.* 7) ou bien à l'état isolé, ou bien à l'état répété : un simple coup d'œil sur la figure ci-jointe montrera que, quelle que soit leur variété, ces systoles redoublées se produisent exactement de même dans les deux ventricules.

3° Le type de systoles anticipées *répétées* conduit au type des *systoles anticipées en séries* plus ou moins nombreuses, dans lequel les ventricules se contractant avec une grande précipitation, sans

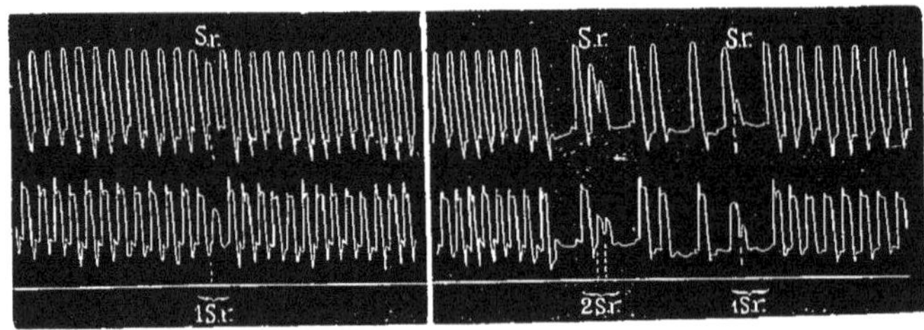

Fig. 7. — Arythmie digitalinique caractérisée par des systoles redoublées, plus ou moins complètement avortées et simples ou doubles, toujours synchrones dans les deux ventricules.

Pression ventriculaire gauche (ligne supérieure) et ventriculaire droite (ligne inférieure) (voy. fig. 5.). — N° 1. Une seule systole redoublée (1 *S. r.*) survenant au milieu d'une série de systoles régulières, actives. — N° 2. Systoles redoublées uniques (1 *S. r.*) en couple (2 *S. r.*), s'effectuant à un niveau variable de la phase de relâchement et annonçant une tendance vers l'état demi-tétanique des deux ventricules (*voy. fig.* 8).

intervalles diastoliques suffisants, restent en état demi-tétanique, comme le ferait un muscle strié soumis à des excitations dissociées qui produiraient un tétanos à secousses incomplètement fusionnées.

J'ai vu de nombreux exemples de ce genre dans mes anciennes expériences sur l'action cardiaque du chloral (C. R. Lab. Marey, 1877), et les expériences plus récentes sur les accidents de la digi-

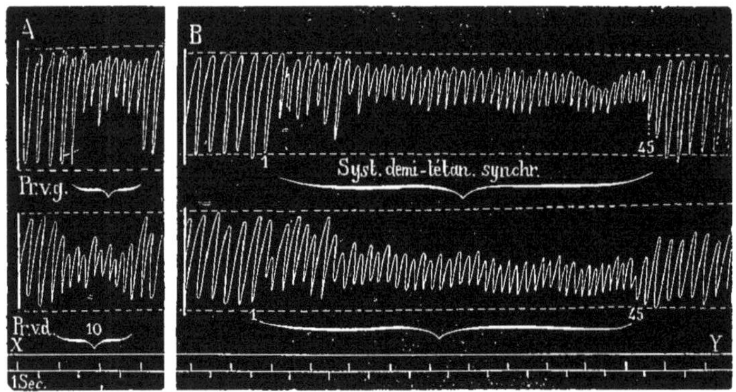

Fig. 8. — Arythmie digitalinique caractérisée par des accès demi-tétaniques synchrones dans les deux ventricules.

Pressions ventriculaires droites (*Pr. v. d.*) inscrites en même temps que les variations de la pression ventriculaire gauche (*Pr. v. g.*). La partie A montre une série de systoles avortées, au nombre de 10 dans chaque ventricule, et la série B correspond à un accès beaucoup plus prolongé de demi tétanos des deux ventricules avec 45 secousses systoliques de part et d'autre.

taline m'en ont fourni de nouveaux types. La figure 8, empruntée à une expérience du 15 novembre 1891, sur un chien empoisonné avec

5 et 6 milligrammes de la digitoxine si puissante de Merck, montre deux groupes de ces systoles anticipées en série. On en compte 10 dans le premier groupe (A) et 45 dans le second groupe (B) : le comptage établit le synchronisme de ces troubles dans le ventricule gauche et dans le ventricule droit. On peut remarquer, dans les courbes ci-jointes fournies par des appareils manométriques élastiques, à indications rapides, sans inertie (sondes cardiaques à ampoules), que les maxima de ces systoles redoublées n'atteignent pas la ligne des sommets systoliques normaux, surtout dans le ventricule droit : le tétanos cardiaque, en effet, est incomplet, chaque ventricule ne donnant pas, pendant cette période, le maximum d'effort dont il est capable. C'est dans ces séries d'accidents qu'on obtient la chute de la pression artérielle par défaut d'alimentation, tout comme si le cœur était arrêté en diastole. J'ai observé, il y a quelques années, un cas de ce genre chez une jeune femme, morte très rapidement d'un rétrécissement mitral, sans doute par production de caillots cardiaques (L. X..., domestique chez le docteur J.) : de temps en temps, le pouls carotidien disparaissait complètement, le cœur donnant des battements tumultueux sans claquements valvulaires au 2e temps.

4° *Les intermittences complètes du cœur*, qui font souvent suite aux systoles redoublées comme dans les cas d'excitation directe du myocarde, peuvent aussi se produire isolément. La figure 9

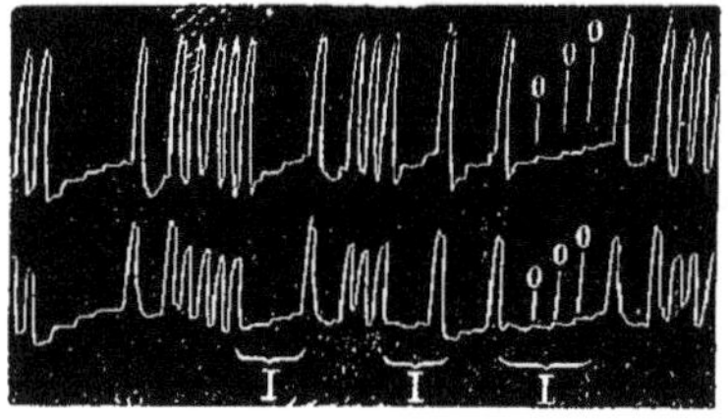

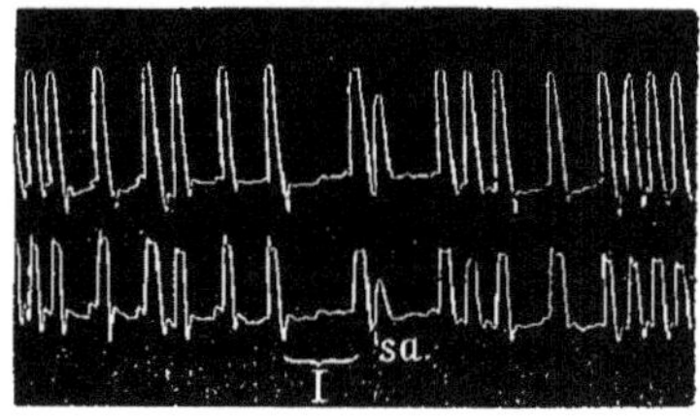

Fig. 9. — Arythmie digitalinique caractérisée par des intermittences complètes du cœur synchrones dans les deux ventricules.

Pression ventriculaire droite (ligne supérieure), pression ventriculaire gauche (ligne inférieure), avec intermittences I. I. revenant irrégulièrement après avoir été ou non précédées de groupes de systoles rapprochées. Les accidents *000* de la ligne diastolique sont dus au retentissement de systoles d'oreillettes et non à des avortements de systoles ventriculaires (chocs diastoliques).

fournit des spécimens de ces deux variétés (Exp. du 27 juillet 1891, sur un chien empoisonné avec 5 milligrammes de digitaline Mialhe). On voit aisément que, dans ce cas encore, les deux ventricules subissent avec un rigoureux synchronisme l'accident diastolique.

tout comme ils subissaient tout à l'heure les troubles systoliques.

Un détail de ces courbes pourrait prêter à interprétation erronée et doit être signalé ici : on constate que, pendant la pause prolongée qui constitue l'intermittence, de légers soulèvements diastoliques (*o.o.o.*) se produisent, comme s'il s'agissait de tentatives ébauchées et inefficaces de systoles ventriculaires, aussi bien à droite qu'à gauche. Ce sont de simples retentissements des systoles des oreillettes qui continuent à se contracter, comme le montre la

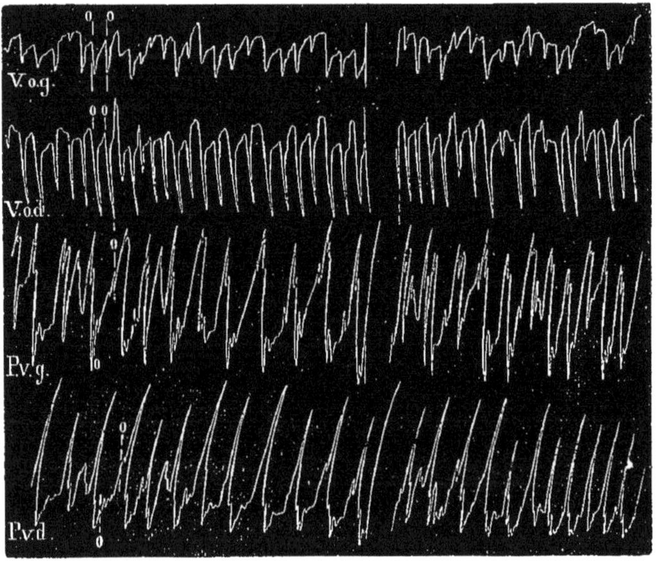

Fig. 10. — Ataxie bi-ventriculaire avec chocs diastoliques synchrones pendant les intermittences.

Pulsation ventriculaire droite (*P. v. d.*) et pulsation ventriculaire gauche (*P. v. g.*) pendant une période d'arythmie. Les sursauts diastoliques *OO* qui se produisent pendant les intermittences ventriculaires sont dus au retentissement des systoles auriculaires (volume de l'oreillette droite (*V. o. d.*), volume de l'oreillette gauche (*V. o. g.*). Les oreillettes donnent, en effet, une ou deux systoles pendant chaque intermittence ventriculaire.

figure 10, fournie par une expérience du 5 août 1892 et dans laquelle j'ai inscrit, en même temps que les courbes ventriculaires, celles des changements de volume des oreillettes droite et gauche. On constate que les systoles auriculaires *o o* retentissent dans les cavités ventriculaires et produisent des chocs diastoliques, sur lesquels j'ai insisté dans l'étude des actions nerveuses cardio-modératrices (*Arch. phys.* 1890-92).

5° De même que les systoles anticipées se réunissent souvent en séries (*voy.* n° 5), *les systoles retardées* (*intermittences du cœur*) se groupent également à une période avancée de l'intoxication digitalinique et s'intercalent ainsi, en formant des séries, entre deux

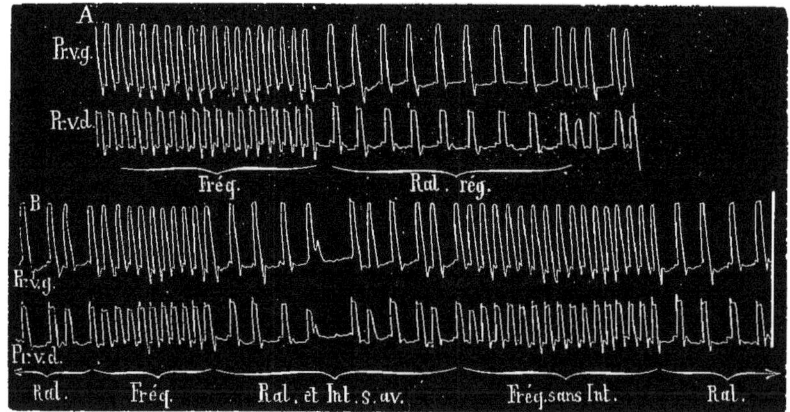

Fig. 11. — Arythmie caractérisée par des séries de systoles retardées (intermittences synchrones) intercalées entre deux séries de systoles fréquentes.

Pression ventriculaire gauche (*Pr. v. g.*) et pression ventriculaire droite (*Pr. v. d.*) avec une série de systoles retardées (intermittences) régulièrement espacées (partie A) et plusieurs séries d'intermittences complètes associées à des systoles rapprochées et à des systoles redoublées (B.).

périodes de systoles fréquentes : c'est ce que nous montre la figure 11 empruntée à la même expérience que la figure 9. On peut

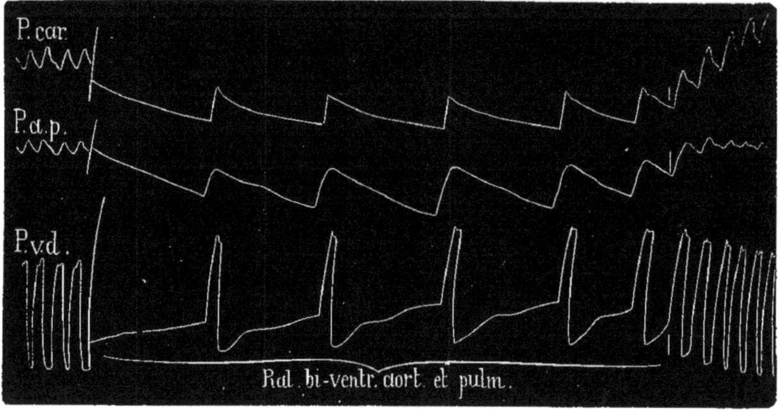

Fig. 12. — Série d'intermittences du pouls aortique et pulmonaire synchrones de part et d'autre.

Pouls carotidien (*P. car.*) et pouls de l'artère pulmonaire (*P. a. p.*) inscrits avec deux sphygmoscopes : la période de ralentissement intercalée entre les deux phases de pulsations fréquentes est commune aux deux vaisseaux, et par suite aux deux ventricules, comme le montre l'inscription simultanée des pulsations ventriculaires droites (*P. v. d.*)

noter, comme dans la portion A de cette figure, que la série d'intermittences peut être assez prolongée, sans aucune autre irrégularité de rythme, sans systoles redoublées, et que parfois aussi une ou deux systoles avortées ou simplement rapprochées viennent s'associer aux intermittences pures (*partie B, fig.* 11).

Ces séries de systoles retardées sont, comme toutes les autres variétés d'arythmie, communes aux deux ventricules : la figure 11 l'établit d'une façon très évidente; on a, dans la figure 12 (expérience du 8 janvier 1892 : chien empoisonné par 10 milligrammes de digitoxine Merck), une autre démonstration du même fait. Ici, on explorait comparativement la pression artérielle dans la carotide et dans l'artère pulmonaire, avec des sphygmoscopes, ainsi que la pulsation extérieure du ventricule droit; il est clair que la grande période de ralentissement, intercalée entre les deux phases de systoles fréquentes, a également porté sur le ventricule gauche et sur le ventricule droit : les pulsations carotidiennes et pulmonaires se sont ralenties au même degré et le ventricule droit n'a pas donné la moindre systole supplémentaire.

Il semble dès lors inévitable d'admettre le synchronisme absolu des deux ventricules dans toutes les formes que peut revêtir l'arythmie digitalinique. Un fait aussi évident devrait pouvoir se passer de commentaires; il faudra pourtant y revenir en discutant les raisons qui, dans ce cas comme dans celui d'autres variétés d'arythmie, ont pu faire admettre l'hypothèse de l'hémisystolie.

II

ACTION DE LA DIGITALE SUR L'ÉNERGIE DU CŒUR

I. — Renforcement de l'énergie des systoles ventriculaires par la digitaline. — Cette augmentation d'énergie ne peut se déduire de l'amplitude plus grande des pulsations. L'exploration des pressions ventriculaires en donne une idée fidèle, mieux encore que celle de la pression artérielle. — Le renforcement d'énergie se manifeste, quelle que soit la modification de la fréquence (ralentissement, tachycardie, hypertachycardie). Il se produit parallèlement dans les deux ventricules, mais dans le ventricule gauche avec une prédominance qui résulte de l'excès de la résistance aortique sur la résistance artérielle pulmonaire. Le parallélisme (non l'équivalence) de l'augmentation d'énergie dans les deux ventricules (synergie relative) se déduit également de l'augmentation parallèle de la pression dans les deux systèmes artériels aortique et pulmonaire.

II. — L'expansion diastolique ventriculaire s'exagère-t-elle comme l'énergie systolique? Critique des procédés de contrepression sur le cœur dans le péricarde pour apprécier la valeur de l'expansion diastolique. — Critique de la mesure de cette expansion d'après l'augmentation de volume du cœur ralenti par les excitations du nerf vague. — Recherches personnelles sur les changements du volume moyen du cœur digitaliné et sur les variations de la pression diastolique à l'intérieur des ventricules. — La digitale agit essentiellement sur les ventricules par l'augmentation de tonicité produite dans le myocarde. — Les variations d'énergie systolique et d'expansion diastolique sont parallèles dans les deux cœurs.

§ 1. La digitale renforce l'énergie des systoles ventriculaires.

1° *L'augmentation d'énergie des systoles ventriculaires ne peut se déduire de l'amplitude et de la brusquerie plus grande des pulsations extérieures.* — Un simple exemple fixera ce premier point et montrera qu'il faut avoir recours à d'autres procédés d'exploration pour se prononcer.

En enregistrant comparativement chez un animal les pulsations et les variations de la pression intérieure de chaque ventricule, on peut s'assurer, comme dans la figure ci-jointe (*fig.* 15), que la secousse imprimée aux explorateurs extérieurs par la systole ventriculaire, peut être beaucoup plus brusque et se traduire par une élévation notable de la courbe, sans qu'on retrouve dans l'inscription des variations de pression intra-ventriculaire, la trace d'une augmentation réelle d'énergie. Pendant la période *a b*, on

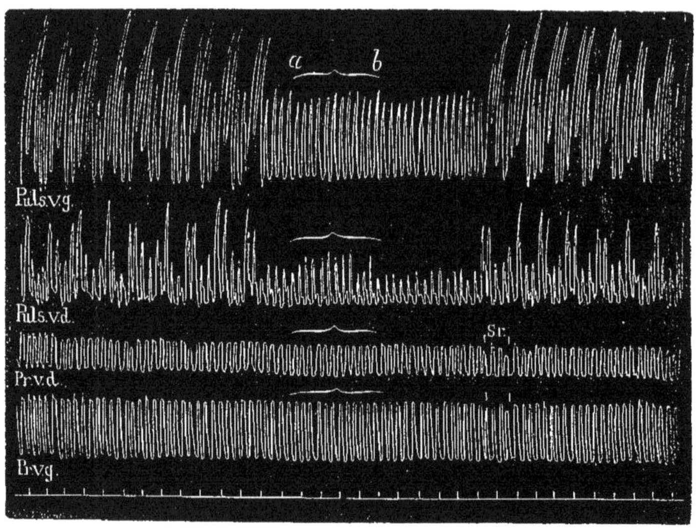

Fig. 13. — Défaut de concordance entre les variations de l'amplitude des pulsations et les variations de la pression intra-ventriculaire.

Pression ventriculaire droite (*Pr. v. g.*) et pression ventriculaire gauche (*Pr. v. d.*) ne subissant pas d'augmentation de valeur systolique, et présentant plutôt une légère dépression, pendant une période *ab* où survient une augmentation de brusquerie des pulsations ventriculaires, surtout marquée dans le ventricule droit (*Puls. v. d.*).

voit la pulsation de chaque ventricule, surtout celle du droit, plus ample et plus brusque, alors que les maxima de la pression dans chaque ventricule ne subissent pas d'élévation. Cette remarque permet donc d'écarter les observations dans lesquelles on a cherché à comparer l'énergie des deux ventricules en se bornant à l'exploration extérieure et conduit à n'admettre comme valables que les explorations manométriques intra-cardiaques.

2° *L'augmentation d'énergie ventriculaire se déduit plus sûrement de l'exploration de la pression à l'intérieur des ventricules que de celle de la pression artérielle.* — Celle-ci en effet peut subir des variations de cause périphérique (*voy. ch. IV*) et on reste hésitant sur la part qui peut revenir au cœur dans l'hypertension observée. L'examen des changements subis par les maxima systoliques de la pression ventriculaire est beaucoup plus simple et démonstratif. Il permet de poser en principe que, *jusqu'aux doses fortement toxiques, la digitale ou les digitalines renforcent l'énergie ventriculaire*. Nous verrons dans le cours de ce travail de nombreux exemples de ce fait qui nous paraît être le trait essentiel de l'action de la digitale; il faut seulement montrer ici la

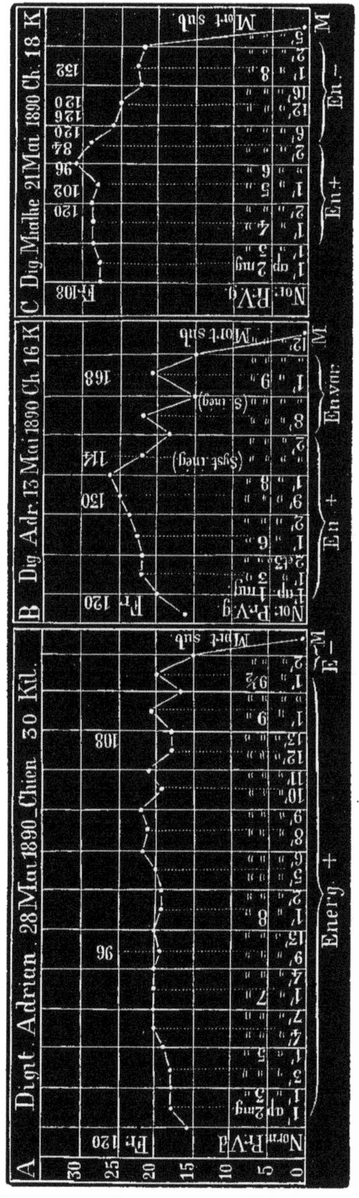

Fig. 14. — Diagrammes montrant la marche des variations de l'énergie systolique ventriculaire du début à la fin de plusieurs expériences d'empoisonnement par la digitaline.

L'énergie ventriculaire, représentée par les ordonnées, va croissant dans chaque ventricule (*Pr. v. d.*, pressions ventriculaires droites; *Pr. v. g.*, pressions ventriculaires gauches) jusqu'à une phase très avancée de l'intoxication, que le cœur se ralentisse comme dans les expériences A et C, ou qu'il s'accélère comme dans l'expérience B. A partir des doses fortement toxiques, l'énergie ventriculaire peut varier sans tomber au-dessous de sa valeur normale (A), ou osciller au voisinage de cette valeur (B), ou tomber graduellement au-dessous, tout en restant très notable encore (C). Dans tous les cas la mort arrive brusquement, le cœur étant encore très énergique, et n'est pas le résultat d'une extinction graduelle.

Les rapports des variations d'énergie avec les doses et avec la durée d'action de chacune d'elles sont indiqués en regard des niveaux de chaque ordonnée.

marche de ce renforcement d'énergie aux différentes phases d'une intoxication progressive, et les différents types qu'elle peut présenter. J'ai réuni dans le tableau ci-joint (*fig.* 14) quelques courbes fournies par des expériences qui visaient spécialement le point dont il s'agit. On y voit que les maxima systoliques de la pression ventriculaire droite (*courbe A*) et gauche (*courbes B et C*) s'élèvent graduellement et à un degré plus ou moins grand pendant les premières périodes de l'action de la digitaline (*Energ.*); puis, qu'à partir de la dose toxique qui rend le cœur arythmique et doit le tuer au bout d'un temps variable, l'énergie ventriculaire (E-) décroît, soit brusquement (*courbe A*), soit graduellement (*courbe C*), soit en présentant des oscillations qui la ramènent à son niveau normal ou la font tomber au-dessous (*courbe B*); mais, dans tous les cas, elle reste notable, voisine de la normale, sinon plus grande encore, jusqu'au moment de la mort subite (M). La marche des variations de la puissance ventriculaire se subordonne, bien entendu, à une foule de conditions dans le détail desquelles je n'ai pas à entrer (importance des doses, rapidité de l'intoxication, degré préalable d'activité du cœur, influence des résistances artérielles, etc.); il suffit d'établir le fait général d'*une augmentation d'énergie se soutenant jusqu'à la mort*, sauf dans le cas de doses toxiques d'emblée : ici le cœur faiblit très rapidement après avoir ou non passé par une phase fugitive d'augmentation d'énergie; c'est ce que j'ai observé, au début de mes recherches, quand j'employais les préparations officinales de feuilles de digitale, sans me douter que leur toxicité est en moyenne de 9 à 12 fois plus grande que ne le fait supposer la quantité de digitaline qu'on peut extraire d'un poids donné de feuilles; c'est ce que j'ai vu encore, quand j'ai cru comparable à nos digitalines cristallisées, la digitoxine de Merck qui est, à poids égal, au moins 3 fois plus toxique. Sauf ces conditions anormales, on peut dire que l'énergie ventriculaire s'accroît de la façon la plus évidente dans l'empoisonnement graduel par la digitale.

3° *Le renforcement d'énergie ventriculaire se manifeste quelle que soit la fréquence du cœur digitaliné.* — L'un des premiers points à décider au sujet de l'augmentation d'énergie du cœur produite par la digitaline, est relatif aux rapports de cette modification fonctionnelle avec les différences que subit la fréquence du cœur au cours de l'intoxication graduelle. On peut supposer, en effet, que les ventricules ne renforcent leurs systoles que quand ils commencent à s'accélérer, c'est-à-dire à une période déjà toxique. Quelques exemples, empruntés à diverses expériences et groupés dans une même figure pour la facilité de la comparaison, montreront qu'il n'y a aucun rapport essentiel entre les variations de la fréquence et celles de l'énergie du cœur (*fig.* 15). Nous aurons

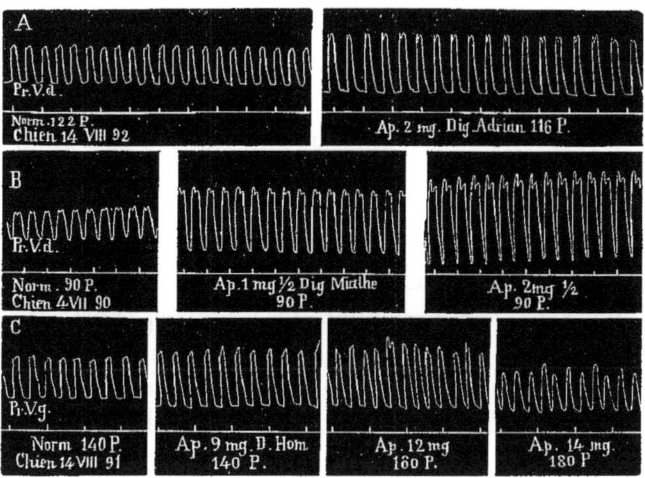

Fig. 15. — Indépendance de l'augmentation croissante de l'énergie ventriculaire et des changements de la fréquence du cœur digitaliné.

Tableau résumant le résultat de trois expériences avec les digitalines cristallisées d'Adrian et de Mialhe et la digitaline amorphe Homolle et Quevenne. La pression ventriculaire droite (*Pr. v. d.*), comme la pression ventriculaire gauche (*Pr. v. g.*), augmente d'importance systolique, en même temps que chaque dépression diastolique devient plus profonde, que le cœur soit modérément accéléré (A), ou très fortement accéléré (C), ou bien conserve sa fréquence normale (B). C'est seulement à la suite des très fortes doses, que l'énergie diminue sans que la fréquence varie par rapport à la phase précédente, comme dans l'expérience C, après 14 milligrammes de digitaline amorphe équivalant à 3 ou 4 milligrammes de digitaline cristallisée.

plus tard à rechercher si ce n'est pas plutôt l'augmentation de la résistance artérielle au-devant du cœur qui règle son énergie croissante (voy. chap. IV, *Rapports de la fréquence et de l'énergie avec la pression*). Déjà quelques documents semblables à ceux de la figure ci-dessus ont été fournis dans le tableau d'ensemble (*fig.* 14) destiné surtout à établir le fait de l'énergie progressive des ventricules sous l'influence de l'empoisonnement graduel : mais une démonstration spéciale du défaut de rapport dont il s'agit doit être donnée ici. Cette démonstration résulte simplement de la comparaison des pressions intra-ventriculaires avec un cœur ralenti (A. fig. 15), avec un cœur conservant sa fréquence (B) et avec un cœur accéléré (C). On retrouvera, dans ce dernier spécimen, la preuve donnée déjà (fig. 14) que l'énergie systolique ne commence à s'atténuer que dans les dernières phases de l'intoxication digitalinique.

§ 2. Comparaison de l'augmentation d'énergie dans les deux ventricules (Recherche de la synergie systolique).

S'il est établi, comme je crois que cela résulte des faits relatés dans le chapitre I, que, quel que soit le changement de fréquence et de rythme subi par le cœur sous l'influence de la digitale, les deux ventricules restent rigoureusement associés l'un à l'autre par le *synchronisme* de leurs différentes phases, il n'est pas, *a priori*, démontré que cette solidarité doive se poursuivre jusque dans la *synergie*, c'est-à-dire dans le parallélisme des variations d'effort systolique et de résistance diastolique.

Ce n'est pas que j'aie la moindre idée d'une spécificité d'action du poison sur le myocarde ou sur les appareils nerveux d'un ventricule plutôt que de l'autre; je crois moins encore à une action élective, hypothétiquement admise par Openchowsky, sur les artères coronaires de l'un des ventricules. La digitale est un poison total du cœur; elle affecte au même titre tous les éléments nerveux et contractiles de l'organe, qu'il s'agisse du ventricule droit ou du ventricule gauche. Mais ce poison modifie en outre la circulation dans les vaisseaux; il agit sur la pression artérielle en vertu d'un mécanisme central ou périphérique, nerveux ou cardiaque, que nous n'avons pas à discuter ici : le fait seul doit être énoncé et sa connaissance conduit immédiatement à poser la question d'une autre manière.

Si l'un des deux ventricules seulement doit lutter contre une résistance exagérée, il est clair que, tout en conservant son synchronisme avec l'autre dont la puissance pourra également être augmentée, il déploiera un effort plus grand que celui-ci : nous aurons alors affaire à une *synergie relative associée à un synchronisme absolu*, mais le défaut de synergie rigoureuse ne résultera pas d'une action primitivement différente du poison sur les deux ventricules.

Quelques détails expérimentaux permettront de formuler nettement les conclusions de cette recherche.

1° *Démonstration du parallélisme (non de l'équivalence), de l'augmentation d'énergie dans les deux ventricules par l'exploration des pressions intra-cardiaques.* — L'examen des courbes de la pression dans les deux ventricules (*voy. fig.* 5 et 4, *chap.* I, *et fig.* 17) suffit à établir ce fait essentiel que, quand la digitaline agit comme stimulant cardiaque et renforce l'énergie systolique d'un ventricule, elle agit sur l'autre dans le même sens : on voit, par exemple, dans la figure 5, qu'à mesure que la digitaline régularise le cœur préalablement arythmique, elle renforce aussi bien les systoles ventriculaires à droite qu'à gauche.

L'effet est surtout apparent dans les variations de la pression ventriculaire droite qui s'égalisent au point de vue de la puissance, comme elles le font au point de vue du rythme. Cette différence paraît tenir à ce que le ventricule droit, ayant à sa disposition une activité beaucoup plus réduite que le ventricule gauche, paraissait plus fortement atteint dans son énergie. La digitale rend leur puissance aux systoles affaiblies et nivelle les maxima des variations de pression dans ce ventricule. Elle agit évidemment de même sur le ventricule gauche qui, ayant été moins manifestement troublé que le droit, semble subir d'une façon moins active l'effet renforçant de la digitaline. Il en bénéficie cependant, lui aussi, d'une façon certaine, comme le montre l'élévation notable de la pression artérielle fémorale à mesure que s'accentue l'action tonique du poison régulateur.

L'exemple suivant (*fig.* 16) sera beaucoup plus démonstratif encore à cet égard : il est emprunté à une expérience du 3 juillet 1891, dans laquelle on a exclusivement cherché à établir la preuve de l'augmentation de travail du ventricule gauche sous l'influence de doses croissantes de digitaline.

Il est évident que le cœur déploie une énergie plus grande quand, en conservant sa fréquence ou en s'accélérant, il lutte contre une résistance augmentée au point où l'est souvent la pression aortique sous l'action de la digitale. Dans le spécimen ci-joint, par exemple (*fig.* 16), nous voyons le cœur avec une fréquence de 150 avant la digitaline lutter contre une pression aortique normale de 125 mm-Hg; après avoir subi l'action de 2 mgr. de digitaline Adrian, le ventricule gauche, tout ralenti qu'il soit (60 pulsations au lieu de 150) exécute un travail plus grand ayant à surmonter une résistance de 140 mm-Hg au lieu de 125; mais l'énergie de ce ventricule doit croître dans une toute autre proportion quand, après 4 millig. de digitaline, la fréquence s'est relevée à 102 et la pression est montée à 190 mm.; quand surtout, après 5 mgr., on compte 252 battements contre une énorme pression de 225 mm-Hg. Ces faits ne laissent aucun doute dans l'esprit, et, de l'augmentation de

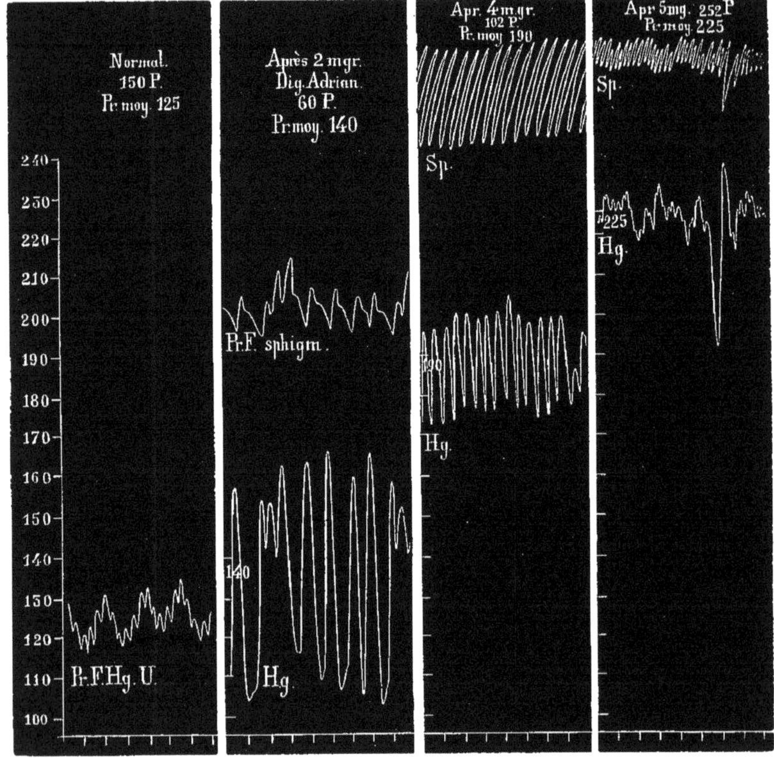

Fig. 16. — Augmentation de l'énergie du ventricule gauche luttant contre une résistance artérielle croissante.

Tableau montrant l'élévation rapide et considérable de la pression aortique (pression fémorale avec le manomètre à mercure, *Pr. F. Hg. U.*, et avec le sphygmoscope, *Pr. F. Sphygm.*, sous l'influence de doses croissantes de digitaline. La fréquence du cœur, très diminuée au début (150 à 60 p.) avec une augmentation modérée de la résistance artérielle (de **125** à **140** mm. Hg.), s'accroît proportionnellement à l'élévation de la pression : elle arrive à **252** pulsations en présence d'une résistance artérielle élevée de **125** à **225** mm. Hg. L'augmentation d'énergie ventriculaire n'a donc pas de rapports avec les changements de fréquence et se subordonne à l'augmentation de la résistance.

travail, on remonte facilement à l'augmentation d'énergie ventriculaire gauche.

Déjà du reste, depuis longtemps, les expériences de Chauveau et Marey, sur la pression et la vitesse du sang dans la carotide du cheval, ont établi l'augmentation considérable de l'énergie du ventricule gauche, en montrant l'élévation *parallèle* de la vitesse et de la pression dans l'artère.

On est d'accord aujourd'hui pour admettre que la digitale renforce l'action du ventricule gauche et les expériences ont fourni la preuve que ce n'est point à la résistance exagérée apportée à son évacuation par la contraction des artérioles, que ce ventricule doit l'augmentation de son énergie systolique (voy. ch. IV, *Rapports de l'énergie ventriculaire et de la pression artérielle*) : c'est bien d'une action cardiaque primitive qu'il s'agit. Que l'excès de résistance intervienne pour solliciter le cœur gauche à un excès de travail, il n'y a point à en douter, mais il serait illogique (et fâcheux au point de vue clinique) d'imaginer que c'est la lutte contre une pression aortique plus haute qui rend seule le ventricule gauche plus énergique sous l'influence de la digitaline (voy. ch. IV, § 4).

Pareille hésitation, du reste, ne serait pas permise au sujet de l'augmentation d'énergie du ventricule droit, que démontrent toutes les explorations de la pression à l'intérieur de ce ventricule. Il est, en effet, très remarquable que la moitié droite du cœur subit un renforcement important d'énergie, alors que la pression s'élève aussi peu dans l'artère pulmonaire. On voit là une différence des plus tranchées entre les deux circulations aortique et pulmonaire et, sans autre détail, on peut interpréter ce fait, en apparence paradoxal, en invoquant la tonicité si réduite des vaisseaux du poumon, d'une part, leur réactivité vaso-motrice faible ou douteuse en présence de la digitaline, d'autre part. Ici, dès lors, il ne peut être question d'une influence vasculaire, étrangère au cœur, d'une augmentation de résistance provoquant un déploiement exagéré d'énergie : c'est bien à une action cardio-tonique primitive de la digitale qu'est dû le renforcement de l'activité systolique du ventricule droit.

Les deux ventricules subissent donc, pour leur compte, indépendamment de la stimulation que pourrait produire l'excès de la pression, l'influence renforçante de la digitaline, mais ils la subissent *à un degré différent*. Cette notion complémentaire ressort des expériences où nous avons comparé la marche de l'augmentation d'énergie dans les deux ventricules avec des manomètres à maxima construits sur le principe de ceux de Goltz et Gaule : nous avons eu ainsi des mesures montrant qu'il n'y a pas *proportionnalité* entre l'élévation des maxima systoliques à droite et à gauche sous l'influence de la digitaline : l'élévation est beaucoup plus grande dans le ventricule gauche et se subordonne à la valeur variable de la résistance aortique. On pourra juger plus aisément qu'avec les

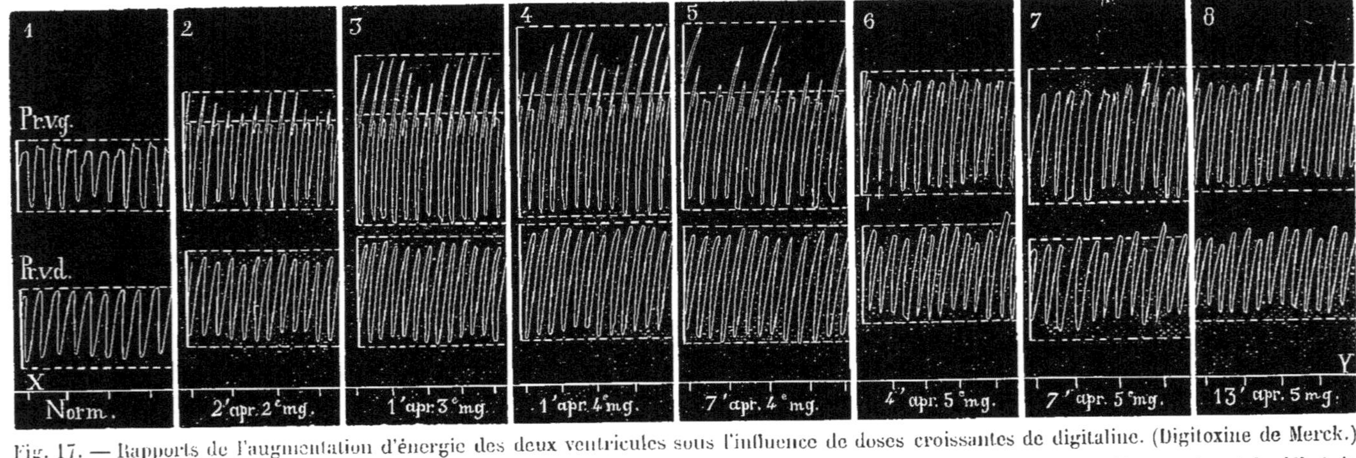

Fig. 17. — Rapports de l'augmentation d'énergie des deux ventricules sous l'influence de doses croissantes de digitaline. (Digitoxine de Merck.)

L'énergie systolique des deux ventricules (pression ventriculaire gauche, *Pr. v. g.*, et pression ventriculaire droite, *Pr. v. d.*) va croissant du début de l'intoxication jusqu'à une dose fortement toxique ; elle est parallèle des deux côtés, mais le surcroît d'énergie est plus grand dans le ventricule gauche en raison de la résistance plus haute à surmonter. Ce renforcement d'énergie s'atténue un peu avec les doses très toxiques, tout en restant notable par rapport à la normale. Les dépressions diastoliques deviennent plus profondes quand l'énergie systolique s'exagère (*voy.* § 5).

courbes de grande longueur des manomètres à maxima la différence dont il s'agit, en examinant la figure précédente (*fig.* 17) fournie par des sondes manométriques élastiques (doubles ampoules conjuguées, voy. *Arch. Phys.*, 1892). Dans l'expérience à laquelle cette figure a été empruntée (13 novembre 1891), le chien avait été soumis d'emblée à l'action de fortes doses de la plus toxique des digitalines que nous ayons employées, la digitoxine de Merck, pour supprimer les phases de ralentissement initial.

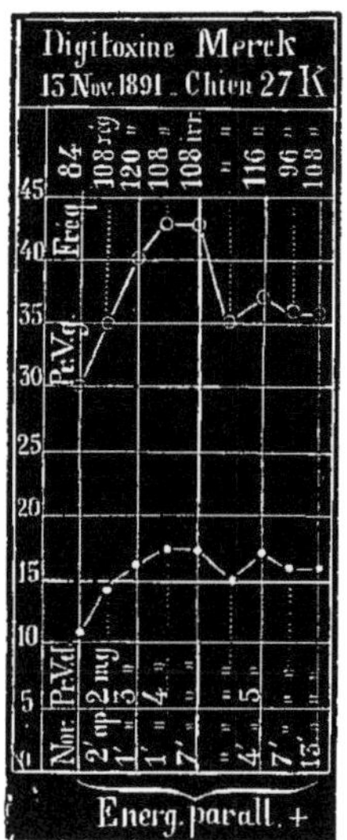

Fig. 18. — Diagramme résumant les rapports de l'excès d'énergie produit dans les deux ventricules par la digitoxine. (Synergie relative.)

La pression ventriculaire droite croit comme 3, 6 et 7 1/2, tandis que la pression ventriculaire gauche croît comme 5, 10 et 13 : il y a donc parallélisme, et non équivalence, dans l'augmentation d'énergie des deux ventricules. L'irrégularité des variations de la fréquence mise en regard de la progression croissante de l'énergie bi-ventriculaire montre le défaut de rapport des deux effets.

L'énergie, d'abord accrue, décroît ensuite parallèlement dans les deux ventricules, mais conserve, malgré les doses toxiques, une valeur plus grande que normalement (*voy. fig.* 17).

On y peut voir que la puissance systolique augmente simultanément dans les deux ventricules, du début de l'empoisonnement jusqu'à la dose toxique de 4 milligrammes, et que, tout en restant beaucoup plus grande que normalement, l'énergie des deux ventricules faiblit un peu à partir de 5 milligrammes de digitoxine, correspondant d'après nos évaluations à 12 ou 15 milligrammes des digitalines cristallisées chloroformiques d'Adrian, Mialhe, Nativelle, etc.

C'est là le fait essentiel sur lequel nous avons déjà insisté; mais, en outre, on peut constater que l'énergie ventriculaire gauche croît, par exemple, comme 5, 10 et 13, tandis que celle du ventricule droit n'augmente que dans les rapports 3, 6 et 7 1/2.

Le parallélisme de l'augmentation d'énergie dans les deux ventricules, ainsi que sa valeur relative, ressortira plus aisément de l'examen du tableau ci-joint (*fig.* 18) qui représente, sous la forme de courbes à échelles comparatives, les détails de l'expérience ayant fourni les résultats énoncés ci-dessus.

La différence de valeur dans l'augmentation d'énergie des deux ventricules est évidemment en rapport, d'une part, avec la musculature moins puissante du ventricule droit, d'autre part, et surtout, avec la résistance beaucoup plus grande apportée à l'évacuation du ventricule gauche. On peut avoir une idée de cette résistance en se reportant à la figure 16 qui montre la pression aortique s'élevant de 125 à 225 mm. Hg., c'est-à-dire presque doublée, alors que, dans nos expériences comparatives sur la pression dans l'artère pulmonaire et l'aorte, nous n'avons trouvé qu'une augmentation très faible de la résistance au-devant du ventricule droit. Ce facteur *résistance* constitue donc l'élément essentiel de la différence dans l'augmentation de puissance des deux ventricules sous l'influence de la digitale. Le fait principal qui doit subsister, c'est que *les deux ventricules subissent, à des degrés variables pour chacun, une augmentation de force systolique : ils sont donc synergiques, comme ils sont synchrones, mais avec une moindre rigueur, pour les raisons qui précèdent.*

2° *L'augmentation parallèle d'énergie des deux ventricules, sous l'influence de la digitaline, se déduit aussi de l'élévation parallèle de la pression dans l'aorte et dans l'artère pulmonaire.*

J'ai beaucoup cherché une indication précise des variations comparatives de la pression dans une branche de l'aorte et de l'artère pulmonaire. Les changements si faibles qu'on observe dans la moyenne de la pression artérielle pulmonaire sous l'influence de la digitaline rendaient difficile, même sujet à erreur, l'emploi du manomètre à mercure; c'est en l'appliquant à cette recherche qu'on a pu mettre en doute l'action renforçante de la digitaline sur le ventricule droit (Openchowsky, Bayet). D'autre part, les manomètres élastiques, qui sont d'un emploi supérieur à tous les autres pour l'inscription du pouls, ne pouvaient rendre ici que de faibles services, le niveau général de la courbe ne subissant que des variations négligeables. J'ai eu alors recours à des manomètres chargés d'un liquide de faible densité, l'oxalate de soude, qui a, en outre de l'avantage connu de retarder la coagulation, celui d'être à peine offensif pour les vaisseaux, même s'il s'opère d'assez fortes rentrées de liquide : grâce à cette amplification des variations si peu marquées de la pression dans l'artère pulmonaire, j'ai pu obtenir des courbes comparatives très décisives, établissant le fait essentiel d'une augmentation parallèle de la pression artérielle aortique et pulmonaire sous l'influence de la digitaline, tant que dure l'action toxique du poison. La figure 19 montre ce résultat de la façon la plus simple : j'ai emprunté aux différentes phases d'une expérience de longue durée, chez un chien à pression artérielle basse, des fractions de

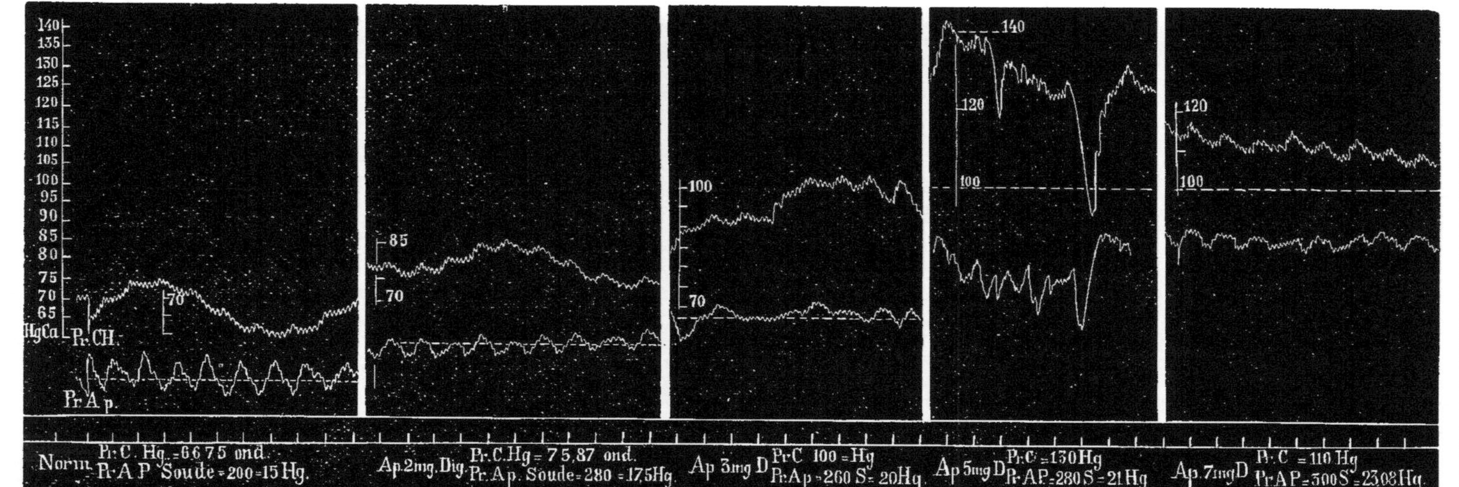

Fig. 19. — Augmentation parallèle, mais de valeur inégale, de la pression dans l'aorte et dans l'artère pulmonaire sous l'influence de doses croissantes de digitaline Mialhe-Petit.

Pression avec le manomètre à mercure dans la carotide (*Pr. C. H.*) et avec le manomètre à oxalate de soude dans l'artère pulmonaire (*Pr. Ap.*) ; l'inscription du premier se fait directement, celle du second par transmission : aussi observe-t-on un défaut apparent de synchronisme entre les pulsations aortiques et pulmonaires (v. ch. I, note § 2).

Le parallélisme de l'augmentation de la pression dans les deux systèmes ressort du simple examen des courbes ; la valeur relative de la variation aortique et pulmonaire est indiquée, pour chaque dose, au bas de la figure.

courbes comparatives obtenues, l'une avec le manomètre à mercure, l'autre avec le manomètre à oxalate de soude; le rapport des densités des deux liquides étant sensiblement de 1/13, il a été facile de ramener au millimètre de mercure le centimètre de déplacement de la solution saline : le parallélisme des variations de la pression moyenne dans le circuit aortique et dans le circuit pulmonaire résulte du tableau suivant qui n'est lui-même que le résumé de la figure 19.

COMPARAISON DES PRESSIONS AORTIQUE ET PULMONAIRE.

	PRESSION CAROTIDIENNE.	DIFFÉRENCE.	PRESSION ARTÉRIELLE PULMONAIRE.	DIFFÉRENCE.
Normal	70 mm. Hg.		13 mm. Hg.	
Après 2 mg. dig.	80 »	+ 10	17,5	+ 2,5
Après 3 mg. dig.	100 »	+ 30	20 »	+ 5
Après 5 mg. dig.	130 »	+ 60	21,6	+ 6,6
Après 7 mg. dig. (Dose mortelle.)	110 »	+ 40	23 »	+ 8

Dans une autre expérience, chez un chien à pression artérielle élevée (7 nov. 1892) exécutée avec le même procédé d'exploration comparative de la pression dans l'artère pulmonaire (Man. oxal. soude) et dans la carotide (Man. Hg), nous avons obtenu des résultats identiques en employant la digitale en feuilles (macération).

Avant l'injection de la solution, la pression moyenne dans la carotide était de 170 mill. Hg et dans l'artère pulmonaire de 20 mill. Hg (260 mill. oxalate de soude).

Vingt minutes après l'injection d'une dose de 40 centigrammes de feuilles dans la veine pédieuse (par conséquent toute suspicion d'une influence perturbatrice due au contact même de la solution étant écartée), on comptait 250 millim. Hg dans la carotide et 27,7 (= 362 mill. oxalate de soude) dans l'artère pulmonaire : la pression aortique avait donc gagné 80 millimètres et la pression pulmonaire 7 mill. 7, et cette progression s'était produite graduellement à partir de la cinquième minute après l'injection.

On voit ainsi que, sans augmenter de quantités *égales* (ce qui est inévitable étant données les conditions différentes des deux cœurs et des deux circulations), les deux pressions aortique et pulmonaire s'élèvent cependant toutes les deux simultanément : c'est ce qu'on doit attendre d'une augmentation simultanée (mais non de même valeur) dans l'énergie des deux ventricules. Nous aurons plus tard (chap. IV) à discuter la question de la provenance cardiaque ou périphérique de cette élévation des pressions aortique et pulmonaire, mais je puis dire, par anticipation, que l'origine ventriculaire en est incontestable.

§ 3. L'énergie plus grande de la contraction ventriculaire est-elle associée à une importance exagérée de l'expansion diastolique ?

La plus complexe des questions que soulève l'étude de la digitale me paraît être celle d'une action diastolique, d'une influence relâchante, sur le myocarde pendant sa diastole, ou, comme l'admettent quelques-uns, d'une augmentation d'élasticité (ou d'extensibilité).

Cette influence diastolique, quelle qu'en soit la nature, serait en opposition tout au moins apparente, avec l'action systolique renforcée que nous venons d'examiner.

Si l'on admet cette dernière, comme il me semble inévitable de le faire d'après les données exposées plus haut, il faudrait accepter aussi que le myocarde subit alternativement deux effets de sens contraire, se succédant à intervalles extrêmement courts et disparaissant chacun à son tour avec une parfaite instantanéité.

Ou bien on est conduit à supposer que l'augmentation d'énergie systolique n'est qu'apparente et résulte uniquement d'un moment d'action plus favorable du ventricule préalablement rempli d'une façon plus complète grâce à une diastole plus profonde. Dans cette hypothèse, l'action essentielle de la digitale serait une influence diastolique rendant le cœur plus accessible à l'apport sanguin et lui permettant d'expulser, sans déploiement plus notable d'énergie, une masse de sang plus grande.

S'il en est ainsi, l'expérience doit établir la réalité d'une flaccidité ou d'une extensibilité myocardique exagérée. Je ne vois cette démonstration dans aucune des recherches qui tendent à une telle conclusion; je n'en trouve pas davantage la vraisemblance dans les vues théoriques émises sur ce point par quelques cliniciens.

J'ai, de mon côté, et depuis bien des années, soumis cette question à des épreuves très variées, tant sur le cœur isolé des animaux à sang froid soumis à une circulation artificielle, que sur le cœur des mammifères réduit à la circulation pulmonaire-coronaire ou encore en rapport avec le double système pulmonaire-aortique.

La seule manifestation diastolique que j'aie pu constater consiste 1° dans une prolongation plus grande des diastoles avec réplétion exagérée pendant les phases de ralentissement du cœur, ou bien 2°, en l'absence de ralentissement, dans une brusquerie plus marquée du relâchement et, par suite, dans une profondeur plus grande de la diastole, phénomènes subordonnés à l'énergie augmentée de la contraction systolique.

Le premier de ces deux résultats n'a rien de spécial à l'action de la digitale : chaque fois que le cœur est ralenti, sous l'influence directe ou réflexe du nerf vague, on observe la même modification diastolique; mais on constate de plus, dans les excitations du vague, une action antitonique s'exerçant sur le myocarde, même pendant les systoles qui subissent, de ce chef, une diminution d'énergie. Ce n'est sûrement point le cas pour la digitaline; ce l'est si peu, que les effets diastoliques, atoniques du nerf vague, portés à un degré suffisant pour entraîner la production des insuffisances tricuspidiennes fonctionnelles, sont atténués par la digitale au point que ces insuffisances disparaissent. Nous avons, sur cette action antagoniste de la digitale et du nerf vague par rapport à l'état atonique du myocarde, de nombreux documents expérimentaux et j'ai observé de mon côté, comme M. Potain l'a fait du sien, la suppression des accidents de dilatation cardiaque droite réflexe chez l'homme par l'administration de la digitale. Tout ceci n'est guère favorable à l'hypothèse d'une action dépressive de la digitale sur le myocarde ou, si l'on préfère, d'une influence exagérant l'extensibilité diastolique du cœur, ou bien encore comme on persiste à le dire, sa *Force diastolique*.

Nous allons examiner les différents arguments qu'on a fait valoir pour établir l'action diastolique de la digitale.

1° *L'action diastolique ventriculaire de la digitale n'est pas démontrée par le résultat des expériences de contrepression intra-péricardique.*

C'est ici le lieu de résumer la critique longuement développée dans mes leçons de 1891-1892 des conclusions formulées par MM. Stefani et Gallerani[1], précisément sur cette force diastolique du myocarde qu'exagérerait la digitale.

1. Stefani et Gallerani, *Archivio pl. l. Sc. med.*, t. XIV, p. 219. 1890.

Mes anciennes expériences (1877)[1], sur le mécanisme des troubles circulatoires produits par la compression du cœur dans le péricarde, ont montré que ces troubles étaient dus à l'affaissement des oreillettes par une contrepression supérieure à la poussée du sang veineux à leur intérieur : le sang n'arrivant plus dans les cavités ventriculaires cesse d'être projeté dans les artères; la pression s'abaisse dans ces vaisseaux en même temps qu'elle s'élève dans les veines.

Ce résultat est obtenu avec une contrepression d'un à deux centimètres de mercure seulement, valeur variant, du reste, dans le même sens que celle de la pression veineuse.

La compression *ventriculaire* n'a rien à voir avec ces accidents, et, dans aucun cas, il n'est possible de tirer de ce genre d'expériences une notion quelconque qui soit relative à la résistance propre du myocarde ventriculaire.

Or certains expérimentateurs, MM. Stefani et Gallerani, par exemple, ont cru trouver dans l'emploi de mon procédé de contrepression exercée sur le cœur dans le péricarde, un moyen d'établir l'action spéciale de la digitale sur ce qu'ils appellent la *force diastolique* du cœur.

Ils ont vu qu'il fallait, au cours de l'empoisonnement par la digitale, une plus forte compression pour supprimer le pouls artériel que dans les conditions normales; ils ont conclu de là que le myocarde ventriculaire opposait à la contrepression une résistance plus grande et que sa « force diastolique » subissait une exagération.

Je crois que le résultat de ces expériences (exact en lui-même quand on emploie, comme l'ont fait les expérimentateurs italiens, d'énormes doses de digitale, un gramme de feuilles dans 20 grammes d'eau pour des chiens de 11, 6, 5 et 4 kilos), doit être interprété tout autrement. J'ai vu moi-même qu'à une phase avancée de l'action toxique de la digitale, une contrepression intrapéricardique plus élevée était nécessaire pour supprimer le pouls artériel ; mais j'ai constaté, en même temps, que la pression du sang veineux avait subi une augmentation notable : dans ce cas, comme dans les autres, il fallait exercer à la surface des oreillettes une pression supérieure à la poussée veineuse et celle-ci ayant subi, du fait des

1. François-Franck, *Mécanisme des accidents des épanchements péricardiques*. C. R. Lab. Marey, II et *Gaz. hebdomad.*, 1877.

troubles arythmiques du cœur, une élévation importante, il est tout naturel que la contrepression périauriculaire ait dû être portée notablement plus haut pour produire le même effet artériel. Les ventricules restent étrangers à cette modification, et la déduction des auteurs italiens ne me paraît reposer sur aucune base sérieuse.

J'ajoute que le fait lui-même, la nécessité d'une contrepression péricardique plus haute pour éteindre le pouls artériel dans l'empoisonnement par la digitale, n'est réel que dans des conditions où il n'y a plus à compter avec une action physiologique du poison et dans lesquelles le cœur a subi les plus graves atteintes : si l'expérience est conduite de façon à graduer lentement les effets cardiaques de la digitale, on constate, tout au contraire, que la pression du sang veineux diminuant par suite d'une activité ventriculaire plus grande et d'un emmagasinage notable du sang dans les artères fortement tendues[1], le degré de contrepression péricardique qu'il faut atteindre pour supprimer le pouls carotidien est *moins élevé que normalement.* Ceci concorde avec le fait clinique que nous connaissons tous, d'une régularisation des rapports entre les pressions artérielle et veineuse par la digitale administrée à doses thérapeutiques. Il est facile de fixer les deux points qui précèdent par une figure d'ensemble montrant la différence de valeur des contrepressions péricardiques nécessaires à l'extinction du pouls artériel, suivant le degré des effets produits sur le cœur par un empoisonnement digitalinique lentement conduit. On pourra facilement constater ici (*fig.* 20), qu'avant l'action de la digitaline, on pouvait exercer dans le péricarde une pression de 150 millimètres d'eau sans éteindre complètement le pouls (*courbe I*), tandis qu'après l'absorption de 1 milligramme de digitaline Adrian sur ce chien de 20 kilos (soit 1 vingtième de milligramme par kilo), la même contrepression a très rapidement produit la suppression complète du pouls (*courbe II*) ; à ce moment, la pression veineuse avait diminué de 52 millimètres d'eau et nous étions

1. Ces variations successives de la pression du sang veineux au cours de l'empoisonnement graduel par la digitaline ont été déjà notées par Kaufmann (*Revue de méd.*, 1884, p. 395) : l'auteur les a attribuées aux changements du calibre des artérioles contractiles et a fait remarquer (ce qui concorde rigoureusement avec notre interprétation des effets de la contrepression péricardique) que, sous l'influence de l'abaissement de la pression veineuse générale, il se produit une diminution de la tension dans les oreillettes. C'est précisément dans cette phase de l'empoisonnement que nous avons constaté la moindre résistance des oreillettes à la contrepression extérieure.

restés dans les limites physiologiques. Plus tard, une dose déjà toxique (4 millig.) ayant été administrée, la même contrepression a

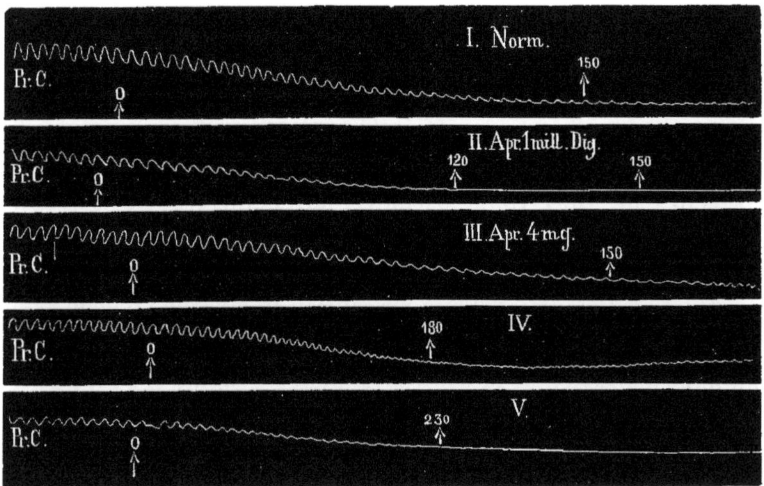

Fig. 20. — Recherche du degré de contrepression intra-péricardique nécessaire pour éteindre le pouls artériel à l'état normal et sous l'influence de doses croissantes de digitaline Adrian.

Courbes de pression carotidienne (*Pr. C.*) avec le sphygmoscope. Le début de la contrepression a lieu au niveau de la flèche 0. A l'état normal (I) une contrepression de 150 millim. d'eau produit l'extinction presque complète du pouls carotidien. Après un milligramme de digitaline (II), une moindre contrepression (120 millim.) éteint complètement le pouls artériel. Un quart d'heure après 4 milligrammes de digitaline, la même contrepression que normalement (150 millim. II² 0) n'éteint pas les pulsations (III); une contrepression plus forte (180 millim.) laisse persister les pulsations (IV); il faut porter la pression intra-péricardique à 250 millim. (V) pour obtenir l'extinction des pulsations que produisait, avec une faible dose de digitaline, une contrepression de 120 millimètres.

produit un effet artériel beaucoup moins accusé (*courbe III*), et une contrepression de 180 millimètres d'eau (*courbe IV*) n'a pas encore complètement éteint le pouls carotidien; il a fallu porter la contrepression à 250 millimmètres d'eau pour obtenir la suppression du pouls (*courbe V*) : la pression veineuse avait alors augmenté de 45 millimètres d'eau.

Ces résultats établissent donc déjà le fait que je considère comme essentiel, à savoir qu'il n'y a d'autre rapport entre le degré de contrepression péricardique et l'extinction du pouls artériel, que celui qui existe entre cette contrepression et le degré de tension auriculaire produit par la poussée veineuse : celle-ci décroissant, le pouls s'éteint avec une compression plus faible; quand, au contraire, la résistance veineuse augmente, il faut élever parallèlement la contrepression péricardique. S'il était nécessaire maintenant de montrer que les ventricules restent indemnes et ne subissent aucun effet de ces contrepressions faibles exercées à leur surface, je me bornerais à attirer l'attention sur les courbes de pulsations ventriculaires qu'on peut recueillir en même temps que les tracés de pression artérielle : dans mes expériences de compression péricardique (aussi bien dans celles que j'ai publiées en 1877 à propos du mécanisme des accidents produits par les épanchements du péricarde et que paraissent ignorer MM. Stefani et Gallerani, que dans celles de 1891-1892, exécutées au point de vue qui nous occupe), j'ai toujours enregistré, en même temps que les courbes de la pression artérielle, celles des pulsations ou des variations de la pression ventriculaire. Cette précaution m'a permis de constater que les ventricules continuent à donner leurs pulsations tout comme en l'absence de la contrepression, du moins si l'expérience n'est pas trop prolongée. Ces pulsations sont efficaces, mais à un degré décroissant, pendant que la contrepression s'exerce progressivement dans le péricarde; elles s'accélèrent par le fait même de la diminution de pression intra-cardiaque, mais aucun détail ne permet de tirer une conclusion relative à une augmentation de l'état diastolique du myocarde.

2° *L'action diastolique ventriculaire ne peut se déduire du volume plus grand du cœur ralenti par l'excitation du nerf vague, pendant l'intoxication digitalinique.*

Un autre argument, très valable en apparence, en faveur d'une augmentation de la *force diastolique* du cœur influencé par la digitale, pourrait être tiré de l'observation suivante : quand on compare le volume moyen du cœur ralenti par l'excitation des nerfs vagues, à l'état normal et dans les premières phases de l'intoxication par la digitale, on constate que l'augmentation de volume est beaucoup plus grande à la suite de l'action de la digitale : j'ai souvent fait cette remarque en explorant simultanément la pression intra-ventriculaire et les changements de volume du cœur dans le péricarde; la figure suivante (fig. 21, *Exp. du 25 janvier* 1892) établira clairement le fait qu'il s'agit d'interpréter. Une excitation faible (*N° 10, Bobine Gaiffe*), prolongée 5 secondes, produisait, avant la digitale, le grand ralentissement du cœur qui est inscrit dans la série A : ce ralentissement est caractérisé par l'espacement des systoles (pression ventriculaire droite) et par un certain degré de gonflement du cœur dont on explore les variations de volume à l'intérieur d'un péricarde artificiel à parois rigides (bocal de verre contenant la masse ventriculaire) : on voit que,

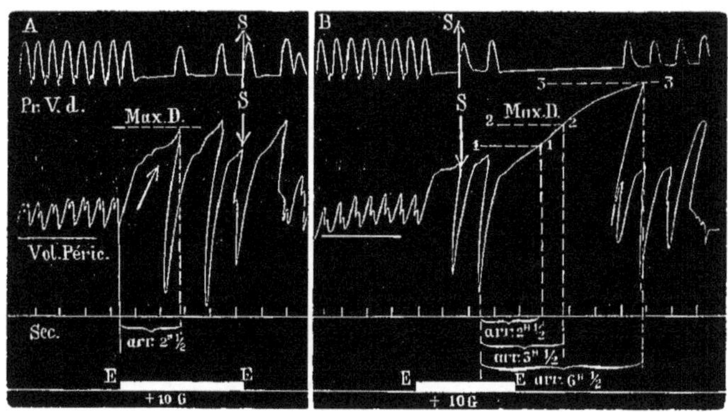

Fig. 21. — Augmentation apparente de l'extensibilité diastolique ventriculaire sous l'influence de la digitale (0,50 centigr. de feuilles équivalant, au point de vue toxique, à 3 ou 4 milligr. de digitaline cristallisée).

Pr. V. d., pression ventriculaire droite, inscrite en même temps que les changements de volume du cœur (*Vol Péric.*) dans un péricarde artificiel à parois rigides. Un arrêt du cœur durant 2 secondes 1/2 (Série A) s'accompagne d'une augmentation de volume qui va jusqu'à la ligne de maxima diastoliques (Max. D). Sous l'influence de la digitale (Série B) l'arrêt du cœur doit durer 3 secondes 1/2 pour produire une égale augmentation de volume (ligne Max. D, 2). La dilatation diastolique ventriculaire atteinte avec la même durée d'arrêt que normalement ne s'élève qu'au niveau 1 ; la grande dilatation 3 n'est produite qu'au bout de 6 secondes 1/2 d'arrêt du cœur. L'extensibilité diastolique n'est donc augmentée qu'en apparence ; la paroi ventriculaire résiste en réalité davantage.

pour un arrêt du cœur d'une durée de 2 secondes 1/2, le volume augmente jusqu'au niveau représenté par la ligne de maximum diastolique (*Max. D.*). — Quelques minutes après une injection veineuse de 50 centigrammes de feuilles de digitale en infusion (dose équivalant à un peu plus de 1/2 milligramme de digitaline au point de vue chimique et à 3 ou 4 milligrammes au point de vue toxique), la même excitation (*série B*), durant seulement 4 secondes, provoque un arrêt du cœur beaucoup plus prolongé, qui aboutit à une augmentation de volume (*ligne de maximum diastolique, n° 3*), notablement plus grande que dans le cas précédent.

Faut-il conclure que l'action diastolique de la digitale ressort de cette exagération dans la facilité avec laquelle le cœur se laisse distendre sous l'influence de l'excitation moins prolongée et de même intensité du nerf vague? A première vue on serait tenté de le faire, mais il est facile de ramener le fait à sa véritable signification. En effet, en cherchant au bout de quelle durée d'arrêt du cœur a été atteint le maximum diastolique n° 3, on constate qu'il a fallu 6 secondes 1/2 environ pour y aboutir.

C'est-à-dire qu'il n'y a aucune comparaison à établir entre les deux cas; l'élément principal de la différence observée ici est *la durée* plus grande de l'arrêt, permettant au cœur de se distendre davantage. Si, au contraire, on compare le degré de dilatation du cœur obtenu *dans un temps égal* avant et après l'action de la digitale, on voit qu'au bout de deux secondes et demie d'arrêt, le volume du cœur était notablement moindre (*ligne* 1, *Max. D.*) après qu'avant l'action de la digitale et qu'il a fallu une seconde d'arrêt de plus au cœur digitaliné (ligne 2, Max D.) pour se dilater au même niveau que le cœur normal.

Est-on maintenant autorisé à tirer d'une expérience de ce genre une conclusion inverse de celle dont nous faisons la critique et à dire que le myocarde digitaliné résiste davantage à la dilatation pendant l'arrêt provoqué? Quelque logique que soit cette conclusion, elle serait, pour le moment, prématurée; nous verrons plus tard qu'elle repose sur d'autres considérations; ici, on pourrait attribuer la différence à des causes autres qu'un renforcement de tonicité du myocarde, à une moindre pression veineuse, par exemple : nous n'avons pas à discuter ce point dans l'étude actuelle et devons nous borner à affirmer que l'action diastolique exagérée du nerf vague, dans les conditions ci-dessus, ne prouve rien en faveur d'une augmentation de la « force diastolique » ou de l'extensibilité du cœur que produirait la digitale.

De telles expériences, dès lors, ne peuvent conduire à apprécier l'action de la digitale sur la fibre musculaire cardiaque; pour avoir un renseignement à ce sujet, il faut recourir à d'autres procédés dans le détail desquels je ne puis entrer, mais qui se ramènent: 1° à l'évaluation de la dépression intra-ventriculaire diastolique au moyen d'explorations manométriques intra-cardiaques; 2° à la comparaison des changements de volume du cœur, aux différentes phases de l'action de la digitaline.

On pourrait utiliser ici les différents procédés dont j'ai fait usage dans mes recherches sur l'action atoni-cardiaque du nerf vague (*Arch. phys.* 1891) et qui consistent à rechercher 1° les différences de dépressibilité d'un point limité de la paroi ventriculaire (L. c. p., 483), 2° le degré différent de flaccidité du cœur vidé de sang (L. c. p., 485); mais je me bornerai à résumer les résultats de mes expériences sur le volume moyen du cœur des mammifères et sur les variations de volume et de résistance du ventricule isolé chez les animaux à sang froid, ainsi que les déductions que fournit la comparaison des pressions intra-ventriculaires aux différentes phases de l'action de la digitale.

3° *Recherche de l'action diastolique ventriculaire de la digitale par la méthode volumétrique.*

D'après mes expériences, le volume moyen du cœur dans le péricarde n'augmente, dans l'empoisonnement par la digitaline, qu'à une période avancée, quand les oreillettes sont déjà inhibées et ne donnent plus que des systoles incomplètes ou rares; jusqu'à cette phase, les ventricules se vidant à fond dans les artères, et les oreillettes dans les ventricules, le volume moyen du cœur n'augmente pas. Ce procédé d'étude ne peut, du reste, conduire qu'à une appréciation de l'état moyen *total* du cœur et ne fournit pas de renseignement sur les conditions spéciales des ventricules.

A cet égard, les expériences de circulation artificielle dans un appareil à déplacement clos de toutes parts, sauf en un point qui communique avec un enregistreur, sont plus instructives; elles montrent que le ventricule ne commence à subir d'expansion diastolique exagérée, sous une même charge veineuse, qu'à partir d'un degré avancé de l'intoxication; elles établissent aussi cet autre fait, qu'au début de l'action de la digitaline, une augmentation de la charge veineuse n'exagère pas plus que normalement la diastole ventriculaire, ce qui semble montrer que le myocarde résiste tout autant qu'en l'absence d'action digitalinique. Enfin, une même contrepression exercée à la surface de la masse ventriculaire, est efficace à surmonter la poussée veineuse, tout aussi bien après le début de l'empoisonnement que normalement. Ce dernier détail montrerait donc que, dans ces conditions d'exploration plus satisfaisantes qu'avec la contrepression péricardique chez les mammifères, le myocarde ventriculaire ne déploie pas, sous l'influence de la digitaline, une force d'expansion diastolique exagérée.

4° *Recherche de l'action diastolique ventriculaire de la digitale par l'exploration comparative de la pression dans chaque ventricule (synergie diastolique).*

L'exploration des variations de la pression intra-ventriculaire droite et gauche fournit un renseignement précis qui doit être interprété ici. On y voit qu'aux phases actives, mais non toxiques, de l'action de la digitaline, chaque dépression ventriculaire est *plus brusque et plus profonde*, aussi bien à droite qu'à gauche[1] (fig. 22).

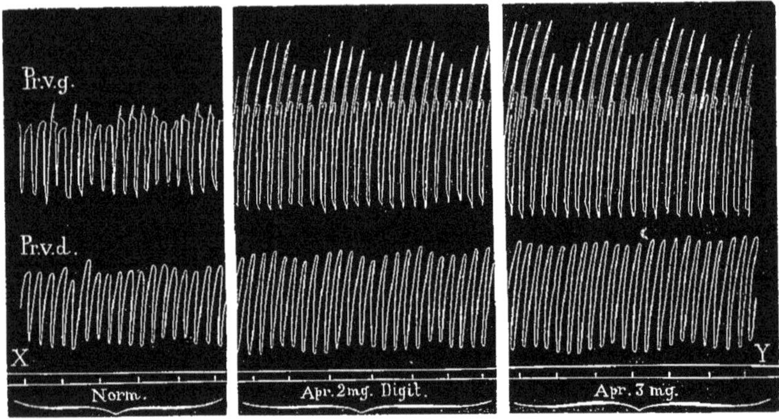

Fig. 22. — Brusquerie de la dépression diastolique des ventricules du cœur digitaliné. Pression ventriculaire gauche (*Pr. v. g.*), pression ventriculaire droite (*Pr. v. d.*). Les courbes comparatives montrent que chaque ventricule se décontracte plus brusquement à la suite de chaque systole renforcée par la digitaline : le niveau des dépressions diastoliques se rapproche de l'abscisse XY après 2 milligrammes, et, davantage encore, après 3 milligrammes de digitaline Adrian. Cette profondeur plus grande des diastoles est en rapport avec une amplitude exagérée des systoles.

Faut-il considérer ce phénomène comme la preuve d'une action diastolique spéciale de la digitaline? C'est le seul argument qu'on pourrait faire valoir, à ma connaissance, en faveur d'un renforcement de l'élasticité du myocarde. Le fait aurait son intérêt en montrant que pour une même fréquence, pour une fréquence moindre et même pour une fréquence plus grande, les ventricules subissent une réplétion plus abondante et peuvent dès lors fournir à la circulation artérielle, tant aortique que pulmonaire, un apport plus considérable. Mais faut-il sur cette simple constatation fonder toute une théorie de l'action cardiaque de la digitale? Je ne le pense pas, constatant d'autre part, comme il a été dit § 2, que l'énergie systolique des ventricules augmente de la façon la plus évidente et à un degré surtout marqué dans le ventricule gauche qui doit surmonter une haute résistance aortique. Je crois, qu'au contraire, le phénomène du relâchement brusque et profond des ventricules au moment de leur diastole est subordonné à celui de la contraction énergique qui le précède. Le cœur se comporte ici comme tout

1. Kaufmann a fait justement fait remarquer (*Revue de médecine*, 1884, p. 397) qu'aux doses minimes, ralentissantes, la digitaline produit une augmentation notable de la pression diastolique ventriculaire.

corps charnu soumis à une brusque excitation et qui se décontracte à fond aussitôt sa secousse terminée. Nous avons, du reste, des exemples de ces dépressions diastoliques étendues, dans des conditions où toute apparence d'action cardio-atonique doit être écartée, sous l'influence de l'excitation directe des nerfs cardiaques toni-accélérateurs. J'en donnerai des spécimens à propos de l'action ventriculaire bilatérale de ces nerfs comparée à celle de la digitaline (chap. VII). Un simple rapprochement des courbes de pression obtenues dans les deux cas suffira à montrer, je crois, que l'acte diastolique observé sous l'influence de la digitaline n'est autre qu'une conséquence du brusque renforcement d'action systolique.

Dès lors nous pourrons conclure que la digitale, agissant parallèlement sur les deux ventricules pour en augmenter l'énergie systolique, agit aussi sur eux, mais d'une façon secondaire, pour y provoquer des diastoles plus profondes, résultant et de la brusquerie de l'acte systolique et de l'évacuation ventriculaire complète qui en est la conséquence; donc, *synergie diastolique* tout aussi bien que *synergie systolique*, telle est la formule que nous croyons pouvoir énoncer.

Que, maintenant, il y ait une différence dans la valeur relative de l'expansion diastolique droite et gauche, ceci n'est point pour nous surprendre, car les conditions de réplétion des deux ventricules ne sont point les mêmes, non plus que leurs conditions d'évacuation. Mais cette réserve ne change rien au fond même de la question, pas plus qu'une réserve semblable n'a pu modifier la donnée d'une synergie systolique des deux ventricules tous les deux renforcés par l'action de la digitale. Nous sommes seulement amenés à dire que *si le synchronisme des différentes phases de chaque révolution ventriculaire est absolu à droite et à gauche, la synergie systolique et diastolique, tout en étant incontestable, n'a pas la même valeur des deux côtés, ce qui ne fait qu'atténuer la rigueur de la formule, sans en changer le sens.*

§ 4. L'action de la digitale se caractérise surtout par son effet cardio-tonique sur le cœur normal et dans certains cas pathologiques.

D'après les développements qui précèdent, nous arrivons à concevoir que c'est le renforcement d'énergie du myocarde ventriculaire droit et gauche qui caractérise essentiellement l'action de la digitale; d'autres arguments en faveur de cette opinion seront fournis par la comparaison des modifications fonctionnelles du cœur digitaliné et du cœur soumis à des excitations artificielles directes (chap. X); on pourra trouver encore de nouvelles preuves dans l'analyse des accidents mêmes de la mort du cœur tué par la digitaline et par des stimulations électriques (chap. III).

Cette augmentation d'énergie du cœur digitaliné se traduit, comme nous l'avons vu (§ 1 et 2) par une série de modifications dans le fonctionnement ventriculaire *normal* : elle apparaît dès le début de l'action du poison ; elle accompagne la phase de ralentissement, quand celle-ci existe ; elle se maintient et s'accentue quand, au ralentissement physiologique, succède l'accélération modérée déjà toxique ; elle persiste (et souvent se renforce encore) au moment de l'hypertachycardie arythmique, et parfois elle est à son maximum quand le myocarde est surpris brusquement par la mort.

Mais l'action cardio-tonique apparaît plus clairement encore quand la digitaline s'adresse à un cœur dont l'activité est déprimée, dont les ventricules sont dans un état atonique relatif. Si cette diminution de l'action cardiaque était continue, la digitaline relève le niveau général de la tonicité du cœur et, par suite, régularise la circulation artérielle générale et pulmonaire; nous en avons des exemples dans certaines formes d'atonie ventriculaire. Si cette atonie ne portait que sur une systole ou une série de systoles, les autres ayant conservé leur énergie normale, comme dans certaines formes d'arythmie, l'action renforçante de la digitaline apparaît surtout par le réveil de l'activité cardiaque amoindrie et nivelle l'énergie des systoles : de là l'effet régularisant *sur le pouls* dont les battements reprennent plus ou moins complètement leur égalité d'amplitude, les pulsations déficientes reparaissant si elles manquaient complètement (intermittences du pouls) ou s'amplifiant et regagnant ce qui leur manquait d'amplitude, si elles étaient seulement plus ou moins avortées.

Cet effet régularisant ne peut évidemment être obtenu que si le myocarde s'y prête encore : dans les lésions valvulaires avec myocardite chronique et arythmie, dans les altérations scléreuses du myocarde avec pulsations irrégulières et de force inégale, dans les altérations oblitérantes des coronaires avec systoles redoublées et avortées, il ne faut pas s'attendre à obtenir d'effet bien notable au point de vue de la régularisation du rythme et de l'énergie ventriculaires. Dans ces conditions, la digitale ne peut que rendre au myocarde une partie de l'activité qui lui fait défaut, sans manifester son action aussi complètement que dans les arythmies atteignant un myocarde dont la nutrition est normale.

La certitude que la digitaline est essentiellement un agent de renforcement de l'énergie cardiaque peut engager à en écarter l'emploi dans certaines affections valvulaires et aortiques qui tendent déjà à exagérer l'activité cardiaque et conduisent le ventricule gauche à l'hypertrophie, de même que dans certains états circulatoires généraux, par exemple, dans les formes variées de l'artério-sclérose avec ou sans néphrite interstitielle, qui s'accompagnent d'hypertrophie ventriculaire et d'excès de pression artérielle.

III

MORT SUBITE DU CŒUR DANS L'EMPOISONNEMENT PAR LA DIGITALINE

Exposé général des accidents précédant, accompagnant et suivant la mort des ventricules par la digitaline. — Caractère subit des accidents mortels ; leur synchronisme parfait dans les deux ventricules se démontre par l'exploration extérieure localisée à chacun d'eux et combinée à l'exploration de la pression intérieure. — La mort se produit en demi-tétanos à secousses plus ou moins dissociées, suivi de trémulation ondulatoire avec relâchement graduel du myocarde et de diastole définitive. — Le synchronisme coïncide avec un défaut de synergie des deux ventricules, le gauche cessant avant le droit d'envoyer des ondées artérielles. Raisons de cette différence.

§ 1. Accidents précédant et accompagnant la mort.

La mort du cœur dans l'empoisonnement par la digitaline est *subite* (fig. 25) en ce sens que l'activité des systoles ventriculaires est brusquement supprimée, mais les mouvements ondulatoires persistent un temps variable jusqu'à l'immobilité diastolique complète.

En comparant ces accidents terminaux dans les deux ventricules, on constate qu'ils sont précédés d'une période de tachycardie renforcée, en général régulière, l'arythmie ayant déjà disparu : cette période est rigoureusement synchrone à droite et à gauche.

Tout d'un coup, se produit un accès tétanique incomplet, en général très court, et absolument semblable dans les deux ventricules, quant à la fréquence et au rythme des secousses (*synchronisme persistant*), mais différent au point de vue de la *synergie* (voy. § 2).

Ensuite apparaît, d'abord à gauche, puis, presque immédiatement après, à droite, la trémulation fibrillaire qui dissocie les contractions des faisceaux musculaires, ondule en sens multiples, et se produit indépendamment dans les deux ventricules : ici le défaut de synchronisme se présente pour la première fois dans le cours de l'action de la digitaline, mais les accidents terminaux ne

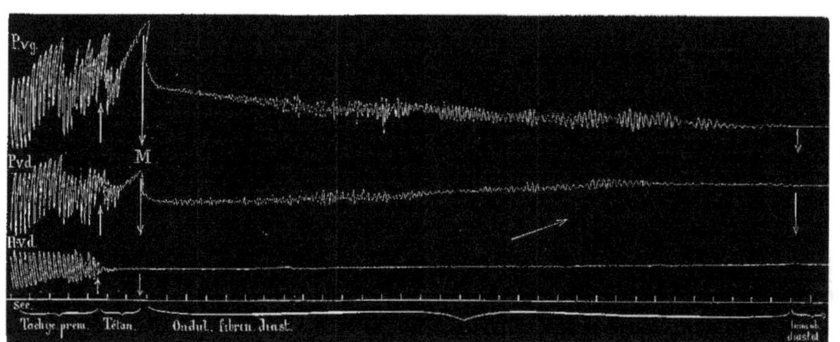

Fig. 23. — Mort subite du cœur en tétanos suivi de relâchement diastolique.

Les courbes de pulsations ventriculaires droite et gauche (*P. v. d.* et *P. v. g.*) montrent la simultanéité des accidents des deux côtés : après une phase de *tachycardie prémortelle*, les deux ventricules sont pris subitement d'un accès *tétanique* (*Tétan.*) qui s'accuse par le durcissement du myocarde avec fréquentes vibrations systoliques, mais qui ne se traduit plus que par des variations à peine perceptibles de la pression intra-ventriculaire (*Pr. v. d.*). Le relâchement du myocarde se produit au niveau indiqué par la flèche descendante (M) et la période d'ondulations fibrillaires s'accompagne du gonflement diastolique du ventricule droit ; l'immobilité diastolique s'établit de part et d'autre 32 ou 33 secondes après la fin du tétanos.

présentent plus aucun intérêt au point de vue fonctionnel. La masse ventriculaire est alors en état diastolique croissant, surtout marqué à droite à cause de l'accumulation du sang veineux, le sillon interventriculaire se creuse, les trémulations ondulatoires s'éteignent peu à peu, et la surface des ventricules prend l'aspect lisse, le myocarde s'immobilisant dans une diastole définitive.

En considérant cette succession des accidents mortels produits par la digitaline, on ne peut s'empêcher de les rapprocher de ceux que détermine la faradisation ventriculaire ou l'introduction de liquides irritants dans les coronaires : cette identité conduit à interpréter la mort du myocarde comme le résultat d'une excitation locale intense dans ces différents cas, et cette interprétation concorde bien, en ce qui concerne la mort par la digitaline, avec toute l'évolution des accidents (*voy. ch. X et XI*).

Mais, sans nous attarder à cette question que nous examinerons d'une façon spéciale, nous devons, après ces indications générales sur la mort des ventricules digitalinés, examiner avec quelque détail comment ils se comportent l'un par rapport à l'autre tant au point de vue du synchronisme qu'à celui de la synergie.

§ 2. Les accidents subits de tétanisation incomplète sont synchrones dans les deux ventricules.

1° L'*exploration extérieure des pulsations*, localisée à des régions ventriculaires éloignées l'une de l'autre et fournissant

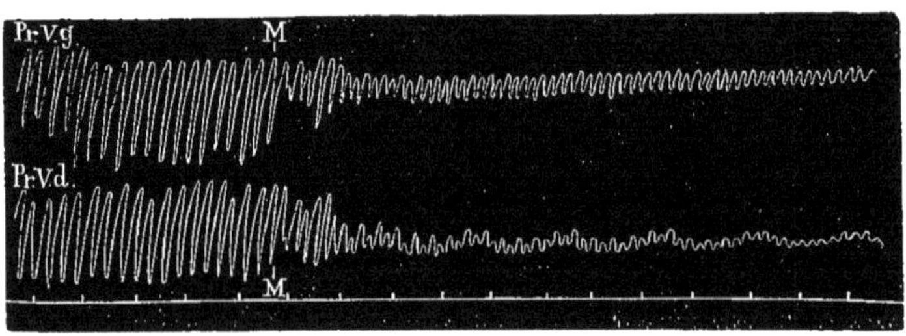

Fig. 24. — Synchronisme des accidents mortels dans les deux ventricules.

La simultanéité des troubles tétaniques et ondulatoires dans le ventricule droit (*Pr. v. d.*) et dans le ventricule gauche (*Pr. v. g.*) à partir de l'instant de la mort subite (M) ressort de la superposition des courbes de cette figure, de la précédente et des suivantes.

d'une façon indépendante l'indication des systoles de chaque ventricule, établit l'évidence du fait : la figure 24, fournie par une expérience de démonstration (*Leçon du 8 janvier* 1892), sur un chien de 16 kilos tué par 10 milligrammes de digitoxine de Merck, montre la succession des troubles mortels et leur parallélisme à

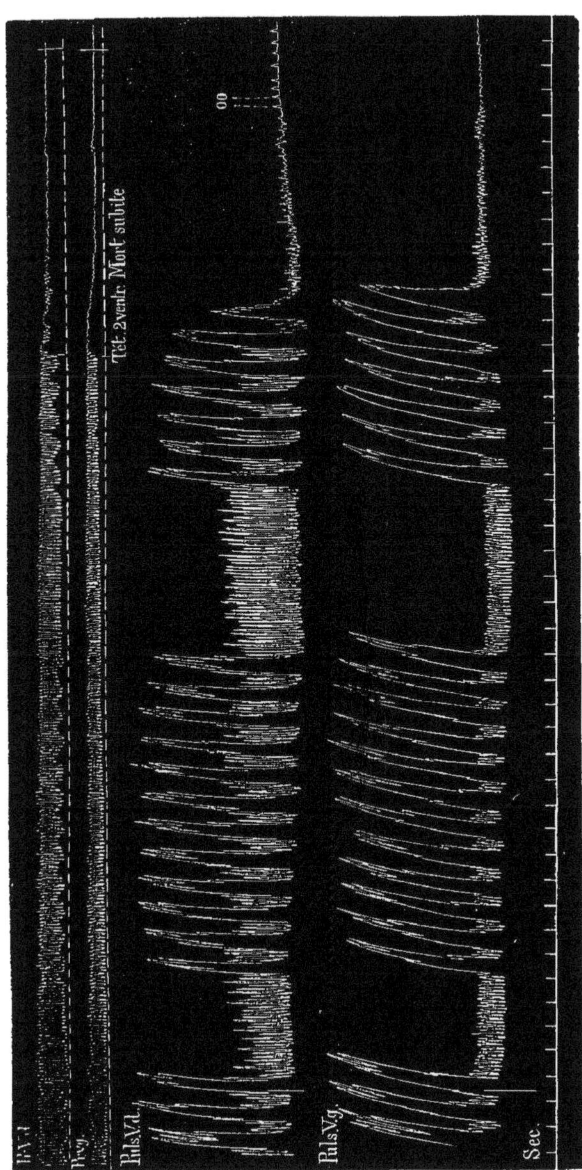

Fig. 25. — Démonstration de la mort en tétanos des deux ventricules digitalinés.

L'exploration des pulsations extérieures de chaque ventricule (*Puls. v. d.* et *Puls. v. g.*) laisserait indécise la question du tétanos final, surtout avec les mouvements produits par la respiration artificielle ; l'exploration des pressions intra-ventriculaires (*Pr. v. d.* et *Pr. v. g.*) précise, au contraire, la nature tétanique des accidents terminaux subits et montre leur synchronisme parfait dans les deux ventricules : les sondes, comprimées par la paroi musculaire qui se resserre sur elles, comme dans l'expérience schématique de la figure **26**, deviennent de véritables *myographes intra-musculaires* et inscrivent au niveau des maxima systoliques les secousses tétaniques des deux ventricules.

La diastole consécutive est accidentée par des systoles auriculaires et le myocarde se laisse distendre davantage à droite par la pression veineuse générale qui va croissant.

droite et à gauche. Une phase de tachycardie prémonitoire est brusquement remplacée par une demi-tétanisation bi-ventriculaire à secousses dissociées, à laquelle succède la période terminale d'ondulations fibrillaires indépendantes des deux côtés. On peut dire que la mort subite arrive au point M, la fonction ventriculaire gauche se suspendant exactement en ce point. La mort n'est pas toujours aussi absolument subite que dans le type qui précède : on a vu par exemple dans la figure 1 (chap. I) deux ou trois tentatives de reprise de systoles actives, séparées par de courtes périodes de demi-tétanisation : ces cas sont encore plus démonstratifs s'il est possible au point de vue du synchronisme des accidents, car on retrouve dans les deux courbes ventriculaires des détails identiques se répétant à plusieurs reprises.

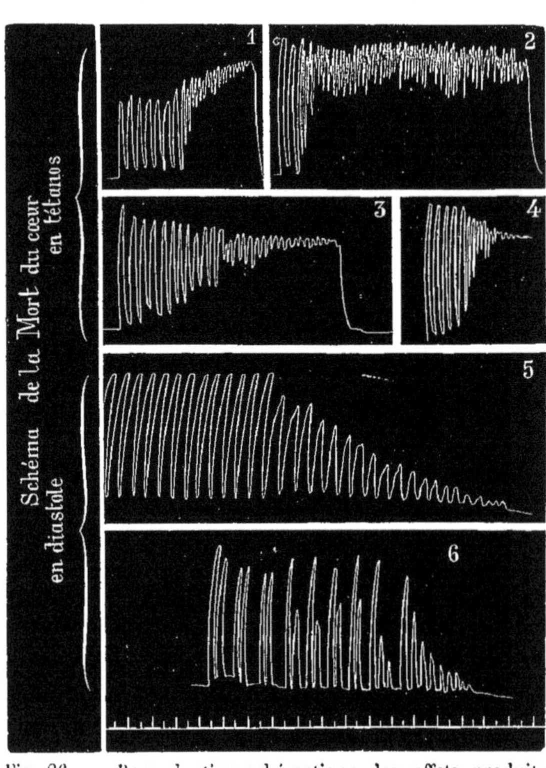

Fig. 26. — Reproduction schématique des effets produits sur la pression ventriculaire par la mort du cœur en tétanos ou en diastole.

Une sonde cardiaque étant introduite dans le ventricule gauche tué par faradisation chez un chien et immobilisé en diastole, on produit, en saisissant la masse ventriculaire à pleine main, des compressions et des décompressions successives de la sonde qui imitent les divers accidents présentés par les ventricules au moment de la mort. Les schémas 1 à 4 correspondent à des formes variées de tétanos à secousses dissociées, ne se fusionnant en une contraction parfaite que dans le type n° 4. Les schémas 5 et 6 montrent comment se comportent les pressions intra-ventriculaires dans la mort en diastole avec un cœur régulier qui s'éteint progressivement (5) et avec un cœur arythmique (6). Ces figures schématiques doivent être rapprochées des courbes cardiographiques reproduites au début du chapitre XI (*Types variés de la mort du cœur*).

2° *L'exploration intérieure des variations de la pression dans les deux ventricules* montre également la simultanéité des accidents subits caractérisés par la substitution de systoles demi-tétaniques aux systoles complètes de la phase pré-mortelle : la figure 25 montre bien le rigoureux synchronisme des accidents terminaux dans les deux ventricules et surtout établit incontestablement le fait que la mort subite s'opère en *tétanos* : les ventricules se resserrent graduellement sur les sondes qu'ils contiennent et tout d'un coup (*Tét. vent.*) sont pris d'une tétanisation dissociée avec vibrations s'opérant au niveau des maxima systoliques : les courbes de la pression ventriculaire droite et gauche sont absolument démonstratives à ce sujet. C'est exactement comme si l'on comprimait à la main les ventricules d'une façon rythmique en exerçant des pressions de plus en plus fortes et laissant de moins en moins se relâcher le myocarde (*fig.* 26, *Schémas* 1, 2, 3, 4). Tout au contraire, la mort en diastole s'accuserait par la chute des courbes de pression ventriculaire, comme cela s'obtient artificiellement avec les pressions rythmiques décroissantes exercées sur les ventricules morts (*Schémas* 5 et 6 *de la fig.* 26).

3° Le *synchronisme de la demi-tétanisation finale dans les deux ventricules coïncide avec un défaut de synergie.* — Dans cette phase, en général très courte, où les systoles sont réduites à de brusques secousses des deux ventricules et s'effectuent dans l'attitude demi-tétanique, le ventricule gauche cesse d'envoyer des ondées sanguines dans les artères, tandis que le ventricule droit alimente encore, quoique très faiblement, l'artère pulmonaire[1]; on en peut voir la preuve dans la partie T de la figure 27 fournie par une expérience de démonstration du 30 décembre 1891, sur un chien de 15 kilos tué par 9 milligrammes de digitoxine Merck. Ce défaut de synergie tient simplement à l'insuffisance des ondées pulmonaires qui n'arrivent plus au cœur gauche. Dira-t-on que le ventricule gauche est *mort* plus tôt que le droit? Évidemment non, car il est encore tout aussi bien en état d'exécuter des systoles encore actives; c'est l'apport sanguin qui lui fait défaut. Et la preuve en est fournie précisément par cette même expérience où se produit une reprise spontanée R de systoles complètes : le sang arrivant alors au cœur gauche, on voit reparaître le pouls carotidien tant que dure cette phase de réveil passager du cœur. Le retour des systoles incomplètes, demi-tétaniques, ramène la série des accidents de la première série T : on voit en M le pouls artériel disparaître

1 Le fait d'une prolongation plus grande de l'action du ventricule droit dans certaines formes de mort du cœur est connu depuis longtemps (V. RIEGEL, *Zur Lehre... der beiden Herzhälften*, Wiesbad, 1891 ; V. Knoll (*Ueber Incongr... der beid. Herzhälf.* — Stzgs. d. Kais. Ak. Wienn. XCIX, 1890). Mais l'interprétation qu'on a donnée du phénomène est différente de la nôtre : on admet que le ventricule gauche s'arrête plus tôt que le ventricule droit (*Asynchronisme, Hémisystole*), tandis que nous admettons le synchronisme des accidents dans les deux ventricules, avec disparition des ondées aortiques par suite d'un défaut d'alimentation du ventricule gauche.

dans la carotide, alors qu'il persiste quelques instants encore dans l'artère pulmonaire. Puis s'établit la phase ultime de trémulation ventriculaire aboutissant à l'immobilité diastolique D.

C'est, par conséquent, une asynergie finale dont le mécanisme réside, non dans des conditions différentes de la fonction ventriculaire, mais dans un défaut d'alimentation suffisante du ventricule gauche par un ventricule droit subissant les mêmes accidents que lui.

On peut mieux comprendre maintenant la signification des accidents observés au moment de la mort par la digitaline du côté des deux circulations aortique et pulmonaire : au lieu de se borner à la double exploration carotidienne et pulmonaire, il est plus démonstratif de pratiquer, en même temps, comme nous l'avons fait, l'examen com-

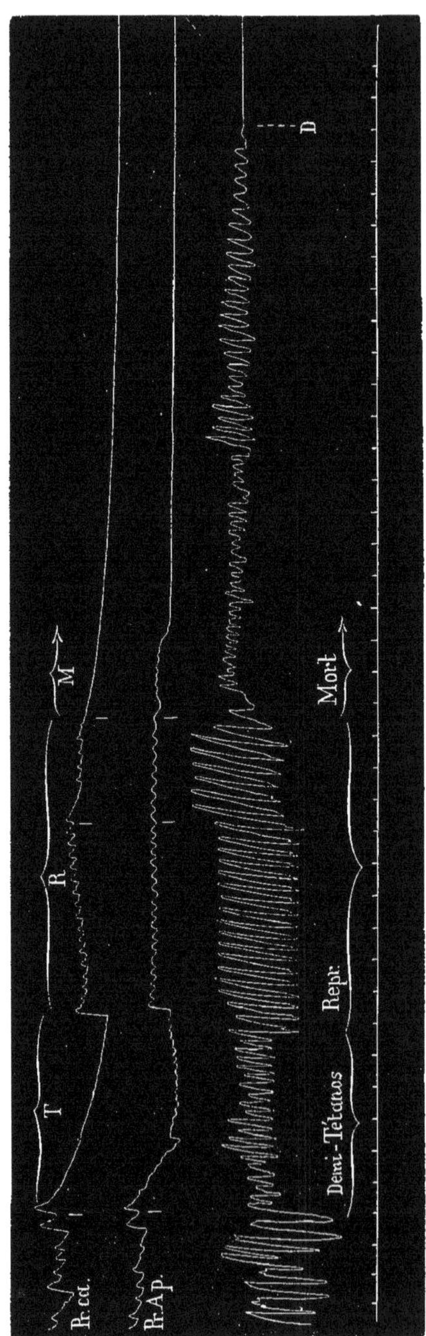

Fig. 27. — Comparaison des troubles aortiques et pulmonaires, dans la mort des ventricules s'opérant à la suite d'une reprise passagère.

Pendant le demi-tétanos ventriculaire (T) survenant avant la reprise (R), le pouls disparaît complètement dans la carotide (*Pr. Ca.*) et persiste, affaibli, dans l'artère pulmonaire (*Pr. A. p.*) : le ventricule gauche ne reçoit plus de sang à ce moment. Pendant la reprise (*Repr.*) les diastoles redeviennent complètes et les deux circuits sont alimentés simultanément, sauf en un instant où les systoles ventriculaires gauches avortent. Au moment de la mort subite (M) le pouls artériel pulmonaire persiste quelques instants seul, pour la même raison que dans le premier accès demi-tétanique.

paratif des variations de la pression dans les deux ventricules.

J'ai cherché à réaliser des types précis de ce genre, en explorant la pression dans une branche de l'aorte et dans une branche de

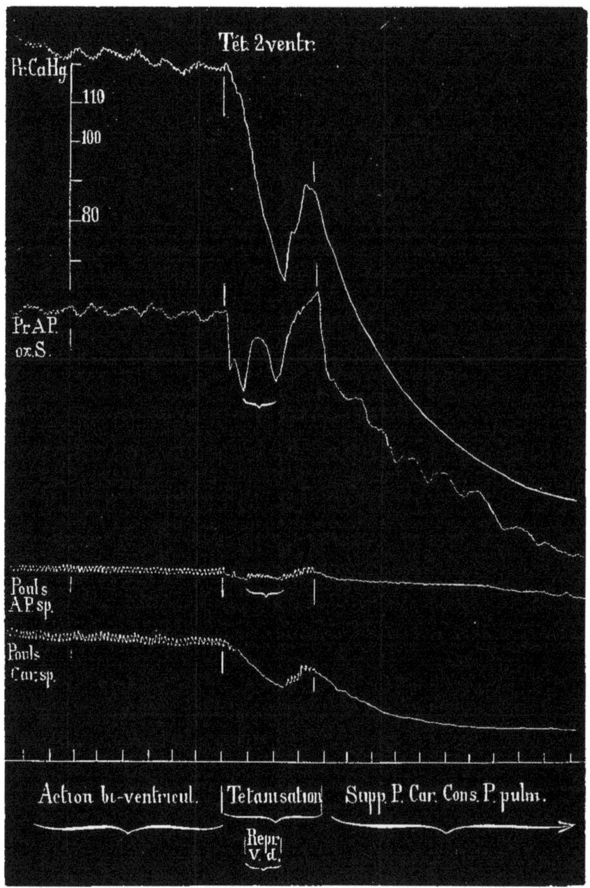

Fig. 28. — Détail des effets comparatifs produits sur la pression et les pulsations aortique et pulmonaire par la tétanisation mortelle des deux ventricules digitalinés.

Avant l'accès tétanique (*Tét. 2 ventr.*) les deux ventricules entretiennent également les deux circulations, pression carotidienne (*Pr. Ca. Hg.*) et pression artérielle pulmonaire (*Pr. A. p. oxalate soude*). Pouls carotidien et pouls artériel pulmonaire avec sphygmoscopes (*Pouls Car. Sp.* et *Pouls A. p. Sp.*). Le tétanos survenant, la pression tombe et le pouls disparaît dans la carotide, mais une reprise passagère localisée au ventricule droit (*Repr. v. d.*) relève la pression et fait reparaître le pouls dans l'artère pulmonaire seule; une autre reprise des deux ventricules produit le même effet dans les deux circuits; enfin, pendant la tétanisation définitive, la pression tombe de part et d'autre, mais de faibles pulsations persistent dans l'artère pulmonaire.

l'artère pulmonaire avec des manomètres appropriés, fournissant des *mesures* de pression et avec des indicateurs de pulsations (sphygmoscopes) : on a ainsi tous les détails des effets produits sur la circulation aortique et pulmonaire par les accidents ventriculaires terminaux. La figure 28 montre que, dans la partie (*Tét. 2 ventr.*), les deux ventricules sont pris simultanément de la tétanisation déjà décrite; puis, le ventricule gauche cessant d'envoyer du sang dans l'aorte, la pression tombe et le pouls disparaît dans la carotide; une reprise momentanée des ventricules se montre efficace à droite (le ventricule droit contenant du sang) et inefficace à gauche; mais, à une seconde reprise, la pression se relève et le pouls reparaît dans la carotide, le ventricule gauche ayant été alimenté par la circulation pulmonaire. Ensuite le pouls disparaît complètement dans la carotide, et devient presque imperceptible dans l'artère pulmonaire; la pression tombe dans les deux artères, le cœur subissant à ce moment la trémulation finale.

Tous ces détails se lisent sur les courbes de pression, à la condition qu'on ait au préalable analysé les phénomènes ventriculaires; sans quoi il serait, je crois, impossible de deviner la signification des différences entre les accidents artériels ultimes pulmonaires et aortiques.

Je bornerai à ces indications l'analyse des troubles mortels présentés par les deux ventricules, au point de vue du synchronisme et de la synergie dans la mort par la digitaline, en faisant seulement remarquer que l'association fonctionnelle des deux cœurs se poursuit jusque dans la mort par ce poison.

IV

EFFETS DE LA DIGITALE SUR LES VAISSEAUX CONTRACTILES. RAPPORTS DES MODIFICATIONS DE LA PRESSION ET DES TROUBLES CARDIAQUES.

I. Résumé de l'action vaso-constrictive de la digitaline. — Son effet sur la pression aortique; hypothèse de la subordination du ralentissement du cœur à l'excès de résistance artérielle. — Essais de synthèse du phénomène (compression de l'aorte, excitation du splanchnique). — Hypothèse de la subordination de la tachycardie à l'excès de résistance artérielle après la perte d'action des nerfs modérateurs; mêmes tentatives de reproduction synthétique. — Objections tirées de la participation du ventricule droit au ralentissement ou à l'accélération : concessions à l'hypothèse de la subordination; expériences de vaso-constriction pulmonaire.

II. Discussion de l'hypothèse de la subordination; part à réserver à l'influence de l'excès de résistance artérielle; preuves directes de l'indépendance des changements de fréquence et de rythme du cœur par rapport à l'augmentation de la pression artérielle (circulations artificielles, cœur avec circuit réduit pulmonaire-coronaire).

III. Démonstration d'une action toni-cardiaque directe de la digitaline, mais avec subordination de la valeur de l'énergie déployée par le cœur à l'importance de la résistance artérielle.

Nous resterons dans les limites du plan que nous avons adopté et qui ne comporte pas l'étude spéciale de l'action vasculaire de la digitale; c'est là une question que nous avons poursuivie depuis longtemps, mais qui doit être soumise à de nouveaux contrôles, au moyen des appareils volumétriques multiples que nous possédons maintenant, grâce aux progrès que MM. Ch. Comte et L. Hallion ont réalisés dans cette technique. Nous réservons donc l'analyse détaillée de l'action vaso-motrice ou vasculaire directe de cette substance toxique, et n'abordons le sujet que dans la mesure où il est indispensable de le faire pour discuter l'hypothèse assez répandue d'une subordination des modifications fonctionnelles du cœur aux variations de la résistance artérielle.

§ 1. Action vaso-constrictive de la digitale.

L'examen comparatif des pressions artérielles directe et récurrente dans une branche aortique, des pressions artérielle et veineuse dans un réseau superficiel ou profond, des variations de volume d'un tissu périphérique ou viscéral, etc., en d'autres termes, l'analyse des changements locaux de calibre des vaisseaux aortiques nous a montré la réalité d'une action constrictive indépendante de la digitale.

D'autres recherches, exécutées à l'aide de circulations artificielles dans des tissus séparés des centres et dont l'innervation avait été supprimée par le fait même de leur isolement, ont paru établir, plus sûrement que ne l'avaient pu faire nos tentatives de dégénérations nerveuses, l'action de la digitale sur l'appareil *musculaire* des vaisseaux.

Enfin quelques expériences, dans lesquelles l'activité des muscles vasculaires avait été supprimée par l'emmagasinage préalable de cocaïne dans le tissu soumis à la circulation artificielle, me semblent autoriser à admettre que la constriction des vaisseaux en présence d'un sang digitaliné n'est pas une réaction d'élasticité augmentée, mais bien le fait d'une intervention active des éléments contractiles.

§ 2. Élévation de pression artérielle par vaso-constriction et ses conséquences.

L'action vasculaire périphérique étant mise hors de doute, sa conséquence immédiate, l'augmentation de la pression artérielle générale et par suite de la résistance au-devant du cœur gauche, s'interprète aisément, sans qu'il soit besoin d'invoquer une intervention du cœur pour la produire. Que le cœur, influencé de son côté, et par l'action propre de la digitale et par l'effet même de la plus grande résistance à vaincre, ajoute son effet à celui de la constriction des vaisseaux, cela est logique à supposer, facile même à établir, mais la question est autre pour le moment. Sachant que la vaso-constriction suffit déjà à provoquer l'élévation de la pression aortique sous l'influence de la digitale, nous devons chercher dans quel sens et dans quelle mesure sera, de ce chef, influencée la fonction cardiaque, et s'il est légitime de subordonner les modifications qu'on y observe à l'excès préalable de la pression artérielle.

La question doit être posée tout d'abord d'une façon précise : ce qu'on a soutenu, c'est que le ralentissement du cœur est subordonné à l'augmentation de résistance aortique. On n'a pas, que je sache, été plus loin et cherché à présenter aussi, comme une conséquence de l'excès de pression, la tachycardie simple ou arythmique des phases toxiques. Logiquement, ces deux modifications inverses de la fréquence du cœur, qui se succèdent dans l'empoisonnement progressif, ne semblaient pas devoir être rapportées à une même influence, la résistance augmentée. Et, cependant, il était tout aussi légitime de subordonner l'accélération simple ou irrégulière que le ralentissement du cœur à la même cause : on l'eût fait sans doute, si l'on avait songé qu'à partir d'une certaine période les appareils d'arrêt du cœur sont supprimés et que les appareils accélérateurs conservent leur activité. Dès lors, quoi de plus simple que d'expliquer le ralentissement initial par la stimulation prédominante des terminaisons cardiaques des nerfs d'arrêt et l'accélération ultérieure par la stimulation des nerfs accélérateurs? De cette façon, le fait dominant dans l'action physiologique et toxique de la digitale sur le cœur serait la subordination des troubles cardiaques, quels qu'ils soient, à l'augmentation de la pression artérielle que l'on sait se produire en vertu d'un mécanisme en partie périphérique.

L'hypothèse vaut la peine qu'on s'y arrête, même dans une étude aussi peu approfondie que celle-ci.

Ici, comme dans toutes les recherches expérimentales, il y a grand profit à reproduire synthétiquement le phénomène qui se présente et à réaliser d'une façon, en quelque sorte schématique, les modifications dont on pressent le mécanisme.

Voyons donc quels effets cardiaques produira une résistance artérielle directement exagérée par un procédé simple, la compression incomplète de l'aorte abdominale, par exemple, ou la constriction d'un vaste réseau aortique au moyen de l'excitation des splanchniques. Cette double expérience, il la faut exécuter, d'abord dans les conditions où le cœur est capable de réagir par le ralentissement, étant encore pourvu de ses organes nerveux modérateurs, ensuite, dans les conditions où il a perdu cette aptitude, ses appareils d'arrêt étant supprimés soit par l'atropine, soit par un autre procédé. Il y a bien longtemps que Marey nous a montré l'effet cardio-ralentissant des hautes pressions dans le premier cas, et de nombreuses expériences ont établi, depuis, l'effet cardio-accélérateur de l'excès de résistance artérielle dans le second cas. Or, on comprend que la première expérience vise le ralentissement du cœur normal encore au début de l'action de la digitaline, et que la seconde doit correspondre à la tachycardie plus tardive, survenant quand les appareils nerveux d'arrêt ont été paralysés par la digitale elle-même.

Le résultat est des plus démonstratifs : une haute pression aortique produite par la compression de l'aorte ou par le spasme vasculaire abdominal produit le ralentissement du cœur (*fig.* 29), et,

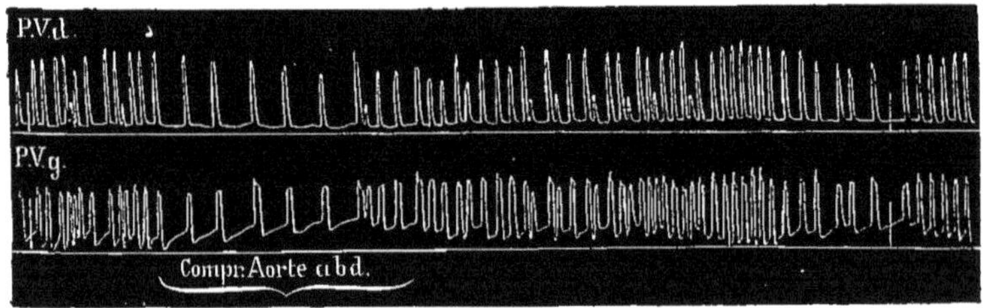

Fig. 29. — Effets comparatifs de la compression de l'aorte abdominale sur les deux ventricules. (Fréquence, rythme, énergie.)

P. V. d., Pression ventriculaire droite; *P. V. g.*, pression ventriculaire gauche. La compression de l'aorte abdominale, en même temps qu'elle ralentit au même degré les deux ventricules (*synchronisme*), produit l'élévation des minima diastoliques dans le ventricule gauche (*obstacle à l'évacuation*) et l'abaissement de ces minima dans le ventricule droit (*premier effet de la diminution d'afflux par les veines du circuit général*).

comme dans le cas de la digitale, aussi bien celui du ventricule droit qui n'est pas directement en cause, que celui du ventricule gauche supportant l'effet immédiat de la haute résistance; la même élévation de pression détermine, au contraire, l'accélération souvent arythmique des deux ventricules après une atropinisation qui les a livrés à l'action prédominante de leurs appareils accélérateurs.

Mais il ne faut pas se hâter de conclure; les effets cardiaques, ralentissants ou accélérateurs suivant le cas, sont-ils bien tout à fait les mêmes qu'avec la digitale ? Nous savons que ce poison ne fait pas que ralentir ou qu'accélérer ; nous avons insisté sur son action toni-cardiaque et montré que l'augmentation d'énergie porte sur les deux ventricules. Or, il se trouve que, quand on élève d'emblée la pression aortique par un procédé périphérique quelconque, si l'on ralentit les deux ventricules, on n'augmente pas simultanément leur énergie: le ventricule gauche seul déploie un effort systolique plus grand : le ventricule droit, au contraire, diminue d'énergie systolique.

C'est là une première différence entre l'action supposée indirecte de la digitale sur les deux ventricules et l'effet d'une augmentation de résistance aortique.

On observe encore une autre différence : celle-ci porte sur l'expansion diastolique ventriculaire. Avec la digitale, comme nous l'avons vu, les ventricules ralentis ou non, présentent une diastole dont la profondeur est proportionnée à l'importance de la systole; rien de semblable ne se produit en présence d'un excès de pression aortique ; tout au contraire, les diastoles ventriculaires gauches sont moins étendues (*fig.* 29).

Enfin, si nous examinons la façon dont se comportent l'une par rapport à l'autre, les pressions artérielles pulmonaire et aortique, nous trouvons une opposition complète entre les effets des hautes tensions produites d'emblée dans l'aorte et ceux qu'y détermine l'action de la digitale; dans le premier cas, la pression artérielle pulmonaire s'abaisse; dans le second, elle s'élève, ainsi que nous y avons insisté précédemment (*ch. II*, § 2).

§ 3. Recherche de l'action vaso-constrictive pulmonaire de la digitale.

Cette dernière remarque ne peut manquer de suggérer aux partisans de la subordination des troubles cardiaques à l'excès de tension aortique, l'hypothèse que la digitale fait resserrer également les vaisseaux pulmonaires et provoque ainsi le double effet presseur dans la grande et la petite circulation.

Voici donc une donnée nouvelle qui s'introduit dans la question: pour expliquer les différences que je viens de signaler entre les effets cardiaques de la digitale et ceux d'un excès primitif de la résistance aortique, pour permettre, en outre, de comprendre qu'au lieu de s'abaisser la pression artérielle pulmonaire s'élève, on est obligé de faire intervenir, en même temps que le spasme aortique, le spasme des vaisseaux pulmonaires.

Rien d'improbable, du reste, dans cette supposition : il me répugne moins qu'à tout autre d'admettre l'action vaso-constrictive de certains poisons, comme de certains nerfs, sur les vaisseaux du poumon, car j'ai défendu de tout temps l'action, aujourd'hui encore révoquée en doute, des nerfs du sympathique sur les vaisseaux pulmonaires. Mais encore faut-il s'assurer que les modifications cardiaques et circulatoires sont comparables à celles que produirait la digitale si les artères des deux systèmes subissaient une constriction simultanée.

Nous avons le moyen de réaliser, dans cette hypothèse, une nouvelle expérience de contrôle en provoquant par divers procédés l'élévation parallèle de la pression dans les réseaux aortiques et pulmonaires : il faut, pour cela, s'adresser à la périphérie des deux systèmes, sans faire intervenir à l'origine du phénomène une propulsion plus énergique du cœur. La compression simultanée d'une bifurcation de l'artère pulmonaire et de la portion inférieure de l'aorte fournira la reproduction du phénomène par des moyens mécaniques ; la provocation simultanée d'un spasme pulmonaire et aortique aboutira au même résultat par un mécanisme au fond semblable, bien qu'il soit obtenu par un procédé physiologique, par la mise en jeu de nerfs vaso-constricteurs. Qu'on emploie l'un ou l'autre moyen, on verra, dans les deux cas, s'élever parallèlement la pression dans le réservoir aortique (aorte thoracique) et dans le réservoir pulmonaire (tronc de l'artère), c'est-à-dire qu'on se trouvera en présence d'effets artériels généraux et pulmonaires, semblables, en effet, à ceux que nous avons décrits à propos de l'augmentation simultanée d'énergie dans les deux ventricules (*ch. II*, § 2).

Le rapprochement est donc, jusqu'ici, très légitime, mais il faut qu'il se confirme par la comparaison de l'état du cœur en présence d'une résistance artérielle générale et pulmonaire augmentée par la digitale et par l'action mécanique ou nerveuse que nous venons de mettre intentionnellement en jeu.

Les deux ventricules se ralentiront s'ils en ont le moyen (intégrité des organes modérateurs), ils s'accéléreront dans le cas contraire (prédominance des appareils accélérateurs) ; ils déploieront, tous les deux cette fois-ci, une énergie systolique plus notable ayant l'un et l'autre une résistance plus grande à surmonter, et cette modification bilatérale sera semblable à celle que nous avons constatée sous l'influence de la digitale : mais une différence persistera. Nous ne verrons pas, sous l'influence de l'excès de pression aortico-pulmonaire, se déployer les ventricules au moment de leur diastole, comme cela s'observe avec la digitale; tout au contraire les minima diastoliques descendront moins bas que normalement, les ventricules résistant à la charge par une augmentation permanente de la tonicité de leur tissu.

Toutefois, sous cette réserve, nous aurons réalisé des effets circulatoires généraux et cardiaques très analogues à ceux que produit la digitale et, ayant obtenu, par ces expériences qui s'adressent primitivement à la circulation périphérique, tant aortique que pulmonaire, des effets cardiaques secondaires rappelant de très près ceux de la digitale, nous aurons de bonnes raisons pour soutenir l'hypothèse de la subordination du cœur aux vaisseaux.

Il ne faudra pas, maintenant que nous avons accordé à l'hypothèse le maximum qui peut lui être concédé, pousser bien loin l'analyse pour en démontrer l'insuffisance.

§ 4. Discussion de l'hypothèse de la subordination des variations cardiaques à l'augmentation de résistance artérielle.

Est-ce à dire que la digitale n'influence les deux circulations qu'en vertu de son action vaso-constrictive aortique et pulmonaire? Et qu'on doive se contenter du rapprochement qui vient d'être fait pour interpréter l'élévation parallèle des deux pressions pulmonaire et générale? Évidemment non : de ce que ce poison, comme beaucoup d'autres, fait resserrer les vaisseaux, il ne s'ensuit pas qu'il borne là son effet sur l'appareil circulatoire et que toutes les modifications fonctionnelles du cœur, qui se déroulent du début à la fin de l'intoxication, doivent être subordonnées à cette influence vasculaire.

Il y a d'abord plusieurs réserves à faire aux concessions que nous venons de développer, pour donner à l'hypothèse l'apparence d'une certaine rigueur :

1° Nous avons supposé que la digitale pouvait agir sur les vaisseaux du poumon comme sur ceux de la circulation générale et élever la résistance au-devant du cœur droit, comme elle l'augmente au-devant du cœur gauche. Mais une telle démonstration est encore à fournir; l'assimilation des effets vaso-pulmonaires aux effets aortiques n'est que légitime et reste hypothétique. Nous avons reproduit schématiquement les effets qui devraient survenir si le spasme pulmonaire s'associait au spasme aortique, mais nous n'avons pas réalisé, au moyen de la digitale, la double action vaso-motrice. Quand nous avons obtenu, dans le cours de l'intoxication, l'élévation simultanée de la pression dans la carotide et dans l'artère pulmonaire (*voy. ch. II*, § 2), c'est à une augmentation commune d'énergie des deux ventricules, associée ou non à une réaction spasmodique générale et pulmonaire, que nous avons dû rapporter la double hypertension, n'ayant aucune preuve directe à fournir d'un effet vaso-constricteur pulmonaire.

2° Nous avons glissé sur la difficulté de subordonner à une cause *constante*, à une élévation graduelle de la résistance artérielle, les troubles si différents de la fréquence et du rythme cardiaques, qui se succèdent du début à la fin de l'empoisonnement (*fig.* 30); pour rendre logique l'hypothèse de la subordination, nous lui avons fourni un argument nouveau, en rappelant que l'action des nerfs cardio-modérateurs se supprime à un moment donné de l'action de la digitale. Mais, pour que cet argument ait une valeur réelle, il faudrait que la disparition d'excitabilité des nerfs d'arrêt coïncidât précisément avec la phase de l'intoxication où le cœur réagit par l'accélération à l'influence de l'excès de résistance. Sans doute, cette assertion a été souvent émise, et récemment encore, mais nous verrons, dans l'étude spécialement consacrée à cette question (*ch. VII*), quelles réserves il convient de formuler à cet égard.

Donc, rien ne permet de subordonner les changements de fréquence et de rythme du cœur aux variations primitivement produites dans les deux circulations, et nous revenons à la thèse généralement admise que le cœur subit de première main l'action de la digitale. Que le spasme vasculaire intervienne, par son effet mécanique, pour imposer au cœur un déploiement d'énergie proportionné à la résistance à surmonter et règle ainsi, tant que le cœur y peut suffire, son effort systolique, cela n'est pas douteux. Que, d'autre part, le cœur, sollicité directement par le contact du poison à changer de fréquence, de rythme et d'énergie, agisse à son tour sur la pression artérielle, ou pour en atténuer l'élévation excessive quand il est ralenti, ou pour s'associer au spasme des vaisseaux et surélever la pression quand il s'accélère et se renforce, le fait est tout aussi certain.

Nous n'écartons donc pas l'influence surajoutée de la résistance artérielle sur le fonctionnement cardiaque, mais nous tenons pour

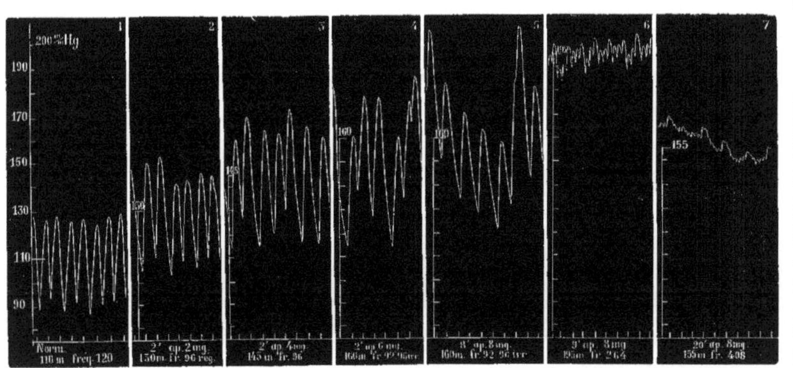

Fig. 30. — Comparaison des changements de la fréquence du cœur et des variations de la pression artérielle moyenne dans l'empoisonnement par la digitaline.

L'élévation progressive de la pression aortique de 110 à 160 mm. Hg., semble commander au ralentissement du cœur (de 120 à 96) (n°s 1 à 5); mais le cœur subit une accélération considérable en présence de la haute pression de 195 mm. Hg. (n° 6), et un renforcement de fréquence quand la pression redescend pendant la phase toxique (n° 7).

incorrecte l'hypothèse d'une subordination des variations cardiaques aux variations circulatoires périphériques; de même que nous n'admettrions pas comme suffisante la théorie d'une action cardiaque isolée modifiant à elle toute seule le cours du sang dans les vaisseaux.

Ayant cherché à faire ainsi la part des variations de résistance artérielle dans les modifications subies par le cœur, il y aurait lieu de développer la démonstration d'une action cardiaque primitive, indépendante, si pareille preuve était encore à donner. Je me bornerai, dès lors, à rappeler quelques-uns des arguments les plus décisifs en faveur de la théorie cardiaque directe, et, parmi ces arguments, je choisirai les plus simples, ceux que fournit l'étude du cœur ne pouvant subir aucun des effets d'une augmentation de pression artérielle : les expériences de circulation artificielle avec le cœur des animaux à sang froid et celles qu'on exécute sur le cœur des mammifères, dans certaines conditions d'isolement préalable, fournissent une démonstration suffisante; elles permettent d'écarter les tentatives délicates de dissociation qu'on aurait à faire pour établir l'indépendance de l'action cardiaque, si le cœur pouvait encore subir le contre-coup des variations de la résistance artérielle.

§ 5. Preuves directes de l'indépendance des changements de fréquence et de rythme du cœur par rapport à l'augmentation de la résistance artérielle.

La démonstration d'une action cardiaque directe, primitive, de la digitale, a été donnée depuis longtemps par les expériences exécutées sur le cœur des animaux à sang froid, isolé et soumis à une circulation artificielle de sang défibriné ou de sérum chloruré. On a vu, sans qu'il soit nécessaire de rappeler le détail de ces recherches, que le poison ralentit le cœur soustrait à toute influence extérieure d'innervation ou de résistance variable, qu'il le rend arythmique et plus tard l'accélère, tout comme il le fait sur le cœur en rapport avec le système nerveux central et avec les vaisseaux périphériques.

J'ai cherché, depuis longtemps, à réaliser des expériences analogues sur le cœur des mammifères, et c'est, en grande partie, dans ce but que j'avais poursuivi, en 1878 et en 1879, des recherches sur la réfrigération graduelle des animaux à sang chaud (*C. R. Soc. Biologie*). Je n'ai pas réussi, à cette époque, à obtenir une survie suffisante du cœur traversé et irrigué par du sérum à température moyenne, pour entreprendre avec ce procédé une étude méthodique des poisons cardiaques. Je ne sais si les expérimentateurs qui ont cherché à soumettre le cœur des mammifères à une circulation artificielle (Newell Martin et Tchistowitsch) ont obtenu des résultats plus satisfaisants; n'y étant pas parvenu moi-même, j'ai essayé de tourner la difficulté en conservant au cœur des mammifères sa propre circulation avec le sang de l'animal, mais en réduisant le circuit aux vaisseaux pulmonaires-coronaires : on a ainsi un cœur qui est rendu indépendant, non seulement du système nerveux central, mais aussi des variations de la pression artérielle. Bien qu'il reste encore en rapport avec le circuit pulmonaire, les variations de résistance vaso-motrice qui peuvent se produire dans ce circuit sont négligeables, à notre point de vue, en raison de leur faible importance mécanique.

C'est avec ce procédé qu'ont été exécutées, en 1880 et en 1885, puis en 1888, quelques expériences relatives à l'action cardiaque indépendante de la digitale : j'en donnerai ici seulement deux spécimens pour fixer le point en question.

Expérience du 25 janvier 1880. Chien à bulbe détruit, chauffé dans l'étuve. Températ. rect. 39°. Température du sang dans le circuit aortico-cave 38°,8. — Après ligature successive de la veine cave supérieure et de l'azygos, des artères aortiques supérieures, de l'aorte à la partie inférieure du thorax et de la veine cave inférieure, la circulation se trouve réduite au circuit pulmonaire et au circuit coronaire. La masse de sang contenue dans ce double circuit et dans les cavités cardiaques étant évaluée au $\frac{1}{5}$ de la masse totale, on injecte des doses de digitale correspondant sensiblement à la dose toxique normale réduite des $\frac{4}{5}$, de façon à obtenir une dilution sanguine à peu près équivalente. Les injections partielles sont faites par le tronçon cardiaque de la veine azygos pour éviter le contact rapide d'une trop grande quantité de digitale avec le myocarde. La respiration artificielle est continuée et les coronaires reçoivent un sang aussi oxygéné que si l'isolement relatif du cœur n'avait pas été pratiqué. Dans cette expérience et dans les essais analogues, le cœur est séparé du système nerveux central par la section ou par la ligature des nerfs extrinsèques, mais cette précaution est rendue à peu près inutile par la perte rapide d'action des centres nerveux anémiés. Il ne peut subir le contre-coup de variations de résistance produites dans le circuit aortique, les branches de l'aorte étant liées. On a réservé un large circuit de l'aorte à la veine cave pour éviter une trop grande surcharge ventriculaire, les tronçons artériels et veineux pouvant, par leur extensibilité, servir de trop-plein, et le dispositif permettant d'enlever à volonté le sang digitafiné. Nous comptions aussi pouvoir remplacer ce sang par du sang défibriné normal, mais l'expérience n'a réussi qu'avec des cœurs préalablement refroidis d'une façon graduelle. Dans l'essai dont la figure 31 représente le principal résultat, on a exploré avec une sonde à ampoule élastique les

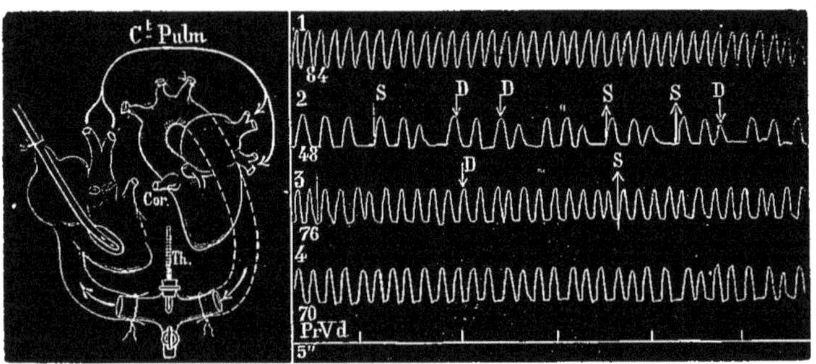

Fig. 31. — Expérience sur l'effet ralentissant produit par la digitaline en dehors de toute intervention vaso-motrice générale pouvant élever la pression.

Le cœur est réduit par des ligatures successives préalables au circuit pulmonaire et coronaire-cardiaque (*schéma*); l'aorte thoracique est réunie à la veine cave inférieure par un tube de jonction portant des tubulures pour thermomètre et pour robinet; une sonde ventriculaire fournit les courbes de pression et de fréquence (*S. D., systoles, diastoles*).

Ligne 1, état normal. 84 systoles; ligne 2, après injection par l'azygos de 25 milligr. de feuilles de digitale, ralentissement de 84 à 48 et arythmie; lignes 3 et 4, retour à une fréquence voisine de la normale, avec quelques irrégularités (*systoles géminées*).

variations de la pression ventriculaire droite et on a pu assister à la même évolution des accidents cardiaques, dans ces conditions d'isolement du cœur, que si l'organe fût resté en rapport avec les branches contractiles de l'aorte. Une phase de ralentissement (de 84 à 48) avec systoles géminées et bigéminées (ligne 2), est survenue 2 minutes après l'injection veineuse de 25 milligrammes de feuilles en infusion aqueuse; le cœur est resté 15 minutes arythmique et ralenti; puis il a repris une fréquence de 76 au bout de 25 minutes, de 70 au bout de 55 minutes. A ce moment l'expérience a été interrompue par une coagulation dans le tube de jonction et a fourni des résultats intéressants au point de vue de l'embolie pulmonaire, mais sans rapports avec l'action de la digitale.

Expérience du 15 juin 1885. Même disposition générale que dans l'expérience précédente, avec cette différence qu'on n'avait pas opéré la jonction de l'aorte thoracique et de la veine cave inférieure. Le chien à bulbe détruit avait subi un refroidissement préalable qui avait fait tomber la température du sang dans une branche de l'artère pulmonaire à 34°,2. A la suite d'un réchauffement graduel jusqu'à 37°,6, le cœur, d'abord ralenti par le froid, s'était accéléré et fixé à la fréquence moyenne de 120 par minute (ligne 1, fig. 32). On a employé ici la digitaline Homolle et Quevenne, à la dose réduite environ des $\frac{4}{5}$; c'est-à-dire qu'au lieu d'injecter les 18 ou 20 milligrammes qui eussent tué le cœur si la dilution avait pu se faire dans la masse de sang normale, on n'a injecté que 5 milligrammes dans la veine azygos. L'effet ralentissant et arythmique s'est rapidement produit, comme le montrent les courbes successives, 2, 3, 4, 5, 6, recueillies à 3, 7, 9, 11, 20 minutes d'intervalle. La fréquence a diminué

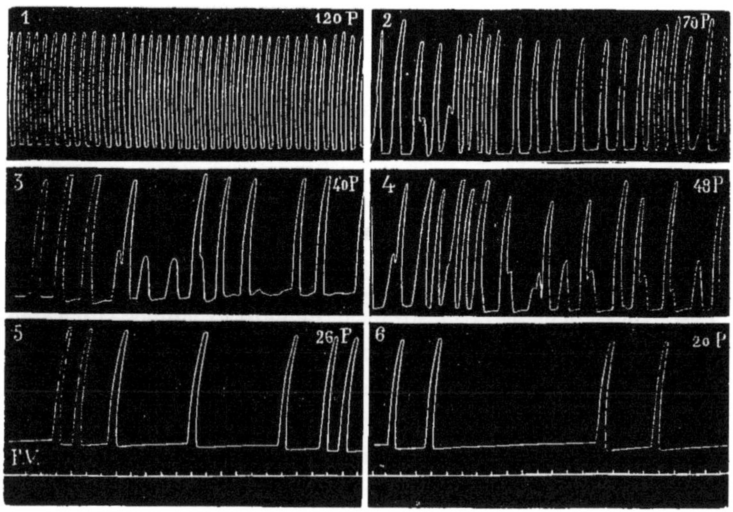

Fig. 32. — Expérience semblable à celle de la figure 31.

L'action ralentissante de plus en plus marquée d'une injection de 3 milligrammes de digitaline amorphe d'Homolle et Quevenne dans l'azygos, résulte de la comparaison des courbes de pression ventriculaire droite (*P. V.*) : la fréquence de 120 (*normal, courbe* 1) tombe à 70 et 40 (*courbes* 2 *et* 3), se relève un peu à 48 (*courbe* 4) en même temps que l'arythmie s'accentue, puis descend à 26 et à 20 (*courbes* 5 *et* 6).

au maximum jusqu'à 20 par minute, sans qu'on puisse cependant fournir des chiffres exacts, les comptages n'ayant été opérés que sur de petites longueurs : en tout cas, l'effet sur la fréquence et sur le rythme a été au moins aussi accentué, avec ce cœur ne pouvant plus subir l'effet ralentissant d'une augmentation de la résistance aortique, que si les rapports normaux eussent été conservés.

On pourrait tirer de ces expériences beaucoup d'autres conclusions et reproduire avec elles tous les détails de l'action cardiaque de la digitale; mais nous ne les invoquons ici que pour établir, sans hésitation possible, l'identité des effets produits par le poison sur le cœur isolé du système nerveux et du circuit aortique et sur le cœur pouvant subir encore l'action nerveuse centrale et l'action des variations de résistance artérielle[1].

Il n'y a pas lieu de s'arrêter à discuter l'effet que pourrait produire sur la fréquence et le rythme du cœur une vaso-constriction

1. Nos conclusions ne concordent pas avec celles de Kauffmann, qui dit que « après la section des Pneumo-gastriques la digitaline produit une élévation de la tension artérielle *sans entraîner de ralentissement du cœur* (Rev. Méd., p. 389. 1884).

pulmonaire digitalinique : si cet effet existe, il est tellement réduit, comme nous l'avons dit déjà, qu'on n'a pas à compter avec lui dans la production des changements de la fréquence cardiaque; s'il était indiqué d'en tenir compte, on aurait plutôt à s'étonner du défaut d'accélération cardiaque, car le spasme pulmonaire diminuerait l'apport au ventricule gauche et par suite le travail de ce ventricule.

§ 6. Démonstration d'une action toni-cardiaque directe de la digitale et de son indépendance par rapport à l'augmentation de la résistance artérielle.

Les expériences de circulation artificielle exécutées sur le cœur complètement isolé des animaux à sang froid par les expérimentateurs qui nous ont précédé, ainsi que celles que nous avons poursuivies nous-même sur le cœur des mammifères séparé de ses relations avec l'arbre aortique, n'ont été invoquées jusqu'ici que pour établir l'action cardio-modératrice, arythmique ou tachycardique indépendante de la digitale. Nous n'avons pas soulevé la question d'*énergie variable* qui doit être examinée maintenant.

S'il est évident que ce n'est point l'augmentation de résistance artérielle qui commande aux changements de fréquence et de rythme, nous ne pouvons affirmer *a priori* l'indépendance des variations d'énergie ventriculaire par rapport aux variations de la pression artérielle. Toutes les vraisemblances sont, au contraire, en faveur d'une subordination étroite de l'énergie ventriculaire par rapport aux résistances à surmonter : nous avons vu, en effet, croître parallèlement la puissance systolique et la pression artérielle, que le cœur fût ralenti ou accéléré. Déjà, dans l'examen des variations de l'énergie ventriculaire sous l'influence de la digitale (*ch. II*, § 2), nous avons fait pressentir que le poison par lui-même, indépendamment de son influence vaso-constrictive aortique, agit sur le cœur pour en renforcer l'action systolique et l'adapter, en quelque sorte, à l'excès de travail qu'il est appelé à fournir; l'un des arguments invoqués alors en faveur de cette action toni-cardiaque, a été que la puissance systolique ventriculaire droite augmente parallèlement à l'énergie systolique ventriculaire gauche, bien que la résistance pulmonaire ne s'élève qu'à peine. Mais la preuve directe doit être donnée maintenant, à la suite de la démonstration de l'action immédiate de la digitale sur la fréquence et le rythme du cœur : les mêmes expériences, légèrement modifiées, fourniront cette preuve complémentaire.

En opérant avec le cœur d'un mammifère avec circuit réduit (*voy.* § 5, *fig.* 31 *et* 32), il est facile d'explorer les variations de la pression aortique dans le bout central de l'une des branches de la crosse liées au préalable. Comme la pression aortique ne peut s'élever ici sous l'influence d'une vaso-constriction périphérique, il est clair que c'est au ventricule gauche qu'il faudra rapporter l'hypertension si elle survien [1]. Le problème sera déjà simplifié, mais il restera une hésitation relative à l'ignorance où nous sommes du véritable état des vaisseaux pulmonaires quand la pression aortique s'élève sous l'influence de la digitale. Nous chercherons tout à l'heure à écarter cette complication et nous donnerons tout d'abord la preuve qu'en l'absence de toute influence constrictive aortique, la pression augmente dans le tronçon de l'aorte resté en rapport avec le ventricule gauche.

Dans la figure 33, empruntée à une expérience du 17 juillet 1888 sur un chien maintenu à la haute température de 39°,5 dans l'étuve, le cœur,

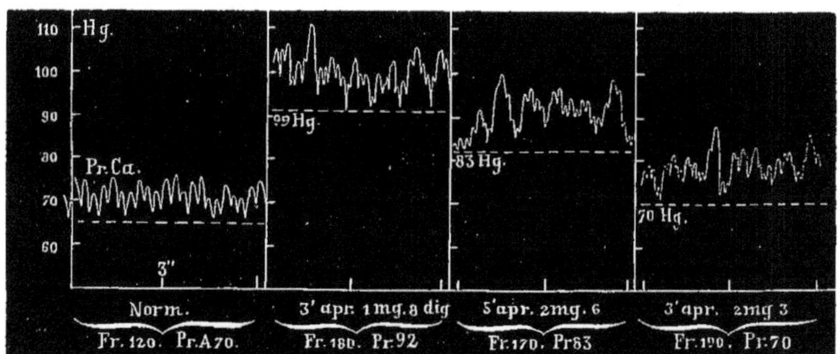

Fig. 33. — Élévation de la pression artérielle produite par le cœur digitaliné, sans assistance d'action vaso-motrice générale. (Même dispositif que dans les expériences des figures 31 et 32.)

La fréquence étant de 120 et la pression aortique de 70 mm. Hg., une injection de 1 milligr. 8 de digitaline Mialhe-Petit augmente la fréquence (180) et porte la pression à 100 mill. Hg. (et non à 92, erreur sur la figure); la pression reste à 90 mill. et la fréquence à 170 après 2 milligr. 6; la fréquence s'élève à 190 et la pression reste à 75 mm. Hg., après 3 milligr. 3, deux minutes avant la mort subite.

isolé des réseaux aortiques (*voy.* 5. 1re *Exp. et fig.* 31 *et* 32), entretenait

1. Nous ne pouvons accepter la conclusion de Kauffmann, assez réservée du reste, pas plus que la signification de son expérience de destruction du bulbe (Rev. méd. 1994, p. 406). L'auteur croit démontrer que la digitaline a surtout une action périphérique, et que l'élévation de la pression résulte principalement du resserrement des vaisseaux. Pour nous, les deux effets sont associés et la part du cœur est la plus importante

la pression dans le segment de l'aorte encore en rapport avec le ventricule gauche à la valeur moyenne de 70 mm. Hg, avec une fréquence de 120. On a injecté des doses relativement fortes de digitaline Mialhe par l'azygos et, soit que ces doses aient été exagérées, soit que le cœur soumis à l'action d'un sang trop chaud n'ait pu réagir par le ralentissement ordinaire, toujours est-il qu'on a provoqué l'accélération d'emblée : la fréquence s'est élevée à 180, mais, en même temps, la pression aortique a été portée à 100 millimètres, avec un gain de 30 millimètres, chiffre très élevé étant donné les conditions de l'expérience et le défaut d'assistance des vaisseaux périphériques. Le cœur à lui tout seul a donc suffi à produire cette hypertension. Plus tard, avec des doses croissantes de digitaline, l'énergie ventriculaire a faibli par rapport à son renforcement initial, mais elle est restée plus grande que normalement jusqu'à la mort subite, qui est survenue dix minutes après l'injection de 3 mg. 3 de digitaline dans le sang veineux. Avant cette phase terminale, le ventricule gauche soutenait encore (ou plutôt produisait encore) une pression aortique de 90 millimètres avec une fréquence de 170 sous l'influence de 2 mg. 6 de digitaline; il donnait 190 pulsations et une pression de 75 millimètres Hg., deux minutes avant de mourir brusquement.

Une expérience de ce genre montre bien la production d'une plus haute pression aortique et d'une énergie ventriculaire plus grande sous l'influence de la digitale, en l'absence de toute variation dans la résistance à l'évacuation ventriculaire gauche; mais elle laisse subsister encore un doute sur la provenance réellement ventriculaire de cette augmentation parallèle de pression et d'énergie : il se pourrait que le débit pulmonaire augmentant, le ventricule gauche, plus abondamment approvisionné, fournît à son tour un débit plus considérable et n'augmentât d'énergie que parce qu'il reçoit davantage. Dans cette hypothèse il faut admettre que les vaisseaux du poumon se laissent traverser par une plus grande quantité de sang, soit parce qu'ils subissent, sous l'influence de la digitaline, une dilatation (que rien n'autorise à admettre), soit parce que le ventricule droit déploie, comme le ventricule gauche, une énergie plus grande. C'est à cette alternative qu'il faut tout d'abord songer, parce qu'elle a pour elle la vraisemblance et qu'il est facile de la contrôler. Nous l'avons fait déjà et il suffit de rappeler la démonstration qui en a été donnée dans la première partie de cette étude (Chapitre II, § 2. *Synergie des deux ventricules*) : nous avons vu alors que la poussée systolique du ventricule droit augmente parallèlement à celle du ventricule gauche, sans avoir comme celle-ci une résistance exagérée à surmonter ; c'est à peine, en effet, si la pression s'élève dans l'artère pulmonaire, et la faible ascension qui s'y produit parait subordonnée à la poussée plus énergique du ventricule droit. S'il en est ainsi, nous approchons de la solution cherchée, car, dans les conditions de l'expérience actuelle, toute variation d'afflux au cœur droit est supprimée, les veines afférentes étant liées : le ventricule droit ne peut trouver qu'en lui-même la raison d'un excès d'action, et c'est l'énergie de sa contraction, non l'importance plus grande de sa diastole, qui est en cause : son approvisionnement ne pouvant augmenter, des expansions diastoliques plus profondes n'auraient aucun effet favorable sur le travail ventriculaire. Cette conclusion a été déjà énoncée dans notre critique de la synergie diastolique (*chap. II*, § 5) ; elle reposait sur des remarques que celle-ci ne fait que confirmer.

Malgré la simplification introduite dans cette recherche des rapports entre les variations de la résistance artérielle et celles de l'énergie ventriculaire, par la disposition même des expériences où toute influence aortique est supprimée par la ligature de l'aorte et de ses branches, on pourrait encore trouver matière à discussion dans la conservation du circuit pulmonaire-coronaire. Sans s'attarder à rechercher dans quelle mesure est acceptable une objection de ce genre, il est préférable de recourir d'emblée à la démonstration que fournissent les expériences sur le cœur isolé de toute influence extérieure. J'ai dit que mes tentatives de circulation artificielle avec le cœur des mammifères ne m'avaient pas donné de résultats assez prolongés pour permettre une étude détaillée des actions toxiques ; mais que j'avais étudié les variations d'énergie du ventricule chez les animaux à sang froid, dont le cœur était soumis à une pression d'afflux et à une résistance d'écoulement constantes. C'est le résultat de cette dernière série de recherches qui doit être invoqué à l'appui de l'indépendance des variations de l'énergie ventriculaire par rapport aux changements de la résistance ou à ceux de l'apport sanguin. Le résumé d'une expérience type suffira pour établir le fait, et la figure ci-jointe (*fig.* 54) rendra compte des effets successifs de l'action de la digitaline sur le ventricule dégagé de toute autre cause de variation d'énergie.

Expérience (18 juillet 1890) avec le ventricule du cœur d'une tortue soumis à une circulation artificielle de sang défibriné alternativement normal et digitaliné. Exploration des variations intérieures de la pression avec manomètre élastique, canule introduite par l'artère pulmonaire, valvules détruites. Écoulement par le tronc aortique dans un réservoir au même niveau que le réservoir d'afflux. Celui-ci à 6 centimètres au-dessus du niveau du ventricule dont les oreillettes sont supprimées. La pression d'afflux (niveau veineux) reste constante, de même que la pression d'écoulement (niveau artériel).

2 dixièmes de milligramme de digitaline Adrian, introduits dans le réservoir veineux, circulent pendant une demi-heure dans le cœur et dans ses vaisseaux propres; le poison produit les effets successifs suivants, exprimés dans les courbes de pression intra-ventriculaire de la figure 34 ci-contre : 5 minutes après la circulation de 100 centimètres cubes du sang additionné de digitaline, la pression systolique dépasse de 4 mm. celle des contractions normales, et cet excès de poussée correspond à une différence réelle de 9 millimètres de mercure mesurés dans un manomètre capillaire branché latéralement sur la prise de pression ventriculaire. On observe en outre que le relâchement diastolique est plus brusque et plus profond, phénomène

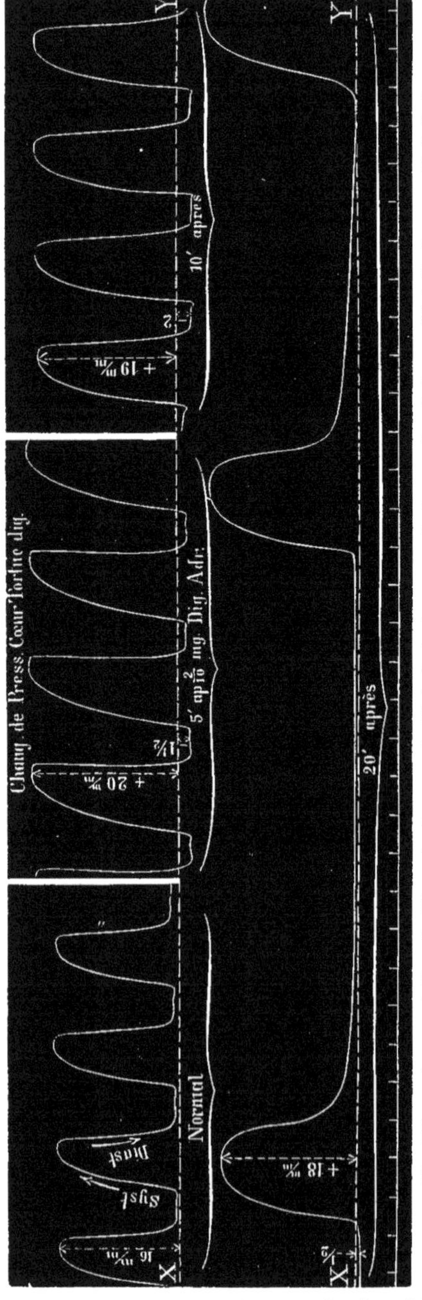

Fig. 34. — Augmentation de l'énergie du cœur isolé de la tortue, soumis à une circulation artificielle de sang digitaliné, sous pression veineuse constante et avec résistance constante à l'écoulement.

La pression systolique à l'intérieur du ventricule dont les oreillettes sont liées sur la canule veineuse, s'élève, sous l'influence de la digitaline Adrian, en même temps que la dépression diastolique devient plus brusque et plus profonde (détails dans le résumé de l'expérience).

corrélatif de la contraction plus rapide et plus énergique : cette amplitude exagérée de la diastole permet à l'apport veineux d'augmenter et le cœur se trouve ainsi dans les conditions les plus favorables pour fournir un débit plus considérable. On s'en assure facilement en calculant dans une éprouvette graduée, ou au moyen d'un appareil à déversement inscripteur, le volume de l'ondée envoyée par chaque contraction ou la somme des ondées fournies en un temps donné : sans compliquer cet exposé sommaire par la représentation graphique des courbes du débit et par la description du procédé employé pour le mesurer, je me bornerai à noter que l'énergie de la systole augmente en même temps que son débit, en d'autres termes que le travail ventriculaire représenté par la formule $T = P \times D$ (*travail exprimé par le produit de la pression par le débit*) est augmenté d'environ 1/4 à cette phase de l'action de la digitaline : or, je rappelle que la charge veineuse et la résistance à l'écoulement restent constantes; dès lors c'est à une modification de l'activité propre du myocarde que revient l'augmentation de travail constatée ici.

Au bout de 10 minutes le ventricule fournit une pression systolique un peu moins énergique que dans la période précédente (19 millimètres au lieu de 20 et 6 millimètres de surcroît de pression absolue au lieu de 9); mais il reste encore beaucoup plus énergique que normalement, et son débit se maintient notablement plus abondant.

Les effets ralentissants s'accentuent graduellement; ils arrivent à un maximum dont la courbe inférieure peut donner une idée : au bout de 20 minutes de contact du sang digitaliné avec le myocarde, on ne compte plus que 2 systoles en 18 ou 20 secondes au lieu des 24 systoles qui se produisaient normalement dans le même temps; mais, tout ralenti qu'il soit, le ventricule est encore plus énergique qu'avant la digitaline : l'ordonnée systolique est ici de 18 à 19 millimètres au lieu de 16 et correspond à une poussée manométrique de 5 1/2 et 6 millimètres au-dessus des maxima normaux; de même le débit de chaque systole est beaucoup plus abondant que normalement, mais la somme des débits en un même temps est moindre en raison du grand ralentissement.

En présence des résultats qui précèdent (*augmentation d'énergie, débit exagéré, travail renforcé*), qui sont fournis par un ventricule isolé, ne subissant aucune variation d'apport sanguin et n'ayant à surmonter qu'une résistance constante, on est bien forcé de reconnaître que la digitale s'adresse directement au tissu neuro-myocardique; elle ne sollicite pas seulement son activité en lui imposant un effort plus grand par le spasme vasculaire aortique chez l'animal dont l'appareil circulatoire est intact, mais, dans ces conditions complexes, la digitale agit simultanément sur les vaisseaux contractiles et sur le myocarde, renforçant le tonus vasculaire et ventriculaire pour produire une résultante, qui est l'élévation de la pression du sang dans les deux systèmes aortique et pulmonaire.

V

EFFETS DE LA DIGITALINE SUR LA FONCTION DES OREILLETTES. RAPPORTS DES MODIFICATIONS AURICULAIRES ET VENTRICULAIRES.

Procédés pour l'étude des effets auriculaires (fréquence, rythme, énergie) produits par la digitaline. — Tableau général de ces effets ; leur ressemblance et leurs différences avec les effets ventriculaires. — Détail des troubles arythmiques comparés dans les deux oreillettes. — Détail des variations de l'énergie auriculaire croissante et décroissante. — Les changements de fréquence et de rythme des ventricules ne sont pas subordonnés à ceux que subissent les oreillettes. — Question de la subordination de l'énergie ventriculaire à l'énergie auriculaire. — Démonstration de l'indépendance, malgré certains faits de parallélisme.

L'étude des variations de la fréquence, du rythme et de l'énergie des oreillettes dans l'empoisonnement par la digitale présente un intérêt beaucoup moins grand que la même étude appliquée aux ventricules. Néanmoins, la question a son importance, surtout à deux points de vue : 1° La solidarité fonctionnelle, que nous avons vue si étroite entre les deux ventricules, se retrouve-t-elle entre les deux oreillettes (rythme et énergie)? 2° Les troubles auriculaires commandent-ils aux troubles ventriculaires, soit pour le rythme, soit pour l'énergie ?

C'est surtout en vue de ces deux questions que nous examinerons la marche des effets produits par la digitale sur les oreillettes, nous contentant, dès lors, d'un exposé beaucoup moins détaillé que celui qui a été présenté à propos de l'action ventriculaire.

Le dispositif adopté dans ces recherches nous fournissant l'indication simultanée des variations du rythme et de l'énergie des deux oreillettes, il sera facile de poursuivre comparativement l'analyse des effets dans ces deux séries, sans consacrer un chapitre spécial à chacune d'elles. C'est le procédé auriculo-volumétrique (contrôlé par l'inscription des variations de la pression intra-auriculaire) qui nous a paru fournir le plus grand nombre d'indications comparatives : aussi nous bornerons-nous à l'énoncé des résultats obtenus grâce à son emploi. Il a été décrit assez longuement dans les *Archives de Physiologie* (1890 et 1891) pour que je me contente de rappeler ici en quoi il consiste essentiellement. On fixe à un point du corps de chaque oreillette une petite serre-fine qui est en rapport avec la membrane d'un tambour explorateur sans résistance propre et qui exerce sur l'oreillette une légère traction (*fig.* 55).

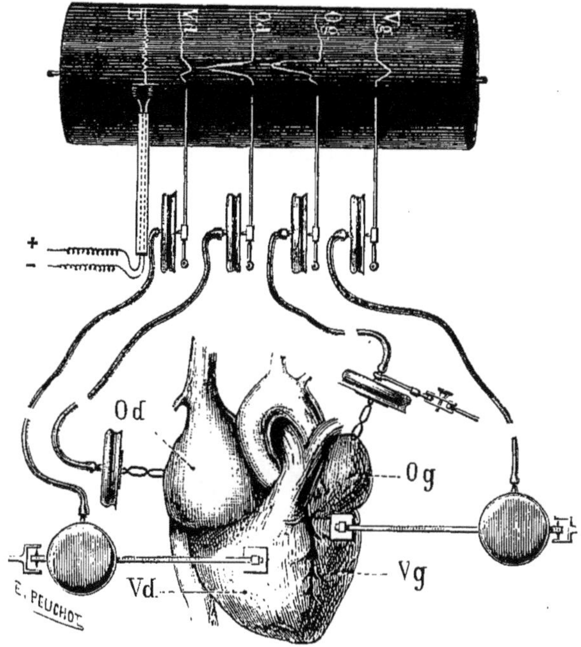

Fig. 55. — Schéma du dispositif employé pour l'étude des variations de la fréquence, du rythme et de l'énergie des oreillettes.

Chaque oreillette (*O. d.* et *O. g.*) est soumise à une exploration volumétrique au moyen d'un tambour à air, fermé par une membrane indifférente qui est reliée à la paroi auriculaire par une petite serre-fine : la systole fournit une courbe descendante et la diastole une courbe ascendante; l'étendue de chaque courbe exprime l'importance du phénomène correspondant (*pour les autres détails, voy. Arch. Phys.*, 1890, p. 402 et 814).

A chaque systole, la paroi auriculaire, tendant à s'écarter de l'explorateur, entraîne avec elle la serre-fine et la membrane du tambour, d'où un rappel d'air dans le système enregistreur et une chute de la courbe; au moment de la diastole, un mouvement de sens inverse se produit et la courbe remonte. L'étendue de chaque excursion systolique (descendante) et diastolique (ascendante) est proportionnelle à l'énergie de la systole et à l'importance de la diastole, comme il est facile de s'en assurer, en provoquant dans les oreillettes des variations d'énergie par l'action directe des nerfs cardiaques : avec l'excitation des nerfs toni-accélérateurs, on voit croître l'importance des systoles auriculaires (n° 1, fig. 36) ; avec l'excitation des nerfs atoniques (nerfs d'arrêt), on voit, au contraire, diminuer l'étendue des excursions systoliques (n° 2, fig. 36).

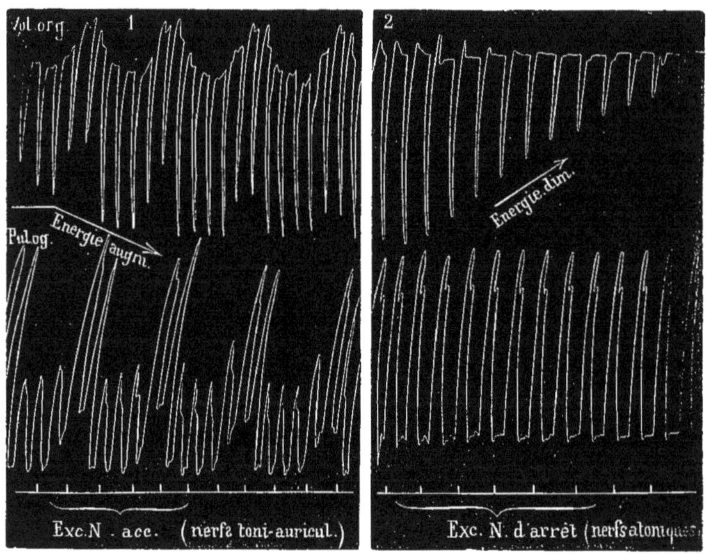

Fig. 36. — Application du procédé auriculo-volumétrique à l'étude des variations de l'énergie auriculaire.

L'excitation des nerfs toni-accélérateurs (1) augmente l'amplitude des courbes systoliques auriculaires (*Vol. Or. g.*); l'excitation des nerfs d'arrêt (2) diminue cette amplitude : l'énergie des systoles de l'oreillette est augmentée dans le premier cas, diminuée dans le second. Les mêmes excitations modifient peu ou point l'action ventriculaire (*Pul. o. g.*).

J'ai étudié avec détail ces différents effets dans plusieurs mémoires sur l'action tonique et sur l'action atonique des nerfs cardiaques (*Archives phys.*, 1890-1891-1892), et me contente de rappeler le fait essentiel pour justifier ici la méthode employée.

On pourra dès lors beaucoup plus sûrement apprécier ainsi qu'avec l'exploration des pulsations auriculaires, les différents changements d'état produits dans les oreillettes par la digitale, et nous aurons, avec une même exploration, l'indication simultanée des variations de rythme et d'énergie.

§ 1. Marche des effets produits sur la fréquence, le rythme et l'énergie des oreillettes par la digitale.

Dans l'empoisonnement graduel par la digitale, les oreillettes se ralentissent d'abord, en augmentant d'énergie, puis s'accélèrent en restant très actives; à une période plus avancée, l'arythmie apparaît et présente des formes très variées, en même temps que diminue l'importance des systoles; peu à peu l'activité systolique s'atténue et les oreillettes tendent de plus en plus vers l'état diastolique, ne donnant plus que de petites secousses inefficaces : elles s'arrêtent enfin en diastole, sans passer, comme les ventricules, par une phase pré-mortelle de tétanisation plus ou moins complète. Ce n'est pas là la seule différence : on constate aussi que l'énergie auriculaire décroît dès l'apparition de l'arythmie, tandis que, comme nous l'avons vu, les ventricules conservent une puissance remarquable, malgré les troubles de rythme, jusqu'au moment où la mort les saisit brusquement en pleine activité. De plus, autant est étroite l'association fonctionnelle des deux ventricules dans les variations de fréquence, de rythme et d'énergie, autant il est facile d'établir l'asynchronisme et l'asynergie auriculaires. Ces oppositions entre le fonctionnement de la partie auriculaire et de la partie ventriculaire du cœur n'ont rien qui doive surprendre, car nous savons qu'en réalité les oreillettes ne sont que des appendices veineux, des réservoirs disposés en amont du véritable cœur qui est constitué par l'accolement des deux ventricules. Ces vestibules du cœur sont soumis, sans doute, aux mêmes lois d'innervation que le cœur lui-même, mais leur indépendance entre eux et par rapport à la région ventriculaire est attestée par une foule d'observations d'anatomie comparée et d'expérimentation directe : elle se retrouve sous l'influence des substances toxiques, sans que le fait puisse en rien porter atteinte à la formule de solidarité des deux ventricules que nous avons cherché à établir à propos de l'action de la digitale.

Examinons maintenant avec un peu plus de détail les troubles subis comparativement par les deux oreillettes, pour être mieux en mesure de discuter tout à l'heure la question de subordination qui nous occupe surtout.

1° *Modifications de la fréquence et du rythme des deux oreillettes sous l'influence de la digitaline à doses croissantes.* — Jusqu'à une dose active, déjà toxique, mais non mortelle, de digitaline, les oreillettes subissent le même effet ralentissant et renforçant que les ventricules (v. § 5, *Rapports des variations d'énergie*); puis l'arythmie s'établit, en général brusquement; elle atteint simultanément l'oreillette droite et l'oreillette gauche, comme dans

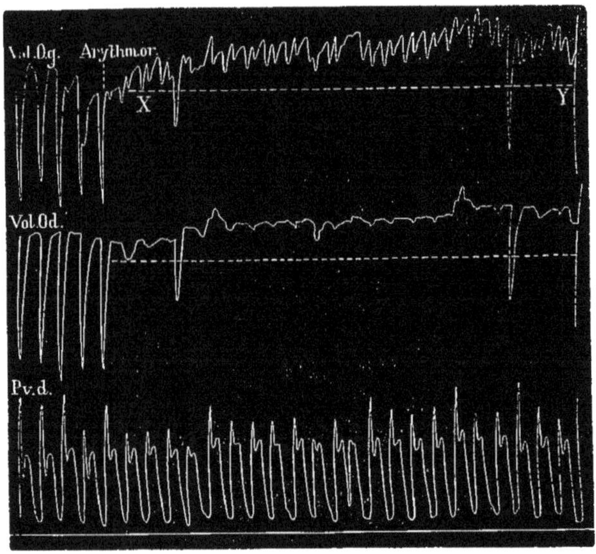

Fig. 37. Comparaison des effets produits sur la fréquence et le rythme des deux oreillettes par la digitaline à doses toxiques (6 milligr. de digitaline Duquesnel).

L'oreillette gauche (*Vol. o. g.*) et l'oreillette droite (*Vol. o. d.*) subissent le même effet atonique, diastolique, qui supprime leurs systoles actives (*Arythm. or.*) et produit par suite une augmentation de leur volume moyen au-dessus de l'abscisse *X Y*. Pendant cette période d'accidents auriculaires, les ventricules (*P. v. d.*) conservent leur fonctionnement à peu près régulier.

l'exemple ci-contre (*fig.* 37) (*Exp.* 30 *mai* 1890. — *Digitaline Duquesnel* — 6e *milligr.*), ou bien, plus souvent, débute dans l'oreillette droite, mais ne tarde pas à envahir l'oreillette gauche. En même temps que les troubles de rythme, apparaît la tendance à l'état diastolique progressif qui se caractérise par une augmentation permanente du volume des deux oreillettes incapables d'évacuer leur contenu et se laissant passivement distendre : on a une démonstration de cette inertie croissante dans la figure 37, où le niveau volumétrique auriculaire s'élève graduellement au-dessus des abscisses X Y.

Dans la phase arythmique, avec ou sans tachycardie, les oreillettes donnent, de temps en temps, des systoles assez actives encore, séparées les unes des autres par des groupes plus ou moins nombreux de systoles avortées. Dans la figure 38 (fournie par une expé-

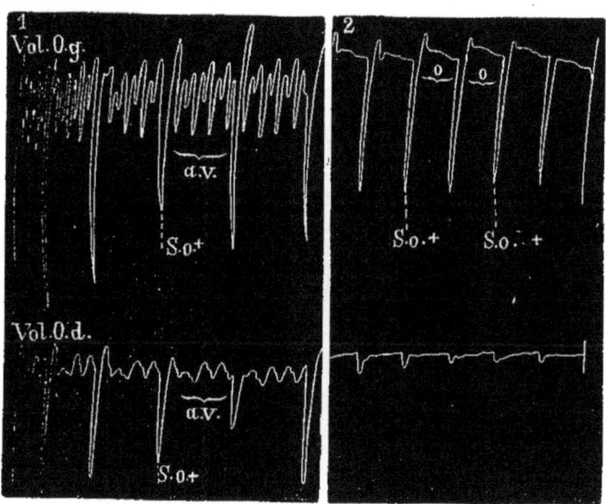

Fig. 38. — Comparaison de l'arythmie digitalinique dans les deux oreillettes (5 milligr. digitaline Adrian).

Dans la période représentée par la partie 1 de la figure, l'oreillette gauche (*Vol. o. g.*) et l'oreillette droite (*Vol. o. d.*) donnent de fortes systoles (*S. o.*) séparées les unes des autres par des systoles avortées (*Av.*) ; à une phase plus avancée (n° 2) les systoles avortées disparaissent et les fortes systoles (*S. o.*) persistent seules, mais elles sont à peine marquées dans l'oreillette droite, qui perd plus rapidement son activité.

rience du 6 mai 1890, avec la digitaline Adrian, 5e millig.), on voit (n° 1) de fortes systoles (*S. O.* +) entre lesquelles s'intercalent des séries de 5 à 8 systoles avortées (*Av.*). Puis celles-ci s'éteignent, les oreillettes ne donnant plus que les fortes systoles (*S.O* + n° 2) ; à leur tour ces systoles s'atténuent et disparaissent, et les oreillettes s'immobilisent en diastole. On peut remarquer que l'extinction des contractions se produit plus rapidement dans l'oreillette droite, de même que la fréquence des systoles avortées est moins grande dans cette oreillette que dans l'autre (fig. 37 et 38) : c'est là l'un des nombreux exemples du défaut de solidarité rigoureuse entre les deux oreillettes. L'oreillette droite meurt aussi la première, mais sa mort ne précède que d'un très court instant celle de l'oreillette gauche.

2° *Modifications de l'énergie comparative des deux oreillettes sous l'influence de doses croissantes de digitaline.* — L'examen des variations de l'énergie systolique dans chaque oreillette mérite un examen plus complet, parce que la question de la subordination des variations d'activité ventriculaire aux variations auriculaires doit être posée avant toute autre question théorique et que sa solution implique une connaissance exacte des changements d'activité

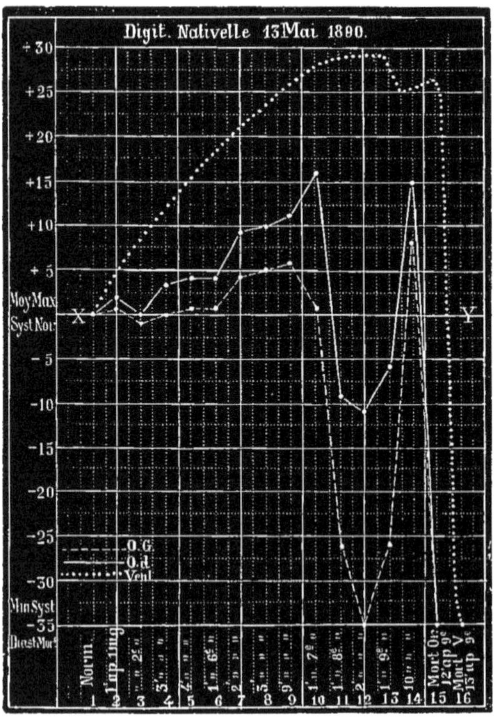

Fig. 39. — Diagramme construit (comme les suivants 40, 41, 42) d'après la mesure comparative des ordonnées systoliques de chaque oreillette et montrant les effets renforçants produits par l'empoisonnement rapide sur l'énergie auriculaire (digitaline Nativelle).

L'énergie moyenne normale des deux oreillettes correspondant au niveau XY, on voit croître parallèlement cette énergie jusqu'à une dose déjà fortement toxique (7 milligr.) : sauf au début (5 min. après 3 milligr.), la courbe de chaque oreillette s'élève au-dessus du niveau d'énergie moyenne, faiblement d'abord jusqu'à 6 milligrammes, puis rapidement entre 6 et 7 milligrammes ; à ce moment l'oreillette droite subit un renforcement d'énergie qui ne se retrouve pas à gauche ; puis la force des systoles décroît des deux côtés, beaucoup plus à gauche qu'à droite ; une reprise se produit entre le 9e et le 10e milligramme, dans l'instant qui précède la mort en diastole des deux oreillettes. Elles meurent avant les ventricules dont l'énergie a été en croissant régulièrement (*courbe pointillée*), sans subir les oscillations qu'a présentées la courbe d'énergie auriculaire droite et gauche.

subis par les oreillettes. Aussi donnerai-je ici quelques tableaux empruntés à des expériences qui avaient été instituées dans le but de déterminer ce point spécial (*fig.* 39, 40, 41, 42) : on y pourra suivre la marche d'abord croissante de l'énergie auriculaire, puis sa marche rapidement décroissante à partir du début de la période arythmique, et ces deux variations seront indiquées comparativement pour chaque oreillette.

Les mêmes tableaux montreront que l'énergie ventriculaire va croissant, du début à la fin de l'empoisonnement, en suivant une

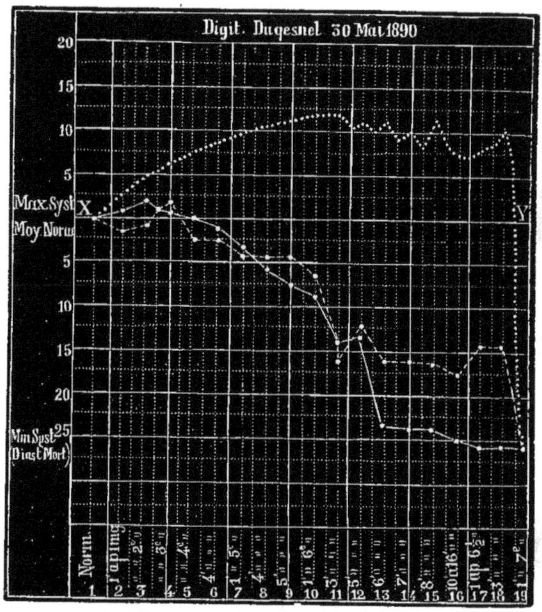

Fig. 40. — Diagramme montrant l'effet atténuant d'un empoisonnement rapide par la digitaline sur l'énergie des deux oreillettes (Digitaline Duquesnel) (*pour la construction des courbes, voy. fig.* 39).

L'énergie moyenne des systoles auriculaires droite (*ligne pleine*) et gauche (*ligne interrompue*) et celle des systoles ventriculaires (*trait pointillé*) correspond à la ligne X Y. Dès le début de l'action de la digitaline un désaccord se manifeste entre les deux oreillettes : la droite augmente d'énergie tandis que la gauche subit un affaiblissement passager; un effet inverse se produit ensuite entre 2 et 3 milligrammes; à partir de ce moment, l'énergie décroit de part et d'autre avec des alternatives de prédominance de l'oreillette gauche sur l'oreillette droite, et *vice versa*. A la fin de l'empoisonnement l'oreillette droite est déjà inerte, en diastole (*ligne des minima diastoliques*), tandis que la gauche donne encore des systoles. Celle-ci meurt à son tour, en même temps que les ventricules dont l'énergie a été croissant depuis le début jusqu'à 6 milligrammes de digitaline, sans subir les oscillations qu'a présentées l'énergie auriculaire; ils sont morts subitement, après quelques alternatives d'atténuation et de renforcement d'énergie pendant la phase arythmique (entre 6 et 7 milligrammes), mais leur puissance s'est maintenue, depuis le début, toujours plus haut que normalement.

progression qui n'est pas exprimée dans son détail par les courbes des figures 39, 40, 41, 42 : il fallait surtout montrer que, même dans les phases d'énergie décroissante des oreillettes, les ventricules continuent à déployer un effort plus grand que normalement : d'où la conclusion développée plus loin (§ 3), que les variations de l'énergie ventriculaire ne sont pas subordonnées à celles de l'énergie auriculaire.

L'étude détaillée des phases de variations d'activité des oreillettes ne saurait trouver place ici; je ne veux pas non plus insister sur la comparaison des effets subis par chaque oreillette, ni sur les conditions qui font prédominer l'énergie tantôt de la droite,

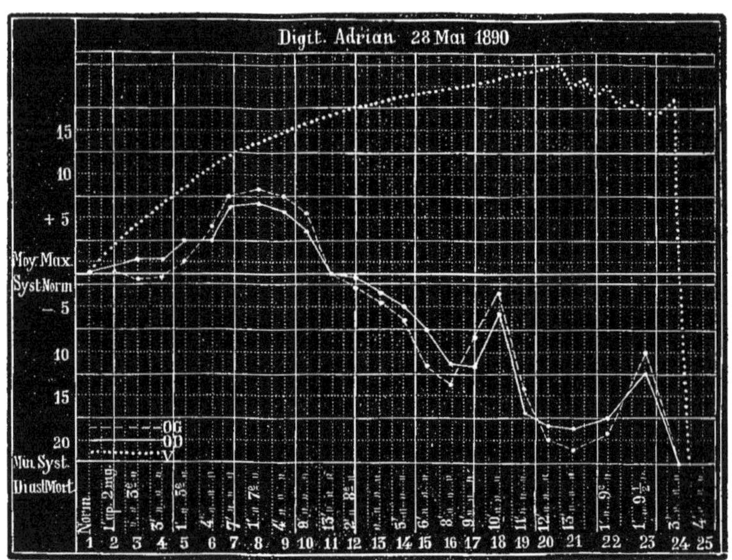

Fig. 41. — Diagramme des effets d'abord renforçants, puis atténuants, de la digitaline sur l'énergie de chaque oreillette (digitaline Adrian).

Entre 2 et 7 milligrammes de digitaline, les deux oreillettes subissent un renforcement parallèle d'énergie, après une légère atténuation qui porte exclusivement sur la gauche. A partir du 7e milligramme, la force des systoles décroît de part et d'autre, tout en restant supérieure à la normale X Y pendant 9 à 10 minutes. L'augmentation de la dose produit un affaiblissement rapide des contractions auriculaires, qui reprennent une certaine activité pendant un très court instant, à deux reprises (nos 16 à 18 et 22 à 23). Ce dernier renforcement précède immédiatement la mort en diastole simultanée dans les deux oreillettes. Ces phases se succèdent avec les alternatives habituelles de prédominance d'action d'une oreillette sur l'autre et ne présentent aucun rapport avec les variations de l'énergie ventriculaire : celle-ci augmente régulièrement du début à la fin de l'empoisonnement, sans subir d'oscillations analogues à celles des oreillettes; la mort subite des ventricules arrive en pleine activité une minute après celle des oreillettes.

tantôt de la gauche; ce serait une analyse qui nous entraînerait beaucoup trop loin et sans profit réel. — On en trouvera, du reste, la plupart des éléments dans les tableaux ci-joints.

Je me contente d'attirer l'attention sur le fait qui est le plus important à notre point de vue, à savoir que l'énergie auriculaire, d'abord croissante avec les doses de digitaline qui ne produisent pas encore l'arythmie des oreillettes, décroît ensuite jusqu'à l'arrêt diastolique, après avoir ou non présenté une

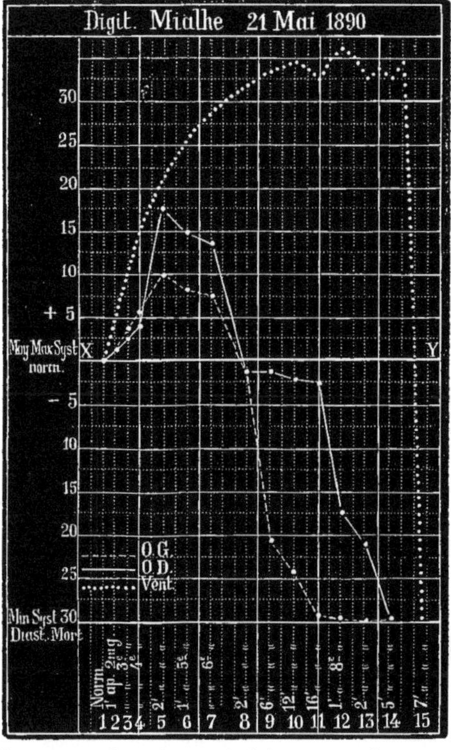

Fig. 42. — Diagramme des effets auriculaires successivement renforçants, puis atténuants, de l'empoisonnement rapide par la digitaline Mialhe-Petit.

Même série de troubles auriculaires que dans le diagramme précédent (*voy. légende, fig.* 41) avec cette différence que le parallélisme des accidents est beaucoup moins marqué : on voit ici l'oreillette droite subir un renforcement d'énergie initial plus grand que l'oreillette gauche et résister davantage; elle meurt 5 minutes plus tard que la gauche et sa mort précède de 2 minutes celle des ventricules.

reprise qui rapproche plus ou moins l'activité systolique de son point de départ.

§ 2. Question de la subordination des effets de la digitale sur le rythme des ventricules à ses effets sur le rythme auriculaire.

Il n'y aurait vraiment pas lieu même de poser la question d'une subordination des changements de fréquence et de rythme des ventricules aux changements de fréquence et de rythme des oreillettes : en effet, dans les expériences où la masse ventriculaire est seule en cause (circulations artificielles dans le ventricule isolé de la grenouille ou de la tortue, suppression d'une oreillette par inhibition ou ligature chez les mammifères, etc.), on voit se dérouler les mêmes troubles ventriculaires que si les oreillettes pouvaient intervenir; d'autre part, la comparaison des accidents arythmiques dans les deux oreillettes montre entre elles une dissociation fréquente du rythme, alors que les deux ventricules restent synchrones; enfin, on voit souvent coïncider l'état d'immobilité diastolique auriculaire avec une phase de tachycardie régulière ou arythmique des ventricules, ou bien on observe la plus grande arythmie des ventricules en coïncidence avec une régularité parfaite des oreillettes (fig. 45, 19 juillet 1891). En un mot, tous les désac-

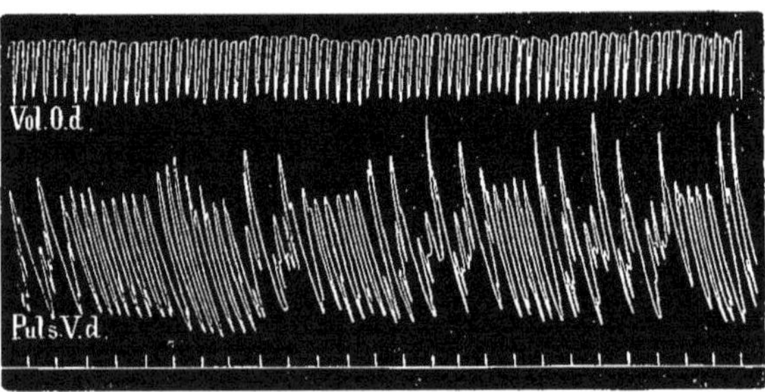

Fig. 45. — Défaut de subordination des troubles arythmiques ventriculaires aux accidents auriculaires.

L'ataxie ventriculaire (*Puls. v. d.*), produite par 6 milligrammes de digitaline Adrian chez un chien de 16 kilos, coïncide avec une régularité à peu près parfaite des oreillettes (*Vol. o. d.*).

cords sont possibles, sous l'influence de la digitaline, entre la fréquence et le rythme auriculaires et la fréquence et le rythme ventriculaires : les modifications des ventricules ne sauraient donc être subordonnées à celles des oreillettes. Que maintenant on observe, à côté de ces discordances, des associations parfaites, cela ne prouve en aucune façon qu'il soit logique de subordonner les effets ventriculaires aux effets auriculaires : le poison peut, à certaines périodes, au début surtout, aux doses dites physiologiques, exercer simultanément une influence de même sens sur la totalité de l'appareil cardiaque : dans ces conditions, il ralentira au même titre les oreillettes et les ventricules, il provoquera même de part et d'autre ces redoublements de systoles qui indiquent une action déjà toxique; mais, ici, pas plus que dans les périodes d'empoisonnement plus avancé du cœur où apparaît le désaccord, on n'est autorisé à invoquer, pour expliquer les troubles ventriculaires, une action auriculaire primitive.

Beaucoup plus logique est l'hypothèse d'une subordination des variations de l'énergie ventriculaire aux variations du fonctionnement des oreillettes : aussi lui accorderons-nous une attention sérieuse; c'est elle qui fait l'objet des développements suivants.

§ 3. Rapports entre les variations d'énergie des oreillettes et des ventricules sous l'influence de la digitale. Question de la subordination des unes aux autres.

La question de subordination de l'activité ventriculaire à l'activité auriculaire se pose à propos des poisons cardiaques, comme à propos des influences nerveuses, quand on considère le rôle rempli par les oreillettes dans la circulation intracardiaque. Ces réservoirs veineux constituent de véritables régulateurs du courant sanguin au travers du cœur; ils emmagasinent une provision variable du sang veineux général ou pulmonaire et alimentent plus ou moins largement les ventricules, suivant l'importance variable de leurs contractions. On sait, en effet, que chaque systole auriculaire envoie dans la cavité du ventricule correspondant une ondée qui en achève la réplétion, et le volume de cette ondée peut être très différent, suivant l'énergie de la contraction auriculaire qui la projette. C'est cette notion qui a inspiré l'idée que le travail du cœur est réglé par l'activité des systoles auriculaires et par le degré de réplétion des oreillettes. Il est, dès lors, tout naturel de se demander si, dans les variations observées au cours de l'action de la digitaline dans le travail ventriculaire, une part, tout au moins, ne reviendrait pas aux changements primitivement subis par les oreillettes.

Cette question nécessite une étude comparative des changements apportés par la digitale à l'énergie auriculaire, et de leurs rapports avec les troubles ventriculaires.

Dans les expériences où le cœur tout entier est soumis à l'action des nerfs toni-accélérateurs ou à celle des nerfs modérateurs et antitoniques, on voit marcher de pair l'augmentation d'énergie auriculaire et ventriculaire dans le premier cas, la diminution d'activité des oreillettes et des ventricules dans le second cas. Ce sont là des faits dont j'ai cherché à fournir une analyse détaillée dans mes études de cardiographie volumétrique, publiées en 1890 et 1891 dans les *Archives de physiologie*. Mais, malgré l'action parallèle sur les oreillettes et les ventricules, il est facile d'établir, comme je l'ai fait dans les recherches précédentes, que ce n'est point l'effet auriculaire qui commande à l'effet ventriculaire; la dissociation s'opère aisément en supprimant toute intervention des oreillettes (par inhibition préalable chez les mammifères, par ligature chez les animaux à sang froid). On voit alors que, malgré le défaut d'action auriculaire, le nerf vague ou les nerfs accélérateurs continuent à produire, l'un son action dépressive, antitonique, sur les ventricules; les autres leur effet stimulant, renforçant l'activité du myocarde ventriculaire. Ce qu'il faut admettre, dès lors, c'est que les nerfs cardiaques modifient *parallèlement*, mais *indépendamment*, l'énergie des oreillettes et celle des ventricules.

Retrouve-t-on dans l'action des poisons sur l'énergie du cœur le même parallélisme, et, dans ce cas, peut-on démontrer également l'action ventriculaire indépendante de l'action auriculaire? La réponse à cette double question pourrait se déduire logiquement des faits observés dans les expériences sur l'innervation cardiaque, car, tout comme le fait un nerf, une substance toxique dissémine son influence sur l'ensemble des éléments du tissu cardiaque, et il n'y a aucune raison de supposer qu'elle l'exerce d'une façon élective sur telle ou telle *région* du système (je ne dis pas sur tel ou tel élément anatomique de ce système). Mais l'expérience directe, comparative, est facile à réaliser : il suffit d'enregistrer simultanément les changements auriculaires et ventriculaires au point de vue de leur énergie relative, tout comme nous l'avons fait au point de vue de leur fréquence et de leur rythme. La conclusion sera, du reste, toute semblable : de même que les variations de fréquence et de rythme des ventricules sont, dans une certaine mesure, parallèles dans les oreillettes et les ventricules, mais réciproquement indépendantes, de même les variations d'énergie se montrent parallèles, jusqu'à une certaine limite, et, en tout temps, réciproquement indépendantes.

En recherchant, parmi les courbes si nombreuses que nous ont fournies nos examens comparatifs auriculo-ventriculaires dans l'empoisonnement graduel par la digitaline, les cas où pourrait être admise la subordination de l'activité ventriculaire, nous trouvons de nombreux types d'inégalité des systoles de part et d'autre;

dans ces cas, la forte contraction ventriculaire est précédée d'une forte contraction auriculaire, qui semble en être la cause provocatrice ; on pourrait, d'après cette remarque, être tenté de subordonner la valeur de la systole ventriculaire à celle de la systole auriculaire. Il est bien certain que cette dernière intervient, par la stimulation endo-ventriculaire qu'elle produit, pour solliciter la contraction du ventricule, et il paraît logique de supposer proportionnelle à cette excitation la réaction motrice qui lui fait suite ; il est naturel aussi d'admettre que le flot sanguin important projeté dans le ventricule commande à la valeur plus grande de l'ondée artérielle expulsée par la systole qui vient ensuite. Mais ce ne sont là que des incidents passagers, et la constatation de ce fait n'entraîne pas la conclusion que les variations d'activité ventriculaire sont soumises aux variations d'activité auriculaire : nous aurons bientôt des preuves de l'indépendance que nous admettons. Mais, avant d'y arriver, je tiens à fixer le point qui vient d'être indiqué, à savoir qu'à une certaine phase de l'arythmie digitalinique, à une forte systole d'oreillette fait suite une forte systole ventriculaire.

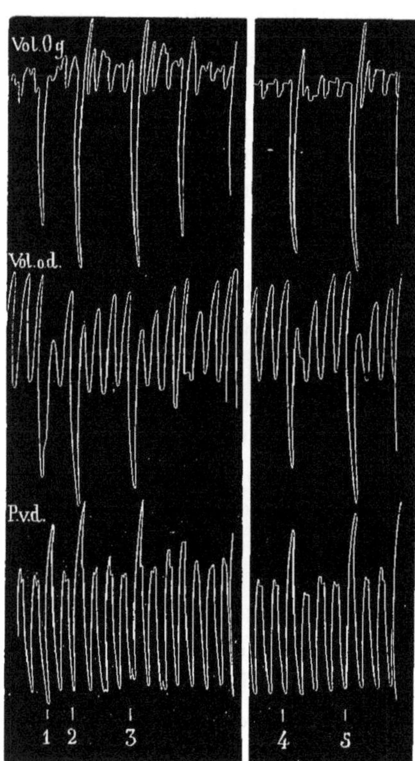

Fig. 44. — Apparence de subordination des fortes systoles ventriculaires aux fortes systoles auriculaires (digitaline Mialhe).

Les systoles 1, 2, 3, 4, 5 des ventricules (*P. v. d.*) font suite à des systoles énergiques des deux oreillettes (*Vol. o. g.*, et *Vol. o. d.*) (*voir texte* §5).

La figure 44 ci-contre reproduit le spécimen fourni par une expérience faite, le 15 mai 1890, sur un chien de 16 kilos, curarisé et soumis à l'action de 3 milligrammes de digitaline Mialhe : on y constate que les fortes systoles ventriculaires 1, 2, 3, 4, 5, font immédiatement suite aux fortes systoles auriculaires correspondantes, et qui sont elles-mêmes synchrones dans les deux oreillettes; on voit, de plus, que l'importance de la systole ventriculaire renforcée est en rapport avec celle de la systole auriculaire qui la précède; ainsi les courbes 2 et 5 sont plus étendues que les courbes 1 et 4, aussi bien du côté des oreillettes que du côté des ventricules. Le rapport existe donc, mais sa constatation n'implique pas que, dans les variations d'énergie ventriculaire qu'elle provoque, la digitaline agisse sur les oreillettes à l'exclusion des ventricules, conclusion que quelques physiologistes ont tirée de l'observation de faits semblables à propos de l'innervation cardiaque. Il est plus logique d'admettre (ce que vont, du reste, établir d'autres exemples) que le poison s'adresse à la totalité du myocarde et provoque les mêmes réactions dans les oreillettes et dans les ventricules jusqu'au moment où les premières perdent leur activité. On voit à ce moment les ventricules subir seuls les effets de la digitaline, les oreillettes restant indifférentes aux stimulations, et l'intoxication réalisant à ce moment l'expérience de dissociation que je signalais au début de cette analyse.

L'énergie des contractions ventriculaires et auriculaires augmente parallèlement au début de l'action de la digitaline, avec les faibles doses qui ne troublent pas le rythme cardiaque : c'est ce que montre la figure 45, empruntée à une expérience du 28 mai 1890, sur un chien soumis à l'action de doses croissantes de digitaline Nativelle. On voit l'énergie des systoles auriculaires droites et gauches, ainsi que la profondeur des diastoles, s'exagérer, comme le font l'énergie systolique et le relâchement diastolique ventriculaires (n° 2), dans les instants qui suivent l'introduction de 1 milligramme de digitaline dans le sang.

Cet état dure jusqu'à l'injection d'un second milligramme de digitaline : ici commencent à diminuer (n° 3) les excursions diastoliques et systoliques des oreillettes, sans que le ventricule subisse d'effets semblables; le défaut de subordination des changements d'activité ventriculaire aux variations auriculaires s'accuse davantage (n°s 4 et 5) après l'injection du 4e et du 6e milligramme : à ce moment l'énergie des systoles ventriculaires augmente, tandis que les deux oreillettes perdent leur activité; elles n'exécutent plus que des contractions incomplètes et prennent une position diastolique de plus en plus accusée.

Si les variations d'action ventriculaire étaient subordonnées aux variations auriculaires, on devrait voir le parallélisme se soutenir

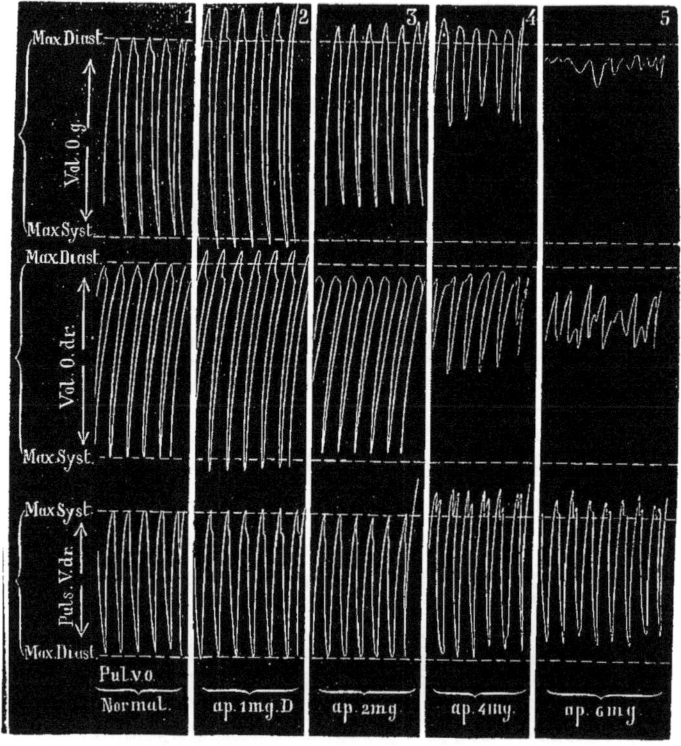

Fig. 45. — Défaut de parallélisme entre les variations de l'énergie auriculaire et de l'énergie ventriculaire (digitaline Nativelle).

A la suite d'une première période (n° 2) où la puissance des systoles auriculaires (*Vol. o. g.* et *Vol. o. d*) augmente parallèlement à celle des systoles ventriculaires (*Pul. v. o.*) quoique d'une façon beaucoup plus manifeste, le parallélisme disparait : aux doses très actives de 4 et 6 miligrammes, l'énergie des systoles auriculaires s'atténue rapidement (n° 4) et l'état diastolique se produit (n° 5), alors que les ventricules conservent une grande activité (*voy. détails dans le texte*).

aussi bien dans l'augmentation que dans la diminution d'activité des deux compartiments cardiaques.

Souvent c'est un changement *de sens inverse* qui se produit dans les phases d'arythmie toxique de la digitaline. Voici, entre autres exemples, celui qu'a fourni une expérience du 19 juillet 1891, sur un chien curarisé, soumis à l'action rapide de la digitaline cristallisée d'Adrian (*fig.* 46). Quelques minutes après le 8e et après le 10e milligramme, on voit les ventricules arythmiques donner de très énergiques systoles, tandis que les oreillettes vont s'affaiblissant, tendent à l'état diastolique et n'exécutent plus que des systoles incomplètes, incapables d'agir sur leur contenu. Il est, dès lors,

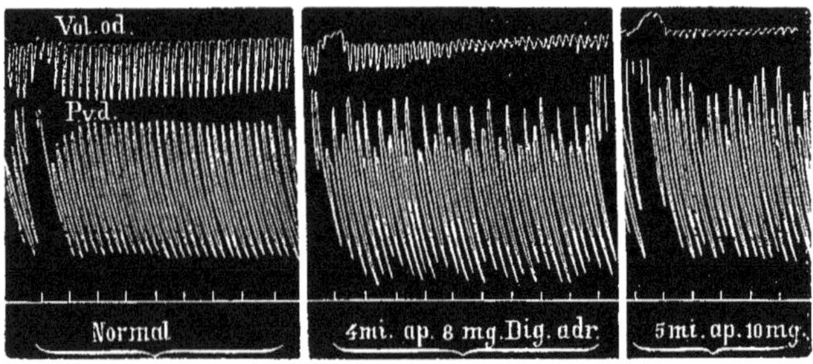

Fig. 46. — Rapport inverse entre les variations d'action auriculaire et ventriculaire sous l'influence des doses toxiques de digitaline Adrian.

L'arythmie ventriculaire (*P. v. d.*), avec conservation, et même renforcement de la vigueur des systoles, coïncide avec un affaiblissement croissant des oreillettes (*Vol. o. d.*), qui tendent rapidement à l'état diastolique avec systoles de plus en plus affaiblies.

impossible de subordonner, en pareil cas, l'augmentation d'énergie ventriculaire à l'augmentation d'énergie auriculaire.

D'après tous mes relevés d'expériences (*voy.* § 2, *fig.* 39, 40, 41, 42), l'augmentation parallèle d'énergie auriculaire et ventriculaire

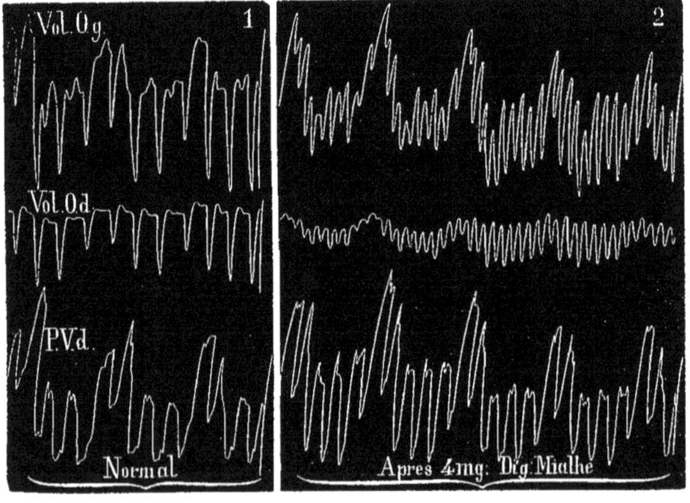

Fig. 47. — Rapport inverse entre les effets auriculaires et ventriculaires de l'empoisonnement par la digitaline Mialhe-Petit.

Dans la phase tachycardique, sans arythmie notable, produite par 4 milligrammes de digitaline sur un chien de 15 kilos, les ventricules (*P. V. d.*, *série* 2) donnent des systoles plus énergiques que normalement (*Série* 1), tandis que les deux oreillettes (*Vol. O. g.* et *Vol. O. d.*) diminuent d'activité, la droite surtout.

est la règle au début, puis, quand apparaissent les troubles de rythme, l'accord disparaît et on voit les ventricules subir encore un renforcement d'énergie alors que l'inhibition auriculaire se produit et s'accentue.

L'indépendance des variations de l'énergie ventriculaire, par rapport aux variations de l'énergie auriculaire, ressortira suffisamment de quelques exemples dans lesquels on voit se succéder une série de rapports inverses entre l'activité auriculaire et l'activité ventriculaire. A la suite de l'empoisonnement avec 4 milligrammes de digitaline Mialhe (*fig.* 47), les deux oreillettes diminuent parallèlement d'énergie systolique et les ventricules subissent, au contraire, un renforcement d'activité. A une phase plus avancée, après 6 milligrammes de digitaline, on constate un fait plus significatif encore : pendant la série A de la figure 48, les oreillettes, en état diastolique presque complet, ne donnent que des systoles avortées, véritables palpitations insuffisantes à les vider du sang qui les distend : à ce même moment, les systoles ventriculaires sont très actives; elles le deviennent davantage encore dans l'instant suivant (*série B, même figure*) où l'inertie auriculaire est complète; c'est à peine si les ventricules subissent alors un léger ralentissement qui élève leurs minima diastoliques, sans empêcher leurs systoles d'être plus énergiques que dans la série précédente.

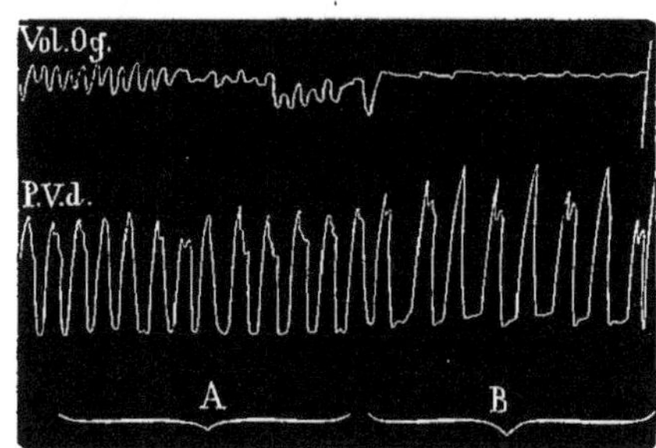

Fig. 48. — Persistance d'énergiques contractions ventriculaires pendant la période d'inertie auriculaire, produite par 6 milligr. de digitaline Mialhe-Petit (fin de l'expérience de la figure 47).

Les ventricules (*P. v. d.*), légèrement ralentis (série B), se contractent énergiquement pendant que les deux oreillettes (*Vol. o. g.*) sont réduites à l'immobilité diastolique presque complète.

Ces types d'opposition entre les variations auriculaires et ventriculaires pourraient être multipliés ici, fréquents comme ils le sont et variés dans leur forme; mais la démonstration du défaut de subordination des changements de l'énergie ventriculaire à ceux de l'énergie auriculaire, et l'indépendance réciproque de ces troubles, ressortent assez nettement de ce qui précède, ainsi que des tableaux (*fig.* 39, 40, 41, 42) dans lesquels j'ai indiqué le sens général des variations d'énergie des ventricules et des oreillettes, sous l'influence de doses de digitaline croissant jusqu'à la mort totale du cœur.

VI

RECHERCHE DU MÉCANISME NERVEUX DU RALENTISSEMENT DU CŒUR SOUS L'INFLUENCE DE LA DIGITALE

L'action ralentissante de la digitale sur le cœur s'exerce dans le cœur lui-même, non dans les centres. — Elle est comparable à celle que produit l'excitation modérée du nerf vague. Elle en diffère par le défaut d'atonie du myocarde qui accompagne l'effet ralentissant du vague, tandis que la digitale renforce l'énergie du cœur ralenti; d'où l'hypothèse d'une intervention simultanée des influences nerveuses toni-cardiaques et des influences cardio-modératrices dans l'action ralentissante de la digitale. — Réalisation synthétique d'une modification fonctionnelle du cœur semblable à celle que produit la digitale : l'excitation simultanée des nerfs modérateurs et toni-cardiaques provoque le ralentissement avec renforcement d'énergie comme la digitale. — Le même résultat est obtenu en sollicitant, par voie réflexe ou centrale, l'association du ralentissement du cœur et du spasme vasculaire qui augmente la pression artérielle. — L'action toni-cardiaque de la digitale, masquée par le ralentissement, peut être dissociée par la suppression préalable des influences cardio-modératrices périphériques. — Cette action, attribuée à l'intervention des nerfs toni-cardiaques, peut résulter aussi d'une influence stimulante directe du poison sur le myocarde, comme l'établit la suite de nos recherches.

Après avoir cherché, sans succès, la cause des variations de la fréquence et de l'énergie ventriculaires dans les changements subis par la pression artérielle (Ch. IV), nous avons supposé que l'influence de la digitale sur le cœur proprement dit, sur les ventricules, dérivait peut-être d'une action primitivement auriculaire (Ch. V); l'expérience a montré, ici encore, l'indépendance des changements subis par les ventricules.

On est ramené, après ce détour, à localiser dans le tissu neuro-myocardique lui-même la raison de ses variations de fréquence, de rythme et d'énergie. Sans autre hésitation, nous éliminons, en effet, l'action nerveuse centrale soit modératrice, soit accélératrice, pour ce motif péremptoire que tous les troubles cardiaques provoqués par la digitale se retrouvent quand le cœur a été séparé des centres par la section des nerfs extra-cardiaques, et s'observent sur le cœur des animaux à sang froid, isolé de l'organisme et soumis à une circulation artificielle de sang digitaliné. Ce n'est point à dire, cependant, que les nerfs du cœur ne puissent être influencés dans le même sens à leurs deux extrémités, aussi bien dans leurs noyaux d'origine bulbo-médullaire que dans leurs organes terminaux; on a souvent la preuve de cette association fonctionnelle, par exemple dans les effets des hautes pressions artérielles. Celles-ci mettent simultanément en jeu les origines des nerfs cardio-modérateurs par excitation directe (*excès de pression crânienne*) et par excitation réflexe (*nerfs dépresseurs du cœur*), en même temps que sont stimulées les terminaisons de ces nerfs dans le cœur lui-même (*excitations endocardiaques*). Mais un seul mécanisme suffit à provoquer les réactions cardiaques, le mécanisme périphérique, quand le cœur a été séparé des centres. Cela est plus évident encore avec les poisons du cœur, qui agissent surtout, on ne peut pas dire exclusivement, sur le tissu neuro-musculaire du cœur. Nous devons dès lors examiner la question du mécanisme nerveux et du mécanisme myocardique de l'action de la digitale, pour essayer de concevoir une théorie de ses effets. Cette recherche fera l'objet de la suite de notre étude : nous nous arrêterons tout d'abord à l'analyse des troubles d'innervation et aux rapports qui peuvent exister entre ces troubles et les manifestations cardiaques de l'action de la digitale.

§ 1. Actions ralentissante et toni-ventriculaire associées de la digitaline. Recherche du mécanisme nerveux.

Si la digitale ralentissait le cœur en diminuant son énergie, on n'aurait aucun embarras au sujet du mécanisme nerveux de ce double effet; il suffirait de comparer les effets cardio-modérateurs et cardio-atoniques des nerfs d'arrêt à ceux que produirait la digitale, pour être frappé de l'identité et pour être conduit, dès lors, à attribuer le ralentissement digitalinique du cœur à l'augmentation d'action des nerfs vagues.

C'est, du reste, l'opinion courante, que légitime, en apparence, l'assimilation superficielle du ralentissement du cœur dans les deux cas ; on a négligé l'autre élément de l'action de la digitale, le *renforcement d'action du cœur* qui marche de pair, ainsi que nous l'avons montré (Chap. II), même avec la diminution de fréquence. Or, les nerfs d'arrêt sont aussi, et essentiellement, des nerfs cardio-atoniques, ainsi qu'il résulte des recherches détaillées que j'ai publiées sur cette question (*Arch. phys.* 1890-91-92). Dès lors il faut faire intervenir un autre facteur que l'action des nerfs modérateurs, pour expliquer le ralentissement associé à l'action toni-ventriculaire. C'est le développement de cette donnée qui fait l'objet de l'étude suivante.

1° *Apparence d'identité entre l'action ralentissante de la digitale et des nerfs d'arrêt.* — Le ralentissement du cœur sous l'influence de faibles doses de digitaline (ou après l'élimination des fortes doses) rappelle celui que produit l'excitation modérée des nerfs d'arrêt du cœur : on voit, de part et d'autre, les diastoles se prolonger et il est facile de graduer les excitations directes du nerf vague de façon à obtenir des effets ralentissants bi-ventriculaires identiques à ceux de la digitale.

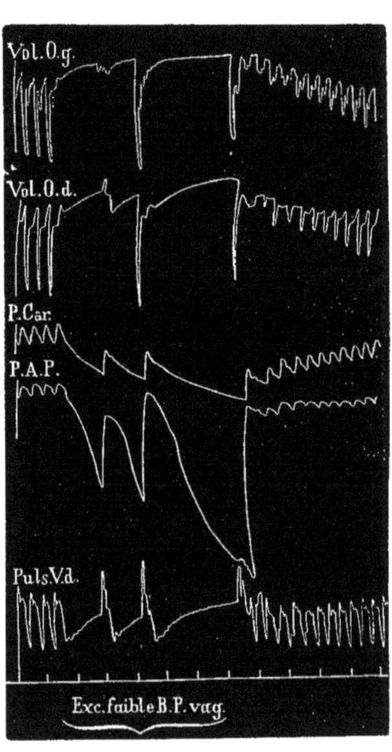

Fig. 49. — Type des effets ralentissants produits sur le cœur par l'excitation centrifuge faible du nerf vague.

Une faible excitation du bout périphérique du vague gauche isolé du sympathique à la base du cou, chez le chien, ralentit les ventricules (*Puls. V. d.*) et fait tomber parallèlement la pression dans la carotide (*P. Car.*) et dans l'artère pulmonaire (*P. A. P.*). Les deux oreillettes (*Vol. O. g.* et *Vol. O. d.*) subissent un effet modérateur plus marqué que les ventricules, la première pulsation ventriculaire ralentie correspondant à une systole auriculaire, avortée à gauche, remplacée par un léger reflux tricuspidien à droite.

Il y a intérêt à reprocher deux spécimens de ralentissement du cœur, produits, l'un (*fig.* 49) par une excitation faible du bout périphérique du nerf vague, l'autre par l'action seule de la digitale (*fig.* 50).

Les explorations étant semblables dans les deux cas (à part quelques détails), on peut facilement s'assurer que les apparences tout au moins sont en faveur de l'identité. Dans la figure 49, une excitation centrifuge du nerf vague, prolongée six secondes, espace les systoles ventriculaires comme le fait la digitale (*fig.* 50 A): elle fait, comme elle, tomber la pression dans les artères aorte et pulmonaire et provoque, pendant les longues pauses diastoliques,

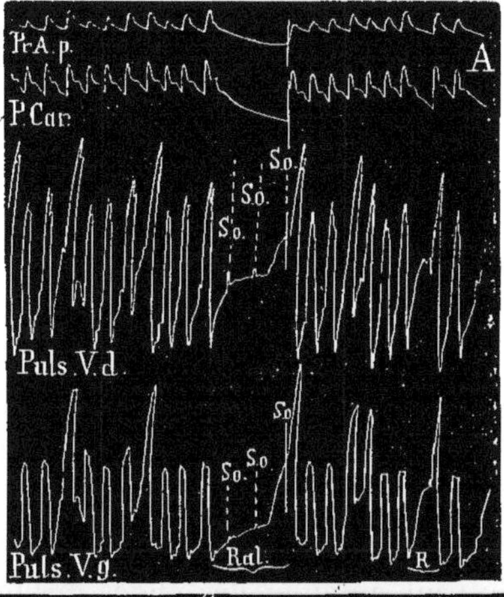

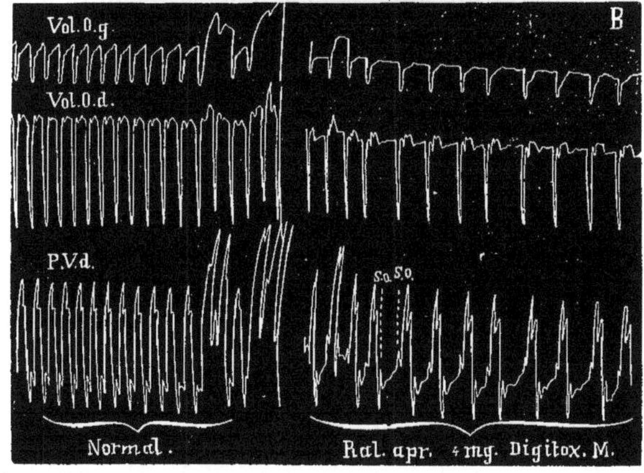

Fig. 50. — Effets ralentissants de la digitaline sur le cœur, par comparaison avec ceux du nerf vague.

— Série A. Exp. du 5 juillet 1891. Chien de 18 kilogr. empoisonné par 8 milligrammes de digitaline Adrian. Début de l'arythmie.

Une grande pause diastolique (*Ral.*), analogue à l'effet d'une forte excitation brève du vague, survenant simultanément dans les deux ventricules (*Puls. V. g.* et *Puls. V. d.*), fait tomber parallèlement la pression dans l'aorte (*P. Car.*) et dans l'artère pulmonaire (*Pr. A. p.*); pendant cette intermittence prolongée bi-ventriculaire, les oreillettes donnent encore des systoles qui s'accusent par les soulèvements synchrones *S. O.* dans la courbe diastolique des ventricules (*chocs diastoliques d'origine auriculaire*).

— Série B. Exp. du 30 décembre 1891. Chien de 19 kilogr. empoisonné par 4 milligrammes de digitaline Merck. Ralentissement auriculo-ventriculaire.

Cas de ralentissement soutenu, régulier, analogue à celui d'une faible excitation prolongée du vague, intéressant simultanément au même degré les deux oreillettes (*Vol. O. g.* et *Vol. O. d.*) et les ventricules (*P. V. d.*). Le premier soulèvement *S. O.* indiqué sur la courbe diastolique du ventricule ralenti, correspond au flot post-systolique et non à une systole auriculaire comme le second soulèvement présystolique *S. O.*

un gonflement ventriculaire dû à l'expansion des cavités cardiaques par le sang veineux qui s'accumule sous charge croissante. On voit bien déjà, rien que dans ces courbes comparatives, quelques différences se manifester : les pressions artérielles tombent moins bas et leur chute est moins rapide pendant les arrêts digitaliniques ; ceci s'explique par la résistance augmentée à la périphérie du système artériel sous la même influence toxique qui agit sur le cœur ; on voit aussi que, pendant les pauses diastoliques, les oreillettes continuent à donner des systoles retentissant sur la courbe ventriculaire du cœur digitaliné (*fig.* 50, *S.O.*), tandis que les systoles auriculaires sont supprimées pendant les arrêts diastoliques produits par le nerf vague (*fig.* 49, *Vol. O. dr. et O. g.*); mais ce n'est là qu'une différence sans valeur, car nous savons que sous l'influence du nerf vague, les oreillettes conservent très souvent leur action, alors que les ventricules sont inhibés et donnent des chocs diastoliques correspondant à une variété de bruit de galop. Chez l'homme, j'ai souvent entendu des chocs diastoliques de ce genre pendant le ralentissement excessif produit par la digitale; la figure 50 A permet de se rendre aisément compte de leur mécanisme. Dans ce spécimen on n'a affaire qu'à un ralentissement *passager* du cœur, comparable à celui que provoquerait une excitation transitoire du vague; on comprendra mieux, ayant examiné ce premier type, les analogies entre la diminution *soutenue* de fréquence produite par la digitale et le ralentissement nerveux provoqué par le vague: la portion B de la figure 50 résume l'effet ralentissant régulier de la digitaline.

2° *Différences entre le cœur ralenti par l'action directe des nerfs d'arrêt et par la digitale* (*action cardio-atonique du nerf vague, action cardio-tonique de la digitale*). — Malgré la ressemblance extérieure des effets ralentissants du nerf vague et de la digitale sur le cœur, une différence radicale sépare les deux actions modératrices : la fréquence et le rythme sont bien modifiés dans le même sens, mais l'*énergie du myocarde est affectée en sens inverse*; atténuée par le nerf vague, elle est renforcée par la digitale, ainsi que nous en avons fourni de nombreuses preuves (Ch. II), nous dispensant d'y insister à nouveau.

Il faut seulement établir ici, par quelques exemples, l'action antitonique du nerf ralentissant, le développement de la question ayant été fourni dans des publications antérieures auxquelles je renvoie pour les détails.

Avec les excitations directes des nerfs d'arrêt, agissant sur le

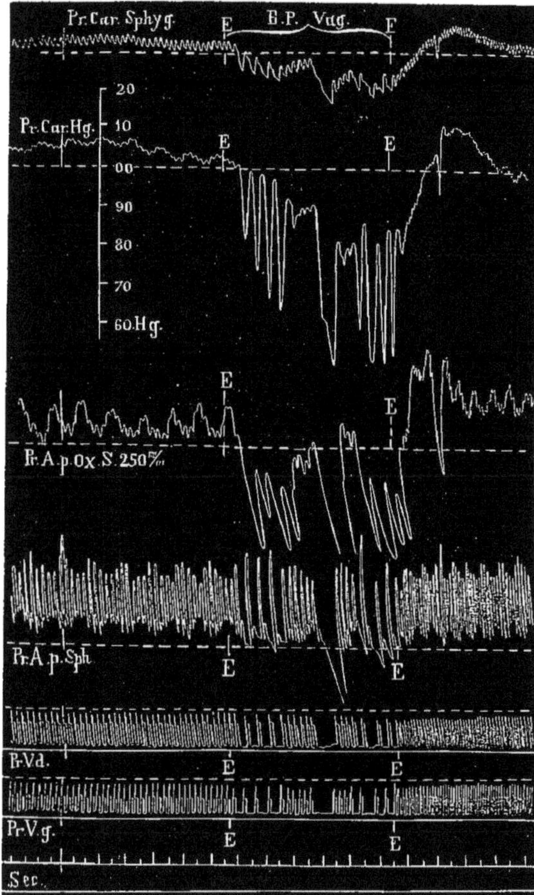

Fig. 51. — Association de l'effet ralentissant et de l'effet antitonique du nerf vague avec les excitations directes. Comparaison de ces effets sur les deux cœurs et les deux circulations.

Sous l'influence de l'excitation faible du bout périphérique du vague gauche (*E. E.*, *B. P. Vag.*), les deux ventricules se ralentissent au même degré et subissent le même effet antitonique qui s'accuse par la diminution de la pression systolique (moindre élévation des courbes *Pr. r. d.* et *Pr. v. g.*). Sous cette influence, la pression artérielle s'abaisse dans l'aorte (*Pr. Car. Hg.*) de 100 à 50 mm. Hg. et dans l'artère pulmonaire (*Pr. A. Oxalate de soude*) de 250 mm. Ox. à 100 mm. Le pouls aortique (*Pr. Car. Sphygm.*) se ralentit comme le pouls de l'artère pulmonaire (*Pr. Ap. Sphyg.*). Type de synchronisme des deux ventricules et preuve des causes d'erreur dues aux manomètres à liquide dans le comptage des pulsations; rectification par l'inscription simultanée des variations des pressions ventriculaires droite et gauche, artérielle pulmonaire et aortique avec des appareils à air, sans inertie et à indications rapides.

cœur à l'exclusion des vaisseaux périphériques, on obtient, associés mais dissociables, les deux effets ralentissant et atonique sur le myocarde; les ventricules ralentis donnent des systoles *plus faibles*, comme on en peut juger par la moindre hauteur des maxima de la pression à leur intérieur (*fig.* 51); c'est la manifestation que j'ai étudiée sous le nom d'*action antitonique systolique* des nerfs modérateurs. (*Arch. phys.*, p. 575, 1891.) La figure ci-jointe en donne une idée satisfaisante, tout en renfermant beaucoup d'autres détails qui doivent être négligés pour le moment.

L'affaiblissement des systoles, qui se manifeste par une moindre hauteur de la courbe de pression systolique dans chaque ventricule, tient certainement à la diminution de la résistance artérielle au-devant du cœur, la pression n'étant plus entretenue au même niveau dans les artères aorte et pulmonaire (*fig.* 49, 50, 51); mais elle résulte aussi de l'action antitonique immédiate du nerf vague sur le myocarde; on en a la preuve, entre autres, dans les expériences de circulation artificielle avec le cœur isolé de la tortue, encore muni de ses nerfs d'arrêt et au-devant duquel la résistance est maintenue constante par le niveau toujours égal du tube d'écoulement artériel : dans cette condition simplifiée, la puissance de la contraction systolique est très évidemment diminuée par l'action des nerfs ralentissants atoniques.

Voilà donc une première différence, et elle est de la plus grande importance, entre l'action du nerf vague qui diminue la puissance de la contraction ventriculaire, et celle de la digitale qui la renforce, bien que l'une et l'autre influences nerveuse et toxique ralentissent le cœur.

Cette différence se retrouve dans l'action comparée du vague et de la digitale sur la tonicité du myocarde en diastole. J'ai donné, dans l'étude spéciale de l'action dite diastolique de la digitale (Ch. II), les éléments d'une conclusion contraire à celle qui a été récemment encore défendue (*Stefani et Gallerani*, 1887. — *G. Sée*, 1891). Je me borne donc ici à rappeler que rien ne démontre une augmentation d'élasticité, d'extensibilité ou de « force diastolique », comme on voudra désigner la chose, sous l'influence de la digitale. Celle-ci, tout au contraire, renforce la tonicité du myocarde, aussi bien pendant sa diastole que pendant sa systole, formule qui comporte, du reste, les réserves que j'ai antérieurement énoncées.

Sous l'influence ralentissante du nerf vague, tout au contraire, la flaccidité du myocarde en état de diastole est augmentée à un point tel qu'on voit survenir avec la plus grande facilité des reflux auriculo-ventriculaires transitoires par dilatation passive des ventricules ; si cet effet maximum de l'atonie du myocarde se produit presque exclusivement dans le ventricule droit, ce n'est pas que le nerf cardio-atonique s'adresse à ce ventricule avec une prédilection marquée; ce n'est pas non plus exclusivement parce que le ventricule droit a une moindre résistance élastique que le gauche; c'est, avant tout, je crois, parce que, pendant les arrêts diastoliques prolongés, la charge veineuse est notable et va croissant dans le ventricule droit, tandis qu'elle est presque nulle dans le ventricule gauche. Cela est si vrai que j'ai obtenu à volonté des insuffisances mitrales, en même temps qu'il s'en produisait spontanément du côté tricuspidien, sous l'influence du nerf vague, en faisant croître la pression à l'intérieur du ventricule gauche, comme elle croissait d'elle-même à l'intérieur du ventricule droit. Je reviendrai dans un travail spécial sur cette question du mécanisme des insuffisances auriculo-ventriculaires fonctionnelles mitrale et tricuspidienne qui mérite d'intéresser les cliniciens : il n'en est ici question que d'une façon incidente, pour établir que l'effet cardio-atonique du nerf vague ne se cantonne pas dans le myocarde du ventricule droit, pas plus que ne s'y localise, bien qu'on en ait pu dire, l'un quelconque des effets toxiques de la digitale.

Il faut fournir maintenant quelques documents précis sur cette action cardio-atonique diastolique du nerf vague, en renvoyant égale-

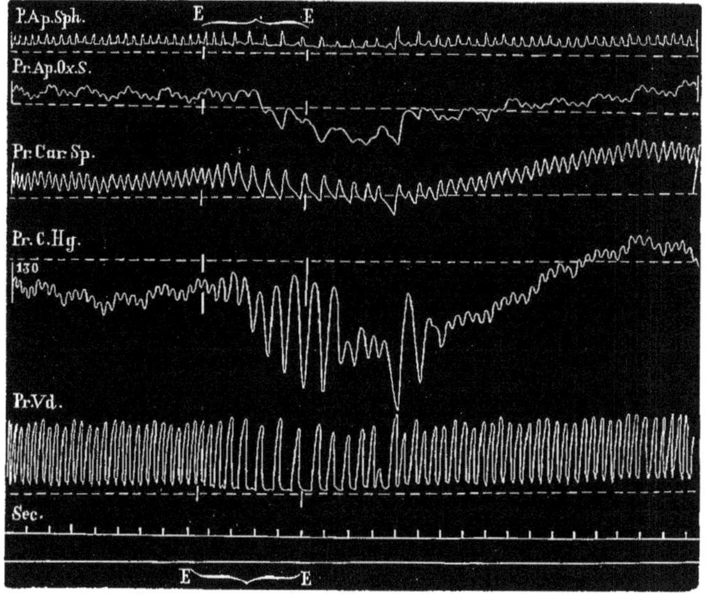

Fig. 52. — Action atonique du nerf vague sur le myocarde démontrée par la dépression diastolique ventriculaire droite.

L'excitation du bout périphérique du nerf vague gauche (*E. E.*) produit, avec le ralentissement du cœur et ses conséquences sur la pression aortique (*Pr. Ca. Hg.*) et pulmonaire (*Pr. Ap. oxalate de soude*), une dépression diastolique ventriculaire droite (*Pr. v. d.*) qui s'accuse par la chute des minima de la pression dans ce ventricule faiblement ralenti (*tangence à l'abscisse*).

ment pour les détails à mon second mémoire des *Archives de physiologie* (1891, p. 479).

Un premier exemple (*fig.* 52) montrera la *dépression diastolique* ventriculaire associée à la diminution d'activité systolique et au ralentissement, sous l'influence d'une excitation faible du bout périphérique du nerf vague : dans la courbe de pression ventriculaire droite, on voit s'abaisser fortement les minima diastoliques, qui deviennent tangents à une abscisse dont ils étaient fort écartés auparavant, et dont ils s'éloignent ensuite de plus en plus après que l'action cardio-atonique du vague est supprimée.

Mais on a ici une combinaison des deux effets ralentissant et atonique : la dissociation en est facile à réaliser dans des conditions multiples. Nous verrons précisément bientôt la digitale, dans son action suspensive graduelle sur l'excitabilité des nerfs d'arrêt du cœur, mettre en liberté cette action antitonique, en la dégageant de l'action ralentissante qui disparaît avant elle. Sans empiéter sur cette question de l'effet paralyso-modérateur de la digitale, il suffit

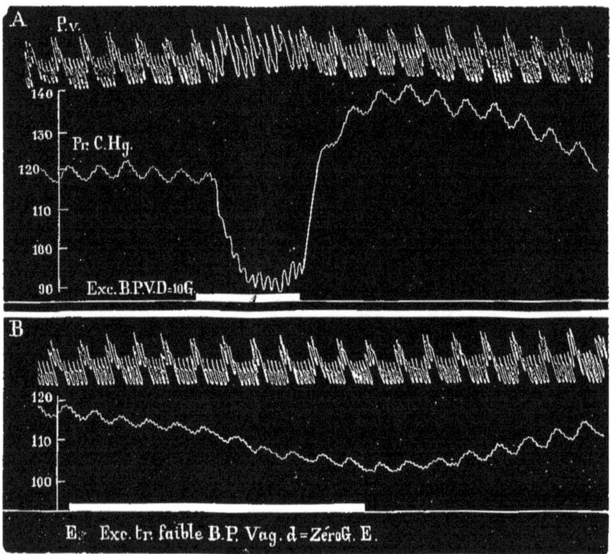

Fig. 53. — Action atonique du nerf vague sur le myocarde ventriculaire démontrée par la chute de la pression aortique sans ralentissement du cœur.

Une première excitation (*E E., partie A de la figure*) ralentit faiblement le cœur et produit une chute de la pression aortique de 120 à 90 mm. Hg. Une seconde excitation (*E E., partie B*), beaucoup plus prolongée, mais beaucoup plus faible (zéro de la bobine Gaiffe au lieu de + 10), ne ralentit pas le cœur (*P. v.*), mais produit une chute notable de la pression carotidienne (*Pr. C. Hg.*) de 118 à 105 mm. Hg.

de montrer, par un exemple emprunté à une autre série, que, sans produire de ralentissement, le nerf vague peut à la fois atténuer la puissance systolique et augmenter l'extensibilité diastolique ventriculaire ; dans la figure 53 on voit d'abord (partie A) l'effet combiné habituel : ralentissement du cœur et chute de pression carotidienne, sous l'influence d'une excitation modérée du bout périphérique du nerf vague chez un chat à demi éthérisé ; puis, dans la portion B de la même figure, l'effet cardio-atonique se dégage de l'effet ralentissant ; l'éthérisation a été poussée plus loin et on a appliqué des excitations plus faibles au même nerf : la pression carotidienne s'abaisse, non plus de 30 mill. Hg. comme dans le premier cas, mais de 13 à 14 seulement, l'espacement des systoles faisant défaut. Le ventricule gauche est donc devenu incapable de soutenir la pression aortique à sa valeur normale, sans subir de diminution de fréquence.

La manifestation de l'atonie ventriculaire provoquée par le nerf

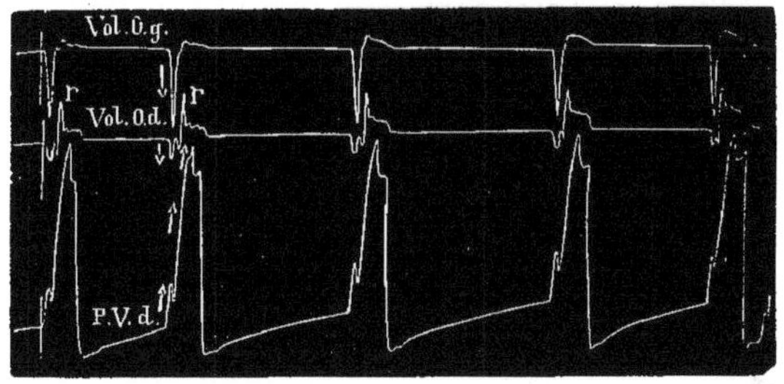

Fig. 54. — Action atonique du nerf vague sur le myocarde ventriculaire démontrée par la provocation d'insuffisance tricuspidienne.

Pendant une phase de grand ralentissement du cœur produite par l'excitation centrifuge du nerf vague, on voit survenir des reflux tricuspidiens (*r.*, *Vol. O. d.*) synchrones avec la systole ventriculaire (*P. V. d.*) et immédiatement consécutifs à la systole auriculaire (flèche ascendante sur la ligne des pulsations ventriculaires, flèche descendante sur celle des changements de volume des oreillettes). Les reflux font défaut dans l'oreillette gauche (*Vol. O. g.*) ; on n'y voit que la trace de la tension du plancher valvulaire mitral.

vague ne se borne pas à la conséquence qui précède ; elle s'accuse, en outre, comme je l'ai indiqué depuis longtemps, par la production des insuffisances dont je parlais tout à l'heure et dont la figure 54 fournit un exemple très net. On y voit que chaque systole du ventricule droit ralenti, distendu et mis en état de résistance insuffisante, projette une ondée rétrograde dans l'oreillette droite. Rien de semblable ne se produit à gauche pour les raisons données plus haut.

La digitale agit si bien en sens contraire, qu'on voit, chez l'homme, disparaître, sous son influence, des dilatations cardio-atoniques et se supprimer des insuffisances tricuspidiennes qui, quelquefois, constituaient une sauvegarde pour la circulation pulmonaire ; ces faits ont été indiqués précédemment à propos de l'action cardio-tonique de la digitale; je les rappelle pour les opposer à l'effet cardio-atonique du nerf vague.

§ 2. Essai de démonstration d'une action nerveuse modératrice et d'une action nerveuse toni-cardiaque combinées dans le ralentissement digitalinique du cœur.

L'action ralentissante régulière de la digitale sur les ventricules, associée à une augmentation d'énergie de chacune des systoles espacées, m'a paru devoir être rapportée à deux causes principales : le même poison qui ralentit le cœur fait aussi resserrer les vaisseaux et, élevant ainsi la pression artérielle, impose au cœur un effort systolique plus grand; c'est une première condition d'augmentation d'énergie, mais ce n'est pas la seule. Le myocarde ventriculaire, indépendamment de la stimulation extérieure résultant d'une résistance exagérée, subit une autre stimulation produite par l'action directe du sang digitaliné : en dehors de toute influence extracardiaque, le cœur ralenti se contracte plus énergiquement, comme le montrent les expériences de circulation artificielle sur le cœur isolé et celles qu'on peut exécuter sur le cœur des mammifères, en supprimant l'action vaso-motrice de la digitaline (*voy.* Ch. IV). Ceci amène à penser que, dans son action complexe sur le cœur, la digitaline sollicite simultanément les appareils nerveux qui sont mis isolément en jeu dans les excitations s'adressant aux nerfs modérateurs et aux nerfs toni-cardiaques sur leur trajet. Et cet effet d'ensemble se conçoit aisément, étant donné que le sang digitaliné imprègne aussi bien (c'est-à-dire stimule aussi activement) les terminaisons des uns que celles des autres. Quand les appareils périphériques des nerfs d'arrêt et des nerfs toni-accélérateurs ont conservé leur excitabilité relative normale, l'effet observé est une résultante de l'excitation simultanée, laquelle comporte, bien entendu, des variantes, des alternatives de prédominance des organes à attributions inverses; mais si, au préalable, ou bien dans le cours de cette manifestation simultanément ralentissante et tonique, on supprime l'élément nerveux ralentissant, l'effet tonique se dégage et apparait seul, renforcé par la disparition de son antagoniste : c'est là l'explication de l'influence de l'atropine, qui annihile, comme on sait, l'action modératrice cardiaque des nerfs vagues et met en liberté la fonction toni-accélératrice.

Ce que fait l'atropine intervenant dans l'empoisonnement du cœur par la digitaline, la digitaline se charge de le faire elle-même, à une période plus avancée de l'intoxication progressive des appareils neuro-musculaires des ventricules : après avoir produit la stimulation des terminaisons du nerf vague, elle la supprime, comme l'ont déjà montré les expériences comparatives sur l'action modératrice directe aux différentes phases de l'action du poison. Je reviendrai sur ce point à propos de l'excitabilité des nerfs cardiaques, et ne le signale ici qu'en passant, pour rapprocher l'effet paralyso-modérateur de l'atropine de l'effet semblable, mais tardif, de la digitaline.

Sous l'influence de la digitale à faibles doses, le cœur se comporte comme s'il subissait simultanément l'action de puissances ralentissantes et celle de puissances toni-ventriculaires. Cette hypothèse m'a conduit à comparer le cœur ralenti et tonifié par la digitaline, au cœur soumis à l'excitation simultanée des nerfs modérateurs (*vague*) et des nerfs toni-cardiaques (*accélérateurs du sympathique*). L'expérience comparative (voy. *fig.* 55) montre, en effet, qu'on peut, avec cette combinaison d'excitations, déterminer un état ventriculaire semblable à celui que provoque la digitale : *ralentissement associé à augmentation d'énergie.*

D'autre part, nous réalisons un état identique en produisant le ralentissement du cœur au moyen de certaines excitations centrales et réflexes, qui élèvent en même temps la pression artérielle par le spasme vasculaire important qu'elles provoquent.

De telle sorte que l'action toni-ralentissante de la digitale s'éclaire dans son double mécanisme : le cœur est ralenti par l'action propre du poison (et non parce qu'il subordonne sa fréquence à la résistance à surmonter (voy. Chap. IV); mais, tout ralenti qu'il soit, il déploie un effort systolique plus grand, ayant à lutter contre une pression plus haute, et, aussi, subissant directement une action renforçante qui s'exerce dans l'intimité de son tissu.

Les expériences dont il va être rendu compte fournissent la confirmation des vues qui précèdent.

1° *Réalisation d'une action cardiaque simultanément ralentissante et renforçante, par la combinaison d'excitations simultanées de valeurs appropriées du bout périphérique du nerf vague* (*modérateur*) *et d'un nerf accélérateur* (*toni-cardiaque*). — Cette association d'effets cardiaques directs de sens inverse se traduit par l'élévation simultanée de la pression aortique et pulmonaire,

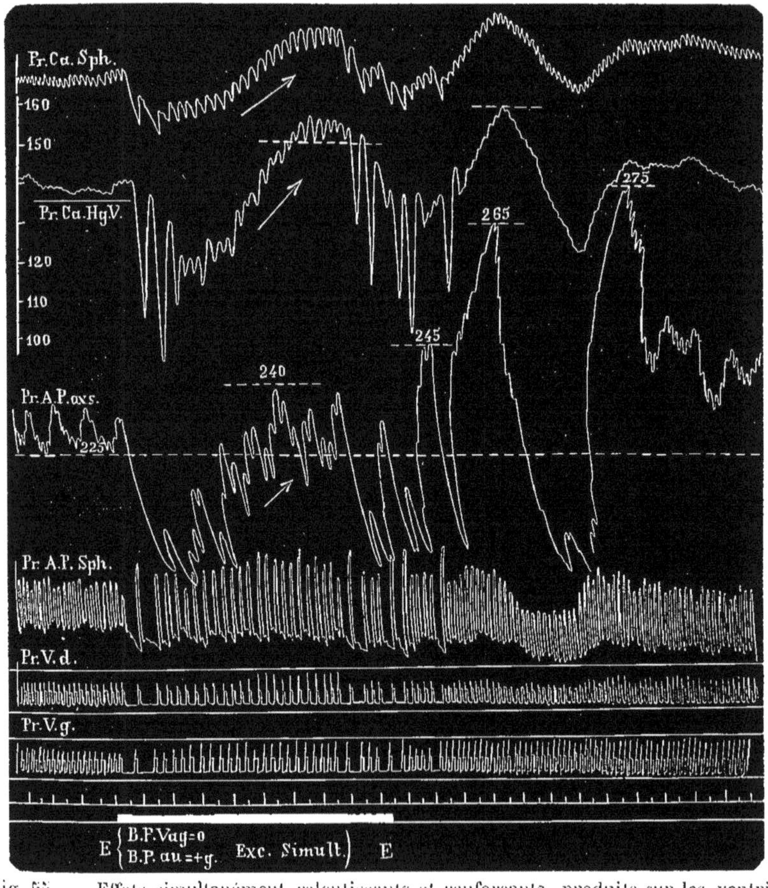

Fig. 55. — Effets simultanément ralentissants et renforçants, produits sur les ventricules par l'excitation simultanée du bout périphérique d'un nerf vague (modérateur) et d'un nerf accélérateur (cardio-tonique). Assimilation avec le ralentissement digitalinique.

L'excitation simultanée du nerf vague (*B. P. vag. = zéro bobine Gaiffe*) et d'un filet cardiaque toni-accélérateur (*B. P. Acc. = + 10 bob. G.*), produit le ralentissement des deux ventricules (*Pr. V. d.* et *Pr. V. g.*) et l'augmentation de leur énergie systolique (élévation des maxima de la pression à leur intérieur). Sous cette double influence, le pouls se ralentit au même degré dans l'aorte (*Pr. Ca. Sphygmoscope*) et dans l'artère pulmonaire (*Pr. Ap. Sphyg.*) ; la pression s'était d'abord abaissée de part et d'autre sous l'influence initiale du ralentissement, dans l'aorte (*Pr. Ca. Hg. U.*, chute de 138 à 95 mm. Hg.), et dans l'artère pulmonaire (*Pr. A. P. oxalate de soude*, de 225 à 175 mm. ox.) : elle se relève, malgré le ralentissement de chaque ventricule, jusqu'à 152 mm. Hg. dans l'aorte (*Gain = 14 mm. Hg.*) et jusqu'à 240 mm. oxalate soude dans l'artère pulmonaire (*Gain = 15 mm. ox.*). Cette élévation de pression dans les artères, malgré le ralentissement des deux ventricules, implique une augmentation notable d'énergie due à l'intervention des nerfs toni-cardiaques.

malgré le ralentissement des deux ventricules. La provenance cardiaque de ces variations parallèles des deux pressions est établie, non seulement par les conditions mêmes de l'expérience (bout périphérique d'un vague et d'un accélérateur), mais aussi par le parallélisme des variations systoliques de la pression dans chaque ventricule (*fig.* 55).

Ce résultat, poursuivi en vertu de cette idée *a priori* que la digitale agit comme excitant simultanément les appareils nerveux ralentissants et toni-cardiaques à leur périphérie, représente, en raccourci, les variations parallèlement croissantes des pressions artérielles pulmonaire, aortique et bi-ventriculaires que nous observons, *malgré le ralentissement*, au début ou dans le décours d'une intoxication digitalinique (voy. Chap. II).

Nous avons ainsi mieux qu'une induction, très légitime, du reste, à faire valoir en faveur de cette prévision que la digitale, tout en ralentissant le cœur par la stimulation endo-cardiaque des terminaisons du vague, renforce l'énergie des ventricules par la stimulation endo-cardiaque des appareils nerveux toni-ventriculaires. L'expérience directe que nous avons réalisée ici est donc une sorte de synthèse; elle explique la combinaison du ralentissement et de l'augmentation d'action du cœur, quand la digitaline n'existe qu'en faible proportion dans le sang.

2° *Reproduction d'une action cardiaque ralentie et renforcée par voie réflexe. Analogies avec l'effet ralentissant et toni-cardiaque de la digitale.* — Certaines excitations sensitives sollicitent à la fois l'intervention réflexe des nerfs cardio-modérateurs et des nerfs vaso-constricteurs : elles provoquent ainsi la combinaison d'un ralentissement du cœur et d'un spasme vasculaire, qui peut avoir une importance et une étendue suffisantes pour élever assez haut la pression artérielle, malgré la diminution même notable de la fréquence du cœur. Nous avons de ces combinaisons une foule d'exemples qui ne diffèrent que par la valeur relative de chaque élément du résultat total, mais qui ont tous ce trait commun de montrer l'association d'un pouls ralenti et d'une haute pression artérielle. Sans discuter à ce propos le mécanisme du phénomène, et la part qui peut revenir à l'excès de pression artérielle dans le ralentissement du cœur, je me borne à rappeler que les expériences de dissociation (voy. mon travail sur *les réflexes du nerf vague*, *C. R. Lab. Marey*, 1878) établissent la production indépendante, par voie réflexe, du ralentissement cardiaque et de l'élévation de la pression. Le cœur est ici ralenti, comme il l'est sous l'influence de la digitale, luttant contre une haute résistance artérielle : il suffit d'en donner deux exemples, fournis, l'un (*fig.* 56) par l'excitation centripète du nerf vague d'un côté, celui du côté opposé étant intact, l'autre (*fig.* 57) par d'assez fortes irritations aortiques sigmoïdiennes. Il est clair que, dans l'un et l'autre cas, le ventricule ayant à lutter contre une haute pression, déploie un effort systolique plus notable et exécute un travail total plus considérable, tout ralenti qu'il soit.

La figure 56 montre seulement l'ensemble du phénomène, en

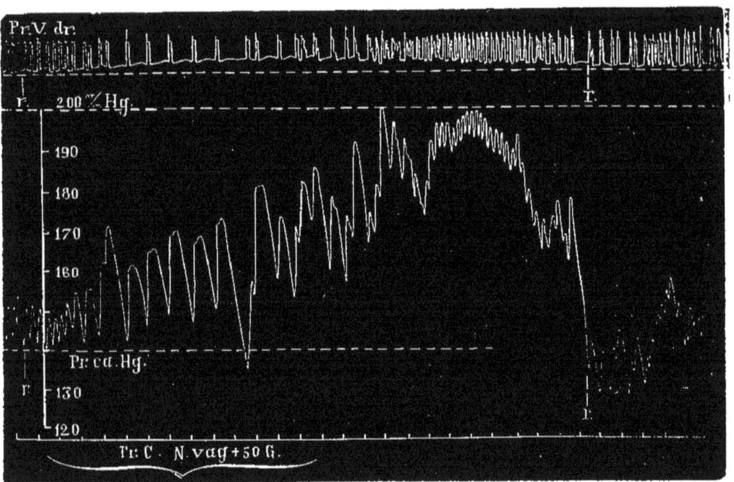

Fig, 56. — Effets simultanément ralentissants et renforçants produits sur le cœur par voie réflexe (bout central d'un nerf vague).

Sous l'influence de l'excitation centripète forte du vague gauche (*Pr. C. Vag.* + 50 *bobine Gaiffe*), le vague droit étant intact, le cœur se ralentit (*Pr. r. dr.*), mais la pression aortique s'élève de 145 à 195 mm. Hg. (*Pr. Ca. Hg.*) : association de réflexes vaso-constricteur et cardio-modérateur, avec augmentation d'énergie du cœur luttant contre un excès de résistance artérielle.

établissant que le ralentissement ventriculaire réflexe peut s'associer à un renforcement d'action tel qu'il soutient une pression artérielle s'élevant de 60 mill. Hg, sous l'influence de la stimulation centripète du nerf vague.

La figure 57 montre que les deux ventricules participent à l'augmentation d'énergie sollicitée par voie réflexe : pour le gauche le fait n'est pas contestable, puisque c'est lui qui doit lutter contre une pression aortique s'élevant de 140 à 195 mill. Hg, sous l'influence d'excitations directes de la région sigmoïdienne de l'aorte ; mais on pourrait révoquer en doute l'association du ventricule droit à cette réaction renforcée, en vertu de cette idée que la résistance artérielle pulmonaire n'augmente pas parallèlement à la résistance aortique. Il y aurait beaucoup à dire à ce sujet :

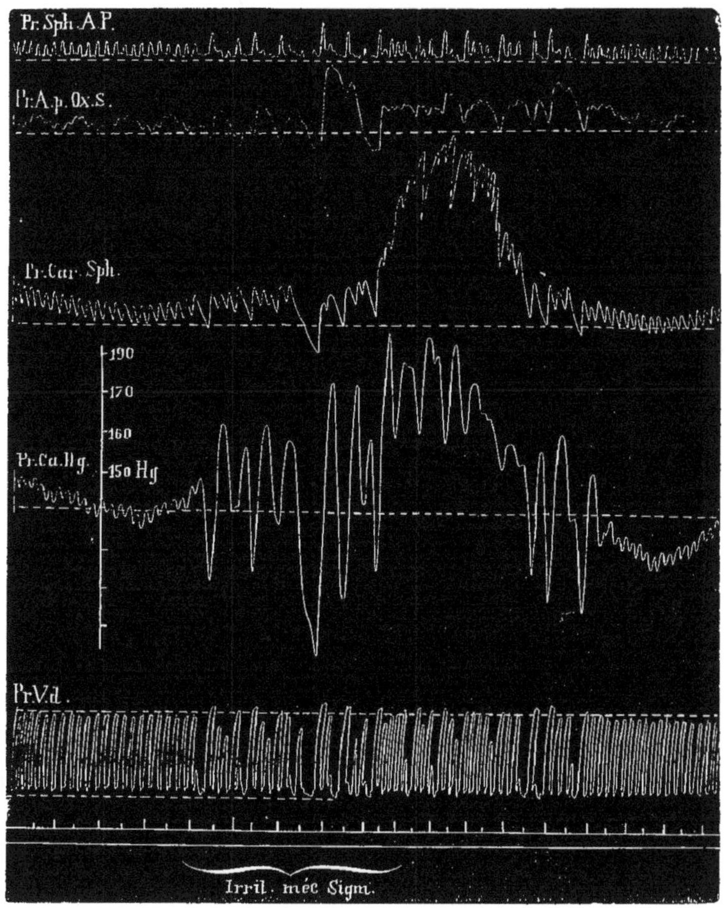

Fig. 57. — Effets simultanément renforçants et ralentissants produits sur le cœur par voie réflexe (forte irritation des sigmoïdes).

L'irritation endo-aortique et sigmoïdienne, directement provoquée par les chocs d'un valvulotome (*Irr. méc. Sigm.*) détermine le ralentissement arythmique ventriculaire (*Pr. v. d.*), en même temps que l'élévation des maxima systoliques. La pression artérielle s'élève, sous l'influence combinée de l'augmentation d'action du cœur et de la vaso-constriction périphérique, malgré la grande diminution de fréquence ventriculaire et la production de nombreuses systoles avortées (Pouls carotidien, *Pr. Car. Sphygmoscope*), Pouls artériel pulmonaire (*Pr. Sph. Ap.*). Autres indications semblables à celles de la figure 55.

pour rester dans la limite de ce simple rappel de faits, j'ai précisément choisi des spécimens montrant que le ventricule droit augmente aussi d'action systolique. C'est lui qui fournit la courbe de pression ventriculaire dans les deux figures 56 et 57, et, de plus, dans cette dernière, on peut constater que la pression s'élève dans l'artère pulmonaire comme dans l'aorte, mais un peu plus tardivement, du reste, et de quelques mill. Hg seulement. L'exagération d'action ventriculaire droite n'en est que plus intéressante à rapprocher de celle que nous avons vu survenir sous l'influence de la digitale, qui élève aussi très peu la pression dans l'artère pulmonaire.

5° *Reproduction d'une action cardiaque ralentie et renforcée par excitations nerveuses centrale et périphérique combinées dans le cas de l'asphyxie aiguë.* — On connaît l'action cardio-modératrice centrale du sang noir accumulé dans les artères sous l'influence d'une asphyxie croissante; la même influence détermine aussi un spasme vasculaire énergique, contre les effets mécaniques duquel lutte, aussi longtemps que le lui permet son tissu irrigué par un sang désoxygéné, le myocarde ventriculaire. Mais on a peu étudié le détail du ralentissement asphyxique du cœur. Cet effet est décrit comme un acte inhibitoire, alors qu'en réalité, les ventricules, tout ralentis qu'ils soient, déploient un effort systolique considérable : on connaît incomplètement les facteurs multiples qui s'associent pour permettre au cœur de suffire à un aussi grand travail, ayant d'une part à supporter une forte charge veineuse diastolique, d'autre part à surmonter une résistance artérielle qui peut être très élevée dans certains cas : il est certain qu'ici, au moins autant que dans le cas des réflexes cité tout à l'heure, le cœur ralenti est également renforcé. Il l'est non seulement dans sa portion aortique, mais aussi dans sa portion pulmonaire, comme le montrent les courbes de pression ventriculaire ci-dessous (*fig.* 58). On y voit les deux ventricules peu fréquents et arythmiques, entre 30 et 50 secondes d'arrêt respiratoire, fournir l'un et l'autre des systoles plus énergiques. On constate aussi que le gonflement veineux général du cœur va croissant à mesure que se prolonge l'action du sang noir, mais on doit surtout noter ce fait sur lequel j'ai insisté en 1881 (*dans la thèse de F. Lalesque sur la Circulation pulmonaire*) que la pression s'élève dans l'artère pulmonaire comme dans l'aorte, quoique à un degré beaucoup moindre, bien entendu : elle s'élève seulement de 50 millimètres d'oxalate de soude, c'est-à-dire d'environ 4 mill. Hg. Mais son ascension s'opère parallèlement à celle de la pression carotidienne : ceci semble impliquer une provenance cardiaque, partielle tout au moins, consistant dans un renforcement simultané de l'action ventriculaire droite et gauche.

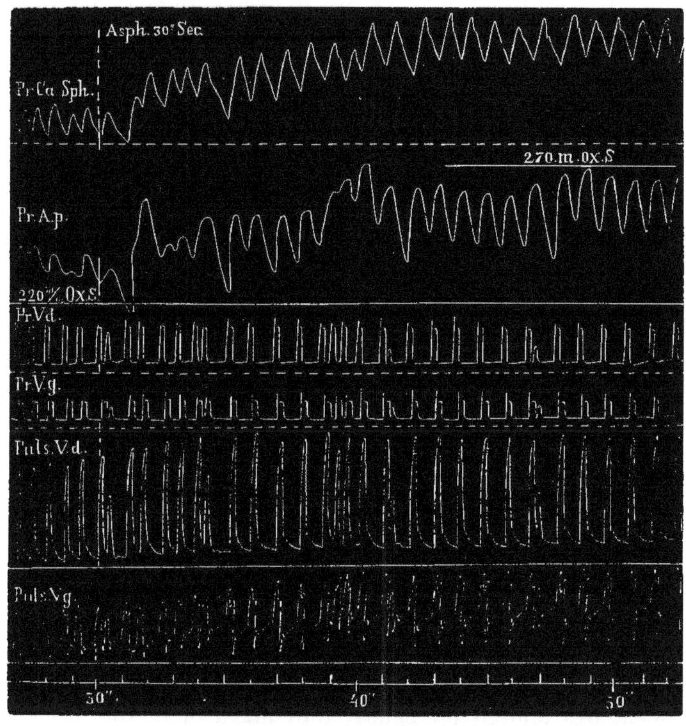

Fig. 58. — Effets simultanément ralentissants et renforçants produits sur le cœur par l'excitation asphyxique centrale.

A partir de la 30e seconde d'une suspension simple de la respiration artificielle chez un chien curarisé, on voit le cœur subir un surcroît de ralentissement avec distension diastolique (*Pr. v. d.* et *Pr. v. g.*; *Pulsation V. d.* et *Puls. V. g.*; malgré ce ralentissement et malgré la production de systoles avortées (synchrones dans les deux ventricules), la pression s'élève notablement dans l'aorte (*Pr. Car. Sphygmoscope*) et dans l'artère pulmonaire (*Pr. A. p.*, *de* 220 *à* 270 *mm. oxalate soude*). Cette ascension simultanée peut être attribuée à une vaso-constriction aortique *et pulmonaire*, mais résulte surtout d'une augmentation d'action parallèle des deux ventricules.

Nous avons vu des faits identiques dans l'examen des modifications circulatoires produites par la digitaline (chap. II).

4° L'*action toni-cardiaque, masquée par l'action ralentissante réflexe ou centrale des nerfs modérateurs, peut être mise en évidence par certaines dissociations.* — Dans notre première expérience synthétique (*fig.* 55), (destinée à montrer la vraisemblance de notre hypothèse que la digitale met simultanément en jeu, au début de son action, les influences cardio-modératrices et les influences cardio-toniques), nous avions intentionnellement soumis à des excitations de valeur inégale des nerfs modérateurs et des nerfs toni-accélérateurs. Ici nous savions bien que nous provoquions deux actions de sens inverse simultanées, les unes inhibitoires, ralentissantes, les autres stimulantes, cardio-toniques : nous avions, d'autre part, calculé la valeur des excitations de façon à les approprier autant qu'il est possible, à la réactivité différente de chaque série de nerfs : en cela nous reproduisions les expériences autrefois exécutées par Baxt et par nous-même, mais en les adaptant à la recherche spéciale que nous poursuivions. En voyant se répéter, sous des influences nerveuses indirectes et beaucoup plus complexes (réflexes et centrales), les mêmes effets que ceux que nous avions obtenus par des excitations directes, localisées, nous ne pouvions manquer de supposer que, dans ce second cas, l'intervention des nerfs toni-cardiaques, quoique dissimulée, était aussi réelle que quand nous la provoquions directement : les stimulations réflexes, en effet, de même que l'excitation centrale du sang asphyxique, agissent en bloc sur les éléments nerveux et les sollicitent simultanément à l'action ; les plus impressionnables d'entre eux ou ceux dont l'action est le plus évidente, paraissent seuls réagir, mais on peut déceler la mise en jeu de ceux dont l'intervention se trouve dissimulée. Déjà, à propos de l'action centrale massive du sang noir, Dastre et Morat ont montré que les appareils accélérateurs étaient en cause, tout aussi bien que les appareils modérateurs du cœur : ils ont seulement cherché à mettre en évidence l'action accélératrice, sans mentionner l'action cardio-tonique que j'ai, depuis cette époque, étudiée comme un attribut distinct des mêmes cordons nerveux, et que nous avons seule en vue dans cette analyse. C'est cette influence tonique, masquée en partie par l'action ralentissante plus aisément appréciable, que nous pouvons libérer aisément, en répétant les expériences d'excitation réflexe ou centrale, après avoir supprimé, par la double vagotomie ou par l'atropinisation, la manifestation modératrice. L'action cardio-tonique apparaît alors, dégagée de son antagoniste, et s'accuse par un excès d'action cardiaque remarquable, son influence n'étant plus contre-balancée. Elle existait donc, atténuée dans ses effets, mais non annulée, et c'est elle qui donnait aux ventricules la faculté de réagir par un déploiement plus grand d'énergie. Ce que font les excitations réflexes et centrales, ainsi que les excitations centrifuges simultanées, la digitale le fait également : elle stimule les appareils nerveux modérateurs et toni-cardiaques, et c'est à cette action combinée qu'on doit observer la réaction si caractéristique d'un ralentissement associé à une augmentation d'action ventriculaire.

Mais il n'est pas dit que cette action toni-cardiaque, plus ou moins masquée un instant par l'effet ralentissant, se dégageant par l'analyse des modifications fonctionnelles du cœur, ou mise en relief artificiellement par tel ou tel procédé de dissociation, résulte uniquement d'une excitation endo-cardiaque des nerfs toni-accélérateurs : le myocarde lui-même, en tant que tissu musculaire, subit certainement l'action stimulante du poison. Je crois avoir contribué à établir cette influence directe sur la fibre musculaire du cœur, par mes expériences publiées en 1881 (*voy. chap. XI*), et de nouvelles recherches n'ont fait que confirmer cette opinion. De sorte qu'en définitive, même à la période du ralentissement initial (qui correspond à la phase d'action recherchée en thérapeutique), la digitaline se comporte comme un agent de renforcement de l'énergie du myocarde, tant par son influence sur les appareils nerveux toni-cardiaques que par son action sur le myocarde lui-même.

Nous reprendrons cette étude de l'action myocardique de la digitale (*chap. X et XI*), après avoir terminé celle des rapports qui existent entre les différents états du cœur digitaliné et l'influence du système nerveux cardiaque. Il faut poursuivre actuellement l'analyse que nous avons commencée, et rechercher s'il y a une relation entre le ralentissement digitalinique et l'augmentation d'excitabilité des nerfs d'arrêt.

VII

ASSIMILATION DE L'ACCÉLÉRATION TOXIQUE DU CŒUR DIGITALINÉ A LA TACHYCARDIE QUE PRODUISENT LA SECTION DES NERFS VAGUES, LEUR PARALYSIE PÉRIPHÉRIQUE ET L'EXCITATION DES NERFS TONI-ACCÉLÉRATEURS.

L'accélération toxique du cœur par la digitaline rappelle exactement, au point de vue de la tachycardie et de l'augmentation d'énergie des ventricules, l'effet cardiaque de la double vagotomie. — Celle-ci agit en supprimant l'influence modératrice continue des centres qui contre-balançait l'action des nerfs accélérateurs excités à leur périphérie par la digitaline. — La tachycardie digitalinique rappelle également d'aussi près l'action cardiaque de l'excitation forte des nerfs toni-accélérateurs. — On peut reproduire des effets identiques à ceux de cette excitation et à ceux de la vagotomie, en imposant au cœur une intoxication aiguë qui paralyse les terminaisons des nerfs modérateurs et stimule celles des nerfs accélérateurs beaucoup plus résistants à l'effet paralysant périphérique de la digitaline. — Celle-ci paraît produire dès lors la tachycardie en excitant ces derniers et en paralysant les nerfs d'arrêt, jusqu'au moment où elle suspend à son tour l'action des accélérateurs : à cette période le myocarde reste seul en cause.

§ 1. Tachycardie par vagotomie et par intoxication digitalinique

L'accélération digitalinique du cœur rappelle d'une façon frappante l'accélération dite *paralytique*, celle qui fait suite à la double section des nerfs vagues, c'est-à-dire qui résulte de la suppression des influences cardio-modératrices centrales.

Dans les deux cas, le cœur augmente notablement de fréquence et déploie une énergie plus grande. Avant de pousser plus loin l'analyse, il est bon de fixer le fait par une figure comparative (fig. 59), donnant, d'une part, l'indication des effets cardio-accélérateurs de la double vagotomie, d'autre part celle des effets cardio-accélérateurs de la digitaline à dose notable. Le premier spécimen A, emprunté à une expérience du 19 juillet 1889, montre la fréquence du cœur presque triplée (de 90 à 240 par minute) à la suite de la section des deux vagues, la pression carotidienne s'élevant en une demi-minute de 195 à 290 millimètres Hg; le second spécimen B, fourni par une expérience du 5 juillet 1891, sur un chien

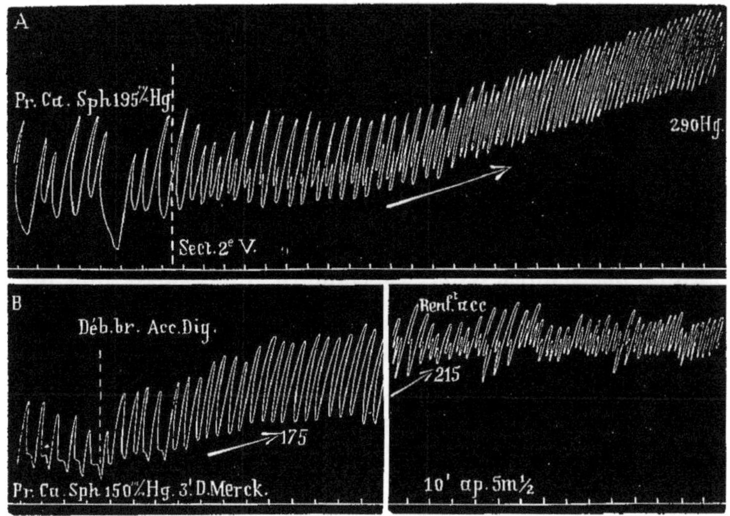

Fig. 59. — Comparaison des effets accélérateurs de la double vagotomie et des effets tachycardiques de la digitaline à dose toxique.

A. La section brusque du second nerf vague (*Sect. 2e v.*) pratiquée quelques minutes après celle du premier, produit l'accélération rapidement croissante du cœur (de 90 à 240) et l'élévation parallèle de la pression carotidienne (*Pr. Ca. Sphyg.*) de 195 à 290 mm. Hg. en 30 secondes.

B. La digitoxine Merck, 3 minutes après l'injection veineuse de 5 milligrammes, sur un chien de 21 kilos, produit une tachycardie comparable à celle de la section d'un seul vague : le cœur augmente de fréquence de 75 à 135 et la pression carotidienne (*Pr. Ca. Sp.*) s'élève de 150 à 175 mm. Hg. — L'addition d'une dose supplémentaire de 1/2 milligramme produit le même effet que la section du second vague : elle augmente la fréquence du cœur de 135 à 255 et élève la pression carotidienne de 175 à 215 mm. Hg.

de 21 kilog., montre la tachycardie s'établissant brusquement, comme dans le premier cas, 6 minutes après l'injection veineuse de 5 milligrammes de digitoxine Merck, et s'accusant par une augmentation de fréquence de 75 à 135; cette tachycardie se renforce 10 minutes après l'addition de 1/2 milligramme de digitoxine, et le cœur donne alors 255 pulsations au lieu de 75. Avec la première accélération de 75 à 135, la pression artérielle s'était rapidement élevée de 150 à 175 mill. Hg; le renforcement de la tachycardie en porte le chiffre à 215.

De part et d'autre, par conséquent, *suraccélération cardiaque avec élévation de pression artérielle* : la comparaison des effets de la double vagotomie et de l'intoxication cardiaque par la digitaline est donc déjà légitimée. L'assimilation apparaît plus étroite encore quand on examine l'état du cœur dans les deux cas.

Ce qui domine dans l'action tachycardique de la digitaline, comme dans ses autres effets cardiaques, c'est l'augmentation d'énergie ventriculaire : nous avons assez longuement insisté sur ce point au début de cette étude pour n'avoir pas à y revenir ici (*voy. chap. II*) ; or, dans la double vagotomie, il est facile de montrer que la puissance des systoles ventriculaires augmente aussi de la façon la plus nette; cet effet peut même être beaucoup plus évident que la modification de fréquence, ainsi que l'établit la figure 60. Nous en saisissons la raison en nous rappelant (*voy. ch. VI*) que la section des nerfs vagues ne supprime pas seulement une influence continue des centres sur la fréquence, mais aussi une influence continue *atonique* : le cœur se trouve dès lors en mesure de déployer, sans frein central, une énergie excessive en même temps qu'il peut subir une tachycardie plus ou moins notable : il n'y a pas, d'après mes expériences, de rapport nécessaire entre les deux effets. C'est évidemment leur association dans des proportions très variées, qui crée l'élévation souvent considérable de la pression artérielle, après la section des nerfs vagues, comme on peut le constater dans la figure 60, fournie par une expérience du 15 oc-

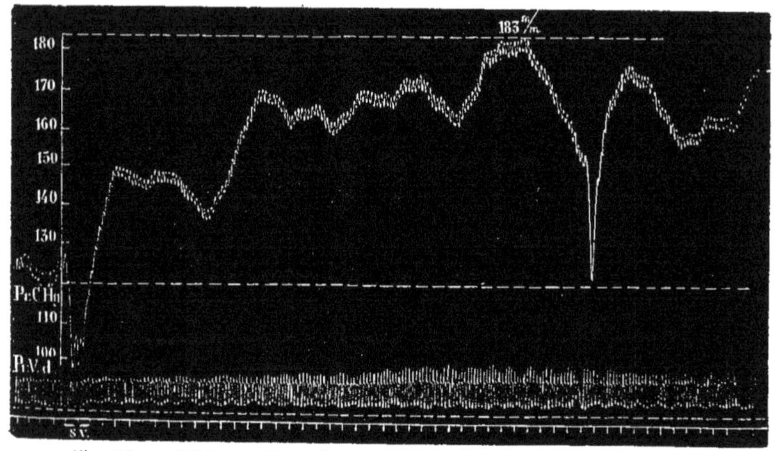

Fig. 60. — Effets cardio-toniques de la section des deux nerfs vagues.

Après l'effet immédiat cardio-inhibitoire produit par l'excitation mécanique du nerf au moment de la section du second vague (*S. V.*), le cœur, sans présenter une notable augmentation de fréquence, déploie une énergie systolique beaucoup plus grande ; on voit (*ligne Pr. V. d.*) les maxima de la pression ventriculaire droite dépasser de beaucoup le niveau des maxima précédents; parallèlement à cette augmentation d'énergie ventriculaire et sous son influence, la pression artérielle s'élève de 120 à 180 mm. Hg.

tobre 1892. On y voit la pression ventriculaire (et j'ai choisi les courbes de pression ventriculaire *droite*, pour bien montrer que les phénomènes sont solidaires des deux côtés) s'élever de la façon la plus évidente à partir du premier instant (SV) où la section du second vague a produit un effet ralentissant et atonique immédiat et passager par excitation mécanique du nerf; en même temps que se renforce l'action ventriculaire, et sous l'influence de cette augmentation d'action, la pression artérielle s'élève rapidement de 120 à 180 mill. Hg; puis, l'énergie ventriculaire subissant une certaine atténuation, la pression carotidienne descend et oscille autour d'une moyenne encore très élevée par rapport à son point de départ (170 au lieu de 120).

A ce second point de vue, dès lors, le rapprochement entre la tachycardie digitalinique et celle que produit la double vagotomie est donc fortement motivé : l'énergie ventriculaire s'exagère dans les deux cas, tout comme la fréquence. La conclusion qui en découle, c'est que la digitaline se comporte, à une certaine dose, comme une vagotomie qui s'opérerait dans l'intimité du tissu cardiaque : elle paralyserait les terminaisons du nerf vague, livrant le cœur à des influences stimulantes sans contrepoids, qui le rendent plus fréquent et plus énergique. Nous verrons que ces rapprochements légitiment beaucoup plus sérieusement l'hypothèse d'une action vago-paralysante périphérique de la digitaline, que ne le font les expériences d'excitation des nerfs vagues sur leur trajet (*voy. chap. VIII*, § 2).

§ 2. Tachycardie par excitation des nerfs accélérateurs et par intoxication digitalinique.

L'idée qui est adoptée, au sujet du mécanisme de l'accélération du cœur à la suite de la double section des nerfs vagues, est que cette section isole le cœur des centres modérateurs et supprime dès lors l'influence régulatrice continue de ces centres. Il faut, je crois, compléter la formule en ajoutant que cette section donne aux influences accélératrices, jusque-là maintenues dans la juste limite, toute liberté pour se manifester avec excès; il faudrait peut-être aller plus loin encore et dire que c'est dans l'intimité même du tissu neuro-musculaire du cœur que se produit cette prédominance anormale des actions excito-cardiaques, et non dans les centres bulbo-médullaires des nerfs accélérateurs. J'ai observé, en effet, les mêmes conséquences accélératrices (et toni-cardiaques), de la double vagotomie après la section préalable complète des nerfs accélérateurs du sympathique.

Quoi qu'il en soit de ce détail théorique, le fait certain est que la double vagotomie met le cœur, non seulement dans le même état de tachycardie et d'augmentation d'énergie que la digitaline à dose toxique (v. § 1, *fig.* 59), mais aussi dans le même état que l'excitation directe, forte, des nerfs accélérateurs et toni-cardiaques. La démonstration de ce second point nous amènera tout naturellement à assimiler la tachycardie digitalinique à celle de l'excitation des nerfs accélérateurs.

1° *Accélération et renforcement d'énergie du cœur par l'excitation des nerfs accélérateurs.*

J'ai souvent insisté (V. article Sympathique du *Diction. Encyclop.*, 1884, et *Arch. Physiol.*, 1891) sur l'association des deux effets accélérateur et toni-cardiaque que produit l'excitation centrifuge, réflexe ou centrale des nerfs accélérateurs. Je me bornerai donc à justifier ici la comparaison entre les effets de l'excitation de ces nerfs et ceux de la double vagotomie, en présentant une figure d'ensemble (fig. 61), qui montrera d'un coup d'œil l'accélération avec renforcement d'énergie des deux ventricules et l'augmentation de la pression dans l'aorte ainsi que dans l'artère pulmonaire, sous l'influence d'une excitation centrifuge unilatérale des nerfs accélérateurs. Cette même figure devra tout à l'heure être rapprochée de celle qui établit l'identité des effets cardio-toniques et accélérateurs de l'intoxication digitalinique (fig. 62). — Sans insister sur l'analyse détaillée du spécimen fourni par la figure 61 (qui renseigne sur beaucoup de points de l'action cardio-accélératrice), je ferai seulement remarquer la bilatéralité et le parallélisme des effets accélérateurs et toni-ventriculaires de l'excitation des nerfs accélérateurs[1], effets qui sont, de tous points, semblables

1. Je relèverai en passant un détail qui pourrait être faussement interprété dans la courbe de la figure 61. En comparant la fréquence des pulsations dans l'artère pulmonaire et dans la carotide, on compte, dans la partie droite du tracé (*Synchr*) 50 pulsations pulmonaires pour 15 pulsations carotidiennes. Les graphiques font foi : le cœur droit donne deux pulsations pour une du ventricule gauche, telle est la première conclusion qui se présente : c'est elle qu'on a adoptée souvent en pareil cas ; mais il suffit de se reporter aux courbes de pression ventriculaire, pour s'assurer qu'il y a tout autant de systoles à gauche qu'à droite (30) : s'il manque 15 pulsations à la carotide, c'est que sur les 30 systoles ventriculaires gauches, il y en a 15 d'avortées, d'insuffisantes à projeter le sang dans le système aortique. Pareil fait se retrouve çà et là dans les nom-

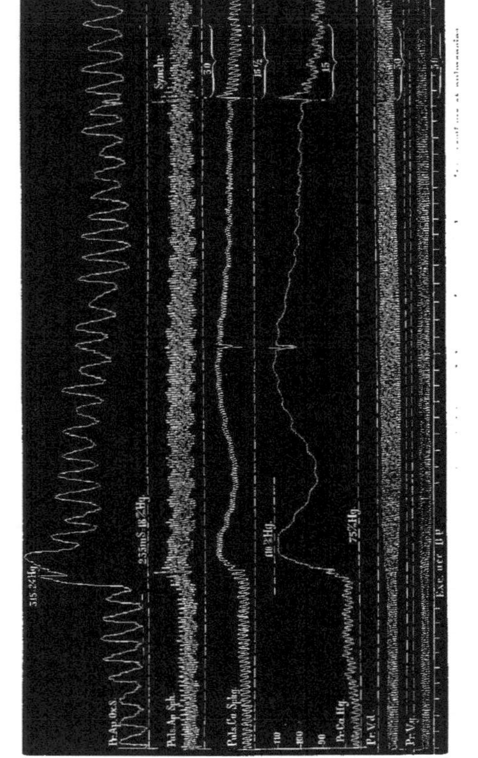
315 % Hg.
Pr. Ap. Ox. S.
235 m S. 18 % Hg.
Puls. Ap. Sph.
Synchr.
30
Puls. Ca. Sphg.
18 %
110 % Hg.
110
100
90
15
Pr. Ca. Hg.
75 % Hg.
Pr. V. d.
30
Pr. V. g.
Exc. acc. BP
30

à ceux de la double vagotomie (fig. 60). La valeur absolue des variations peut n'être point la même de part et d'autre (et il y a à cette différence des raisons fort simples), mais le sens des phénomènes est identique. La durée des effets peut aussi (et doit) n'être point la même : la *mise en jeu directe* des nerfs cardio-toniques et accélérateurs ne survit, en effet, qu'un temps assez court (ici 25-28 secondes) à la fin de l'excitation, tandis que la *mise en liberté* des influences toni-accélératrices par la vagotomie est nécessairement plus prononcée, car elle dure jusqu'à la fatigue du myocarde surmené par l'excès de travail.

2° *Tachycardie et augmentation d'énergie du cœur par action brusque de la digitaline.*

Au lieu d'assimiler les effets progressifs de la digitaline, administrée à dose toxique, aux effets brusques de la double vagotomie, ou aux effets rapides de l'excitation des accélérateurs, on peut réaliser un rapprochement plus démonstratif encore, en faisant agir très rapidement une forte dose de digitaline sur le cœur : la comparaison sera ainsi plus facile, les formes des effets étant plus voisines les unes des autres, quoique le fond soit identique dans le cas habituel d'action graduelle de l'intoxication digitalinique. J'ai cherché à obtenir cette sorte de synthèse, comme je l'avais fait pour l'excitation simultanée des nerfs modérateurs et accélérateurs (*chap. VI*, § 2) : dans ce but, nous avons injecté, *très près du cœur gauche*, dans le bout central d'une veine pulmonaire, une dose notable de digitaline (4 milligr. digitaline Adrian), chez un chien à pression basse et à cœur lent (Exp. du 18 octobre 1891). La figure 62 montre l'effet accélérateur et tonique bi-ventriculaire de cette injection, ainsi que sa conséquence sur la pression et le pouls dans l'artère pulmonaire et dans l'aorte : l'excitation immédiate et violente des appareils cardio-accélérateurs périphériques et du myocarde lui-même (les nerfs cardiaques tant modérateurs qu'accélérateurs étaient tous coupés) s'est traduite, 7 à 8 secondes après l'injection, par des modifications cardiaques absolument comparables à celles de la double vagotomie (fig. 59 et 60) et à celles de l'excitation directe des nerfs accélérateurs (fig. 61).

Cette expérience confirme donc l'hypothèse que la digitaline agit, à certaines doses, comme un excitant puissant des organes

breuses courbes comparatives publiées dans ce travail : je ne le relève qu'incidemment, la remarque faite ici s'appliquant, bien entendu, à tous les cas semblables.

toni-accélérateurs ventriculaires et comme un poison paralysant des appareils cardio-modérateurs périphériques.

Nous rendrons plus légitime encore l'assimilation des effets

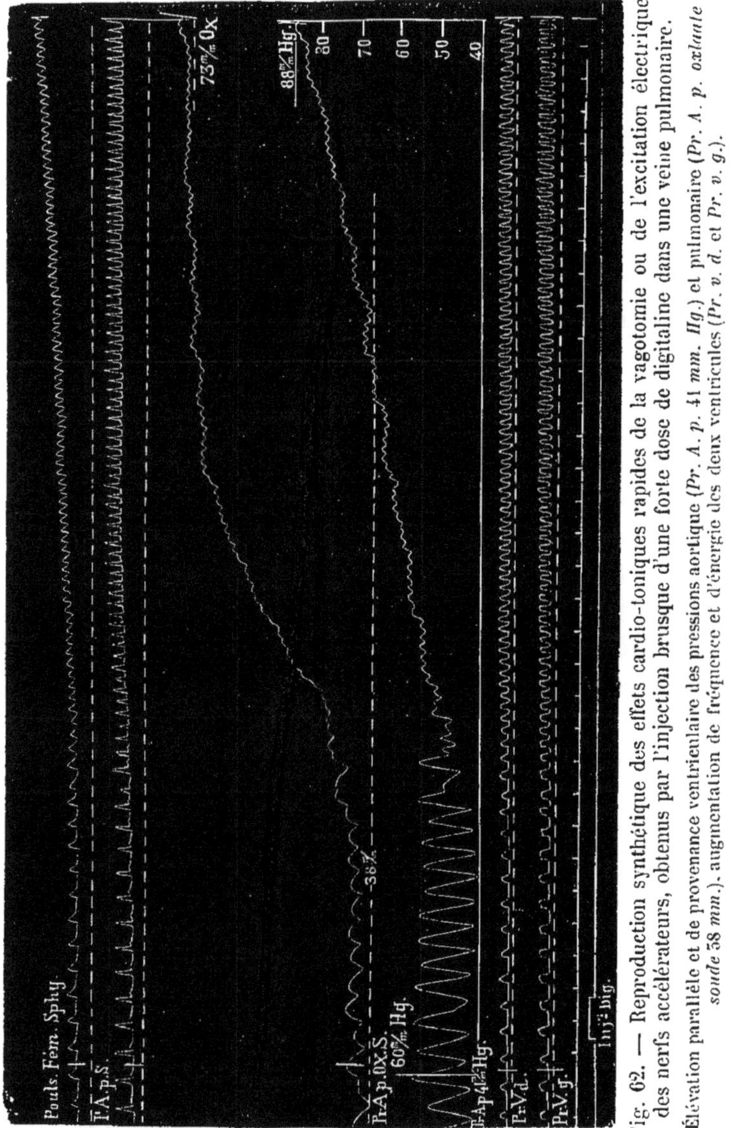

Fig. 62. — Reproduction synthétique des effets cardio-toniques rapides de la vagotomie ou de l'excitation électrique des nerfs accélérateurs, obtenus par l'injection brusque d'une forte dose de digitaline dans une veine pulmonaire.

Élévation parallèle et de provenance ventriculaire des pressions aortique (*Pr. A. p.* 41 *mm. Hg.*) et pulmonaire (*Pr. A. p. oxlaute sonde* 38 *mm.*), augmentation de fréquence et d'énergie des deux ventricules (*Pr. v. d.* et *Pr. v. g.*).

ventriculaires de l'excitation des nerfs accélérateurs et de ceux de la digitaline, en montrant le résultat plus détaillé d'une expérience portant exclusivement sur les pressions intra-ventriculaires droite et gauche : dans les courbes ci-jointes (*fig.* 63), on trouvera la preuve que les nerfs accélérateurs agissent à la fois, comme la digitale (voir ch. I et II), sur l'énergie systolique et sur la détente diastolique du myocarde, tout en produisant l'accélération. La figure 63 (Exp. du 7 août 1891) montre d'abord l'élévation des maxima (effort systolique) dans les deux ventricules, sous l'influence de l'excitation accélératrice d'un filet accélérateur du premier ganglion thoracique gauche. Ceci est le signe évident d'une augmentation d'activité du myocarde ventriculaire, qui provoque une poussée systolique plus énergique, projette plus fortement le sang dans les artères et proportionne son énergie à la résistance artérielle qu'élève cette augmentation même d'activité. Nous avons vu un phénomène identique se produire dans les deux ventricules sous l'influence de la digitale (voir *ch. II*, § 2).

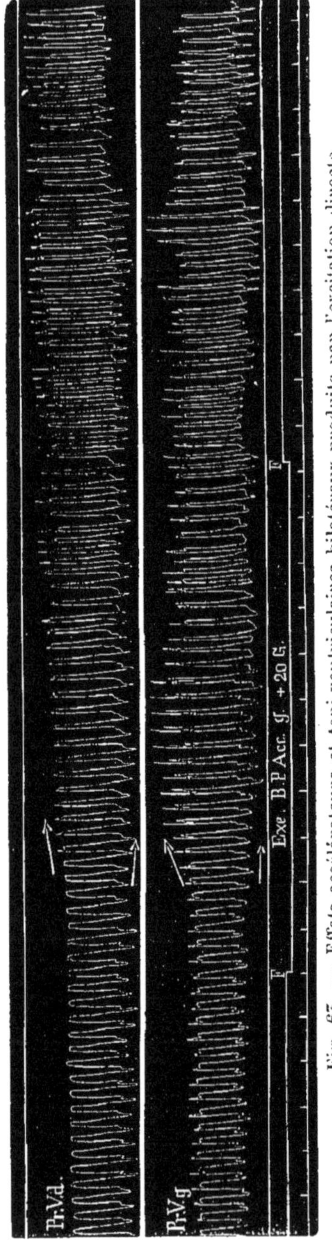

Fig. 63. — Effets accélérateurs et toni-ventriculaires bilatéraux produits par l'excitation directe d'un seul filet accélérateur gauche.

L'excitation F. F. d'une branche cardiaque du premier ganglion thoracique gauche, avec l'intensité + 20 de la bobine Gaiffe, détermine, en même temps qu'une augmentation identique de la fréquence des deux ventricules, un renforcement notable de l'énergie des systoles ventriculaires droites (*Pr. v. d.*) et gauches (*Pr. v. g.*), flèches ascendantes. **La** détente diastolique (flèches descendantes) s'exagère également de part et d'autre (chute plus profonde des minima); ce phénomène se retrouve dans l'action ventriculaire de la digitaline.

Les mêmes courbes (*fig.* 63) de pression ventriculaire montrent que le cœur, en même temps qu'il exerce une poussée systolique plus énergique, se détend plus brusquement et subit une diastole plus profonde au moment de son relâchement. Ici l'acte diastolique semble bien subordonné dans sa valeur à l'acte systolique qui le précède : le muscle cardiaque, venant de donner une secousse puissante et brusque, se relâche plus complètement et plus instantanément, comme un muscle strié ordinaire dans le même cas. Ce n'est évidemment point à une action diastolique directe des nerfs toni-accélérateurs excités qu'il faut rapporter ce phénomène d'une détente diastolique plus rapide et plus profonde; il s'agit d'un changement d'état subordonné à celui qui vient de s'accomplir.

Cette particularité de l'action des nerfs toni-accélérateurs se retrouve, elle aussi, dans l'effet de la digitaline (voir ch. II)

Il semble que l'excitation directe de ces nerfs provoque, en raccourci, la même série d'effets ventriculaires systoliques et diastoliques que la digitaline à dose élevée : l'action des nerfs toni-accélérateurs représente, en un court espace de temps, la série prolongée des effets de la digitaline; les nerfs, excités un temps très court, n'agissent qu'un instant, tandis que le poison maintient son effet par la continuité même de sa présence.

VIII

VARIATIONS DANS L'ACTION CARDIO-MODÉRATRICE DES NERFS CARDIAQUES SOUS L'INFLUENCE DE LA DIGITALE.

Le résultat des expériences directes sur les variations d'excitabilité du nerf vague concorde-t-il avec cette conclusion que le ralentissement digitalinique du cœur est dû à un excès d'action modératrice périphérique, et l'accélération à une paralysie?

Des essais multipliés montrent que l'excitabilité centrifuge du vague peut varier dans le sens prévu et en sens inverse : le ralentissement peut coïncider avec l'exagération de l'action du vague, aussi bien qu'avec la constance de cette action; les vagues peuvent se montrer plus excitables sous l'influence de la digitaline sans que le cœur soit ralenti par le poison; la diminution d'excitabilité peut coexister avec le ralentissement digitalinique; le vague peut se montrer plus excitable malgré l'accélération cardiaque produite par la digitaline. — Cette discordance entre les effets réels et les effets théoriquement prévus de l'action du vague, ne condamne pas l'hypothèse d'une subordination du ralentissement digitalinique à une exagération d'action des terminaisons endo-cardiaques des nerfs modérateurs; elle montre seulement que le procédé classique de recherche est défectueux : c'est au niveau des appareils terminaux que doit être interrogée l'excitabilité du nerf vague, et non sur le trajet de ce nerf, en dehors du cœur.

De même l'hypothèse d'une subordination de la tachycardie toxique à une diminution ou à une perte d'action périphérique des nerfs modérateurs ainsi qu'à une exagération d'activité des nerfs toni-accélérateurs, n'est pas éliminée par le défaut de concordance entre l'accélération cardiaque et le résultat des excitations centrifuges des nerfs vagues ou des nerfs accélérateurs. — On retrouve ici les mêmes désaccords qu'à propos du ralentissement et la même critique est applicable au procédé de recherche.

La comparaison des effets accélérateurs et toni-cardiaques de la double vagotomie ou de l'excitation des nerfs accélérateurs avec l'action tachycardique de la digitaline, justifie beaucoup mieux la théorie que ne le font les excitations directes des nerfs cardiaques produisant les résultats divergents qui précèdent.

La recherche des variations que peut subir, au cours de l'action de la digitale, ce qu'on appelle l'excitabilité du nerf vague (et ce qu'on désignerait plus justement en disant : la *valeur de ses effets modérateurs*) comporte deux points de vue. Il faut d'abord s'assurer par des excitations directes, réflexes ou centrales du fait lui-même, de la variation admise, et, après l'avoir constatée si elle existe, après avoir déterminé le sens dans lequel elle se produit, aborder le second point : on se demandera alors s'il existe un rapport entre l'ascension de la courbe d'excitabilité des appareils cardio-modérateurs et le ralentissement du cœur : si ce rapport est réel, les deux courbes d'augmentation d'excitabilité du nerf vague et d'exagération du ralentissement doivent marcher parallèlement. Réciproquement, on devra chercher si la décroissance dans la valeur des effets cardio-modérateurs provoqués par les excitations, coïncide avec l'atténuation du ralentissement, et si à la disparition de ces effets correspond l'accélération toxique du cœur digitaliné. De même, si l'accélération toxique dépend d'un excès d'action des nerfs accélérateurs, on en doit trouver la preuve dans une excitabilité plus grande de ces nerfs. Tels sont, du moins, les rapports que nous prévoyons, d'après l'idée que nous nous faisons actuellement de la signification des variations d'excitabilité des nerfs sur leur trajet : nous nous attendons à voir ces variations exprimer celles que peuvent subir, à la périphérie, les appareils terminaux des nerfs qu'on excite électriquement entre leurs centres et l'organe auquel ils aboutissent.

Pour trancher cette question en ce qui concerne le digitale, nous avons dû exécuter un nombre considérable d'expériences comparatives, dans des conditions aussi favorables que possible : dans la plupart des 217 expériences complètes que nous avons faites depuis plusieurs années, les nerfs cardio-modérateurs ont été interrogés à plusieurs reprises au cours de l'action progressive de la digitale. Nous avons pu ainsi grouper les résultats en plusieurs séries et énoncer quelques conclusions que n'eussent point permises des expériences en nombre réduit.

§ 1. Rapports entre l'augmentation d'excitabilité du vague et le ralentissement digitalinique.

La théorie admise est que le ralentissement du cœur, sous l'influence de faibles doses de digitale, résulte d'une exagération de l'action des appareils nerveux d'arrêt.

On a tout d'abord localisé cette action excito-modératrice de la digitale dans les centres bulbaires, et l'effet de la double vagotomie, qui rend tachycardique le cœur ralenti au préalable par la digitale, semble donner raison à cette hypothèse. Le fait est trop connu pour que nous en donnions une démonstration nouvelle ; le seul point important est de ramener ce résultat à sa véritable signification. Déjà nous avons rappelé, contrairement à l'avis de Kauffmann, que le cœur séparé des centres et soumis à l'action graduelle de la digitale, se ralentit tout aussi bien que s'il pouvait subir encore une incitation modératrice bulbaire ; mais ceci ne prouve pas que le poison qui agit à la périphérie sur les appareils nerveux modérateurs n'agisse pas dans le même sens sur les organes centraux : un poison peut impressionner simultanément le même système à son origine et à sa terminaison, et la similitude de ses effets, quand on a supprimé l'un de ses deux points d'action, ne démontre pas le défaut d'intervention de celui qui est mis hors de cause. Il ne faut donc pas éliminer l'hypothèse ancienne pour ce simple motif ; elle a pour elle l'analogie avec les effets d'autres substances toxiques. Ce que l'on peut dire, c'est qu'elle est insuffisante et que l'action essentielle se passe évidemment à la périphérie.

Cette action stimulante sur les terminaisons cardiaques des nerfs modérateurs s'accuse, ainsi que nous l'avons vu (chap. VII), par des effets ralentissants qui sont identiques à ceux de l'excitation faible des nerfs d'arrêt, mais qui en diffèrent par l'association au ralentissement d'une augmentation d'énergie ventriculaire.

Pouvons-nous démontrer maintenant l'existence de l'effet excito-modérateur périphérique de la digitale, en interrogeant le segment cardiaque du vague sectionné sur son trajet? Verrons-nous concorder le résultat de cette excitation avec nos prévisions? En d'autres termes, pour poser nettement la question, le vague sera-t-il plus excitable pendant la période de ralentissement digitalinique du cœur? Et, par réciproque, ne sera-t-il plus excitable que si le cœur est ralenti? Diminuera-t-il d'excitabilité quand le cœur sera accéléré? Il faut que l'expérience réponde affirmativement à chacune de ces questions pour que nous soyons en droit d'admettre un rapport entre les variations d'action du nerf vague et l'action ralentissante de la digitale. Examinons donc successivement ces différentes séries ; nous verrons ensuite quelles conclusions elles comportent.

1° *Augmentation initiale de l'excitabilité centrifuge du nerf vague coïncidant avec le ralentissement digitalinique du cœur.* — L'hypothèse d'un rapport entre l'augmentation d'action du vague et le ralentissement du cœur est satisfaite, quand on constate, comme l'a observé Boehm, la coexistence des deux phénomènes : c'est ce résultat que représente la figure ci-contre (fig. 64) : le cœur ralenti par 2 millig. de digitoxine, sur un chien de 20 kilogr., (Expérience du 8 janvier 1892), subit plus fortement l'action ralentissante directe du nerf vague qu'avant le ralentissement (n°s 1 et 2) ; plus tard, quand la fréquence a encore diminué (n° 3), l'action cardio-modératrice du nerf vague est, elle aussi, plus accentuée. On voit ces effets se produire parallèlement sur le pouls aortique (carotidien) et pulmonaire, ainsi que sur la pulsation ventriculaire droite.

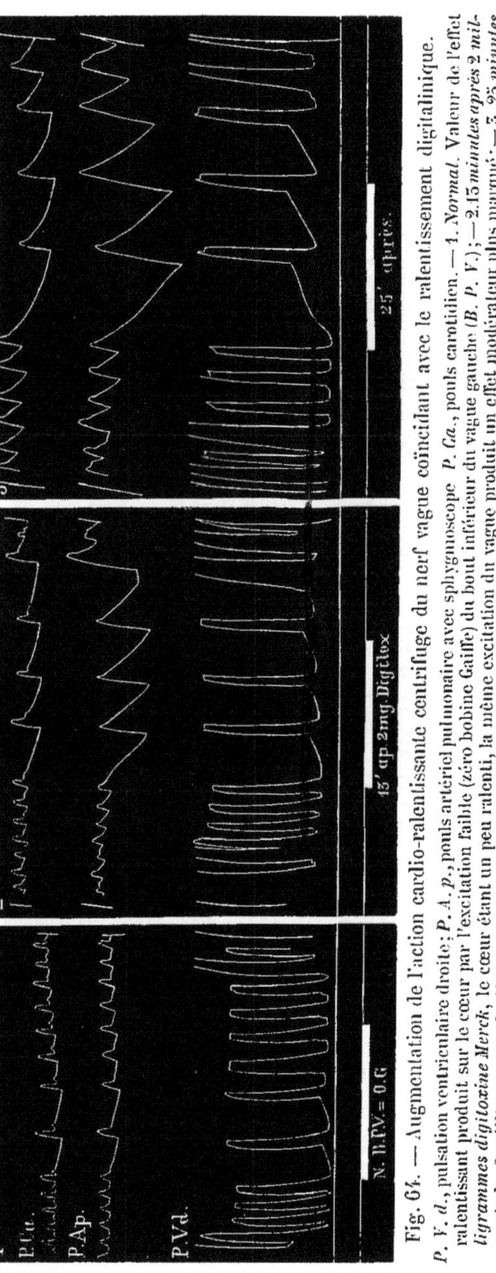

Fig. 64. — Augmentation de l'action cardio-ralentissante centrifuge du nerf vague coïncidant avec le ralentissement digitalinique.

P. V. d., pulsation ventriculaire droite; ***P. A. p.***, pouls artériel pulmonaire avec sphygmoscope *P. Ca.*, pouls carotidien. — 1. *Normal*. Valeur de l'effet ralentissant produit sur le cœur par l'excitation faible (zéro bobine Gaiffe) du bout inférieur du vague gauche (*B. P. V.*) ; — 2.13 ***minutes après*** 2 ***milligrammes digitoxine Merck***, le cœur étant un peu ralenti, la même excitation du vague produit un effet modérateur plus marqué ; — 3. 25 ***minutes après les*** 2 ***milligrammes de digitoxine***, le ralentissement du cœur s'étant accentué, la même excitation provoque un effet beaucoup plus accusé.

En présence de pareils faits, qui établissent si nettement la marche parallèle des deux courbes du ralentissement digitalinique et de l'augmentation d'action modératrice du nerf vague, la question paraît tranchée, on a bien la preuve de l'exagération d'excitabilité des appareils cardio-modérateurs périphériques sous l'influence de la digitale, aux doses où elle diminue la fréquence du cœur; mais, à côté de ces résultats si satisfaisants pour la théorie, il s'en présente un nombre plus grand encore qui sont absolument en opposition avec elle.

2° *Défaut d'augmentation de l'action cardio-modératrice du nerf vague malgré le ralentissement digitalinique.* — Voici déjà une première série discordante : j'ai souvent constaté, ce que montre

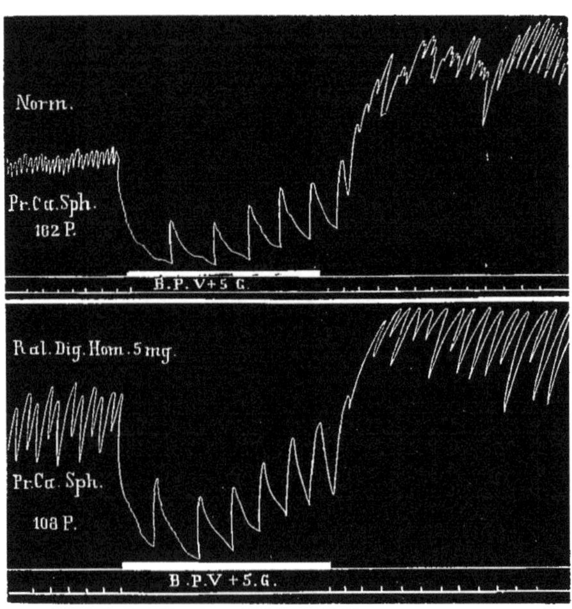

Fig. 65. — Défaut d'augmentation de l'action cardio-ralentissante du nerf vague malgré le ralentissement digitalinique.

Avant l'injection de 5 milligrammes de digitaline amorphe Homolle, (*Norm.*) l'excitation du bout inférieur du vague gauche, avec l'intensité + 5 de la bobine Gaiffe, ralentissait le cœur de 180 à 24.

Sous l'influence de la digitaline (*Ral. Dig.*), le cœur étant ralenti de 180 à 108, la même excitation centrifuge du vague ne produit pas une diminution plus notable de fréquence que normalement; l'effet serait même moins marqué.

la figure 65, que le bout périphérique du nerf vague ne produisait pas d'effets cardiaques plus accusés, malgré un ralentissement de 182 à 108, bien que ce nerf fût excité avec les mêmes courants qu'on employait auparavant, sans changer le mode d'application des excitateurs (le nerf étant à demeure dans mon excitateur tubulaire), sans s'être exposé à une cause locale d'atténuation d'excitabilité (dessiccation, refroidissement, lésions des nerfs, etc.). (Exp. du 31 juillet 1891, avec 5 milligr. de digitaline Homolle et Quevenne.)

Mais aussitôt apparaît une objection contre la méthode elle-même : le cœur étant déjà ralenti, le nerf peut avoir subi une augmentation d'excitabilité sans que celle-ci puisse se traduire par une plus grande diminution de fréquence que normalement ; l'expérience ainsi conduite est passible d'un reproche, et son résultat ne doit pas être compté comme défavorable à l'hypothèse. Nous allons examiner deux autres séries en désaccord avec les prévisions, et chercher dans quelle mesure ces divergences sont capables d'infirmer l'explication nerveuse du ralentissement digitalinique.

3° *Exagération de l'excitabilité modératrice du vague sans ralentissement préalable du cœur par la digitaline.* — Les cas de cette série sont des plus fréquents, et, dans les tableaux que j'avais d'abord l'intention de publier et qui montrent le rapport des courbes d'excitabilité variable du vague et d'action variable de la digitale sur la fréquence, ce sont eux qui tiennent la plus grande place : ils figurent dans la proportion de 15 pour 100 de mes expériences. J'ai renoncé à encombrer mon travail de cette reproduction qui serait fastidieuse; elle m'a seulement servi à me convaincre de la fréquence du fait. Quelques spécimens très simples montreront, tout aussi clairement que des courbes hérissées de chiffres, le point dont il s'agit, à savoir que, très souvent, l'action cardio-modératrice du nerf vague directement excité, aux différentes phases d'un empoisonnement par la digitaline, peut se renforcer sans que la fréquence du cœur ait diminué.

Dans la figure 66 (*Exp. du* 28 *mai* 1890), on voit que des doses croissantes de 3 à 5 et à 7 milligrammes de digitaline amorphe Homolle et Quevenne, n'ayant pas ralenti le cœur qui donne successivement 120 et 150 pulsations par minute, une même excitation faible (chiffre + 7 de la bobine Gaiffe à glissière), provoque cependant des effets ralentissants de plus en plus marqués.

Il en est de même dans une autre expérience faite avec la même digitaline, le 3 août 1891 (*fig.* 67) : ici on explore la pression intra-ventriculaire droite en même temps que la pulsation extérieure, et on constate qu'après l'action prolongée 25 minutes de 5 milligrammes de digitaline Homolle, le cœur, *sans se ralentir*, a notablement augmenté d'énergie systolique (élévation des maxima). C'est dans ces conditions qu'est pratiquée l'excitation comparative du bout périphérique du nerf vague : avant la digitaline (*tracé 1, normal*), l'application de décharges d'induction, avec l'intensité + 10 de la bobine Gaiffe, produisait un ralentisse-

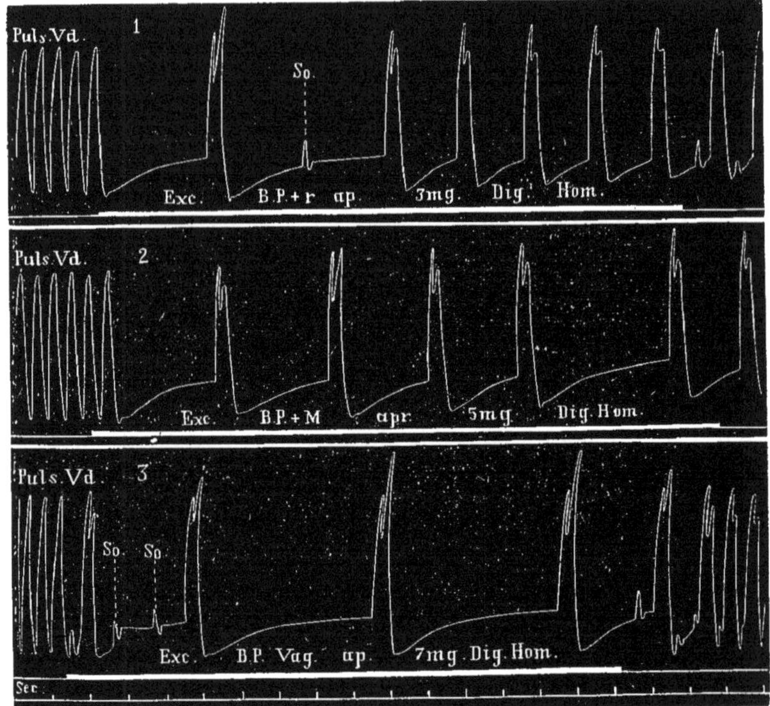

Fig. 66. — Exagération de l'action cardio-ralentissante du nerf vague, malgré le défaut de ralentissement digitalinique.

N° 1. Effet ralentissant de l'excitation du bout inférieur du vague après l'injection de 3 milligrammes de digitaline Homolle, avec l'intensité + 7 bobine Gaiffe.

N° 2. Exagération de l'action modératrice du vague, avec la même intensité d'excitation, le cœur ayant subi, sans se ralentir, l'action de 5 milligrammes de digitaline.

N° 3. Nouvelle exagération de l'action modératrice directe du vague, après 7 milligrammes de digitaline Homolle qui ont produit une légère augmentation de la fréquence du cœur.

S. O., soulèvements diastoliques ventriculaires produits par des systoles d'oreillettes persistant pendant l'arrêt des ventricules.

ment de 180 à 84 par minute (*série A, tracé 1*); en renforçant brusquement la valeur de l'excitation et en la portant à + 20, on obtenait de grands arrêts durant 2 à 2 secondes et demie. Après l'action toni-cardiaque, nullement ralentissante de la digitaline (tracé 2, fig. 67), on a vu s'exagérer l'action modératrice du nerf vague au point que la même excitation + 10, qui ralentissait modérément le cœur, l'arrête plus longtemps que l'excitation + 20.

On pourrait représenter un grand nombre de faits semblables : les deux exemples qui précèdent suffisent à montrer que l'augmentation d'action cardio-modératrice du vague peut se produire, sous l'influence de la digitaline, sans que le cœur ait subi d'influence ralentissante.

4° *Diminution de l'action cardio-modératrice du nerf vague coïncidant avec le ralentissement digitalinique.* — La réciproque du

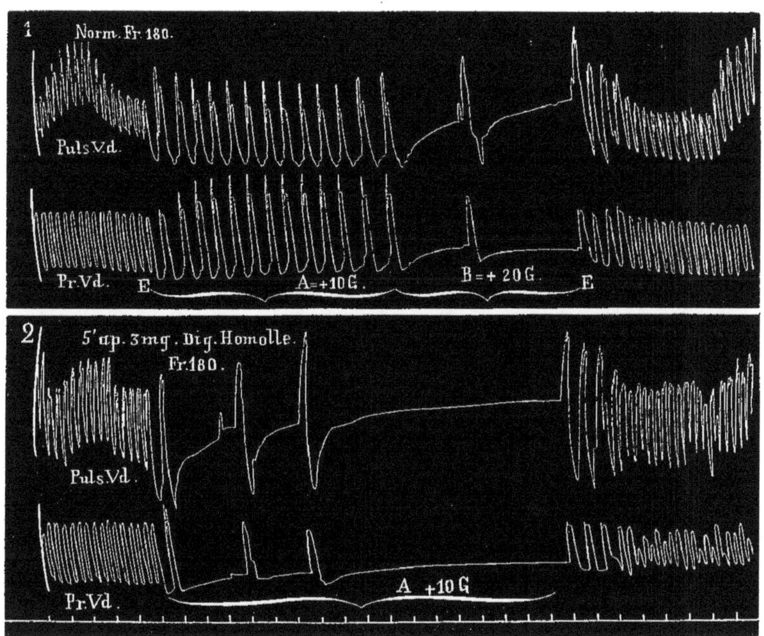

Fig. 67. — Renforcement de l'action cardio-modératrice du nerf vague sur le cœur digitaliné, mais non ralenti.

Pulsation ventriculaire droite (*Puls. V. d.*) inscrite en même temps que la pression dans le même ventricule (*Pr. V. d.*).

N° 1. Avant l'action de 3 milligrammes de digitaline Homolle, une excitation de la valeur + 10 (bobine Gaiffe) produisait un certain degré de ralentissement (A) qu'on exagérait en portant la valeur de l'excitation à + 20 (B).

N° 2. 5 minutes après l'effet de 5 milligrammes de digitaline, la même excitation + 10 qui ne faisait que ralentir modérément (A., n° 1), arrête plus longtemps le cœur que l'excitation + 20 (B. Normal), bien que la digitaline n'ait point produit d'effet ralentissant. (*Voir détails dans le texte.*)

défaut de rapport qui précède, entre une augmentation d'action du vague et le ralentissement digitalinique du cœur, s'observe dans les cas, assez fréquents aussi, où l'action cardio-modératrice du vague s'atténue, bien que le cœur soit ralenti par la digitale.

Pour ne pas multiplier les figures, je résumerai ici quelques-unes des expériences où s'est présenté ce rapport inverse de celui que faisait prévoir la théorie.

— Expérience du 30 mai 1890. (Digitaline Duquesnel. Chien de 18 kilogr.)

1° Avant la digitaline, l'excitation centrifuge du vague gauche arrêtait complètement le cœur au chiffre +5 de la bobine Gaiffe, et le ralentissait de 2/3 au chiffre +3, qu'on adopte pour les essais comparatifs ultérieurs.

10 minutes après 1 milligramme de digitaline injecté dans une veine pédieuse, la même excitation à +3 ne ralentit plus que de 1/3, le cœur ayant diminué de fréquence (de 144 à 136).

20 minutes après 4 milligrammes, la fréquence étant tombée de 144 à 96, l'excitation ne ralentit plus que de 1/8.

10 minutes après le 5ᵉ milligramme, le cœur ne donnant plus que 88 pulsations, cesse d'être influencé par la même excitation qui le ralentissait normalement de 2/3.

15 minutes après le 6ᵉ milligramme, la fréquence n'étant plus que de 84, il faut porter les excitations à +5 pour obtenir un ralentissement de 1/10 et les élever à +20 pour ralentir le cœur de 1/3.

On voit donc décroître ici l'excitabilité du nerf vague à mesure que le ralentissement digitalinique s'accentue.

— Expérience du 28 mai 1890. (Digitaline Mialhe. Chien fiévreux de 21 kilogr., temp. rect. 39°,5.

Dans l'action des doses croissantes de la digitaline sur le cœur, on remarque d'abord un certain parallélisme entre le ralentissement du cœur et l'augmentation d'activité modératrice du vague. Ainsi, le cœur s'étant ralenti de 180 à 108, le vague agit de plus en plus activement sur les ventricules. Puis, ce rapport disparaît : tandis que le cœur continue à se ralentir et descend à 96, l'action ralentissante du vague s'atténue et disparaît complètement.

— Le même fait a été constaté le même jour sur un autre chien porteur d'une lésion valvulaire ancienne (insuffisance tricuspidienne) et atteint de myocardite chronique.

— Expérience du 2 mai 1890. (Digitaline Adrian. Chien de 16 kilogr.)

2 milligrammes de digitaline ayant ralenti le cœur de 164 à 102, l'action cardio-modératrice du vague s'est atténuée à un degré tel que l'excitation qui arrêtait le cœur, en diminue à peine la fréquence au moment où le ralentissement digitalinique est le plus accusé.

— Expérience du 4 juillet 1890. (Digitaline Adrian. Chien de 19 kilogr.)

1° Une dose de 1 milligramme ne produit pas de ralentissement du cœur et l'action cardio-modératrice du vague est déjà notablement atténuée ;

2° Quand le cœur commence à se ralentir (de 136 à 120) sous l'influence de 2 milligrammes de digitaline, la diminution d'action du vague s'accentue davantage encore.

— Expérience du 21 mai 1891. (Digitaline Mialhe. Chien de 20 kilogr.)

Dans cette expérience où les doses de digitaline injectées en solution très étendue dans les veines ont été d'emblée assez fortes (2 mg.), on a vu l'action cardio-modératrice du vague augmenter assez notablement entre 2 et 4 milligrammes, sans que, pendant cette période d'exagération d'action ralentissante, le cœur ait subi la moindre diminution de fréquence du fait de la digitaline.

Plus tard, au contraire, quand le cœur s'est ralenti sous l'influence de 5 et 6 milligrammes de digitaline, l'action cardio-modératrice du vague a diminué très évidemment.

5° *Exagération de l'action cardio-modératrice du nerf vague, malgré l'accélération digitalinique.* — Bien que l'examen de ce nouveau rapport inverse soit plutôt lié à l'étude de l'accélération toxique (voy. § 2), les faits qui le démontrent trouvent cependant leur place ici, pour établir que l'augmentation d'excitabilité du nerf vague n'est pas forcément liée au ralentissement que produit la digitale. Un seul spécimen suffira pour montrer le fait dont il s'agit.

La figure 68 a été fournie par une expérience du 17 juillet 1891, sur un chien de 16 kilogr. soumis à l'action graduelle de 3 milligrammes de digitaline Nativelle-Duchet. Avant la digitaline (*tracé* 1, *normal*), le cœur donnant 140 pulsations par minute, une excitation centrifuge du nerf vague avec l'intensité + 5 de la bobine Gaiffe ralentissait de 140 à 80. Un quart d'heure après l'action de 3 milligrammes de digitaline Nativelle-Duchet, la fréquence s'étant accrue de 140 à 240, on obtient un ralentissement beaucoup plus notable, de 240 à 50, avec une excitation moins forte, + 3 au lieu de + 5 de la bobine (*tracé* 2).

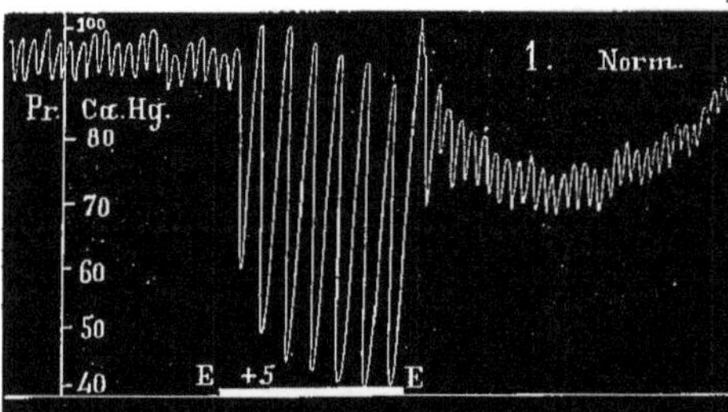

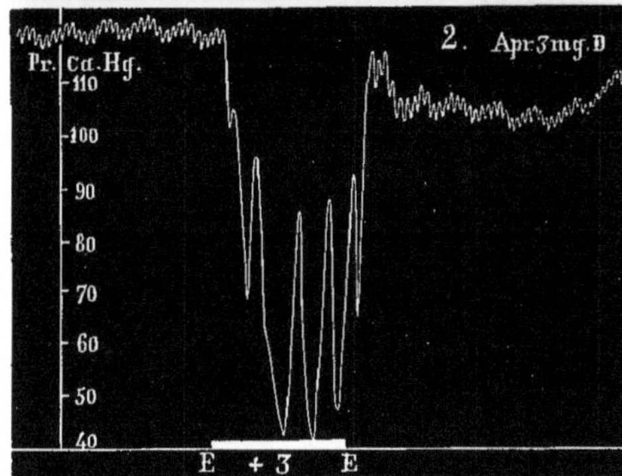

Fig. 68. — Exagération de l'action cardio-modératrice du nerf vague malgré l'accélération digitalinique du cœur.

Le cœur rendu plus fréquent (240 au lieu de 140) par 3 milligrammes de digitaline (n° 2) se ralentit beaucoup plus (240 à 40) sous l'influence d'une excitation plus faible (+ 3 au lieu de + 5 bobine Gaiffe) qu'avant la digitaline (n° 1.) La pression tombe ainsi beaucoup plus bas (de 120 à 40 au lieu de 90 à 40). (*Détails dans le texte.*)

Ce premier exemple suffit à montrer l'existence du rapport inverse qui fait le pendant du précédent : dans la série qui précède, nous voyions le ralentissement digitalinique coïncider avec la diminution de l'action cardio-modératrice du nerf vague; dans celle-ci, nous constatons une augmentation de l'excitabilité du nerf, en même temps qu'une augmentation de fréquence produite par la digitaline. Même fait a été observé maintes fois : par exemple, avec la digitaline Adrian (Exp. du 9 mai 1890), la fréquence du cœur ayant augmenté de 90 à 138, nous avons vu croître très notablement l'action cardio-modératrice du nerf vague; dans une autre expérience du 4 juin 1890, avec l'infusion de feuilles de digitale, le même résultat a été constaté : ici, nous avions vu augmenter tout d'abord l'excitabilité du bout périphérique du vague en même temps que s'accentuait le ralentissement, sous l'influence de deux injections de 25 centigrammes de feuilles en infusion : le cœur étant tombé à 72, 60, 48 et 42 par minute, une excitation centrifuge du vague qui ne faisait au début que ralentir le cœur dans le rapport de 2/3, l'arrêtait ensuite complètement. Mais, dans les instants suivants, la fréquence cessa de décroître et le cœur dépassa rapidement sa moyenne normale : l'excitabilité du vague n'en a pas moins continué à augmenter.

Sans insister davantage sur la série des oppositions dont il serait facile de multiplier les exemples, on peut résumer cet exposé en quelques propositions :

1° Le ralentissement digitalinique du cœur coïncide souvent avec une augmentation de l'action cardio-modératrice du bout inférieur du nerf vague ;

2° Mais, tout aussi souvent, on constate que le vague, malgré le ralentissement digitalinique, n'exerce pas une action modératrice plus active ;

3° Que, sans ralentissement préalable, l'action du vague augmente ;

4° Que, malgré le ralentissement, le vague peut exercer un effet cardio-modérateur moins actif ;

5° Que, malgré l'accélération digitalinique, l'action cardio-modératrice peut être augmentée.

Toutes ces divergences (constatées dans le 1/3 au moins des expériences que nous avons exécutées sur les divers points de l'action de la digitaline, et ne résultant pas, dès lors, de variations accidentelles de l'excitabilité du vague), doivent tout au moins forcer à modifier la formule acceptée entre le ralentissement du cœur et l'excitabilité directe du nerf vague : *l'existence du ralentissement n'implique pas celle de l'augmentation d'action cardio-modératrice*, tel est le fait. Mais il n'en résulte pas que le ralentissement ne soit pas subordonné à une exagération *intra-cardiaque* de l'action cardio-modératrice produite par la digitaline. Nos expériences prouvent seulement que le procédé de recherche est défectueux. Il n'est pas démontré, à mon avis, qu'une variation d'activité dans les organes terminaux d'un nerf, doive entraîner une variation du même sens dans la valeur des effets que produit l'excitation artificielle du tronc de ce même nerf : nous en avons de nombreux exemples dans l'étude non seulement des poisons, mais aussi des agents modificateurs multiples qui peuvent influencer l'activité des organes nerveux terminaux.

En examinant la réciproque de la question qui a fait l'objet de ce paragraphe, en recherchant si l'accélération toxique est forcément liée à une diminution d'excitabilité des nerfs d'arrêt, nous allons trouver le pendant des faits qui précèdent : souvent nous verrons que l'excitabilité du nerf vague est conservée, parfois même exagérée, alors que le cœur a déjà subi l'influence tachycardique de la digitale. Faudra-t-il conclure de là que les appareils intra-cardiaques modérateurs sont hors de cause et n'ont subi aucune atteinte? Il serait tout aussi illogique de l'affirmer, que de déclarer indemnes de toute influence surexcitante les mêmes organes modérateurs quand le cœur est ralenti. Mais exposons d'abord les faits résultant de nos expériences : nous le ferons plus sommairement à propos de la tachycardie digitalinique, qu'à propos du ralentissement, ayant déjà un aperçu des conclusions auxquelles nous conduira cet exposé.

§ 2. Rapports entre la diminution ou la perte d'excitabilité des nerfs modérateurs et l'accélération digitalinique du cœur.

Nous avons insisté dans le chapitre précédent (chap. VII) sur l'assimilation très motivée entre les effets cardio-accélérateurs de la double vagotomie et ceux de l'intoxication digitalinique; cette étude comparative nous a conduit à accepter comme légitime l'explication de la tachycardie digitalinique par la paralysie plus ou moins complète des terminaisons cardiaques des nerfs modérateurs, conclusion développée récemment par Kauffmann. Mais nous avons aussi montré que la perte d'action des organes modérateurs terminaux mettait en liberté les influences toni-accélératrices cardiaques, et il a été établi que la stimulation des nerfs accélérateurs produisait des effets tachycardiques et toni-cardiaques semblables à ceux que déterminent la digitaline et la paralysie des nerfs d'arrêt.

De telle sorte que nous nous trouvons actuellement en présence des questions suivantes : 1° La tachycardie digitalinique résulte-t-elle de la paralysie des nerfs modérateurs? 2° Cette tachycardie est-elle le résultat d'une surexcitation des nerfs toni-accélérateurs? 3° Ne serait-elle pas à la fois la conséquence de l'affaiblissement d'activité des premiers et de l'excessive irritabilité des autres? C'est à cette dernière explication qu'il nous paraît juste de se rallier, comme le montrera, je crois, la suite de cette recherche. Mais que prouvera ici encore l'examen des effets cardiaques produits par l'excitation centrifuge des nerfs modérateurs ou des nerfs accélérateurs? Si nous observons des variations dans l'action des uns et des autres, et que ces variations ne soient pas dans le sens prévu par la théorie, faudra-t-il en tirer une conclusion contraire à l'idée admise? Les raisons qui sont valables à propos des rapports du ralentissement digitalinique et de l'excitabilité des nerfs modérateurs, sont tout aussi valables ici, et la variabilité des effets produits par les excitations sur le cœur tachycardique, ne nous paraît entamer en rien la notion d'une paralysie cardio-modératrice périphérique. Les expériences de ce genre ne démontrent pas son existence, c'est tout ce qu'il est possible d'en dire. Nous allons passer en revue tout d'abord les effets produits par l'excitation des nerfs modérateurs sur le cœur accéléré en envisageant plusieurs séries :

1° *Diminution ou perte d'action cardio-modératrice du nerf vague en rapport avec la tachycardie digitalinique* (cas prévu). — La diminution plus ou moins complète des effets modérateurs du bout inférieur du nerf vague sur le cœur est la règle, à la période où l'accélération toxique se substitue au ralentissement, ou bien quand elle survient d'emblée, sous l'influence de fortes doses qui n'ont pas provoqué le ralentissement initial.

C'est le fait sur lequel a insisté Kauffmann, en en fournissant la démonstration graphique qui manquait aux assertions antérieurement émises. Nous en pourrions donner aussi de nombreux exemples, s'il était nécessaire d'insister sur l'analyse détaillée de cette diminution d'excitabilité du vague, et d'en poursuivre les rapports avec les phases de tachycardie croissante. Il suffit de fixer par deux figures le sens général du phénomène auquel nous allons bientôt trouver des oppositions qui en rendent l'étude approfondie moins importante. La figure 69 (*Exp. du 11 juin 1890*) montre la valeur

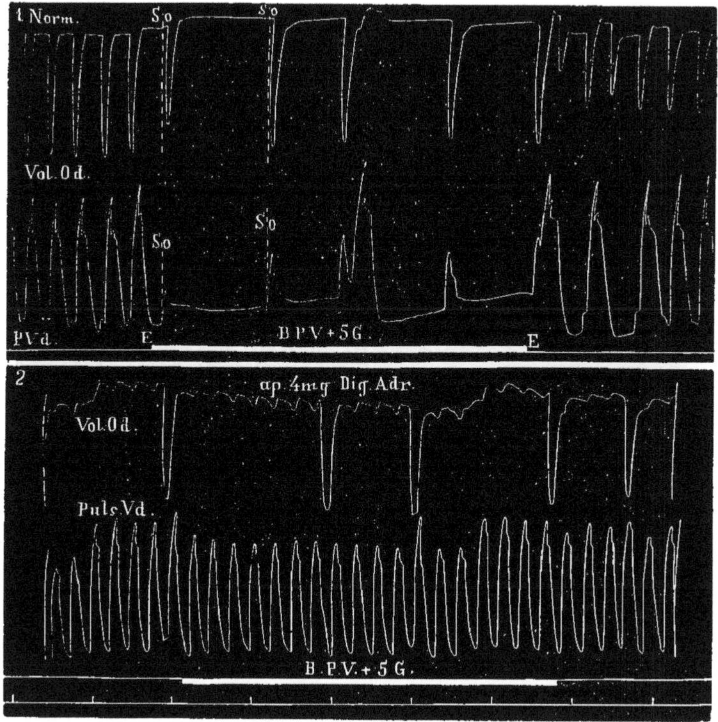

Fig. 69. — Perte de l'action cardio-modératrice du nerf vague sur le cœur accéléré par la digitaline.

Avant l'action accélératrice de 4 milligrammes digitaline Adrian (n° 1, *Normal*), une faible excitation centrifuge du nerf vague (+ 5 *E E*) produisait un grand ralentissement du cœur, avec persistance de quelques systoles auriculaires déterminant les chocs diastoliques *S. O.* — Pendant l'accélération de 1/4 (n° 2) la même excitation reste sans effet modérateur sur les ventricules (*Puls. v. d.*), et sur les oreillettes (*Vol. o. d.*) qui avaient déjà subi l'action inhibitoire de la digitaline.

des effets auriculo-ventriculaires modérateurs du bout périphérique du nerf vague sur un chien normal de 18 kilogr. (n° *I. Norm.*) et après l'action prolongée de 4 milligrammes de digitaline Adrian (n° 2). On voit qu'une excitation faible (+ 5 bobine Gaiffe), qui produisait de grands arrêts diastoliques ventriculaires sans agir aussi activement sur les oreillettes, cesse de ralentir le cœur après l'effet tachycardique de la digitaline. Il est à remarquer que cette perte d'action du vague se manifeste bien avant l'apparition de la grande accélération toxique; elle existe ici avec une augmentation de fréquence de 1/4 seulement. Mais elle n'est encore que relative, car avec de fortes excitations on a fait reparaître le même degré de ralentissement qu'au début.

Dans l'expérience qui correspond à la figure 70 (3 *juillet* 1891), on constate que le cœur, ralenti par 6 milligrammes de digitaline

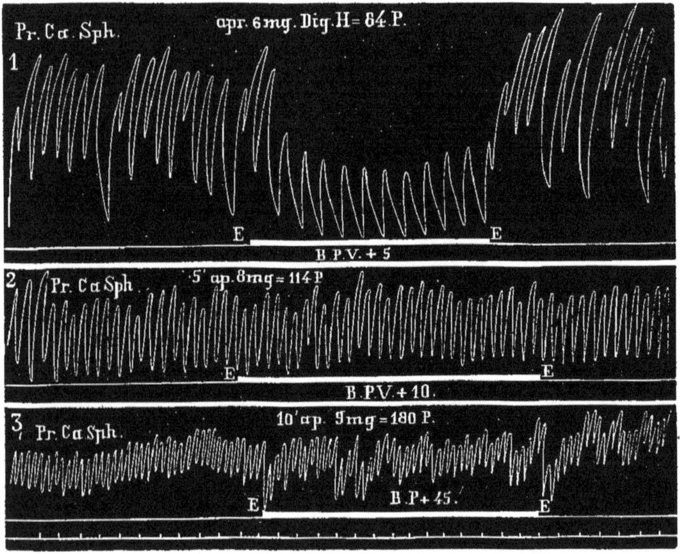

Fig. 70. — Perte graduelle de l'action ralentissante du vague sur le cœur accéléré par la digitaline.

Des excitations centrifuges du vague, de plus en plus fortes (+ 5 + 10 + 45), se montrent de moins en moins efficaces à mesure que l'accélération digitalinique s'accentue. (*Détails dans le texte.*)

Homolle et Quévenne (n° 1), subit un surcroît notable de ralentissement par l'excitation faible (+ 5 bobine Gaiffe) du bout périphérique du vague; cinq minutes après l'injection supplémentaire de 2 milligrammes, l'accélération s'est substituée au ralentissement (114 pulsations au lieu de 84), et une excitation plus forte (+ 10 bobine Gaiffe) ne produit plus de ralentissement; la perte d'action du vague s'accentue plus tard (n° 3), dix minutes après l'injection d'un autre milligramme (total : 9 milligrammes, dose toxique non mortelle pour le chien de 18 kilogr.); la fréquence s'est alors élevée à 180 pulsations, et de très fortes excitations du vague (+ 45 bobine Gaiffe) produisent un ralentissement qui est à peine de $\frac{5}{100}$. Tout effet ralentissant du vague disparaît plus tard dans la période d'hypertachycardie toxique.

Ces observations sont donc conformes à la théorie, et si l'on se borne à des résultats aussi simples, comme l'a fait M. Kauffmann, on peut dire, avec lui, qu'on « démontre que la période d'accélération du pouls produite par la digitaline est due à la paralysie des extrémités périphériques des fibres modératrices du cœur ».

2° *Les effets cardio-modérateurs que ne peut plus produire l'excitation directe du vague sur son trajet sont encore provoqués par des irritations endocardiaques.* — J'ai observé, chaque fois que l'essai en a été fait, qu'après la disparition des effets cardio-modérateurs du bout périphérique du nerf vague excité au cou, on pouvait encore provoquer de brusques arrêts du cœur par une irritation s'adressant *à la périphérie* du même nerf : c'est ce que montre, par exemple, la figure 71, fournie par une expérience du 18 novembre 1891, sur un chien de 24 kilogr., empoisonné par 8 milligrammes de digitaline Adrian. Nous avons retrouvé récem-

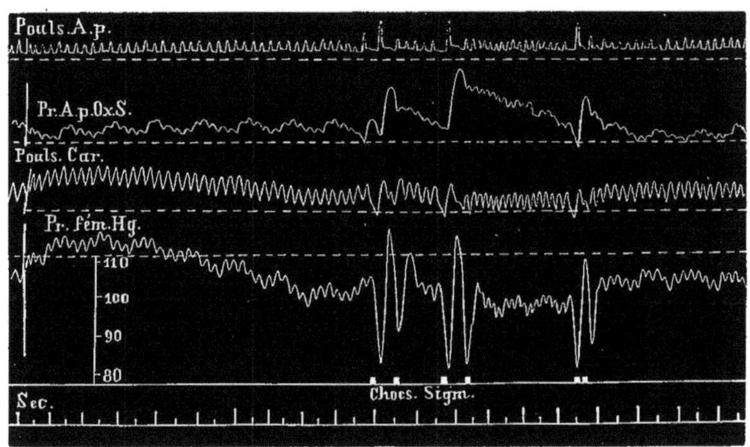

Fig. 71. — Persistance des effets cardio-modérateurs sous l'influence d'excitations endocardiaques, l'effet ralentissant du bout périphérique du nerf vague ayant disparu après 8 milligrammes de digitaline Adrian.

Des chocs brefs et répétés produits sur les sigmoïdes aortiques par un valvulotome (*chocs sigm.*) déterminent de brusques arrêts du cœur qui entraînent des effets identiques dans les pulsations de l'artère pulmonaire (*Pouls A. P.*) et de la carotide (*Pouls Car.*) d'une part, dans la pression aortique (*Pr. Fém. Hg.*) et dans la pression artérielle pulmonaire (*Pr. A. p. oxalate soude*), d'autre part. A cette période de l'intoxication digitalinique, les plus fortes excitations centrifuges du nerf vague restaient sans effet modérateur.

ment des faits identiques dans des expériences de contrôle exécutées avec MM. Hallion et Comte. On voit ici (*fig.* 71) que chacun des chocs brusques produits sur la région sigmoïdienne de l'aorte, avec un cathéter introduit par la carotide droite, provoque une grande intermittence; cette réaction d'arrêt survient simultanément dans les deux ventricules, bien que l'irritation n'en atteigne qu'un, ainsi qu'en témoigne le synchronisme des intermittences dans le pouls de l'artère pulmonaire et de l'artère fémorale : à ce moment, le bout périphérique du nerf vague ne produisait plus aucun ralentissement, même avec les excitations maxima.

Cette simple expérience suffirait à montrer qu'on ne saurait conclure avec une rigueur absolue de la disparition des effets cardio-modérateurs du vague excité sur son trajet à la paralysie des appareils d'arrêt intra-cardiaques. Ce n'est point à dire que la perte d'action de ces appareils ne survienne pas à un moment donné : l'expérience de l'irritation endocardiaque montre, en effet, le défaut de réation cardio-modératrice, mais cette suppression survient à une période d'intoxication beaucoup plus avancée que ne le ferait supposer la disparition des effets du nerf vague. Les expériences pratiquées sur le bout périphérique de ce nerf sont donc aussi peu concluantes au sujet de l'accélération digitalinique du cœur qu'au sujet de son ralentissement, ainsi que nous l'avons vu dans le paragraphe précédent. Quelques autres observations donneront plus de valeur encore à cette remarque.

3° *Diminution d'action cardio-modératrice du vague sans accélération digitalinique* (fréquence constante). — La digitaline peut atténuer et même faire disparaître complètement, aussi bien en dehors du cœur que dans son tissu, l'action des nerfs cardio-modérateurs, sans que cette perte d'excitabilité coïncide avec l'accélération. Si les expérimentateurs avaient observé des faits de ce genre au lieu de constater un rapport direct entre la tachycardie et la diminution d'action ralentissante du vague, ils n'auraient sûrement pas songé à subordonner l'accélération à une moindre activité des nerfs d'arrêt, et, d'emblée, la théorie se fût reportée sur l'intervention plus active des nerfs accélérateurs. Voici l'un des exemples que j'ai fréquemment constatés de la disparition de l'effet modérateur du vague sans tachycardie : la figure 72 (*Exp. du 4 juillet* 1890) montre qu'avec des doses faibles, mais croissantes, de digitaline Adrian, en laissant au cœur le temps d'en subir l'effet, l'action d'arrêt, très marquée normalement (n° 1), décroît notablement 10 minutes après 1 milligramme, et disparaît presque complètement au bout de 26 minutes. L'addition d'un demi-milligramme exagère encore au bout de 10 et de 16 minutes

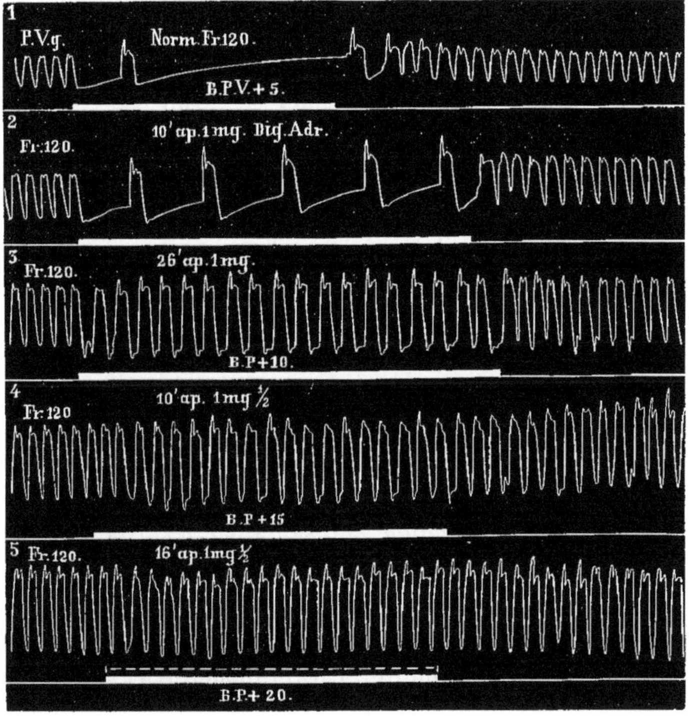

Fig 72. — Décroissance graduelle et disparition de l'action cardio-ralentissante du nerf vague, sans tachycardie digitalinique.

Des excitations centrifuges d'intensité croissante du nerf vague (+ 5 + 10 + 15 + 20 bobine Gaiffe) produisent des effets ralentissants de moins en moins marqués, sous l'influence de faibles doses de digitaline qui ne modifient pas la fréquence du cœur (*P. V.* gauche, 120 pulsations). L'action du nerf vague se manifeste surtout par l'effet *antitonique* qui survit à l'effet ralentissant. (*Détails dans le texte.*)

cette différence d'activité, et dans tous ces essais le cœur a conservé sa fréquence normale de 120 pulsations par minute. On pourra remarquer, en passant, un fait sur lequel je ne puis insister et que j'ai étudié à part, c'est que la perte d'action ralentissante précède la perte d'action atonique du nerf vague : à un moment donné, les effets dépresseurs exercés par le vague sur la tonicité du myocarde se manifestent très nettement, dégagés des effets ralentissants qui ont déjà disparu à peu près complètement, comme dans les spécimens 3 et 4 de la figure 72. L'action antitonique disparaît à son tour (n° 5) : à ce moment, les excitations *endocardiaques* peuvent encore témoigner de la persistance de l'action cardio-modératrice et cardio-atonique des appareils terminaux : il semble qu'avec la digitaline l'action cardio-modératrice se réfugie à la périphérie avant de disparaître complètement.

5° *Diminution d'action cardio-modératrice malgré le ralentissement digitalinique.* — On ne pourrait que répéter ici ce qui a été dit dans le paragraphe précédent (4e série) : la constatation de la diminution d'efficacité modératrice du nerf vague, non seulement sans que le cœur soit accéléré (*voy. ci-dessus*), mais aussi quand le cœur est ralenti, prouve que les variations observées dans les effets des excitations du nerf vague, peuvent suggérer des opinions absolument contradictoires sur le mécanisme de la tachycardie, tout aussi bien que sur celui du ralentissement digitalinique.

La réponse à la première question que nous nous sommes posée au début de cette analyse découle des faits qui précèdent : il est certain que l'accélération digitalinique du cœur résulte (en partie du moins) de la diminution et plus tard de la perte complète de l'action cardio-modératrice ; mais la démonstration du fait n'est pas fournie avec une netteté suffisante par les expériences portant sur le nerf vague lui-même. Il faut s'adresser à la périphérie des appareils modérateurs au moyen d'excitations endocardiaques. Celles-ci permettent de constater, en effet, qu'à une période avancée de l'intoxication, l'excitabilité cardio-modératrice a disparu.

§ 3. Rapports entre l'augmentation d'excitabilité des nerfs accélérateurs et la tachycardie digitalinique.

Les résultats des recherches qui précèdent rendent déjà suspectes les tentatives du même genre appliquées aux nerfs accélérateurs du cœur.

En effet, nos essais, qui ont été presque aussi répétés sur les nerfs toni-accélérateurs que sur les nerfs modérateurs, ont montré les mêmes séries de résultats concordant avec la théorie et en désaccord apparent avec elle. Je ne reprendrai donc pas à propos de ces nerfs les développements dans lesquels je suis entré à propos de leurs antagonistes : la même critique s'adresse aux effets de l'excitation qu'on leur applique dans leur portion libre. Il n'est pas douteux qu'au début de la tachycardie digitalinique, l'excitation des nerfs accélérateurs produit, à valeur égale de l'excitant, un renforcement plus marqué d'accélération et d'énergie du cœur; mais quand on voit, plus tard, la tachycardie s'accentuer, bien que les effets des nerfs accélérateurs ne s'exagèrent pas parallèlement, on retombe dans la même hésitation qu'à propos des nerfs modérateurs. La méthode seule est en faute; elle ne peut donner ce qu'on en attend. Pour quelle raison le cœur soumis à une stimulation intérieure de ses appareils toni-accélérateurs, subissant en même temps l'effet d'une diminution d'activité de ses appareils modérateurs, réagirait-il forcément par un surcroît d'accélération quand on excite les nerfs aboutissants à des appareils déjà surexcités ? Le nerf artificiellement excité n'est pas, lui-même, en tant que cordon conducteur, soumis à une surexcitation fonctionnelle qui doive rendre plus efficaces des irritations de même valeur appliquées sur son trajet ; il ne peut que les transmettre sans les avoir rendues plus actives.

C'est surtout sur l'assimilation développée plus haut (ch. VII) entre les effets toni-cardiaques des excitations des nerfs accélérateurs normaux et les effets toni-cardiaques de la digitaline que me paraît devoir reposer l'interprétation nerveuse de la tachycardie avec augmentation d'énergie. En ajoutant à cela qu'à mesure que va croissant l'action des appareils accélérateurs, on voit s'atténuer l'action de leurs antagonistes, on arrive à formuler, je crois, de la façon la plus logique le mécanisme nerveux de la tachycardie digitalinique.

Reste à chercher dans quelle mesure le myocarde intervient en tant que tissu musculaire dans la série des modifications fonctionnelles produites par la digitale (voy. ch. X).

IX

INDICATIONS SUR LE MÉCANISME NERVEUX DE L'ARYTHMIE DIGITALINIQUE

Exposé succinct des rapports qui peuvent être admis entre les différentes formes de l'arythmie digitalinique et les variations de l'activité des appareils nerveux périphériques.

L'arythmie avec ralentissement prédominant résulterait d'une stimulation des nerfs modérateurs produisant les phases de systoles retardées qui s'intercalent entre deux périodes de fréquence normale ou exagérée ; plus tard. la paralysie des terminaisons modératrices mettrait en liberté les effets des stimulations irrégulières des terminaisons accélératrices (arythmie discontinue avec excès d'action) ; à une période plus avancée et d'excitation plus puissante, les accès tachycardiques se rapprocheraient et formeraient des séries plus prolongées aboutissant à l'accélération toxique continue. Dans la période d'intoxication maxima, les accès ont disparu, les nerfs accélérateurs sont paralysés à leur tour et le myocarde ne fonctionne plus qu'en vertu de sa propriété rythmique : il meurt brusquement, en pleine activité apparente, surexcité, tétanisé, et subit ensuite le relâchement de tout muscle à la fin du tétanos provoqué.

L'analyse des formes successives de l'arythmie produite par des doses toxiques croissantes de digitaline a été faite à plusieurs reprises, notamment dans le premier chapitre de ce travail : nous n'y insisterons donc pas ici.

Nous venons d'examiner dans les trois chapitres précédents les rapports qui existent entre le ralentissement du cœur et la surexcitation fonctionnelle des appareils modérateurs, d'une part, entre la tachycardie et la diminution d'action des modérateurs ainsi que l'augmentation d'action des accélérateurs, d'autre part. Ceci nous dispense d'entrer dans la discussion détaillée des rapports que peuvent présenter les formes successives de l'arythmie digitalinique avec les troubles de l'innervation intrinsèque du cœur : nous donnerons donc un simple aperçu de l'idée qu'on peut se faire du mécanisme nerveux de ces différentes phases en prenant pour type une expérience prolongée dans laquelle ces phases se sont succédé. (Exp. 7 août 1891.)

Les figures présentées ici fourniront une nouvelle preuve du synchronisme des deux ventricules.

Arythmie avec inhibition dans les premières périodes de l'empoisonnement. — L'analogie frappante qui existe entre les troubles cardiaques caractérisant ces phases d'arythmie et les troubles produits par l'excitation modérée du nerf pneumogastrique, conduit à penser qu'à cette période de son action, la digitaline agit comme un stimulant sur les terminaisons cardiaques des nerfs d'arrêt.

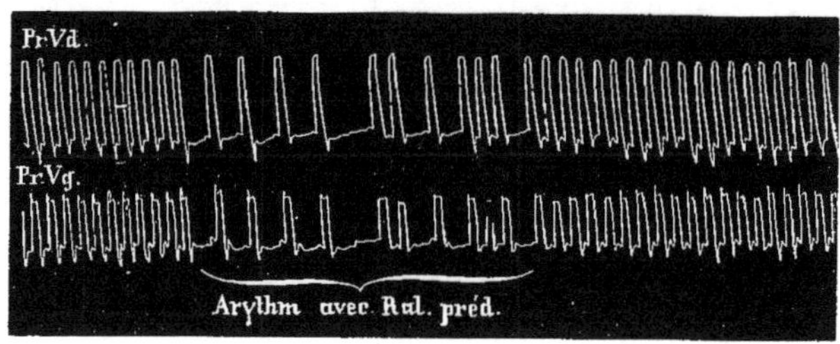

Fig. 73. — Arythmie avec ralentissement prédominant. Synchronisme des deux ventricules.

Pr. V. d., pression à l'intérieur du ventricule droit; *Pr. V. g.*, pression ventriculaire gauche. Sous l'influence d'une dose active, non toxique, de digitaline Homolle, les deux ventricules subissent une forme d'arythmie dans laquelle prédomine le ralentissement.

Elle exciterait, par son contact, les arborisations terminales qui ne semblent pas plus capables de réagir pendant longtemps par la production de phénomènes d'arrêt, que ne l'est le bout périphérique du nerf vague directement excité : de là, sans doute, le caractère *transitoire* des phases arythmiques avec ralentissement qui s'intercalent entre deux périodes de battements réguliers (fig. 73).

On arriverait à comprendre de la façon suivante la succession des troubles représentés dans le tableau d'ensemble de la figure 1, chapitre I.

Au début de son action, le poison, à faible dose, stimule *modérément* les terminaisons cardiaques du nerf vague : *Simple ralentissement régulier*. Plus tard, à dose plus élevée, il produit une excitation plus forte qui se traduit par la production de phases *d'arythmie avec ralentissement*. A dose plus haute, il détermine des excitations plus actives qui provoquent une plus fréquente *répétition des phases arythmiques*; on voit, en effet, entre 5 et 6 milligrammes les périodes d'irrégularités se répéter plus fréquemment. Avec des doses plus élevées encore, la digitaline paralyse les terminaisons cardiaques du nerf vague et ne peut plus agir que sur les terminaisons des nerfs accélérateurs (encore excitables à ce moment, comme le montre l'excitation directe) : on voit alors survenir, entre 5 et 7 milligrammes, des phases arythmiques tout à fait différentes, caractérisées par de *courts accès de palpitations*.

2° *Arythmie avec excès discontinu d'action du cœur*. — En poursuivant l'analyse des formes successives de l'arythmie produite par la digitale, on constate qu'après la suppression des phases

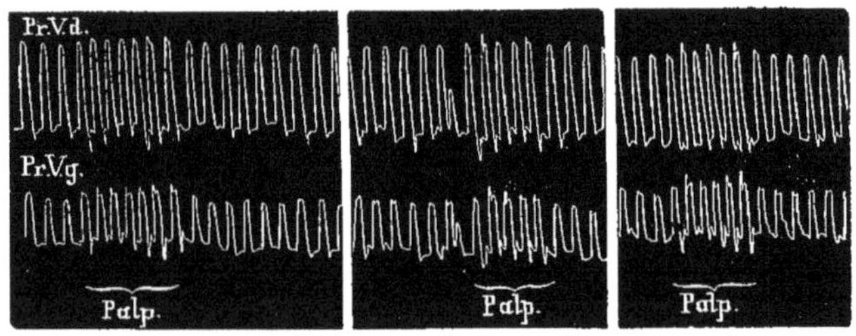

Fig. 74. — Phases de palpitations arythmiques discontinues. Synchronisme.

A l'arythmie avec inhibition dominante (fig. 73) succède, sous l'influence d'une plus haute dose de digitaline, l'arythmie avec excès d'action symétrique des deux ventricules, revenant par accès (*palpitations*).

Pr. V. d., pression ventriculaire droite; *Pr. V. g.*, pression ventriculaire gauche.

d'arythmie *avec inhibition* survient une période d'accès arythmiques avec *palpitations*, avec excès d'action (fig. 74).

Chacune des phases de palpitations subies ici par les deux ventricules représente avec fidélité l'effet que produit sur le cœur l'excitation vive des nerfs accélérateurs.

On peut donc supposer que la digitaline, ne pouvant plus stimuler les terminaisons cardiaques des nerfs d'arrêt, désormais inexcitables, excite les terminaisons des accélérateurs; ou, plus justement, que le poison agit, en même temps, dans les phases précédentes, sur les deux ordres de terminaisons nerveuses, mais que, selon la règle connue, seuls les appareils d'arrêt répondent à l'excitation, leur influence prédominant toujours, à égale intensité de stimulation, sur celle des accélérateurs.

3° *Arythmie avec excès continu d'action du cœur*. — A une période plus avancée de l'empoisonnement, l'intensité d'excitation digitalinique appliquée aux terminaisons intracardiaques des accélérateurs paraît se renforcer, et l'on assiste alors à la reproduction plus fréquente des accès de palpitations; ceux-ci, se rapprochant de plus en plus, arrivent à former des séries presque continues, d'où

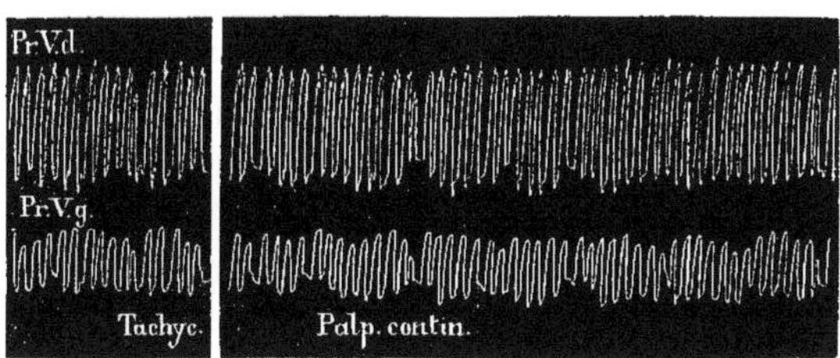

Fig. 75. — Tachycardie continue avec arythmie. Synchronisme.

Sous l'influence de doses toxiques (10 à 12 milligrammes de digitaline Homolle), les accès de palpitations se rapprochent et la tachycardie (*Tach.*) devient continue, les deux ventricules arythmiques restant synchrones (*Pr. V. d.* et *Pr. V. g.*, pression ventriculaire droite et gauche).

l'état de tachycardie persistante qu'on observe entre 10 et 12 milligrammes de digitaline et dont la figure ci-dessus fournit un spécimen (fig. 75).

1° *Disparition de l'arythmie dans la phase toxique terminale.* — Plus tard, les appareils cardio-accélérateurs sont tués à leur tour, comme le montre le défaut d'action accélératrice de toutes les influences directes ou indirectes jusque-là efficaces.

A cette perte d'activité semble correspondre la phase la plus avancée de l'empoisonnement où le cœur diminue souvent de fré-

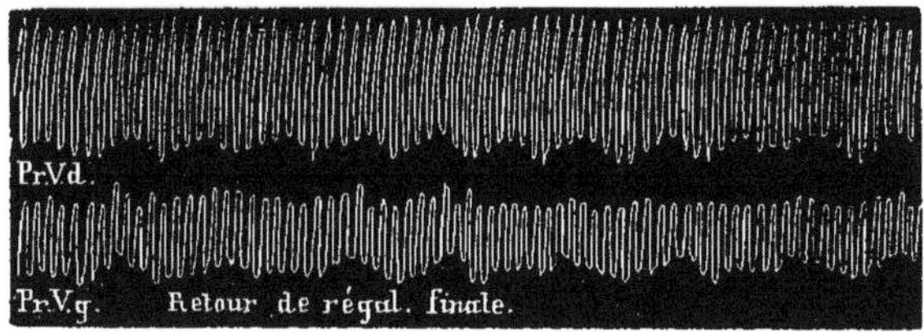

Fig. 76. — Disparition de l'arythmie dans la phase ultime de l'empoisonnement.

Entre 15 et 15 milligrammes de digitaline, dose mortelle, les deux ventricules (*Pr. V. d.* et *Pr. V. g.*) redeviennent réguliers tout en restant très accélérés.

quence, cesse de palpiter, redevient régulier (fig. 76) : cet effet survient entre 15 et 15 milligrammes.

Ici on peut croire que le myocarde, privé de ses appareils nerveux modérateurs et accélérateurs, n'agit plus qu'en vertu de ses propriétés rythmiques.

Rien ne manifeste au dehors l'action, si avancée cependant, du poison cardiaque : les pulsations sont régulières, encore puissantes, elles soutiennent toujours très haut la pression artérielle.

C'est précisément à ce moment que le cœur est tué brusquement, sans avoir témoigné, dans cette phase terminale, l'atteinte mortelle qu'il a subie (voir chap. III, IV et XI).

D'après ce rapide exposé, on pourrait admettre la progression suivante : 1° Excitation, puis dépression toxique des appareils modérateurs; 2° Excitation, suivie de dépression toxique, des appareils accélérateurs, qui résistent beaucoup plus longtemps que les premiers; 3° Excitation du myocarde énervé qui ne peut subir longtemps la stimulation et meurt brusquement après un court accès de tétanos à secousses dissociées.

X

EFFETS TÉTANISANTS PASSAGERS ET MORTELS DES EXCITATIONS DIRECTES DU MYOCARDE. — ASSIMILATION DE CES ACCIDENTS AVEC L'ARYTHMIE ET LA MORT DU CŒUR PAR LA DIGITALINE.

Présomptions en faveur d'une assimilation entre les effets des excitations directes du cœur et les troubles ventriculaires produits par la digitaline.

Analyse des réactions accélératrices bi-ventriculaires des excitations de l'oreillette droite et des réactions arythmiques produites par l'irritation de l'oreillette gauche beaucoup plus excitable que la droite. — Les effets de ces excitations se ramènent à un état demi-tétanique du myocarde ventriculaire.

Analyse des réactions synchrones dans les deux ventricules qui sont provoquées par les excitations traumatiques directes des ventricules ; elles se caractérisent aussi par le tétanos incomplet et transitoire.

Analyse des effets produits par les excitations électriques directement appliquées aux ventricules dont l'excitabilité a été préalablement atténuée, surtout par la cocaïnisation ; leur identité avec ceux des excitations induites des oreillettes et de l'irritation mécanique ventriculaire.

Analyse des accidents mortels résultant des excitations électriques des ventricules : le myocarde présente d'abord une période tétanique plus ou moins dissociée, avec systoles inefficaces, puis une phase de trémulation fibrillaire aboutissant à la diastole définitive ; synchronisme de ces accidents dans les deux ventricules.

Certaines excitations interstitielles du myocarde, produites par l'injection de liquides irritants dans les coronaires, tuent les ventricules en tétanos parfait, en contracture systolique ; un état analogue pourrait être produit par l'excitation de certains nerfs cardiaques ; discussion de cette hypothèse.

La mort du cœur par la digitaline ne saurait être comparée à la tétanisation d'origine nerveuse (si cette forme existe) car, à cette période, l'innervation intrinsèque du cœur est déjà supprimée ; elle se rapproche beaucoup plus de la mort par excitations directes du myocarde.

L'arythmie et la mort brusque des ventricules, produites par la digitaline, présentent une analogie tellement frappante avec les accidents d'ataxie et avec la mort du cœur déterminés par les excitations directes, qu'on est conduit à établir un parallèle entre les deux séries. Nous discuterons dans le chapitre suivant le détail de cette assimilation ; ici notre but est seulement de présenter un résumé de nos recherches sur les effets cardiaques des excitations directes. Des expériences de ce genre ont déjà été exécutées par une foule de physiologistes, mais la méthode employée dans l'analyse des effets est très différente de celle que nous avons suivie; aussi n'exposerons-nous pas la question au point de vue critique et nous bornerons-nous presque exclusivement à l'indication des principaux résultats que nous avons obtenus.

L'étude complète des effets produits sur le cœur par des excitations appliquées à sa surface externe et pénétrant plus ou moins profondément dans son tissu, nécessiterait un exposé très minutieux qui n'entre pas dans notre programme. Nous voulons seulement montrer que les deux ventricules réagissent exactement de même au point de vue du *synchronisme* et restent associés, malgré certaines apparences, par la *synergie* de leurs systoles, quand on fait agir des excitations quelconques sur n'importe quel point de la surface du cœur.

Cette analyse nous autorisera à rapprocher des effets de la digitaline ceux des excitations directes du cœur.

Bien que nous ne devions point aborder l'étude détaillée des troubles cardiaques produits par ces excitations externes directes, il est cependant nécessaire d'examiner comparativement les effets qu'elles produisent, tant sur le rythme que sur l'énergie des deux ventricules, suivant qu'elles sont appliquées à l'oreillette droite, à l'oreillette gauche ou à tel ou tel point de la masse ventriculaire.

§ 1. Effets bi-ventriculaires tétaniques passagers des excitations induites appliquées à l'auricule et au corps de l'oreillette droite.

L'action ventriculaire de ces excitations varie suivant leur intensité et suivant l'état d'excitabilité du cœur : nous examinerons cette dernière condition dans le prochain chapitre.

1° L'excitation induite, faible et appliquée quelques secondes à l'oreillette droite, provoque une simple réaction ventriculaire accélératrice et renforçante, régulière, sans arythmie et portant également sur les deux ventricules.

C'est ce que montre la figure ci-jointe (fig. 77) fournie par une expérience du 24 mars 1890, sur un chien modérément curarisé et entretenu dans l'étuve à la température profonde de 38°,4. On voit l'excitation faible de l'oreillette droite mettre d'emblée les deux oreillettes en état diastolique avec faibles secousses sur place, qui se substituent aux systoles complètes, mais agir dans un sens

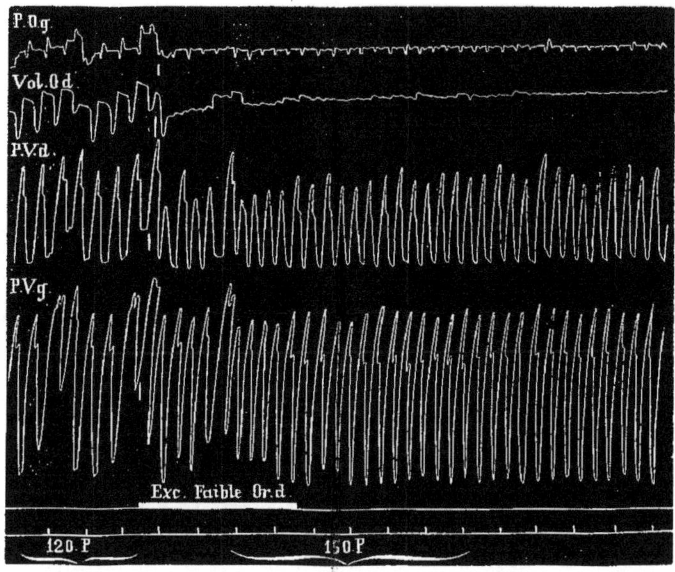

Fig. 77. — Effets ventriculaires et auriculaires bilatéraux d'excitations induites faibles localisées à l'oreillette droite.

Sous l'influence de l'excitation, les deux oreillettes sont mises en état diastolique avec vives palpitations et systoles inefficaces (*Puls. o. g.*, pulsation de l'oreillette gauche; *Vol. o. d.*, volume de l'oreillette droite), tandis que les deux ventricules (*P. V. d.* et *P. V. g.*) s'accélèrent de 120 à 150 et conservent leur activité systolique.

exactement inverse sur les deux ventricules : ceux-ci s'accélèrent (de 120 à 150) et conservent la régularité de leur rythme.

C'est là l'effet réduit des excitations auriculaires faibles.

2° Avec de *fortes* excitations (qui ne dépassent pas cependant la limite de tolérance du cœur), on provoque une tachycardie arythmique des deux ventricules, dont on peut aisément juger par l'examen de la figure 78 (*exp. du* 20 *février* 1892), choisie dans la série des courbes analogues, parce qu'elle représente l'effet moyen de ces excitations. La tachycardie bi-ventriculaire s'accompagne d'un état de resserrement moyen des ventricules qui constitue un tétanos atténué, à secousses dissociées et irrégulières, comme il en apparaît souvent au cours des intoxications cardiaques avec des poisons tétanisants tels que la digitaline. Les pulsations passent ici de 120 régulières à 240, 260 arythmiques; puis, l'accès terminé, on voit les deux ventricules compenser par un notable ralentissement (70 à 75 pulsations) la période de surexcitation préalable.

Il n'y a aucune hésitation sur le synchronisme de ces troubles

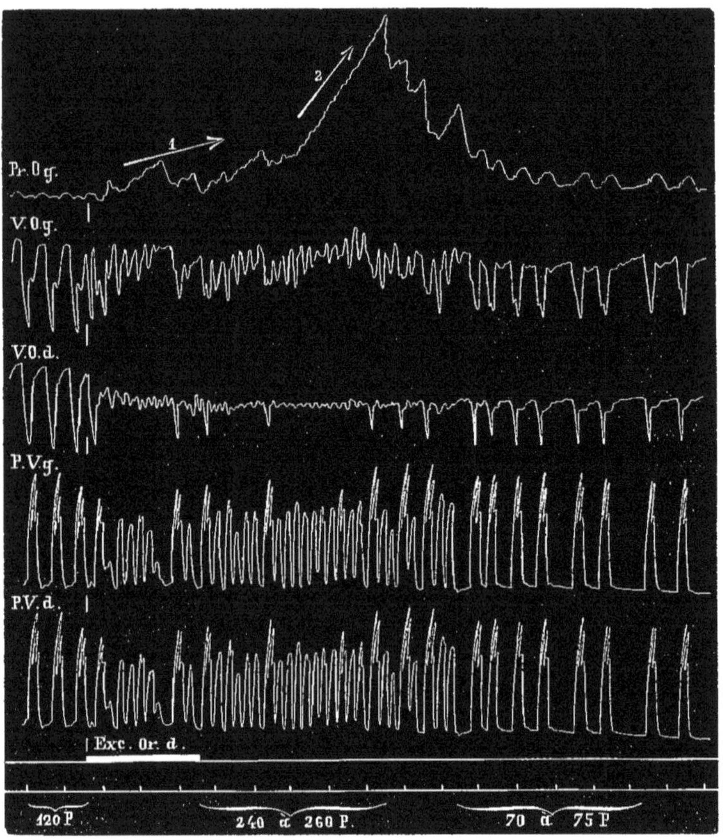

Fig. 78. — Effets auriculaires et ventriculaires bilatéraux d'une forte excitation induite localisée à l'oreillette droite.

L'inhibition avec palpitations des deux oreillettes (*Vol. O. g.* et *Vol. O. d.*) coïncide avec une grande ataxie des deux ventricules (*P. V. g.* et *P. V. d.*) synchrone de part et d'autre, et pendant laquelle la pression (*Pr. O. g.*) s'élève très haut dans l'oreillette gauche, faute d'évacuation suffisante du ventricule correspondant. Après cette phase de tachycardie arythmique (240 à 260 pulsations), la fréquence du cœur diminue de 250 (moyenne) à 72 et les systoles auriculo-ventriculaires reprennent une notable énergie; l'évacuation cardiaque fait alors retomber la pression dans l'oreillette gauche.

dans les deux ventricules quand on a sous les yeux des graphiques du genre du précédent (fig. 78) où l'inscription des variations de fréquence et de rythme des deux ventricules a été fournie par l'exploration directe de ces ventricules eux-mêmes. Il en va tout autrement quand on cherche à se rendre compte de l'effet subi par les deux cœurs, au moyen de l'exploration comparative de la pression dans une branche de l'aorte et de l'artère pulmonaire, surtout si l'effet ventriculaire, résultant d'une excitation auriculaire plus énergique ou atteignant un myocarde plus excitable, est plus arythmique encore que le précédent. On constate, avec ce mode d'exploration, un plus grand nombre de pulsations dans l'artère pulmonaire que dans la carotide, et on en conclut que le ventricule droit donne 2, 3, 4 systoles, alors que le ventricule gauche n'en donne qu'une : ces résultats sont dès lors présentés comme des démonstrations incontestables d'asynchronisme.

Il est facile de rectifier cette conclusion erronée par l'inscription simultanée des variations de la pression ou des pulsations de chaque ventricule; on s'aperçoit alors que tous les deux ont bien donné le même nombre de systoles, et que l'exploration comparative du pouls carotidien et du pouls pulmonaire fournissait des indications fausses au point de vue du synchronisme. Reste seulement à expliquer pourquoi, même avec des appareils qui obéissent à la moindre variation de pression, l'artère pulmonaire fournit, comme dans l'exemple de la figure 79 (*exp. du 10 août 1891*), 23 à 25 pulsations, alors que la carotide n'en fournit que 15 et que chaque ventricule en donne 45 dans le même intervalle de 11 secondes; il suffit de montrer que sur ces 45 systoles, synchrones dans les deux ventricules, il y en a 28 qui sont avortées au point de vue aortique (carotidien), et seulement 18 ou 20 qui ne retentissent pas dans l'artère pulmonaire. Pourquoi maintenant cette inégalité, qui ne résulte sûrement pas d'un défaut de synchronisme? Elle provient d'une insuffisance d'alimentation ventriculaire gauche par un ventricule droit, encore assez actif pour provoquer de faibles effets sur la pression dans l'artère pulmonaire à son voisinage immédiat, mais ne déployant pas un effort systolique assez énergique pour faire traverser à son ondée tout le circuit pulmonaire.

Les mêmes remarques s'appliquent, bien entendu, aux autres formes d'arythmie nerveuse ou toxique ou organique; le fait qui subsiste, c'est que, même dans cette ataxie cardiaque produite par des excitations auriculaires qui, à un degré de plus d'intensité de l'excitant ou de réceptivité du cœur, auraient certainement tué les ventricules, les deux ventricules restent rigoureusement associés par le *synchronisme*; s'ils ne le sont pas par la *synergie*, c'est que, comme il vient d'être dit, l'un des deux se contracte à vide, tandis que l'autre, également asystolique cependant, peut encore agir,

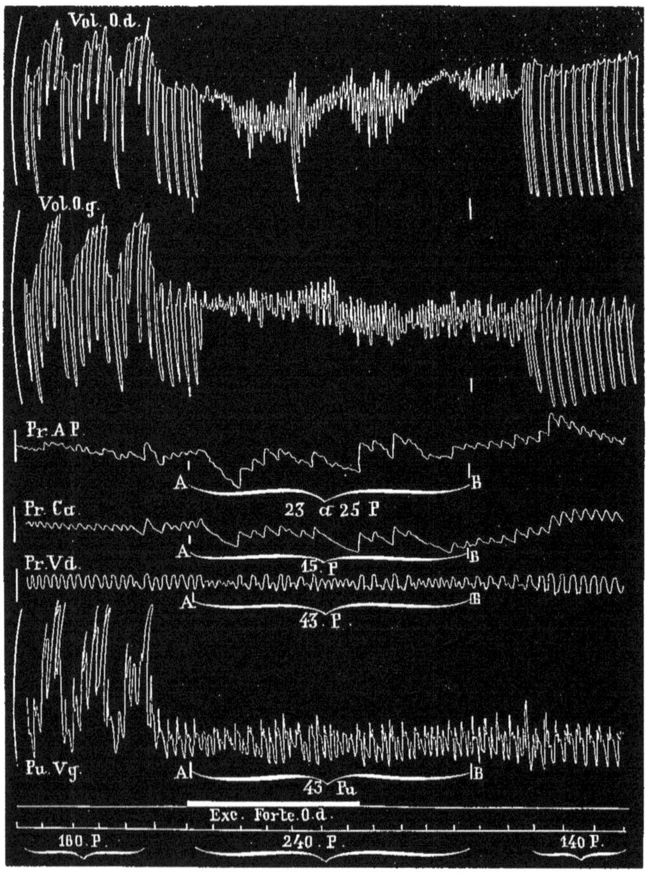

Fig. 79. — Ataxie cardiaque, avec ses conséquences artérielles aortiques et pulmonaires, produite par une forte excitation induite de l'oreillette droite. — Asynchronisme apparent des deux ventricules.

Sous l'influence de l'excitation auriculaire unilatérale, les deux oreillettes subissent l'état d'ataxie habituel (voy. fig. 77, 78, 82) et les deux ventricules présentent une grande accélération arythmique avec nombreuses systoles avortées : les pulsations actives et inefficaces sont en nombre égal à droite (*Pr. V. d.*) et à gauche *Pr. V. g.*). Cependant la carotide (*Pr. Ca.*) ne donne que 15 pulsations et l'artère pulmonaire (*Pr. A. P.*) 23 à 25 seulement, chaque ventricule exécutant 43 systoles dans le même temps. L'apparence d'asynchronisme entre les deux cœurs résulte de la différence d'importance des ondées aortiques et pulmonaires. (***Détails dans le texte.***)

quoique faiblement, sur le sang dont il est approvisionné par l'afflux veineux général

Cette première série d'effets bi-ventriculaires plus ou moins tétaniques ne rappelle-t-elle pas de très près les accidents ventriculaires de l'intoxication avancée par la digitaline? Nous notons dès maintenant l'assimilation que nous allons retrouver dans les effets beaucoup plus actifs des excitations appliquées à l'oreillette gauche.

§ 2. Effets ventriculo-tétaniques et arythmiques bilatéraux des excitations de l'oreillette gauche.

Il n'y a d'autre différence entre les effets des excitations directes de l'oreillette gauche et de l'oreillette droite, qu'une différence de degré très prononcée : pour une même valeur d'excitation, l'action ventriculaire est beaucoup plus intense et souvent une simple irritation mécanique, par pincement ou ligature de l'auricule gauche pour l'application d'un explorateur ou l'introduction d'une canule, suffit à provoquer un état tétanique et ataxique des ventricules qui aboutit à la mort, si l'expérimentateur n'intervient pas comme nous le verrons tout à l'heure. Cette extrême excitabilité de l'oreillette gauche m'a suggéré l'idée de ne jamais pratiquer sur elle de manipulations directes sans avoir la précaution d'appliquer, au point qui doit être irrité, une petite dose de cocaïne : on est ainsi assuré d'éviter les accidents qui interrompent parfois une expérience.

Mais, pour l'étude des effets produits sur les ventricules par les excitations méthodiques de cette oreillette, on est forcé de lui laisser toute son excitabilité, quitte à intervenir si les accidents sont trop graves. Il faut seulement proportionner les excitations à cette extrême sensibilité en les réduisant en force et en durée. C'est ainsi qu'ont été obtenus les types suivants, sur l'analyse desquels me dispense d'insister l'examen assez détaillé de résultats analogues obtenus avec les excitations de l'oreillette droite (§ 1). Je tiens seulement à établir que, quel que soit le procédé d'exploration (pulsations extérieures localisées de chaque ventricule (fig. 80), pressions intra-ventriculaires droite et gauche (fig. 81), on retrouve toujours, sans hésitation aucune, la manifestation du synchronisme des deux ventricules.

L'examen des pulsations comparées du ventricule gauche et du ventricule droit (fig. 80) et leur comparaison avec les variations de la pression ventriculaire droite, nous montrent qu'une très faible excitation induite de l'auricule gauche, mettant instantanément les oreillettes en inhibition avec trémulation sur place, sans aucune

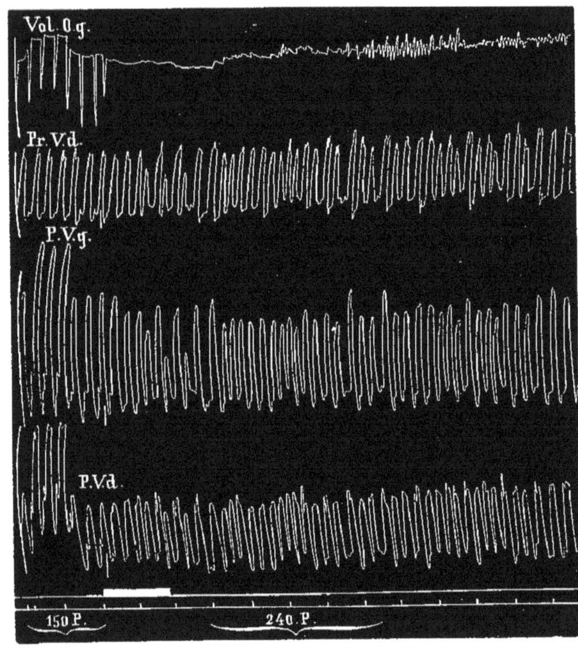

Fig. 80. — Effets auriculo-ventriculaires bilatéraux d'excitations induites faibles localisées à l'oreillette gauche.

Identité des effets produits par ces excitations et par celles de l'oreillette droite (voy. fig. 77, 78, 79), à la différence d'intensité près. La tachycardie arythmique est rigoureusement synchrone dans les deux ventricules dont on explore soit les pulsations extérieures (*P. V. d.* et *P. V. g.*), soit les variations de la pression intérieure (*Pr. V. d.*) (*détails dans le texte*).

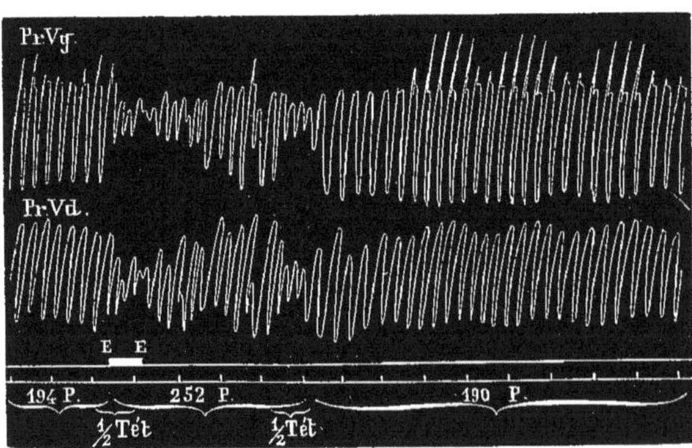

Fig. 81. — État demi-tétanique bi-ventriculaire produit par l'excitation induite très brève et faible de l'oreillette gauche.

La tachycardie arythmique synchrone dans les deux ventricules (*Pr. V. d.* et *Pr. V. g.*) s'accompagné d'un resserrement ventriculaire (1/2 *tétanos*) semblable de part et d'autre.

systole active, provoque, au contraire, une tachycardie arythmique rigoureusement synchrone dans les deux ventricules : la fréquence des systoles augmente de 150 à 240, pendant un temps qui dépasse plus de cinq fois la durée de l'excitation; ces systoles accélérées sont inégales, un grand nombre sont avortées et celles-ci se reproduisent parallèlement dans les deux ventricules; puis intervient la phase de repos cardiaque avec reprise brusque des systoles auriculaires espacées et ralentissement synchrone des deux ventricules (*exp. du* 12 *août* 1891).

L'état de tachycardie arythmique bi-ventriculaire se retrouve, avec le même caractère de synchronisme et la même synergie, dans l'exploration de contrôle qu'on pratique avec l'examen manométrique intra-ventriculaire : la figure 81 (*exp. du* 11 *novembre* 1891) établit à nouveau le fait déjà démontré par l'inscription simultanée des pulsations. On y voit la fréquence passer de 194 (*chien à température élevée*, 39°,5) à 252, à la suite d'une excitation induite auriculaire gauche, ayant duré à peine 8 dixièmes de seconde et très faible; cette tachycardie est arythmique de part et d'autre et l'on constate que les systoles redoublées, avortées, sont exactement synchrones. Le synchronisme se poursuit dans la période de réparation où le cœur revient à la fréquence 190. Si, à ce moment, la synergie n'est que relative entre les deux ventricules, c'est-à-dire si le ventricule gauche déploie un effort systolique évidemment plus grand, c'est que l'alimentation pulmonaire se trouve exagérée quand le cœur arythmique reprend son activité : le ventricule gauche doit alors fournir un travail plus grand, ayant à recevoir et à émettre une quantité de sang exagérée. De ce fait, nous avons la preuve dans les expériences, comme celle que représente la figure 78, où l'on observe une énorme surcharge de l'oreillette gauche sous l'influence des troubles arythmiques provoqués par l'excitation auriculaire.

Faut-il maintenant insister à nouveau sur la raison qui rend aussi peu concordant avec les systoles ventriculaires le pouls d'une artère aortique, même très voisine du cœur, du tronc brachio-céphalique, dans l'expérience du 22 août 1890, dont la figure 82 fournit un spécimen? Nous constatons ici que les ventricules, synchrones comme toujours, donnaient normalement 150 systoles et 150 pulsations artérielles aortiques; puis que, sous l'influence d'une très faible excitation induite de l'auricule gauche, cette fréquence a passé, dans les 10 premières secondes, à 255 pulsations cardiaques, encore synchrones, n'ayant plus pour leur correspondre que 135 pulsations artérielles; dans les 10 dernières secondes de cet

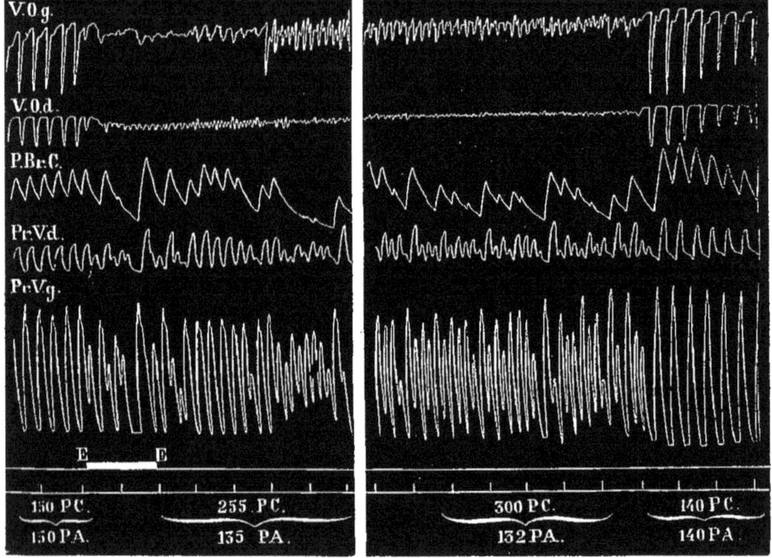

Fig. 82. — Synchronisme des deux ventricules rendus arythmiques par l'excitation localisée de l'oreillette gauche.

Pendant l'état de tachycardie arythmique produit par l'excitation *EE* de l'oreillette gauche, les pulsations aortiques (*Pr. tronc brachio-céphalique*) qui étaient normalement de 140 comme les systoles ventriculaires droites (*Pr. V. d.*) et gauches (*Pr. V. g.*), ne sont plus que de 135, les ventricules donnant l'un et l'autre 255 systoles; à une phase plus avancée de l'arythmie persistante, on ne compte que 132 pulsations carotidiennes pour 300 pulsations des deux ventricules. Le parallélisme reparaît quand cesse l'arythmie (140 pulsations artérielles et ventriculaires). Le défaut de synchronisme n'est qu'apparent et résulte de l'avortement d'un grand nombre de systoles ventriculaires (*voy. fig.* 79 et *détails dans le texte*).

état tachycardique et arythmique prolongé, les ventricules battant 300 fois par minute, on ne comptait plus que 132 pulsations brachio-céphaliques, réduction plus grande encore. Ce désaccord, nous en connaissons la raison : il provient du nombre considérable de systoles avortées, intercalées entre des systoles actives pendant l'ataxie avec demi-tétanos des deux ventricules; il suffit de se reporter à la figure 79 pour prendre une idée du défaut de concordance qui s'est certainement produit ici encore entre le pouls de l'aorte et celui de l'artère pulmonaire, sans que pour cela les ventricules gauche et droit aient cessé un instant d'être synchrones, tout en subissant une asynergie relative.

Ces exemples rendent familières toutes les formes d'arythmie et nous permettront de mieux interpréter l'arythmie des excitations directes des ventricules, celles des lésions organiques du cœur, et surtout de saisir l'assimilation qui existe entre l'état arythmique demi-tétanique des ventricules surexcités par un poison et par une irritation traumatique ou électrique de telle ou telle région du cœur.

§ 3. L'état des ventricules accélérés et arythmiques consiste essentiellement en une tétanisation incomplète à secousses dissociées.

Ce fait n'a pas été mis spécialement en relief dans l'analyse qui précède, consacrée surtout à l'étude de l'action bilatérale des excitations auriculaires : il faut l'établir d'une façon précise, car bientôt nous aurons à l'invoquer à propos du mécanisme de l'action cardiaque des poisons et des excitations soit des nerfs, soit du myocarde.

Rien n'est plus simple que de fournir la démonstration de l'état tétanique dissocié des ventricules sous l'influence des excitations auriculaires : il faut appliquer au cœur les mêmes procédés d'exploration qu'à un muscle strié ordinaire et inscrire ses variations de *consistance* : un explorateur exerçant à la surface du myocarde une légère contre-pression sera, comme sur un corps charnu quelconque, soulevé *en permanence* à un niveau plus ou moins élevé au-dessus de l'abscisse, si le myocarde s'est contracturé, qu'il le soit d'une façon parfaite (secousses fusionnées) ou d'une façon incomplète (secousses dissociées) ; quand la décontraction s'opérera, le myocarde, devenant plus flasque, cèdera à la contre-pression de l'explorateur et celui-ci fournira des courbes descendant vers l'abscisse. C'est le cas représenté dans la figure 83 (*exp. du 4 avril* 1890) où l'on voit, plus nettement que dans les autres figures, l'état tétanique ventriculaire et la décontraction du myocarde. Le même résultat est obtenu par l'exploration de la pression à l'intérieur des ventricules (voy. fig. 84).

§ 4. Effets tétaniques bi-ventriculaires transitoires produits par l'irritation traumatique directe des ventricules.

On peut substituer aux excitations électriques ventriculaires (qui offrent toujours le plus grand danger sur des cœurs normaux) des excitations traumatiques, beaucoup moins sujettes à tuer le cœur et provoquant tout aussi bien ce tétanos ventriculaire

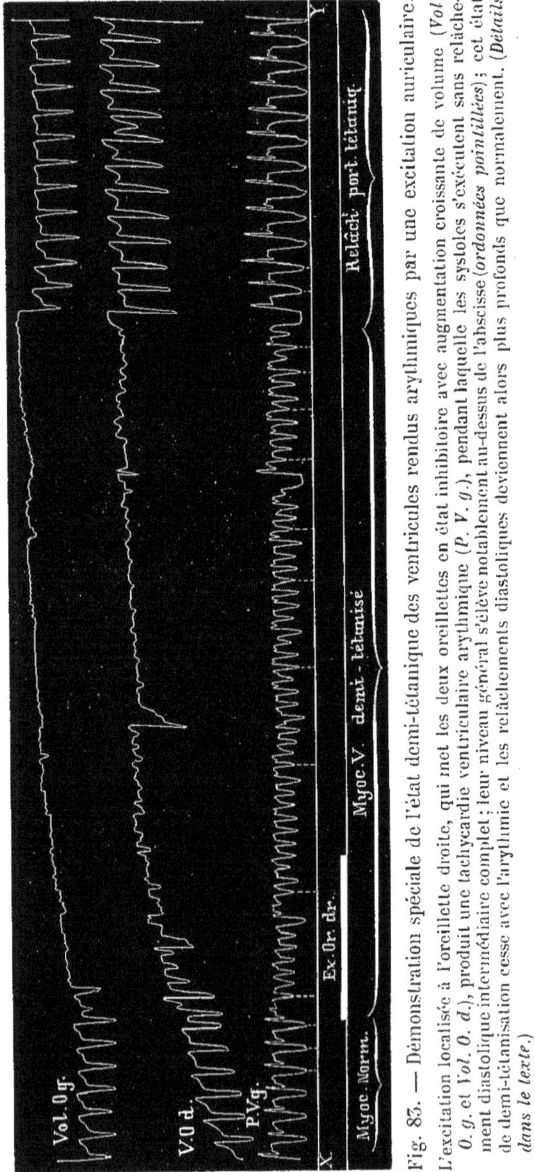

Fig. 83. — Démonstration spéciale de l'état demi-tétanique des ventricules rendus arythmiques par une excitation auriculaire.

L'excitation localisée à l'oreillette droite, qui met les deux oreillettes en état inhibitoire avec augmentation croissante de volume (*Vol. O. g.* et *Vol. O. d.*), produit une tachycardie ventriculaire arythmique (*P. V. g.*), pendant laquelle les systoles s'exécutent sans relâchement diastolique intermédiaire complet ; leur niveau général s'élève notablement au-dessus de l'abscisse (*ordonnées pointillées*) ; cet état de demi-tétanisation cesse avec l'arythmie et les relâchements diastoliques deviennent alors plus profonds que normalement. (*Détails dans le texte.*)

dissocié qu'il y a intérêt à comparer à l'accès tétanique produit par la digitaline.

Une simple démonstration au moyen de deux figures comparatives suffira à établir le fait : ces spécimens nous sont fournis par une expérience du 22 août 1890 dans laquelle on a irrité mécaniquement, au moyen d'une simple pression extérieurement exercée à leur surface, une fois la paroi du ventricule gauche (*n°* 1, *fig.* 84), l'autre fois la paroi du ventricule droit (*n°* 2). Le chien avait subi l'action d'une forte dose d'atropine (7 milligr. pour 19 kilos) et toute action cardio-modératrice centrifuge ou

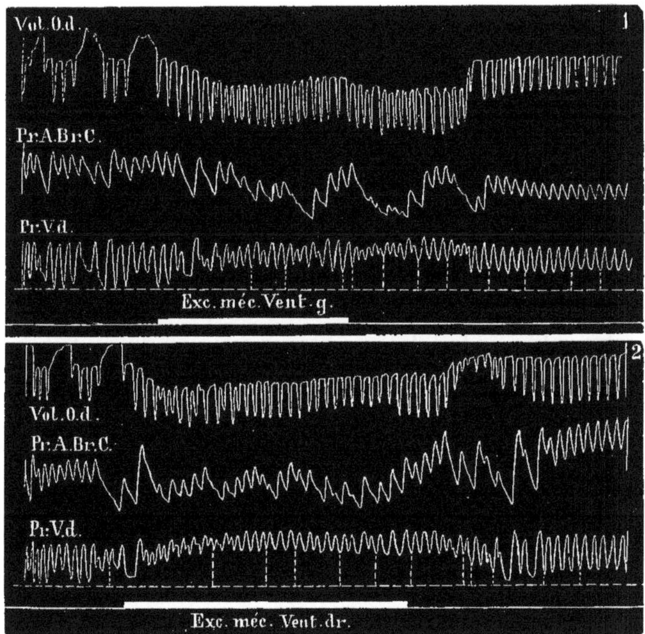

Fig. 84. — Effets tétanisants incomplets produits sur les deux ventricules par l'excitation mécanique localisée à un seul.

L'excitation mécanique par pression limitée à la paroi du ventricule gauche (n° 1) ou à celle du ventricule droit (n° 2) provoque une arythmie ventriculaire semblable avec demi-tétanos (*même type que fig.* 83), pendant laquelle de nombreuses systoles avortées ventriculaires (*Pr. V. d.*) ne retentissent pas dans le tronc artériel brachio-céphalique (*Pr. A. Br. C.*). Les oreillettes (*Vol. O. d.*) ne subissent pas l'effet arythmique de ces excitations et conservent l'égalité et la puissance de leurs systoles.

intra-cardiaque était supprimée; le cœur, d'autre part, avait été isolé des centres toni-accélérateurs par la section de tous les filets du sympathique. On peut donc admettre, pour ces raisons déjà et aussi à cause de la forme même du tétanos, que le phénomène qui s'est produit est d'origine myocardique, non nerveuse.

On voit le tétanos ventriculaire s'accuser dans les deux cas par la pression soutenue exercée sur la sonde intra-cardiaque, les niveaux des secousses systoliques s'inscrivant plus haut que les maxima normaux et le ventricule ne se décontractant pas à fond entre deux systoles successives.

La même excitation qui met le ventricule en état demi-tétanique agit sur les oreillettes pour renforcer leur action systolique sans y déterminer de tétanos. Elle produit un grand nombre de troubles circulatoires artériels qui sont dus à l'avortement d'une grande partie des systoles ventriculaires.

Ces spécimens rappellent de trop près ceux que nous ont fournis les courbes de tétanos digitalinique, pour que nous puissions écarter l'idée d'une ressemblance non seulement de forme, mais aussi de nature.

§ 5. Tétanisation transitoire des ventricules des mammifères par excitation faradique directe, après atténuation de l'impressionnabilité ventriculaire.

On a pu obtenir le tétanos passager des ventricules des mammifères les plus impressionnables, comme le chien, en réduisant au préalable l'excitabilité ventriculaire par différents moyens; on a ainsi fait disparaître l'opposition paradoxale qui semblait exister entre le myocarde des mammifères et celui des animaux à sang froid : autant, en effet, il est facile de tétaniser d'une façon passagère le ventricule du cœur de la grenouille (Marey, Ranvier, Dastre et Morat), autant il est rare d'obtenir chez les mammifères supérieurs une tétanisation non suivie de mort.

Les procédés employés pour rapprocher à ce point de vue le cœur des mammifères de celui des animaux à sang froid, ont varié suivant les expérimentateurs : le refroidissement préalable, la chloralisation à haute dose (Mac William, Gley), ont permis d'obtenir cette assimilation.

On l'a réalisée encore en employant certains animaux de préférence à certains autres, le lapin, par exemple (Gley), ou en opérant sur le cœur des nouveau-nés. Ou bien on a rendu le cœur moins actif en le soumettant, en même temps qu'aux excitations directes, à l'influence inhibitoire du nerf vague (Vulpian, Laffont).

J'ai, de mon côté, obtenu une tolérance remarquable du cœur chez le chien, en soumettant l'animal à une cocaïnisation générale (1 *centigr. par kilo*) qui permet d'appliquer aux ventricules de très fortes excitations sans les tuer et en y provoquant de grands accès de tétanos, alors qu'une légère faradisation aurait sûrement produit la mort immédiate. La figure suivante (fig. 85) montre

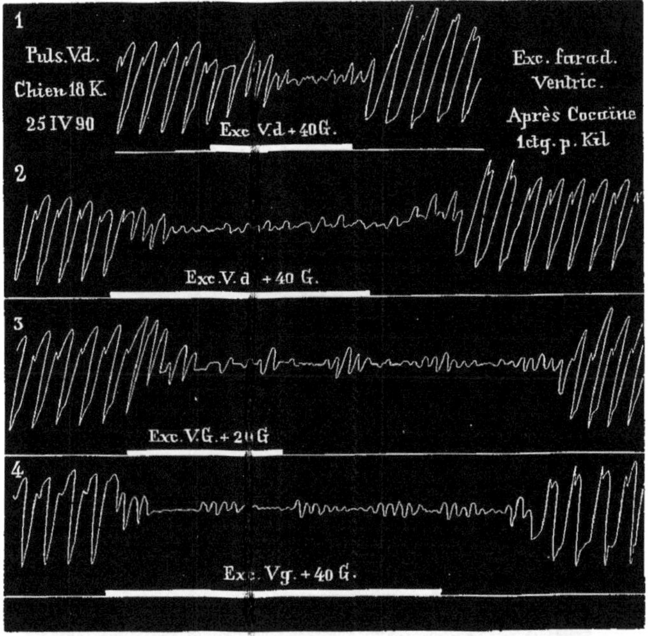

Fig. 85. — Tétanisation ventriculaire presque complète, mais transitoire, produite par l'excitation induite des ventricules dont l'excitabilité a été atténuée par la cocaïnisation.

La cocaïnisation générale (1 centigramme par kilo) rend les ventricules tolérants pour des excitations faradiques qui les tuent à l'état normal, et permet d'en provoquer le tétanos passager, que ces excitations soient appliquées au ventricule gauche (n° 3 et 4) ou au ventricule droit (n° 1 et 2), qu'elles soient d'intensité moyenne (20 bobine Gaiffe) ou fortes (40 bob. G.), localisées à la région de Kronecker-Schmell (n° 3) ou à une portion quelconque des ventricules (n° 1, 2, 4).

l'un des faits de ce genre (*Exp. du 25 avril 1890*) : on y voit des excitations énergiques, appliquées soit au ventricule gauche, soit au ventricule droit, produire un accès de tétanos dissocié plus ou moins prolongé, à la suite duquel les ventricules se relâchent et reprennent instantanément leurs systoles et leurs diastoles normales. Ces expériences m'avaient été suggérées par l'observation que j'avais faite antérieurement que la cocaïne, en applications *locales* sur telle ou telle partie du cœur, rend cette partie réfractaire aux effets constants des excitations électriques; elle atténue, du moins, l'excitabilité du myocarde au point que des excitations très intenses, qui auraient suffi et au delà à tuer le cœur, ne produisent plus qu'une action passagère très réduite.

L'atténuation par la cocaïnisation locale ventriculaire des effets

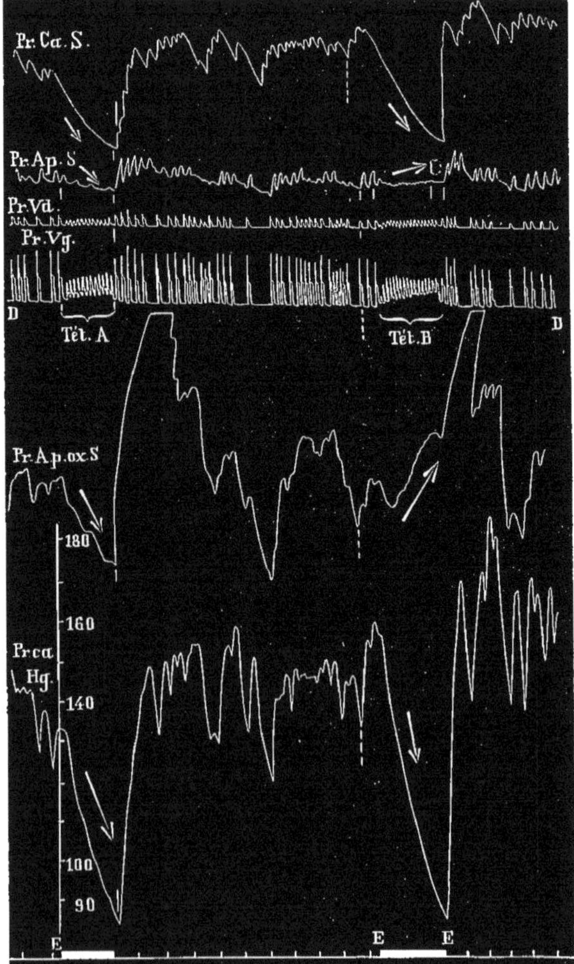

Fig. 86. — Application du procédé de la cocaïnisation préalable à l'analyse de la tétanisation bi-ventriculaire produite par excitation faradique et de ses conséquences aortiques et pulmonaires.

Deux séries d'excitations induites appliquées, la première au ventricule droit (*Tél. A*). la seconde au ventricule gauche (*Tél. B*), ont produit le tétanos à secousses dissociées indiqué par les variations de la pression à l'intérieur de chaque ventricule (*Pr. V. d.* et *Pr. V. g.*). Les effets de cette tétanisation incomplète sont différents sur la circulation aortique et sur la circulation pulmonaire : tandis que le pouls (*Pr. Ca. S.*) se supprime complètement dans la carotide, il persiste encore, atténué et moins fréquent que normalement, dans l'artère pulmonaire (*Pr. A. p. S.*) (*les raisons de cette différence ont été données fig.* 79 *et* § 1). L'exploration de la pression moyenne dans la carotide (*Pr. Ca. Hg.*) et dans l'artère pulmonaire (*Pr. Ap. oxalate soude*) montre une décroissance parallèle sous l'influence du tétanos ventriculaire A et une divergence dans le cas du tétanos B. (*Voir l'interprétation dans le texte.*)

des excitations faradiques directes. a été utilisée par nous pour chercher à produire des accès tétaniques ventriculaires passagers semblables à ceux de la digitaline.

Nous avons ainsi obtenu de véritables *tétanisations dissociées* des deux ventricules sur des chiens ni chloralisés ni refroidis (38°,5 R.), avec un rigoureux synchronisme des systoles tétaniques à droite et à gauche; le cœur a survécu et a repris activement sa fonction après l'accès tétanique : la figure ci-dessus (fig. 86) en fournit deux exemples très nets qu'il est intéressant de rapprocher l'un de l'autre. Le tétanos provoqué dans chaque ventricule par une série de décharges d'induction faibles (EE) prolongées 3 secondes, s'accuse, non seulement par la multiplicité des systoles (12 dans le tétanos A, 17 dans le tétanos B), mais surtout par la production de ces systoles à un niveau plus élevé que le niveau diastolique DD. Cette différence est peu accusée dans les courbes de la pression ventriculaire droite à cause de la sensibilité extrêmement réduite de la sonde cardiaque correspondante, mais nous l'avons obtenue tout aussi marquée qu'à gauche dans d'autres expériences. Celle-ci a été relatée tout particulièrement ici parce que les deux séries de tétanos bi-ventriculaire ne se comportent pas de même par rapport à la pression artérielle.

Dans le premier cas (*tétanos A, flèches descendantes*) la pression tombe dans l'artère aorte (carotide) et dans l'artère pulmonaire; sa chute est ininterrompue dans la carotide et dentelée de trois pulsations à peine marquées dans l'artère pulmonaire; dans le second cas (*tétanos B, flèches de sens inverse*), la pression monte dans l'artère pulmonaire et tombe sans interruption dans la carotide. A première vue, un tel résultat est absolument illogique, mais il suffit pour le comprendre de se représenter le ventricule droit alimentant encore (mais d'une façon insuffisante) le circuit pulmonaire en raison de la provision de sang veineux à laquelle il puise, et, d'autre part, le ventricule gauche ne recevant plus de sang du poumon et cessant d'envoyer des ondées dans l'aorte, du moins ne les faisant plus sentir jusque dans la carotide. C'est ce qui se passe le plus souvent au moment de la tétanisation finale des ventricules tués par la digitaline : on voit persister de petites ondées dans l'artère pulmonaire, alors que l'aorte cesse d'en recevoir. Mais on observe aussi, avec la digitaline, le cas du tétanos A, si le ventricule droit est incapable de déployer un effort suffisant même pour créer des pulsations pulmonaires.

§ 6. Forme sous laquelle se produit la mort des ventricules tués par faradisation directe.

La mort du cœur que produit l'excitation faradique ventriculaire, étudiée chez les mammifères depuis Ludwig, Hoffa, Vulpian, par Mac William, Gley, Arloing, etc., survient avec une rapidité telle que l'analyse des troubles immédiats est extrêmement complexe, même avec des appareils enregistreurs à indications rapides.

Cette mort subite présente cependant, avec la mort du cœur par la digitale, des analogies telles, qu'il est nécessaire d'essayer d'en dissocier les différents éléments.

On y peut parvenir en employant l'un des procédés indiqués plus haut (§ 5), en réduisant l'excitabilité du myocarde par le refroidissement, le chloral, la cocaïne, ou en s'adressant au cœur de très jeunes animaux; on peut encore opérer sur un cœur qui vient d'être enlevé et qui conserve quelques instants ses battements rythmiques : l'expérience se rapproche, dans ces dernières conditions, de celles qu'on exécute si facilement sur le cœur des animaux à sang froid et permet une assimilation que la soudaineté des accidents observés habituellement chez les mammifères rendait très difficile. Le principal phénomène qui apparaît, en effet, dans les conditions ordinaires des expériences, consiste en une inhibition ventriculaire survenant avec une telle rapidité à la suite de l'excitation faradique, qu'elle semble être le résultat immédiat de cette excitation. Tout au contraire, quand on réalise les conditions d'une tolérance plus grande du myocarde par l'un des procédés indiqués, on arrive à saisir une phase prémortelle de véritable tétanisation des ventricules, qui a pour nous le grand intérêt d'autoriser l'assimilation de la mort du cœur par les excitations faradiques à la mort du cœur par la digitaline. J'insisterai tout à l'heure sur la distinction radicale qui me paraît devoir être admise entre la trémulation ondulatoire des ventricules et le véritable tétanos cardiaque dissocié ou fusionné : il suffit de dire ici, par anticipation, que ce dernier est un phénomène aussi essentiellement actif que la trémulation l'est peu; la trémulation est un acte d'épuisement, un fait de péristaltisme désordonné survenant dans un muscle rythmique, qui vient de subir un épuisement intense[1]. La phase réelle-

1. Ces accidents de trémulation fibrillaire du myocarde ventriculaire ont été bien

ment intéressante, celle qui termine la vie dans le cœur digitaliné et est le signal de la mort prochaine dans le cœur faradisé, est *la tétanisation en masse du myocarde, qu'elle soit ou non fusionnée en une contracture parfaite.*

C'est cette phase qu'il faut saisir dans les deux cas. Nous la connaissons dans l'empoisonnement par la digitaline où, toute rapide qu'elle soit, elle se constitue par degrés; elle nous échappe dans la faradisation ventriculaire, parce qu'elle se produit en un temps trop court et ne se manifeste ordinairement que par une brusque contraction que nous avons beaucoup de peine à saisir et à analyser.

Si, au contraire, nous réduisons, au préalable, l'activité du myocarde, sans l'amoindrir cependant au point où l'on transforme un cœur de mammifère en un cœur d'animal à sang froid, nous obtenons une tolérance relative du tissu et nous rendons moins instantanés les actes de la mort.

Voici l'un des spécimens (fig. 87) obtenus en faisant agir de

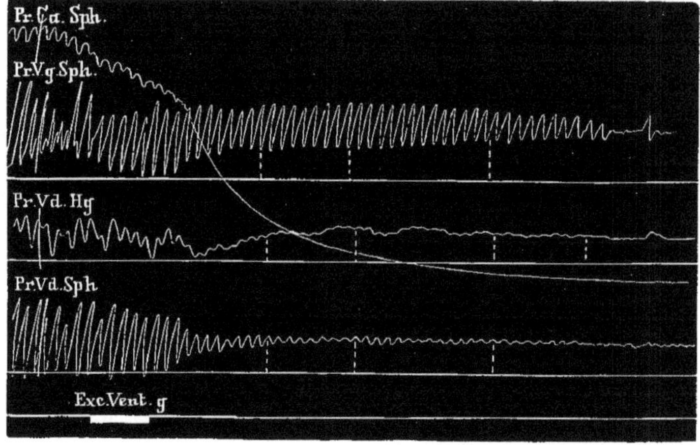

Fig. 87. — Démonstration du tétanos ventriculaire produit par l'excitation faradique, au moyen de l'exploration manométrique intra-ventriculaire, après cocaïnisation.

Les courbes de pression fournies par un manomètre élastique (*Pr. V. g. Sph.* et *Pr. v. d. Sph.*) sont d'accord avec celles que fournit un manomètre à mercure (*Pr. V. d. Hg.*), pour montrer que l'excitation induite, appliquée à la surface du ventricule gauche (*Exc. Vent. g.*), après une cocaïnisation générale rendant le cœur plus tolérant (voy. fig. 85), produit une tétanisation soutenue des deux ventricules : la pression s'élève dans chacun d'eux, la paroi comprimant les sondes qui fonctionnent comme des *myographes intra-musculaires*. Ce tétanos ventriculaire s'accompagne de la suppression des ondées artérielles qui s'établit graduellement comme le montre la courbe descendante de la pression carotidienne (*Pr. Ca. Sph.*)

fortes excitations induites sur les ventricules du cœur d'un

étudiés et différenciés du tétanos par Mac William dans un travail publié en 1887, dans le *Journal of Physiology* (Cambridge).

chien préalablement cocaïné : les accidents mortels sont dissociés et l'on peut saisir la tétanisation ventriculaire sur le fait. Celle-ci s'accuse par la persistance de systoles incomplètes (*inefficaces*, comme le montre la chute ininterrompue de la pression carotidienne), mais constituées par des actes musculaires encore assez actifs pour maintenir la pression intraventriculaire à une moyenne assez élevée. On en a l'indication dans les courbes de la pression ventriculaire droite et gauche recueillies avec un manomètre élastique et avec un manomètre à mercure (ventricule droit). S'il s'agissait d'un état inhibitoire du cœur, on verrait tout au contraire la pression, à l'intérieur des ventricules, tomber au lieu de se maintenir à un niveau plus ou moins rapproché des maxima systoliques.

On sera ainsi mieux autorisé à présenter comme tétanique la phase initiale de la mort des ventricules faradisés, quand l'excitation s'adresse à un cœur jouissant de toute son excitabilité : par exemple, dans la figure 88 (*Exp. du 25 mars* 1890), la période téta-

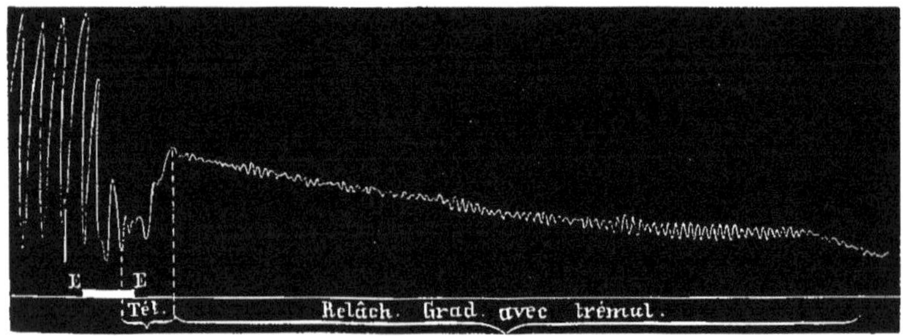

Fig. 88. — Brusque tétanos suivi de trémulation et de mort en diastole à la suite d'une excitation faradique des ventricules normaux.

L'excitation induite *EE* appliquée à la base du ventricule gauche produit un tétanos (*Tél.*) qui élève la pression à l'intérieur du ventricule pendant un temps très court, le cœur n'étant pas rendu au préalable tolérant par la cocaïne, comme précédemment (voy. fig. 85 et 87) : au tétanos passager succède le relâchement graduel avec trémulation fibrillaire.

nique aurait pu être interprétée autrement, si des analyses comme celle qui précède n'avaient permis de la dissocier davantage. On peut dire que, dans cette dernière expérience, les ventricules se sont brusquement tétanisés, et que ce tétanos s'est graduellement épuisé à mesure que la trémulation fibrillaire s'emparait du myocarde qui se relâchait de plus en plus.

C'est ici le moment de dire un mot de cette période d'ondulation fibrillaire qui est ordinairement étudiée seule, à l'exclusion de la phase véritablement tétanique qui la précède. On a beaucoup discuté à ce sujet, et l'ensemble de la question est étudié à fond dans un travail récent de Mac William (*Journal of Physiol.*, 1887). L'auteur refuse, à juste titre, le caractère tétanique à cet état de contraction fibrillaire des ventricules, mais il ne fait pas mention de la période réellement tétanique qui le précède. D'après toutes mes expériences, la trémulation fibrillaire ne se produit que consécutivement au tétanos d'irritation, pendant lequel les ventricules donnent encore de véritables systoles caractérisées par la contraction en bloc de toute la masse ventriculaire et par l'inefficacité de ces secousses d'ensemble sur le contenu sanguin des ventricules; ce tétanos d'irritation peut présenter tous les degrés entre la série de systoles très fréquentes, mais avec relâchement diastolique persistant, et la série de secousses plus brèves, s'effectuant dans un myocarde qui ne se décontracte pas entre deux secousses : dans le premier cas les ventricules peuvent encore agir mécaniquement, parce qu'ils ont le temps de recevoir du sang entre deux évacuations; dans le second, ils ne fournissent plus que des systoles inefficaces à cause de la trop grande brièveté de la diastole : mais ce sont toujours des systoles, c'est-à-dire des secousses plus ou moins rapprochées affectant simultanément *la totalité* des fibres du myocarde. Tout autre est l'état du cœur en trémulation : au lieu de ces secousses d'ensemble, ce sont des contractions péristaltiques, ondulant entre les différents faisceaux et n'ayant plus ce caractère essentiel du tétanos vrai, qui consiste en une série de secousses auxquelles participe au même instant la masse ventriculaire tout entière. Le péristaltisme est un phénomène de mort; le tétanos est un phénomène de suractivité. Et c'est précisément, je crois, parce que le tétanos ventriculaire constitue un acte essentiellement actif qu'il est suivi de cette trémulation d'épuisement. Celle-ci forme un intermédiaire entre la tétanisation et l'état diastolique définitif.

L'analyse qui précède nous montre donc, dans la mort des ventricules tués par faradisation, deux phases successives bien distinctes : *la phase réellement tétanique*, ordinairement très brève et *la phase de relâchement* avec ondulations fibrillaires aboutissant à la flaccidité et à l'immobilité diastoliques.

Ce tableau succinct est exactement celui de la mort subite par la digitaline (et par les autres poisons cardio-tétanisants, par la strophantine, en particulier) : nous aurons bientôt l'occasion de le rappeler; il n'en est question ici que pour fixer dès maintenant l'analogie.

§ 7. Tétanos parfait avec fusion complète des systoles produit par l'excitation interstitielle du myocarde (liquides irritants dans les coronaires).

Nous n'avons eu affaire jusqu'ici qu'à un tétanos ventriculaire imparfait, à secousses dissociées, ne se fusionnant pas en une contracture soutenue : je n'ai pas eu, en effet, l'occasion de constater cet état de spasme continu dans les ventricules des mammifères sous l'influence d'excitations externes.

Mais je l'ai vu se produire à la suite de la pénétration dans les vaisseaux du myocarde de substances irritantes variées : ici la contracture ventriculaire a été aussi parfaite qu'aurait pu l'être celle d'un muscle strié recevant des décharges induites fréquentes et se tétanisant par degrés, pour arriver à une fusion complète de ses secousses. Je n'en saurais donner d'exemple plus démonstratif que le suivant (fig. 89), fourni par une expérience exécutée à mon intention par mes élèves et amis L. Hallion et Ch. Comte, le 14 novembre 1892. Le chien avait reçu dans les veines une injection lente de 120 centimètres cubes d'une solution de sublimé à 1 millième. On voit survenir brusquement au point T des vibrations systoliques qui, s'ajoutant à la façon des secousses dans les muscles striés, constituent, en quelques secondes, un état de contracture ventriculaire persistant deux minutes et demie. Au bout de ce temps (*partie droite du tracé*), le relâchement se produit et la courbe de pression, jusque-là soutenue au-dessus des maxima systoliques normaux tombe graduellement vers l'abscisse inférieure. C'est là le type le plus démonstratif que je connaisse d'un tétanos avec contracture observé sur le cœur d'un mammifère à température normale, n'ayant pas subi d'influence dépressive cardiaque préalable.

La contracture parfaite des ventricules est donc possible dans certaines conditions; ici, elle s'est produite sous l'influence d'une stimulation interstitielle du myocarde par un liquide irritant mélangé au sang. Je l'ai vue survenir par la pénétration massive dans les coronaires (ou dans les interstices musculaires du cœur sans coro-

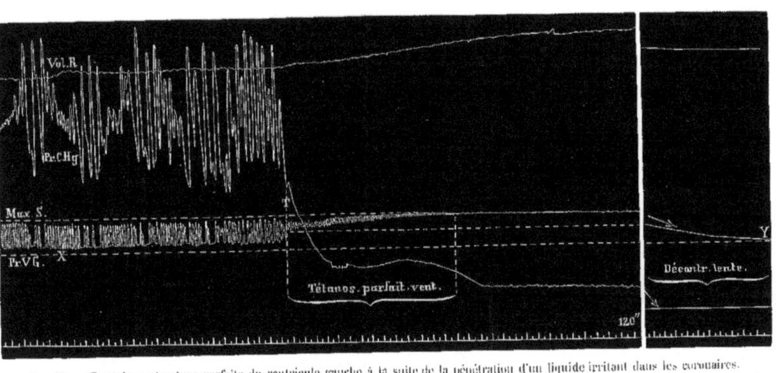

Fig. 89. — Type de contracture parfaite du ventricule gauche à la suite de la pénétration d'un liquide irritant dans les coronaires.

L'injection veineuse de sublimé au 1/1000 produit, après la pénétration dans le sang de 120 centimètres cubes de la solution, une tétanisation ventriculaire (*T.*, *ligne Press. V. G.*) qui s'accuse d'abord par des secousses systoliques multipliées élevant la pression *au-dessus des maxima systoliques normaux* (*Max. S.*) et se fusionnant ensuite en une contracture parfaite; cette tétanisation dure 2 minutes (*coupure de 120"*), puis le myocarde se décontracte lentement pour arriver à l'état diastolique définitif *Y*.

Dès le début du tétanos ventriculaire la pression carotidienne (*Pr. C. Hg.*) est tombée (*T.*) et a présenté encore quelques oscillations.

naires de la grenouille) des poisons qui, comme le chloral, tuent le cœur en diastole quand ils agissent après absorption et dilution dans le sang (*C. R. Ac. Sc.*, 1878) : les poisons cardiaques du groupe digitaline n'en déterminent pas de semblable, mais ils mettent le cœur dans un état de tétanos dissocié, tout à fait comparable à celui des excitations faradiques.

Nous avons donc des raisons sérieuses d'assimiler les effets digitaliniques et électriques, et de considérer les uns et les autres comme le résultat d'une influence directement exercée sur le myocarde.

§ 8. Question du tétanos ventriculaire par action nerveuse.

Il peut subsister cependant une hésitation au sujet de la nature *musculaire* de ces tétanisations du cœur tant électriques que toxiques. Jusqu'à ces derniers temps, j'étais resté convaincu que les ventricules ne pouvaient être mis en tétanos par aucune influence *nerveuse* directe ou réflexe ; j'ai même publié sur ce point un court travail dans les *Archives de Physiologie* en 1891. L'état systolique soutenu des ventricules, leur tétanos, ne me paraissait pouvoir être déterminé, si quelque nerf était capable de le produire, que par les nerfs que j'avais étudiés sous le nom de nerfs toni-cardiaques, et j'avais en vain cherché à l'obtenir en soumettant ces nerfs aux excitations les plus intenses et les plus variées : je n'obtenais jamais que des systoles très fréquentes, très brèves, oscillant, comme je le disais, autour d'une systole permanente, mais n'y aboutissant jamais. Ce n'était donc pas du tétanos complet, de la contracture systolique, mais un état de suraccélération dans lequel les ventricules, tout en se contractant par secousses, ne se relâchaient pas assez pour recevoir du sang dans l'intervalle de deux systoles.

Or, voici que mon ami S. Arloing annonce la production d'un tétanos vrai des ventricules par l'excitation, non point des nerfs qu'on aurait pu soupçonner en état de le provoquer, mais du nerf vague, que nous connaissons surtout comme nerf d'arrêt. Il est certain que ce nerf contient aussi des fibres accélératrices, mais, quand ses fibres modératrices ne sont pas paralysées au préalable par un poison comme l'atropine, l'excitation centrifuge du nerf vague met surtout en évidence l'action cardio-modératrice. Arloing a vu, entre autres faits, une systole ventriculaire droite se prolonger pendant plusieurs secondes, maintenir élevée la pression à l'intérieur du ventricule, puis le ventricule se relâcher et la pression redescendre au niveau des minima normaux.

J'avais observé déjà depuis longtemps (et précisément dans des expériences faites sur le cheval avec Arloing lui-même, dans le laboratoire de M. Chauveau, à Lyon, en 1881) des phénomènes semblables, mais je n'avais pas eu l'idée de les attribuer à une tétanisation ventriculaire produite par le nerf vague. Je les ai retrouvés dans des expériences plus récentes, exécutées aussi sur le cheval, à l'École pratique, avec l'assistance de mes amis Laborde et Rondeau et en présence de M. Potain. Les tracés que j'ai recueillis à Lyon sont très analogues au tracé type publié par Arloing (*Arch. Phys.*, 1893, p. 115), aussi en reproduirai-je ici un spécimen pour préciser la question. Le fait en vaut la peine, car nous nous trouverons bientôt dans cette alternative imprévue, de nous demander si nous sommes encore fondés à attribuer la tétanisation ventriculaire à une action *myocardique* directe, dès l'instant où certains nerfs seraient capables de déterminer le même effet.

La figure 90 fournit un type du phénomène décrit par Arloing sous le nom de tétanos ventriculaire par excitation du nerf vague. On voit, en effet, la courbe de pression ventriculaire *droite* (*Pr. Sonde V. d.*) subir une brusque élévation à partir du moment indiqué par la flèche ascendante; cette pression reste à un certain niveau (flèche horizontale) et redescend au bout de 8 secondes environ : ce serait là le tétanos ventriculaire. Sans nier le fait, je ferai seulement remarquer que, dans les mêmes instants, la pression s'élève dans tout le système veineux afférent au ventricule droit, comme en témoignent les courbes de pression jugulaire recueillies avec le sphygmoscope et avec le manomètre à mercure à inscription horizontale de Chauveau; en même temps et pour la même raison, la pression s'élève dans l'oreillette droite : les flèches parallèles dans ces différents tracés expriment le parallélisme des variations de la pression. Ne peut-on pas se demander si, au lieu d'être tétanisé et de comprimer *activement* la sonde à air qu'il renferme, le ventricule droit ne subit pas, comme la sonde ellemême, l'effet de cette haute pression veineuse qui le surprend en diastole? S'il en était ainsi, nous aurions l'explication toute simple et prévue du phénomène d'élévation de la pression ventriculaire, sans invoquer un tétanos si anormal dans la condition d'une telle expérience, sous l'influence d'une excitation du nerf vague.

S'il en est ainsi, nous n'avons plus à nous préoccuper de la

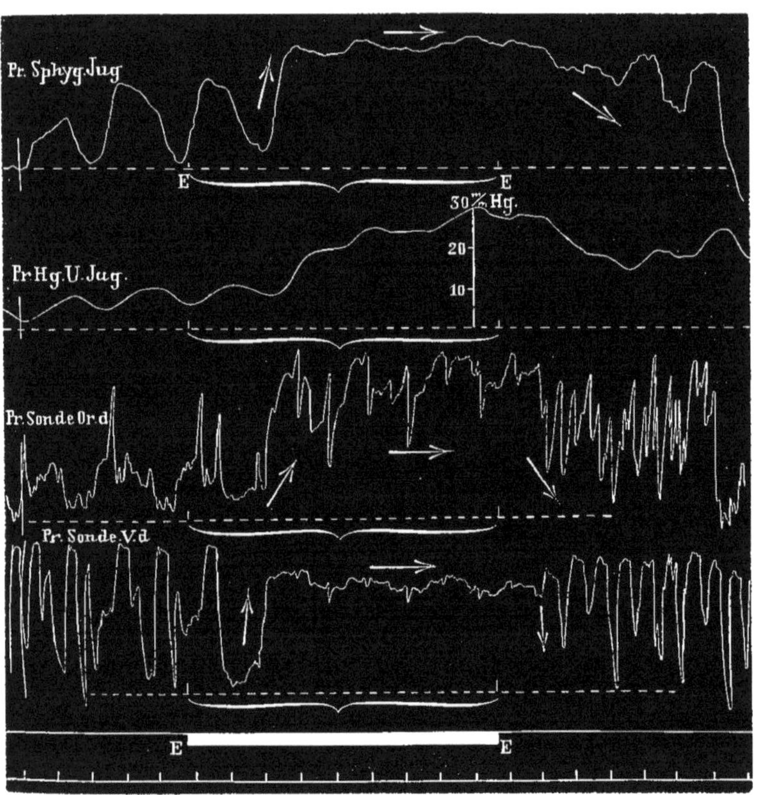

Fig. 90. — Tétanos apparent du ventricule droit chez le cheval sous l'influence de l'excitation du bout périphérique du nerf vague. (Exp. Lyon, 1881.)

La pression ventriculaire droite (*Pr. Sonde, V. d.*) s'élève presque au niveau des maxima systoliques, après une chute diastolique brusque subie au début de l'excitation *E E* du bout inférieur du vague droit. En même temps, et parallèlement comme l'indiquent les flèches, la pression s'élève dans l'oreillette droite (*P. Sonde, Or. d.*) et dans la jugulaire ; on explore la pression latérale dans ce vaisseau avec un sphygmoscope (*Pr. Sphyg. Jug.*) conjugué avec le manomètre à mercure horizontal de Chauveau (*Pr. Hg. U. Jug.*). (*Détails dans le texte.*)

possibilité d'un tétanos ventriculaire d'origine nerveuse dans les cas envisagés jusqu'ici, c'est-à-dire sous l'influence des excitations directes, externes et interstitielles, et sous l'influence de la digitale, tuant le cœur à la suite d'un tétanos plus ou moins dissocié.

XI

ANALOGIES ET DIFFÉRENCES ENTRE LES EFFETS DES EXCITATIONS DIRECTES DU CŒUR ET CEUX DE LA DIGITALE ET DE LA STROPHANTINE.

Les poisons toni-tétanisants du cœur produisent sur les ventricules des effets semblables à ceux des excitations directes.

Résumé de l'action de la strophantine comparée à celle de la digitaline; identité des effets tétanisants transitoires et mortels, de la trémulation et de la diastole finale. — Assimilation, fondée sur la représentation graphique, de ces accidents et de ceux des excitations directes des ventricules.

Détail des troubles mortels subits dans l'empoisonnement par la digitaline et la strophantine : la mort se produit en tétanos dissocié et non en diastole chez les mammifères. — Comparaison de la mort en diastole d'emblée et en tétanos suivi de diastole. — La démonstration de la mort en état systolique chez les animaux supérieurs fait disparaître la distinction paradoxale admise entre les mammifères et les animaux à sang froid. — Chez ces derniers il est plus facile d'établir l'identité de la mort du cœur par faradisation et par intoxication digitalinique.

L'action directe du poison sur le muscle cardiaque se déduit de cette considération que les influences qui atténuent l'excitabilité directe du myocarde atténuent aussi les effets du toxique; mais elle se démontre plus directement par l'expérience sur la pointe du cœur physiologiquement séparée de la base.

Cette action myocardique immédiate de la digitaline se retrouve du début à la fin des accidents de l'intoxication et rend compte de la production des effets toni-tétanisants que l'intervention des nerfs était insuffisante à expliquer.

La comparaison des accidents cardiaques produits par les excitations directes (électriques, traumatiques, chimiques) du myocarde et de ceux que détermine la digitale (ou un poison analogue, tel que la strophantine), ne peut évidemment porter que sur les phases avancées de l'intoxication : c'est l'arythmie ventriculaire avec systoles fréquentes et demi-tétaniques, c'est surtout la tétanisation finale des ventricules, qui peuvent être rapprochées des troubles que nous avons vus survenir sous l'influence des excitations directes du myocarde. Ici l'assimilation est frappante et conduit à interpréter plus complètement le mécanisme des accidents digitaliniques; elle permet de faire intervenir l'action musculaire dont nous n'avons pu faire la part en analysant comparativement les effets du poison et ceux que produit l'excitation des nerfs toni-accélérateurs.

Comme nous l'avons fait à propos des excitations directes, nous distinguerons dans la comparaison que nous devons poursuivre les troubles tétaniques *transitoires* des accidents *terminaux mortels*; ceux-ci correspondent pour le poison, ainsi que pour les excitations artificielles, au maximum d'excitation subi par le myocarde.

§ 1. Comparaison des accidents cardio-tétaniques transitoires produits par la Digitale ou la Strophantine et par les excitations directes.

Nous avons trop longuement insisté, et à plusieurs reprises (chap. I, § 5 et X), sur le caractère tétanique des accès d'arythmie avec demi-resserrement ventriculaire survenant dans la période tachycardique de l'empoisonnement par la digitale, pour en reprendre ici la description. Il suffit de rappeler, par une figure déjà présentée dans la première partie de notre étude (*fig.* 8, *chap.* I),

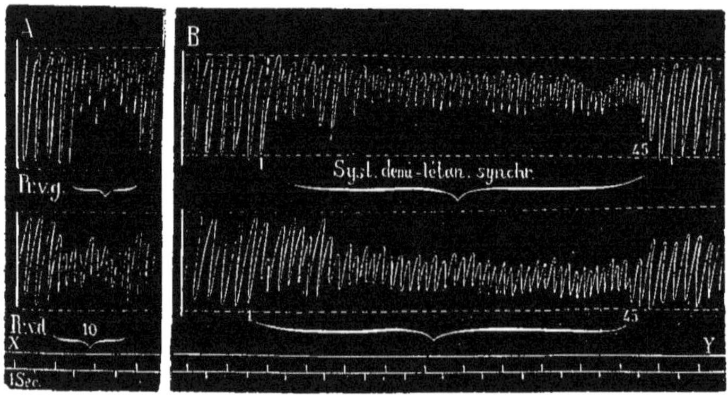

Fig. 91 — Arythmie digitalinique caractérisée par des accès demi-tétaniques synchrones dans les deux ventricules.

Pressions ventriculaires droites (*Pr. v. d.*) inscrites en même temps que les variations de la pression ventriculaire gauche (*Pr. v. g.*). La partie A montre une série de systoles avortées, au nombre de 10 dans chaque ventricule, et la série B correspond à un accès beaucoup plus prolongé de demi-tétanos des deux ventricules avec 45 secousses systoliques de part et d'autre.

l'un des types de demi-tétanisation bi-ventriculaire produite par la digitaline; on n'aura qu'à rapprocher ce spécimen (*fig.* 91) des figures 81, 83 et 84 du chapitre précédent, qui montrent les effets demi-tétanisants des excitations directes, pour être frappé de l'identité ; on pourrait ainsi superposer, en quelque sorte, les courbes du tétanos dissocié ventriculaire produit par les deux influences digitalinique et stimulante directe.

Mais nous pouvons montrer que ces analogies ne sont pas spéciales à la digitaline ; d'autres poisons cardiaques à effet toni-tétanisant se comportent exactement de même : parmi ceux que nous avons étudiés, la Strophantine peut être prise pour type. Nous retrouverons les mêmes ressemblances, à propos des accidents mortels, entre les effets des excitations directes, ceux de la digitaline et ceux de la strophantine ; je donnerai donc seulement quelques renseignements sur le sens général de l'action de ce dernier poison, dont l'étude a été poursuivie par nous à l'aide des mêmes procédés d'analyse que pour la digitaline et avec le même détail (1890-1892).

La strophantine agit surtout comme un poison excito-cardiaque, accélérant le cœur et en renforçant l'activité systolique, produisant des troubles de rythme beaucoup moins nombreux que la digitaline ; elle tue le cœur comme celle-ci, mais à doses deux ou trois fois moindres, à la suite d'un ou plusieurs accès subits, plus ou moins prolongés, de systoles demi-tétaniques, suivis de trémulation et d'état diastolique.

L'augmentation de fréquence du cœur ne survient pas d'emblée dans les injections veineuses de strophantine. Si les centres nerveux bulbaires sont intacts, on voit toujours des doses même très minimes (1/2 à 1 milligr.) produire, au début, de 20 à 25 secondes après l'injection, un grand ralentissement synchrone dans les parties homologues des deux cœurs, et qui résulte d'une action excitante centrale, n'ayant rien de spécial à l'effet du toxique.

Cette période initiale étant franchie, ou ne s'étant pas produite quand le bulbe est supprimé (destruction ou cocaïnisation locale), les manifestations cardio-vasculaires du poison apparaissent ; elles se caractérisent par une fréquence croissante des deux ventricules qui augmentent simultanément d'énergie, sans accidents ataxiques aussi caractérisés qu'avec la digitaline ; avec des doses de 3 à 4 milligrammes d'une strophantine cristallisée active, comme celle qui nous a été fournie par M. Houdé, le cœur est rapidement conduit à la mort subite. Mais, pendant les phases actives et même toxiques, l'action systolique s'est accrue dans les deux ventricules, comme le montre, d'une part, l'élévation des deux pressions aortique et pulmonaire, d'autre part. l'amplitude beaucoup plus grande des variations de la pression intra-ventriculaire à droite aussi bien qu'à gauche. Il est certain que le cœur entre pour une large part dans l'augmentation de la pression artérielle générale, bien que l'action vaso-constrictive de la strophantine intervienne de son côté dans la production de cette variation; le ventricule droit, à lui tout seul, paraît suffire à élever la pression dans l'artère pulmonaire, dont les rameaux ne subissent, si même ils l'éprouvent, qu'à un très faible degré l'action vaso-motrice de ce poison, et ne présentent qu'une tonicité extrêmement réduite.

Au cours de la tachycardie produite par la strophantine, quand l'intoxication est avancée (1/4 de milligr. par kilo), on voit souvent survenir de courts accès demi-tétaniques, caractérisés par la succession d'un nombre variable de secousses systoliques; celles-ci s'effectuent à un niveau plus ou moins élevé, suivant que le myocarde est dans un état moyen de resserrement plus ou moins marqué, mais ces accès demi-tétaniques ont toujours pour conséquence la suppression du pouls artériel. A ce point de vue comme à tous les autres, ils sont comparables aux phases de tétanos dissocié qu'on provoque artificiellement dans les ventricules par des excitations directes. On pourra facilement s'en assurer en rapprochant

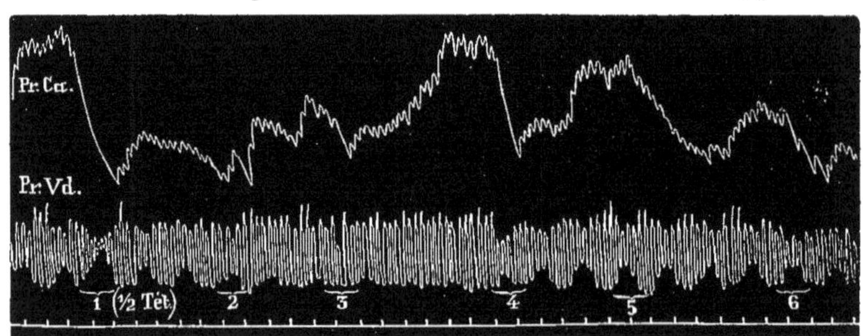

Fig. 92. — Arythmie produite par la strophantine, avec accès de palpitations demi-tétaniques. (Comparaison avec l'arythmie digitalinique.)

Les ventricules (*Pr. V. d.*) subissent des accidents arythmiques répétés, dans lesquels les systoles demi-tétaniques (1, 2, 3, 4, 5, 6) élèvent la pression intra-ventriculaire et ne produisent que des effets artériels faibles ou nuls (*Pr. Ca.*). (*Détails dans le texte.*)

la figure (fig. 92), fournie par une expérience du 20 juillet 1891, dont je donne plus loin le résumé, et la figure 81 du chapitre précédent. Les phases de demi-tétanos ventriculaire sont indiquées de la même façon dans les deux cas sur les courbes cardiaques.

Strophantine. Expérience du 20 juillet 1891, avec les Drs Besançon, Hallion et Courtade. (Chien de 20 kilogr.) Exploration de la pression dans la carotide et dans le ventricule droit, pour obtenir l'indication simultanée de l'état des deux ventricules ; une cause d'erreur très sérieuse est apparue dans cette expérience : elle consiste dans la production d'intermittences plus ou moins prolongées du *pouls carotidien* sans intermittences correspondantes dans le ventricule droit. On pourrait dès lors supposer, comme cela a été souvent fait d'ailleurs en clinique dans les cas d'arythmie, que le ventricule droit continue à fonctionner alors que le ventricule gauche reste au repos. En réalité, il s'agit de systoles avortées de ce dernier ventricule, qui n'envoient pas d'ondées sanguines dans la carotide : l'examen des variations de la pression ventriculaire droite montre, du reste, qu'au moment des intermittences carotidiennes, le ventricule ne donne que des systoles redoublées, incomplètes ; il subit le même effet que le ventricule gauche, comme le montrent les autres expériences où la comparaison est directement faite entre les deux ventricules (*Voy. chap. X, fig.* 78, 79, 81, 86). La figure 92 montre ces groupes de systoles avortées (1, 4) correspondant à la suppression du pouls et à la chute de la pression dans la carotide ; les groupes 1, 2, 3, 4, 5, 6 constituent de courts accès tétaniques.
A partir de la dose toxique mortelle, le cœur se régularise tout en restant très accéléré, toute intermittence du pouls disparaît et aucune systole avortée ne se produit dans la pression ventriculaire.
C'est dans ces conditions de tachycardie régularisée, avec fortes variations de la pression intra-cardiaque et niveau élevé de la pression aortique, que survient la mort subite du cœur, avec les phénomènes habituels de systoles inefficaces d'abord formant un accès tétanique, puis de trémulation fibrillaire et de diastole définitive.

On pourrait multiplier les exemples de ce genre, la strophantine ayant fait l'objet de 47 expériences complètes dans chacune desquelles nous avons vu survenir à plusieurs reprises des accidents du genre de ceux qui précèdent. Sans sortir de notre sujet en entrant dans d'autres développements, nous fournirons une nouvelle démonstration de l'état demi-tétanique ventriculaire du cœur soumis à l'action de la strophantine, pendant un accès beaucoup plus prolongé que ceux de la figure 92 et qu'on rapprochera plus aisément de l'accès de demi-tétanisation digitalinique indiqué dans la figure 91. Ici nous avons non seulement la preuve *manométrique* (*ligne Pr. V.d*) de la demi-tétanisation ventriculaire, les variations de la pression intra-ventriculaire droit s'inscrivant entre deux parallèles moins espacées (*demi-tétanos*) que dans la période de retour à l'état normal, mais nous avons aussi la preuve *volumétrique* : les ventricules, en effet, sont enfermés dans un appareil à déplacement

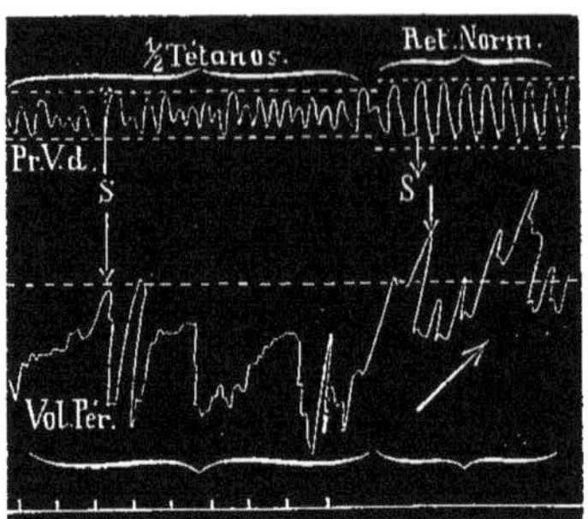

Fig. 93. — Démonstration de la demi-tétanisation ventriculaire par la diminution du volume moyen du cœur.

Pendant l'accès de palpitations ventriculaires produit par la strophantine (*Pr. V. d.* 1/2 tétanos), la masse ventriculaire occupe dans un péricarde artificiel (bocal de verre en entonnoir dont la base est fermée par une manchette péricardique) un espace beaucoup moins considérable (*Vol. Pér.*, 1re *accolade*) que dans la phase suivante; après l'accès, le cœur revenant à l'état normal (*Ret. norm.*) ne conserve pas la position demi-systolique permanente, les ventricules se relâchent entre deux systoles et la masse ventriculaire subit une augmentation de volume qui se traduit par l'élévation de la courbe péricardique (2e *accolade, flèche ascendante*).

(*Vol. Péricarde*) et l'on voit que leur volume moyen (1re *accolade*) est beaucoup moindre que celui qu'ils prennent (2e *accolade*) quand l'accès est terminé (Exp. du 27 juillet 1894).

Nous allons retrouver, dans les types de mort subite du cœur digitaliné et strophantiné, les mêmes analogies avec la forme de mort subite produite par la faradisation ventriculaire.

§ 2. Comparaison des accidents tétaniques mortels produits dans les ventricules par la Digitaline, la Strophantine et la faradisation directe.

La digitaline, comme la strophantine et les poisons cardiaques du même groupe, tuent les ventricules du cœur des mammifères par *tétanisation à secousses dissociées*; l'état diastolique ne survient qu'ensuite, quand le tétanos incomplet de la masse ventriculaire, dernière manifestation de vitalité du myocarde, est terminé : les ventricules passent, avant d'aboutir à cet état de diastole définitive, par une phase de trémulation fibrillaire qui est déjà un phénomène de mort; on retrouve ici une similitude parfaite avec les phases successives de la mort des ventricules tués par faradisation (*voy. chap.* X).

En réalité, le cœur est mort comme organe actif, capable de produire des phénomènes mécaniques, au moment même où il est tétanisé.

Nous avons eu l'occasion de décrire déjà (Chap. III) les accidents

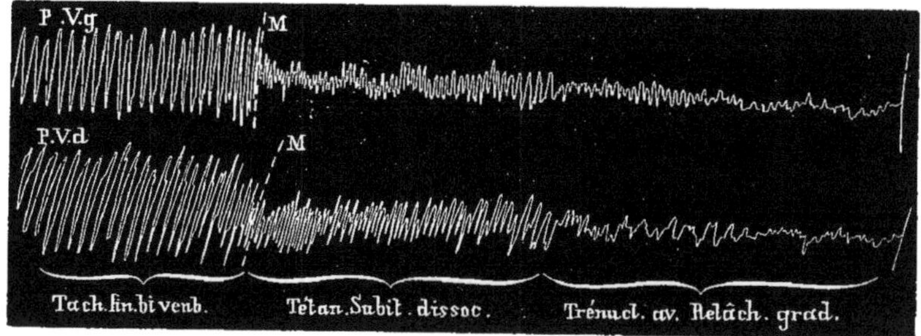

Fig. 94. — Type de la mort subite des deux ventricules tués par la Digitoxine.

Dans la phase immédiatement pré-mortelle, les deux ventricules (*Pr. V. d.* et *Pr. V. g.*) donnent des systoles énergiques, fréquentes et régulières (*tachycardie finale bi-ventriculaire*); à l'instant *M* une tétanisation subite, à secousses dissociées, s'empare des deux ventricules; puis, survient la trémulation avec relâchement graduel.

mortels produits dans les ventricules par la digitaline : il suffira de présenter ici l'un des types de cette mort subite enregistrée simultanément dans les deux ventricules (*fig.* 94) pour le comparer

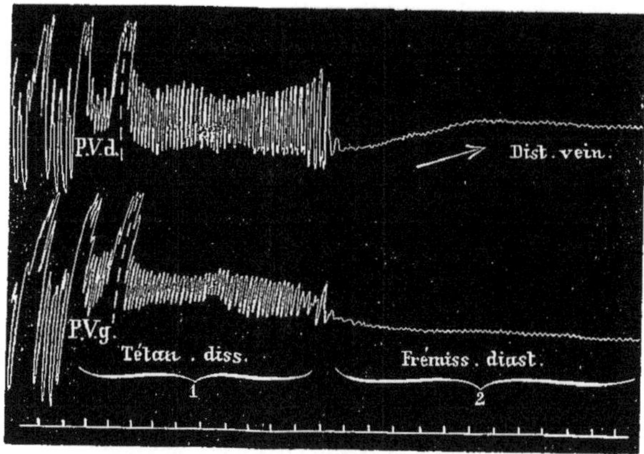

Fig. 95. — Type de la mort subite des deux ventricules tués par la Strophantine.

Les deux ventricules (*Pr. V. d.* et *P. V. g.*) donnent, immédiatement avant l'accès de *tétanisation dissociée* qui caractérise la mort subite, des systoles puissantes, régulières et fréquentes: l'accès tétanique (1) s'interrompt brusquement et la trémulation (2) s'empare des deux ventricules qui se relâchent rapidement; le ventricule droit subit une augmentation de volume due à la distension veineuse.

à un spécimen de la mort par la strophantine qui se produit exactement de la même manière (*fig.* 95).

La figure 94 (*Exp. Digitoxine du* 30 *déc.* 1891) montre les deux ventricules pris subitement de tétanisation à secousses dissociées après la période de tachycardie prémonitoire; ils passent ensuite par la phase de trémulation ondulatoire avec relâchement graduel aboutissant à l'immobilité diastolique.

Nous rapprocherons de cette figure la suivante (fig. 95), qui exprime les mêmes accidents produits par la strophantine (*Exp. du 29 juin* 1891) : la mort subite est survenue dix minutes après l'injection d'un quart de milligramme de strophantine cristallisée Houdé qui est venu ajouter son action à celle de deux milligrammes préalablement absorbés. On voit ici, comme dans le cas de la digitaline, les deux ventricules pris brusquement de tétanos à secousses dissociées, se relâcher ensuite plus rapidement qu'avec la digitaline et présenter un frémissement ondulatoire rapide qui aboutit également à l'immobilité diastolique définitive. L'élévation de la courbe ventriculaire droite pendant la phase de frémissement diastolique résulte de la distension veineuse qui fait défaut à gauche.

§ 3. Différence de la mort des ventricules en tétanos et en diastole d'emblée.

Les véritables poisons diastoliques, à action inhibitoire, comme le chloral, le chloroforme, la cocaïne, l'acide carbonique, etc., ne

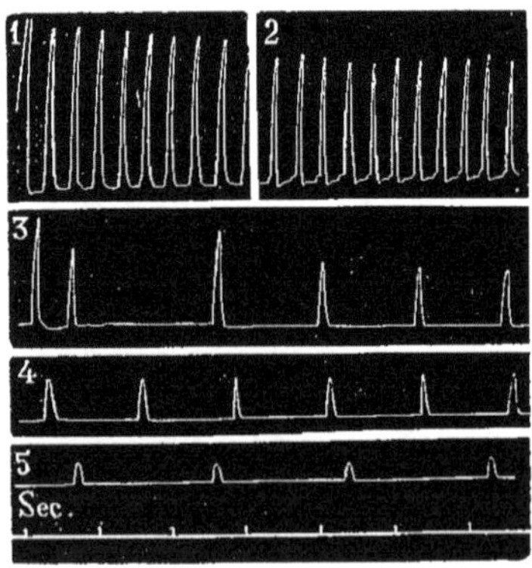

Fig. 96. — Type de la mort graduelle, en diastole croissante, des ventricules asphyxiés. La respiration insuffisante tue progressivement le cœur dont les systoles diminuent graduellement d'énergie et se ralentissent (n°s 1 à 5), tandis que la masse ventriculaire, de plus en plus relâchée, se laisse distendre davantage : à aucun moment ne s'est produite la tétanisation caractéristique de la digitaline ou de la strophantine.

font pas passer le cœur par la période tétanique préalable; ils le conduisent graduellement ou rapidement à l'immobilité diastolique en provoquant dans le myocarde une inhibition, une atonie progressive.

L'asphyxie graduelle, par respiration insuffisante, fournit l'un des types de cette mort en diastole, avec affaiblissement progressif des systoles, ralentissement et dilatation passive du cœur : la figure 96 en donne un exemple pris sur un chien curarisé et soumis pendant une heure à une respiration incomplète : c'est un cas d'asphyxie graduelle du myocarde (*Exp. du 11 mars 1892*).

Un autre type de mort en diastole *rapide*, et non plus progressive comme dans l'exemple précédent, est représenté dans la figure 97 : on voit ici les ventricules subir un accès de palpitation finale, non plus comme avec la digitaline, la strophantine et les excitations

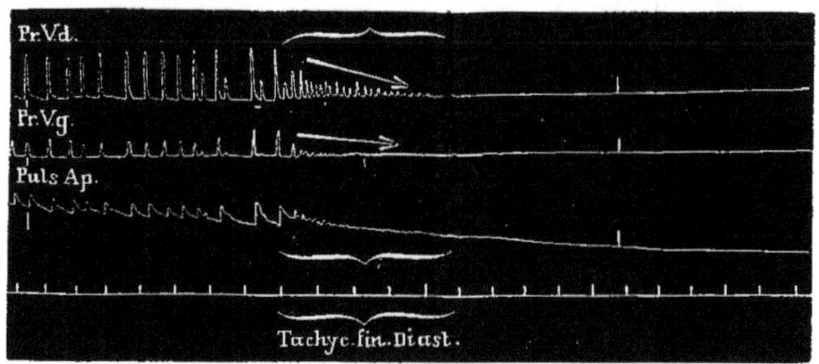

Fig. 97. — Type de la mort rapide, en attitude diastolique, à la suite de la compression prolongée de la veine cave inférieure.

Les deux ventricules (*Pr. v. d.* et *Pr. v. g.*) donnent, au moment de la mort, une série de systoles fréquentes (*tachycardie finale diastolique*) qui s'effectuent à un niveau de plus en plus rapproché de la ligne des minima diastoliques, au lieu de se produire, comme avec les poisons systoliques, à un niveau élevé. La pression artérielle (*Puls. art. pul.*) tombe graduellement après la suppression des ondées ventriculaires.

directes du myocarde, en *attitude systolique*, en position contractée, mais en *attitude diastolique* : les systoles deviennent de moins en moins actives et s'opèrent à un niveau de plus en plus rapproché des minima diastoliques. Dans ce cas, la mort est survenue à la suite d'une série de compressions prolongées de la veine cave inférieure et de l'artère pulmonaire (*Exp. du 25 oct. 1892*).

S'il pouvait rester une hésitation sur la différence radicale qui existe entre les deux genres de mort que nous venons d'examiner (mort en tétanos avec diastole consécutive et mort en diastole d'emblée), une expérience décisive trancherait, je crois, la question, en montrant que le myocarde se comporte, dans le cas de mort en tétanos, comme un muscle strié soumis à des excitations tétanisantes. Il est facile de soumettre la paroi ventriculaire à une exploration plus rigoureuse de ses *changements de consistance* qu'on ne le réalise en explorant les pulsations extérieures : celles-ci sont, comme l'a montré Marey, le résultat d'une combinaison entre les variations de consistance du myocarde et de réplétion des cavités. Dans ce but, nous avons construit une sorte de pince myographique

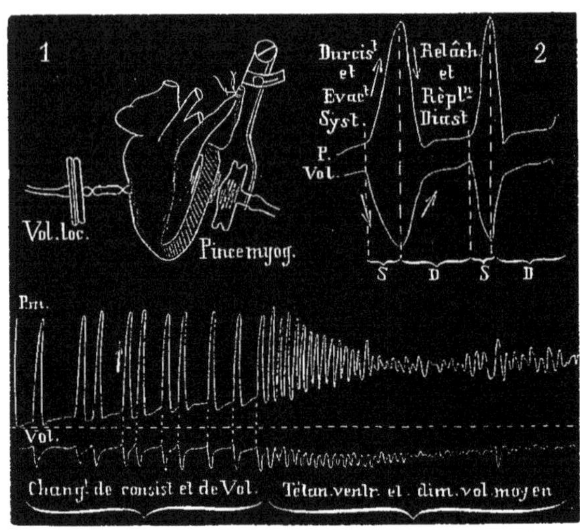

Fig. 98. — Démonstration myographique directe de la tétanisation ventriculaire caractérisant la mort par la Digitaline.

La paroi ventriculaire gauche est saisie entre les mors d'une pince myographique spéciale (schéma n° 1) : une branche de la pince, formant ressort, a été introduite par l'oreillette gauche et presse sur la paroi musculaire qui est, d'autre part, comprimée, dans le point extérieur correspondant, par un bouton d'explorateur à ressort fixé à l'autre branche de la pince; les deux branches sont serrées au degré convenable par une vis de rappel. L'appareil donne les courbes de durcissement systolique et de relâchement diastolique du myocarde (*schéma* n° 2). En même temps, on explore les changements de volume du ventricule droit, au moyen d'un explorateur à air muni d'une serre-fine qui est accrochée à un point de la paroi (*Vol. loc.*); la membrane sans résistance de cet explorateur suit passivement les mouvements de retrait et d'expansion de la paroi (*schéma* n° 2).

Au moment de la mort par la digitaline, les courbes myographiques (*P. M.*) et les courbes volumétriques (*Vol.*) montrent l'état de tétanisation du myocarde associé à une diminution de volume. (***Détails dans le texte***).

applicable au ventricule des mammifères et qui fournit l'indication des durcissements et relâchements alternatifs d'une partie limitée de la paroi (*Schéma* I, *fig*. 98) : un coup d'œil sur la représentation schématique de ce dispositif évitera une description détaillée. Si les secousses finales du cœur digitaliné sont des secousses tétaniques, elles doivent s'accompagner d'un gonflement plus ou moins accusé du corps charnu saisi entre les mors de la pince myographique, et se traduire par des vibrations s'inscrivant à un niveau plus ou moins élevé, suivant l'importance du gonflement local.

Or, le tracé (*P. M. fig.* 98) montre bien que cette phase de la mort du ventricule s'exprime comme le ferait la tétanisation dissociée d'un muscle strié.

Pour compléter la démonstration dans cette expérience synthétique, j'ai recueilli, au moyen d'un indicateur volumétrique local (*Schéma* 1, *fig.* 98), l'inscription des changements de volume du ventricule droit, en même temps que celle des changements de consistance du myocarde ventriculaire gauche : le schéma 2 de la même figure rend compte de la signification des courbes de sens inverse simultanément obtenues. Or, au moment de la phase tétanique s'accusant par le durcissement et les vibrations musculaires (*P. M.*), le volume moyen du ventricule droit diminue (*ligne Vol.*), comme on s'attend à l'observer sous l'influence de l'état de demi-resserrement systolique des ventricules tétanisés. Cette expérience contrôle et complète toutes celles qui ont été relatées dans les développements précédents et qu'on avait exécutées, soit à l'aide de l'exploration des pulsations, soit avec l'inscription des variations de la pression intra-ventriculaire.

Il n'y a donc plus lieu de décrire la mort par la digitaline comme une mort *en diastole* : il est clair que la diastole survient comme phénomène de relâchement consécutif à la tétanisation, mais la mort du tissu est déjà confirmée : *le cœur a été tué en tétanos*.

En adoptant cette conception, on fait disparaître l'opposition si paradoxale qu'on était obligé de reconnaître entre la mort du myocarde des mammifères et celle du myocarde des animaux à sang froid comme la grenouille : la digitaline était considérée pour ces derniers comme un poison systolique, pour les autres comme un poison diastolique. En réalité, c'est un poison tétanisant pour le myocarde de tous les animaux : s'il paraît agir d'une façon différente sur le cœur dans les deux séries, c'est que les ventricules des mammifères sont incapables de soutenir une tétanisation prolongée, tandis que celui des batraciens, par exemple, subit la contracture indéfinie; mais ce n'est là qu'une différence superficielle; l'état tétanique est au fond le même de part et d'autre. Le mode suivant lequel meurt le myocarde n'est que l'expression maxima des accidents systoliques de l'empoisonnement.

La tétanisation paraît dès lors représenter, avec la digitaline, la strophantine et les poisons analogues, le terme le plus élevé de la série dans l'augmentation d'activité du myocarde. Celle-ci commence par l'augmentation de puissance systolique, pour passer à la tachycardie simple avec nouvelle exagération d'énergie; plus tard, elle arrive à la tachycardie arythmique avec accès demi-tétaniques, et aboutit enfin, à la suite de cette progression croissante, à la tétanisation vraie à secousses dissociées.

Cet accès final est le signal de la mort du cœur : le myocarde épuisé entre alors dans l'état péristaltique, qui se termine lui-même par l'immobilité diastolique. Le poison a déjà tué le cœur au moment où apparait la trémulation : *c'est une mort par tétanos cardiaque et non pas une mort en diastole.*

Si l'analogie entre la représentation graphique des accidents tétaniques mortels du cœur tué par la digitaline et la strophantine d'une part, par les excitations directes électriques, traumatiques et interstitielles d'autre part (voy. chap. X), est frappante, comme nous venons de le voir, la comparaison de l'état du cœur, *de visu*, dans les deux séries, n'est pas moins suggestive : qu'on examine le cœur de la grenouille arrêté en systole, contracturé, bosselé, rendu pâle par l'évacuation du sang, à la suite d'une faradisation ou bien d'un empoisonnement par la digitaline ou la strophantine, on observera une identité si complète qu'il sera impossible de désigner la cause de la mort dans chaque cas. On éprouvera ici le même embarras que j'affirme ne pouvoir éviter, malgré le grand nombre de spécimens graphiques que j'ai étudiés, si j'ai sous les yeux les courbes de la mort des ventricules de plusieurs mammifères tués par l'excitation faradique ou par un poison tétanisant : il suffit de feuilleter ce travail pour s'assurer soi-même de la difficulté dont je parle, et la figure comparative ci-jointe en fournira la preuve immédiate (fig. 99) : la courbe 1 correspond à la mort subite des ventricules chez un chien empoisonné par 9 milligrammes et demi de digitaline Adrian (28 *mai* 1890) ; la courbe 2 montre la mort subite des deux ventricules tués par faradisation ventriculaire gauche chez un chien (18 *déc.* 1891), et, la courbe 3, le même phénomène chez un chat (18 *avril* 1891). Si chacun de ces tracés n'eût été annoté, j'avoue que j'aurais pu parfaitement les confondre.

De cette identité des accidents de part et d'autre on est conduit à remonter à une communauté de nature : la digitaline, la strophantine, etc., tueraient-elles le cœur à la façon des stimulants physiques, et n'y aurait-il entre le poison et l'excitant artificiel d'autre différence qu'une rapidité d'action instantanée, avec celui-ci, graduelle avec celui-là? Cette différence se ramènerait, après tout,

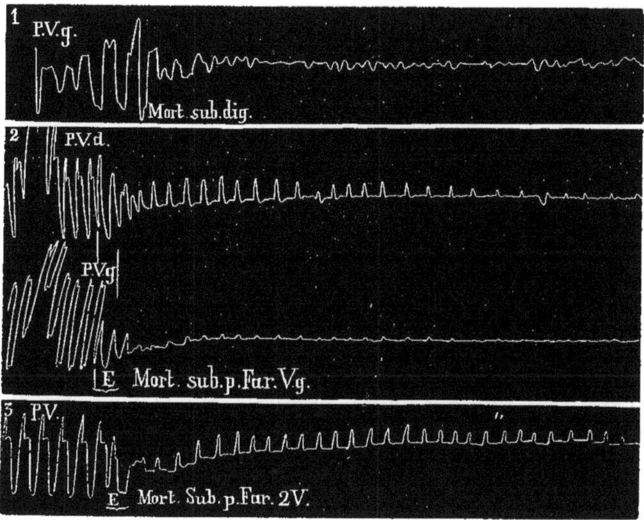

Fig. 99. — Comparaison graphique de la mort du cœur par la digitaline et par la faradisation directe.

Dans la courbe 1, le ventricule gauche (*P. V. g.*) est tué subitement par la digitaline, en état de demi-tétanos; dans la courbe 2, la mort subite du ventricule droit (*P. V. d.*) et du ventricule gauche (*P. V. g.*) est produite par la faradisation totale du cœur, au point E; dans la courbe 3, le ventricule droit (*P. V.*) est tué par faradisation locale (*E.*). (*Détails dans le texte.*)

à une question de dose, dose toxique atteinte par degrés, dose tétanisante réalisée d'emblée avec les excitations extérieures : la preuve en paraît fournie par la possibilité de foudroyer le cœur avec la même instantanéité qu'avec des excitations électriques, si l'on emploie du premier coup la dose voulue de digitaline. Au lieu d'être excité par l'*extérieur*, le myocarde l'est dans l'*intimité de ses fibres* : au fond, le mécanisme paraît identique.

§ 5. Les influences qui rendent le cœur moins excitable directement atténuent également l'action toni-ventriculaire des poisons tétanisants.

1° Nous avons vu (Chap. X, § 7) qu'un certain nombre d'influences locales ou générales, capables d'amoindrir l'excitabilité du myocarde, le rendaient moins accessible à l'effet tétanisant des excitations directes; parmi ces influences dépressives, j'ai surtout insisté sur celle de la cocaïnisation, que j'avais particulièrement étudiée.

Ce myocarde, ainsi altéré dans son excitabilité, se montrerait-il moins impressionnable à l'action des poisons tétanisants? Telle est la question que je me suis posée, après avoir constaté la remarquable atténuation des effets produits par les stimulations électriques et mécaniques sur le cœur cocaïné. Ici encore l'expérience a confirmé l'hypothèse, et, sans entrer dans d'autres détails, je puis dire qu'il faut, pour tuer un cœur soumis à l'action de 1 centigramme de cocaïne par kilo d'animal, une dose de digitaline au moins double de celle qui eût produit la mort chez l'animal normal; de même, tous les accidents digitaliniques sont retardés et atténués au cours de l'empoisonnement sans que le sens en soit modifié par l'action cardiaque préalable de la cocaïne; il semble cependant (ce qui ne ferait que confirmer l'hypothèse) que la phase tétanique terminale est abrégée et moins marquée dans les ventricules cocaïnés d'abord, puis empoisonnés par la digitaline : c'est précisément un spécimen de ce genre que j'ai reproduit dans la courbe 1 de la figure 99; j'ai observé le même fait dans d'autres spécimens des 25 et 30 mars et 1er avril 1892.

La raison pour laquelle le myocarde cocaïné répond moins activement aux stimulations artificielles paraît être la même que celle qui le rend moins impressionnable à l'action tétanisante des poisons : dans les deux cas c'est la moindre excitabilité du tissu qui est en cause.

2° La chloralisation à haute dose se comporte de même : Gley a vu les ventricules des mammifères résister beaucoup plus aux accidents de la faradisation dans la chloralisation profonde que normalement. De mon côté, j'ai observé une activité toxique beaucoup moindre de la digitaline et de la strophantine chez les animaux fortement chloralisés au préalable que chez ceux qui étaient seulement immobilisés par le curare. Ce fait a son pendant dans cette autre remarque, que j'ai faite plusieurs fois, que les accidents déjà provoqués par la digitaline sont atténués par l'intervention ultérieure de la chloralisation.

3° Les actions nerveuses d'arrêt centrifuges et centrales suppriment les accidents de tétanisation cardiaque produites par les excitations directes du myocarde (voy. chap. x). On devrait s'attendre, conformément à la série qui précède (cocaïne-chloral) à voir l'action de la digitaline atténuée, au moment des troubles excito-cardiaques, par l'intervention d'excitations nerveuses inhibitoires portant sur le segment périphérique ou sur les origines des nerfs vagues. La théorie indique qu'il en serait bien ainsi, mais, à cette phase de l'intoxication digitalinique, les appareils cardiaques d'arrêt ont perdu leur excitabilité. Il ne faut donc pas s'étonner que le fait si remarquable de la suppression, par l'intervention des appareils modérateurs, des accidents tétaniques d'origine excitante externe, n'ait pas son pendant au cours des troubles analogues produits par la digitaline.

De ces rapprochements résulte une vraisemblance plus grande encore en faveur de l'action stimulante myocardique de la digitale : quelques expériences fourniront à l'hypothèse la démonstration directe.

§ 8. Preuve d'une action musculaire directe, indépendante, de la digitaline sur le cœur.

L'influence myocardique, simplement tonique d'abord, tétanisante plus tard, de la digitaline, est déjà établie par une longue série de démonstrations indirectes (*voy. chap. II, IV, V, VII, X*); mais jusqu'ici nous n'avons pas fourni la démonstration d'une action immédiate sur le tissu musculaire, sans intermédiaire nerveux. Tout ce que nous avons vu des effets toni-cardiaques de la digitaline peut s'expliquer, comme nous avons tenté de le faire, par une surexcitation des organes nerveux toni-accélérateurs intracardiaques (chap. VII) ; seul, l'accident tétanique terminal, très bref chez les mammifères, très prolongé chez les animaux à sang froid, se présente comme évidemment lié à une influence myocardique indépendante, l'innervation cardiaque étant à cette période finale complètement hors de cause. Il paraît logique dès lors d'admettre que, dans les troubles qui ont précédé cette période, le myocarde, en tant que tissu musculaire, n'était pas resté indifférent à l'action du poison et qu'il avait pris sa part dans les accidents toni-arythmiques. Mais il était nécessaire de chercher une démonstration directe de l'action myo-tétanisante de la digitaline, quelque probante que pût être l'observation d'une tétanisation survenant à la période où nous ne pouvons plus provoquer de manifestations d'activité nerveuse intra-cardiaque. C'est ce que j'ai tenté dans des expériences publiées en 1881 et souvent répétées depuis : j'en donnerai ici un simple résumé.

La *pointe du cœur* de la grenouille étant considérée comme dépourvue d'organes nerveux, du moins ganglionnaires, devient ici un précieux réactif : la difficulté consistait à maintenir ses relations avec la base du cœur, sans lui permettre de s'imbiber du poison administré à l'animal, tout en conservant le moyen de la soumettre à la même influence que le tissu névro-musculaire des 2/3 supérieurs du ventricule. J'ai utilisé dans ce but ce que j'ai appelé la *Séparation physiologique de la pointe du cœur* : en opérant à la manière de Bernstein ou d'une façon analogue, par la constriction linéaire énergique appliquée transversalement au niveau du 1/4 inférieur du ventricule, on obtient une région basilaire (fig. 100, n° 2) qui continue à se contracter et à se relâcher rythmiquement, tandis que la région apexienne reste distendue par le sang que viennent de projeter dans sa cavité les systoles de la région active : cette pointe du cœur ne pourra se contracter que si elle est soumise à des excitations soit externes, soit internes, représentant pour elle la stimulation qu'elle cesse de recevoir de la portion basilaire. Dans ces conditions, on injecte sous la peau de l'animal et d'une autre grenouille à cœur intact, quelques dixièmes de milligrammes de digitaline, c'est-à-dire une dose capable de provoquer rapidement la contracture ventriculaire. Au bout de quelques minutes, on voit le cœur prendre l'aspect n° 3, fig. 100 : le cœur de la grenouille intacte est arrêté en systole ventriculaire totale (*C. int.*); la contracture tétanique n'atteint que la portion basilaire du ventricule (*C. sép. P*) dont la pointe n'a pas subi le contact du poison, le sang ne s'étant pas renouvelé à son intérieur. Cette pointe reste en diastole, plus distendue encore qu'avant l'action de la digitaline. Si on la soumet à une percussion extérieure qui en provoque la contraction, elle se débarrasse dans l'aorte, au travers de la région basilaire contractée, mais se laissant distendre, du sang normal qu'elle contenait et reçoit en échange, des oreillettes, une certaine quantité du sang digitaliné; au besoin, on favorise cette pénétration, qui se fait malaisément dans le défilé ventriculaire, par une légère pression à la surface des oreillettes. A la suite de cet échange d'un sang inoffensif contre un sang fortement toxique, la pointe commence déjà à devenir moins tendue, moins globuleuse ; on renouvelle 3 ou 4 fois la percussion de la pointe ainsi que le renouvellement du sang à son intérieur et on obtient

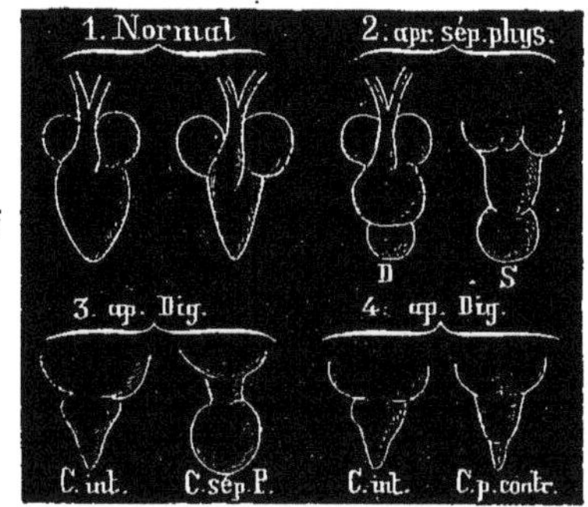

Fig. 100. — Expérience de la pointe du cœur (séparation physiologique) subissant l'action myocardique de la digitaline.

1. Cœur normal de la grenouille en diastole et en systole.
2. Cœur après séparation physiologique de la pointe opérée au moyen d'une constriction linéaire. *D.* diastole de la base, avec immobilité de la pointe ; *S.* systole de la base distendant passivement la pointe.
3. Sous l'influence d'une dose toxique de digitaline, un cœur *intact* présente une contracture totale du ventricule ; seule la base subit cette contracture après séparation physiologique de la pointe (*C. sép. p.*) ; la pointe reste distendue par le sang normal.
4. Après une série d'évacuations du sang normal, la pointe, ayant reçu du sang digitaliné, prend l'attitude contracturée (*C. p. contr.*) et le ventricule tout entier en systole ressemble au ventricule digitaliné intact (*C. in.*), sauf au niveau du sillon creusé par la compression linéaire préalable.

ainsi (n° 4, *C. p. contr.*) un ventricule complètement contracturé, aussi bien au niveau de la pointe qu'au niveau de la base : ce ventricule ne diffère plus du ventricule tétanisé (*C. int.*) de la grenouille qui n'avait pas subi la séparation physiologique de la pointe, que par les traces de la constriction linéaire ayant servi à produire cette séparation.

Nous avons donc là, je crois, une démonstration positive et directe de l'action tétanisante de la digitaline sur le myocarde, abstraction faite de l'intervention nerveuse. Cette même démonstration est applicable, bien entendu, aux autres poisons systoliques; le même procédé peut servir aussi à l'analyse de l'action myocardique des poisons diastoliques ; mais sans entrer dans les détails que comporterait une telle analyse comparative, je me borne au point spécial qui nous intéresse en concluant que la digitaline est bien un poison musculaire cardio-tétanisant.

Il suffit maintenant de rappeler l'état du cœur tué en contracture par les excitations directes et par la digitaline pour légitimer l'assimilation que nous avons développée dans ce chapitre entre les effets myocardiques de l'une et l'autre influences stimulantes.

On est dès lors autorisé à étendre à l'ensemble des accidents toni-ventriculaires produits par la digitaline, du début de son action jusqu'à son effet toxique mortel, la notion qui découle de ces expériences : il paraît clair que, pendant toute l'évolution des troubles digitaliniques, le myocarde a pris sa part à l'augmentation de tonicité dont nous avons analysé les effets successifs; l'action qu'il a subie, a marché d'abord de pair avec la stimulation simultanée des appareils modérateurs et toni-accélérateurs (phase de ralentissement avec augmentation d'énergie), puis avec la stimulation des appareils accélérateurs seuls, les organes modérateurs étant supprimés pendant les périodes de tachycardie toxique; enfin, c'est l'intervention de l'élément musculaire isolé des organes accélérateurs tués à leur tour, mais tardivement, par la digitaline, qui a provoqué la manifestation motrice terminale se caractérisant par le tétanos cardiaque.

XII

RÉSUMÉ ET CONCLUSIONS

I. *Synchronisme des modifications de la fréquence et du rythme produites dans les deux ventricules par la digitale.* — Le ralentissement régulier ou irrégulier du cœur, produit par les faibles doses de digitaline (ou après élimination des fortes doses) est rigoureusement synchrone dans les deux ventricules, la régularisation du cœur préalablement arythmique, obtenue au moyen de la digitaline, porte également sur les deux ventricules, tout comme l'accélération toxique. On retrouve ce synchronisme parfait dans les accidents arythmiques les plus variés. De même, les intermittences isolées ou les séries de systoles retardées affectent également les deux ventricules.

Si ce synchronisme, que nous retrouvons dans le ralentissement et dans l'accélération régulière ou arythmique, a pu être mis en doute, c'est que les procédés d'exploration comparative des deux cœurs ont été défectueux. On ne peut juger avec rigueur de la fréquence relative des deux ventricules au moyen de l'exploration manométrique aortique et pulmonaire; les manomètres élastiques eux-mêmes, tout fidèles qu'ils soient, laissent croire que le ventricule droit donne, dans certaines formes d'arythmie, un plus grand nombre de systoles que le gauche : ce dernier, en effet, peut n'envoyer dans l'aorte que des ondées trop faibles pour se traduire même à courte distance, alors que chaque ondée pulmonaire se manifeste par une élévation de la pression. L'erreur est facilement évitée par l'examen comparatif direct des deux ventricules, surtout au moyen de l'exploration de la pression intra-cardiaque, à la condition toutefois que la sensibilité des appareils soit suffisante pour traduire le moindre effort systolique.

II. *Synergie de l'augmentation d'action systolique des deux ventricules.* — La digitale renforce l'énergie ventriculaire, quelle que soit la modification subie par la fréquence du cœur. Cet effet se produit parallèlement, mais non au même degré, dans les deux ventricules; il y a donc *synergie*, comme il y a *synchronisme* entre le ventricule droit et le ventricule gauche, mais le synchronisme est *absolu*, tandis que la synergie n'est que *relative*. C'est la différence des changements de la résistance artérielle générale et pulmonaire au-devant des ventricules gauche et droit qui crée cette différence, chaque ventricule proportionnant son effort à la résistance à surmonter, et le ventricule gauche ayant à lutter contre une pression beaucoup plus rapidement croissante et beaucoup plus haute que le ventricule droit. La pression artérielle pulmonaire augmente cependant elle aussi, malgré l'assertion contraire émise par certains expérimentateurs; mais il faut, pour apprécier le fait avec certitude, recourir à des manomètres chargés d'un liquide moins dense que le mercure, à cause du peu d'importance de cette augmentation de pression. Les expériences comparatives sur la circulation cardio-pulmonaire et cardio-aortique montrent le parallélisme de l'augmentation des deux pressions artérielles et le parallélisme (non l'équivalence) de l'exagération d'énergie des deux ventricules.

III. *Action cardio-tonique portant sur la diastole des deux ventricules.* — L'extensibilité diastolique ventriculaire, à l'augmentation de laquelle on a fait jouer le principal rôle dans l'exagération du travail du cœur digitaliné, ne peut être étudiée fructueusement par la plupart des procédés employés : la contre-pression du cœur dans le péricarde ne fournit aucun renseignement sur la résistance propre du myocarde ventriculaire; le fait que le volume total du cœur s'exagère à un plus haut degré sous l'influence des arrêts diastoliques produits par le nerf vague, ne prouve pas davantage que l'extensibilité ventriculaire est augmentée : ce résultat ne s'observe, en effet, qu'avec des arrêts plus prolongés; pour une même durée de l'arrêt diastolique, l'augmentation de volume du cœur est au contraire moins grande.

En recourant à des procédés mieux appropriés (mesure du volume moyen du cœur du début à la fin de l'action de la digitale, pression intra-cardiaque, degré de distension ventriculaire pour des charges veineuses semblables, etc.), on constate que le poison renforce la tonicité du myocarde ventriculaire au lieu de la diminuer, comme on l'a avancé sans preuves suffisantes.

Cette action cardio-tonique se manifeste aussi bien dans le ventricule droit que dans le ventricule gauche, mais à un degré différent, plus notable dans ce dernier dont la musculature est plus puissante.

On a ici le pendant du renforcement d'énergie systolique indiqué tout à l'heure : la digitale est essentiellement un agent myo-tonique pour le cœur : elle exerce cette influence à toutes les phases de son action : elle la manifeste, pendant la période d'intoxication, par des accès demi-tétaniques, et, même au moment de la mort, par la tétanisation brusque, qui est le signal de la mort du cœur.

La constatation d'une dépression intra-ventriculaire plus brusque et plus profonde à la suite de chaque systole ne change rien à la formule générale qui précède : si le myocarde se détend ainsi brusquement, c'est qu'il vient de fournir une systole énergique et rapide; il se décontracte comme tout muscle strié dans les mêmes conditions, sans avoir pour cela subi une action diastolique particulière de la part du poison : on retrouve un phénomène identique sous l'influence de l'action des nerfs accélérateurs.

IV. *Mort subite du cœur en tétanos suivi de relâchement diastolique. Synchronisme des deux ventricules.* — La mort du cœur digitaliné, chez les mammifères, se produit, comme chez les animaux à sang froid, non en diastole, mais en tétanos, avec cette différence que, chez les animaux supérieurs, la tétanisation est dissociée au lieu de constituer une contracture parfaite et qu'elle est de très courte durée, au lieu de se prolonger indéfiniment : la brièveté de l'accident mortel chez les mammifères a pu le laisser passer inaperçu, quand on n'a pas appliqué les appareils enregistreurs au cœur lui-même; sa démonstration est des plus simples avec l'inscription des pulsations ventriculaires combinée à celle des variations de la pression intérieure. Le cœur est mort dès ce moment comme organe actif, car il cesse d'envoyer, à partir du début de son tétanos final, des ondées dans les artères; puis, il se relâche, d'abord en trémulation, puis en diastole définitive.

L'accident tétanique ultime est synchrone dans les deux ventricules, mais ici encore la question du synchronisme sera différemment jugée, suivant qu'on explorera la pression aortique et pulmonaire isolément ou en même temps que les pulsations et pressions du cœur lui-même.

Avec l'inscription seule des variations de la pression dans les artères, on conclura que la mort est *successive*, au lieu d'être simultanée, dans le ventricule gauche et dans le ventricule droit : en effet, on voit subsister des pulsations dans l'artère pulmonaire, alors que toute variation de pression a disparu dans l'aorte. La simultanéité des accidents ventriculaires à droite et à gauche n'en existe pas moins, mais le ventricule gauche cesse de recevoir du sang des réseaux pulmonaires, tandis que le ventricule droit, encore alimenté par le système veineux général, continue un instant à envoyer dans l'artère pulmonaire de faibles ondées, insuffisantes à entretenir la circulation au travers du poumon et à approvisionner le cœur gauche.

La tétanisation cardiaque finale paraît être l'expression maxima de l'action toni-ventriculaire de la digitale.

V. *Défaut de subordination des modifications de la fréquence et du rythme des ventricules à l'augmentation de la résistance artérielle et aux changements d'activité des oreillettes. Adaptation de l'énergie variable du cœur à la résistance artérielle et à l'apport veineux.* — La recherche du mécanisme des effets successifs multiples qu'exerce la digitale sur le cœur (changements de fréquence, de rythme et d'énergie) jusqu'au moment où elle tue les ventricules par un accès tétanique subit, suivi de trémulation fibrillaire et de diastole croissante, soulève une série d'hypothèses que nous avons cherché à discuter méthodiquement dans notre étude détaillée.

La première question qui se présente est celle d'un rapport de subordination entre le ralentissement cardiaque et l'élévation de la pression artérielle; on sait, en effet, que la digitale produit sur les artérioles aortiques une action constrictive : elle élève ainsi la pression dans l'aorte et augmente la résistance au devant du cœur gauche. Dès lors, on a pu supposer logiquement que la digitale n'exerce sur le cœur qu'une action ralentissante indirecte, tout comme le ferait une importante constriction artérielle primitivement produite (compression de l'aorte, excitation des splanchniques). L'analyse comparative des effets produits sur la pression ventriculaire droite et gauche montre que cette conception est insuffisante.

La subordination du ralentissement ventriculaire à l'excès de résistance artérielle ne serait pas établie davantage, même s'il était démontré que la digitale agit sur les vaisseaux pulmonaires comme sur les vaisseaux aortiques en en produisant la constriction. On ne peut, en effet, admettre qu'une même cause, l'excès de résistance artérielle, produise successivement des effets inverses, le ralentissement d'abord, plus tard l'accélération simple ou arythmique du cœur ; on ne peut l'accepter, même en faisant toutes les concessions que suggère la notion d'une influence paralysante de la digitale sur les nerfs modérateurs, à partir d'un certain degré d'intoxication. Tout ce qu'on peut accorder, et ceci est hors de doute, c'est que l'augmentation de la pression artérielle impose au cœur un déploiement d'énergie qui est proportionné à la résistance à surmonter.

Les changements de fréquence et de rythme du cœur résultent de l'action directe du poison sur le tissu neuro-myocardique, comme le prouvent les expériences de circulation artificielle sur le cœur isolé des animaux à sang froid et celles qu'on exécute chez les mammifères dont le cœur a été réduit au circuit pulmonaire-coronaire : on retrouve ici tous les effets que détermine la digitale sur le cœur des animaux intacts, aussi bien l'action produite sur la fréquence et le rythme, que l'influence toni-cardiaque. Chez l'animal intact, pourvu d'un circuit cardio-pulmonaire et cardio-aortique complet, l'action toni-vasculaire s'ajoute à l'action toni-cardiaque pour produire l'élévation de la pression dans les deux systèmes, mais l'effet cardiaque n'est pas subordonné à la modification artérielle.

Cette première hypothèse écartée, il s'en présente une seconde du même ordre : les modifications variées (surtout les changements d'énergie) produites par la digitale dans les ventricules ne résulteraient-elles pas d'une influence primitivement exercée par ce poison sur les oreillettes? On sait en effet que les variations de la capacité diastolique et du retrait systolique des oreillettes règlent l'approvisionnement ventriculaire, et qu'on a eu l'idée de subordonner le travail du cœur aux changements d'action des oreillettes, dans toute une série d'influences nerveuses.

L'hypothèse valait donc d'être discutée. Son examen nous a permis d'indiquer en passant une différence importante dans l'action auriculaire et dans l'action ventriculaire de la digitale : l'accord si étroit que nous avions observé entre les deux ventricules, tant au point de vue du rythme qu'au point de vue de l'énergie, fait défaut entre les deux oreillettes; ces appendices veineux, en effet, ne sont pas solidaires l'un de l'autre comme le sont les deux moitiés du véritable cœur, du cœur ventriculaire. Mais nous avons pu surtout établir, en comparant d'instant en instant les changements subis par les oreillettes sous l'influence de la digitale à ceux qui survenaient dans les ventricules, l'indépendance complète de ces derniers (fréquence, rythme, énergie).

Ces deux interprétations étant écartées et l'action ventriculaire de la digitale se dégageant comme une action locale, indépendante des effets subis par la résistance artérielle et par la fonction auriculaire, il faut aborder la question complexe des rapports entre les variations fonctionnelles des ventricules et l'influence du système nerveux.

VI. *Subordination du ralentissement à l'augmentation d'action périphérique des appareils nerveux modérateurs et toni-cardiaques.* — L'étude comparative détaillée que nous avons faite du ralentissement du cœur produit par la digitale et par l'excitation des nerfs cardio-modérateurs, nous a montré les analogies admises, mais nous a, en outre, révélé des différences importantes. Le cœur ralenti par l'action directe du nerf pneumogastrique est aussi rendu moins énergique, car il subit, en même temps que l'action modératrice de ce nerf, son influence dépressive, antitonique. Tout au contraire, les ventricules ralentis par la digitaline présentent un renforcement de leur puissance systolique et une augmentation de leur tonicité diastolique. Il faut donc qu'une autre influence que celle du vague intervienne en même temps : nous avons supposé que les appareils nerveux toni-cardiaques subissent la même stimulation initiale que les appareils nerveux cardio-modérateurs et que cette association rend compte de la combinaison indiquée. L'expérience de l'excitation *simultanée* directe, réflexe ou centrale des deux espèces de nerfs nous a, en effet, fourni en quelque sorte la synthèse nerveuse du ralentissement avec augmentation d'énergie que produit la digitaline; d'autres expériences de dissociation ont permis de compléter la démonstration d'une action toni-cardiaque combinée à l'action ralentissante du vague, mais masquée par celle-ci dans les phases initiales de l'empoisonnement.

VII. *Subordination de l'accélération toxique à la perte d'action des appareils cardio-modérateurs et à l'excès d'activité des appareils toni-accélérateurs.* — L'accélération cardiaque des doses toxiques de digitaline est reproduite, avec tous ses caractères, avec la même augmentation d'énergie ventriculaire, avec les mêmes effets sur la pression artérielle aortique et pulmonaire, soit par la double vagotomie, soit par l'excitation électrique forte des nerfs accélérateurs. Il y a donc lieu d'assimiler les deux ordres de phénomènes et de supposer que la digitaline produit la tachycardie, d'une part, en diminuant (et plus tard en supprimant) l'action modératrice des nerfs vagues, d'autre part, en stimulant l'activité toni-accélératrice des nerfs accélérateurs qui résistent beaucoup plus que les modérateurs à l'effet paralysant des doses toxiques. Ceci n'exclut pas, du reste, une action stimulante directe sur le myocarde, comme nous le verrons bientôt.

VIII. *Défaut de rapports entre les variations de l'excitabilité directe des nerfs cardiaques et les variations de la fréquence du cœur.* — L'excitabilité des nerfs cardiaques (en d'autres termes, et plus justement, la valeur des effets qu'ils produisent sur le cœur), doit varier au cours de l'action progressive de la digitaline en s'exagérant et plus tard en s'atténuant, suivant l'état ralenti, accéléré ou arythmique du cœur : l'interprétation donnée plus haut des modifications de la fréquence et du rythme implique nécessairement ces variations. Elles sont admises, en effet, du moins pour les nerfs modérateurs seuls étudiés jusqu'ici; mais les essais multipliés que nous avons pratiqués dans le tiers au moins des 217 expériences exécutées depuis trois ans, montrent que l'action cardio-modératrice du nerf vague peut varier dans le sens prévu par la théorie aussi bien qu'en sens inverse. Ces discordances n'infirment pas l'hypothèse d'une exagération d'action *périphérique* du vague dans le ralentissement, et d'une diminution ou d'une perte d'activité dans la tachycardie; elles prouvent seulement que le procédé de recherche employé par les physiologistes est défectueux : ce n'est pas sur leur trajet, c'est au niveau de leurs terminaisons cardiaques que les nerfs modérateurs doivent être interrogés.

Les mêmes remarques sont applicables aux expériences dans lesquelles on recherche un rapport entre l'accélération cardiaque digitalinique et une augmentation d'activité des nerfs accélérateurs : ici encore les divergences des résultats ne doivent pas faire éliminer l'hypothèse; elles montrent que c'est à la périphérie, et non en dehors du cœur, que doit être recherchée l'augmentation d'activité des nerfs accélérateurs commandant pour une part à la tachycardie digitalinique.

IX. *Assimilation des effets de la digitale et de la strophantine à ceux des excitations directes du myocarde. Action toni-cardiaque de la digitale.* — Il existe entre les effets tétanisants passagers ou mortels produits sur les ventricules et les accès demi-tétaniques, ou le tétanos mortel, déterminés par la digitaline, de telles analogies, qu'une assimilation s'impose entre les deux séries. Nos expériences détaillées sur les modifications de la fonction ventriculaire produites par l'excitation directe du myocarde au niveau de chaque oreillette et en différents points de chaque ventricule, nous ont fourni des résultats superposables en quelque sorte aux variations fonctionnelles des deux ventricules que produisent les fortes doses de digitaline; cette analogie se maintient jusqu'aux accidents mortels inclusivement : le cœur tué par la digitaline (ou par un autre poison tétanisant tel que la strophantine), subit, comme avec les fortes excitations directes du myocarde, un court accès de tétanos à secousses rapides mais dissociées, suivi d'ondulations fibrillaires et de repos diastolique définitif.

L'action ventriculaire tétanisante des poisons du groupe digitaline se déduit indirectement de ce rapprochement, et de cette autre considération que toutes les influences qui atténuent l'excitabilité directe du myocarde (chloral, cocaïne), rendent également le cœur beaucoup moins impressionnable à l'effet de la digitaline. Mais son influence stimulante sur le myocarde résulte plus directement de mes expériences sur la pointe du cœur physiologiquement séparée de la base par une constriction linéaire préalable : cette pointe, constituée par des éléments musculaires sans éléments nerveux ganglionnaires, reste à l'état diastolique tant qu'on ne la force pas à s'imprégner du sang digitaliné qui a déjà mis en contraction la portion basilaire; elle se contracture à son tour, quand on lui a fait évacuer, par des excitations locales, le sang normal qu'elle avait conservé, et quand elle a reçu, en échange, une quantité suffisante du sang chargé du poison tétanisant : le ventricule est alors tout entier en rigidité systolique, au lieu d'être, comme avant l'imprégnation digitalinique de la pointe, séparé en deux parties, l'une (la base) contracturée, l'autre (la pointe) en relâchement diastolique.

Il est donc démontré, surtout par ces expériences de dissociation, que la digitaline agit sur l'élément musculaire du cœur : l'effet contracturant des hautes doses sur le myocarde, n'est que la manifestation la plus accusée de l'action stimulante que ce poison exerce sur le cœur dans toutes les phases de l'intoxication. Cette influence directe sur le myocarde rend compte des accidents tétaniques des périodes arythmiques, que l'intervention nerveuse était insuffisante à expliquer.

DE LA PHLÉBITE

PHLÉBITE DES MEMBRES

par H. VAQUEZ

AVANT-PROPOS

Instruit par l'exemple de notre maître le professeur Potain, nous nous sommes appliqué à nous attacher patiemment à un sujet d'étude pour ne l'abandonner qu'après avoir tenté d'y apporter quelques éclaircissements.

Les recherches poursuivies par nous, depuis plusieurs années, sur les conditions diverses, les formes cliniques et anatomiques de la phlébite, nous autorisent à présenter aujourd'hui une étude d'ensemble de la question.

Celle-ci comporte deux parties à examiner successivement : la première renfermera tout ce qui a trait à la phlébite des membres : les causes diverses de son apparition, ses modes d'évolution, les lésions qu'elle détermine dans la veine elle-même et dans les membres, enfin le traitement qu'elle nécessite. La seconde partie se composera de tout ce qui regarde plus spécialement les phlébites viscérales, leurs causes, la raison de leur localisation, les altérations organiques qu'elles provoquent.

Nous publions aujourd'hui la première partie de ce travail. Nous espérons que l'on voudra bien considérer comme digne d'attention la contribution d'études personnelles que nous y apportons. Les différents détails anatomiques et cliniques dans lesquels nous avons cru nécessaire d'entrer trouveront leur excuse dans l'intérêt même du sujet et dans la préoccupation scientifique qui nous a guidé.

I

HISTORIQUE

Nous avons exposé, il y a peu d'années, les diverses particularités relatives à l'histoire de la thrombose dite cachectique. Cette étude comportait un travail d'ensemble dont il nous faudrait aujourd'hui extraire ce qui se rapporte à la phlébite des membres. Mais, comme la question de la thrombose spontanée a pendant longtemps et presque exclusivement occupé les cliniciens et les anatomo-pathologistes, il est impossible de la distraire de celle de la phlébite à laquelle elle a été si intimement liée. Cet historique, pour être complet, comprendra trois périodes que l'on peut dénommer de la manière suivante :

1° Période antérieure à Cruveilhier;
2° Période de Cruveilhier à Virchow;
3° Période moderne.

1° Période antérieure à Cruveilhier.

Van Swieten, au siècle dernier, signala le premier, d'une façon certaine, l'existence de coagulations spontanées apparaissant du vivant même du malade. Il montra, de plus, que des caillots migrateurs, nés de ces coagulations, pouvaient être transportés au loin; mais on ne peut reconnaître dans ces observations, pas plus que dans celles de Legroux, au commencement du siècle, rien de ce qui caractérise une découverte scientifique, c'est-à-dire des conclusions logiques tirées de faits rigoureusement observés.

En 1823 et 1824, parurent deux mémoires d'une grande importance au point de vue de l'histoire de la phlébite. Dans l'un, Davis[1]

1. *An essay on the proximate cause of the disease called phlegmatia dolens.* Davis, 1823.

publiait ses recherches sur la phlegmatia des accouchées; dans l'autre, Bouillaud[1] rapportait des cas d'hydropisie partielle chez les cancéreux, les tuberculeux, les typhiques.

La phlegmatia des accouchées n'était pas inconnue à cette époque, les observations de Mauriceau, de Puzos, de White (1784) avaient déjà attiré l'attention sur ses modalités cliniques. Peu de temps après, Guthrie (1826), Robert Lee commencèrent l'étude anatomique de la lésion; ce dernier auteur alla même plus loin, car, trouvant de l'analogie entre la phlegmatia des accouchées et la phlébite des opérés, si bien étudiée d'autre part par Guthrie, il proposa de faire de la première une variété anatomique de la seconde. Pour lui, pour David Davis, pour Dance, l'œdème des femmes en couches, le dépôt laiteux des nouvelles accouchées n'étaient d'ordinaire qu'une phlébite crurale.

Quant à la phlébite des cachectiques, elle venait à peine d'être tirée de l'ombre par Bouillaud et aucune idée pathogénique ne pouvait être émise sur sa nature.

Cruveilhier, en 1834, se crut en droit de fixer les diverses lésions de la phlébite et d'en soupçonner les causes.

2e Période de Cruveilhier à Virchow.

Si l'on veut bien voir quel était, relativement à la question de la phlébite, l'état des esprits au moment des travaux de Cruveilhier, on se rendra compte sans peine que les conclusions que cet auteur se crut en droit d'adopter et que nous allons rapporter n'étaient rien moins que conformes aux idées régnantes.

En effet, à côté des mémoires déjà nombreux qui avaient paru sur cette phlébite nouvelle, propre aux accouchées, et à laquelle Hull[2] avait donné le nom spécial de *phlegmatia alba dolens*, des travaux non moins considérables avaient étudié sous toutes ses formes la phlébite chirurgicale; il nous suffira de rappeler ici les noms de Hunter, de Breschet (1818), de Hogdson, de Sédillot et de Velpeau. Il n'y avait donc rien d'étonnant à ce que des hommes comme Robert Lee, comme Dance, assimilassent la phlébite des

1. Bouillaud, De l'oblitération des veines et de son influence sur la formation des hydropisies partielles; considérations sur les hydropisies passives en général. (*Arch. gén. de médecine*, II, 1823, 188. 2e mémoire. *id.*, IV, 1824, 94.

2. Hull, *Essay on phlegmatia dolens*. Manchester, 1800.

nouvelles accouchées à la phlébite des opérés. Il n'y avait rien d'étonnant non plus à ce que Cruveilhier, en 1834, fît rentrer dans la phlébite tout ce que l'on commençait déjà à en distraire sous le nom de phlegmatia. Cette assimilation, il la fit complète et sans restriction.

« L'expression de phlébite dont je me suis constamment servi pour caractériser l'oblitération veineuse par concrétion sanguine adhérente, aussi bien que l'oblitération veineuse par suppuration, prouve assez que je considère ces deux ordres d'oblitérations comme le résultat de l'inflammation de la membrane interne des veines.

« Je me demande si les objections que l'on fait à la doctrine de la phlébite oblitérante ne sont pas plus dans les mots que dans les choses. Dans nos idées, pour qu'il y ait phlébite spontanée ou non traumatique, il faut, de toute nécessité, une cause d'irritation qui agisse sur les parois veineuses; or, cette cause d'irritation ne peut lui arriver que par le sang. Le sang, chargé de principes irritants, irrite les parois veineuses, et le premier phénomène de cette inflammation, c'est la coagulation du sang. »

Nous voyons, par ces deux extraits, que la doctrine de la phlébite s'est nettement affirmée dans l'esprit de Cruveilhier et que celui-ci en même temps n'hésite pas à pénétrer, bien que par une simple hypothèse, dans la voie de la pathogénie. D'autre part, s'il ne nie pas que « les oblitérations veineuses spontanées par concrétion sanguine adhérente ne s'observent pas plus souvent dans certaines conditions de l'organisme que dans les circonstances ordinaires », il ajoute aussitôt : « Je possède des faits de phlébite oblitérante ou œdème douloureux soit du membre supérieur, soit du membre inférieur, survenus dans les conditions de santé ordinaire, chez des individus qui n'offraient aucun signe de maladie. »

L'idée que Cruveilhier émettait d'une façon aussi catégorique était admise déjà en principe par la plupart des auteurs. C'est ainsi qu'en 1838, époque à laquelle parut la thèse de M. Hardy[1], les opinions de Cruveilhier sont acceptées comme faisant loi. En 1840, tous les cliniciens, Andral, Piedagnel, Trousseau adoptaient la théorie de la phlébite.

En 1845, Bouchut[2], fort timidement, apporta le premier une

1. Hardy, *Recherches sur les concrétions sanguines formées dans le cœur et les gros vaisseaux*. Th. agrég., 1838.
2. Bouchut, *Mémoire sur la Phleg. al. dol.*, *Gaz. Méd. de Paris*, 1844, p. 249 et 297

restriction aux idées de Cruveilhier. Il s'appuyait pour cela sur ce fait que la *phlegmatia alba dolens*, apparaissant avec prédilection dans le cours des cachexies et des maladies chroniques, il fallait tenir un plus grand compte de l'état général qu'on ne l'avait fait jusque-là. C'était apporter à la théorie de Cruveilhier un correcti nécessaire; mais l'auteur allait plus loin :

« Aucune analyse du sang ne fait connaître la composition de ce liquide lors de sa coagulation dans les maladies chroniques. Il est cependant certain que c'est là ce qu'il faudrait connaître pour déterminer les causes du phénomène qui nous occupe. »

Nous avons vu que Cruveilhier ne niait pas la fréquence plus grande de la phlébite chez les cachectiques, mais il ne pensait pas que l'on dût pour cela admettre la théorie de la coagulation spontanée, « théorie, dit l'auteur, qui a été habilement soutenue par M. Bouchut. » Raige-Delorme parle également de l'hypothèse émise par M. Bouchut comme d'une hypothèse sans fondements; il ne pense pas qu'elle puisse trouver dans l'avenir des défenseurs autorisés.

Contrairement aux assertions de Cruveilhier et de Raige-Delorme, les idées de Bouchut sur la coagulation spontanée du sang chez les cachectiques, devaient trouver dans Virchow un appui longtemps puissant et victorieux.

3° Période moderne.

A. Théorie de Virchow : la Thrombose primitive.

Virchow[1], dans ses différents travaux, de 1854 à 1875, s'appliqua à édifier une théorie nouvelle qui attribuait au sang et à ses modifications une importance presque exclusive dans l'oblitération du système veineux chez les cachectiques. Cet auteur substituait à la théorie de Cruveilhier une doctrine toute nouvelle : la phlébite n'était plus la cause de la coagulation, elle n'en était que l'effet et la *phlegmatia alba dolens*, remise en honneur, devenait une thrombose marastique.

et *Mémoire sur la coagulation du sang veineux dans les cachexies et dans les maladies chroniques. Gaz. méd.*, 1845, p. 241.

1. Virchow, *Handbuch der spec. Path. und Therapie*. Erlangen, 1854 et *Gezammelte Abhandlung. zur wissensch. Medicin*. Frankfurt, 1856.

Qu'était-ce donc que la thrombose marastique?

Pour Virchow, la base de la théorie de Cruveilhier n'était pas solide. Ce dernier admettait comme démontrée l'altération préalable de la paroi; or Virchow ne la constatait pas. Dans bien des cas où il y avait des coagulations adhérentes dans les veines il n'avait pas trouvé l'épithélium lésé. Il arrivait dès lors à cette conclusion que l'on devait trouver dans les altérations spéciales du sang, ou dans certaines modifications des conditions mécaniques, les causes de la coagulation spontanée. Cet auteur établissait en définitive cinq catégories :

1° La thrombose par compression; 2° la thrombose par dilatation; 3° la thrombose traumatique; 4° la *thrombose marastique;* 5° la thrombose par altération vasculaire.

La phlegmatia alba dolens rentrait dans la quatrième catégorie. Laissant de côté les altérations de la crase sanguine, auxquelles il ne fait jouer qu'un rôle accessoire, Virchow admet que la cause de la coagulation du sang dans les thromboses marastiques est d'*ordre presque entièrement mécanique*. C'est surtout le ralentissement de la circulation périphérique qui explique la coagulation. Ce ralentissement est d'ordre complexe. Le cœur diminue de vitalité dans le cours des cachexies, et le sang est moins vigoureusement lancé dans le système vasculaire. La contractilité de celui-ci est elle-même très diminuée. Les veines agissent moins énergiquement sur le sang qu'elles contiennent, en même temps que les valvules s'appliquent d'une façon moins complète sur les parois des veines. Le sang stagne, en conséquence, dans le système veineux et surtout à la base des valvules, et il s'y coagule comme il le ferait dans un tube inerte. D'autre part, la respiration, cause auxiliaire de l'activité circulatoire, est elle-même affaiblie dans les états cachectiques qui nous occupent, et cet affaiblissement contribue, pour sa part, à ralentir la circulation périphérique.

A ces données principales, Virchow ajoute quelques détails complémentaires. Il admet, notamment, que la paroi interne du cœur et des vaisseaux fait subir au sang une sorte d'*attraction moléculaire* qui aide à sa circulation et dont la disparition dans les cachexies, par suite de la dénutrition générale de l'organisme, favorise la coagulation du sang. D'autre part, dans l'état subasphyxique des cachectiques, les globules de sang moins oxygénés ne possèdent plus les conditions de vitalité qui favorisent leur circulation dans le système vasculaire.

Si Virchow a, de la sorte, fait jouer un rôle, bien secondaire d'ailleurs, à l'état de la paroi des vaisseaux dans le phénomène de la coagulation, cela tient à coup sûr aux expériences de Brücke[1], qui venaient d'en faire ressortir l'importance. Mais, pour Virchow, les altérations de la paroi n'ont jamais constitué qu'une cause d'appel pour la formation du thrombus, et, comme il le dit lui-même : « l'histoire du processus se réduit à celle du thrombus. » Il est évident que si l'on ne s'est pas bien rendu compte de cette conception spéciale de Virchow relativement au rôle de la paroi, on ne pourra s'expliquer que cet auteur ait, d'autre part, déclaré que, dans le phénomène de la coagulation, « les modifications générales du sang ou de la circulation peuvent aussi être invoquées, mais qu'elles agissent toujours par l'intermédiaire d'un processus local[2]. »

Quoi qu'il en soit de ces multiples explications proposées par Virchow, on ne peut s'empêcher de retourner contre lui l'épithète par laquelle il qualifiait les opinions de Cruveilhier, et de dire qu'il s'est lui-même trop avancé lorsqu'il a cru « remplacer les expressions un peu mystiques de Cruveilhier par la simple expression des faits[3] ».

Nous avons exposé de la sorte la théorie de Virchow sur les différentes formes de thrombose en général et sur la thrombose marastique en particulier, pour spécifier d'une façon exacte quelles sont les données propres à cet auteur et quelles sont celles que ses élèves, ou les adeptes de sa théorie, ont cru devoir y ajouter.

La conception nouvelle, imaginée par l'illustre anatomo-pathologiste allemand, eut immédiatement pour effet de diriger les recherches dans deux sens. Il s'agissait en effet de fixer : 1° quelles étaient les conditions mécaniques capables d'expliquer le phénomène de la coagulation du sang sur le vivant; 2° dans quelles modifications vitales ou chimiques résidaient les altérations propres à la cachexie et quel était leur rôle dans la coagulation du sang.

Les *conditions mécaniques* de la thrombose furent tout d'abord, et jusqu'à nouvel ordre, considérées comme primordiales.

1. Brücke, *Ueber die Ursache der Gerinnung des Blutes. Arch. f. path. Anat.* 1857, p. 81.
2. Virchow, *La pathologie cellulaire*, 1874, p. 234.
3. *Eodem loco*, p. 234.

O. Weber[1], rejetant au second plan l'influence de l'énergie du cœur sur la production des coagulations admet que c'est surtout la *diminution de tonicité des parois veineuses* et *l'inocclusion des valvules* qui favorisent la thrombose.

M. Lancereaux[2], complétant ces idées, établit les *lois mécaniques de la thrombose*.

« Si l'on remarque, dit-il, que les principaux vaisseaux où siègent les thromboses sont précisément situés au niveau des points où les parois des veines cessent d'adhérer aux toiles fibreuses du voisinage et, par conséquent, là où la force d'aspiration thoracique tend à diminuer et à disparaître, on arrive à cette conclusion que la coagulation spontanée du sang est régie par une loi purement physique, que nous énoncerons comme il suit : les thromboses marastiques se produisent toujours au niveau des points où le liquide sanguin a le plus de tendance à la stase, c'est-à-dire à la limite d'action des forces d'impulsion cardiaque et d'aspiration thoracique. »

A la suite de ce dernier auteur, on ne manqua plus d'insister sur les conditions qu'il avait mises en relief et presque toutes les observations de phlegmatia en témoignent; certains auteurs même ont cru pouvoir imaginer qu'il y avait dans certaines parties du système veineux de véritables *points morts*, où la coagulation se faisait pour ainsi dire spontanément!

Mais d'autre part et concurremment, les physiologistes cherchaient à reproduire expérimentalement des coagulations du sang, en tenant surtout compte des effets du ralentissement de la circulation.

Tackrah[3], en 1817, et Scudamor[4], en 1824, avaient déjà montré que le sang, immobilisé entre deux ligatures dans la jugulaire, ne se coagulait pas immédiatement. Chez le cheval, après une heure trois quarts, le sang restait encore fluide. Versé dans un verre au bout de ce temps, le sang de la veine se coagulait au bout de cinq minutes, ce qui prouvait que ce sang n'avait pas perdu ses propriétés de coagulabilité.

Ces expériences avaient été vite oubliées. Mais, sous l'influence

1. O. Weber, *Pitha's und Billroth's Handbuch*, B. 1, p. 78.
2. Lancereaux, *Traité d'anat. pathol.* T. I, p. 604.
3. Tackrah, *On blood*, 1817.
4. Scudamor, *Essay on blood*, 1824.

des idées de Virchow, on les reprit de tous côtés pour les vérifier et les critiquer au besoin.

Brücke[1], le premier, recommença ces expériences; il arriva à des résultats confirmatifs, mais avec quelques faits nouveaux et intéressants. Il constata que le sang finissait par se coaguler dans le segment veineux au bout d'un temps plus ou moins long, mais qui coïncidait toujours avec le début de l'altération des parois des vaisseaux.

Virchow ne contestait pas ces résultats, il les expliquait seulement en disant que la stase sanguine amenait une irritation des parois vasculaires, laquelle avait pour conséquence ultime la coagulation du sang stagnant.

Quelques années plus tard, les expériences de Zahn[2] vinrent montrer combien le ralentissement de la circulation avait peu d'action sur la coagulation en comparaison des lésions de la tunique interne.

Zahn, étudiant le mode de formation et d'accroissement des thrombus, dans le seul but de contrôler les assertions de Virchow, s'aperçut que ces derniers débutaient toujours en des points qu'un examen minutieux montrait avoir été lésés, encore bien que rien à l'œil nu ne semblât indiquer l'existence de ces lésions. Lorsqu'on produit un léger choc sur le vaisseau mésentérique d'une grenouille, même si faiblement que la seule altération appréciable soit une simple dilatation du vaisseau, et qu'on injecte dans ce dernier une solution de nitrate d'argent, après avoir lié le cœur, on voit se dessiner partout, sauf au niveau du point lésé, l'élégant contour de l'endothélium vasculaire. Au point où l'endothélium a été lésé, la coloration irrégulière et foncée produite par le nitrate d'argent indique la chute de cet endothélium. Or, c'est toujours en ce point que débute la coagulation.

Déjà on pouvait déduire des expériences de Brücke et de celle de Zahn cette conclusion, que si le ralentissement de la circulation n'était qu'une condition accessoire de la coagulation, la lésion de l'endothélium était une condition essentielle.

En 1875, Frantz Glénard[3] reprenait la question de l'influence

1. Brücke, *Virchow's Archiv.*, XII, 1857, p. 81.
2. Zahn, *Loco citato.*
3. F. Glénard, *Contribution à l'étude des causes de la coagulation spontanée du sang à son issue de l'organisme.* Paris, 1875. Thèse.

du ralentissement de la circulation sur la coagulation et la production des thromboses spontanées. Ses expériences confirmaient pleinement celles de Brücke : « Lorsque, dit cet auteur, sur un solipède on enlève un segment vasculaire et qu'on le conserve à l'air, le sang ne s'y coagule pas, quelle que soit la capacité du segment. A quelque intervalle qu'on l'examine après son ablation de l'animal, le sang est susceptible, à l'issue du vaisseau, de se prendre en un caillot qui a tous les caractères du caillot habituel. »

Cet auteur pense, de même que Brücke, que la coagulation ne se produit dans le segment isolé que lorsque la paroi vasculaire altérée a perdu toute vitalité, car celle-ci peut alors, comme une membrane inerte, livrer passage aux corps *étrangers, infusoires*, qui seront les agents de la coagulation.

Durante, à la même époque[1], publiait un important travail sur le rôle de la paroi veineuse dans la nutrition du vaisseau et dans la coagulation du sang.

Baumgarten, dans son récent travail[2], ainsi que dans la très importante revue analytique qu'il a consacrée aux nouvelles théories de la thrombose[3], confirme les expériences de Glénard et les conclusions de Durante. Cet auteur montre que l'arrêt de la circulation et encore moins son ralentissement dans un segment vasculaire sur lequel on a fait une ou deux ligatures ne sont pas forcément suivis de la coagulation du liquide qui y est contenu. Une condition indispensable, ajoute l'auteur, est de prendre des précautions antiseptiques minutieuses. Dans ces conditions, Baumgarten a vu des segments entiers contenir un sang liquide pendant des semaines et même des mois, sans qu'il se formât, au sein du contenu en arrêt complet, le moindre coagulum.

Dans la revue critique dont nous avons parlé, l'auteur énonce des idées qui sont, à notre sens, pleines d'enseignement : « Suivant moi, et le nombre d'expériences que j'ai faites m'autorise à parler de la sorte, la coagulation du sang n'est pas causée par l'arrêt de la circulation. Elle réside le plus souvent dans une de ces trois causes : ligature trop serrée du vaisseau qui en aura

1. DURANTE, *Arch. Phys.*, 1872. *Recherches expérim. sur l'organisation du caillot dans les vaisseaux*, p. 491-498.
2. BAUMGARTEN, *Virchow's Archiv.*, LXXIII, p. 90.
3, BAUMGARTEN. Les nouvelles théories de la trombose. *Berl. klin. Wochen.*, 14 juin 1886.

altéré les parois; usage d'une double ligature qui de même aura produit une altération des tuniques en en gênant la nutrition, ou bien, par suite de fautes contre l'asepsie, pénétration de pus ou d'agents virulents qui auront également causé des altérations des tuniques vasculaires. »

Enfin le professeur Hayem admet bien la longue persistance de l'état liquide du sang dans des segments vasculaires liés, mais non la permanence de cet état; il ne s'occupe pas de l'état des parois du vaisseau, en dehors des lésions que la putréfaction peut y développer.

On voit en résumé que les auteurs qui, tout d'abord, n'avaient eu pour but que de contrôler les idées de Virchow et de les démontrer expérimentalement, arrivèrent en définitive à admettre que le ralentissement de la circulation ne suffisait pas à lui seul pour déterminer la coagulation du sang dans les vaisseaux. Il fallait donc en revenir à l'étude des altérations du liquide sanguin.

Cette question avait, d'autre part, occupé de nombreux expérimentateurs ; voyons à quelle solution on l'avait conduite.

Les *altérations* du liquide sanguin sont d'ordre général ou d'ordre spécial. Elles peuvent porter sur la constitution générale ou chimique du sang, ou bien n'atteindre que certains de ses éléments.

Vogel[1], en 1854, avait déjà essayé d'étudier les *altérations générales* que la cachexie ou certaines maladies font subir au sang. Il admettait que ces altérations sont de deux sortes : l'hyperinose, l'inopexie.

L'hyperinose consiste dans l'augmentation de la fibrine du sang, l'inopexie dans une modification qualitative qui favorise la coagulation de cette dernière.

Nous ne discuterons pas longtemps la théorie de Vogel ; cet auteur, qui ne la propose que comme hypothèse, la défend également par de simples hypothèses. L'explication donnée de l'inopexie est moins claire elle-même que ce dernier terme, peu explicatif déjà, et nous dirons avec M. Troisier (Th. d'ag.) « que le mot ne sert évidemment qu'à masquer notre ignorance ».

A partir de ce moment, les auteurs s'aperçurent qu'avant de chercher à savoir ce qui se passait à l'état pathologique dans le phénomène de la coagulation, il fallait connaître d'une façon pré-

1. VOGEL, *Storungen der Blutmischung. Handb. der spec. Pathol. und Therapie.* T. I, 1854.

cise en quoi résidait, dans l'état normal ou physiologique, ce phénomène si curieux et encore si mal étudié de la coagulation du sang.

Parmi les auteurs qui ont été conduits à étudier à fond les conditions générales de la coagulation dans le but d'élucider la pathogénie de la thrombose, il faut mettre au premier rang Buchanan, Denis (de Commercy), A. Schmidt, et Hammarsten.

Buchanan[1], l'initiateur de la théorie chimique, constata ce fait important que la fibrine n'était pas une substance spontanément coagulable, mais qu'elle ne se précipitait qu'avec le concours de certains agents, comme la caséine ou l'albumine.

Denis (de Commercy)[2], continuant ces recherches, isolait du sang une substance protéique, la plasmine. Poursuivant l'étude des modifications de cette substance, Denis constatait qu'elle se dédoublait, au moment de la coagulation, en deux corps : 1° la fibrine concrète, analogue à celle du caillot; 2° la fibrine dissoute, autre substance albuminoïde, restant en solution dans le sérum.

A. Schmidt[3] (de Dorpat) reconnaît également dans le sang deux substances : 1° la substance fibrinogène, très analogue à la plasmine de Denis; 2° la substance fibrinoplastique. La coagulation se fait sous l'action d'un ferment, le ferment de la fibrine, comme l'appelle Schmidt.

Ce ferment de la fibrine était extrait par des procédés chimiques dont nous n'avons pas à parler ici. Disons seulement que les travaux de Schmidt donnèrent une telle impulsion à l'étude de l'hématologie, que de 1855 à 1885, l'école de Dorpat, dont cet auteur était le chef, produisit plus de trente mémoires sur les causes et le mécanisme de la coagulation spontanée et pathologique.

Mais il appartenait à Hammarsten[4] de montrer ce qu'il y avait de fragile dans la conception de Schmidt et d'illusoire dans les fonctions de ce ferment de la fibrine, si difficilement isolé et si mal défini par l'école de Dorpat. Pour cet auteur, le phénomène de la coagulation et la production de la fibrine intimement liée à cette dernière, résident dans un dédoublement de la substance fibrinogène de Schmidt ou plasmine de Denis.

1. Buchanan, *Contribution to the Physiology and Pathology of the animals fluids. London med. gazette*, XVIII, 1845, vol. 1.
2. Denis, *Mémoire sur le sang*. Paris, 1859.
3. Schmidt, *Hämatologische Studien*. Dorpat, 1855.
4. Hammarsten. *Ueber das Fibrinogen, in Pflüger's, Arch.*, XIX, 1879, p. 563.

Il restait toujours à connaître le mode de production du ferment sous l'action duquel s'opérait le dédoublement.

Pour Mathieu et Urbain[1], ce dédoublement s'opère sous *l'action de l'acide carbonique.*

« L'acide carbonique se porte sur la fibrine dissoute dans le plasma et la transforme en fibrine coagulée, mais pour cela, il faut que le gaz soit en liberté ; or, ce sont les globules rouges qui fixent la majeure partie du gaz acide carbonique dans le sang. Cet acide se combine avec l'hémoglobine qui, après avoir apporté au sein des tissus l'oxygène dont elle s'est chargée dans les poumons, rapporte l'acide carbonique produit par les combustions organiques. Tout marche bien tant qu'une cause pathologique ne vient pas produire un excès d'acide carbonique ou mettre en liberté celui qui est combiné avec l'hémoglobine, car alors la coagulation de la fibrine a lieu. »

Depuis ce temps, la question de la coagulation du sang a préoccupé encore certains chimistes, et M. Arthus[2], notamment, dans une thèse récente où l'on trouvera, discutées tout au long, les théories chimiques de la coagulation, conclut en disant que la coagulation du sang est un phénomène de même nature que la caséification du lait; que le ferment spécial qu'il a étudié, qui résulte de la destruction des éléments cellulaires et qu'il appelle fibrinferment, agit sur le fibrinogène dont la transformation chimique donne lieu à la production d'un composé calcique, la fibrine. Pour que ce composé puisse se produire, il faut que le fibrinferment se trouve en présence de sels de calcium, et, si on supprime ou on neutralise ces sels, le sang est rendu incoagulable spontanément.

Pour un bien plus grand nombre d'auteurs, c'est dans des altérations *d'ordre spécial*, dans certaines lésions des éléments figurés du sang, que réside le ferment qui va amener la coagulation spontanée ou pathologique.

Le rôle des globules rouges ayant été de bonne heure considéré comme minime, toutes les discussions soulevées pendant ces dernières années ont porté sur les *globules blancs*.

1. Mathieu et Urbain, *Causes et mécanisme de la coagulation du sang et des principales matières albuminoïdes*. Paris, 1875.

2. Maurice Arthus, *Recherches sur la coagulation du sang*. Th. Faculté des sciences, Paris, 1890.

Schmidt avait déjà signalé ce fait que la production de la fibrine était en rapport avec l'altération des globules blancs, et après lui Zahn[1] avait remarqué que la coagulation commençait par un dépôt de leucocytes bientôt suivi de l'apparition de la fibrine.

Le professeur Hayem[2], Bizzozero[3], Eberth et Schimmelsbusch[4], estiment que tous les leucocytes ne jouissent pas du privilège d'être des générateurs de la fibrine, et que ce rôle appartient à des éléments spéciaux que tous les auteurs ont retrouvés dans le sang, mais auxquels ils attribuent des qualités différentes. Ainsi, la coagulation débuterait par la précipitation des *hématoblastes* (Hayem), ou des *plaquettes* (Eberth et Schimmelsbusch), et, immédiatement après, la fibrine apparaîtrait. Mais, ici encore, il y a de légères divergences.

Tandis que les plaquettes d'Eberth n'agissent que comme ferment dont la présence amène la production de la fibrine, pour Hayem au contraire : « Les hématoblastes laissent exsuder autour d'eux, en s'altérant, une matière dont ils sont, pour ainsi dire, imprégnés et qui paraît en partie se dissoudre, en partie se transformer en fibrine fibrillaire ». Dans cette deuxième hypothèse, l'action serait plus directe, et l'hématoblaste posséderait bien, à la façon de l'auteur, « une matière génératrice de la fibrine ».

Pour MM. Ranvier, Weigert, Angelo Mosso, les hématoblastes ou plaquettes n'ont pas d'individualité propre.

M. le professeur Ranvier[5] pense que les éléments signalés plus haut existent bien dans le sang, mais il est probable que « ce sont de petites masses de fibrine, et qu'elles sont des centres de coagulation, de la même façon qu'un cristal de soude, plongé dans une solution du même sel, est le point de départ de la cristallisation ».

Enfin, Weigert[6], Angelo Mosso[7], ne veulent voir dans ces éléments que des leucocytes altérés. Le processus de dégénération de ces éléments ou nécrose de coagulation, dont nous n'avons pas à

1. Zahn, *in Brücke, Recherches sur la thrombose. Arch. für Path. anat. und phys.* T. LXII, p. 81.

2. Hayem. *Du sang*, 1889.

3. Bizzozero, *Arch. ital. de biologie*, 1882.

4. Eberth et Schimmelsbusch, *Die Thrombose nach Versuchen und Leichenbefunden.* Stuttgart, 1888.

5. Ranvier. *Traité technique d'histologie.*

6. Weigert, *Bemerkungen uber den weissen Thrombus* (Zahn) *Fortschritte der medicin*, 1887, p. 193.

7. Angelo Mosso, *Arch. für pat. an. und Phys.*, 1887, Heft. 2, p. 205.

faire l'analyse ici, a comme corollaire indispensable la précipitation de la fibrine.

Nous voyons en résumé que les auteurs sont loin d'être fixés sur le rôle des altérations du sang dans les coagulations et sur l'origine du ferment capable de mettre en liberté la fibrine, témoignage et agent direct de la formation du caillot spontané ou pathologique.

Mais si, à l'état physiologique, la coagulation du sang est un phénomène qui s'explique si difficilement, peut-être des conditions spéciales dérivées de certains états pathologiques, de la cachexie notamment, pourront-elles fournir les causes adjuvantes de la coagulation ?

Or, pour savoir quelles sont les conditions spéciales créées par la cachexie, il faudrait tout d'abord donner une définition de l'état cachectique, et cela n'est pas chose facile. Contentons-nous de nous reporter à la définition donnée par le professeur Hayem : « Le mot cachexie s'applique à cet état de déchéance organique, de dénutrition générale, auquel conduisent peu à peu les maladies chroniques habituellement incurables » (Du sang). Quant aux modifications que cet état entraîne, l'auteur les définit de la façon suivante : « Profondément troublé dans sa rénovation, le sang éprouve à la fois des altérations d'ordre chimique et d'ordre anatomique, et, quel que soit leur point de départ, ces altérations s'affirment par un certain nombre de modifications communes qui légitiment la conception d'un état cachectique du sang. »

Somme toute, il y a un phénomène constant, c'est l'anémie marquée par la diminution des globules rouges et des phénomènes inconstants, entre autres, la leucocytose et l'apparition des formes globulaires intermédiaires.

Cela n'est pas encore suffisant, et d'autres auteurs ont signalé d'autres conditions de coagulabilité. Parmi celles-ci, l'abaissement de la densité du plasma sanguin spécial à certaines maladies, mais, comme dit le professeur Renault : « Il ne semble pas que l'abaissement de la densité doive être considéré comme une cause prochaine exclusive des thrombus, et ceci pour deux raisons : 1° les thromboses sont, malgré leur fréquence relative, des véritables exceptions dans ces cas; 2° elles ont des lieux d'élection ; il y a donc, outre la tendance générale à la coagulation produite par l'abaissement du titre salin du plasma, des raisons de localisation qu'il faut chercher ».

B. Réaction contre les idées de Virchow.

Les tentatives que l'on avait faites, suivant les idées que nous venons d'exprimer, pour confirmer les opinions de Virchow, n'avaient pas été suivies d'un succès suffisant. On n'avait pas pu trouver dans le ralentissement de la circulation les raisons capables d'expliquer la coagulation du sang sur le vivant. D'autre part, les études des chimistes et des physiologistes témoignaient de la difficulté qu'il y avait à rattacher à des modifications hypothétiques ou encore mal connues du liquide sanguin, le phénomène que Virchow avait désigné sous le nom de thrombose. Aussi, depuis près de vingt ans, une opposition timide d'abord, puis sans cesse grandissante s'est faite aux idées de Virchow, et cette opposition a trouvé son premier chef dans le professeur Vulpian.

Dans son cours de 1874, M. le professeur Vulpian disait : « Les coagulations marastiques sont-elles vraiment spontanées? Leur formation n'est-elle pas précédée par le développement d'un état morbide des parois des veines? Il me semble difficile qu'il en soit autrement, car on ne voit pas pourquoi le sang se coagulerait d'emblée et pourquoi les coagulations naîtraient plutôt dans certaines veines que dans d'autres. Je sais bien que l'examen de veines dans lesquelles on a trouvé des coagulations récentes n'a fourni que des résultats négatifs. Mais c'est une étude à reprendre. Il y a évidemment là quelque lésion, non connue jusqu'ici, qui modifie les propriétés vitales de la membrane interne des veines. »

A partir de ce moment, des doutes s'élevèrent dans les esprits et l'on comprit qu'il était nécessaire de reprendre l'étude du rôle des parois veineuses dans le mécanisme des thromboses.

Zahn, voulant contrôler les hypothèses de Virchow sur le rôle du ralentissement de la circulation, est forcé d'admettre que certains thrombus (les thrombus blancs) ne s'expliquent que par une lésion de la paroi (plaie, déchirure, aspérité, etc.). Complétant sa théorie quelques années plus tard il se demande si les *altérations de l'épithélium*, telles qu'on peut les constater dans les maladies graves, les cachexies, ne suffiraient pas, à défaut de destruction complète de la membrane interne, pour expliquer certaines coagulations. Il ajoute, à vrai dire, comme correctif, que ces caillots blancs ou caillots remarquables par la présence des amas leucocytiques sur les parois des veines, ne sont pas les plus habituels dans les coagulations pathologiques.

Weigert[1], reprenant récemment la question, n'admet pas le correctif, et il conclut en disant que le thrombus blanc de Zahn est, à proprement parler, le type du thrombus.

En 1880, M. Renaut[2], plus affirmatif, tout en admettant que la constitution du plasma sanguin exerce sur la coagulation une certaine influence, disait cependant :

« Au niveau des caillots les plus récents des phlegmatia cachectiques, j'ai toujours trouvé l'épithélium desquamé. »

M. Troisier[3], dans sa thèse d'agrégation, reproduit ces idées. Il pense qu'on a trop longtemps abandonné la doctrine de la phlébite et qu'en dehors d'elle tout n'est qu'hypothèse.

Seul, M. Damaschino[4] conclut encore à la réalité de la thrombose primitive, bien que dans son étude anatomo-pathologique, très bien faite, de la *phlegmatia alba dolens*, on trouve exactement relatés tous les stades successifs de la phlébite.

C'est à ce moment que des études bactériologiques vinrent ouvrir une voie nouvelle aux auteurs que préoccupait légitimement l'étude des lésions et des causes des phlébites.

Du jour où l'on découvrit que des agents infectieux pouvaient jouer dans l'organisme un rôle pathogénique important, on ne manqua pas de rechercher dans le sang et dans les parois des vaisseaux les micro-organismes divers, pathogènes ou non, des maladies dont les sujets étaient porteurs.

En 1880, M. Doléris[5] annonçait, dans sa thèse sur la fièvre puerpérale, qu'il avait constaté dans certains cas de phlébite l'existence de microcoques dans la tunique interne des grosses veines, comme la crurale.

Weigert[6], en 1884, avait rencontré des thromboses microbiennes dans les veines pulmonaires et les veines thyroïdiennes, etc.

M. Gaucher[7], dans sa thèse d'agrégation en 1886, signalait la présence de micro-organismes dans les vaisseaux du rein et

1. Weigert, *Loco citato.*
2. Renaut, *De la Phlegmatia alba dolens. Revue de médecine*, 1880.
3. Troisier, *Phlegmatia alba dolens.* Thèse agrégation, 1880.
4. Damaschino, *Soc. Med. des Hôp.*, 1880.
5. Doléris, *La fièvre puerpérale et les organismes inférieurs.* Th. Paris, 1880.
6. Weigert, *Die anatomischen Wegen des Tuberkelgiftes. Berl. klin. Wochen*, 1884
7. Gaucher, *Pathogénie des néphrites.* Th. agrégation, Paris, 1886, p. 15.

M. Durand-Fardel[1], la même année, montrait les bacilles de la tuberculose produisant des thromboses dans les vaisseaux du rein; de telle sorte que MM. Cornil et Babès[2] étaient, dès 1886, en droit de dire : « que la présence des bactéries dans les petites veines, au milieu des parties malades, n'est pas sans influence sur la production des coagulations fibrineuses ou thromboses, qui sont facilitées par le ralentissement ou l'arrêt de la circulation dans les capillaires et par l'absence de *vis à tergo*. »

En 1886, Dunin[3], dans un article sur les infections secondaires à la fièvre typhoïde, admettait, sans pouvoir le démontrer, que la phlegmatia que l'on voit apparaître dans la convalescence de cette maladie reconnaissait vraisemblablement pour causes la pullulation de micro-organismes sur les parois veineuses et les altérations de leur membrane interne, qui en sont d'ordinaire la conséquence. L'auteur ne put, dans aucun cas, faire d'examen microbiologique.

En 1889 enfin, notre ami le docteur Widal[4], dans son étude sur l'infection puerpérale, mettait délibérément la *phlegmatia alba dolens* au nombre des phénomènes de l'infection. Il put retrouver les micro-organismes dans les parois des veines, et des cultures lui ont permis d'apporter à cet examen des preuves certaines de confirmation.

Nous nous sommes occupé nous-même de cette question en 1890, dans notre thèse sur la thrombose cachectique. Nous avons rapporté des cas dans lesquels l'origine infectieuse de certaines phlébites ne pouvait pas être mise en doute. Dans de nombreux travaux publiés depuis cette époque, nous avons cherché à connaître d'une façon plus précise la nature des altérations vasculaires, leur rapport avec les infections qui leur donnent naissance et les liens qui unissent la coagulation du sang aux lésions des veines dans lesquelles il circule.

Nos constatations ont d'ailleurs été confirmées de différents côtés. Au Congrès de Marseille, en 1891, certains auteurs n'ont pas manqué de mettre en relief l'influence de l'infection dans la pathogénie des phlébites.

1. R. DURAND-FARDEL, *Contribution à l'étude de la tuberculose du rein*. Paris, 1886.
2. CORNIL et BABÈS, *Les Bactéries*, 1886, p. 518.
3. DUNIN, *Cause des suppurations et des thromboses veineuses dans le cours de la fièvre typhoïde. Deutsche Arch. für Klin. med.*, 1886, p. 369, t. XXXIX.
4. WIDAL, *Étude sur l'infection puerpérale, la phlegmatia alba dolens et l'érysipèle*. Thèse, Paris, 1889.

A la Société anatomique, on a rapporté des cas de phlébite où l'origine infectieuse était indéniable, et l'on ne pourrait plus nier aujourd'hui que la théorie de la thrombose spontanée, de la coagulation aseptique et à froid, n'ait reçu des atteintes dont elle aura peine à se relever.

Aujourd'hui, d'ailleurs, la question s'est simplifiée. Dans sa solution, chacun aura sa part délimitée; aux chimistes et aux physiologistes il appartiendra d'élucider d'une façon complète les conditions diverses de la coagulation du sang; aux anatomo-pathologistes sera réservée l'étude des lésions des veines, l'évolution de ces accidents et leur rapport avec l'apparition des caillots intra-vasculaires.

C'est à cette dernière étude que nous nous sommes limité. Nous espérons l'avoir menée à bien, autant qu'il est en notre pouvoir.

Dans cette étude de la phlébite des membres que nous exposons aujourd'hui, nous avons été précédé par de nombreux auteurs qui se sont tour à tour attachés à élucider différents points de la question. Nous ne pouvons développer ici, dans tous ses détails, l'histoire bibliographique que comporteraient des chapitres aussi vastes que celui de la phlébite variqueuse, de la phlébite puerpérale, des différentes modalités cliniques de la phlébite, etc.: notre but était d'exposer par quelles phases successives la question de la thrombose et celle de la phlébite était passée depuis le commencement du siècle; pour le reste, nous citerons chaque auteur en son lieu et place suivant les progrès qu'il a fait faire à telles ou telles parties de notre sujet.

II

ÉTUDE CLINIQUE

Evolution générale de la phlébite des membres.

Le temps est venu, croyons-nous, où l'on peut présenter une étude d'ensemble de la phlébite, sans tenir compte des dénominations dissemblables que l'on croyait devoir attribuer à chacune de ses modalités étiologiques ou cliniques. Que la phlébite évolue rapidement ou lentement, à la suite d'un traumatisme, sous l'influence d'un processus infectieux ou du fait de certaines actions toxiques, cela ne saurait expliquer les titres différents qu'on lui donne. Dans son récent article du *Traité de médecine*, M. Œttinger[1] dit : « Il nous est permis actuellement d'écrire un chapitre « Phlé- « bite » dans lequel on peut comprendre la thrombose veineuse marastique, c'est-à-dire la phlegmatia alba dolens, la thrombose des cachexies et des fièvres, à côté d'autres lésions veineuses, dans lesquelles l'infection joue un rôle moins certain et où l'altération primitive de la veine, plus sensible, plus visible, n'a jamais été mise en doute, etc. » Notre opinion est de tous points semblable ; nous croyons aussi que l'on peut ranger dans une même étude les phlébites dites chirurgicales, puerpérales, les thromboses médicales ou spontanées, etc., car c'est faire une œuvre artificielle que de vouloir les maintenir dans des catégories spéciales. La différence étiologique constitue seulement des modalités cliniques pour lesquelles une épithète suffit.

La phlébite peut débuter brusquement, sous l'influence d'un raumatisme local de la veine, traumatisme accidentel ou provo-

1. *Traité de Médecine*. T. V, p. 421.

qué par une intervention chirurgicale, ou dans le cours d'une maladie infectieuse, généralisée, septique ou non. Dans le cours de la pyohémie, dans certains états dits constitutionnels, on voit le système veineux participer à la maladie et présenter, en différents de ses segments, des lésions localisées ou diffuses. Dans ces cas, la phlébite peut, malgré tout, passer inaperçue, tant les symptômes sont graves d'autre part, ou parce que certaines autres localisations de la maladie attirent toute l'attention.

Dans un plus grand nombre de cas, la phlébite a un début plus insidieux; au cours des septicémies subaiguës des cachectiques, dans la convalescence de certaines maladies, elle évolue sourdement, à bas bruit, ne se révélant que par quelques symptômes vagues qui veulent être cherchés; ou bien, changeant son allure au moment où une lésion nouvelle, subite, l'oblitération du vaisseau intervient, elle constitue un ensemble d'accidents dont la soudaineté ne peut manquer de faire impression.

Parfois enfin, c'est d'une façon plus discrète encore que la phlébite accomplit son évolution. Des douleurs vagues dans l'un des membres, un œdème modéré, une circulation supplémentaire assez pauvre, et c'est tout. Cette forme latente décrite par Duguet, De Brun, etc., mérite qu'on l'étudie; elle peut être redoutable si on la méconnaît; au point de vue anatomique, elle nous donne la clef de certaines altérations sur lesquelles les auteurs sont encore loin de s'entendre.

Parmi ces formes de début, il en est une des plus intéressantes et encore mal connue. Nous la désignerons sous le nom de *phlébite latente à début embolique*. Chez certains sujets qu'une affection quelconque, chirurgicale, puerpérale ou autre, dispose à présenter des complications phlébitiques, survient un jour un point de côté suivi d'un peu de fièvre, parfois avec quelques crachats sanguinolents. L'accident, que l'on a mis sur le compte d'une névralgie intercostale, d'un foyer congestif, guérit rapidement, puis parfois, à deux ou trois reprises, les mêmes phénomènes se répètent. Enfin, huit, dix ou quinze jours après, une phlébite apparaît soudainement dans l'un des membres. Il est évident qu'alors celle-ci évoluait d'une façon latente et qu'elle ne s'est révélée qu'au moment de l'oblitération d'un vaisseau de calibre important. M. Quénu a observé un fait de ce genre, et il le rapporte dans son article du *Traité de chirurgie*; le professeur Pinard a constaté trois fois le même fait, et nous avons également connaissance d'une observation concernant une femme récemment accouchée, qui présenta pendant quelques jours des accidents subits et mal expliqués du côté de la poitrine, lesquels précédèrent une oblitération définitive de la veine crurale, la phlébite étant jusque-là restée méconnue. Ces cas forment donc un groupe intermédiaire à celui constitué par les embolies capillaires, septiques ou non, et à celui des phlébites latentes dont l'accident initial est une embolie volumineuse déterminant la mort immédiate (exemple : cas de Duguet dans la thèse de M. De Brun). Ces cas ont leur intérêt surtout en ce qu'ils commandent une attention minutieuse chez les sujets capables de présenter quelque phlébite des membres, et qui sont atteints de complications pulmonaires subites, de nature mal définie.

Une fois que la phlébite est constituée, elle peut évoluer de diverses façons; tantôt, sous l'action du processus septique qui l'a déterminée, elle deviendra la cause d'une inflammation suppurative qui envahira le membre lui-même (phlegmons septiques, gangréneux) ou qui restera localisée au pourtour de la veine (abcès multiples de certaines phlébites puerpérales et des phlébites variqueuses septiques). D'autres fois, la phlébite ne provoquera pas ces graves désordres; la veine seule demeurera victime du processus infectieux et alors, sous l'action d'une inflammation subaiguë, on verra se produire des oblitérations des petits ou des gros troncs veineux (inflammation adhésive des anciens, pour les petites veines; phlegmatia alba dolens, pour les grosses veines). Dans certains cas peut-être, la restitutio ad integrum est possible, mais jamais à coup sûr lorsque la veine a été oblitérée totalement.

Les accidents consécutifs aux phlébites peuvent aussi présenter des modalités cliniques très différentes. Parfois la guérison presque complète peut être obtenue : soit que la phlébite ait été légère et superficielle, soit que l'oblitération définitive ait complètement supprimé la veine, la circulation étant assurée d'autre part par des vaisseaux de nouvelle formation. Plus souvent la phlébite ne guérit que lentement, laissant à sa suite un cortège de troubles nerveux dont l'étude présente un grand intérêt. Plus rarement, la veine touchée une première fois devient, à l'occasion d'accidents ultérieurs, le siège de nouvelles poussées inflammatoires; peut-être peut-elle aussi présenter des altérations plus durables, constituant le groupe peu connu des phlébites chroniques. Trop fréquemment encore, bien que cet accident reste exceptionnel, une embolie mortelle achève brusquement l'évolution des lésions veineuses au moment où celles-ci se constituaient définitivement.

C'est à l'examen de ces multiples variétés de la phlébite que nous allons consacrer les chapitres qui vont suivre.

A. *Phlébite non oblitérante.*

Toutes les phlébites ne s'accompagnent pas fatalement de l'oblitération des veines. Ce fait est bien admis pour les phlébites chirurgicales ou traumatiques, il l'est beaucoup moins pour les phlébites d'ordre médical. C'est que ces dernières sont moins facilement accessibles dans leur début et que souvent elles restent méconnues. D'autre part, sous l'influence des idées de Virchow, et par une sorte de pétition de principe, toute phlébite commençant nécessairement par une thrombose, on n'admettait pas qu'il pût y avoir des phlébites sans oblitération. Lorsque, malgré tout, la perméabilité de la veine ne pouvait être niée, on l'expliquait par la désintégration, puis la résorption du caillot primitif. Nous verrons qu'une telle conception ne peut être que difficilement défendue aujourd'hui. Nous admettons, pour notre part, que, dans les maladies d'ordre médical, de même que dans les affections d'origine chirurgicale ou traumatique, la phlébite n'est pas toujours accompagnée ni suivie d'oblitération définitive de la veine.

Virchow a bien observé que tous les caillots ne sont pas oblitérants, et il dit en propres termes : « La plupart des thrombus sont d'abord *pariétaux* et laissent encore circuler le sang à côté d'eux. » Ce fait a surtout été étudié pour les lésions des artères, et aujourd'hui les artérites pariétales sont admises sans conteste, elles sont même jugées plus fréquentes que les artérites oblitérantes. En clinique, certains observateurs ont également admis l'hypothèse d'une phlébite non oblitérante, et nous trouvons dans Trousseau une observation où cet auteur signale comme très vraisemblable la persistance de la perméabilité de la veine dans une phlébite dont il ne détermine pas la cause, mais qui semble bien être de nature goutteuse. La question a été reprise et traitée plus à fond en 1884, par M. le docteur De Brun, dans sa thèse[1]. Cet auteur

1. De Brun, *Contribution à l'étude de la phlegmatia alba dolens.* Th. Paris, 1884.

consacre un chapitre à l'étude de la forme latente de la maladie; il rapporte notamment une observation de notre maître, le docteur Chantemesse, où l'on voit des accidents d'embolie pulmonaire être consécutifs à une phlegmatia méconnue des membres inférieurs. Il rappelle aussi une ancienne observation de M. Duguet, dans laquelle on note ces deux faits : 1° l'absence de symptômes cliniques pouvant faire supposer l'existence d'une phlegmatia; 2° la non-oblitération et la perméabilité d'une veine dont les parois présentent cependant des caillots adhérents. Les faits rapportés par De Brun sont exacts, l'interprétation qu'il propose est bonne : il y a des phlébites, et en très grand nombre, qui sont méconnues pendant la vie, mais elles sont méconnues souvent parce qu'on ne sait pas les chercher et non parce qu'elles sont vraiment latentes.

Ce qui rend la question extrêmement difficile à résoudre, c'est que, en clinique, on ne sait pas bien exactement quels sont les symptômes de la phlébite non oblitérante et quels sont ceux qui appartiennent plus spécialement à la phlébite oblitérante ; ou plutôt les symptômes de ces deux stades de la phlébite sont assez semblables pour qu'il soit difficile de les différencier. Il fallait donc, sur des sujets qui ne s'étaient plaints pendant l'existence que de symptômes vagues ou mal définis, rechercher, après la mort, si ces symptômes n'étaient pas en rapport avec des phlébites méconnues, et établir en second lieu, d'après ces faits, la symptomatologie des stades primitifs de la phlébite. C'est ce que nous avons tenté de faire depuis quelques années.

Les phlébites non oblitérantes sont de deux sortes :

1° La première classe est constituée par les phlébites dites infectieuses ou septiques. Dans ces sortes de phlébites, c'est l'état général qui domine; on constate des manifestations propres à l'infection purulente; les complications pulmonaires, cardiaques, etc., l'emportent et l'infection n'a pas le temps de se localiser sur le système veineux. En même temps que ces phlébites restent superficielles, elles sont multiples, c'est là leur caractère essentiel et ce caractère se retrouve aussi bien dans les phlébites chirurgicales par infection extérieure, que dans les phlébites médicales, quelle que soit la nature de l'infection. Prenons des exemples. Broca[1], dans son excellente monographie sur la phlé-

1. Broca, *Études cliniques sur la phlébite variqueuse. Rev. de chir.*, 1889.

bite variqueuse rapporte l'observation d'un sujet porteur d'un ulcère sur un membre variqueux et qui fut pris de phlébite septique avec accidents pyohémiques suivis de mort. A l'autopsie, on trouva les lésions propres à la pyohémie, quelques points de suppuration sur les veines, en quelques autres endroits, de la phlébite diffuse non suppurée. Voilà pour la phlébite septique chirurgicale.

En 1867, Monneret[1] a rapporté le cas d'une femme accouchée depuis deux mois, qui fut prise successivement de phlébite des veines des deux bras, puis de la jugulaire, avec état fébrile intense, mais qui n'en guérit pas moins. Ces phlébites puerpérales multiples n'étaient d'ailleurs pas exceptionnelles jadis, et l'on en trouverait de nombreux exemples dans les recueils anciens.

Une observation de notre maître, M. le docteur Letulle, rapportée dans la thèse de M. Troisier, nous montre que des phlébites multiples, superficielles, peuvent survenir dans le cours d'une phtisie pulmonaire à marche rapide. M. Letulle fait remarquer que, dans son observation, les caillots, à supposer qu'il en existât, se sont très rapidement résorbés, puisqu'au bout de quelques jours la veine était redevenue perméable.

Reportons-nous enfin à l'observation classique de Trousseau, dans laquelle on vit à quelques jours d'intervalle, les veines des membres inférieurs, puis celles des membres supérieurs, se prendre successivement, sans s'oblitérer d'une façon définitive, pour déterminer enfin des accidents d'embolie pulmonaire. Ces phlébites multiples, disséminées, ne sont pas rares dans le cours de la goutte, les observations de Paget, de Tuckwell, de Viccaji en font foi, et très fréquemment elles laissent libre, du moins en partie, la lumière du vaisseau.

Si nous comparons ensemble les différents exemples que nous venons de rapporter, nous conclurons que l'infection externe (obs. de Broca), que l'infection puerpérale (obs. de Monneret), que la tuberculose (obs. de Letulle), que la goutte, peuvent déterminer des phlébites véritablement infectieuses au sens propre du mot, dans lesquelles l'oblitération veineuse est loin d'être toujours nécessaire.

1. MONNERET, *Sur un cas rare de phlébite puerpérale généralisée. Gaz. des Hôpitaux*, 1867, p. 443.

2° Les phlébites non oblitérantes peuvent être constituées par des inflammations localisées, subaiguës des veines dans le stade qui précède l'oblitération définitive. Ce sont ces phlébites que nous avons surtout étudiées sous le nom de phlébites préoblitérantes[1].

Dans des cas absolument opposés aux précédents, lorsque les infections présentent une virulence moins marquée, quand la maladie se localise plus spécialement sur le système veineux, les altérations de la veine évoluent plus sourdement pour ne se révéler que le jour où, déterminant en fin de compte l'oblitération totale du vaisseau, elle constitue alors le tableau symptomatique connu sous le nom de *phlegmatia alba dolens*. Pour connaître cette phlébite préoblitérante, pour la soupçonner, il faut donc prévenir le moment où le malade se plaindra lui-même de gonflement ou de douleurs; il faut examiner jour par jour les sujets capables de présenter des accidents phlébitiques; enfin, s'il est bon, dans les autopsies, d'examiner les veines que l'on sait malades et oblitérées, il est surtout instructif de voir quel est l'état du système veineux dès que l'on a eu quelque idée d'en soupçonner l'altération. C'est ce que nous avons exprimé en disant : « Attendre qu'il y ait une oblitération totale pour dire que, cliniquement et anatomiquement, il y a *phlegmatia alba dolens*, est une erreur analogue à celle qui consisterait à attendre l'existence de cavernes pulmonaires pour diagnostiquer la tuberculose. »

D'après ce que nous venons de dire, la *symptomatologie* des phlébites non oblitérantes est presque à créer de toutes pièces. Nous nous servirons encore ici de la division que nous avons établie tout à l'heure entre les phlébites infectieuses, septiques, apparaissant comme épiphénomènes d'une maladie générale grave et la phlébite préoblitérante, lésion locale, représentant le premier stade d'une altération veineuse qui aboutira ou non, suivant les circonstances, à l'oblitération du vaisseau.

1° Le premier groupe des phlébites non oblitérantes répond à une symptomatologie qui n'est pas en rapport avec la gravité des accidents que cette phlébite révèle. Ce qui attire tout d'abord l'attention, ce sont les symptômes généraux. Dans ces cas, la

1. Vaquez. *Période préoblitérante de la phlébite des cachectiques.* (*Société de Biologie*, 19 décembre 1891.) *Phlébite non oblitérante chez un tuberculeux cachectique. Evolution générale des phlébites* (*Société anatomique*, Juin 1892).

fièvre atteint d'habitude un haut degré, souvent elle présente les aspects de la fièvre septique, c'est-à-dire qu'elle s'accompagne de frissons, de sueurs profuses; le facies est pâle, la langue d'une sécheresse extrême : c'est ce que l'on voit par exemple à la suite d'une phlébite d'origine chirurgicale ou d'une phlébite puerpérale infectieuse. L'évolution parallèle des accidents septico-pyohémiques et de la phlébite, dans le cours des diverses infections purulentes, avait conduit les anciens auteurs, Hunter et Hodgson notamment, à faire rentrer la phlébite tout entière dans le cadre de l'infection purulente. Dans ces cas où la phlébite prend, comme disait Velpeau, la forme infectieuse, la veine n'est touchée que superficiellement par l'infection qui n'a pas le temps de s'y localiser d'une manière exclusive.

Dans d'autres cas, la septicémie est moins infectante, les altérations sont plus apparentes et c'est alors que l'on verra évoluer plus spécialement les symptômes propres à la phlébite. Ceux-ci se manifesteront surtout sur les veines qui ont été le siège primitif du traumatisme, lorsqu'il s'agit par exemple de phlébites chirurgicales; c'est ce que l'on voyait à la suite de la saignée, c'est ce que l'on peut voir à la suite de certaines opérations sur les varices. Dans les phlébites d'ordre médical, la localisation peut se faire aux membres inférieurs, mais on n'observe pas ici la même prédilection que dans les cas de phlébite subaiguë ou de *phlegmatia alba dolens*. Dans les phlébites infectieuses, au contraire, qu'elles soient dues à la septicémie, au rhumatisme, etc., la localisation sur les membres supérieurs n'a rien que de très ordinaire.

Quoi qu'il en soit, le membre atteint devient rapidement douloureux; parfois la douleur est diffuse; d'autres fois elle suit assez exactement la direction même de la veine. On voit également apparaître un œdème plus ou moins marqué, rarement considérable cependant, et qui n'est pas l'œdème blanc de la phlébite subaiguë, mais un œdème rosé, inflammatoire, dans lequel la lymphangite entre elle-même pour une large part. Ce sont les cas dans lesquels on a tant discuté pour savoir s'il y avait exclusivement de la phlébite, ou si la lymphangite ne participait pas elle-même à l'infection. Or, toutes ces modalités cliniques peuvent apparaître. Parfois la veine est seule prise avec son tissu cellulaire périveineux; d'autre fois l'infection procède plus avant, elle envahit au loin le tissu cellulaire, les lymphatiques et c'est alors que l'on peut voir apparaître, non seulement la lymphangite réticulaire, mais même aussi la lymphangite tronculaire, avec les adénopathies qui l'accompagnent. Le mode de terminaison peut être également différent suivant les cas. Deux choses peuvent en effet arriver : ou bien à la suite des accidents que nous venons de décrire, les phénomènes généraux de l'infection généralisée finissent par prendre le pas et alors nous rentrons dans les cas précédents; ou bien les accidents se bornent de plus en plus à la veine et au membre dans lequel elle se trouve, les accidents généraux se calment ou ont au moins une période de rémission.

Les accidents locaux évoluent alors de la façon suivante : s'ils sont graves, ils peuvent dépasser, comme nous l'avons dit, le domaine de la veine, envahir le membre, et déterminer des accidents de phlegmons du membre, d'abcès, de lymphangite suppurée, etc. « J'ai, dit Hervieux, ouvert chez mes accouchées des phlegmons circonscrits ou diffus consécutifs à des phlébites crurales » ; ou bien les accidents seront plus atténués et la suppuration n'envahira que la veine ou le tissu cellulaire périveineux. La suppuration déterminée par la périphlébite n'est pas exceptionnelle, elle a été signalée par Cruveilhier, Béhier et Hardy, Le Gall, etc. Cruveilhier a observé, chez une jeune femme récemment accouchée, une phlébite avec périphlébite suppurée des veines mammaires. Enfin, la suppuration peut n'atteindre que la veine; il se forme des abcès au milieu des coagulations intra-veineuses et au moment même où elles se constituent; mais ces suppurations, qui indiquent que l'infection se limite en tant que maladie générale, sont également fort graves, car elles peuvent contribuer à porter au loin et à régénérer une infection purulente en voie d'atténuation. Nous n'insisterons pas plus longtemps sur la phlébite suppurée, qui dépasse notre sujet et qui a d'ailleurs été très longuement étudiée par les anciens auteurs.

Dans les cas enfin où l'infection présente une virulence très atténuée, la veine, siège presque unique de la maladie, devient seulement douloureuse pour quelques jours; on voit apparaître sur elle quelques traînées un peu rosées, avec, au milieu, une coloration bleuâtre plus compacte étendue à quelques centimètres de la veine ou sur un parcours assez long. On reconnaît, là encore, la phlébite avec son cortège habituel de périphlébite. Le palper de la région est douloureux, il donne parfois alors la sensation d'un cordon veineux dur qui peut faire penser à une oblitération, alors qu'elle n'existe pas. Il faut, en effet, se méfier de cette sensation parfois trompeuse de cordon veineux qui autorise à affirmer, trop souvent à tort, l'oblitération de la veine. La périphlébite peut déterminer un épaississement marqué de la paroi, qui cesse alors d'être dépressible, et d'ailleurs on évite, en général, et avec raison, de pousser plus loin l'examen. En conclusion, nous dirons que l'évolution clinique des accidents et aussi certaines constatations anatomiques ont permis souvent de rectifier le diagnostic d'oblitération veineuse, que l'on appuyait exclusivement sur la sensation dont nous parlons. Dans ces phlébites bénignes, dont nous venons de décrire le dernier type, les accidents généraux sont minimes, ils se bornent à une légère augmentation de température, parfois quelques frissons, un peu d'état saburral de la langue, et c'est tout. Nous voyons, en résumé, que ces phlébites, surtout dans les derniers exemples que nous avons choisis, constituent des petits symptômes de l'infection, et il n'y a pas ici à différencier les phlébites chirurgicales des phlébites puerpérales ou médicales, la loi générale de leur évolution étant la même. Souvent aussi leur valeur pronostique est identique, le chirurgien, qui a redouté chez un opéré une infection purulente, est heureux de voir celle-ci être remplacée par une simple phlébite, avec périphlébite même, témoignage cependant de l'atténuation de la virulence. L'accoucheur, qui a craint une infection puerpérale, est rassuré par l'apparition d'une phlébite. Hervieux dit « que la *phlegmatia* peut parfois être saluée, sinon comme libératrice, du moins comme préservatrice des accidents viscéraux, toujours plus graves et souvent mortels. »

Au fur et à mesure que les phlébites évoluent avec un caractère d'infectiosité moins grave, elles présentent une tendance de plus en plus marquée à l'oblitération des veines. Aussi celle-ci, tout à fait exceptionnelle dans les premiers types que nous avons choisis, commence-t-elle à devenir fréquente dans les phlébites infectieuses bénignes, qu'elles soient d'origine traumatique, obstétricale ou médicale.

2° Mais là où l'oblitération devient habituelle, c'est dans les cas de phlébite subaiguë, telle qu'elle se manifeste à la fin de la tuberculisation pulmonaire où à la période ultime des affections cancéreuses ; c'est pour cela que, lorsque nous avons décrit la période préoblitérante de la phlébite, nous avons pris comme type la phlébite des cachectiques.

Pour exposer comment les choses se passent d'ordinaire, nous rappellerons l'observation que nous avons rapportée avec pièces à l'appui, à la Société anatomique, en 1892. Un individu, arrivé au degré extrême de la tuberculisation pulmonaire, se plaint de quelques douleurs vagues dans la jambe gauche ; ces douleurs siègent surtout dans la cuisse, à sa partie interne, mais elles se diffusent aussi vers la région postérieure. A cette douleur spontanée s'en joint une autre plus exquise à la palpation des muscles du mollet ; une pression légère exercée sur la gaine des vaisseaux, à la face interne de la cuisse et sur le trajet du nerf sciatique révèle aussi une vive sensibilité. On observe d'ailleurs un peu d'œdème périmalléolaire semblable à l'œdème dit cachectique et un peu plus marqué, à vrai dire, à gauche. Interrogé par nous, le malade déclare que déjà, quelques semaines auparavant, il a ressenti des douleurs analogues dans la même jambe ; ces douleurs avaient été assez vives pour le retenir complètement au lit pendant quelques jours, puis elles avaient à peu près disparu ; cependant, depuis ce temps, la jambe gauche était restée toujours plus sensible que l'autre. La fièvre, au moment où nous examinions le malade, était intense, irrégulière, elle présentait le type de la fièvre hectique. Quelques jours après, la douleur parut remonter le long de la cuisse jusque vers l'arcade de Fallope, mais l'œdème n'augmenta pas ; puis enfin les douleurs s'atténuèrent presque complètement, ou du moins passèrent au second plan dans l'ensemble des accidents de la dernière heure, et le malade mourut sans que rien ait pu faire conclure à l'existence d'une *phlegmatia alba dolens*. A l'autopsie cependant nous trouvâmes des lésions multiples des veines des membres inférieurs, avec coagulations adhérentes, mais dont le volume ne suffisait pas à déterminer l'oblitération du vaisseau. Ce cas et d'autres analogues, nous permirent d'avancer qu'il y a fréquemment dans l'évolution de la phlébite une période de préoblitération et que les symptômes qui la caractérisent demandent à être décelés par un examen attentif. Nous pensâmes être en droit d'affirmer qu'il faut toujours soupçonner la phlébite chez les cachectiques, lorsque l'on voit chez eux survenir des poussées de fièvre que n'expliquent pas suffisamment des modifications survenues dans l'état du poumon ou des complications de tout autre nature, surtout lorsque cela coïncide avec des douleurs vagues mais tenaces, limitées à un membre. La phlébite devient bien probable lorsque les douleurs prédominent sur le trajet du cordon vasculo-nerveux, au niveau du mollet, du creux poplité, sur la face interne de la cuisse, etc. Dans ces cas, il se joint à ces symptômes un œdème souvent peu marqué du membre atteint, lentement ascendant et parfois transitoire[1].

C'est alors surtout que l'examen anatomique *post mortem* s'imposera, car le diagnostic présumé de la phlébite ne pourra trouver sa confirmation que par lui. Parfois en effet, et l'observation que nous avons rapportée en est un exemple, l'oblitération définitive des vaisseaux ne se constituera pas et le malade n'attirera plus l'attention sur des symptômes pour lui secondaires, au milieu des accidents de toute nature qui l'affligent.

D'autres fois enfin, l'oblitération se complète tout d'un coup et si l'attention n'a pas été suffisamment attirée sur la phlébite par les phénomènes subaigus que nous venons de décrire, elle semblera marquer le début d'une maladie nouvelle. Cette transformation des accidents fera croire à l'éclosion soudaine de lésions toutes récentes, alors que la *phlegmatia alba dolens*, dont on ne peut faire autrement que de constater l'existence, ne sera que le stade ultime de lésions évoluant depuis longtemps.

B. Phlébite oblitérante.

L'oblitération peut affecter les petites ou les grosses veines atteintes de phlébite. Lorsque la phlébite résulte d'un processus septique et que, par là, son évolution est rapide, seules les petites veines peuvent être altérées au point de présenter des coagulations totalement oblitérantes. Au contraire, dans les phlébites tout à fait subaiguës, celles où les agents infectieux ont besoin d'être aidés par une détérioration lente de l'organisme, les grosses veines finissent par s'oblitérer : l'oblitération d'un gros tronc veineux dans le cours d'une phlébite a reçu depuis longtemps le nom de *phlegmatia alba dolens*. Ce nom n'est pas toujours justifié, car il

1. Vaquez, *Soc. anat.*, 1892.

y a bien des œdèmes douloureux qui ne dépendent pas exclusivement de complications phlébitiques; d'autre part, certaines phlébites oblitérantes ne déterminent que des douleurs très modérées et parfois même un œdème très peu marqué. Nous étudierons successivement la phlébite oblitérante des petites veines, puis la phlébite oblitérante des grosses veines, sous son nom de *phlegmatia alba dolens*.

Phlébite oblitérante des petites veines.

La phlébite oblitérante des petites veines revêt deux types cliniques absolument différents, et cette différence relève de la dissemblance des conditions étiologiques.

Dans un premier groupe de faits, se rangent certaines phlébites résultant d'un traumatisme ou d'une rupture spontanée de la veine, etc. (saignée; phleb. variqueuses aseptiques des femmes enceintes, etc.). La phlébite est et reste un accident local, qui tend de lui-même à se limiter et ne révèle aucune complication d'ordre général.

Dans d'autres cas, c'est sous l'influence d'une maladie infectieuse (puerpérale. chirurgicale ou médicale) que la phlébite évolue; celle-ci se caractérisera alors par une tendance beaucoup plus marquée à s'étendre au loin et à multiplier ses localisations en même temps qu'évolueront les symptômes propres à l'affection générale.

Le tableau clinique est, on le voit, tout à fait différent dans les deux cas: étudions-en les diverses parties.

Nous avons tout d'abord parlé des *phlébites traumatiques ou par rupture, de nature aseptique*, voici à quels cas nous faisons allusion : chez les femmes enceintes les varices sont fréquentes et les phlébites variqueuses sont loin d'être exceptionnelles. Ces phlébites sont le plus habituellement aseptiques et leur évolution est presque toujours à peu près identique : à l'occasion d'un effort un peu violent, d'une marche exagérée, ou parfois d'un mouvement intempestif, une douleur subite, analogue à un coup de fouet, apparaît en un point où les veines se montrent distendues à l'excès. Parfois cela se manifeste seulement dans les périodes ultimes de la grossesse; d'autres fois c'est déjà vers le troisième ou quatrième mois que de pareils accidents peuvent apparaître.

L'endroit où siège cette douleur subite présente dès lors une sensibilité toute spéciale. On ne peut y appuyer légèrement le doigt sans que la malade manifeste une vive souffrance, mais, chose bien spéciale, cette douleur ne se diffuse pas loin de son lieu de production, ni sur le trajet des cordons nerveux, comme cela se voit lorsque la phlébite, de nature infectieuse, tend à gagner les différents segments du système veineux. Ici, au contraire, la maladie reste locale, à moins qu'une répétition de la même cause ne vienne affecter en d'autres points les veines variqueuses. A la vue, on s'aperçoit que la varice atteinte de phlébite présente une coloration un peu lie de vin, violacée ou noirâtre. Au bout de quelques jours, la tache ainsi formée peut prendre un aspect ecchymotique et alors elle représente une plaque elliptique dont le grand axe répond au trajet du vaisseau. Au toucher, on sent une induration superficielle répondant, elle aussi, à la veine variqueuse. Cette sensation de nouure ne remonte en général pas bien haut, c'est à peine si elle dépasse quelques centimètres mais, lorsqu'elle est très manifeste, il est rare qu'elle disparaisse complètement. Plus souvent, elle se réduit de plus en plus, pour ne persister qu'en un point très limité du vaisseau, mais là, elle acquiert souvent une dureté insolite, et peut persister éternellement en donnant lieu à une sorte de petit tubercule d'une consistance pierreuse, résultant de la présence d'un phlébolithe. Parfois même, ces phlébolithes, dans des cas heureusement rares, restent, chez les sujets prédisposés, le siège d'une sensibilité telle que les frottements, même minimes, provoquent de violentes douleurs. Il se forme comme un tubercule sous-cutané douloureux, d'une nature spéciale. Quant à la tache ecchymotique, elle a habituellement disparu dans le premier ou le deuxième septénaire qui a suivi l'accident.

Les mêmes phlébites aseptiques peuvent apparaître chez les variqueux, mais cela est plus rare et s'explique facilement : c'est qu'il s'agit ici de phlébites par rupture partielle des tuniques veineuses, or, les veines variqueuses ne présentent pas toujours une structure et un mode de résistance uniformes. Chez les variqueux, la lenteur du processus qui aboutit à la dilatation de la veine permet au tissu musculaire de celle-ci de s'hypertrophier considérablement et de résister au traumatisme. Lorsque malgré tout la rupture se produit, comme c'est généralement sous l'influence d'un effort violent, cette rupture ouvre la veine dans toutes ses tuniques et sur une plus longue étendue. Ces considérations expliquent à la fois la rareté et la gravité des ruptures des veines chez les variqueux. Chez les femmes enceintes, au contraire, la rapidité du processus variqueux ne permet pas au tissu musculaire de la veine de s'hypertrophier; les ruptures sont plus fréquentes, mais incomplètes et peu étendues. Nous savons, d'ailleurs, qu'elles peuvent affecter les membres inférieurs ou même les membres supérieurs; on les a vues siéger jusque sur les veines mammaires. Dans tous les cas, elles ne s'accompagnent que d'un œdème très modéré, en rapport avec la gêne mécanique de la circulation antérieure aux complications phlébitiques, plutôt qu'avec ces complications elles-mêmes.

Les phlébites oblitérantes des petites veines, dues à *des processus infectieux* ont, contrairement aux précédentes, tendance à se multiplier et à infecter les veines les plus diverses, soit du membre inférieur, soit du membre supérieur.

Nous n'insisterons pas ici sur les symptômes généraux qui accompagnent ces phlébites, car ils dépendent le plus souvent de la maladie qui leur a donné naissance, nous dirons seulement que d'ordinaire les poussées nouvelles de phlébite sont accompagnées ou précédées d'aggravation dans l'état général et souvent aussi d'élévation nouvelle de température. Ces phlébites sont habituellement désignées par les auteurs sous le nom de phlébites multiples: ce sont elles que l'on a tendance à mettre sur le compte de la goutte, dans les cas où une autre étiologie ne peut être invoquée avec vraisemblance. Mais nous savons que certaines infections, la septicémie, l'infection puerpérale, la grippe, etc., peuvent déterminer aussi des phlébites à poussées multiples. Il est vrai que la goutte est la cause qui, par excellence, provoque ces phlébites multiples; nous étudierons cela, d'ailleurs, plus en détail dans un des chapitres qui suivront. Si l'on consulte la thèse de Schmidt[1] ou celle de Viccaji, on verra rapporté un nombre assez considérable de ces phlébites et l'on constatera que le plus souvent elles atteignent d'abord les veines du membre inférieur, la veine saphène interne, notamment, puis, quelques jours après, les veines du bras, médiane céphalique ou médiane basilique; parfois elles peuvent remonter jusque dans les veines jugulaires. Dans tous les

1. SCHMIDT, *De la phlébite rhumatismale*. Th. Paris. 1884.

cas, la manifestation nouvelle de la phlébite s'annonce par une douleur plus ou moins marquée au point atteint; bientôt on constate, à ce niveau, la présence d'un cordon veineux dur; en même temps, il se manifeste un œdème plus ou moins étendu, mais rarement bien considérable. C'est dans ces cas aussi que la veine atteinte peut présenter une certaine rougeur qui, d'ailleurs, ne tarde pas à disparaître.

Dans un des chapitres précédents, nous avons fait allusion à ces phlébites multiples des petites veines et nous avons dit que très fréquemment elles n'aboutissaient pas à l'oblitération complète du vaisseau. Les observations de Monneret, Trousseau, Letulle, etc., en font foi. Mais cela n'est pas une règle absolue. La preuve en est dans une note publiée en 1887 par M. Kelsch[1]. MM. Kelsch et Vallin ont en effet relaté un cas de thrombose multiple des petites veines des membres inférieurs et des membres supérieurs, avec phlébite de la jugulaire, chez un sujet atteint de cancer de l'estomac. L'affection cancéreuse donnait lieu à peu de symptômes, les phlébites seules attiraient l'attention. L'autopsie montre que les vaisseaux présentaient de nombreuses oblitérations.

Pour en terminer avec ce sujet, nous devons cependant nous demander s'il ne pourrait pas exister des phlébites spontanées, ou du moins des accidents infectieux à déterminations exclusivement veineuses. Cette hypothèse a été admise par certains auteurs, et MM. Muselier et Nourric[2] ont consacré un chapitre spécial à l'étude de ces phlébites spontanées. Un de ces auteurs dit avoir observé, en 1882, dans le service du professeur Lasègue, un malade qui, pendant cinq mois, présenta des poussées de phlébite dont la cause resta absolument inconnue. Nous avons vu de même une malade chez laquelle des phlébites multiples évoluèrent en l'espace de deux mois, atteignant tour à tour les veines superficielles du pied et la veine saphène interne du côté droit, puis les veines superficielles à gauche et enfin la veine saphène interne du même côté. Ces poussées phlébitiques s'accompagnaient de douleurs intenses, avec un œdème augmentant et diminuant tour à tour jusqu'au jour où, la coagulation ayant remonté du côté

1. Kelsch, *Note sur deux cas de thrombose veineuse.* (*Soc. Méd. des Hôpit.*), 9 décembre 1887, p. 468.
2. Muselier et Nourric, *Art. Phlébite. Dict. encyclopédique.*

gauche et atteint la crurale, le membre de ce côté devint le siège d'un œdème considérable. La maladie se termina par l'apparition de phlyctènes multiples, dont l'une évolua à la fin comme un véritable abcès. Pendant le temps qu'avait duré la maladie, la température avait oscillé entre 38 et 40 degrés, l'apyrexie ne fut définitive que le 28e jour de la maladie. Il s'agissait d'une femme d'un certain âge qui ne présentait aucune tare morbide et chez laquelle on ne put trouver aucune cause interne de phlébite; il n'y eut d'ailleurs de complications viscérales d'aucune sorte. La malade, revue deux ans après, était en parfaite santé. Comme cause locale, nous ne pûmes déceler que la présence de varices très superficielles et d'ailleurs peu marquées. S'il nous est permis de faire une hypothèse, nous pouvons peut-être dire qu'il s'est agi ici d'une phlébite variqueuse à allures septiques et admettre qu'il peut y avoir des infections de nature encore indéterminée, capables d'affecter presque exclusivement le système veineux chez certains individus prédisposés.

Phlébite oblitérante des grosses veines (Phlegmatia alba dolens.)

La phlébite oblitérante des grosses veines a reçu depuis longtemps le nom de *phlegmatia alba dolens*. Ce nom lui a été donné à cause des caractères cliniques principaux qu'elle affecte dans certaines maladies, notamment dans la phlébite des femmes en couches, et pendant longtemps le terme de *phlegmatia alba dolens* ne s'appliquait uniquement qu'à la phlébite de la puerpéralité. Plus tard, on s'aperçut que cette phlébite n'était, à tout prendre, qu'une des modalités de la phlébite chirurgicale ou septique et on en revint insensiblement au terme général de phlébite pour désigner les divers accidents veineux chez les femmes en couches. On affecta alors de considérer que seules les oblitérations veineuses des cachectiques rentraient bien dans l'ancienne description de la *phlegmatia alba dolens*. Si l'on consulte les ouvrages écrits pendant ces dernières années, aussi bien dans les principaux dictionnaires que dans les diverses monographies, on s'apercevra que la plus grande confusion règne sur ce sujet. Tantôt le terme *phlegmatia* n'est appliqué qu'à la phlébite des femmes en couches, tantôt on en réserve l'usage pour la phlébite des cachectiques, tantôt, enfin, on le supprime purement et simplement. Mais ce terme a rendu tant de services en clinique, il en rendra encore de tels, qu'il serait imprudent de le supprimer complètement; il suffit donc de l'expliquer. Aussi dirons-nous ici encore une fois, en nous appuyant sur la pathogénie et l'anatomie pathologique : c'est par le phénomène de la phlébite que les coagulations veineuses, où qu'elles siègent et quelles qu'elles soient, commencent; au point de vue clinique, la phlébite peut aboutir à l'oblitération des gros troncs veineux, laquelle alors est désignée sous le nom de *phlegmatia alba dolens*.

La *phlegmatia* siège le plus habituellement aux membres inférieurs, c'est un fait presque constant pour la *phlegmatia* des accouchées. Lorsque celle-ci siège aux membres supérieurs, elle signifie toujours un degré plus avancé de l'infection septicémique. Dans les différentes cachexies, le siège aux membres supérieurs est moins exceptionnel. Disons enfin que, sans qu'il y ait de statistiques établies à ce sujet, c'est surtout du côté gauche, pour les membres inférieurs, que siège la *phlegmatia*.

Le début paraît soudain aux observateurs non prévenus ou à ceux qui n'ont pas eu soin de rechercher dans les jours précédents les signes précurseurs de la *phlegmatia*. Nous les avons suffisamment étudiés dans les chapitres précédents, pour n'avoir point à y revenir ici. Mais il reste un point sur lequel nous devons nous expliquer. Les symptômes généraux, caractérisés principalement par l'élévation de température, précèdent-ils à coup sûr le début de la *phlegmatia alba dolens*? La réponse est positive pour certains auteurs; pour d'autres elle reste douteuse. Nous croyons, pour notre part, que très fréquemment une élévation notable de température précède l'apparition de la *phlegmatia alba dolens*, mais que cette élévation de température doit être cherchée, non pas la veille ou l'avant-veille des premières manifestations apparentes, mais souvent 8, 10 et 12 jours auparavant. Ce qui se passe dans la phlegmatia puerpérale en est une preuve démonstrative. Parfois, en effet, la phlegmatia apparaît dans les premiers jours qui suivent l'accouchement, et souvent, dans ce cas, l'évolution de la maladie montre que l'infection est profonde, car alors la phlegmatia reste rarement isolée mais se complique d'autres accidents septiques. Dans d'autres cas, la plegmatia ne débute que 15 ou 20 jours après l'accouchement et, lorsque la température a été régulièrement prise, on s'aperçoit que la fièvre avait cessé déjà depuis plus ou moins longtemps. Si nous consultons à ce sujet la thèse de Mlle Rosenthal[1], dans laquelle sont rapportés de nombreux tableaux de température provenant de la clinique Baudelocque, et composés avec le plus grand soin, on s'apercevra que des femmes ont été prises de *phlegmatia alba dolens* le 26e ou 28e jour des suites de couches, alors que la température, antérieurement élevée, était retombée à la normale depuis déjà 8 ou 10 jours. Si nous nous servons de la phlébite puerpérale comme terme de comparaison, nous pourrons conclure que les élévations thermiques qui précèdent la *phlegmatia alba dolens* doivent être recherchées bien avant le début apparent de celle-ci. C'est pourquoi, dans la fièvre typhoïde, il n'est souvent pas possible de constater, dans le tableau des températures de convalescence, l'élévation thermique qui doit, dit-on, précéder à coup sûr la phlegmatia ; c'est que bien souvent le début de la phlébite remonte au dernier stade de la maladie, alors que la fièvre revêt justement ce type terminal de la dothiénentérie, si analogue à celui de la fièvre hectique. Nous reviendrons d'ailleurs sur ce sujet; mais nous pouvons déjà dire que, dans un grand nombre de cas, la *phlegmatia alba dolens* de la fièvre typhoïde, qui apparaît dans la convalescence de la maladie, est née sourdement, alors que celle-ci évoluait encore.

Enfin, il y a des cas où le début de la *phlegmatia alba dolens* est marqué par une élévation subite de température, élévation d'ordinaire peu marquée et transitoire; c'est ce que nous avons observé chez une chlorotique qui, à l'occasion d'une double phlébite droite et gauche des membres inférieurs, présenta chaque fois une élévation de température qui dura 2 jours et qui atteignit près de 39 degrés. Faut-il voir ici l'effet d'une poussée infectieuse nouvelle du côté de la veine, faut-il invoquer une action réflexe ou toxique consécutive à l'oblitération vasculaire? C'est ce qu'on ne saurait encore décider.

Il faut se souvenir enfin que si la fièvre, témoignage de l'infection, est pour ainsi dire nécessaire avec les phlébites multiples, septiques, que nous avons précédemment étudiées, ici au contraire, dans ces cas où l'infection ne se manifeste plus que par des lésions

1. Mlle Thérèse Rosenthal. *Quelques considérations sur la phlegmatia alba dolens et son traitement.* Th. Paris, 1892.

veineuses subaiguës, l'élévation thermique ne doit pas forcément se produire; elle peut, en tout cas, rester très modérée.

Très fréquemment le début de la *phlegmatia alba dolens* parait soudain, et, comme nous l'avons vu, ce n'est qu'en interrogeant de très près le malade, que l'on peut savoir que, depuis quelques jours déjà, dans un grand nombre de cas, tout au moins, le membre était le siège de fourmillements, de crampes, qui annonçaient déjà l'évolution lente et progressive de la phlébite. Parfois, ces symptômes précurseurs restent tout à fait latents.

C'est d'habitude sur le symptôme douleur que le malade attire tout d'abord l'attention du médecin. Cette douleur peut être parfois très intense et arracher des cris. Elle s'accuse spontanément sur la face interne de la cuisse, au pli de l'aine, dans le mollet, et, à la pression, c'est dans ces mêmes points que l'on peut le plus facilement la réveiller. Parfois, elle a des irradiations multiples, hors du trajet des veines, dans la sphère du nerf sciatique ou de ses branches, et c'est cette forme que nous avons étudiée après M. Quenu sous le nom de phlébite à forme névralgique. Suivant que la douleur reste attachée aux veines ou qu'elle s'irradie sur le trajet des nerfs, elle consistera, dans le premier cas, en une sensation de poids, de pression limitée douloureuse, ou, dans l'autre cas, en fourmillements ou en élancements à exacerbation nocturne. Parfois, lorsque la douleur est très intense, lorsqu'elle remonte vers la fosse iliaque ou vers la région fessière, elle peut s'accompagner de ténesme vésical ou rectal.

Dans d'autres cas, les plus nombreux d'ailleurs, la douleur reste modérée, le malade s'en plaint à peine spontanément et il faut qu'on la provoque par la palpation pour qu'elle apparaisse. C'est même, souvent, ce qui constitue un des dangers de ces formes subaiguës de la phlébite; l'absence de douleur rassure le médecin qui se trouve ainsi porté à palper de trop près les régions veineuses supposées oblitérées et à augmenter ainsi le risque des accidents emboliques. Dans les cas où la douleur est très modérée, c'est, comme l'avait déjà remarqué Vulpian, dans les muscles du mollet et par le ballottement de ces muscles que l'on peut le plus facilement la faire apparaître. Dans ces cas enfin, il est bien rare que la douleur ne puisse pas être décelée par le palper, à la face interne de la cuisse, au niveau du canal de Hunter et aussi vers la racine du membre, non pas exactement à l'arcade de Fallope, mais un peu au-dessous, là où la saphène interne se jette dans la fémorale. Il résulte de ces douleurs diverses que le malade éprouve une grande difficulté à remuer le membre malade; que, d'autre part, il se joint un certain degré de parésie résultant de conditions multiples; aussi les malades tiennent-ils habituellement leurs membres presque complètement immobiles, dans l'extension pour le membre inférieur, dans la demi-flexion pour le bras.

Quand on examine le membre malade, on le trouve déformé par un œdème plus ou moins considérable. Celui-ci, comme nous savons, n'est pas toujours proportionnel à l'importance du tronc veineux oblitéré, mais, s'il est exceptionnel de voir un œdème considérable accompagner une phlébite de la saphène, il n'est pas rare, par contre, qu'une oblitération de la fémorale ne détermine qu'un œdème modéré du membre. Cet œdème est mou, comme on l'a dit depuis longtemps, et blanc, mais la peau est luisante, de coloration cireuse et ce n'est que difficilement que le doigt peut provoquer la formation d'un godet caractéristique, comme Grave l'avait lui-même remarqué. Parfois des arborisations veineuses, indices d'une circulation complémentaire commençante apparaissent sur le fond blanc de l'œdème et c'est très habituellement vers la partie postérieure du creux poplité que l'on observe de préférence ces veinules superficielles gorgées de sang. Lorsque la phlébite envahit des veines plus superficielles, comme la saphène, il se joint à l'œdème une coloration rosée qui a fait donner, par les Anglais, à cette forme de la maladie le nom de *phlegmatia cærulea*.

La progression de l'œdème ne se fait pas toujours de la même façon. Trousseau, dans ses cliniques, dit qu'il a toujours vu l'œdème commencer par les parties déclives pour gagner ensuite la racine du membre. Mais, parfois, surtout dans la phlegmatia des femmes en couches, l'œdème apparaît à la racine du membre, la cuisse paraît élargie à sa base, les régions inguinale et fessière sont elles-mêmes augmentées de volume, puis, et rapidement, l'œdème se généralise, ou, parfois, l'œdème saute, pour ainsi dire, brusquement à l'extrémité du membre pour, de là, remonter rapidement et envahir alors la jambe et la cuisse. Si nous faisons cette distinction, qui peut paraître un peu subtile, c'est que nous avons été surpris de voir que, bien souvent, l'œdème de la base ne correspondait pas absolument au caractère des œdèmes dits mécaniques ou par oblitération veineuse. Cet œdème de la racine du membre est mou, tremblotant, pour ainsi dire; il est fréquemment rosé, souvent aussi il surmonte et entoure un paquet ganglionnaire plus ou moins augmenté de volume et siégeant à la racine de la cuisse. Cela nous paraît donc plutôt en rapport avec un œdème inflammatoire qu'avec un œdème purement mécanique; mais lorsque l'oblitération définitive s'effectue, la progression de l'œdème se fait comme d'ordinaire et c'est alors que l'on voit le membre être rapidement envahi en 24, 48 heures tout au plus.

Lorsque la phlegmatia évolue chez des cachectiques, c'est-à-dire lorsque sa marche est tout à fait subaiguë, il ne peut plus être question d'œdème inflammatoire et l'œdème mécanique seul apparaît. Il se manifeste alors sous forme d'une infiltration diffuse, d'abord périmalléolaire, puis s'étendant au dos du pied, à la jambe, etc. Lorsque l'œdème s'est généralisé, il présente les caractères que nous venons de rappeler et il donne au membre un aspect plus ou moins régulièrement conique, que celui-ci conserve pendant la durée de la phase aiguë de la maladie.

On rattache habituellement à l'infiltration œdémateuse la présence d'une certaine quantité de liquide dans l'articulation du genou. M. Letulle[1] a remarqué que, dans certains cas observés par lui et où la phlébite s'était compliquée d'hydarthrose, les veines péri-articulaires semblaient être le siège de thromboses prolongées et il estime qu'il y a un rapport non douteux entre la présence de liquide dans l'articulation et la gêne circulatoire qui avoisine celle-ci. Nous avons nous-mêmes fait remarquer que, dans le cas d'œdème total par phlébite, aucune région n'était plus riche en varicosités superficielles, en dilatations veineuses supplémentaires, que le creux poplité. M. Cosnard[2] a étudié, de son côté, les manifestations articulaires de la *phlegmatia*, et enfin MM. Luneau et Pollosson ont étudié les lésions histologiques des cartilages articulaires. Nous reviendrons, d'ailleurs, sur ces faits.

Il est de règle, lorsque l'on examine l'œdème des malades atteints de *phlegmatia alba dolens*, de rechercher si, oui ou non, on peut trouver la sensation de cordons veineux, caractéristiques de l'oblitération définitive du vaisseau. Nous savons combien cette recherche et ces palpations sont dangereuses, parfois immédiate-

1. Letulle, *De l'hydarthrose dans la phlegmatia. Bull. Soc. clinique*, 1878, p. 53.
2. Cosnard, *Études sur quelques manifestations articulaires dans la phlegmatia.* Th. Paris, 1878.

ment, quelquefois à plusieurs heures seulement d'intervalle. Mais, quoi qu'il en soit, cette recherche, pratiquée avec les précautions les plus minutieuses, peut-elle nous renseigner exactement sur ce que nous voulons savoir? Oui, parfois, mais nous n'osons pas dire souvent. Nous ne comptons plus les cas où une sensation très nette de cordon veineux, dans le cours d'une *phlegmatia* supposée, n'a paru correspondre, après examen d'autopsie, qu'à une erreur des sens. Il est alors de mise de dire que la veine, d'abord oblitérée, est devenue ensuite perméable, mais nous savons que, dans la plupart des cas, ceci n'est qu'une pure hypothèse que ne confirmerait nullement un examen ultérieur plus attentif. Les erreurs se comprennent d'elles-mêmes. Comme l'on palpe le membre atteint très superficiellement et du bout des doigts, il suffit d'un cordon nerveux un peu apparent, d'une aponévrose un peu tendue, d'un faisceau musculaire même en légère contraction, pour déterminer la sensation voulue. Comme, d'autre part, les autres signes de la *phlegmatia* semblent exister, on n'insiste pas plus longuement et l'on conclut à l'existence d'un cordon veineux qui n'existe pas. Ces erreurs se commettent surtout facilement lorsqu'il s'agit du membre inférieur et que l'on palpe l'une des trois régions qui sont justement les plus importantes : au creux poplité, nous estimons qu'il est impossible de sentir par le palper une veine oblitérée dans la profondeur, car la veine est recouverte de deux aponévroses, et, lorsque l'on croit trouver la sensation d'un cordon dur, c'est toujours de tout autre chose que d'une veine qu'il s'agit; au canal de Hunter, l'aponévrose spéciale à la région, si tendue en cet endroit, rend tout examen illusoire; au pli de l'aine enfin, la présence du gros paquet vasculaire, accompagné de ganglions très souvent tuméfiés, augmentés de volume dans le sens de l'axe du membre, ne permet souvent pas non plus d'arriver à une conclusion bien précise. D'autre part, la veine elle-même peut donner une sensation de dureté trompeuse alors qu'il n'y a pour ainsi dire que des lésions de périphlébite et que le calibre du vaisseau est absolument libre de coagulations. Nous dirons, en résumé, que la sensation si souvent cherchée de cordons veineux durs est très fréquemment trompeuse, qu'elle ne donne souvent des renseignements que dans des cas où les autres symptômes permettent déjà de faire un diagnostic et qu'enfin, dans les cas douteux, sa recherche, toujours dangereuse, est souvent inutile pour les raisons que nous venons d'exposer.

Certains auteurs ont noté un abaissement de la température locale. C'est l'opinion de Monneret. D'autres auteurs, Raige-Delorme, Troisier, admettent qu'il y a au début élévation de la chaleur locale, puis, plus tard, abaissement. Damaschino « a toujours constaté une augmentation de chaleur qui n'atteint, en général, que quelques dixièmes de degré, plus rarement un degré. Cette élévation de la température persiste un assez long temps (six à quinze jours et quelquefois plus) ; il survient ensuite, mais non toujours, un abaissement de quelques dixièmes de degré. Quand le membre du côté opposé se prend à son tour, le thermomètre accuse des modifications absolument semblables. » Cette dernière opinion nous a toujours paru absolument conforme à la réalité.

C. Accidents nerveux consécutifs aux phlébites.

L'histoire clinique de la phlébite nous apprend qu'à côté des symptômes directement en rapport avec l'inflammation du vaisseau ou avec son oblitération, il est des troubles relevant de modifications ou d'altérations dans le système nerveux. Ces troubles sont tels et ils ont une si grande importance dans le cortège des accidents phlébitiques, qu'ils nécessitent une étude spéciale. Dans cette étude, nous passerons en revue tout d'abord les troubles nerveux qui accompagnent la phlébite, puis, et en second lieu, ceux qui lui survivent et qui la prolongent, pour ainsi dire, outre mesure alors que le processus inflammatoire s'est lui-même éteint.

1° *Troubles nerveux précoces.* — La phlébite partielle détermine rarement des troubles de la *motilité* suffisamment prononcés pour attirer l'attention. Il en va tout autrement de la phlébite oblitérante. La plupart des auteurs ont remarqué que la *phlegmatia alba dolens* s'accompagnait parfois d'une impotence fonctionnelle vraiment excessive. Trousseau[1] a longuement insisté sur ce point : « La douleur et l'engourdissement sont quelquefois accompagnés de l'impossibilité d'exécuter le moindre mouvement volontaire ; ainsi les malades ne peuvent étendre ni fléchir les orteils, remuer la jambe ou la cuisse, et si quelquefois il existe des douleurs articulaires qui rendent compte de cette immobilité des membres, dans

1. Trousseau, *Clin. de l'Hôtel-Dieu*, t. III, p. 661.

d'autres cas, où la pression ne détermine aucune douleur articulaire, tout mouvement est impossible, comme s'il y avait paralysie des muscles. » Graves[1] avait également remarqué cette immobilité du membre. M. Troisier[2], après avoir rappelé ces faits, termine en disant : « Il est difficile de se prononcer sur la cause de cette parésie que nous ne pouvons cependant mettre en doute. » Depuis ce temps, bien d'autres observations ont relaté des faits analogues et nous en trouvons une description très satisfaisante dans les observations de Klippel[3].

Les différents auteurs que nous avons cités ont attribué à des causes diverses les accidents paralytiques que nous venons de rapporter. Nous verrons tout à l'heure quelle est leur pathogénie probable.

Les troubles de la *sensibilité* ont encore plus préoccupé les auteurs. On sait, par exemple, que parfois les douleurs qui accompagnent la phlébite peuvent évoluer isolément en l'absence d'œdème ou de tout autre trouble témoignant de l'obstruction vasculaire. C'est ce qui a autorisé certains auteurs, M. Quénu entre autres, à distinguer une forme névralgique de la phlébite. Graves avait aussi été frappé par des constatations analogues[4], aussi disait-il : « Dans la *phlegmatia*, la douleur n'est pas celle des phlegmasies ordinaires ; elle rappelle plutôt la douleur névralgique des nerfs sous-cutanés. » Trousseau dit : « que la sensibilité cutanée est quelquefois obtuse sur toute l'étendue des parties œdématiées ; que, d'autres fois, il existe une hyperesthésie telle que le simple frottement cause de très vives douleurs », et il ajoute : « chose remarquable, une pression plus forte est alors moins pénible ».

On voit donc que les troubles peuvent consister soit dans une anesthésie limitée ou étendue, superficielle ou profonde, soit dans une hyperesthésie de même distribution. Parfois ces deux ordres de troubles sensitifs peuvent coexister chez le même malade. Nous avons observé l'année dernière, à l'hôpital de la Charité, une malade qui, atteinte de phlébite double des membres inférieurs à la suite de chlorose, présenta, alors que les manifestations

1. Graves, *Clin. méd.*
2. Troisier, *Thèse d'agrégation*, 1880, p. 132.
3. Klippel, *Arch. de médecine*, 1889, p. 5 et 186, *Des altérations, des nerfs périphériques dans les œdèmes chroniques, la phlegmatia alba dolens et l'œdème expérimental.*
4. Graves, *Clin. de Graves, traduction de M. Jaccoud, t. II, p.* 431.

inflammatoires étaient déjà passées, une névralgie sciatique très nette, mais de courte durée, du côté gauche ; or, chose curieuse, il existait chez cette même malade, du côté opposé, une anesthésie très marquée, siégeant sur le domaine du nerf sciatique poplité externe. M. De Brun[1] a remarqué, avec assez de raison croyons-nous, que l'hyperesthésie cutanée appartenait surtout aux formes de la maladie accompagnées de douleurs irradiées dans les flancs et dans les régions génitales et fessières, tandis que la forme à douleurs limitées s'accompagnait parfois d'une analgésie plus ou moins marquée et en général diffuse.

Ce qu'il y a évidemment d'intéressant dans l'exposé des troubles de la sensibilité, c'est que, dès que la douleur ou l'analgésie présente un caractère d'intensité inaccoutumée, la distribution que l'une ou l'autre prend répond, non plus aux segments vasculaires plus ou moins envahis par la phlébite, mais bien à des territoires nerveux, correspondant au tronc principal lui-même ou à ses branches terminales.

L'étude des troubles *trophiques* précoces qui peuvent compliquer la phlébite nous indiquera d'une façon encore plus précise le rôle joué par l'altération des nerfs périphériques dans la symptomatologie de cette affection. Parmi ces troubles trophiques, le premier en date et en importance est l'œdème. Nous savons qu'il n'y a pas de rapport absolument direct entre l'œdème et l'obstruction vasculaire ; bien des observations témoignent que des oblitérations complètes de la veine principale d'un membre ont pu ne s'accompagner que d'un œdème très limité, alors que d'autres phlébites évidemment non oblitérantes déterminaient des œdèmes plus étendus et souvent plus tenaces. Mais cette question, qui a un rapport si intime avec les observations physiologiques, sera étudiée plus à fond à la fin de ce chapitre.

L'œdème n'est pas le seul trouble trophique que détermine la phlébite. On a vu, dans un certain nombre de cas, apparaître le *purpura*[2], soit comme phénomène précurseur, soit comme symptôme consécutif de la phlébite. Parfois on a constaté de véritables ecchymoses. Cruveilhier en cite un exemple, et « M. Lépine a vu, dans le service de Barthez, une thrombose de la veine axillaire et

1. De Brun, Thèse, 1884.
2. *Id.*, *loc. cit.*, p. 29.

des veines humérales constatée à l'autopsie, provoquer la production de taches ecchymotiques du bras et de l'avant-bras[1]. » Les accidents peuvent encore aller plus loin et consister en la production de phlyctènes qui ne sont pas exceptionnelles dans le cas de phlébites partielles, variqueuses ou autres, mais qui, dans le cas de phlébites totales, semblent souvent présenter une gravité assez spéciale. On les a vues, en effet, apparaître comme symptômes prémonitoires de la gangrène cutanée, et M. Lancereaux[2] en a observé un exemple après Kennedy[3] et Overhisen[4]. Dans un cas rapporté par Eichhorst[5], une phlébite de la saphène interne, consécutive à la fièvre typhoïde, fut suivie de phlyctènes et d'ulcérations cutanées. Dans les observations où de tels accidents furent suivis de la gangrène d'un membre, on avait noté concurremment des lésions de l'artère correspondante.

Enfin, pour en terminer avec ces troubles trophiques précoces de la phlébite, il faut signaler la déformation spéciale décrite par M. Verneuil[6] dans une communication à l'Académie des sciences, sous le nom de pied bot phlébitique. Cette difformité peut être rapportée à deux formes : l'équin et le varus équin, avec ce caractère particulier que les orteils qui, dans les variétés congénitales, sont peu déviés, mobiles et généralement en extension forcée, sont ici rigides, immobiles, fléchis plus ou moins et parfois en forme de griffe, ce qui permet de reconnaître que les agents de la déviation du pied sont surtout les muscles de la couche profonde. M. Verneuil tend dès lors à admettre que les altérations sont en rapport avec la phlébite des veines profondes. Dans une de ses observations, la déviation commença à apparaître trois semaines après le début d'une phlébite puerpérale. M. le professeur Pinard[7] nous a dit avoir observé des cas analogues, et nous avons pu, sur son indication, en voir un nous-même avec notre ami le docteur Lepage[8].

1. BOUCHARD, *De la pathogénie des hémorrhagies. Thèse de concours*, 1869, p. 71.
2. LANCEREAUX, in *Thèse Troisier*, p. 139.
3. KENNEDY, *Dublin medic. Jour.*, 1840, t. XVII, p. 519.
4. OVERHISEN, *Philad. med. and surg. report.* t. XXXIII, p. 129.
5. EICHHORST, t. IV, p. 129.
6. VERNEUIL, *Comptes rendus de l'Académie des sciences*, 31 mars 1890.
7. Communication orale.
8. Ce dernier auteur vient d'ailleurs de rapporter ce fait et d'attirer à nouveau l'attention sur ces sortes d'accidents dans son récent ouvrage, en collaboration avec le docteur Ribemont-Dessaignes, *Précis d'obstétrique*, Paris, 1894.

Tous les troubles divers que nous venons de passer en revue peuvent être contemporains de la phlébite ou apparaître peu de temps après elle. Souvent ils disparaissent progressivement pour ne plus guère laisser de traces au bout de trois à quatre mois. Mais parfois aussi ils se prolongent outre mesure, résistant à toute thérapeutique ; parfois même ils s'aggravent pour constituer de la sorte la seconde catégorie d'accidents qu'il nous reste à étudier.

2° *Troubles nerveux tardifs.* — Il n'est pas rare de voir des malades présenter pendant quelques semaines ou quelques mois, à la suite d'une phlébite qui avait semblé définitivement guérie, des accidents divers, caractérisés par des douleurs spontanées ou facilement provoquées, par de l'œdème, en un mot, par des troubles multiples dont résulte une gêne plus ou moins persistante dans l'usage du membre affecté. C'est de la sorte qu'il se retrouve bon nombre de malades souffrant pendant cinq ans, dix ans et même plus, de ce qu'ils appellent leur « phlébite ».

Quelle est donc la nature de ces divers accidents?

Si nous nous en rapportons à ce que nous avons dit précédemment, nous verrons que ces accidents peuvent être d'ordre moteur, sensitif ou trophique. Et, fait intéressant, souvent ils n'ont pas une importance proportionnelle à l'étendue de la phlébite ; tel malade, chez lequel on n'aura constaté que quelques lésions localisées des veines, présentera des accidents véritablement surprenants ; tel autre, porteur d'une phlébite étendue au tronc principal de la veine et à quelques-unes de ses branches, guérira parfois assez rapidement et d'une façon complète.

Les auteurs n'ont pas été sans remarquer combien il était fréquent de voir l'*impotence* fonctionnelle persister longtemps à la suite de quelques lésions, même localisées, des veines. S'il s'est agi de phlébite variqueuse, c'est surtout lorsque les veines profondes ont été affectées que les accidents paralytiques ont tendance à persister. « Ce n'est encore rien que de voir des sujets marcher avec peine au bout de trois mois. Le deuxième malade de M. Verneuil était à peu près impotent un an après son coup de fouet » (Broca)[1].

A la suite des phlébites totales ces accidents paralytiques sont plus rares, et, lorsqu'ils existent, ils s'accompagnent généralement

1. Broca, *Études cliniques sur la phlébite variqueuse* (*Revue de Chirurgie*, 1888).

d'atrophie musculaire et de troubles trophiques très caractérisés.

Les troubles *sensitifs* sont d'ordinaire beaucoup plus importants. Ce sont eux qui, souvent, constituent d'une façon si caractéristique l'ensemble des accidents post-phlébitiques; ils peuvent se manifester de deux façons : 1° dans un certain nombre de cas, les sujets n'ont pas de douleurs spontanées, mais ils commencent à souffrir après des marches prolongées ou une course un peu précipitée; la douleur se manifeste sous forme de crampes dans le mollet ou dans la cuisse, le sujet est forcé de s'arrêter quelques instants; il frictionne le membre atteint, étend la jambe et après quelques instants il peut recommencer à marcher; les accidents ressemblent assez à ce qu'on voit dans la maladie des chevaux dénommée la claudication intermittente, si bien appliquée à la pathologie humaine par M. le professeur Charcot. Somme toute, il s'agit d'une ischémie temporaire, d'une gêne purement circulatoire; — 2° dans d'autres cas, les douleurs semblent dépendre plus intimement de la distribution nerveuse, et alors c'est au repos même, parfois au lit, surtout la nuit, que les malades se plaignent de fourmillements, d'élancements pénibles qui parcourent le membre, durent quelques instants, puis disparaissent. Ces sensations pénibles présentent certaines exacerbations. Souvent, ces exacerbations sont en rapport avec certains changements atmosphériques, avec l'augmentation de l'humidité de l'air, et les malades ne manquent pas de faire remarquer que l'œdème subit en même temps une augmentation parallèle; il n'est pas rare de voir une maladie aiguë intercurrente amener une recrudescence de douleurs vraiment spéciale, c'est ce que de nombreux auteurs ont pu constater dans le cours des récentes épidémies de grippe. Parfois, il a pu s'agir de phlébite récidivante, mais, dans d'autres cas c'était exclusivement les phénomènes douloureux d'origine nerveuse qui s'étaient trouvés accrus. Nous avons vu récemment à l'hôpital de la Charité une femme atteinte, quatre ans auparavant, de phlébite puerpérale qui, dans le cours d'une grippe bien caractérisée, présenta une exacerbation telle des douleurs, que la marche lui fut impossible pendant quelques semaines. Or, dans ce cas, si le trajet des veines présentait une sensibilité très nette à la pression, il fallait bien reconnaître que c'était surtout le long du sciatique et de ses branches secondaires que les douleurs avaient leur siège principal. Chez les femmes, c'est surtout à l'époque de l'apparition des règles que l'on voit reparaître, pendant des mois et quelquefois des années, des recrudescences douloureuses dans un membre antérieurement atteint de phlébite.

Les troubles *trophiques* consécutifs aux phlébites méritent par excellence le nom de troubles tardifs. En effet, à côté de l'œdème mou dont nous avons antérieurement parlé, qui atteint presque exclusivement le tissu cellulaire sous-cutané, qui est fugace et qui s'atténue à la longue pour disparaître au bout d'un certain temps, il y en a un autre qui se constitue lentement et qui envahit progressivement les couches profondes du derme. C'est alors que l'on voit, quelques années après la phlébite, apparaître une hypertrophie du membre atteint, en un mot, un véritable éléphantiasis. La peau est indurée et présente, comme on dit, l'aspect de peau d'orange. Parfois il y a une production exagérée de poils[1]; les couches superficielles du derme se détachent difficilement des parties profondes et la sensibilité est obtuse. Il n'est pas rare, dans de pareils cas, de voir apparaître des déformations des ongles. Parfois enfin la phlébite peut être suivie de dilatations variqueuses.

« Une de nos malades, atteinte de phlegmatia chlorotique en 1880, présente actuellement une circulation veineuse très développée, offrant à la racine de la cuisse la disposition d'une tête de méduse et ressemblant en ce point à un paquet de sangsues. » (De Brun[2].) Arnozan[3] rapporte un cas de même ordre. Dans ce cas, « il est probable qu'il y a eu phlébite variqueuse profonde, et, plus tard, varices superficielles, d'autant plus que la circulation sous-aponévrotique était entravée par des oblitérations » (Broca). Un de nos malades présentait, trois ans après une phlébite de la jambe gauche, des varices des deux membres inférieurs, mais surtout prédominantes du côté du membre atteint[4].

Pour en terminer avec ces troubles trophiques tardifs, nous devons mentionner le rapport si fréquent qu'il y a entre les varices et les ulcères des jambes. C'est un point sur lequel A. Broca[5]

1. M. le docteur Thibierge nous a récemment communiqué un fait de cet ordre.
2. De Brun, *loc. cit.*
3. Arnozan, *Varices consécutives à une phlébite in Journal de médecine de Bordeaux*, 1881-1882. *Commun à la Société de méd. et chir. de Bordeaux*, 2 juin 1882.
4. L'observation a été publiée dans la thèse de M. Marinco, *Accidents consécutifs aux phlébites*. Th. P. 1894.
5. Broca, *loc. cit.*

insiste tout particulièrement dans son excellente monographie sur la phlébite variqueuse. Dans un certain nombre de cas, l'ulcère semble être en rapport intime avec une phlébite circonscrite de caractère infectieux. « Hodgson parle de ces ulcères qui commencent par des abcès situés autour des veines, et Léveillé signale le début par de petits abcès phlegmoneux. De même Liston, décrivant les ulcères atoniques, dit qu'il peut exister en plusieurs points du voisinage de petits abcès isolés. » (Broca.) Mais, souvent aussi, l'ulcère débute sans qu'il y ait eu un processus de suppuration de la veine atteinte de phlébite. Cazin[1] a remarqué que les ulcères variqueux étaient rares chez les femmes enceintes atteintes de varices, mais qu'ils étaient plus fréquents lorsque les veines avaient été frappées de phlébite. Enfin, dans un certain nombre de cas, l'ulcère peut débuter par une pustule superficielle du derme, alors que la phlébite variqueuse paraît profondément située, comme nous le voyons dans une observation de Lailler rapportée par Broca.

Par contre, il est plus fréquent de voir les ulcères variqueux apparaître sur un membre atteint de varices qui n'ont pas encore été enflammées ; dans ce cas les ulcères, en offrant aux germes une porte d'entrée, provoquent facilement une inflammation limitée ou diffuse de ces mêmes varices. Il est évident que, dans ces différents cas, l'ulcère tend à persister à cause des troubles apportés à l'innervation trophique et à la circulation de la peau ; aussi sont-ils généralement moins fréquents à la suite de phlébites totales, surtout lorsque la circulation collatérale se rétablit rapidement. Lorsqu'il n'en est pas ainsi, les troubles trophiques apparaissent d'une manière beaucoup plus précoce.

Tous les accidents que nous venons de décrire éveillent certainement en nous cette idée que l'altération vasculaire qui constitue la phlébite, même si elle s'accompagne d'oblitération des vaisseaux, n'est pas suffisante à elle seule pour rendre compte de ces différents troubles. Il faut, à coup sûr, invoquer autre chose et de suite songer à la participation du système nerveux. C'est d'ailleurs de ce côté déjà que se sont tournés les physiologistes comme Ranvier[2], Vulpian[3], lorsqu'ils ont voulu étudier la manifestation

1. Cazin, *Archives de tocologie*, 1880, p. 515.
2. Ranvier, *Comptes rendus de l'Académie des sciences*, 20 décembre 1869.
3. Vulpian, *Leçon sur l'appareil vasomoteur*, t. II.

la plus précoce et la plus constante de l'oblitération veineuse, c'est-à-dire l'œdème. C'est aussi le rôle du système nerveux qu'il faut étudier si l'on veut connaître à fond l'anatomie pathologique des phlébites et la pathogénie des accidents qui les accompagnent.

Anatomie pathologique et pathogénie. — Les altérations des nerfs, consécutives aux lésions des veines, ont été peu étudiées jusqu'ici. Les premières recherches histologiques faites par Gombault[1], Quénu[2], Gilson[3], n'ont pas toutes une valeur égale. M. Quénu a insisté le premier sur la fréquence de la dilatation variqueuse des veines autour des troncs nerveux et il est revenu souvent sur cette idée, que les douleurs irradiées chez les sujets atteints de varices s'expliquaient par l'extension de la lésion au système veineux des nerfs. M. Pilliet a examiné les nerfs atteints et indiqué des lésions que des recherches ultérieures ne semblent pas avoir confirmées.

Il faut arriver au mémoire de Klippel[4], publié en 1889, pour avoir des notions exactes sur les altérations nerveuses, consécutives aux phlébites. Cet auteur, s'appuyant sur des expériences de Vaillard, qui avait pu produire chez les animaux des lésions intenses des nerfs par l'injection au voisinage des troncs nerveux de différentes substances plus ou moins irritantes, imagina que le séjour des nerfs dans le liquide de l'œdème était capable d'expliquer les altérations profondes subies par ces nerfs. A cet effet, il examina les troncs et les extrémités périphériques des nerfs qui étaient restés plongés dans la sérosité d'œdèmes simples, cardiaques ou autres, et d'œdèmes dus à la phlegmatia. Dans l'un et l'autre cas, il trouva des altérations analogues à celles décrites par MM. Pitres et Vaillard. Dans le degré le plus léger, la myéline s'est montrée « festonnée et dentelée sur les bords des tubes, tandis que le cylindre-axe persistait ». Dans les cas les plus avancés, « la myéline était fragmentée, en gros blocs séparés les uns des autres par des espaces de gaines vides »; enfin, la fragmentation de la myéline augmentait et le dernier degré d'altération consistait « dans la

1. Gombault in Reclus, *Progrès médical*, 1879, p. 995.
2. Quénu, *Revue de Chirurgie*, 1882, p. 877, *Étude sur la pathogénie des ulcères variqueux*.
3. Gilson, *in thèse Schneider*, Paris, 1885.
4. Klippel, *Des altérations des nerfs périphériques dans les œdèmes chroniques, la phlegmatia alba dolens et l'œdème expérimental* (*Arch. gén. de Méd.*, juillet et août 1889), p. 5 et 186.

présence de gaines vides ne présentant plus de trace de myéline ou de cylindre-axe ». L'auteur insiste sur ce fait, que dans un même nerf tous les tubes nerveux n'étaient pas également altérés et que certains paraissaient presque complètement sains, ce qui explique la diversité et la bénignité relatives des différents accidents. Enfin il dit également que le plus souvent, dans les névrites consécutives aux phlébites, on constate d'une façon plus ou moins marquée la dilatation variqueuse des veines du tissu conjonctif, ainsi que l'état inflammatoire de ce dernier. Il signale aussi, après d'autres auteurs d'ailleurs, l'altération dégénérative des faisceaux musculaires et des muscles en rapport avec les nerfs atteints.

Enfin, pour ne rien omettre des différentes altérations signalées par les auteurs, comme consécutives aux phlébites, nous devons rappeler la fréquence des lésions des artères et de l'artério-sclérose (Quénu); de même aussi les modifications histologiques trouvées par Luneau et Pollosson dans l'hydarthrose de l'œdème, celles-ci consistant dans l'état velvétique de l'articulation, la prolifération des cellules du cartilage, la désintégration et la destruction de la substance fondamentale.

De ce que nous venons d'exposer il faut conclure que les altérations des nerfs dans le cours ou à la suite des phlébites peuvent être constatées par les recherches anatomiques, et il n'est pas douteux que d'autres examens positifs seront publiés dans l'avenir. Il nous reste à connaître les causes de ces lésions des nerfs, à en étudier la pathogénie.

Certains auteurs, M. Verneuil, M. Gombault, ont pensé que la compression exercée par les veines malades sur les troncs nerveux qui les avoisinent était par elle seule capable d'expliquer l'altération de ces derniers. Cette hypothèse n'est guère valable. Si elle peut, à l'extrême rigueur, rendre compte de certaines lésions des nerfs accolés aux veines enflammées, elle devient insuffisante lorsqu'il s'agit de lésions propagées et de troubles nerveux à distance. Nous restons donc en présence de deux explications : celle de M. Klippel, qui s'appuie sur l'expérimentation et sur les examens comparatifs, et celle de M. Quénu.

Comme nous l'avons vu, c'est à l'action dénutritive ou irritative de la sérosité œdémateuse qui baigne les nerfs que Klippel attribue les lésions nerveuses de la phlébite; aussi, dit-il, retrouve-t-on les mêmes altérations dans les névrites consécutives aux phlébites et dans les névrites qui accompagnent l'œdème simple. L'explication donnée par M. Quénu[1] est plus précise : « Pour nous, une grande partie des phénomènes qu'on observe dans la phlegmatia alba dolens reconnaissent pour cause une névrite sciatique ou crurale due à une inflammation aiguë des veines du tronc nerveux ». Après cet auteur, nous avons souvent noté l'altération de ces veines, et M. Klippel lui-même en parle dans ses observations. Nous nous rallierons donc plus volontiers à l'opinion de M. Quénu, d'autant plus qu'elle s'appuie sur deux ordres de phénomènes que nous avons signalés à plusieurs reprises, notamment lorsque nous avons exposé nos idées sur l'évolution générale des phlébites[2]. Tout d'abord cette hypothèse s'accorde bien avec la marche si capricieuse du processus inflammatoire, qui fait que certaines portions du système veineux peuvent rester longtemps indemnes entre d'autres segments nettement enflammés, parfois même oblitérés. Ce processus n'agit-il pas de même sur les troncs nerveux ou leurs branches, puisque l'on peut voir des altérations profondes, bien que rarement tout à fait irrémédiables, alterner avec d'autres lésions plus superficielles et parfois même envahir certains rameaux d'un nerf presque complètement indemne dans ses autres branches? En second lieu, l'extension de la phlébite aux petites veines des nerfs n'est pas un phénomène qui doive nous surprendre, et nous avons toujours soutenu que le travail inflammatoire s'étendait beaucoup plus loin qu'on ne le pense, quoique nous ne le constations le plus souvent qu'après la participation des grosses veines. L'hypothèse des altérations phlébitiques des *vasa-nervorum* n'est donc pas une hypothèse gratuite.

En résumé, il nous paraît acquis, quelle que soit l'explication pathogénique que l'on adopte, que la gêne circulatoire déterminée par la phlébite n'est pas par elle seule capable de nous rendre compte de tous les accidents nerveux précoces de la phlébite, non plus que de la grande majorité des accidents tardifs de même cause. L'irritation commence par le système veineux, elle se propage et se perpétue par le système nerveux.

1. Quénu, *Traité de Chirurgie*, t. II, p. 206.
2. *Soc. anatomique*, juin 1892, p. 457.

D. Phlébites chroniques et phlébites récidivantes.

Dans des cas qui, sans être exceptionnels, sont cependant très rares, la phlébite peut présenter une évolution clinique différente de celle que nous venons d'étudier.

Dans certaines circonstances, la phlébite peut affecter dès le début une allure chronique, mais cette chronicité est plus fréquemment en rapport avec des infections spéciales sur lesquelles nos connaissances sont encore imparfaites. Quoi qu'il en soit, l'intérêt que présentent les lésions chroniques des veines, au point de vue de la pathologie générale et de la pathogénie des varices, nécessite de notre part un exposé aussi complet que possible de cette question encore mal élucidée.

Dans d'autres cas enfin, la phlébite, au lieu de disparaître à tout jamais d'une façon plus ou moins rapide, pour ne laisser après elle que des troubles d'ordre mécanique ou névropathique, présente une tendance toute spéciale à récidiver. Parfois, les récidives, toutes fortuites, peuvent paraître l'effet du hasard; d'autres fois, au contraire, les veines semblent être choisies à diverses reprises et avec une sorte de prédilection par le processus morbide. Quoi qu'il en soit, ces différentes modalités cliniques de la phlébite demandent à être connues en détail, et c'est pour cela que nous avons consacré ce chapitre à l'étude des *phlébites chroniques* et des *phlébites récidivantes*.

Les auteurs se sont peu occupé jusqu'à présent de la chronicité de la phlébite. Cependant Breschet et Béclard, après Cruveilhier, avaient déjà noté la présence de certaines ossifications sur les parois des veines et les avaient distinguées de celles que l'on trouve parfois dans la cavité de ces vaisseaux; nous voyons relatée, en 1841, dans les bulletins de la Société anatomique[1], l'histoire d'un individu qui présenta des lésions chroniques des veines des membres inférieurs, consécutivement à une phlébite de ces veines. Plus près de nous, M. Rigollet[2] a publié dans sa thèse des observations personnelles de phlébites consécutives à l'infection palustre; il a fait également allusion à des cas rapportés par d'autres auteurs et concernant des faits à peu près analogues. Il

1. Comin, *Phlébite chronique et ossification des veines du membre inférieur*. Soc. anat., 1841.

2. Rigollet, *De la phlébite paludéenne*. Th. Bordeaux, 1891.

conclut, non sans quelque apparence de raison, que le paludisme peut déterminer des lésions multiples des veines, surtout des lésions chroniques. M. Bitot[1] a présenté à la Société anatomique de Bordeaux un jeune homme venant de Panama, y ayant subi les accidents palustres, et porteur, depuis ce temps, d'indurations persistantes des veines cubitale et radiale, des veines basilique et de la saphène. Ces indurations ne déterminaient d'ailleurs que des troubles subjectifs modérés. Le sujet était, d'autre part, syphilitique et alcoolique, mais la syphilis et l'alcoolisme ne paraissent pas pouvoir déterminer une pareille lésion des veines, et M. Bitot conclut justement que le rôle du paludisme est à mettre au premier plan. Deux mois plus tard, M. Régnier[2] présentait à la même Société quatre malades venant également des pays chauds et porteurs, eux aussi, d'indurations chroniques des veines des membres supérieurs. Dans tous ces cas le rapport entre l'infection palustre et les lésions chroniques des veines ne semble guère douteux. Il est inutile d'ajouter que nous ne sommes pas renseignés d'une manière suffisante sur la pathogénie et l'évolution de ces lésions.

M. Duponchel[3] a, d'autre part, rapporté à la Société médicale des hôpitaux de Paris le cas d'un soldat qui présentait, au niveau des veines du bras et à la racine de la cuisse, des indurations certainement en rapport avec des lésions chroniques des veines. Ce soldat se trouvait en Algérie et il paraissait d'ailleurs en excellente santé. A l'occasion de la communication de M. Duponchel, M. Letulle ajouta qu'il avait, pour sa part, rencontré souvent de pareilles indurations chez des malades tuberculeux et M. Hayem assura en avoir également constaté souvent à la fin des cachexies. Pour ce dernier auteur, il devait à coup sûr s'agir de périphlébites diffuses. L'année suivante, M. Duponchel[4] présenta deux cas nouveaux d'induration chronique des veines, sans pouvoir apporter à leur sujet de notions étiologiques satisfaisantes.

Notre attention a été attirée depuis trop peu de temps sur ce sujet pour que nous soyons en droit de donner un avis définitif sur ce point; nous dirons cependant qu'en 1890, nous avons pu

1. Bitot, *Société anatomique de Bordeaux*, février, 1889.
2. Régnier, *Société anatomique de Bordeaux*, 1° avril, 1889.
3. Duponchel, *Société médicale des Hôpitaux*, 28 février 1890.
4. Duponchel, *Société médicale des Hôpitaux*, 13 mars 1891.

observer, chez une malade tuberculeuse, une induration de la veine médiane basilique rappelant ce que l'on a l'habitude de trouver dans les artères athéromateuses. Le cordon veineux donnait sur une étendue de 7 à 8 centimètres une sensation de dureté toute spéciale ; cependant il ne paraissait pas y avoir d'oblitération du vaisseau et le bras n'était pas œdématié. La pression la plus légère au niveau de la veine ainsi indurée déterminait de vives douleurs. Nous perdîmes la malade de vue et nous ne pûmes savoir ce qu'il advint de ces accidents.

La question des phlébites chroniques mérite donc d'être étudiée de plus près ; ces phlébites existent certainement, les quelques observations que nous venons de rapporter en font foi, mais nous ne savons pas au juste à quelles maladies elles se trouvent d'ordinaire liées et nous ne connaissons pas encore leur évolution.

Faut-il ranger parmi les phlébites chroniques les lésions scléreuses des veines, qui ont attiré récemment l'attention. C'est un point sur lequel on ne saurait encore se prononcer à l'heure actuelle. La phlébo-sclérose a été l'objet de trop peu d'études complètes pour que l'on puisse affirmer qu'elle constitue un processus inflammatoire chronique des veines. Les rapports de l'artério-sclérose avec les artérites chroniques sont à peine connus à l'heure actuelle d'une façon définitive, la pathologie veineuse est encore moins avancée. Borel[1], le premier, a signalé l'athérome des veines, mais sans étudier cette lésion plus à fond. Plus tard, Sack[2], Menhert et Bergmann[3] ont étudié les rapports de l'artério-sclérose et de la phlébo-sclérose ; M. Huchard[4] a également affirmé l'existence de cette dernière mais sans en donner de preuves. M. Thiébaut[5] a exposé d'une façon plus complète ces lésions chroniques des veines, il admet qu'elles ressemblent point pour point à l'athérome artériel, que, comme lui, elles frappent souvent certains segments localisés des veines, et qu'enfin, dans la plupart des cas, elles reconnaissent comme causes productrices les altérations des vasa-vasorum. De la sorte, la phlébo-sclérose serait consécutive à une inflammation oblitérante des artérioles nourricières analogue à la lésion décrite par H. Martin. On voit qu'à tout prendre, il peut y avoir

1. Borel, Th. Strasbourg, 1859, *de l'arhérome artériel.*
2. Sack, *Ueber Phlebo-sclerose*, *Dorpat*, 1887.
3. Bergmann, *Ein Beitrag zur Kenntniss der Angiosclerose*, *Dorpat*, 1890.
4. Huchard, *Maladies du cœur et des vaisseaux*, 1889.
5. Thiébaut, *Des lésions veineuses chez les artério-scléreux.* Thèse de Nancy, 1890.

des différences de degrés entre la phlébite chronique et la phlébosclérose; mais, comme nous l'avons dit, toute conclusion au sujet de la nature de cette dernière affection serait aujourd'hui prématurée[1].

L'histoire des *phlébites récidivantes* est également mal élucidée, mais nous croyons qu'il est possible, dans l'état actuel de la science, de formuler à leur égard des conclusions assez positives.

Et d'abord, que faut-il entendre par phlébites récidivantes? C'est, à notre sens, la réapparition à plus ou moins longue échéance d'un processus inflammatoire au niveau d'une veine antérieurement atteinte et pouvant être considérée comme guérie. Cette définition nous permettra d'éliminer : 1° Les cas dans lesquels, à la suite d'une phlébite ayant atteint, soit la totalité d'une veine, soit un segment, les phénomènes douloureux seuls ont réapparu et ont pu s'expliquer par des troubles nerveux consécutifs, analogues à ceux que nous avons étudiés précédemment. Comme nous le savons, on a pu parfois faire des erreurs de diagnostic, d'ailleurs excusables, et admettre l'existence d'une récidive de phlébite alors qu'il s'agissait de simples troubles névralgiques. Nous avons soigné, à la Charité, une malade qui, sous l'influence d'une infection grippale, souffrit cruellement d'un membre atteint antérieurement de phlébite puerpérale. Rien n'indiquait cependant que le processus phlébitique eût récidivé. 2° Il faut exclure aussi de notre définition les cas où, sous l'influence d'une maladie infectieuse quelconque, la phlébite a paru renaître avec son cortège de douleurs le long du trajet de la veine, d'œdème, etc., et où il ne s'agissait purement et simplement que de manifestations périphlébitiques. Nous en avons eu un exemple des plus nets, en 1889, à l'hôpital de la Charité. Une femme, atteinte, quelques années auparavant à la suite d'un accouchement, de phlébite totale du membre inférieur droit, était entrée dans le service portant des lésions tuberculeuses avancées. La circulation complémentaire, dont le membre était le siège, la facilité de la réapparition de l'œdème à la moindre fatigue, après un aussi long espace de temps, tout indiquait une oblitération ancienne et totale de la veine. Or, un jour, sous l'in-

1. Tout récemment MM. Datil et Lamy ont rapporté un cas d'artérite oblitérante progressive, caractérisée par des lésions chroniques de l'artère tibiale qui déterminèrent une gangrène du membre. Les veines collatérales des artères offraient également des altérations à marche subaiguë ou chronique que nous rapporterons en traitant des lésions de la phlébite chronique.

fluence des accidents pyohémiques de la tuberculose, nous vîmes la malade se plaindre tout à coup de douleurs très violentes dans le membre antérieurement atteint, tandis qu'il se développait un œdème très marqué et très persistant. On aurait bien pu penser à une récidive de phlébite dans une veine restée libre, tant les symptômes étaient accusés, mais, la malade ayant succombé quelque temps après, nous pûmes constater que la veine fémorale avait bien été oblitérée à la première atteinte, qu'elle formait un véritable cordon fibreux, incapable de se réenflammer sous l'influence de nouvelles infections; par contre on pouvait voir, à différents points de la hauteur de la veine, dans le tissu cellulaire qui l'entourait et surtout aux confins de sa tunique externe, des poussées nouvelles de périphlébite qui suffisaient amplement à expliquer les accidents que nous avions constatés pendant la vie.

5° Enfin, nous ne pouvons pas non plus comprendre parmi les récidives de phlébite ces phlébites multiples dues à des ruptures successives de veines variqueuses distendues à l'excès, comme cela se rencontre parfois chez les femmes enceintes. Il s'agit ici, comme nous l'avons vu, de simples phlébites aseptiques, d'origine mécanique; ce sont, pour ainsi dire, des phlébites de hasard dont rien ne règle l'apparition et dont l'étude ne doit pas rentrer dans ce chapitre[1].

Les véritables phlébites récidivantes se bornent dès lors à deux ordres de faits : 1° ceux dans lesquels une phlébite ayant guéri plus ou moins complètement, à la suite d'une maladie infectieuse, a

1. Nous avons observé en 1880 un autre fait également très curieux, et que nous rapporterons à cause des conditions insolites dans lesquelles il s'est présenté à nous. Une femme vint à la consultation de la Charité se plaignant de ressentir de temps à autre, au niveau du pli du coude, ou bien vers la face interne des bras et des jambes, des douleurs sourdes s'accompagnant d'une sensibilité extrême de la région en même temps qu'il apparaissait au point atteint une tuméfaction cylindroïde, étendue verticalement et occupant 3 à 4 cent. environ. Au bout de 3 à 4 jours, la douleur s'évanouissait assez subitement, la tuméfaction disparaissait et on voyait apparaître une tache ecchymotique, de forme elliptique, de coloration d'abord noirâtre, puis jaunâtre, indice en un mot, d'un raptus hémorrhagique sous-cutané. Cette femme avait été atteinte de varices très généralisées lors d'un accouchement, quatre ans auparavant. C'est depuis ce temps que les accidents étaient apparus, et ils coïncidaient très fréquemment avec le retour des époques menstruelles. On ne pouvait guère s'empêcher de penser qu'il s'agissait ici de petites phlébites circonscrites évoluant à la façon des phlébites des femmes enceintes. Ce cas est certainement curieux, car il établit un trait d'union entre certaines phlébites des petites veines et des hémorrhagies spontanées que l'on voit parfois survenir chez des névropathes, chez des hystériques surtout. Je dois ajouter que nous suivîmes la malade pendant quelques mois, que nous vîmes les accidents évoluer sous nos yeux et que la malade, bien que nerveuse, ne semblait présenter aucun des stigmates de l'hystérie.

réapparu dans le cours d'une maladie infectieuse analogue à la première ou différente d'elle; 2° les cas dans lesquels la phlébite apparaît comme complication réitérante, dans le cours d'une maladie générale de l'organisme ou locale du système veineux, suivant en cela ses périodes d'aggravation ou de rémission (phlébite septique-variqueuse, phlébite goutteuse, etc.)

A. — Les récidives de phlébite dans le cours des maladies infectieuses sont moins fréquentes qu'on ne le croit. Cela tient, pour une bonne part, à ce fait que la phlébite ayant, dans un grand nombre de cas, supprimé, pour ainsi dire, la veine, celle-ci n'a plus de raison de s'enflammer à nouveau lorsque surviendront de nouvelles infections. C'est pour cela que les phlébites récidivantes s'observent surtout dans les cas où une première atteinte n'a affecté qu'un segment localisé d'une veine. Déjà Ollivier[1], en 1831, avait remarqué que lorsqu'on pratiquait la saignée sur une veine antérieurement atteinte de phlébite, et qu'une nouvelle phlegmasie reparaissait, celle-ci se développait, non pas au niveau de la nouvelle piqûre, mais plus haut.

Mais passons en revue les différents cas dans lesquels des phlébites récidivantes ont été observées.

La phlébite puerpérale récidive rarement et cela tient, en grande partie, aux précautions antiseptiques que l'on prend aujourd'hui. Mac-Neven a observé une femme chez laquelle une phlébite crurale reparut à quatre reprises et du même côté, à l'occasion de chaque accouchement. White et Stanley pensaient que la récidive n'était pas possible dans un membre qui avait été une fois atteint, mais ils ont admis et observé la récidive du côté opposé. Gaffé[2], dans sa thèse, signale également des cas de phlébites puerpérales récidivantes. Dans le traité de M. Charpentier, on trouve l'observation d'une femme qui, après avoir eu de la phlébite à un premier accouchement et s'en être guérie, en eut une nouvelle attaque légère à son second et une plus sérieuse à son troisième. On comprend que cette étude de la récidive de la phlébite puerpérale puisse paraître aujourd'hui rétrospective, et l'on évaluera le chemin parcouru, si l'on songe qu'en 1857, Randon du Landre parlait de la récidive comme d'une complication très fréquente de la phlébite

1. Ollivier, Thèse de Paris. 1831, *Phlébite aiguë survenant à la suite de la saignée.*

2. Gaffé, *Considérations sur la phlegmatia puerpérale*, Thèse, Paris, 1873.

puerpérale, tandis que M. le professeur Pinard[1] n'a pu en observer depuis 1875 que trois cas, tant à l'hôpital que dans sa clientèle privée; il dit en propres termes : « On peut comparer en fréquence, tout en donnant la priorité aux dernières, les récidives de phlébite infectieuse puerpérale aux récidives d'albuminurie de l'accouchée. Il est certain qu'autrefois, où l'infection n'était pas combattue avec les mêmes armes, la phlegmatia récidivante, de même que la phlegmatia simple, était beaucoup plus fréquente. Maintenant, et c'est l'ordinaire, la femme qui a eu une phlébite à son premier accouchement, échappera à l'infection dans ses accouchements suivants, grâce à l'antisepsie. Cependant, si j'accepte la semence, c'est-à-dire l'origine infectieuse de l'affection, je veux aussi tenir compte du terrain. La prédisposition existe, et j'ai constaté une récidive de phlegmatia chez une personne soignée dans les conditions voulues d'hygiène et d'antisepsie. Ses sœurs, à leurs accouchements, avaient eu une *phlegmatia.* »

Les maladies infectieuses, comme nous le savons, récidivent rarement. Aussi ne trouvons-nous dans la science que peu de cas de phlébites récidivant avec la maladie qui leur a donné une première fois naissance. Cependant il est une maladie infectieuse à point de départ local et dont les récidives sont loin de faire défaut, c'est le rhumatisme blennorrhagique. Or, il n'est pas exceptionnel de voir la réapparition d'une blennorrhagie s'accompagner d'une poussée nouvelle de phlébite. Nous trouvons dans la thèse de Martel[2] une observation d'Hamonic qui ne laisse aucun doute à ce sujet. Une phlébite totale du membre inférieur droit apparut dans le cours d'une blennorrhagie, puis disparut et reparut avec elle. Il n'y a rien là qui doive nous surprendre et nous savons que la blennorrhagie s'accompagne facilement, dans ses récidives, de complications identiques à celles qu'elle a déterminées une première fois.

Ce qui est plus fréquent, c'est de voir apparaître, à l'occasion d'une maladie infectieuse quelconque, une poussée de phlébite dans des veines antérieurement enflammées, soit à l'occasion d'une autre infection, soit à la suite d'un accouchement. Les observations de cette nature ne manquent pas et nous en trouvons quelques-unes relatées dans une thèse faite avec nos conseils par M. le

1. PINARD, *Communication orale in Thèse de Méheux.* Paris, 1893, *Des récidives de phlébite.*
2. MARTEL, *Phlébite dans le rhumatisme blennorrhagique.* Th. de Paris, 1887.

docteur Méheux[1]. On voit, par exemple, des malades présenter à l'occasion de la grippe, ou bien à la période ultime d'une tuberculose, d'une cachexie cancéreuse, des manifestations symptomatiques absolument caractéristiques d'une poussée de phlébite au niveau d'un membre antérieurement atteint de la même façon. Mais, chose importante, il est rare que la récidive atteigne alors la veine principale du membre; ce que l'on voit plus souvent, c'est la phlébite d'une veine superficielle, de la saphène par exemple, et cela s'explique aisément : lorsque la première phlébite a déterminé l'oblitération de la veine principale du membre, elle a, du même coup, rendu celle-ci incapable de se réenflammer sous l'effet d'une autre affection. C'est pour cela que la phlébite, lorsqu'elle récidive, atteint presque exclusivement soit les segments veineux restés libres, soit les veines secondaires ou collatérales. On en a la démonstration très nette lorsque, la première phlébite ayant déterminé l'apparition de varices du membre atteint, on voit la récidive affecter les veines devenues variqueuses. Nous en trouvons une observation démonstrative dans la thèse de Girardot[2]. Une femme, atteinte de varices consécutives à une phlegmatia puerpérale, souffrit, par la suite, de phlébites à rechutes siégeant en différents points des varices. Nous avons vu, en 1890, à la Charité, un jeune garçon, atteint quatre ans auparavant d'une phlébite totale du membre inférieur gauche au cours d'un rhumatisme articulaire aigu, qui présenta, à l'occasion d'une grippe infectieuse, une phlébite des veines superficielles du mollet, devenues consécutivement variqueuses.

B. — Il est beaucoup plus fréquent de voir les phlébites récidiver sous l'influence de lésions locales et persistantes des veines, ou bien par l'effet de l'évolution d'une maladie générale, infectieuse ou non, mais de longue évolution. C'est ainsi que les phlébites variqueuses récidivent avec la plus grande facilité et que la goutte, dans ses manifestations multiples et variées, frappe fréquemment le système veineux. Un malade, porteur de varices plus ou moins anciennes, qui a été atteint une fois de phlébites variqueuses, présentera une disposition extrême aux récidives; il en est de même du goutteux.

Nous ne répéterons pas ici ce que nous avons dit à propos de la

1. Méheux, *Des récidives de phlébite*. Th. Paris, 1893.
2. Girardot, *Contribution à l'étude de la phlegmatia puerpérale*. Thèse de Paris, 1875.

différence à établir entre la phlébite mécanique, par rupture, ou aseptique des varices, et la phlébite infectieuse qui les peut affecter. L'évolution est toute différente. La première présente son maximum de fréquence chez les femmes enceintes, mais elle peut se produire chez les variqueux de tout ordre : le professeur Terrier a vu un tuberculeux ancien, en puissance de poussée aiguë, se donner, en montant dans son lit, un coup de fouet avec rupture de varices et épanchement sanguin très abondant; la guérison de cet accident fut rapide[1]. D'autre part, on voit certains malades porteurs de varices qui présentent une susceptibilité tout à fait spéciale à l'inflammation de leurs varices sous l'influence des maladies infectieuses. On trouve, dans la thèse de Maydieu[2] et dans l'article de Broca auquel nous avons fait allusion, des cas où une maladie banale, un simple embarras gastrique, a suffi à déterminer une poussée nouvelle de phlébite chez un malade atteint de varices et ayant déjà présenté des complications inflammatoires. Les récidives sont d'ailleurs plus fréquentes encore lorsque la présence d'abcès du membre, d'ulcères variqueux surtout, vient faciliter l'introduction des germes extérieurs et leur implantation sur des veines peu aptes à la résistance.

La question de la récidive des phlébites chez les variqueux n'est pas toujours susceptible d'une solution catégorique, car très fréquemment les variqueux sont également goutteux et il est parfois difficile de distinguer ce qui appartient à la maladie générale de ce qui dépend exclusivement de la lésion locale.

La goutte est si fréquemment la cause visible ou non des récidives phlébitiques, qu'il faut toujours la soupçonner lorsqu'on voit survenir chez un sujet, à trois ou quatre reprises, une phlébite dont on ne connaît pas la cause. Nous aurons à étudier plus au long cette question de la phlébite goutteuse, nous décrirons ses caractères cliniques si spéciaux, cela nous dispense donc d'insister pour le moment sur ce sujet. Mais il faut se souvenir que les récidives sont ici presque la règle; un goutteux qui a été une fois atteint de phlébite, en souffrira à nouveau et presque à coup sûr ultérieurement, et la récidive présentera des caractères identiques à la première attaque, c'est-à-dire : tendance à n'envahir que les veines superficielles, mais à en affecter plusieurs, soit simultané-

1. A. Broca, *Études cliniques sur la phlébite variqueuse. Revue de Chirurgie*, 1888.
2. Maydieu, *De l'inflammation des varices*. Thèse de Paris, 1881.

ment, soit successivement; tendance également à n'occuper que des segments peu étendus sur les veines enflammées. Parfois, les récidives évolueront concurremment avec un attaque de goutte franche (Paget[1]), tantôt elles alterneront soit avec des poussées de goutte articulaire, soit avec des crises de coliques néphrétiques, tantôt enfin elles légitimeront à elles seules la réalité du processus goutteux. C'est ainsi que Tuckwell[2] vit un malade, fils de goutteux avéré, ne présenter, comme seule manifestation de son hérédité, que des phlébites récidivantes dont la nature goutteuse était impossible à méconnaître.

Il y a une autre particularité intéressante à relever, relativement à ce qui concerne les phlébites goutteuses, c'est que les récidives augmentent considérablement la gravité de la phlébite chez les goutteux. Si l'on en croit Viccaji[3], la phlébite goutteuse serait assez bénigne; trop fréquemment cependant, lorsque ces phlébites ont une tendance fâcheuse à se répéter à de courts intervalles, on voit survenir des accidents qui peuvent consister simplement en petits foyers de congestion d'apoplexie pulmonaire, mais qui peuvent aller aussi jusqu'à la véritable embolie et causer ainsi la mort. Le cas célèbre rapporté par Trousseau et que cet auteur ne désigne cependant pas sous le nom de phlébite goutteuse, en est un exemple très remarquable. Il n'est pas isolé dans la science, et l'on peut le rapprocher des cas identiques de Tuckwell, de Paget, etc.

Types étiologiques et cliniques

A. Phlébite par lésion directe des veines.

Toute atteinte portée à une veine y détermine de la phlébite. Celle-ci, transitoire, légère, lorsque la lésion est de nature aseptique, aboutit d'ordinaire à la réparation *ad integrum* du vaisseau.

Lorsque la cause est d'origine septique, il en résulte des accidents plus graves qui vont de la phlébite oblitérante sans suppuration à la phlébite suppurée; l'infection purulente peut succéder à ces accidents.

1. Paget, *Saint-Barth. Rep.*, t. II, 1866.
2. Tuckwell, *Ibid.*, 1874, t. X, p. 24.
3. Viccaji, *Phlébites rhumatismales et goutteuses*. Thèse de Paris, 1880.

L'état d'intégrité ou de non-intégrité antérieure des veines modifie nécessairement l'évolution des phénomènes morbides dans chacun des types que nous venons d'indiquer.

Nous étudierons tour à tour les phlébites de nature aseptique et celles de nature septique.

Phlébites aseptiques. — Les lésions des veines peuvent résulter d'un traumatisme ou elles peuvent être spontanées. Ces dernières, nous le verrons, se réduisent à une classe de phlébites toutes spéciales, qui n'atteignent guère que des veines déjà altérées par des modifications anciennes : dilatation d'ordre mécanique, état variqueux, etc.

Les *phlébites aseptiques* de cause *traumatique* résultent de *plaies* ou de *contusions* des veines. La saignée, les plaies par instruments tranchants déterminent une perte de substance minime de la veine, laquelle se répare d'ordinaire rapidement. Ce qui se passe après une saignée représente l'évolution normale des phénomènes. A peine une douleur peu intense suit-elle le traumatisme du vaisseau. Très rapidement, d'ailleurs, la douleur disparaît, et vers le 2e ou le 3e jour la circulation s'est rétablie dans le vaisseau. Normalement, en effet, dans ce cas, il n'y a pas d'oblitération persistante. Des phénomènes analogues se passent lorsqu'il s'agit d'un traumatisme qui a atteint une veine comme l'aurait fait la lancette. Il est évident que nous laissons de côté ici les cas de section complète du vaisseau et les accidents qui résultent de l'hémorrhagie.

Nous faisons remarquer simplement, en résumé, que la phlébite due à une plaie veineuse aseptique aboutit rapidement à la réparation du vaisseau sans oblitération persistante. Il est également entendu que nous considérons les seuls cas où la veine était antérieurement saine.

La *contusion* d'une veine peut déterminer l'apparition de phénomènes phlébitiques, aboutissant même à l'oblitération du vaisseau. Ces cas sont des plus intéressants; ils représentent, au point de vue clinique, une des formes intéressantes de la phlébite, que nous avons pu reproduire expérimentalement et dont la réalité nous a été ainsi démontrée. Longtemps, en effet, on s'est demandé comment et pourquoi la simple contusion d'une veine pouvait déterminer les phénomènes de la phlébite avec oblitération ultérieure possible. Le fait est certain et s'explique facilement aujourd'hui.

La simple compression d'un vaisseau veineux ne détermine que rarement la phlébite. Pendant le cours des opérations, on peut être amené à comprimer pendant des heures un segment veineux, et le plus souvent il n'en résulte rien de fâcheux. Exceptionnellement, comme le professeur Verneuil[1] l'a rapporté, on a pu voir une périphlébite avec thrombose consécutive atteindre la veine fémorale à la suite d'une compression prolongée faite au pli de l'aine. Deux conditions sont nécessaires, les auteurs l'ont noté : il faut une compression à la fois énergique et prolongée. Il se produit alors un arrêt de la circulation dans les parois mêmes de la veine, lequel peut être suivi d'altération de la surface interne : l'oblitération du vaisseau qui en résulte, s'explique dès lors facilement. Il ne s'agit pas d'une thrombose spontanée, mais bien d'une phlébite, et après tout, comme nous l'avons dit, le fait est exceptionnel.

A côté de ces cas où la contusion de la veine est évidente, mais prolongée, il faut ranger ceux où la contusion, très violente, n'a été que momentanée. C'est ce qui se passe, par exemple, à la suite des traumatismes par projectiles qui frappent une veine sans l'ouvrir. Les auteurs ont noté que ces contusions déterminaient soit une hémorrhagie secondaire, par chute d'un lambeau sphacélé de la veine, soit une oblitération. Le mécanisme est le même que précédemment.

Ne faut-il pas rappeler ici les belles observations d'Ollier[2] sur les accidents qui résultent de la dénudation des veines? Laugenbeck a rapporté deux cas de dénudation des veines du cou, suivie de thrombose. Ollier a communiqué à Nicaise[3] deux observations analogues. L'oblitération résulte, à coup sûr, du phénomène de la phlébite, mais celle-ci peut rester aseptique, bien qu'en dise M. Schwartz[4]. Il est vrai, comme le remarque ce dernier auteur, que ces accidents sont beaucoup plus rares depuis l'introduction des méthodes antiseptiques, mais si nous nous en rapportons aux données expérimentales, il faut estimer que c'est la restauration rapide de la tunique externe nutritive du vaisseau, favorisée par les pratiques d'antisepsie, qui rend la phlébite et l'oblitération exceptionnelles aujourd'hui. La septicité la favorisait peut-être

1. PETIT, *Gaz. hebd. Méd. et Chir.*, 1870.
2. OLLIER, *Des plaies des veines*. Th. agrég. Paris, 1857.
3. NICAISE, *Des plaies et de la ligature des veines*, Th. agrég. Paris, 1872.
4. SCHWARTZ, *Dict. Méd. et Chir.* art. *Veines*, p. 668.

aussi jadis, mais elle ne jouait pas le rôle prépondérant. Lorsqu'elle s'exerçait, elle déterminait plutôt ces accidents de phlébite septique, d'infection purulente d'origine veineuse, sur lesquels nous aurons à revenir. Ces dénudations veineuses étaient fort redoutées des anciens chirurgiens, et avec raison, car elles privaient momentanément un organe (n'est-ce pas ainsi qu'il faut considérer le segment veineux?) de ses moyens de nutrition et de ses moyens de défense, elles l'exposaient au sphacèle aseptique, qui tout au moins oblitérait le vaisseau, ou au sphacèle septique, qui trop souvent l'infectait, et avec lui l'organisme.

Dans une dernière catégorie de faits, nous devons ranger ce qui a trait à la *ligature des veines*; les nombreux travaux publiés sur la question nous permettront de ne pas nous étendre longuement. Nous pouvons considérer la ligature comme un traumatisme complexe, mais dont l'action est persistante; comme nous le savons maintenant, le fil constricteur détermine à la longue la section complète des tuniques veineuses et c'est grâce à la lenteur du travail inflammatoire qui en résulte, qu'un caillot protecteur se constitue. On sait d'autre part que le caillot peut parfois manquer, et on sait aussi qu'il est beaucoup plus habituel dans le bout périphérique que dans le bout central. Il fait défaut lorsque la section opérée par le fil a été trop rapide; si, en effet, on enlève un fil à ligature quelques minutes après l'avoir appliqué, on ne provoque pas l'apparition de caillot durable, car la réparation des tuniques s'est faite avant que celui-ci ait pu se constituer. Si le caillot n'est pas constant dans le bout central, cela peut tenir simplement à l'arrêt de la circulation et à la vacuité du vaisseau, cela peut tenir aussi à la réparation plus rapide des parois veineuses, car les conditions de circulation pariétale sont meilleures dans le bout central que dans le bout périphérique.

Cela implique d'ailleurs l'idée que la formation d'un caillot ne sert en rien à la réparation des plaies veineuses; aussi reviendrons-nous sur ce sujet lorsque nous exposerons les considérations expérimentales que ce travail comporte.

La phlébite aseptique, dite spontanée, est celle qui survient en dehors de tout traumatisme apparent. Il est rare qu'elle atteigne les veines saines. Dans le plus grand nombre des cas, c'est sur des vaisseaux déjà altérés qu'elle se manifeste. Une grande partie des phlébites variqueuses, notamment celles qui apparaissent si fréquemment chez les femmes enceintes, sont des phlébites aseptiques.

Les phlébites qui appartiennent à la catégorie des faits que nous étudions présentent une bénignité remarquable, qu'il importe de bien opposer à la malignité des phlébites variqueuses septiques. Cette différence a depuis longtemps frappé les auteurs, et récemment encore Schwartz[1] a pensé pouvoir l'expliquer par ce fait que, dans un cas, il s'agirait d'une thrombose simple, et dans l'autre d'une coagulation par phlébite. Broca fait remarquer avec juste raison qu'il n'y a pas de thrombose sans altération préalable de la veine et « qu'il n'y a pas de thrombose variqueuse absolument simple ». Cette restriction faite, les caractères assignés par Schwartz à la phlébite variqueuse simple sont bien exacts : « On sent, dit-il, par le palper, des cordons durs, sans inflammation périphérique, indolents. » Ces phlébites surviennent à la suite d'un traumatisme léger, d'un choc, d'une pression un peu vive, d'une fatigue qui agit de façon analogue, et elles reconnaissent pour cause immédiate une rupture incomplète de la veine, parfois une simple éraillure des parois internes. La phlébite reste alors localisée, souvent elle n'aboutit même pas à l'oblitération du vaisseau, d'autrefois, cependant, elle détermine la production d'une coagulation totale. On sent alors soit de simples indurations partielles de la veine, soit de petites concrétions dures, de consistance pierreuse (phlébolithes). « Il n'y a pour ainsi dire pas de membres à varices un peu anciennes où la dissection ne révèle des coagulations intra-veineuses, remplissant incomplètement le calibre des vaisseaux ; coagulations parfois allongées, vermiformes ; tantôt fibrineuses et souples, tantôt incrustées de sels calcaires et nommées alors phlébolithes ». (Broca.)

Ce qui semble bien démontrer qu'il s'agit ici de phlébites par ruptures ou par éraillures, est justement ce qui se passe chez les femmes enceintes. Chez celles-ci la veine variqueuse n'offre qu'une résistance minime ; la distension rapide du vaisseau ne permet pas aux fibres musculaires d'opposer, par leur hypertrophie progressive, une barrière aux traumatismes qui résultent d'un choc ou d'un effort un peu violent ; aussi voit-on apparaître presque constamment une particularité rare chez les variqueux ordinaires, nous voulons dire une ecchymose limitée, sus-jacente au vaisseau atteint

1. Schwartz, *Varices in art. Veines* (*Nouv. Dict. méd. et chir. prat.*, 1885.)

et rétrocédant lentement. D'autres fois, lorsque la résistance est moindre encore ou le traumatisme plus violent, une rupture complète peut se produire ; nous savons que cela n'est pas rare chez les femmes enceintes, et Broca rapporte des cas analogues chez les variqueux (cas de Guérard, cas personnel de Béhier, travaux de Verneuil, Terrillon, etc.). — Le sang peut s'épancher dans le tissu périveineux et y former un thrombus, ou bien il détermine une hémorrhagie externe. Dans une observation de Verneuil, un malade variqueux d'ancienne date présenta, à la suite d'une fracture de jambe, une phlébite des veines atteintes, et celle-ci donna lieu à des accidents pulmonaires graves, d'origine embolique.

Phlébites septiques. — Les phlébites septiques par lésions locales des veines sont aujourd'hui chose rare, nous entendons ici aussi bien les phlébites provoquées par une intervention quelconque que celles qui surviennent consécutivement à une lésion locale septique. La transformation des méthodes chirurgicales et de pansement ont considérablement restreint ce genre d'accident.

La phlébite septique peut envahir des veines saines quand une opération faite sur elles y a amené des germes morbides. La saignée était jadis une des causes les plus habituelles de ces phlébites, et il est inutile de rappeler ici la saignée malheureuse faite sur Charles IX par Portal et dont les détails ont été rapportés par Ambroise Paré.

Les grandes interventions chirurgicales, les amputations notamment, étaient trop fréquemment suivies d'accidents septiques du côté des veines et la coexistence de ces complications avec les symptômes généraux graves de l'infection purulente, fit qu'on les confondit longtemps dans une même dénomination. Hogdson et Breschet avaient créé l'autonomie de la phlébite, mais leurs idées furent exagérées et bientôt, avec Velpeau, puis avec Sédillot, infection purulente et phlébite devinrent synonymes. On fut longtemps avant de se dégager de cette exagération et nous verrons, en étudiant les phlébites puerpérales, que Hervieux, en 1870, et Siredey, en 1884, donnent encore le nom commun de phlébite à l'infection puerpérale généralisée et à la phlébite, accident local des veines.

Ce qui ajoutait à la difficulté de la juste intelligence des phénomènes, c'est que parfois l'infection purulente peut résulter d'une phlébite septique primitive ; les accidents consécutifs aux saignées malheureuses, aux phlébites variqueuses septiques en sont la preuve. Dans ces cas, la veine est à la fois la porte d'entrée et la première victime de l'infection.

Nous ne connaissons plus aujourd'hui, avons-nous dit, les symtômes de la phlébite septique, consécutive au traumatisme chirurgical. Nous pouvons seulement nous souvenir des formes diverses que ceux-ci affectaient, et nous retrouvons dans cette diversité les degrés variés de l'infection. Ici, la veine devient rouge, douloureuse, le membre est tendu, augmenté de volume, mais les symptômes généraux l'emportent et la phlébite reste au second plan; d'autres fois, les symptômes généraux, graves tout d'abord, s'atténuent bientôt et les accidents se localisent sur la veine. La rougeur augmente avec la tuméfaction du membre; la suppuration se fait jour, soit sous forme de phlegmons profonds, diffus parfois, soit sous forme d'abcès multiples, égrenés en chapelet sur le trajet de la veine. Ou bien la phlébite ne suppure pas; la veine enflammée s'oblitère à la suite d'un travail plus lent, mais moins pénible, et à chacune de ces différentes formes correspondent des dénominations différentes. Ce tableau schématique a, d'autre part, son intérêt et, dans le cours de cette étude, qu'il s'agisse de phlébites puerpérales, cachectiques ou autres, nous n'aurons pas de peine à retrouver quelques-uns de ces multiples caractères, parfois à peine ébauchés, mais reconnaissables encore cependant.

Si nous voulons représenter aujourd'hui ce qu'ont décrit les anciens auteurs, il faut nous adresser aux phlébites variqueuses septiques, telles que Broca les a récemment étudiées. On peut voir, dans ses observations, des ulcères des membres inférieurs ou de simples pustules d'ecthyma déterminer l'infection des veines variqueuses voisines, provoquer l'apparition de phlegmons du membre ou d'abcès multiples périveineux et causer même la mort par infection purulente. (Obs. III, obs. XI, obs. XII, mémoire de Broca.)

B. Phlébite provoquée à distance.

Phlébite chirurgicale. — On désignait jadis sous le nom de phlébite chirurgicale toute phlébite consécutive à une intervention opératoire et, de ce fait, observée par les chirurgiens; il est facile de comprendre que cette catégorie de phlébite renferme des accidents d'ordres absolument différents. La plupart de ceux-ci ont été étudiés avec les phlébites consécutives à une lésion directe des veines (phlébites variqueuses consécutives aux opérations faites sur les varices, phlébites septiques post-opératoires, etc.). Le progrès réalisé par les méthodes antiseptiques a fait presque entièrement disparaître ces graves complications des plaies. Mais on voit encore survenir de temps à autre des phlébites provoquées à distance par l'opération. L'étude de ces phlébites est assez intéressante pour mériter quelques développements.

« La phlegmatic, dit Troisier, peut s'observer à la suite de grandes opérations chirurgicales » (p. 102). Sous ce nom de phlegmatie, l'auteur entend la phlébite oblitérante des grosses veines; c'est aussi celle que nous avons en vue dans ce chapitre. M. Troisier rapporte à ce propos une observation de M. Perier, dans laquelle on voit une phlegmatia débuter 18 jours après une ovariotomie. L'opération avait été compliquée et le pédicule avait dû être fixé à la plaie abdominale. C'est un point important sur lequel notre ami le docteur Hartmann a appelé notre attention. La phlébite présente dans ces cas les caractères des phlébites puerpérales. Or pareille complication ne s'observe pas dans les cas où, à la suite de la laparatomie, le pédicule a pu être réduit. Dans ces cas en effet, où les suites opératoires sont normales et il ne survient aucun accident du côté du système veineux, où les accidents septiques apparaissent et leurs conséquences ont une tout autre gravité. Nous pourrions rapporter des observations analogues à celles de M. Périer, dans lesquelles la phlébite est survenue dans des conditions identiques. La plus curieuse est celle de M. Goldsborough[1]. Cet auteur ayant été amené à pratiquer une hystérectomie totale cinq jours après l'accouchement pour infection puerpérale, vit une phlébite se développer 5 semaines après l'opération. Si l'on accepte encore la classification habituelle, on serait bien en peine de dire s'il s'est agi dans ce cas d'une phlébite chirurgicale ou d'une phlébite puerpérale. Il reste cependant, au point de vue clinique, l'identité absolue des accidents, quel qu'ait été leur origine[2].

1. Goldsborough, *New York Med. Journal*, 1893.

2. L'apparition d'une phlegmatia, analogue à la phlegmatia des cachectiques, sous l'influence d'un traumatisme septique à distance est prouvée par un fait qui a la valeur d'une expérimentation. M. le docteur F. Charcot a rapporté en 1870 le cas d'une phlébite de la fémorale droite survenue à la suite d'une piqûre anatomique de l'index, et c'est lui-même qui fut victime de cette curieuse complication. *Union médicale*, 1870, p. 62.

Phlébite puerpérale. — Nous ne présenterons pas ici un nouvel exposé des indications historiques que comporterait ce sujet si longtemps controversé de la phlébite puerpérale. Le premier chapitre de notre travail fournit les données nécessaires. Il est cependant impossible de ne pas rappeler que, dès 1825, Davis, puis, six ans plus tard, Lee, ne faisaient déjà plus aucune différence entre la phlegmatia des accouchées et la phlébite des opérés. La question aurait pu être jugée dès cette époque si Virchow n'avait substitué aux conceptions si justes des auteurs anglais la théorie de la thrombose placentaire physiologique, gagnant par propagation les veines du bassin et celles des membres inférieurs. Hervieux[1], en 1870, eut le très grand mérite de revenir sans réticences à la théorie de la phlébite et de dénoncer aux accoucheurs la signification exclusivement pathologique de cette complication infectieuse des couches anormales. Malheureusement, imbu également de cette idée que l'infection puerpérale ne pouvait s'établir que par l'intermédiaire du système veineux, il laissa substituer une ambiguïté fâcheuse en donnant indistinctement aux accidents généraux de la puerpéralité et à la manifestation atténuée et locale qui constitue la phlegmatia, le nom commun de phlébite. Aussi les auteurs n'adoptèrent-ils pas sans hésitation sa manière de voir, mais Hervieux sut montrer le rapport qui unit les divers accidents de l'infection puerpérale, abcès, phlébites, etc., et c'est avec un grand sens clinique qu'il donna, à la fétidité des lochies et aux manifestations douloureuses péri-utérines, le rôle de phénomènes précurseurs de la phlegmatia.

Le travail de M. Siredey[2], paru en 1884, n'ajouta rien aux acquisitions précédentes, il servit seulement à confirmer les auteurs dans la voie récemment ouverte et qui était la bonne.

Widal[3], en 1889, établit la hiérarchie des accidents puerpéraux en même temps qu'il en déterminait les causes infectieuses. Il sut montrer les passages insensibles qui les reliaient les uns aux autres, indiquant aussi que malgré leur apparence dissemblable, la parenté étiologique ne les abandonnait jamais et, en regard de l'infection purulente septique d'origine puerpérale, il imposa définitivement la conception de la spécificité de la phlegmatia,

1. Hervieux, *Maladies puerpérales*. Paris, 1870.
2. Siredey, *Les maladies puerpérales*, 1884.
3. Widal, *Mémoire cité*.

« ce petit accident de la puerpéralité ». L'idée de l'origine infectieuse de la phlébite ne fait plus aujourd'hui doute dans les esprits. Le professeur Tarnier, puis et surtout le professeur Pinard, par leur enseignement et les travaux qu'ils inspirèrent, se montrèrent les partisans et les défenseurs légitimes de la conception nouvelle, si féconde en applications cliniques et prophylactiques.

Actuellement, nous ne connaissons plus que les manifestations les plus atténuées d'une complication en elle-même peu menaçante. Ce n'est qu'à de longs intervalles que l'on voit se réveiller, avec les terribles allures de jadis, la phlébite septique s'établissant au milieu du cortège des autres accidents puerpéraux. Cette phlébite peut atteindre les petites veines ou les grosses, conduire ou non à leur oblitération, elle peut enfin n'affecter qu'un seul tronc veineux ou plusieurs branches plus ou moins éloignées. Nous l'étudierons surtout d'après les données des auteurs antérieurs à notre époque ; elle n'existera bientôt plus que de souvenir, mais il est bon de la connaître encore, car elle représente une de ces formes de passage dont la connaissance importe tant aux justes conceptions de la nosologie.

A côté de cette forme nous placerons celle constituée par l'ancienne phlegmatia alba dolens, phlébite si atténuée qu'on pouvait la prendre pour une conséquence exagérée d'un état physiologique, mais qui reste encore, à de rares intervalles heureusement, comme dernier représentant d'une série de complications qui ne tarderont pas à disparaître[1].

Les causes de la phlébite puerpérale, qu'il s'agisse de phlébite septique ou de phlébite à virulence atténuée, sont les mêmes. Nous ne nous y étendrons pas longuement. La pénétration des germes extérieurs par la plaie utérine, de quelque source qu'ils proviennent, est la condition étiologique nécessaire. Elle sera d'autant plus difficile à éviter que l'accouchement sera plus laborieux, plus incomplet, qu'il nécessitera de plus graves inter-

1. Il serait trop long de rappeler encore une fois les complications d'ordre septique qui peuvent coexister avec la phlegmatia, prouvant ainsi sa nature infectieuse. Une observation récente de Richardière (*Semaine médicale*, 1892) nous en apporte encore une confirmation. Cet auteur put voir, à la suite de couches anormales, évoluer parallèlement chez la mère une phlegmatia et chez le nouveau-né un érysipèle grave. Ces réviviscences de sujet à sujet d'un micro-organisme identique sont de véritables démonstrations expérimentales.

ventions. Ce sont là les conditions banales de l'infection des plaies chirurgicales.

L'infection, une fois produite, manifestera ses effets, soit par des symptômes généraux de la septicémie au milieu desquels la phlébite ne jouera qu'un rôle secondaire, soit par des manifestations locales, isolées, évoluant souvent à longue échéance et dont une des modalités pourra être presque tout entière constituée par la phlegmatia alba dolens, celle que nous avons dénommée phlébite oblitérante des grosses veines, au point de vue clinique, et phlébite à virulence atténuée, au point de vue étiologique.

Phlébites puerpérales septiques. — Les phlébites puerpérales septiques, évoluant au milieu du cortège de la septicémie puerpérale, peuvent atteindre les grosses et les petites veines.

Dans la première catégorie des faits on peut voir évoluer des phlébites multiples, ambulantes pour ainsi dire, atteignant successivement plusieurs des gros troncs veineux des membres. L'observation la plus instructive à cet égard est celle rapportée par Monneret[1] et où l'on voit une nouvelle accouchée présenter des poussées de phlébite sur les veines des bras, puis sur les jugulaires. Dans ce cas, et bien que l'infection parût profonde, la malade n'en guérit pas moins et, fait intéressant, aucune des veines ne fut définitivement oblitérée. Cela n'a rien qui doive nous étonner et cela s'accorde également très bien avec ce que nous connaissons de l'évolution habituelle des phlébites. Les plus graves dans leurs causes sont souvent celles qui déterminent le moins l'oblitération. Dans un autre cas, dû à Mac Clintock et rapporté par Hervieux, on vit l'infection atteindre les veines du cou et de la poitrine ; la mort fut la conséquence de ces graves complications.

De telles observations sont rares et, d'ailleurs, il est alors de règle que d'autres manifestations septiques, abcès multiples, endocardite ulcéreuse, péritonite, etc., détournent l'attention vers ces accidents qui constituent, somme toute, le danger imminent.

Les choses n'évoluent pas toujours de la sorte et l'infection, au lieu de se généraliser d'emblée à tout l'organisme, peut présenter une tendance à user sa virulence sur tel ou tel organe ; dans ces cas encore la phlébite peut apparaître, mais alors l'oblitération de la veine sera plus fréquemment observée en même

1. Monneret, *Sur un cas rare de phlébite généralisée*, *Gaz. des Hôpitaux*, 1867.

temps qu'il pourra se produire, dans le membre affecté et au pourtour de la veine enflammée, des foyers de suppuration qui témoigneront aussi de la septicité de la complication.

Cette forme de la phlébite puerpérale était bien connue des anciens accoucheurs; on en trouvera des observations dans le livre d'Hervieux, ainsi que dans celui de Siredey[1]. On voit alors l'œdème du membre apparaître assez rapidement après l'accouchement; la phlébite dont il témoigne paraît suivre une marche descendante et il est très fréquent qu'elle soit consécutive à des accidents douloureux péri-utérins, notamment à des accidents inflammatoires envahissant le système veineux du bassin. Les abcès qui accompagnent si souvent cette forme de la phlébite peuvent être superficiels et envahir seulement le tissu cellulaire, les lymphatiques et les ganglions de la région, ou bien ils peuvent siéger plus profondément et provoquer un phlegmon simple ou diffus du membre. Dans ces cas, on constate parfois d'énormes décollements des tissus; si les artères sont prises à leur tour, des manifestations gangréneuses peuvent apparaître.

Les petites veines sont parfois aussi le siège des complications septiques de la puerpéralité; cela est surtout fréquent si ces veines ont été au préalable atteintes par quelque lésion prédisposante. C'est de la sorte que les veines variqueuses ne peuvent qu'offrir un terrain favorable aux poussées de phlébite dues à l'infection puerpérale. Cette question était jadis très controversée et la question était, il faut le dire, délicate à résoudre avec les seules données cliniques. Parfois, telles varices qui avaient donné lieu à des douleurs intolérables, à des inflammations plus ou moins étendues dans le cours de la grossesse, restaient tout à fait silencieuses et rétrocédaient rapidement à la suite de l'accouchement; d'autres fois, des varices qui avaient passé presque inaperçues, s'enflammaient après l'accouchement et devenaient le siège de graves complications. La solution de la question se trouve dans la comparaison de deux époques. Si on lit le livre d'Hervieux, on constatera sans peine que la présence des varices n'était pas sans causer d'assez vives alarmes aux accoucheurs et, de fait, les phlébites variqueuses post-puerpérales étaient, il y a vingt ans, assez fréquentes; aujourd'hui, les auteurs admettent que les varices ne doivent pas être

1. Siredey, loc. cit., p. 585.

motif à préoccupations. Entre ces deux époques l'asepsie a transformé les choses ; elle n'a rien pu contre les phlébites variqueuses des femmes enceintes, lesquelles sont accidentelles et spontanées, du moins dans la grosse majorité des cas, mais elle a supprimé la phlébite variqueuse post-puerpérale, témoignage d'une infection plus ou moins atténuée dont la localisation était dirigée par l'altération préalable des veines atteintes. La thèse de Budin[1], parue entre les deux époques que nous avons opposées l'une à l'autre, reflète l'incertitude dans laquelle on était encore en 1880, relativement au sujet qui nous occupe. Mais, plus récemment, Broca[2], dans son excellente monographie, a remis les choses au point; s'appuyant sur les observations de Nivert[3], d'Hervieux[4], de Marquet[5], il a montré que la phlébite variqueuse post-puerpérale se différenciait nettement de la phlébite variqueuse des femmes enceintes. Ses caractères essentiels résident dans l'extension plus fréquente de l'inflammation, l'apparition non exceptionnelle d'abcès périveineux multiples, la concomitance d'autres accidents infectieux chez la même malade ou chez des malades voisines.

Phlébite puerpérale à virulence atténuée (Phlegmatia alba dolens). — « En général, dit Widal, c'est longtemps après les couches et au milieu d'une bonne santé apparente qu'éclate l'œdème douloureux. »

Contrairement aux faits que nous venons de passer en revue, c'est en effet assez tardivement après l'accouchement que la phlegmatia apparaît; souvent même il semble que tout marche à souhait, et c'est avec une véritable surprise que l'on se trouve tout à coup en présence d'une complication toujours pénible, sinon dangereuse. Mais les auteurs, Widal surtout, ont fait remarquer que la maladie ne commençait pas en réalité avec l'œdème blanc douloureux, qu'elle remontait à une époque plus voisine de l'accouchement et « c'est pour n'avoir point assez étudié la période intercalaire qui s'écoule depuis le moment de l'accouchement jusqu'au début de la phlegmatia que les auteurs n'ont pas su plus tôt dépister la nature infectieuse de la lésion veineuse. » (Widal.)

1. Budin, *Varices chez les femmes enceintes*. Th. agrég. Paris, 1880.
2. Broca, loc. cit.
3. Nivert, *Arch. génér. de Méd*, 1862.
4. Hervieux, loc. cit.
5. Marquet, Th. Paris, 1876, *De l'inflammation spontanée des veines variqueuses chez les femmes enceintes ou récemment accouchées*.

Le plus souvent l'ascension thermique a été appréciable, bien que transitoire; parfois, mais bien rarement, l'apyrexie a paru complète mais cette apyrexie apparente n'a rien de surprenant. En effet, quand on observe la marche de la température chez les sujets infectés (grands blessés, accouchées, cachectiques tuberculeux), on remarque que les ascensions thermiques sont brusques, essentiellement transitoires; parfois en deux heures, en une heure même, la température a pu atteindre 38, 39° et même plus pour redescendre ensuite à la normale; pour parler donc d'apyrexie, il faut dès lors pouvoir s'appuyer sur évaluations thermiques très rapprochées, ce qui ne peut être que difficilement obtenu[1]. L'apparition d'un frisson paraît souvent plus caractéristique encore, et il est rare qu'une accouchée atteinte de phlegmatia n'ait pas accusé ce symptôme pendant les suites de couches.

Quoi qu'il en soit, la phlegmatia se manifeste surtout du 5e au 30e jour après l'accouchement. Parfois son apparition peut être plus précoce, du 6e au 12e jour, bien plus rarement elle n'a lieu que vers le 40e jour.

De même que les symptômes généraux précurseurs manquent rarement lorsqu'on les recherche avec soin, de même encore il est rare que quelques accidents locaux n'aient pas déjà attiré quelque peu l'attention de la malade et du médecin. Ces petits signes consistent, soit en fourmillements dans l'un des deux membres inférieurs, soit en crampes plus ou moins pénibles, soit en une véritable douleur siégeant dans le mollet, le creux poplité, la face interne de la cuisse ou le pli inguinal. Souvent la position de la jambe en extension est pénible, la malade ne peut la conserver longtemps et, instinctivement, elle infléchit très légèrement le membre qui commence à être atteint, en l'appuyant par sa face externe.

Si tous ces petits symptômes sont réduits à leur minimum d'expression, la phlegmatia paraîtra débuter brusquement. C'est ce qui fait que pour certains auteurs, Charpentier entre autres, la complication qui nous occupe apparaît sans prodromes et subitement[2]. Certainement l'oblitération est soudaine et les symp-

1. Mlle Rosenthal, *Quelques considérations sur la phleg. alb dol. puerp. et son traitement*. Th. Paris, 1892.

2. Charpentier, *Traité des accouchements*, Paris, 1890.

tômes nouveaux et pénibles qui en résultent ont un cachet de brusquerie indéniable.

Tout à coup la malade ressentira une douleur vive, cuisante, dans toute l'étendue de la jambe et de la cuisse, douleur telle qu'elle lui arrachera des cris, qu'elle la forcera parfois à tenir le membre un peu fléchi et en rotation externe. Cette douleur peut être constrictive ou s'irradier par élancements vers la face antérieure ou la face postérieure de la cuisse[1].

L'œdème sera le plus souvent considérable, cela résulte de la rapidité même de l'oblitération du vaisseau et du calibre de ce dernier. Lorsque la phlébite évolue lentement, qu'elle n'atteint que les veines profondes du mollet, une circulation supplémentaire riche a le temps de s'établir et les troncs plus gros, comme la poplitée, peuvent être obstrués sans qu'il en résulte de grandes modifications dans les symptômes locaux. Lorsqu'au contraire c'est vers la crurale que les manifestations inflammatoires sont tout d'abord et surtout localisées, l'obstruction définitive de ce vaisseau ne peut que déterminer une gêne considérable et subite de la circulation dans le membre atteint. L'œdème paraît alors suivre une marche descendante, mais il se complète rapidement en s'étendant à tout le membre, et nous avons fait remarquer que, souvent, l'œdème de la racine du membre n'était pas simplement mécanique et qu'il pouvait résulter aussi de l'envahissement du tissu cellulaire profond de la région par le processus inflammatoire. On connait assez l'aspect du membre atteint de phlegmatia alba dolens pour que nous n'ayons pas à y insister. La coexistence de certains accidents, l'hydarthrose, les troubles de la sensibilité, les troubles trophiques ont été déjà étudiés. Nous dirons simplement que l'apparition de la phlegmatia alba dolens détermine le plus habituellement une élévation nouvelle de la température ou une exacerbation de la fièvre persistant encore. Ce phénomène, qui est commun à toutes les phlegmatia, paraît dû beaucoup plus ici à la lésion locale qu'à une infection générale nouvelle. Nous avons déjà fait remarquer que cette élévation thermique atteint son maximum 48 heures environ après l'oblitération, puis qu'elle

1. Nous laissons de côté la question de l'existence des phlegmatia du membre supérieur. Cruveilhier l'admet, Hervieux la considère comme douteuse. Récemment une observation publiée par M. Boix, dans les *Archives de Médecine* (1892) en a montré la réalité. Ces phlébites appartiennent toujours à des infections sérieuses.

décroît rapidement. Ce phénomène, constant dans la phlegmatia puerpérale, ne l'est guère moins dans la phlegmatia des chlorotiques; il est en rapport avec l'évolution rapide de la phlébite et l'importance du vaisseau atteint.

Au bout de quelques jours la circulation supplémentaire s'établit et on voit des veinosités apparaître sur la jambe, la face interne et antérieure de la cuisse, la paroi abdominale même; mais il peut se faire en même temps que le processus phlébitique se prolonge en s'atténuant vers les vaisseaux nouvellement dilatés, et il n'est pas rare de les voir présenter des traînées rosées sur leur trajet en même temps qu'ils sont, au toucher, le siège d'une sensibilité assez vive. Ce qui prouve encore que l'infection ne s'est pas entièrement éteinte, c'est l'envahissement fréquent du système veineux du membre opposé, de 8 à 14 jours après la première atteinte. Dans l'immense majorité des cas, c'est dans le courant du deuxième septénaire que la phlegmatia double se constitue, et la nouvelle pousse phlébitique détermine des accidents analogues à la première. Disons qu'en général cependant les douleurs et les signes objectifs sont moindres, mais dans ce cas aussi la nouvelle oblitération veineuse est suivie d'une élévation transitoire de la température.

L'apparition d'une phlegmatia chez une accouchée peut surprendre le médecin désagréablement ou non. Elle est ennuyeuse et pénible lorsque la bénignité des suites de couches pouvait faire espérer que tout se passerait sans incident d'aucune sorte; elle est de bon augure lorsque la gravité des accidents infectieux pouvait faire craindre une issue funeste ou une série de complications menaçantes. Lorsque la phlegmatia apparaît avec les caractères que nous avons indiqués, elle dénonce par sa présence la diminution de la virulence septique et, de fait, il est très fréquent de voir le cortège des symptômes généraux disparaître dès que la localisation veineuse s'est ainsi effectuée.

Nous ne nous étendrons pas longuement sur l'*évolution* de la phlegmatia des accouchées; nous savons que, même dans les cas favorables, des suites pénibles peuvent en être la conséquence (voir p. 795); mais parfois aussi tous ces accidents sont capables de s'atténuer rapidement et la maladie guérit alors d'une manière définitive.

Dans d'autres cas, l'apparition d'une embolie pulmonaire vient assombrir considérablement le pronostic. Mais il faut savoir qu'à côté de la grosse embolie qui tue, il y en a d'autres plus petites, chroniques pour ainsi dire, tant les manifestations sont sourdes et répétées, et qui peuvent apparaître alors que la phlébite reste méconnue. M. De Brun a déjà parlé de ces cas si instructifs; M. le professeur Pinard, dans une note manuscrite, nous dit que « dans trois cas où il a vu des phlébites récidiver, le début a été caractérisé par des embolies pulmonaires : points de côté ou douleur dans une épaule, puis fièvre, crachats hémoptoïques, avec phénomènes locaux fugaces, faisant croire tantôt à une pleurésie, tantôt à une congestion pulmonaire. De huit à dix jours après, la phlegmatia apparaissait ». Nous avons nous-même connaissance d'un fait analogue et nous pouvons tirer de ces cas cette déduction pratique : que l'apparition, chez une nouvelle accouchée, de tout accident subit et douloureux du côté de la poitrine, doit rendre plausible l'hypothèse d'une phlébite profonde et méconnue, et déterminer à prescrire un repos complet de la malade. (Voir pour plus de détails, p. 771.)

Nous terminerons ce qui a trait à la phlébite puerpérale en disant que celle-ci récidivait fréquemment jadis. Cette éventualité n'est plus aujourd'hui à redouter, car l'apparition d'une phlébite dans un premier accouchement invite l'accoucheur à une asepsie plus minutieuse pour les accouchements ultérieurs. Mac Neven, White, Stanley, etc. ont vu nombre de récidives, Randon du Landre[1] parle de cette éventualité comme d'une complication très fréquente de la phlébite puerpérale.

Par contre, le professeur Tarnier considère la récidive comme exceptionnelle, Varnier[2] n'en a vu aucun cas. Le professeur Pinard[3] n'a pu en constater que trois exemples depuis l'année 1875, tant à l'hôpital que dans sa clientèle privée.

C. Phlébite spontanée (dite médicale).

Sans aucune intervention extérieure, sous l'influence seule d'un état morbide infectieux, primitif ou secondaire, les veines de l'économie, celles des membres notamment, peuvent être atteintes

1. Randon du Landre, 1857.
2. Varnier, *Commun. orale.*
3. Pinard, *Commun. orale.*

de phlébite. Parfois il s'agit d'une pyohémie d'apparence spontanée ayant éclaté sous forme d'érysipèle, de phlegmon de l'amygdale, etc., d'autre fois il s'agit d'une pyohémie surajoutée à quelque affection antérieure, comme cela se voit dans le décours des maladies infectieuses ou dans les cachexies, ou bien enfin on a affaire à quelque maladie infectieuse, évoluant avec les allures de la septicémie. Parfois les causes morbides se surajoutent et l'on est en présence de phlébites d'ordre complexe dont la nature clinique et étiologique ne peut être que difficilement spécifiée. Nous étudierons cependant à part chacun de ces différents types.

Phlébites des septicémies primitives. — Certaines pyohémies, dites médicales, peuvent se compliquer de phlébite. La liste en serait longue et il nous suffira de citer quelques exemples pour prouver la réalité de cette entité morbide.

L'*érysipèle de la face*, qui reconnaît si souvent lui-même pour origine une cause extérieure, peut donner lieu à des poussées de phlébite. M. Hayem a communiqué à la Société anatomique une observation de phlébite des sinus, consécutive à un érysipèle de la face. Achalme[1], dans son récent et important travail, dit avoir observé deux cas de phlegmatia alba dolens du membre inférieur à la suite d'érysipèles de la face très graves, mais tous deux néanmoins terminés par la guérison. « La phlébite a dans ces cas procédé par des poussées successives, coïncidant avec une élévation thermique durant 24 à 48 heures et séparées par des intervalles apyrétiques à peu près égaux de 7 à 8 jours. » Comme on le voit, cet auteur a également été frappé de ces intermittences quasi cycliques; nous les avons souvent mises en relief.

On a vu l'*amygdalite phlegmoneuse* provoquer l'apparition des symptômes de l'infection purulente, avec ou sans manifestations phlébitiques. Dans la thèse de Sallard[2], on trouve l'histoire d'un malade atteint de phlegmon amygdalien qui mourut d'infection purulente. A l'autopsie on trouva une phlébite suppurée des veines de voisinage. Trumbull[3] a rapporté une autre observation analogue. Nous avons nous-même pu constater, chez un de nos amis, l'apparition d'une phlegmatia alba dolens à la suite d'une amygdalite phlegmoneuse. Cette amygdalite, qui avait déterminé un

1. Achalme, *Considération pathol. et anat. pathol. sur l'érysipèle.* Paris, Masson, 1893.
2. Bretos, *In thèse Sallard. Les amygdalites aiguës.* Th. Paris, 1892.
3. Trumbull, *New-York, Med. Rec.* 9 août 1890, p. 146.

gonflement énorme de l'organe, avait semblé se résoudre brusquement, sans écoulement apparent de pus. Quelques jours après survinrent des douleurs rhumatoïdes vagues, avec état général mauvais, palpitations, tendance syncopale; la fièvre avait reparu. L'examen semblait révéler l'existence de complications myocardiques. Cependant tout paraissait rentrer dans l'ordre, lorsqu'un jour on put voir apparaître une phlébite des veines du membre inférieur gauche. Il y avait un mois que l'amygdalite était guérie et quelques jours à peine que les accidents infectieux consécutifs paraissaient en voie d'atténuation. La phlegmatia évolua sans complication et le malade guérit entièrement.

Toutes les maladies enfin qui relèvent d'un des modes de la septicémie sont capables de déterminer l'inflammation des veines. Nous ne pouvons les citer toutes, il en est une cependant dont nous devons dire quelques mots : nous voulons parler du *rhumatisme blennorrhagique*. Cette affection, comme nous savons, est capable de se compliquer des phénomènes graves de l'infection purulente. La phlébite n'y est pas exceptionnelle. On en trouvera dix observations dans la thèse de Martel[1]. On verra que la phlébite coïncide presque toujours avec le rhumatisme, qu'elle atteint surtout les grosses veines du membre inférieur. Une fois cependant elle envahit celles du bras. Dans un cas enfin la phlébite récidiva avec la blennorrhagie comme l'aurait fait le rhumatisme lui-même. Jamais Martel ne constata la terminaison par suppuration. Plus récemment Perrin[2] (de Marseille) a rapporté un cas de blennorrhagie compliquée d'accidents septicémiques (balano-posthite gangreneuse — pleurésie diaphragmatique — arthrites, etc.); l'on vit, en fin de compte, apparaître une phlébite double des membres inférieurs.

Toutes les observations que nous venons de rapporter présentent des points d'affinité remarquable avec ces complications phlébitiques de la cachexie que l'on range d'ordinaire sous la dénomination de thrombose cachectique. C'est que, comme nous le verrons, les causes sont les mêmes. Tout à l'heure il s'agissait de septicémies primitives, maintenant il va s'agir de septicémies secondaires, surajoutées à des maladies de diverses natures : tuberculose, cancer, etc.

1. Martel, *De la phlébite dans le cours du rhumatisme blennorrhag*. Th. Paris, 1887.
2. Perrin, *Congrès de Dermat.* Paris, 1889.

Phlébites des septicémies secondaires (phlébites dites des états cachectiques). — Nous n'entreprendrons ici la démonstration du rôle important joué par les infections secondaires au cours de la tuberculose. Les travaux de Weigert[1], de Friedländer[2], de Gottstein[3], de Bouchard et Charrin, de Ménétrier[4] l'ont suffisamment établi. Cette notion est aujourd'hui hors de conteste. Nous verrons, de plus, qu'au point de vue anatomique, c'est surtout à ces infections secondaires qu'il faut s'adresser pour avoir la raison de la phlébite des tuberculeux. Nous nous occuperons exclusivement des modalités cliniques de l'affection.

Pour la plupart des auteurs la *phlébite des tuberculeux* est aussi de celles qui débutent brusquement. Rien n'est plus inexact. A coup sûr la phlegmatia paraît avoir un début soudain lorsqu'on attend qu'elle soit révélée par le malade lui-même, mais lorsqu'au contraire on procède jour par jour à un examen attentif des membres, on surprendra la phlébite dans sa période d'évolution subaiguë bien avant qu'elle ait donné lieu au symptôme si frappant de l'oblitération définitive. C'est chez les tuberculeux en effet que la phlébite semble rester le plus longtemps dans son stade de phlébite non-oblitérante ou pariétale; c'est chez eux que l'on rencontre si souvent ces formes latentes de la maladie, signalées déjà par Duguet, Hanot, par De Brun; c'est également chez eux que nous avons choisi le type de la phlébite non oblitérante tel que nous l'avons décrit dans notre deuxième chapitre.

Tout d'abord on peut observer chez les tuberculeux une première forme de phlébite qui rappelle la phlébite infectieuse des divers états septicémiques. Nous n'en voulons pour preuve que l'observation de Letulle, rapportée dans la thèse de De Brun. Dans ce cas on vit des coagulations disséminées dans les veines superficielles du membre inférieur gauche et rien dans ce cas ne rappelait les allures habituelles de la phlegmatia.

En dehors de ces cas qui constituent des exceptions, la forme la plus habituelle de la phlébite des tuberculeux est la forme subaiguë. Le malade se plaint un jour de douleurs vagues dans le membre inférieur, la pression des masses musculaires du mollet est dou-

1. Weigert, *Fortschr. der Med.* 1885.
2. Friedländer, *Fortschr. der Med.*, 1885.
3. Gottstein, *Fortschr. der Med.*, 1886.
4. Ménétrier, *Soc. anat.*, fév. 1891.

loureuse, parfois la douleur est également exagérée sur la face interne de la cuisse au niveau de l'anneau de Hunter et au-dessous de l'arcade de Fallope, au confluent de la saphène et de la fémorale. On voit apparaître un œdème du pied, léger d'abord, lentement ascendant, puis quelques dilatations veineuses superficielles se manifestent et souvent ce sera tout. Jusqu'au jour de sa mort le malade ne se plaindra plus que de douleurs vagues très diffuses qui se confondront dans l'ensemble des autres symptômes, bien autrement pénibles de la maladie. Dans ces cas l'autopsie révélera l'existence de quelques coagulations oblitérantes des veines tibiales, parfois de la poplitée, avec des caillots plus récents et partiels prolongés dans les vaisseaux voisins; parfois même la fémorale pourra être oblitérée. C'est qu'alors l'oblitération se sera faite lentement, à bas bruit, la circulation supplémentaire s'établissant au fur et à mesure que la gêne augmentait dans les gros vaisseaux. C'est la forme essentiellement latente, pour qui ne procède pas à l'examen avec un soin attentif, et quelquefois c'est l'embolie seule qui révélera l'existence de la lésion. M. Duguet, avons-nous dit, avait bien indiqué cet ordre de faits. « Les cachectiques tuberculeux peuvent présenter, dans certains points du système veineux, dans la crurale en particulier, des coagulations fibrineuses, des thromboses marastiques, bien avant que les deux signes principaux de la phlegmatia alba dolens se montrent, à savoir l'œdème et la douleur[1]. »

Enfin, s'il arrive que l'oblitération s'effectue brusquement, l'aggravation subite des phénomènes douloureux et de l'œdème pourra faire croire à l'éclosion récente d'une nouvelle complication, alors que c'est une lésion qui s'achève et se complète. Ceci constitue le cas non le plus fréquent, mais le plus connu[2]. Il est une dernière catégorie de phlébites dont nous avons dit déjà quelques mots, qui est encore mal étudiée mais qui n'est pas sans présenter un certain intérêt : nous voulons parler de ces phlébites chroniques dont M. Duponchel a présenté des cas à la Société médicale des hôpitaux et que MM. Letulle et Hayem mettraient volon-

1. Duguet, *Soc. méd. des hôp.*, 25 fév. 1881.

2. Dodwell dans un récent article (Les thromboses veineuses chez les phtisiques). — *American Journal of the medical sciences*, juin 1893, p. 64, dit avoir observé une proportion de 1,5 pour cent de phlébites chez les tuberculeux. Il a remarqué la fréquence de leur apparition à gauche, l'évolution subaiguë des accidents, etc. Les considérations anatomiques et pathogéniques de son étude sont simplement esquissées.

tiers sur le compte de la tuberculose. Les conditions de cette sclérose des veines, analogue à la sclérose des artères que l'on constate si fréquemment chez les cachectiques, sont encore peu connues[1].

Les développements dans lesquels nous venons d'entrer nous permettront d'être bref sur la nature et la forme des phlébites qui accompagnent les tumeurs et cancers. Qu'il s'agisse de cancer de l'estomac, de tumeurs du ventre, sarcome, fibrome, etc., de cancer utérin, le caractère des phlébites est toujours à peu près semblable; il s'agit de phlegmatia lentes, subaiguës, révélant une infection à marche chronique et à envahissement progressif[2].

Phlébites des maladies infectieuses. — L'étude de cette classe des phlébites impliquerait tout d'abord une affirmation qui, à l'heure actuelle, paraîtrait injustifiée : c'est que toutes les phlébites que nous allons décrire relèvent de la même cause que la maladie elle-même. Comme nous le verrons, l'anatomie pathologique ne permet pas encore de répondre d'une façon décisive. Il semble même que les infections secondaires jouent ici le rôle le plus important, mais, tant que la démonstration exacte n'en aura pas été faite, on ne serait pas autorisé à ranger sous un autre titre les formes étiologiques de la maladie, telles que nous allons les passer en revue.

La plupart des maladies infectieuses peuvent provoquer l'apparition de phlébites, il est inutile de les isoler toutes dans notre description, mais il est bon cependant d'en extraire certaines qui, par la fréquence des complications phlébitiques, offrent un intérêt tout spécial.

Phlébites de la fièvre typhoïde. — Nous plaçons tout d'abord ici la phlébite qui accompagne ou qui suit la fièvre typhoïde. Il est vraisemblable que cette phlébite relève le plus souvent d'infections secondaires diverses, mais tant que la démonstration effective n'en aura pas été faite, tant que l'on n'aura pas prouvé que l'agent infectieux de la fièvre typhoïde ne peut pas par lui-même produire de complications phlébitiques, il faudra étudier la phlegmatia typhique avec la maladie infectieuse qu'elle vient compliquer[3].

1. Duponchel, *Soc. méd. des hôp.*, 1890, p. 153.

2. N'oublions pas qu'ici encore la phlébite peut affecter une marche plus aiguë en frappant le système veineux en des points multiples (cas de Kelsch et Vallin. *Soc. Méd. des hôpitaux*. 1887, p. 468.

3. Une observation toute récente de M. Haushalter (*Revue médicale de l'Est*, n° 17, 1893), démontre la légitimité de cette restriction. M. Haushalter a constaté d'une façon certaine la présence du bacille d'Eberth dans une phlegmatia typhoïdique.

Bouillaud[1], Chomel[2] et Trousseau[3] avaient déjà observé l'apparition de certaines phlegmatia dans le décours de la fièvre typhoïde. Ils les considéraient comme rares. Quelques années plus tard, Bucquoy[4], relatant les faits observés, concluait au contraire que la phlébite était loin d'être exceptionnelle dans les suites de la fièvre typhoïde. Murchison[5] émit une opinion analogue. Enfin les observations de Colin, Dumontpallier, Chouppe, Bouchard, etc., complètent les données cliniques, et la thèse de Veillard[6], celle d'Albuquerque[7] surtout, terminent la discussion au sujet de la fréquence de cet accident. Plus récemment les travaux de Hutinel[8], de Dunin[9], de Chantemesse, d'Œttinger et nos propres observations ont contribué à étudier les modalités cliniques et les conditions étiologiques de la phlébite des typhiques.

La phlegmatia apparaît du 25e au 35e jour après le début de la fièvre typhoïde, exceptionnellement elle paraît plus tôt, du 14e au 18e jour, et alors il s'agit de formes bénignes, presque abortives de la maladie. Dans la majorité des cas la convalescence vient de commencer, les forces semblent renaître au moment où se manifestent les symptômes précurseurs de l'affection.

Souvent en effet le malade, interrogé au moment du début apparent de la phlegmatia, raconte que depuis 3 ou 4 jours déjà il ressentait des douleurs vagues et de la pesanteur dans l'une des jambes, avec crampes et fourmillements. Lorsque la phlegmatia apparaît enfin, elle s'accompagne d'une élévation de la température, phénomène si habituel, comme nous le savons, et qui n'a d'ailleurs qu'une durée éphémère.

Le siège de la phlegmatia est presque sans exception aux membres inférieurs et, dans l'immense majorité des cas (80 pour 100 environ), ce sont les veines du côté gauche qui sont affectées. Il n'est pas exceptionnel de voir la phlébite envahir les troncs profonds et les veines superficielles; souvent en effet la saphène est prise. Cette phlébite a une évolution rapide, elle détermine rapidement une

1. Bouillaud, *Arch. gén. de méd.*, 1823, p. 188.
2. Chomel, *Leç. de clin. méd.*, t. I, p. 53.
3. Trousseau, *Leçons cliniques de l'Hôtel-Dieu*, t. I.
4. Bucquoy, Th. agrég., 1863.
5. Murchison, *La fièvre typhoïde*, 1873.
6. Veillard, Th., 1881, *De la phlegmatia alba dolens dans la fièvre typhoïde.*
7. D'Albuquerque Cavalcanti, *De la phlegmatia dans la fièvre typhoïde*. Th. Paris, 1883
8. Hutinel, Th. agrég., 1882, *De la convalescence et des rechutes de la fièvre typhoïde.*
9. Dunin, loco citato.

oblitération des veines importantes, elle a une marche ascendante et souvent elle s'étend jusqu'aux veines du bassin. Cela explique que la phlegmatia des typhiques ait une durée apparente assez courte, mais aussi qu'elle laisse après elle des œdèmes rebelles, souvent des dilatations variqueuses à évolution persistante et parfois aussi de pénibles névralgies.

Le pronostic proche de ces phlébites est essentiellement bénin. D'Albuquerque a conclu de ses recherches que la phlébite double était rare et que la terminaison par embolie était exceptionnelle. Sur 118 cas, 3 fois seulement on observa cette funeste complication et tous les auteurs, Trousseau, Baccelli, Duguet, sont d'accord sur son extrême rareté.

Ajoutons enfin que l'apparition de la phlegmatia n'a aucune corrélation avec la gravité de la maladie primitive. Certaines fièvres typhoïdes bénignes sont suivies de phlegmatia à allures menaçantes alors que d'autres dothiénentéries, adynamiques au plus haut degré, ne s'accompagnent d'aucune complication intéressant le système veineux.

Phlébites grippales et pneumoniques. — C'est au cours de la dernière épidémie de grippe que la possibilité de complications phlébitiques a été signalée d'une façon précise. Mais tout de suite les observations se sont multipliées et les discussions qui ont eu lieu à la Société médicale des hôpitaux[1] ont montré que la phlébite ne venait que trop souvent compliquer la grippe. Des cas en ont été rapportés par MM. Ferrand, Burlureaux, Bucquoy, Troisier, Le Gendre et Rendu; d'autres sont restés inédits, mais les documents sont pour la plupart réunis dans la thèse de M. Cezilly[2] et dans celle de M. Chaudet[3]. Dans cette dernière on trouve déjà 11 cas, dont un nous est personnel. C'est avec ces différentes observations que l'on peut déjà essayer de tracer un tableau de la phlébite grippale.

Il semble que la phlébite n'apparaisse qu'au milieu des épidémies de grippe; elle n'a pas encore été signalée, d'une façon positive tout au moins, à la suite de grippe sporadique, mais peut-être ce sujet mériterait-il de nouvelles études. Il paraît donc qu'un certain degré de virulence de l'élément infectieux est

1. *Soc. méd. des hôpitaux*, Séance du 28 février 1890, 18 mars, 25 mars, 27 mai 1892.
2. H. Cezilly, *Contribution à l'étude de la grippe*. Thèse, Paris, 1890.
3. Chaudet, *Contribution à l'étude clinique de la phlébite grippée*. Paris, 1892.

nécessaire pour déterminer la complication qui nous occupe. Cela n'est pas d'ailleurs absolument constant et M. Rendu a pu signaler un cas de phlébite, bénigne du reste, survenue à la suite d'une manifestation grippale, relativement légère.

Dans la plupart des observations la grippe présentait une certaine gravité alors que la phlébite a apparu (cas de Troisier), et c'est au moment où la température tendait à redevenir normale, que celle-ci s'est déclarée. Parfois d'autres complications, otite, endocardite, néphrite (cas de Le Gendre), étaient déjà survenues avant l'apparition de la phlébite; parmi ces complications celles qui le plus fréquemment sont suivies de phlébites sont celles qui atteignent l'appareil pulmonaire. Les bronchites grippales, mais surtout les broncho-pneumonies (cas de Bucquoy, Rendu), les pneumonies (cas personnel), sont trop souvent les premières manifestations caractéristiques de ces grippes à allure infectieuse, qui pourront déterminer plus facilement que d'autres une phlébite. Dans ces cas, c'est au début de la convalescence que la complication apparaît, le plus souvent elle frappe les membres inférieurs, comme le ferait une phlébite puerpérale, et elle évolue rapidement. La douleur est violente, mais disparaît aussi assez vite; elle s'accompagne d'un œdème très marqué, rapidement ascendant, le tout indique que l'oblitération veineuse s'est accomplie d'une façon précoce; la phlébite ne semble pas avoir tendance à être bilatérale; deux cas seulement ont été publiés, dans l'un d'eux (Bucquoy) la deuxième phlébite fut bénigne. Il semblerait que la maladie perde rapidement de sa virulence, après sa localisation sur une des veines de l'économie, et d'ordinaire on a constaté une notable détente dans les symptômes généraux et dans les symptômes locaux. Une seule fois l'apparition de la phlébite fut suivie de phénomènes morbides qui entraînèrent la mort (Burlureaux).

Dans les cas de grippe bénigne, avons-nous dit, la phlébite parut également bénigne. Elle n'affecta que les veines du mollet, la saphène, etc., et disparut assez vite.

Il y a cependant encore une particularité qui distingue la phlébite grippale et qui met en relief le caractère facilement infectieux de la maladie, sa tendance à envahir l'organisme, c'est la façon dont elle atteint surtout les malades épuisés par d'autres affections, cachexies, cancers, etc. M. Comby a rapporté l'histoire d'une femme qui, déjà anémiée par le fait d'un cancer pylorique au début, fut atteinte de grippe, et présenta bientôt une phlébite de la jambe droite. L'affection se termina par la mort. Dans des cas de Villard de Marseille, de Morlat et Rogier[1], dans un autre de Rendu, la grippe, légère en elle-même, s'est compliquée de phlébite chez des sujets prédisposés par une chlorose antérieure. Nous avons vu, pour notre part, en pleine épidémie de grippe, un malade tuberculeux au premier degré qui, sous l'influence d'une grippe de moyenne intensité, fut atteint d'une phlébite de la veine saphène externe droite.

Un autre fait encore nous a frappé, c'est la facilité avec laquelle la grippe réveillait les troubles nerveux déterminés par d'anciennes phlébites. Une femme que nous avons observée avait été atteinte jadis de phlébite puerpérale, elle n'en avait conservé que des phénomènes douloureux atténués, intermittents, apparaissant surtout au moment des règles; à ces moments aussi des œdèmes fugaces se reproduisaient. Sous l'influence de la grippe les douleurs s'accrurent très notablement, conservant un caractère névralgique très prononcé; l'œdème fut beaucoup plus marqué. Mais il ne s'agissait que d'une reviviscence purement apparente, sans poussée phlébitique nouvelle, car tous les phénomènes disparurent comme par enchantement dès que la grippe se fut éteinte.

L'évolution de la phlébite grippale est d'ordinaire assez lente; mais comme elle atteint souvent les gros troncs veineux, ses suites pathologiques peuvent être aussi persistantes et pénibles. Une seule fois une complication embolique, non menaçante d'ailleurs, parut s'être effectuée (Le Gendre). Cela n'a rien qui doive nous surprendre, car nous savons que les phlébites les plus aiguës, les plus douloureuses, celles surtout qui atteignent les plus grosses veines sont les moins susceptibles de donner lieu à des embolies; car ce sont, de par leur gravité, les phlébites les plus attentivement surveillées.

Par beaucoup de ses caractères la phlébite *de la pneumonie* se rapproche de la phlébite grippale; nous avons vu d'ailleurs que c'est surtout dans la grippe compliquée d'accidents pulmonaires que l'on voit apparaître des manifestations sur le système veineux.

Les observations de phlébite pneumonique sont encore assez

1. *Soc. méd. de Dijon*, 1893.

rares; on en trouve deux dans la thèse de Barbanceys[1] (1870) et deux autres également ont fait le sujet d'un mémoire de Mya[2] (1891). Ce dernier auteur en fait une complication directe de l'infection pneumonique. Boulay[3] et Netter[4] ne se prononcent pas à ce sujet. Cette pathogénie nous occupera ultérieurement; disons seulement que la phlébite pneumonique présente les allures cliniques de la phlébite grippale.

Phlébites rhumatismales. — On ne peut actuellement aborder la question de la phlébite rhumatismale sans être obligé de reprendre une à une les observations publiées sur ce sujet et de les discuter. C'est que jadis la nature rhumatismale d'une affection était, surtout en cas de doute, facilement supposée et que peut-être par contre, aujourd'hui, a-t-on quelque tendance à ne formuler ce diagnostic qu'avec une trop grande réserve. Tous les rhumatismes ne sont pas suspects et il n'y a rien d'illogique à admettre que la polyarthrite rhumatismale aiguë, maladie infectieuse au sens classique du mot, puisse s'accompagner de phlébite.

Bouillaud[5] décrivit le premier la phlébite rhumatismale, mais il fut en même temps la cause que plus tard on nia cette affection, car la plupart des observations sur lesquelles il appuie son opinion ne concernent pas le rhumatisme aigu. Trousseau et Peter[6] en 1864, Empis[7] surtout, en 1868, rapportèrent des cas non douteux de phlébite rhumatismale. Ces faits n'entraînaient pas la conviction, car M. Lancereaux qui, en 1871, inclinait à admettre l'existence de la phlébite rhumatismale, revenait plus tard sur son opinion et déclarait que cette affection ne pouvait être définitivement acceptée. En 1880, Viccaji[8] étudiait la phlébite rhumatismale, sans grand esprit critique d'ailleurs, et c'est seulement en 1884 que Schmitt[9], reprenant tous les documents et toutes les observations, établissait, après une longue discussion, la réalité et la rareté aussi de la phlébite rhumatismale. Il ne conservait ce

1. Barbanceys, *Étude sur la coagulation du sang dans les veines*, Th. Paris, 1870.
2. Mya, *La thrombose veineuse dans l'infection pneumonique*, *Revista gen. de clin. med.*, 31 mai 1891.
3. Boulay, *Des affections à pneumocoques*. Th. Paris, 1891.
4. Netter, *Traité de Médecine*, t. IV.
5. Bouillaud, *Traité du rhumatisme*.
6. Trousseau, *Clinique médicale*, t. III.
7. Empis, in *Thèse de Lelong*, 1869.
8. Viccaji, *loc. cit.*
9. Schmitt, *De la phlébite rhumatismale*. Thèse, Paris, 1884.

titre qu'à 15 cas authentiques, dont quelques-uns pourraient encore être considérés comme douteux, mais ceux qui sont indiscutables suffisent à admettre comme certaine l'entité morbide que nous étudions. La littérature étrangère ne fournit rien sur ce sujet, si ce n'est une observation de Virchow[1], suivie d'autopsie, mais peut-être exige-t-elle certaines réserves. Depuis 1884 on s'est peu occupé de la partie clinique du sujet. Récemment, cependant, M. de Saint-Germain[2] a rapporté une observation très nette de phlébite rhumatismale.

En examinant les observations même indiscutables de phlébite rhumatismale afin d'en déterminer les types cliniques, on s'aperçoit de suite pour quelles raisons les auteurs se sont mis si difficilement d'accord : c'est que la phlébite rhumatismale n'est pas une, constamment identique à elle-même; elle peut revêtir les formes les plus multiples.

Dans certains cas, c'est au milieu de la période fébrile du rhumatisme que l'on voit apparaître la complication phlébitique. Ou bien il s'agit de rhumatisme très généralisé (Obs. Empis) évoluant chez des sujets encore jeunes, ou bien les douleurs articulaires sont à peine marquées, et c'est dans ces cas alors que la nature rhumatismale de l'affection est difficile à prouver. Il semble en tout cas que l'intensité de la maladie n'a que peu d'influence sur la forme qu'affectera la phlébite.

Celle-ci peut simuler la phlegmatia alba dolens, au sens ancien du mot; c'est-à-dire que l'on peut constater l'apparition rapide d'un gros œdème unilatéral avec douleurs localisées surtout sur le trajet des vaisseaux (Obser. de Vimont in th. de Viccaji). L'affection évolue alors lentement et tout fait penser qu'un gros tronc veineux a été définitivement oblitéré. Nous avons vu nous-même, en 1892, à l'hôpital de la Charité, un homme qui avait été atteint en 1886 de phlébite du membre inférieur gauche dans le cours d'un rhumatisme et qui présentait encore une gêne fonctionnelle considérable, avec varices récemment développées et très abondantes, etc., le tout témoignant d'une oblitération définitive de la fémorale. Ces faits, bien que peu nombreux, nous empêchent cependant d'accepter la 7e conclusion de Schmitt qui dit : « la phlébite rhu-

1. Virchow, *in gesam. Abh. z. wis. Med.* Berlin, 1862.

2. L. de Saint-Germain, *Étude clinique, expérimentale sur la pathogénie du rhumatisme articulaire aigu.* Thèse, Paris, 1895.

matismale est distincte de la phlegmatia alba dolens ». Parfois au contraire, l'analogie est complète.

Dans des cas tout opposés, la phlébite frappe le système veineux d'une façon plus menaçante et à coups plus multipliés.

L'observation si complète de Trousseau et qui paraît indiscutable en est une preuve; on y voit, presque au début d'un rhumatisme articulaire bien franc, les complications phlébitiques occuper une place prépondérante. Tour à tour les veines du mollet, puis celles du bras, les sinus, les veines jugulaires, etc., sont affectées par la maladie, sans que l'oblitération définitive se constitue sur aucune de ces veines. Comme nous le disions plus haut, l'analogie avec certaines phlébites très infectieuses est complète.

Mais ces deux formes sont, à tout prendre, assez rares; le plus habituellement, le rhumatisme frappe les veines d'une façon plus discrète et plus légère. Il choisit un segment veineux, superficiel le plus souvent, et il ne l'oblitère pas; il frappe autour de la veine plus encore peut-être que dedans; il détermine des troubles douloureux, mais passagers, et il menace rarement.

Relativement au siège de la phlébite, Viccaji a conclu d'une observation personnelle que le rhumatisme frappait surtout les veines du membre supérieur. C'est une erreur absolue, et cette localisation paraît au contraire très rare. Mais, lorsque cependant elle se produit, elle affecte alors les veines superficielles.

Aux membres inférieurs, le rhumatisme semble se localiser surtout sur les saphènes : dans des observations de Lannois[1], de Lebreton[2], on voit les deux saphènes externes être prises tour à tour et la phlébite détermine alors un œdème léger des membres inférieurs, un empâtement marqué au niveau de la veine avec traînées rosées superficielles; puis les symptômes s'atténuent assez rapidement, ou bien la phlébite gagne la crurale, mais il semble qu'elle l'oblitère assez rarement d'une façon définitive. Dans ces cas cependant l'œdème augmente et la ressemblance avec la phlegmatia peut s'accentuer. Enfin, au bout de dix à quinze jours, les symptômes douloureux cèdent, et le membre atteint ne tarde pas à reprendre son aspect normal. Il y a, à coup sûr, plus de périphlébite que d'endophlébite; la clinique permet de le supposer, bien

1. Lannois, *Revue de médecine*, 1881.
2. Lebreton, in *thèse Schmitt*.

que l'anatomie pathologique, muette sur ce point, n'autorise pas à l'affirmer.

Les complications graves paraissent exceptionnelles dans le cours de la phlébite rhumatismale. L'embolie pulmonaire mortelle n'a pas été signalée. Il semble que rarement les caillots se détachent et cela est bien en rapport avec l'allure clinique de la maladie. Comme nous l'avons dit aussi, les troubles nerveux ou trophiques persistants sont rares également, cela aussi est en rapport avec les formes habituelles de la maladie. Nous avons vu que l'oblitération définitive des gros troncs veineux était chose exceptionnelle; lorsque celle-ci s'effectue cependant, les accidents ultérieurs sont analogues à ceux qui suivent la phlegmatia de toute autre nature.

Phlébites de la syphilis. — Ces phlébites sont encore exceptionnelles et leur connaissance est de date récente. Hutchinson entrevit cette complication possible de la syphilis, mais c'est Mauriac[1] qui le premier, rapporta une observation des plus concluantes. Il s'agissait d'un homme qui, deux mois après l'apparition d'un chancre, vit se développer des phlébites multiples atteignant successivement les veines de la jambe droite, puis les veines du bras et enfin la veine crurale droite. La coexistence d'autres accidents syphilitiques rend compte de la cause vraisemblable de ces phlébites, bien que l'auteur ne veuille pas se prononcer catégoriquement à leur sujet[2].

Breda[3], en 1889, observa également chez un syphilitique des phlébites qui atteignirent successivement la jambe, puis le bras gauche; aussi Charvot[4] est-il mal venu à dire, dans son récent article, que la phlébite syphilitique n'a pas été signalée. Il rapporte pour sa part deux observations où les manifestations phlébitiques furent précoces (3e et 4e mois). Elles atteignirent les saphènes pour remonter ensuite dans la crurale. Ces phlébites déterminèrent peu de réaction et peu d'œdème, mais elles s'accompagnèrent de douleurs vives à exacerbations nocturnes. Enfin Handford, de Nottingham[5], a rapporté récemment l'observation d'un sujet syphilitique qui présentait de l'albuminurie intermittente, avec lésions arté-

1. Mauriac, *Syphilis tertiaire*. Paris, 1890.
2. On trouvera dans la thèse de De Brun (p. 23) une observation de phlébite dans le cours de la syphilis, due à Tessier. Mais celle-ci était consécutive à des ulcérations de nature spécifique; la cause de la phlegmatia peut être dès lors d'ordre banal.
3. Breda, *Riv. vene. di s. c. med.*, 1889.
4. Charvot, *Revue de chirurgie*, 1891.
5. *Soc. de méd. angl.* in *Bulletin med.*, 23 nov. 1892.

rielles et cardiaques chroniques, endartérite oblitérante, etc., le tout s'accompagnant de phlébite des deux saphènes externe. Les traitement anti-syphilitique atténua les accidents et améliora la phlébite sans la faire complètement disparaître.

Il semble s'agir ici de phlébite à marche chronique. Ce fait est donc très intéressant. Mais il reste isolé et ce sujet demande de nouvelles recherches.

Phlébites paludéennes. — On a pu remarquer déjà dans la phlébite syphilitique une tendance à la chronicité de l'altération veineuse. Cette phlébite évolue en effet lentement, frappant souvent les veines en différents points pour ne rétrocéder qu'avec difficulté.

La phlébite paludéenne, autant qu'on en peut juger, paraît présenter des caractères un peu analogues, mais plus marqués encore, et, dans notre étude générale de la phlébite, nous avons montré que, s'il est permis de dire qu'il y a des phlébites chroniques, celles-ci, bien fréquemment, relèvent du paludisme[1] : c'est ce qui résulte des observations de Pitres[2] Bitot, de Regnier et de Rigollet[3]. On voit que des individus (4 ou 5 cas jusqu'à présent paraissent concluants), infectés d'ancienne date par le paludisme, peuvent présenter des indurations chroniques des veines superficielles. Ces indurations sont douloureuses, sujettes à des poussées d'exacerbation plus pénibles encore, et elles ont tendance à s'étendre à une grande partie du système veineux, aux quatre membres dans les observations rapportées. Comme nous l'avons dit, cette question des phlébites chroniques soulève d'intéressants problèmes; nous ne pouvons nous empêcher de faire remarquer l'analogie que présenteraient ces phlébites du paludisme avec celles de certains cachectiques tuberculeux. Mais sur ce sujet des recherches complémentaires sont indispensables.

Nous avons terminé ainsi l'étude des phlébites survenant dans le cours des maladies infectieuses; nous avons dit, chemin faisant, que cette revue était certainement incomplète; combien d'affections, en effet, peuvent, sous une exaltation de virulence, ou quand elles trouvent un terrain convenable, déterminer des complications qui d'ordinaire ne paraissent guère sous leur dépendance.

1. M. Kelsch, dans l'article déjà signalé, dit qu'il ne connaît pas d'observation de phlegmatia liée au paludisme. L'auteur ne se prononce pas sur la question des phlébites chroniques.

2. *Obs.* in *thèse Troisier*, p. 96.

3. RIGOLLET. Thèse citée.

Si l'on parcourt le mémoire de Broca, on verra qu'un simple embarras gastrique, qu'une angine catarrhale banale ont pu déterminer des poussées de phlébite infectieuse chez les variqueux. L'altération profonde de la veine a alors permis à la maladie de provoquer une complication que son peu de virulence ne semblait pas faire prévoir. Si nous avions voulu passer complètement en revue tous ces cas d'observation si complexe, nous aurions pu nous adresser à la pathologie tout entière; nous avons dû nous borner et choisir les types les plus instructifs de phlébites infectieuses de par leur fréquence en clinique [1].

Phlébites des maladies dites constitutionnelles. *Phlébites des chlorotiques.* — L'histoire de la phlébite de la chlorose, ouverte depuis peu, reste encore obscure comme celle de la chlorose elle-même. Il n'y a guère d'observations où le doute ne puisse persister sur la cause, l'évolution de la complication phlébitique. S'agit-il de thrombose des sinus, on se demande de suite si les veines en communication avec les sinus, si les tissus voisins et les cavités ont été minutieusement examinés; s'agit-il de thrombose de l'artère pulmonaire, on recherche si l'intégrité du système veineux de l'économie, notamment celui des veines des membres inférieurs, a été constatée, et, dans ces différents cas, la conviction ne peut pas être absolue. D'ailleurs, la nature de la chlorose elle-même n'est-elle pas encore inconnue? Les altérations du sang qui l'accompagnent peuvent être considérées comme l'effet aussi bien que comme la cause de la maladie; affirmer que la chlorose est constituée par les modifications de la réaction chimique des globules, par des altérations globulaires de poïkilocytose ou autres, etc., peut être une erreur analogue à celle qui consisterait à considérer la pneumonie comme due à l'existence de râles crépitants dans la poitrine. Il y a, à coup sûr, une cause plus haute qui nous échappe. Tant qu'il

1. La phlébite a été signalée en effet après les maladies infectieuses les plus diverses, le typhus, la dysenterie (Laveran, 1882), la diphtérie (Schnell, 1892), etc. Nous avons même observé une *phlébite vaccinale*. En 1892, à l'hôpital de la Charité, une malade craintive, se débattant à l'approche de la lancette, fut vaccinée en pleine veine cubitale. Trois jours après l'accident, la veine devint douloureuse, des cordons durs et gonflés apparurent au pourtour de la petite plaie opératoire. La malade fut prise d'une fièvre assez vive, mais tous les accidents se calmèrent à partir du 10ᵉ jour, sans qu'il y ait eu trace de suppuration ni autres accidents septiques. L'évolution de cette phlébite, son apparition et sa disparition en rapport avec ceux de l'éruption vaccinale semblent bien indiquer qu'il s'agissait d'une phlébite vaccinale, bien plus que d'une phlébite septique banale.

en sera ainsi, nous ne pourrons être fixés d'une façon définitive sur la nature de la phlébite des chlorotiques. Nous nous contenterons donc de l'étudier comme syndrome clinique.

Il paraît aujourd'hui que la chlorose dite essentielle peut s'accompagner de complications phlébitiques. Plusieurs observations consignées dans la thèse de Proby[1], travail le plus complet sur la question, semblent le prouver. On peut, tout au moins, en conclure qu'il peut survenir, chez des chlorotiques, des phlébites des membres qui ne paraissent se rattacher à aucune cause plausible autre que la chlorose.

Les observations de phlébites chez les chlorotiques ne sont pas encore bien nombreuses. Trousseau[2], le premier, avait signalé la possibilité de cet accident; Hanot et Mathieu[3] y insistèrent plus longuement en 1877; la thèse de Vivien en 1879[4], puis des cas épars, notamment ceux de Giraudeau, Rendu, etc., enfin les thèses de Mosnay[5], de Proby[6], de Bourdillon[7], contribuèrent à fixer les modalités cliniques de la phlébite chlorotique. Plus récemment encore, M. Rendu[8], dans une leçon clinique, M. Villard, au Congrès pour l'avancement des sciences, en 1891, étudièrent à nouveau ce sujet encore mal élucidé. Aujourd'hui le bilan bibliographique ne comporte pas plus de 25 cas de phlébites des membres survenues au cours de la chlorose[9]. Nous en avons observé nous-même un cas en 1892, à l'hôpital de la Charité, nous jugeons inutile de le rapporter entièrement, mais nous y ferons allusion à cause de quelques particularités cliniques intéressantes qu'il présenta.

Les phlébites des chlorotiques sont en général des phlébites graves, parce qu'elles ne surviennent que dans le cours de chloroses profondes, souvent même liées à une autre affection morbide, et parce qu'aussi elles ont parfois une évolution menaçante.

Le plus habituellement, en effet, on note que les malades étaient

1. Proby, *De la thrombose veineuse chez les chlorotiques*. Thèse, Lyon, 1889.
2. Trousseau in thèse Werner, *De la phleg. alba dolens*. Paris, 1860.
3. Hanot et Mathieu, *Arch. gén. de médecine*. Déc. 1877, p. 676.
4. Vivien, *Phlegm. dans le cours de la chlorose*. Paris, 1879.
5. Mosnay, *Contribution à l'étude de la phlegm. chez les chlorotiques*. Paris, 1888.
6. Proby, *Loc. cit.*
7. Bourdillon, *Phlébite et chlorose*. Th. Montpellier, 1891.
8. Rendu, *Semaine médicale*. 30 avril 1890, p. 149.
9. Cette statistique est forcément incomplète, car beaucoup d'observations ont été rapportés sous d'autres titres (phlébites grippales, etc.).

depuis longtemps affectées d'une anémie profonde lorsque la phlébite est survenue; parfois des causes extérieures, des fatigues excessives, un refroidissement (?) ont paru jouer le rôle de raisons déterminantes sur la localisation de la coagulation intra-veineuse. Dans plusieurs cas aussi, on peut voir qu'une maladie antérieure, la grippe notamment (cas de Villard, de Rendu), ayant évolué quelques semaines auparavant, avait laissé la malade dans un état de dépression extrême, et parfois même on peut se demander si cette seconde maladie n'a pas joué un rôle encore plus important. Enfin, bien que la question ne soit pas encore à ce point de vue définitivement résolue, il est à remarquer que les phlébites surviennent de préférence dans le cours des chloroses fébriles, lesquelles ne sont, le plus souvent, que des chloroses symptomatiques. Nous ne nous étendrons pas plus longtemps sur la discussion qu'entraînerait un tel sujet, mais nous dirons cependant que la tuberculose se cache souvent sous le masque chlorotique, et qu'elle détermine parfois alors un état anémique extrême, avec élévation thermique, alors que les symptômes locaux sont à peine indiqués. Nous en trouvons un exemple dans la thèse de Proby (Obs. XIV), et le cas que nous avons suivi à la Charité le démontre de même. Il s'agissait d'une jeune fille de dix-neuf ans, chlorotique depuis quelques mois, fébricitante, déprimée, et qui cependant, à première vue, ne paraissait pas pouvoir être suspectée d'une autre affection que d'une chlorose vulgaire. L'exploration attentive des sommets finit par permettre d'y déceler quelques lésions, minimes d'ailleurs, mais causées à coup sûr par une tuberculose pulmonaire en voie d'évolution. C'est alors que notre malade fut atteinte d'une phlébite de la jambe gauche, puis, huit jours après, d'une phlébite de la jambe droite; pendant ces accidents, la température s'éleva très notablement, comme il est habituel, puis la fièvre disparut, et trois mois après, la malade quittait le service, semblant guérie aussi bien de l'affection générale que des complications locales. La chlorose persistait seule. Or, deux ans après, cette jeune fille succombait aux progrès d'une tuberculisation pulmonaire à marche subaiguë. Nous conclurons, de cette discussion étiologique, que la chlorose a des raisons multiples pour déterminer des complications phlébitiques : c'est tout d'abord la facilité avec laquelle elle offre prise à divers agents infectieux, ceux de la grippe notamment, et la longue persistance qu'elle permet à leur évolution;

c'est ensuite que, sous le nom de chlorose, se cachent bien souvent des affections à types plus spécifiés, comme la tuberculose dont nous venons de citer un exemple, bien capables de produire des inflammations vasculaires; c'est enfin que, à tout prendre, la chlorose elle-même peut présenter, du fait de sa nature même, une réelle prédilection à provoquer des lésions de la paroi des veines, à la façon de certaines maladies infectieuses.

La phlébite qui survient dans le cours de la chlorose atteint presque constamment les membres inférieurs, nous laissons ici de côté les thromboses viscérales et la thrombose des sinus. Nous ne connaissons qu'un exemple où l'affection ait envahi successivement les veines du membre inférieur, puis celles du bras et enfin la jugulaire. Il a été rapporté par Huels[1] et mis sur le compte de la chlorose. D'ordinaire la jambe gauche se prend la première, alors parfois que la température est déjà fébrile depuis quelques jours. Dans la grande majorité des cas ce point reste douteux, car on ne prend pas de parti pris la température chez les chlorotiques, mais il paraît indéniable, et cela résulte de recherches de Proby, que, si la phlébite peut apparaître au milieu d'une apyrexie complète, elle est cependant plus habituelle dans le cours d'un appareil fébrile. Cette discussion, comme nous savons, n'a pas toute l'importance qu'on lui attache d'ordinaire (voir p. 787). Mais il y a un fait certain, c'est que l'oblitération vasculaire est suivie d'une rapide élévation de température. La plupart des observations sont concluantes à cet égard. La fièvre oscille pendant 2 ou 3 jours aux environs de 39 degrés, elle atteint son maximum vers le 3e jour, puis elle descend assez rapidement vers le 5e et le 6e jour.

L'oblitération veineuse est accompagnée de ses symptômes habituels: œdème modéré, douleur locale vive et circulation complémentaire peu accentuée si la veine affectée est superficielle; œdème diffus, circulation supplémentaire très riche s'il s'agit d'une veine profonde. Le plus habituellement cependant les symptômes douloureux sont peu accentués ou bien ils s'atténuent assez rapidement, ce qui fait que vers le 5e ou 6e jour de la phlegmatia constituée, la fièvre étant tombée et la douleur ayant disparu, l'amélioration semble telle qu'il est difficile de maintenir les malades

1. Huels, *Berl. Klin. Woch.*, 14 oct. 1889, p. 898. Sur un cas d'anémie avec thromboses veineuses étendues.

au repos complet. Or ceci est d'autant plus nécessaire que la phlébite des chlorotiques est très fréquemment bilatérale et que la seconde atteinte s'effectue du 8e au 10e jour. Nous savons que cet intervalle est pour ainsi dire classique entre les deux journées qui constituent les phlébites bilatérales, mais cela est surtout vrai pour la phlébite des chlorotiques. Vers le 9e jour donc, dans un grand nombre de cas, la phlébite gagne l'autre membre et s'y comporte comme du côté opposé.

La fréquence de la bilatéralité de la phlébite des chlorotiques a frappé tous les observateurs. En 1892[1] on notait déjà 7 cas de phlébite double, sur 23 cas de phlébite chez les chlorotiques; la statistique actuelle atteint le chiffre de 25 cas, sur lesquels 8 fois (notre cas compris), la phlébite fut bilatérale. La seconde poussée s'accompagne le plus habituellement aussi de phénomènes fébriles.

L'évolution de la phlébite des chlorotiques est en général rapide. Nous avons dit que les douleurs diminuaient assez vite, il en est de même de l'œdème et il ne semble pas que ces phlébites traînent après elles cette longue suite d'accidents communs aux autres variétés de la phlébite. Généralement donc la guérison s'effectue, complète, définitive, malgré l'aspect souvent menaçant du début. Parfois cependant on a pu signaler des complications d'embolie pulmonaire qui même, dans certains cas, ont pu causer la mort. A quoi faut-il attribuer cette funeste prédisposition signalée par certains auteurs? L'extension de la phlébite à tout le système veineux du membre inférieur y est certes pour quelque chose, mais il y a peut-être aussi une autre raison. Nous avons fait remarquer que l'oblitération vasculaire était généralement suivie, à quelques jours près, d'une chute de l'appareil fébrile, en même temps que les symptômes locaux s'atténuaient rapidement. Il en résulte, comme nous l'avons dit aussi, une extrême difficulté à maintenir les malades au repos et, de fait, tous les accidents ont pu être imputables à des imprudences. Cela est surtout très net dans le cas célèbre de Laurencin[2], où la malade succomba presque subitement dans un accès de dyspnée.

Nous ne quitterons pas ce sujet sans faire remarquer ce qu'il y a encore d'obscur dans cette question de la phlébite des chlorotiques. Nous avons déjà indiqué une des raisons de cette obscurité,

1. *Soc. méd. du Nord*, 11 mars 1892.
2. Laurencin, *Lyon médical*, 7 oct. 1888, p. 205.

qui réside dans l'ignorance où l'on est de la nature vraie de la chlorose et de ses différentes modalités pathogéniques. Nous ajouterons que l'anatomie pathologique est à peu près muette sur ce sujet de la phlébite chlorotique, et qu'il est nécessaire d'attendre de nouveaux éclaircissements de ce côté.

Phlébites goutteuses. — La phlébite goutteuse a été décrite d'une façon magistrale par Paget[1] en 1866. Avant cet auteur, on avait rapporté déjà des observations de cette affection, mais on croyait la goutte incapable de les expliquer et l'on mettait invariablement en cause le rhumatisme[2]. C'est à James Paget que revient le mérite d'avoir indiqué le rapport entre la goutte et les complications phlébitiques, et d'avoir fixé les caractères principaux des modalites cliniques de celles-ci. — Après lui, Prescott Hewett[3], Tuckwell[4] et Owen Rees[5], en Angleterre, Lancereaux[6] et Lecorché[7] en France, étudièrent à leur tour ce sujet, sans rien modifier des idées avancées par Paget. La thèse de Viccaji[8], publiée en 1880, coordonna les faits connus. Depuis de temps on a peu écrit sur la phlébite goutteuse ; l'article de M. Rendu dans le *Dictionnaire encyclopédique* (1884), quelques observations éparses dans divers recueils, constituent toute la bibliographie ressortissant à ce sujet. Cependant le Congrès tenu en 1892, à Nottingham, par l'Association médicale britannique, entendit une communication très intéressante de M. Lorimer[9] (de Buxton) sur la phlébite goutteuse. L'auteur rappella à nouveau les caractères cliniques de l'affection, mais ne se crut pas en droit d'en spécifier la nature pathogénique. Récemment enfin, Œttinger[10] a résumé la question dans son excellent article du *Traité de médecine*.

Ces quelques données bibliographiques font ressortir ce fait que la phlébite goutteuse a été surtout étudiée en Angleterre; cela n'a rien qui doive nous surprendre, étant donnée la fréquence de

1. James Paget, *St.-Barth. Hosp. Rep.*, 1866, t. II, page 82. — *Clinical Lectures and Essays*, 1874.
2. Voir notamment une observation de la thèse de Champouillon (Paris, 1864), laquelle, sous le titre *Rhumatisme goutteux. — Phlébite*, a trait à une phlébite goutteuse manifeste.
3. Prescott Hewett.
4. Tuckwell, *St.-Barth. Hosp. Rep.*, 1874.
5. Owen Rees, *Dict. Méd. Journ.*, 1877.
6. Lancereaux, *Anat. pathol.*
7. Lecorché, *Traité théorique et pratique de la goutte*, 1884.
8. Viccaji, *Des phlébites rhumatismales et goutteuses*. Paris, 1880.
9. *Associat. Médic. Britannique*. Août 1892, *in Sem. méd.*, p. 327.
10. *Traité de Médecine*, t. V, p. 439.

la goutte dans ce pays, mais les observations, rares au début, se multiplient depuis que l'on a appris à connaître la maladie.

La phlébite peut se développer chez les goutteux en état de crise ou bien dans l'intervalle des accès, ou bien encore elle peut apparaître chez les goutteux héréditaires, en puissance pour ainsi dire, comme manifestation première, unique quelquefois de la maladie. Ces modalités diverses ont été bien indiquées par Paget en 1874.

Fréquemment la phlébite survient comme complication de la goutte articulaire, au milieu de l'accès, ou encore plus souvent longtemps après son début, alors que la goutte semble vouloir quitter les articulations pour frapper tel ou tel viscère Parfois aussi l'apparition de la phlébite délivre les articulations des manifestations goutteuses qui les affectaient.

Dans d'autres cas la phlébite apparaît chez un goutteux entre deux accès de goutte, alternant pour ainsi dire avec eux; mais le plus souvent alors on voit que le sujet n'était pas complètement indemne de manifestations goutteuses, et l'on note dans ces cas la fréquence d'accidents dyspeptiques persistants.

Il peut arriver enfin, avons-nous dit, que la phlébite apparaisse chez un malade, goutteux d'apparence ou par hérédité, sans que la maladie se soit jamais manifestée par des accidents articulaires. Tantôt c'est un sujet qui, sujet à des accès de coliques néphritiques, voit tout à coup les crises s'espacer alors qu'apparaissent des poussées de phlébite (obs. Hartmann)[1]; tantôt c'est un dyspeptique, fils de goutteux, qui présente des accidents phlébitiques bizarres, lesquels seront à la longue suivis de goutte articulaire manifeste.

Quoi qu'il en soit, lorsqu'elle apparaît, la phlébite goutteuse peut être reconnue à des caractères spéciaux, qui ne permettent pas d'en méconnaître longtemps la nature. Ces caractères, signalés déjà par Paget, admis par Lancereaux, Tuckwell, et de nouveau mis en relief par Lorimer, sont les suivants : 1° distribution symétrique de la phlegmasie; 2° tendance à la métastase et à la récidive; 3° absence de suppuration; 4° localisation de l'inflammaion aux veines superficielles, plutôt qu'aux veines profondes; 5° coloration rouge foncé de la peau; 6° dureté et sensibilité à la pression de la veine enflammée.

La phlébite est plus fréquente aux membres inférieurs que par-

1. Hartmann, *in Broca*, loc. cit.

tout ailleurs, mais elle peut parfois s'étendre aux veines du bras et cela est moins rare que pour toute autre espèce de phlébite. L'inflammation veineuse apparaît assez soudainement, souvent au milieu d'un léger état fébrile; elle se caractérise tout d'abord par une douleur vive siégeant très habituellement sur une des veines saphènes. Si l'on examine le membre à ce moment, on s'aperçoit qu'il est peu ou pas œdématié et que la douleur est surtout exquise au mollet ou bien à la cuisse, vers sa partie inférieure et interne. Les douleurs s'exaspèrent spontanément la nuit, comme la goutte elle-même; la moindre pression, les frôlements les plus légers déterminent une exacerbation vive des douleurs. Si cependant on regarde la veine de plus près, on s'apercevra qu'elle repose au milieu de tissus un peu infiltrés d'œdème, comme empâtés et d'une coloration pâle, souvent un peu livide. Cette infiltration est dure au toucher et l'on s'aperçoit vite que cette sensation de fermeté n'est pas due uniquement à l'oblitération veineuse, mais surtout à l'infiltration des tissus dans son voisinage; parfois encore on remarque quelques petites veines distendues superficiellement sous la peau, et tout cet ensemble rappelle absolument les phénomènes subjectifs et objectifs qui accompagnent la goutte articulaire. Le lendemain la maladie se sera étendue, soit à une autre portion isolée de la même veine, soit à une portion correspondante de la veine du côté opposé. « Ces phénomènes, dit fort justement Paget, témoignent d'une disposition évidente à la métastase et à la symétrie; ils me paraissent militer fortement en faveur de cette opinion, à savoir que la maladie essentielle et primitive n'est pas une coagulation du sang, mais une inflammation partielle des parois veineuses. » Dans certains autres cas, la phlébite gagne les veines profondes, elle finit par déterminer l'oblitération de la fémorale, et alors on voit apparaître les phénomènes habituels de la phlegmatia alba dolens, avec un œdème rosé de la peau et des douleurs particulièrement vives. D'autres fois enfin, la phlébite semble courir d'une façon plus capricieuse encore, affectant tour à tour les veines du membre inférieur, celles des bras, puis les jugulaires, etc., à la façon de véritables phlébites infectieuses (Wolfner[1]). Ces phlébites que l'on pourrait, par analogie, appeler

1. Wolfner, *Berl. Klin. Woch.*, 1889. *Ein Fall von multipler Venenthrombose bei Fettleibigkeit*, page 837.

toxiques, constituent ce que Lancereaux a désigné justement sous le nom de « phlébites ambulantes ».

Un autre caractère, sur lequel nous avons déjà appelé l'attention et que tous les auteurs mettent en relief, c'est la fréquence des récidives phlébitiques : « les veines, dit Paget, conservent vraisemblablement une grande susceptibilité ». Viccaji, puis plus tard Méheux, ont rappelé de nombreux exemples de cette récidive. Elle se fait souvent sans cause appréciable, parfois sous l'influence d'un léger traumatisme. Un malade dont notre ami le docteur Springer nous a communiqué l'observation, après avoir eu une première poussée de phlébite à la suite d'une colique néphrétique, subit une poussée nouvelle dans la même veine, à l'occasion d'une chute sur le genou. On peut dire en réalité que tout goutteux qui aura eu, au milieu d'une crise articulaire, une complication phlébitique, sera exposé à en présenter de nouvelles à l'occasion des attaques de goutte ultérieures.

On comprend, sans qu'il soit utile d'y insister longuement, quelle connexion s'établit entre cette question des phlébites goutteuses récidivantes et celle de la phlébite chez les variqueux. Le même état diathésique provoque la formation des varices et l'éclosion de la goutte, et bien des observations de phlébite peuvent être rattachées indifféremment à l'une de ces deux causes, locale ou générale. C'est ce dont on se convaincra facilement en lisant le mémoire de Broca, auquel nous avons déjà fait allusion. Cet auteur laisse en suspens la question de savoir si la goutte n'a pas été par elle-même la cause première des phlébectasies, dont plus tard elle provoquera si facilement l'inflammation. Cela est possible, mais la démonstration en est difficile. Il suffit en tous cas de savoir que souvent les phlébites spontanées récidivantes chez les variqueux, goutteux avérés ou non, constituent un des « petits accidents de la goutte ».

L'évolution de la phlébite des goutteux n'offre rien de bien spécial en dehors de la soudaineté et de la diversité de ses manifestations. Certains auteurs, Viccaji entre autres, ont trop insisté sur la complication possible par embolie : « L'embolie pulmonaire, dit Viccaji, est en quelque sorte la règle dans la phlébite goutteuse. » Lorimer ne signale d'accident mortel qu'une fois sur douze cas de phlébite goutteuse. Cette proportion est plus acceptable. Il est évident, *a priori*, que la phlébite des goutteux, avec ses allures capricieuses, sa tendance à la récidive, offre plus que tout autre à l'embolie l'occasion de se manifester, mais si l'on essaye d'établir la statistique de ces accidents, on arrive à coup sûr à des erreurs grossières. Les cas où la phlébite a suivi régulièrement son cours ne sont pas l'objet d'une communication spéciale de la part de l'auteur qui les a observés, il en va tout différemment avec les cas suivis de complications emboliques. Si l'on ne tient pas compte de ce fait on arrivera à des évaluations singulièrement inexactes.

Quoi qu'il en soit, depuis les observations restées classiques de Tuckwell et de Paget, on a rapporté de nouveaux exemples d'embolie pulmonaire chez les goutteux (Lorimer, Para). Généralement celle-ci procède en plusieurs temps ; tout d'abord on constate quelques phénomènes dyspnéiques, avec point de côté, expectoration sanglante, puis les accidents peuvent en rester là (obs. de Para)[1], ou bien à quelques jours, à quelques années même de distance, à l'occasion d'une nouvelle poussée de phlébite, de nouveaux caillots se détachent, et il n'est pas rare de voir alors la mort survenir au milieu de troubles asphyxiques déterminés par une embolie volumineuse. Certains auteurs ne sont pas éloignés de penser que l'embolie pulmonaire, causée par une phlébite souvent méconnue, pourrait constituer une des formes de la goutte rétrocédée. Il paraît bien évident, à lire la description donnée par Garrod[2], que quelques-uns des accidents de cette dernière peuvent être imputables à un processus embolique.

Sur ce point et d'autres encore concernant la phlébite goutteuse, nous sommes forcés d'attendre des renseignements complémentaires que l'anatomie pathologique ne peut que difficilement nous fournir. L'anatomo-pathologiste n'a malheureusement pas accès, en France tout au moins, dans le milieu où sévit la goutte.

1. Para, *France médicale*, 23 janv. 1891.
2. Garrod, *La goutte*, 1876.

III

ÉTUDE ANATOMO-PATHOLOGIQUE

A. — *Phlébite aseptique.*

L'anatomie pathologique de la phlébite aseptique est assez mal connue. Ses lésions, d'ailleurs, peuvent se réduire à deux types représentés, l'un par la saignée, l'autre par la ligature.

On sait que la plaie de la veine déterminée par la saignée guérit avec une grande rapidité, et que le cours du sang se rétablit au bout de très peu de temps. On sait aussi, d'autre part, que la ligature des veines est habituellement suivie de la formation d'un caillot, mais on connaît peu les phénomènes intimes qui se passent dans les parois des veines atteintes par le fil.

MM. Cornil et Ranvier, parlant du mode de cicatrisation de la plaie veineuse à la suite de la saignée, s'expriment ainsi : « Il est probable que la réunion de la veine se fait, comme celle du tissu conjonctif de la peau, par l'interposition entre les lèvres de la plaie d'un tissu conjonctif embryonnaire et par son organisation en tissu conjonctif ordinaire ». Ces auteurs, comme on le voit, n'attachent qu'une importance très minime à la production d'un caillot. Nous pensons, pour notre part, qu'en effet le caillot ne joue qu'un rôle tout à fait secondaire dans la cicatrisation des plaies veineuses; il obture la solution de continuité et empêche momentanément l'hémorrhagie, mais il ne prend pas part à la réparation du vaisseau.

Nous avons cherché à reproduire expérimentalement les phénomènes qui, après une plaie ou une ligature d'une veine, aboutissent à la cicatrisation du vaisseau ainsi atteint.

Les expériences que nous avons instituées avaient en vue la solution de plusieurs problèmes. Il s'agissait d'étudier ce qui se passe lorsque l'on provoque sur la paroi interne des veines un traumatisme aseptique, et cela en faisant varier les conditions de rapidité de passage du sang, en ralentissant ou interceptant la circulation. En deuxième lieu, nous voulions nous rendre compte du mode de réparation du vaisseau à la suite de lésions intéressant les tuniques veineuses dans leur totalité. Enfin, dans ces différentes recherches, il fallait ne pas négliger le rôle joué par l'état d'intégrité ou d'altération de la tunique externe ou nourricière du vaisseau.

Nous pratiquâmes à plusieurs reprises sur le chien les expériences suivantes : après avoir dénudé aussi peu que possible une des grosses veines, fémorale ou humérale, de façon à mettre à nu la veine principale et une collatérale, nous introduisions par la collatérale un fil d'acier dont la pointe, aiguisée finement, était stérilisée au préalable, et nous promenions l'instrument sur la paroi interne de la veine principale après avoir eu soin d'interrompre le cours du sang. La collatérale étant liée aussi haut que possible, nous laissions le sang pénétrer à nouveau dans le vaisseau. Chez le même animal la même opération était pratiquée sur les quatre grosses veines, et celles-ci étaient ensuite réséquées à des intervalles divers (2 h., 24 h., 4 jours). Les segments recueillis (fémorale gauche) étaient immédiatement ouverts, étalés sur un liège et soumis à la dessiccation. Il est à remarquer que les traumatismes ainsi déterminés sont toujours moins profonds qu'ils ne le paraissent, malgré le soin qu'on a pris d'appuyer l'extrémité de la pointe d'acier aussi profondément que possible sur la paroi interne du vaisseau. Sur le segment veineux, enlevé au bout de deux heures, aucune trace de caillot n'apparaissait ; à l'œil nu on n'apercevait aucun vestige d'éraillure de la veine. Cependant à l'examen microscopique on pouvait constater qu'en différents points l'épithélium avait disparu, que la lésion pénétrait habituellement jusqu'à la tunique moyenne; dans ce dernier cas alors, la surface de la veine était recouverte d'un dépôt fibrineux contenant quelques globules rouges et surtout des globules blancs. Ce caillot élémentaire répondait bien aux caractères du thrombus blanc de Zahn, du thrombus par précipitation de Hayem[1]. Le segment veineux, recueilli au bout de vingt-quatre heures, était également

1. Voir HAYEM, *Du sang*, p. 222.

tout à fait libre; à un examen minutieux on voyait quelques petites érosions superficielles du vaisseau, et à leur pourtour la paroi interne présentait une rougeur inaccoutumée; on distinguait quelques petits vaisseaux se dessinant nettement sur cette surface, mais on pouvait à peine relever la présence de stries fibrineuses ne méritant même pas le nom de caillot. Au microscope on constatait une vascularisation excessive de la tunique externe avec dilatation des vaso-vasorum; mais on ne pouvait les voir se prolonger dans la tunique interne. Les éléments cellulaires étaient gonflés, en même temps qu'apparaissaient des cellules rondes aux confins des pertes de substance. Le dépôt fibrineux persistait ultérieurement avec ses caractères, sans aucune augmentation de volume; quelques-uns des éléments qu'il contenait semblaient en continuité parfaite avec des éléments cellulaires identiques proliférant de la tunique interne. Au quatrième jour la veine était complètement réparée, on ne retrouvait aucune trace d'altération; toute coagulation avait disparu. L'étude attentive de ce fait, l'importance du travail phlegmasique dans la couche interne et de la dilatation vasculaire dans la couche externe, la constitution du dépôt fibrineux, sa non-augmentation au moment où le travail de la veine est à son maximum, sa disparition rapide enfin, tout nous indique que dans ces lésions légères de veines la réparation se fait aux dépens du vaisseau et non par l'intermédiaire d'un caillot intravasculaire.

Mais il y a plus, et dans plusieurs de nos expériences il nous est arrivé de ne constater aucun dépôt fibrineux, aucun caillot sur la surface de veines ainsi lésées. C'est ce qui arrive par exemple lorsqu'au lieu de traumatiser une veine de la façon que nous avons indiquée, on pratique une cautérisation avec une pointe d'acier rougie, en ayant soin d'intercepter le cours du sang. L'eschare superficielle ainsi produite peut ne pas se recouvrir de caillot et la veine se répare alors à ses propres frais. Cette constatation a été faite par Eberth et Schimmelbusch[1], qui concluent de leurs expériences que les lésions veineuses ne déterminent pas forcément la formation d'un caillot.

Nous entreprîmes alors de déterminer des lésions plus profondes du vaisseau, et pour cela nous pratiquâmes des ligatures

1. Eberth et Schimmelbusch, *Die Thrombose nach Versuchen und Leichenbefunden*, Stuttgart, 1885.

temporaires. Nous appliquions sur la veine un fil de catgut très serré que nous laissions en place cinq à dix minutes et que nous levions au bout de ce temps. Dans ces conditions nous observâmes encore les mêmes phénomènes, c'est-à-dire l'existence d'une coagulation superficielle, pariétale, non persistante, disparaissant très rapidement. Dans ces cas l'altération de la veine intéressait presque toujours la tunique moyenne. Cela n'empêchait pas qu'au troisième jour toute trace de lésion avait disparu et que la veine était entièrement réparée. Nous n'avons pas besoin d'ajouter que toutes ces expériences étaient faites dans des conditions d'asepsie absolue.

Il résultait donc de ces recherches que la réparation d'une veine ne nécessite pas le dépôt d'un coagulum; celui-ci peut apparaître ou non, il n'a aucun rôle effectif dans le travail de cicatrisation; il se manifeste surtout aux points où la lésion veineuse présente quelque irrégularité de surface (extrémités et contours de la perte de substance) et il disparaît dès les premiers jours. Telles furent nos premières conclusions sur l'évolution de la phlébite aseptique. Elles nous conduisirent à d'autres recherches.

Convaincu de l'importance du rôle nourricier de la tunique externe, nous essayâmes de déterminer sur celle-ci des lésions telles que la réparation du vaisseau en fût notablement gênée. Mais les écueils étaient nombreux; la dénudation complète d'une veine facilite l'apparition des accidents septiques, elle empêche une réunion rapide; d'autre part elle est difficile à effectuer sur une grande étendue et le retour de la circulation pariétale, grâce aux rapports avec les tissus voisins, se fait avec une très grande rapidité. Les difficultés opératoires sont donc très grandes. Nous opérâmes de la façon suivante : Après avoir dénudé sur une grande étendue la veine fémorale d'un chien, nous isolâmes la veine des tissus voisins par une couche mince d'ouate stérilisée et nous pratiquâmes la ligature comme nous avions l'habitude de le faire. Dans ces conditions les coagulations pariétales nous ont toujours paru plus étendues et plus persistantes; la réparation du vaisseau se fait aussi plus lentement; les résultats sont d'ailleurs identiques à ceux déjà obtenus par Durante en 1872, qui a ainsi montré le rôle considérable joué par les vasa-vasorum sur la nutrition des parois de la veine. Nous n'y insisterons pas plus longuement. Il est cependant impossible de ne pas noter que les altérations de la paroi veineuse, telles qu'on les voit dans les veines des variqueux, rendent compte de la fréquence des coagulations que déterminent chez ces sujets les phlébites même aseptiques. Ces coagulations, ces oblitérations surtout sont moins fréquentes chez les femmes enceintes, car chez elles les lésions des parois des veines sont moins profondes.

B. — *Phlébite septique ou infectieuse.*

Les phlébites aseptiques se terminent par guérison complète ou par oblitération adhésive; les phlébites septiques dont il nous reste à examiner les lésions peuvent guérir de même façon, mais elles ont en plus un mode de terminaison qui leur est propre : c'est la terminaison par suppuration, diffuse ou localisée. Celle-ci est, en effet, bien spéciale à cette sorte de phlébite, car elle peut se retrouver à tous les degrés de l'infection septique; nous avons vu, dans notre étude clinique, que parfois les phlébites à septicité très atténuée pouvaient, sous certaines influences, recouvrer leur nature infectieuse en s'accompagnant de suppurations, d'abcès, etc. Les exemples ne manquent pas dans la phlébite puerpérale, mais nous savons aussi que certaines phlébites des maladies aiguës ou des cachexies peuvent parfois révéler de la même façon leur origine septique.

Lorsque la phlébite est *hyperseptique*, quand elle est la manifestation la plus expressive de l'infection purulente, il ne se produit habituellement pas de caillot intra-veineux; on constate les lésions d'une phlébite suraiguë avec ou sans infiltration purulente des parois. Quand la phlébite est l'expression d'une septicémie à virulence atténuée, la veine s'oblitère fréquemment. Il ne faut cependant pas croire que la coagulation intra-veineuse et la suppuration s'excluent réciproquement, et dans les cas intermédiaires à ceux que nous avons pris comme types, on peut trouver à la fois un caillot dans les veines et du pus dans le tissu cellulaire péri-veineux. C'est ce que l'on observe si fréquemment dans certaines phlébites variqueuses, c'est ce que Hervieux dit avoir constaté parfois dans la phlegmatia des accouchées. Parfois enfin, et ces cas méritent que nous les retenions, l'oblitération d'une veine est consécutive à un travail suppuratif externe; c'est ainsi que la veine axillaire peut s'oblitérer lorsqu'il y a un phlegmon de la région.

L'anatomie pathologique des phlébites hyperseptiques se fait sur le vivant, et nous avons relaté dans notre étude clinique l'aspect des veines ainsi atteintes. C'est surtout dans les anciens auteurs que l'on trouvera des descriptions qui se rapportent à ce sujet, et la lecture des travaux de Cruveilhier, de Velpeau et de Sédillot est sur ce point des plus instructives. On peut encore aujourd'hui retrouver parfois des cas analogues à ceux qu'ont décrits ces auteurs, mais cela est limité presque exclusivement à la puerpéralité. Dans l'infection puerpérale, en effet, on trouve les types divers de phlébite purulente et cela était si fréquent jadis que les auteurs, Hervieux et Siredey[1], continuèrent de donner à la septicémie puerpérale le nom de phlébite, alors que celle-ci ne convenait déjà plus à la septicémie chirurgicale. Les descriptions sont toujours les mêmes et les auteurs s'etendent longuement sur l'aspect extérieur de la veine, dépolie à son intérieur, infiltrée de toutes parts, plus ou moins remplie d'un pus quelquefois louable, d'autres fois gangreneux, avec des débris incomplets de caillots. « On trouve, dit Siredey dans une de ses observations, au-dessous de la trompe gauche, une veine énormément dilatée, d'un demi-centimètre de diamètre environ, et qu'on peut suivre jusqu'au moment où elle se jette directement dans la veine cave, au niveau du pilier droit du diaphragme. En l'incisant on trouve la membrane interne dépolie, irrégulière, gris verdâtre; elle contient des grumeaux fibrineux peu adhérents, baignés de pus, et l'on arrive en descendant jusque dans la paroi utérine. » Les caillots sont, avons-nous dit, presque toujours pariétaux, et se présentent sous forme d'un bouillie puriforme, peu adhérente; parfois, en de certains points, une coagulation plus ferme, plus intimement unie à la veine, empêchera le travail suppuratif de s'étendre au loin. Il peut arriver alors que la veine soit comme cloisonnée par des caillots qui interrompent le cours du sang; c'est dans ces cas surtout que le processus septique, s'exerçant plus profondément dans les parois de la veine, déterminera l'ulcération de celles-ci et parfois les confondra avec le tissu cellulaire péri-veineux dans un abcès phlegmoneux unique (Artu)[2]. Dans d'autres cas, enfin, la veine, suppurée ou non à son intérieur, se trouvera isolée à la longue des tissus voisins également enflammés, et c'est alors que l'on pourra observer ces foyers

1. Siredey, *Les maladies puerpérales*, 1884. p. 584.
2. Artu, *De l'ulcération des veines*. Th. Paris, 1877.

multiples de périphlébite, comme cela se voit surtout à la suite de certaines phlébites variqueuses.

L'anatomie microscopique de ces phlébites a été bien établie par Koster, Artu, Cornil et Ranvier. Ces auteurs insistent sur le rôle considérable joué par l'infiltration du tissu conjonctif de la veine; elle est manifeste et précoce dans les cas où la phlébite s'est propagée de proche en proche par l'intermédiaire du courant sanguin, et son rôle est si important que, quand l'inflammation s'est propagée de dehors en dedans, elle est le premier phénomène qui annonce la participation de la veine au processus phlegmasique. « Lorsque, dans une plaie, le tissu conjonctif de la membrane externe d'un vaisseau participe à l'inflammation, on le voit infiltré de cellules embryonnaires et de globules de pus » (Cornil et Ranvier, t. I, p. 622). — Rapidement les leucocytes envahissent les parois veineuses, quand l'inflammation se propage vers l'intérieur du vaisseau, et ils gagnent bientôt la couche profonde de la tunique interne. Les cellules endothéliales se gonflent et desquament rapidement. Le processus peut être plus facilement suivi dans le cas où l'inflammation procède ainsi de dehors en dedans; quand la veine est directement envahie de proche en proche, l'infiltration par les leucocytes est diffuse et confond les diverses couches de la paroi. Nous savons que Doléris, puis et surtout Widal ont rencontré des germes pathogènes abondants au sein de ces phlébites hyperseptiques dont la fréquence diminuera de jour en jour.

Les phlébites *à septicémie discrète*, ou *à virulence atténuée*, n'ont pas, nous l'avons vu en clinique, la marche rapide, parfois foudroyante de ces phlébitiques hyperseptiques. Ce sont ces phlébites que l'on avait détaché du groupe général des phlébites, prétendant qu'elles n'étaient que secondaires à une thrombose spontanée et primitive du sang. C'était la part que Virchow avait cru pouvoir distraire de l'œuvre de Cruveilhier. La clinique nous a montré que la distinction établie par Virchow ne paraissait plus légitime. L'anatomie pathologique ne pourra que nous confirmer dans cette opinion.

L'anatomie pathologique nous apprend en effet que la phlébite

1. Tout récemment encore, à la Société de Médecine interne de Berlin (séance du 15 janvier 1894), M. Litten a rappelé la fréquence des phlébites non oblitérantes et le danger qu'il y a à les méconnaître.

des grosses veines n'est pas oblitérante d'emblée. Cela n'arrive que pour les veines de tout petit calibre. L'oblitération qui résulte de la phlébite est déjà plus lente à se produire lorsqu'il s'agit de veines de moyen calibre, de veines variqueuses, par exemple. Quand c'est la fémorale ou l'humérale qui est atteinte, il est facile de comprendre que le travail d'oblitération soit plus lent encore; mais ce qui le facilite c'est que la veine est touchée habituellement en plusieurs points et que, de ce fait, le cours du sang est notablement gêné. Ce ralentissement, résultant d'un obstacle vrai et non de causes hypothétiques, est une cause adjuvante dont la valeur n'est pas à rejeter et qui facilite singulièrement l'oblitération définitive.

Mais comment débute cette phlébite subaiguë qui conduira lentement à l'oblitération complète du vaisseau? Longtemps on a pensé que la présence ou l'absence de revêtement épithélial pouvait faire connaître le rôle joué par la paroi veineuse dans la formation du coagulum. Or l'absence d'épithélium n'indique pas à coup sûr qu'il se soit déjà formé un caillot au point où on la constate, ou qu'il doive s'en former un. Pour la plupart des auteurs, en effet, il ne peut y avoir lésion locale de la veine sans formation de caillot. Cornil et Ranvier ont déjà admis cependant que le caillot n'est pas absolument nécessaire à la réparation d'une veine lésée; par là, ils disaient implicitement que sa présence n'est pas toujours fatale; Eberth et Schimmelsbusch ont vu que, bien souvent, toute trace de coagulum manquait là où l'épithélium vasculaire faisait défaut. Nous avons fait des constatations identiques et nous expliquerons plus loin la raison de ces divers phénomènes. Ce qui précède n'a pour but que de montrer à quelles limites on doit restreindre la question.

Il paraît *a priori* bien difficile de se prononcer catégoriquement dans un sens et de dire que dans toute phlegmatia l'épithélium desquame dès le début; des auteurs considérables ont conclu dans des sens tout à fait différents. Virchow n'a-t-il pas dit en effet : « Avant de voir l'inflammation se manifester sur la paroi vasculaire, nous trouvons un caillot au début » (Virchow, *Path. cell.*, p. 229), tandis que plus récemment M. Renaut[1] a écrit : « Au niveau des caillots les plus récents des phlegmatia cachectiques, j'ai toujours vu l'endothélium desquamé. » Il nous a paru que ces auteurs pouvaient avoir également raison, suivant le point de la veine examinée, et il est évident que, même lorsqu'une coagulation intercepte presque entièrement et depuis quelques jours la lumière d'un vaisseau, l'endothélium peut être conservé, pourvu qu'il s'agisse d'une coagulation secondaire. Nous dirions plus volontiers, en corrigeant légèrement l'assertion de M. Renaut : « Il n'y a pas de phlegmatia dans laquelle on ne puisse, en quelque point, trouver l'endothélium desquamé. » Or, ce point ou ces points, sièges des lésions initiales, peuvent être aisément retrouvés, si on veut bien les rechercher attentivement. Ils sont souvent multiples, comme Cruveilhier l'avait vu, et ils ne se reconnaissent pas exclusivement à la desquamation de l'endothélium, laquelle, à elle seule, pourrait ne pas prouver grand'chose, mais surtout à l'existence du « bourgeon endophlébitique interne », témoignage irrécusable de l'endophlébite.

Nous ne pouvons mieux faire, à ce sujet, que de rappeler deux observations déjà publiées par nous, mais qui montrent dans leurs stades successifs comment évolue la phlébite à sa *période préoblitérante*.

Dans le premier cas[1], il s'agissait d'une phlébite typhoïdique observée dix jours après son début. A côté de points où l'oblitération paraissait complète on en voyait d'autres où la phlébite n'était qu'à son début. Les détails suivants rendent facilement compte de ces différents aspects :

Dans la veine fémorale, disions-nous, jusqu'au niveau de la partie moyenne du triangle de Scarpa, le caillot ne présente pas de points adhérents; la moindre traction le détache facilement, excepté en quelques points où la surface interne de la veine présente, à différentes hauteurs, de petits bourgeons d'endophlébite, d'aspect rouge brunâtre, mous au toucher et ne dépassant pas la grosseur d'une lentille.

Au pourtour de ces bourgeons, les vasa-vasorum et les petites veinules aboutissant à la grosse veine sont chargés de sang, en même temps que la surface interne de la veine prend une teinte plus sombre. — Sur d'autres points, on constate seulement un dépoli manifeste de la veine sans traces de néoformation.

A sa partie supérieure, la veine fémorale présente un caillot adhérent de date récente, et enfin un autre caillot à caractères identiques apparaît au niveau de l'origine de l'iliaque primitive. Entre ces différents points, le thrombus est libre dans la veine, dont la paroi présente les mêmes

1. Thèse, 1890, p. 115.

lésions irritatives que précédemment. La veine saphène contient elle-même des caillots anciens, à partir du mollet jusqu'à sa terminaison au niveau de la veine fémorale.

Dans tous les points qui, dans les veines indiquées précédemment, présentaient des bourgeons d'endophlébite, toute la paroi du vaisseau était épaissie. Cet épaississement de la veine résulte de la périphlébite qui accompagne habituellement l'inflammation de la tunique interne des veines.

L'examen microscopique nous a permis de reconnaître, sur la veine enflammée et dans le caillot, les caractères habituels des phlegmatia récentes.

Le caillot est constitué par de la fibrine déposée sous forme de réseau et contenant dans ses mailles des globules blancs en grande abondance. Ces globules blancs sont surtout massés vers la paroi interne de la veine. Au centre du caillot la fibrine présente un aspect granuleux et le stroma est fait de globules blancs et de globules rouges mélangés.

Les parois de la veine sont épaissies; l'épaississement porte surtout sur la tunique externe et sur la tunique interne.

Les signes de périphlébite sont évidents. On voit apparaître dans les mailles du tissu conjonctif des cellules embryonnaires nombreuses, et la vascularisation est manifestement exagérée.

La tunique moyenne ne présente pas de lésions appréciables, si ce n'est qu'on y peut constater que les vasa-vasorum commencent à pénétrer ses éléments.

La tunique interne est très altérée dans sa structure. Les altérations sont marquées surtout au niveau de la couche endothéliale. Celle-ci, en de certains points, fait presque entièrement défaut, et les leucocytes gagnent déjà les anfractuosités formées par l'endothélium desquamé. En d'autres endroits, les cellules endothéliales sont tuméfiées, et présentent un aspect granuleux (préparation faite quelques heures après la mort).

Enfin on peut voir, au niveau de certains points où le caillot est plus ancien et plus manifestement adhérent, un commencement de pénétration de ce caillot par les éléments venus de la paroi interne (cellules embryonnaires et capillaires en formation). En ces points, la limite entre la paroi interne de la veine et les éléments du caillot est difficile à déterminer.

Deux ans plus tard, nous présentions à la Société anatomique les pièces provenant d'un sujet mort de tuberculose et qui avait été atteint à la fin de sa maladie d'une phlébite du membre inférieur gauche, dont les signes étaient restés tout à fait atténués. L'examen *post mortem* montrait que si les lésions habituelles de la phlébite étaient faciles à constater, elles n'avaient cependant pas déterminé l'oblitération du vaisseau et qu'il n'y avait pas eu, en un mot, phlegmatia au sens ancien du mot. Les caractères cliniques n'avaient d'ailleurs pas permis de porter ce diagnostic, bien qu'ils nous eussent fait considérer l'état des veines comme suspect[1] :

« Nous examinons le système veineux de la jambe gauche, et nous constatons les lésions suivantes : Les veines du mollet paraissent libres, du moins dans leur tronc principal; la veine poplitée, au contraire, est le siège d'altérations profondes; elle est remplie par un caillot qui l'oblitère presque entièrement, mais en examinant de plus près on s'aperçoit que le caillot est composé de deux parties, l'une de formation récente, molle, non adhérente, se détachant facilement des parois veineuses et de l'autre partie du caillot, l'autre constituée par un coagulum fibrineux, résistant, adhérant entièrement à la paroi.

« Ce coagulum mesure dans sa hauteur de 6 à 8 centimètres environ, il est adhérent dans les deux tiers de son étendue, libre à sa partie supérieure et terminale. Ouvrant alors la veine et faisant une section nette vers la partie moyenne du caillot, on voit que la paroi veineuse, libre dans la moitié de son diamètre. est surmontée dans le reste de son étendue par un coagulum d'ancienne date, feuilleté à la façon des feuillets d'un livre et creusé en son milieu d'une cavité de la grosseur d'une noisette. La partie libre de la paroi veineuse paraît lisse bien qu'irrégulière et épaissie, mais aucun caillot ne lui est adhérent.

« Sur une coupe transversale, on se rend compte du mode d'adhérence et de l'état de la paroi. On voit tout d'abord que l'union du coagulum et de la veine est absolument intime et que toute tentative pour la rompre serait inutile. Il paraîtrait même difficile de fixer bien exactement le point qui limite la surface de la veine, on voit au contraire que celle-ci s'épaissit progressivement et présente au point central de la coagulation une sorte de bourgeonnement de coloration rougeâtre qui part de la partie profonde de la veine et va se perdre dans le coagulum. Dans la région qui reste libre on peut constater un épaississement marqué de la veine, dont la face interne présente un aspect régulier et comme tomenteux.

« Une autre particularité frappe également l'attention. Dans l'épaisseur de la paroi veineuse, là où aucun caillot n'est encore adhérent à l'endoveine, on voit que les vaisseaux secondaires chargés d'assurer la nutrition du vaisseau principal (vasa-vasorum) sont oblitérés.

« Si l'on poursuit l'examen des veines atteintes, on s'aperçoit que la veine fémorale est libre dans toute son étendue, mais que, au niveau de l'abouchement de la saphène interne dans la fémorale, il existe sur la paroi interne de la veine un bourgeon endophlébitique représentant un épaississement mal limité de l'endoveine, recouvert lui-même par un réticulum mince de coloration rouge. Ce dépôt rudimentaire, origine possible d'une coagulation véritable ultérieure, est adhérent à la veine dont on ne peut pas le détacher. Dans la veine saphène, la circulation est libre;

1. *Bulletins de la Soc. anat.*, juin 1892.

peut-être cependant y avait-il déjà une gêne notable, car toutes les valvules sont distendues, semblables à des nids de pigeon et remplies par des caillots sanguins; fait important, ces caillots se détachent cependant assez facilement du nid valvulaire. Dans l'épaisseur de la paroi de la veine fémorale, de même qu'au niveau de la poplitée, on constate une oblitération manifeste des vasa-vasorum. Nous n'insisterons pas, d'autre part, sur l'épaississement de la tunique conjonctive externe, ni sur les caractères de cette périphlébite. »

Dans un autre cas plus récent, concernant un sujet tuberculeux mort dans le service du professeur Straus, la phlébite, qui n'était oblitérante en aucun de ses foyers, nous a paru présenter un aspect un peu dissemblable. Sur une assez grande hauteur de la veine, on constatait la présence d'un dépôt fibrineux épais, adhérent à la paroi, mais, en même temps, presque circonférentiel, c'est-à-dire revêtant la surface interne sur une grande partie de son étendue. Ce revêtement fibrineux présentait une épaisseur de deux à trois millimètres, nulle part il n'obstruait la lumière du vaisseau; et l'on aurait pu croire qu'il s'agissait d'une sorte de fausse membrane tapissant l'intérieur de la veine. L'examen microscopique nous montra que les lésions étaient diffuses, qu'elles atteignaient la tunique externe et surtout la couche sous-endothéliale qui était encombrée de cellules embryonnaires et d'éléments conjonctifs de nouvelle formation. Il ne s'agissait plus ici de bourgeons endophlébitiques, mais bien d'une phlébite diffuse ayant déterminé la formation d'un caillot pariétal. Ces altérations assez insolites nous ont porté à nous demander si

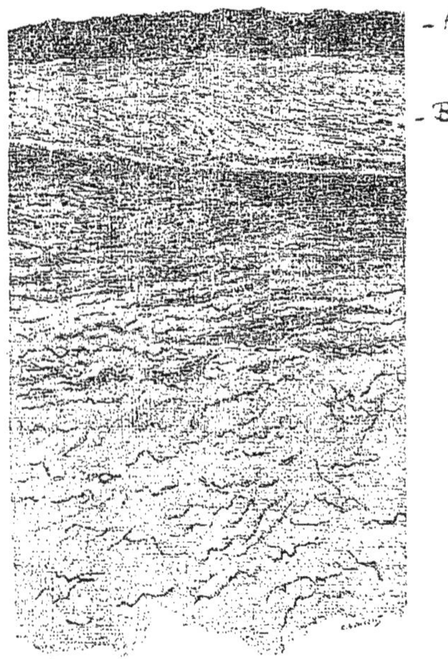

Fig. 1. — Veine fémorale prise chez un sujet mort de tuberculose pulmonaire et ayant présenté des lésions de phlébite subaiguë non-oblitérante.

A. — Caillot pariétal garnissant la surface interne sans obstruer le vaisseau.

B. — Endophlébite diffuse sous jacente au caillot.

cette phlébite ne serait pas de nature exclusivement tuberculeuse. Le temps nous a manqué pour contrôler cette hypothèse. Nous n'en voulons pas moins attirer l'attention sur cette forme anatomique spéciale de la phlébite qui n'a pas encore été signalée (fig. 1).

Ainsi, pour nous résumer, au début de la phlébite infectieuse subaiguë, on constate des lésions déjà manifestes de la veine, qui n'ont rien à voir avec la présence du caillot dont elles provoquent la formation et dont elles ne dépendent pas. Ces lésions, qui évoluent lentement, atteignent la veine dans sa totalité, respectant cependant la tunique moyenne, mais attaquant la couche interne dont elles font gonfler, proliférer, puis desquamer les éléments, provoquant une réaction vive de la couche externe et ne laissant pas indemne le système circulatoire des vasa-vasorum, qui semble fréquemment guider et entretenir l'évolution de la phlébite.

La *phlébite oblitérante des grosses veines* constitue un des chapitres les plus importants de l'ancienne thrombose veineuse : on la désignait sous le nom de *phlegmatia alba dolens*. Nous pensons avoir démontré que, contrairement aux idées habituellement reçues, cette phlébite n'était ni spontanée ni subite. Elle se constitue lentement, à la suite d'un processus subaigu dont nous venons de passer en revue les diverses phases : elle se complète et s'achève brusquement par l'effet d'une oblitération soudaine des gros troncs veineux.

Le *siège* de l'oblitération primitive a donné lieu aux plus grandes divergences : Cruveilhier admettait qu'il était variable, multiple même le plus souvent ; M. Lancereaux dit que le thrombus correspond « invariablement à la partie supérieure des membres et à la base du crâne ». « Les vaisseaux où les thromboses se rencontrent sont, ajoute cet auteur, aux membres inférieurs, les veines fémorales dans la partie située au-devant des fémorales profondes, plus rarement les veines iliaques et les saphènes internes ; aux membres supérieurs les veines axillaires ; dans le crâne les sinus de la dure-mère[1]. » Nous n'avons pas besoin de faire remarquer que ces assertions sont beaucoup trop absolues, qu'elles sont même souvent erronées. M. Lancereaux avait déduit du siège supposé habituel des coagulations veineuses la loi physique qu'il énonça dès 1862 et qui eut longtemps crédit dans la

1. LANCEREAUX. *Anat. pathol.*, t. I, p. 603 et 604.

science. Nous ne comptons plus aujourd'hui les cas où la coagulation a débuté au niveau des veines du mollet, au niveau de la poplitée, de l'humérale, etc., sans souci de la loi physique de la thrombose spontanée. Nous en rapportons d'ailleurs un exemple entre plusieurs. Il s'agissait dans ce cas d'un malade atteint de tuberculose pulmonaire avec infections secondaires multiples et état cachectique extrêmement prononcé. L'apparition d'un œdème unilatéral passager, coïncidant avec quelques douleurs accusées surtout à la palpation, avait attiré notre attention sur la possibilité de manifestations phlébitiques ultérieures. Celles-ci furent à vrai dire peu marquées. Le malade cessa de se plaindre de sa jambe, un réseau veineux superficiel assez riche se développa tandis que l'œdème disparaissait, la saphène interne s'oblitéra progressivement, fournissant au doigt la sensation très nette de cordon induré, mais la mort survint au bout d'un mois, alors que les accidents phlébitiques paraissaient bien atténués. A l'autopsie nous enlevâmes les veines des membres inférieurs, depuis le creux poplité jusqu'à la veine iliaque et l'ouverture des troncs principaux des veines du membre droit nous fournit la pièce que nous avons fait dessiner ci-contre (fig. 2). A la partie inférieure de la fémorale le caillot est adhérent de toutes parts; il fait, sur toute la périphérie, corps avec la veine et la coagulation est en ce point de très ancienne date (un mois environ). D'autre part on trouve bien à la partie supérieure ou initiale de la veine fémorale un caillot adhérent, mais celui-ci est de date récente, il n'adhère qu'en un point de son pourtour et l'adhérence n'est à coup sûr que consécutive à la présence de ce caillot

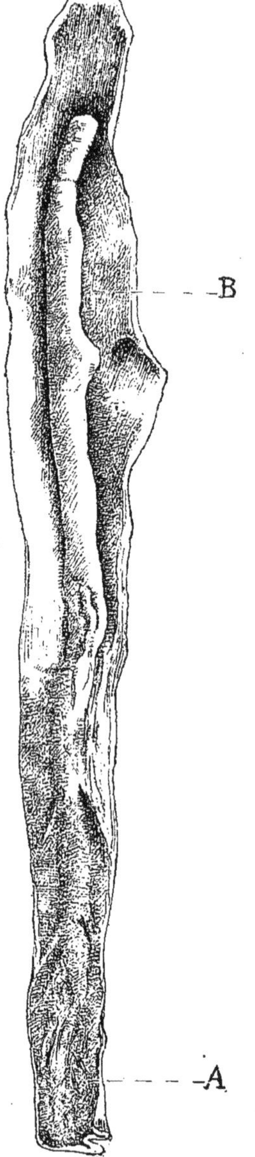

Fig. 2. — Caillot provenant d'une phlébite chez un tuberculeux.

A. — Caillot primitif siégeant au niveau de la partie inférieure de la Vᵉ fémorale et sur la poplitée.

B. — Caillot prolongé correspondant à la partie supérieure de la Vᵉ fémorale.

dont l'aspect représente bien celui du caillot prolongé décrit par Virchow.

Mais ce qui est beaucoup plus fréquent encore c'est de rencontrer des coagulations intra-veineuses d'âge différent suivant les points observés, alors même que la phlébite semble s'étendre à la plus grande partie du système veineux du membre. Nous savons que Cruveilhier avait déjà remarqué que la phlébite ne procède pas d'une façon continue, uniforme, mais qu'elle évolue souvent par poussées successives. Il n'est pas rare de voir une adhérence intime du caillot exister au niveau de la veine poplitée, alors que, dans la partie située plus haut, le caillot reste libre, pour redevenir adhérent plus haut encore.

Dans une observation rapportée dans notre thèse, et qui avait trait à une phlébite typhoïdique, nous trouvons les renseignements suivants, résultant des notes d'autopsie prises par le docteur Suchard :

« Les veines tibiales postérieures contiennent un caillot rouge foncé, libre dans la partie supérieure de la veine, adhérent à la partie inférieure ; l'adhérence du caillot à ce niveau se fait suivant une ligne nette, au-dessous de deux replis valvulaires. Dans la veine fémorale, jusqu'au niveau de la partie moyenne du triangle de Scarpa, le caillot ne présente pas de points adhérents ; la moindre traction le détache facilement, excepté en quelques points où la surface interne de la veine présente, à différentes hauteurs, de petits bourgeons d'endophlébite, d'aspect rouge brunâtre, mous au toucher et ne dépassant pas la grosseur d'une lentille. A sa partie supérieure, la veine fémorale présente un caillot adhérent de date récente[1]. »

En résumé, la dissection attentive des veines du membre inférieur montre, dans la grande majorité des cas, que la phlébite procède par poussées et que l'oblitération, stade terminal du processus, peut débuter aussi bien dans les veines profondes du mollet, que dans la poplitée ou la fémorale. De cela donc nous concluons que le début subit et d'emblée par la fémorale à la racine de la cuisse, comme on le trouve représenté dans une figure de l'atlas de M. Lancereaux, nous a paru exceptionnel. Quand cela a lieu et que l'oblitération semble débuter à la partie supérieure de la fémorale, ce n'est pas au niveau de l'arcade de Fallope

1. VAQUEZ, Th. 1890. p. 114 et 115.

mais plus bas, au confluent de la saphène dans la fémorale, qu'elle s'effectue le plus habituellement.

Un dernier point reste encore à élucider. La coagulation oblitérante débute-t-elle en des points de la veine désignés par leur disposition spéciale? Pour M. Lancereaux, il y a une règle infaillible. « La coagulation commence toujours au niveau d'un éperon ou dans un nid valvulaire[1]. » Cette règle n'a pas toujours été admise sans conteste et récemment M. Œttinger[2], dans son article du Traité de médecine, a tenté de la concilier avec les données anatomiques actuelles.

Si nous nous en tenons à l'observation des faits, il ne sera pas difficile de décider que l'opinion formulée par M. Lancereaux est certainement trop absolue. Nous avons pu, il est vrai, à deux ou trois reprises, constater, sans certitude concluante d'ailleurs, que des phlébites avaient semblé prendre leur point de départ dans le fond d'un nid valvulaire, mais il nous a paru aussi que, dans l'immense majorité des cas, cela paraissait résulter d'une fausse interprétation des phénomènes. Tout d'abord nous avons pu voir plusieurs fois que les bourgeons endophlébitiques n'avaient aucune prédilection pour les appareils valvulaires et que même la coagulation adhérente, aboutissant à l'oblitération, pouvait débuter au-dessous des replis des valvules ou dans tout autre point de la continuité des veines. Mais ce que nous avons aussi remarqué, c'est que les parties de caillot qui siègent dans les nids valvulaires y sont plus rapidement adhérentes que partout ailleurs, quand il s'agit de coagulations secondaires ou prolongées ; ces coagulations résistent mieux au lavage qui enlève les autres parties du caillot, réserves faites pour celles qui composent les coagulations initiales liées à la phlébite elle-même. L'aspect que l'on obtient alors est assez semblable aux belles préparations représentées dans les planches de l'atlas de M. Lancereaux. Pour éviter les erreurs qui peuvent résulter de cette particularité, nous avons pris l'habitude de plonger les veines dans l'alcool avant tout examen et de ne procéder à leur fixation et à leur coupe que lorsqu'un durcissement est déjà provoqué. On peut plus facilement alors pratiquer des coupes et des examens successifs, sans risquer de modifier les

1. LANCEREAUX, *loc. cit.*, p. 604.
2. *Traité de Médecine;* p. 563, t. V.

rapports des caillots avec la paroi veineuse. Il nous a semblé, en résumé, qu'il fallait en revenir à l'explication proposée par Trousseau, admise également par d'autres auteurs : « Ces caillots (les caillots valvulaires) se font consécutivement à l'oblitération d'une portion supérieure du système veineux et par le fait du remous et de la stase qui s'opèrent alors dans la portion inférieure de ce système[1] ». Une observation de M. Duguet, publiée en 1862 à la Société anatomique, servait de point d'appui à l'opinion exprimée par Trousseau. M. Troisier accepte également cette opinion.

Quant à la possibilité de voir le caillot débuter au niveau des confluents veineux, elle n'a rien que de très naturel. Les lésions artérielles et les lésions veineuses affectent pour ces points une prédilection manifeste, et nous ne pensons pas que celle-ci s'explique par « un ralentissement de la circulation » dont le rôle apparaît de plus en plus comme phénomène d'ordre tout à fait secondaire.

En résumé, lorsqu'on veut se rendre compte de la constitution et de la disposition générale d'une phlébite des membres, il importe d'examiner dans sa presque totalité le système veineux du membre atteint. Nous savons en effet qu'il n'est plus suffisant de savoir si la fémorale, l'axillaire, sont oblitérées ; cette constatation, suffisante pour confirmer le diagnostic clinique, ne nous autorise à aucune déduction anatomique sur le siège primitif de la phlébite, ni sur les lésions qui l'ont provoquée. Il faut donc rechercher avec soin quel est l'état des veines du mollet, du creux poplité, des veines superficielles développées anormalement en réseau supplémentaire. Nous savons même qu'il n'est pas sans intérêt de rechercher s'il n'existe pas, dans la profondeur du membre, des dilatations variqueuses de nouvelle formation lesquelles jouent un rôle si important dans certains des troubles nerveux des phlébites. Dans nombre de cas on se contente de savoir s'il y a au niveau de l'origine de la fémorale un caillot oblitérant, et, trop souvent, cette simple constatation, unie au souvenir de la douleur accusée en ce point par le malade, autorise à conclure d'une façon hasardée que la coagulation a débuté en ce point.

1. Trousseau, t. III, p. 727.

Caractères et évolution du caillot. — La disposition générale du caillot est telle que M. Virchow et après lui M. Lancereaux l'ont représentée. Elle est facile à reproduire lorsqu'on a soin d'ouvrir les veines enlevées en bloc sur le cadavre puis durcies par le séjour dans l'alcool. On retrouvera alors la coagulation principale primitive, oblitérant complètement la lumière du vaisseau (caillot autochtone de Virchow) se poursuivant dans les vaisseaux collatéraux sous forme de coagulations plus récentes (caillot prolongé). On verra également que le caillot s'effile à sa partie terminale en une pointe souvent ténue, dont l'extrémité se dirige vers le cœur (caillot en cône de Virchow, en tête de serpent de Lancereaux). Tout d'abord la concrétion apparaît assez homogène, bien que sa coloration soit rougeâtre à la périphérie et plus décolorée au centre. Souvent même, sur une section transversale, la couleur paraît uniformément rouge sale, et rouillée: il n'est pas possible alors d'y voir trace de stratification. Celle-ci se manifestera ultérieurement lorsque le caillot sera adhérent à la veine sur tout son pourtour et que la décoloration s'effectuera progressivement. Souvent aussi à ce moment le caillot perdra de son homogénéité et alors une section de la veine en ce point montrera qu'il y a une union intime entre les parois du vaisseau et la coagulation, que de plus cette dernière présente un aspect feuilleté un peu analogue à ce que l'on voit dans certains anévrysmes; la consistance est ferme à la périphérie, moins résistante au centre du caillot où celui-ci commence à se résoudre en une masse finement granuleuse. Lorsque quelques jours encore se seront passés, on aura affaire à une masse moins homogène encore et plus décolorée et on reconnaîtra là parfois la « transformation puriforme » sur laquelle, depuis Cruveilhier, les auteurs ont tant discuté.

Dans d'autres cas le caillot, solide dès le début, restera tel; la décoloration et l'effeuillement ne se produiront plus d'une façon aussi tranchée et, sur une section transversale, on s'apercevra seulement que le caillot présente une coloration rouge noirâtre, tendant vers la teinte jaunâtre ou feuille-morte en certains points, vers une teinte plus rouge sur d'autres : de telle sorte que le caillot uniformément dur apparaîtra comme irrégulièrement zébré de lignes courbes. D'ordinaire ces caillots sont très intimement adhérents à la veine dont ils constituent ainsi une partie intégrante, souvent aussi ils présentent dans leur intérieur des concrétions dures ou phlébolithes.

Nous abordons ici une question intéressante, qui est celle de la destinée ultérieure des coagulations phlébitiques. Dans une veine qui a été complètement oblitérée que devient le caillot oblitérant? Que devient le vaisseau? La coagulation peut-elle disparaître pour permettre une restitution *ad integrum* du vaisseau, comme organe et fonction? Cette question, très discutée par les auteurs, ne peut guère être élucidée que par l'expérimentation. L'examen anatomique permet bien, il est vrai, de savoir si une veine est libre ou non, mais il n'est point capable de nous confirmer toujours le diagnostic de la clinique, car il faudrait pouvoir admettre que celui-ci était exact *a priori*, ce que l'on ne peut faire. On suppose qu'il y a oblitération d'une grosse veine lorsqu'on constate pendant la vie un œdème marqué du membre et que l'on trouve un gros cordon veineux, à la palpation des vaisseaux. Mais ces indications sémiologiques peuvent être erronées, nous en avons de nombreuses preuves. Il y a peu de temps, M. Tissier présentait à la Société anatomique les veines d'une femme chlorotique, que l'on avait cru affectée de phlébite et chez laquelle l'examen anatomique ne révéla l'existence d'aucune coagulation. Si l'on admet, avec les anciens auteurs, la disparition possible d'une coagulation oblitérante, il est très simple d'expliquer de cette manière la non-confirmation d'un diagnostic clinique par l'autopsie. Mais nous pensons qu'il est plus exact de dire que, lorsqu'on ne rencontre pas à l'autopsie une oblitération soupçonnée pendant la vie, c'est que cette oblitération n'existait pas, et nous allons tenter de justifier cette proposition.

C'est Trousseau qui, le premier, émit l'idée que des veines oblitérées par un processus phlébitique, pouvaient redevenir complètement libres. Les anatomistes n'avaient pas cru à la possibilité d'une pareille restitution *ad integrum*; et l'on s'explique plus facilement l'erreur du clinicien. Trousseau s'appuyait seulement sur la disparition progressive de la sensation du cordon veineux. Ceci à coup sûr n'est pas suffisant. M. Ball[1] dans sa thèse crut pouvoir admettre également que le sang pouvait redevenir liquide dans une veine antérieurement oblitérée. « La désintégration progressive du

1. Ball, Thèse, Paris, 1862.

caillot, dit-il, aboutit en définitive à la disparition complète. » Cet auteur s'appuyait d'autre part sur l'opinion de Virchow, lequel n'est peut-être pas aussi affirmatif. M. Lancereaux ne pense pas que la disparition d'un caillot oblitérant soit chose fréquente : « Toutefois, dans ces cas, lorsqu'une partie de la concrétion a été emportée dans l'artère pulmonaire et que la partie restante est peu considérable, la résorption de cette partie peut permettre à la circulation de se rétablir dans le vaisseau » (p. 607). M. Vulpian[1] doute de cette disparition complète d'un caillot; il rapporte que plusieurs fois il lui a semblé voir disparaître des coagulations oblitérantes de la poplitée ou des veines du mollet, mais il n'affirme rien à cet égard. Nous sommes entièrement d'accord avec cet auteur : jamais, pour notre part, nous n'avons pu trouver un fait probant du retour de la circulation dans un vaisseau oblitéré. Le travail de fonte moléculaire admis par Virchow, Ball, Troisier, etc., n'a jamais pu être prouvé; il semble au contraire que lorsque la désintégration granulo-graisseuse se produit, elle aboutisse à une oblitération fibreuse de la veine sur laquelle nous reviendrons. En résumé, après avoir rejeté l'hypothèse gratuite du retour à l'état liquide du sang coagulé, hypothèse qu'il est inutile de discuter aujourd'hui et que Vulpian n'a pas admise, il ne reste que trois voies possibles dans l'évolution d'une coagulation oblitérante : 1° ou bien le caillot est emporté par le courant sanguin et alors la veine peut redevenir libre, mais d'une tout autre façon que celle précédemment décrite; 2° ou bien le caillot meurt sur place pour ainsi dire, il reste dans la veine, ses éléments sont frappés de nécrose et il demeure à l'état de corps étranger aseptique; souvent aussi son centre se ramollit et présente cet aspect puriforme connu des anciens auteurs; 3° enfin dans la grande majorité des cas, le bourgeon vascularisé de l'endoveine pénètre le caillot et détermine alors des modifications secondaires qui peuvent être de diverses sortes : si le travail d'inflammation est assez actif et rapide, le caillot sera résorbé au fur et à mesure que les néoformations vasculaires apparaîtront et, quand il aura disparu, il sera remplacé par une cicatrice fibreuse, reliquat de la phlébite et du caillot; ou bien le travail, beaucoup plus lent, ne pourra déterminer la disparition du caillot; ce dernier persistera donc, plus ou

1. Vulpian, (Cours de la faculté, 1874).

moins creusé de vaisseaux qui assureront sa nutrition, qui l'incrusteront souvent de sels calcaires, mais qui détermineront aussi son adhérence intime à la veine. De ces modes divers de terminaison les deux derniers sont de beaucoup les plus fréquents dans les points où la coagulation a débuté, là où la phlébite s'est tout d'abord manifestée. Au contraire, dans les endroits qui correspondent au caillot prolongé, il est assez habituel de voir que le caillot oblitère la veine en n'affectant avec elle que des rapports peu intimes et on peut encore, parfois après plusieurs mois, détacher ce caillot de la veine dans laquelle il repose à la façon d'un corps étranger inerte. Si donc à cette époque tardive de la phlébite, on fait une section de la veine sur toute sa hauteur, ici on trouvera le vaisseau transformé en un cordon fibreux dans lequel il sera difficile de reconnaître ce qui appartient à la veine et ce qui appartient au caillot, là au contraire ces deux éléments de la phlébite seront encore distincts et à peine adhérents l'un à l'autre. Ces différences tiennent aux conditions diverses dans lesquelles se trouvaient les segments veineux au début même de la phlébite. Ceux qui correspondaient à la phlébite primitive présenteront les lésions les plus accentuées, ceux qui étaient en rapport avec les caillots prolongés pourront peut-être aussi offrir quelques points d'adhérence, mais le caillot restera parfois tout à fait libre dans leur intérieur. On voit combien dans certains cas le thrombus a peu d'action sur l'inflammation de la paroi (voir planches 3 et 4). Si, suivant les idées de Virchow, le thrombus préexistait à la phlébite, on ne voit pas pourquoi il respecterait la veine en certains points pour l'altérer si profondément en d'autres. Pour en terminer enfin avec l'étude macroscopique de la phlébite oblitérante des grosses veines nous dirons que, pour nous, l'oblitération d'une veine entraîne sa mort comme organe et comme fonction et nécessite une suppléance que d'autres veines restées perméables ou néoformées sauront seules effectuer.

L'*examen microscopique* des diverses parties qui constituent la phlébite oblitérante nous rendra compte des modifications successives que peuvent subir le caillot et la veine. Nous avons déjà étudié, dans le stade de préoblitération, les divers éléments du bourgeon endophlébitique; nous connaissons les lésions de l'endoveine et des autres tuniques, nous savons que dès leur début un fin coagulum peut déjà se déposer sur la couche interne du vaisseau et nous avons, à ce propos, fait remarquer que Virchow connaissait fort

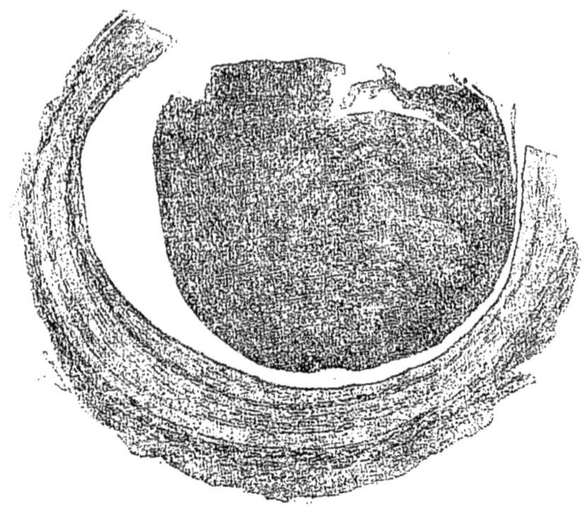

Fig. 3. — Phlegmatia alba dolens du membre inférieur, survenue à la fin d'un cancer gastrique. — Indépendance absolue du caillot et de la veine malgré l'ancienneté de la lésion.

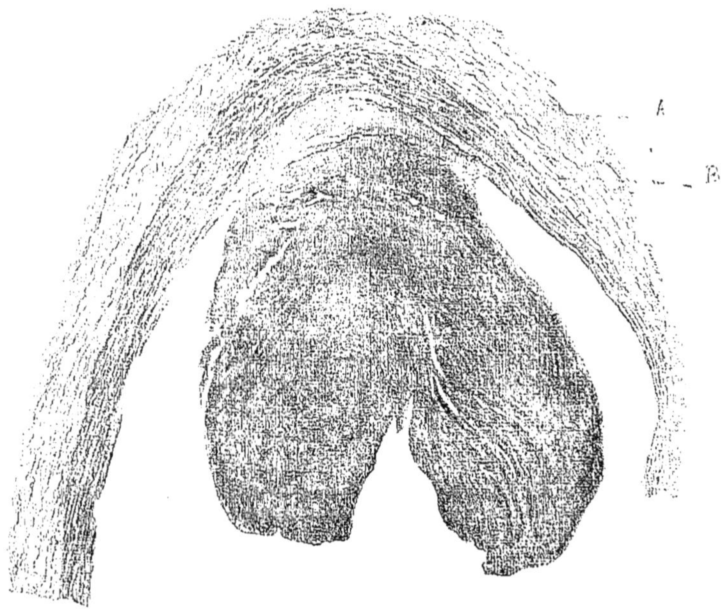

Fig. 4. — Phlébite crurale oblitérante.

A. — Bourgeon endophlébitique.

B. — Caillot adhérent dans lequel les lacunes vasculaires commencent à apparaître.

bien les thrombus, dits pariétaux, et que d'autre part il indiquait la phlébite primitive comme pouvant favoriser la formation du thrombus. Mais, lorsque l'oblitération définitive s'effectue, les conditions changent subitement et ce sont ces modifications nouvelles qu'il s'agit de connaître.

Si l'on examine une veine oblitérée récemment, c'est-à-dire depuis 2 à 3 jours seulement, on pourra, suivant les points sur lesquels aura porté l'examen, faire les constatations les plus différentes. C'est justement à cause de ces diversités des lésions suivant les segments veineux étudiés, que les auteurs ont émis des opinions en apparence si dissemblables. Il importe de rechercher autant que possible les endroits où la phlébite a débuté, ceux enfin où l'oblitération s'est tout d'abord effectuée. En ces points on verra que le caillot est essentiellement constitué par des couches plus ou moins concentriques de fibrine retenant dans leurs mailles des globules blancs et des globules rouges. Il est même possible de reconnaître ces derniers longtemps encore après le début de la coagulation, tant ils conservent leur forme et leur aspect général. Ce n'est que sous l'influence de la pression qui s'exerce sur eux de toutes parts que les déformations apparaissent, en même temps qu'ils se décolorent par la dissolution progressive de l'hémoglobine. Mais plusieurs particularités sont intéressantes à relever dans la constitution de ces coagulations veineuses.

Zahn, procédant expérimentalement, avait remarqué que le caillot qui se dépose sur la paroi interne des veines lésées, appartient au type des caillots blancs, c'est-à-dire des caillots formés localement par dépôt de la fibrine enserrant des leucocytes en plus ou moins grand nombre.

Le professeur Hayem exprime aussi l'idée que la coagulation veineuse primitive appartient au type déterminé expérimentalement par Zahn; il fait, en outre, remarquer que le caillot créé dans ces conditions ainsi que celui de la phlébite sont absolument analogues au coagulum que l'on obtient par l'introduction d'un corps étranger, d'un fil, par exemple, dans l'intérieur d'un vaisseau. Ces caillots sont, dit-il, des caillots produits « par battage ». Ce même auteur donne encore un autre nom à ces sortes de caillots; ce sont, pour lui, des caillots hématoblastiques, véritables caillots actifs, analogues à ceux des anévrysmes et qui se formeraient sous l'influence de l'accumulation des hématoblastes réunis par une matière amorphe ou purement granuleuse, avec, en plus, un réticulum de fibrine filamenteuse, des globules blancs et des globules rouges. Nous laisserons de côté le rôle hypothétique pour certains auteurs, des hématoblastes dans le phénomène de la coagulation, nous ne voulons retenir ici que l'analogie du processus : caillot de phlébite au début, caillot par stase, thrombus blanc, ces différentes appellations répondent à un même type de coagulum. Mais, au bout d'un certain temps, le caillot oblitérant cesse d'appartenir uniquement au type que nous venons de décrire, et cela surtout lorsqu'il s'agit de coagulations appartenant aux gros troncs veineux. M. Hayem a fait remarquer, avec juste raison, que le processus de la coagulation par battage pouvait être suffisant à lui seul pour oblitérer des veines de moyen calibre; mais il n'en est plus de même lorsqu'il s'agit de vaisseaux comme la fémorale ou l'axillaire. Quelque chose de plus est ici nécessaire et ce phénomène surajouté, qui va être la précipitation rapide du sang déterminant l'oblitération complète, ce phénomène va modifier profondément la structure du caillot. Lorsqu'on examine alors celui-ci vers ses couches centrales, on s'aperçoit qu'il est formé par un amas informe de globules de toute nature enserrés dans des mailles de fibrine; or cet aspect répond à ce que l'on obtient lorsqu'on laisse le sang se coaguler en masse hors de l'organisme. Cette précipitation en masse est la condition qui fait la particularité anatomique et clinique de la phlébite oblitérante des grosses veines; c'est dans ce phénomène qu'il faut rechercher l'action prédisposante de certaines maladies cachectisantes et des infections. Quand cette précipitation se produit, elle donne au caillot la physionomie si spéciale et si facile à reconnaître que nous avons indiquée. Mais le caillot ainsi produit, « caillot par stase », dit Hayem, thrombus rouge de Zahn, n'est que le caillot secondaire de la veine. Il devrait apparaître le premier si la coagulation intra-veineuse était le phénomène primitif. Ce qui le prouve encore plus, c'est que l'examen très minutieux des différents segments des coagulations indique que, au-dessous de la coagulation primitive, dans les points où le sang s'est trouvé arrêté passivement par l'effet de l'oblitération du vaisseau, le caillot présente les effets du caillot par stase; dans les autres points où la circulation est restée encore possible, et surtout vers l'extrémité libre du caillot, les coagulations reprennent, au contraire, le caractère des coagulations par battage. Ces considérations, parfaitement expliquées par le professeur Hayem, nous rendent compte, dans une certaine mesure, de l'aspect de la coloration différente que l'on peut constater en divers points des coagulations intraveineuses.

Lorsque le caillot est de date plus ancienne, on ne tarde pas à apercevoir dans sa structure des modifications qui expliquent les phases successives de son évolution. Déjà, peu de temps après le début, on s'aperçoit que les globules blancs augmentent de volume en même temps que la fibrine qui les entoure se désagrège et présente l'aspect granuleux. A ce moment les leucocytes, mis de la sorte en liberté, paraissent occuper la plus grande étendue du caillot. C'est que leur rôle physiologique et phagocytaire va commencer. On remarque déjà, en effet, qu'ils commencent à se remplir de granulations graisseuses. En plus, disent Cornil et Ranvier[1], « à côté de ces globules, on trouve des granulations qui disparaissent par l'action de l'acide acétique et des granulations graisseuses libres ». Lorsque les choses en sont là, il ne dépend plus du caillot que celui-ci persiste, disparaisse ou soit remplacé par tout autre tissu, cela dépend uniquement de la paroi veineuse. Lorsque la prolifération endophlébitique peut progresser assez rapidement pour envoyer jusqu'au sein du caillot les néoformations vasculaires nécessaires au travail actif qui s'accomplit en lui, les éléments primitifs du caillot, fibrine, globules rouges désagrégés, pigment sanguin, sont facilement repris par le courant circulatoire. Dans ces conditions, la phlébite aura accompli son évolution jusqu'à sa dernière phase, et alors, à la place du caillot, on verra s'organiser des éléments conjonctifs qui transformeront la veine en un cordon fibreux.

Dans un certain nombre de cas, les modifications qui s'effectuent du côté du caillot ne sont pas accompagnées de phénomènes parallèles du côté de l'endoveine; cela a lieu surtout pour les parties qui correspondent aux caillots prolongés. L'irritation secondaire de la paroi veineuse par le caillot, qui serait si nécessaire à la complète évolution de ce dernier, est loin de se manifester toujours au même degré, et alors différentes éventualités vont apparaître. Il peut se faire que le caillot reste complètement indépendant de la veine ou que l'adhérence soit si minime qu'aucune vascularisation ne puisse pénétrer le caillot. Dans ces conditions, la transformation

1. CORNIL ET RANVIER, *Hist. path.* t. I, p. 625.

granulo-graisseuse du caillot n'aura aucun effet utile. Les leucocytes se chargeront de plus en plus de granulations graisseuses; d'autres éléments graisseux apparaîtront libres au sein du coagulum et le caillot persistera ainsi presque indéfiniment; les éléments cellulaires perdront toute faculté de réagir aux agents colorés, frappés qu'ils sont de mort, et la graisse apparaîtra presque seule sur les coupes de la veine. Nous verrons que des modifications analogues peuvent se passer du côté de la veine. Dans ces conditions on aura affaire à ces caillots blanc jaunâtres, décolorés, remplissant entièrement une veine elle-même d'aspect grisâtre et décoloré. La veine et le caillot sont également frappés de mort sans que le second puisse désormais par sa seule présence réagir sur le vaisseau, il ne représente plus dès lors dans son intérieur qu'un véritable corps étranger aseptique.

Dans d'autres cas, enfin, la circulation née du bourgeon endophlébitique présentera un peu plus d'activité, sans que cependant elle puisse conduire jusqu'à leur terminaison les modifications successives que nous avons étudiées plus haut. C'est qu'on aura affaire ici à une circulation pariétale paresseuse, lente à apparaître, qui pénétrera mal les éléments du caillot, et qui servira beaucoup plus à l'enkyster qu'à l'aider dans son évolution. Ces cas correspondent à ceux où l'on voit un caillot encore plus ou moins coloré longtemps même après le début de la coagulation, profondément adhérent à la veine, ferme souvent ou même de consistance calcaire en son centre, parfois cependant désintégré ou même puriforme. Cet aspect puriforme des caillots, sur lequel les auteurs ont tant insisté, ne saurait plus nous émouvoir aujourd'hui. Virchow a consacré de longues pages à la nature des éléments que l'on rencontre dans la veine. Il a montré, en s'appuyant sur de pures considérations anatomiques, que l'aspect puriforme de certains caillots des veines ne devait pas faire admettre comme démontrée l'existence de pus véritable. « Quand nous trouvons un liquide composé par une masse tout à fait granuleuse, nous pouvons dire qu'il ressemble à du pus, mais non pas qu'il est du pus. C'est une substance puriforme, mais non point purulente. » Et plus loin : « Ainsi, ce qu'on nomme d'ordinaire une phlébite suppurée n'est ni une phlébite, ni une suppuration[1]. » (Virchow.) L'auteur n'en paraît cependant

1. Virchow, *Path. cellul.*, 1868.

pas moins embarrassé pour décider la question de savoir si de pareilles phlébites ne peuvent pas devenir l'origine d'accidents pyohémiques et il conclut par l'affirmative. C'est qu'il faut bien admettre qu'il peut y avoir deux choses : des phlébites à caillot désagrégé et des phlébites suppurées. Les premières sont parfaitement justiciables de l'opinion de Virchow; les secondes expliquent la restriction que cet auteur formule. Nous avons pu, par des recherches bactériologiques que nous exposerons plus loin, légitimer cette division naturelle des phlébites à substance puriforme; disons simplement ici, qu'au point de vue anatomique, les phlébites à centre ramolli appartiennent à cette catégorie de coagulations, très lâchement unies aux parois de la veine, à circulation restreinte, en un mot, à des caillots n'ayant qu'une vitalité atténuée et imparfaite. On trouvera, dans le livre de M. Lancereaux, une description anatomique détaillée de ce qui constitue le ramollissement des caillots et la formation des cavités kystiques centrales.

De ce que nous venons de dire, il résulte que, dans toutes les phases de son évolution, le caillot ne joue qu'un rôle purement passif. Le rôle actif qu'on lui attribuait jadis lui est aujourd'hui refusé. C'est surtout à Waldeyer[1], à Cornil et à Ranvier, que l'on doit les connaissances les plus exactes à ce sujet; les autres anatomo-pathologistes ne firent que compléter leurs recherches. M. Lancereaux, en 1875, n'était encore qu'un partisan timide de ces idées qu'il était loin d'avoir soutenues en 1862[2]. L'historique de cette question se trouve d'ailleurs fort bien exposé dans la thèse de M. Troisier; nous n'y insisterons donc pas plus longuement: mais ce que nous avons dit justifie la limite à laquelle nous nous sommes borné dans l'étude du caillot..

Évolution des lésions de la paroi veineuse. — Nous avons précédemment étudié ce qui a trait à l'histoire du bourgeon endophlébitique et de la phlébite primitive subaiguë; nous devons main-

1. Waldeyer, *Zur pathol. Anat. der Wundkrankheiten. Arch. für path. Anat.* V, 40 1867, p. 391.

2. Si l'on se reporte en effet aux communications faites par M. Lancereaux (*Soc. Biologie, Soc. anatomique*, 1862) on s'apercevra que l'auteur repousse l'idée de l'organisation du caillot ou de sa résorption à ses propres frais. Il admet donc le rôle d'un système capillaire né en dehors du caillot mais ce système prendrait naissance dans une membrane « exsudée » autour du caillot. L'action vitale de la paroi de la veine, la prolifération néo-vasculaire aux dépens du système nourricier du vaisseau ne sont pas mises encore en leur valeur.

tenant nous borner à exposer les modifications que subissent les divers éléments de la paroi veineuse au moment où l'oblitération du vaisseau s'effectue.

Nous devons dire tout d'abord que ces modifications sont très souvent dissemblables. Parfois il s'agira d'altérations profondes intéressant toute l'épaisseur des tuniques veineuses, les changeant de telle sorte qu'il serait presque impossible d'y retrouver la structure primitive; d'autres fois les altérations sont minimes, superficielles, ou bien elles atteignent les éléments sans modifier aussi profondément la structure de l'organe. Ce qui explique ces différences, c'est le plus souvent la nature des lésions primitives. Les altérations seront à leur maximum là où le caillot était tout d'abord adhérent, là où la veine a été primitivement atteinte; elles seront à leur minimum dans les points où il n'y aura eu qu'un simple contact entre la paroi veineuse et le caillot secondaire ou prolongé. Nous ne nous lassons pas d'insister sur ce caractère, car ici encore l'anatomie histologique, aussi bien que les lésions macroscopiques, aussi bien que les enseignements de la clinique et les données expérimentales, tout en un mot nous montre combien la conception ancienne du thrombus primitif, enflammant consécutivement la veine et y déterminant la phlébite, est insuffisante et non conciliable avec l'observation raisonnée des faits. C'est la phlébite qui règle l'évolution des lésions consécutives à l'oblitération, comme elle a dirigé celle-ci elle-même.

Si l'on examine quelques jours après l'oblitération de la veine un des points où l'adhérence est le plus intime, on s'apercevra tout d'abord, sur une coupe transversale faite à ce niveau, que les lésions de la veine sont ici encore d'âges différents; en un point de la périphérie on verra un bourgeon endophlébitique déjà ancien, pénetrant le caillot, alors que sur le reste de la surface de la veine les lésions débuteront à peine. Cette constatation a été faite avec beaucoup de justesse par Damaschino[1], dans son étude sur les lésions de la phlegmatia alba dolens; aussi est-on surpris de la conclusion non justifiée que cet auteur formule à la fin de son travail. « Quant aux altérations présentées par les parois veineuses, dit-il, elles sont consécutives à la présence du caillot et ne peuvent être envisagées comme le fait d'une phlébite primitive ayant

1. Damaschino. *Soc. med. des Hôpit.*, 1880.

déterminé secondairement la coagulation du sang contenu dans la veine. » Damaschino a cependant bien étudié les transformations successives de la paroi et le rôle des néoformations vasculaires.

On peut dire en effet que toute l'histoire de la phlébite, à partir du moment où l'oblitération s'est produite, réside dans la formation des nouveaux vaisseaux et dans la vascularisation progressive du caillot. C'est ce qui a été bien exposé par Baumgarten[1], Cornil et Ranvier, Troisier, etc. Nous savons que déjà, dans le bourgeon endophlébitique, au moment de la période non oblitérante, lorsqu'il n'y a qu'un simple caillot pariétal, des vaisseaux capillaires de nouvelle formation commencent à apparaître à la base du bourgeon d'endophlébite. Ces capillaires sont en communication avec les vaisseaux de la tunique externe; ils sont entourés d'éléments embryonnaires qui forment autour d'eux une sorte de manchon et limitent leur trajet. Lorsque l'oblitération s'effectue, le travail de phlébite s'accélère et avec lui la formation de vaisseaux capillaires. Tandis que les éléments cellulaires se gonflent et prolifèrent, on voit des cellules plus jeunes, semblables aux cellules lymphathiques, qui se multiplient dans la couche interne, dont l'épaisseur augmente peu à peu. Mais, en même temps, aussi des capillaires apparaissent aux limites de la surface interne de la veine, avançant progressivement vers l'intérieur du caillot. Ces capillaires semblent prendre leur point de départ dans un système vasculaire très riche qui se constitue dans la profondeur de la couche interne et qui a été admirablement décrit par Cornil et Ranvier : « La circulation sanguine et la disposition des vaisseaux dans la membrane interne méritent une description spéciale. A la base de la tunique interne épaissie et tout près de la limite interne de la tunique moyenne on observe de grands sinus ou espaces lacunaires qui reçoivent le sang des capillaires de la tunique moyenne. Ces sinus sont tapissés d'une couche endothéliale, et leurs parois sont formées simplement par le tissu conjonctif voisin. Ils donnent naissance à un réseau de fins capillaires qui cheminent dans toute la partie interne de la membrane interne épaissie. La circulation du sang dans ce système sanguin nouveau, composé de capillaires afférents, de lacunes caver-

1. BAUMGARTEN, *Ueber die sog, Organisation des Thrombus. Centr. fur die medic. Wiss.* 1876, p. 593.

neuses et de capillaires efférents, s'effectue facilement et régulièrement, ce dont on a la preuve par l'examen microscopique, car tous ces vaisseaux sont remplis de globules rouges normaux. » (Cornil et Ranvier, p. 627.) Dans un certain nombre de cas, ce système lacunaire peut proliférer avec une extrême abondance, et alors les vaisseaux nouveaux, extrêmement multipliés et dilatés à l'excès, finiront par user le tissu conjonctif de voisinage et la paroi veineuse elle-même ; la veine sera de la sorte transformée en un véritable tissu caverneux. « Il en résulte que le tissu conjonctif qui remplit la veine est parcouru par des lacunes pleines de sang et rappelant la disposition de certains angiomes caverneux. » (Pitres.) Cette disposition a été fort bien étudiée par Damaschino et par M. Troisier. Elle est loin d'être exceptionnelle; mais il ne faudrait pas croire que le retour d'une circulation normale puisse être favorisé de cette façon. D'une part la transformation caverneuse est loin de se faire simultanément sur toute l'étendue de la veine oblitérée; et, d'un autre côté, la circulation du sang est toujours lente et paresseuse dans ce système vasculaire imparfait. Il y a une autre particularité qu'il faut mettre en relief, c'est que la transformation caverneuse de la veine s'accompagne toujours de la disparition du caillot. Faut-il penser que celui-ci a disparu par l'effet de la compression exercée sur lui par les vaisseaux? Nous ne le pensons pas. C'est bien de cette façon que l'on a tenté d'expliquer la résorption d'un caillot au voisinage du bourgeon endophlébitique, mais, même pour ce cas, l'explication n'est pas valable, et nous savons qu'il se passe là des phénomènes d'ordre vital qui seuls peuvent rendre compte de la disparition progressive du coagulum. Ces phénomènes sont de deux sortes : 1° transformation granulo-graisseuse des éléments constitutifs du caillot et mise en œuvre de l'action phagocytaire des leucocytes; 2° transport des éléments transformés grâce aux vaisseaux néoformés. Le premier de ces phénomènes ne fait jamais défaut, mais il peut être imparfait ou être enrayé lorsque la circulation complémentaire ne s'établit pas; lorsque la transformation caverneuse de la veine s'opère, elle témoigne d'une suractivité extrême dans la néoformation vasculaire, et l'on comprend que, dans ces cas, les conditions soient extrêmement favorables à la résorption complète du caillot.

Les altérations que subissent les autres parties de la veine son moins intéressantes à connaître. Cependant, elles expliquent pour leur part les modifications générales de l'aspect de la veine thrombosée. Nous savons que la tunique externe présente fréquemment des altérations très précoces, qui ne dépendent pas exclusivement de l'inflammation endophlébitique, mais qui souvent, au contraire, la facilitent et la dirigent. Nous avons déjà parlé en temps et lieu de la prolifération embryonnaire qui apparaît au pourtour des vasa-vasorum et qui ne saurait être confondue avec la diapédèse physiologique, puisqu'il ne s'agit pas exclusivement d'une accumulation leucocytique et que les altérations des vaisseaux nourriciers de la tunique externe peuvent aller jusqu'à leur oblitération[1]. Lorsque le tronc veineux est lui-même obstrué, la périphlébite s'exagère, la tunique externe s'épaissit, le tissu conjonctif prolifère, et un réseau vasculaire plus riche apparaît dans son intérieur, tandis que certains des vasa-vasorum présentent des lésions inflammatoires plus marquées. A ce moment cette tunique externe, plus dense, plus consistante, fait presque corps avec la veine, et ressemble de cette façon au tissu cellulaire épaissi qui entoure les varices anciennes.

La tunique moyenne reste pendant fort longtemps assez peu touchée par le processus phlébitique: dans les points cependant qui ont été les premiers atteints par la phlébite, la tunique moyenne peut présenter une hypertrophie notable assez analogue à celle que l'on rencontre dans les veines variqueuses. Mais lorsque le caillot oblitérant se transforme sous l'influence du travail lent de l'endophlébite, la tunique moyenne finit par disparaître, tandis que les éléments conjonctifs de la tunique externe et de la tunique interne se rejoignent. Le tissu musculaire s'atrophie de plus en plus et, dans les très anciennes phlébites, la veine très diminuée de volume n'est plus représentée que par un cordon fibreux qui tient lieu des trois tuniques vasculaires successivement envahies et transformées par le travail cicatriciel.

Nous n'avons que peu de mots à dire relativement aux lésions accessoires qui peuvent accompagner les phlébites oblitérantes.

Les lésions artérielles sont assez fréquentes, comme nombre d'auteurs, Klippel entre autres, l'ont remarqué. Souvent elles expliquent certaines des complications graves qui peuvent suivre la

1. M. Kiener (Bouyssou. Thèse Montpellier, 1890) a récemment insisté encore sur le rôle et de la nature des altérations des vasa-vasorum dans la phlébite.

phlébite, la gangrène notamment. Mais il n'est pas nécessaire que ces lésions soient elles-mêmes très profondes, et chez des sujets ainsi atteints il suffit qu'une gêne subite de la circulation en retour apparaisse pour que de graves complications surviennent : ces altérations préalables constituent un véritable état miopragique, et les accidents, qui auraient pu indéfiniment tarder, apparaissent sous l'influence de l'oblitération veineuse. C'est la conclusion à laquelle arrive le Dr Maubrac dans son étude sur la ligature de la veine fémorale. Nous savons d'autre part que l'on a pu voir parfois une thrombose artérielle faire suite à une thrombose veineuse; les deux affections sont alors de même origine et elles sont suivies de redoutables accidents.

Nous avons indiqué dans le cours de ce travail la nature probable des troubles nerveux qui accompagnent ou suivent les phlébites, nous n'y reviendrons pas. Ceux-ci expliquent pour la plus grande partie les troubles trophiques que l'on peut rencontrer longtemps après la phlébite; l'œdème dur, lardacé de la peau avec infiltration du tissu conjonctif, est d'origine nerveuse aussi bien que vasculaire. Il n'est donc pas utile de reprendre à nouveau les caractères de ces altérations.

C. — *Phlébite chronique.*

L'anatomie pathologique de la phlébite chronique n'est guère plus connue que son évolution clinique. Dans les observations rapportées par Rigollet (phlébite paludéenne), Letulle, Hayem (phlébite chronique des tuberculeux), Handford (phlébite syphilitique), aucun examen anatomique n'a pu être fait. Il en est de même du cas que nous avons signalé nous-même (p. 806). Il est donc actuellement impossible de savoir si, à aucun moment du processus inflammatoire qui constitue la phlébite chronique, il n'y a de place pour un processus dégénératif qui constituerait l'athérome des veines. Les lésions des veines et celles des artères seraient alors exactement superposables.

Il paraît bien difficile cependant de ne pas donner le nom de phlébite chronique ou de phlébite subaiguë tout au moins au cas rapporté récemment par MM. Dutil et Lamy[1]. Ces auteurs, étudiant

1. Dutil et Lamy, *Arch. de Méd. expériment.* Paris, 1er janvier 1893.

les lésions déterminées par l'artérite progressive oblitérante, remarquèrent que les veines correspondant aux artères étaient elles-mêmes profondément atteintes et ils décrivirent ainsi ces altérations : « Les veines collatérales des artères sont le siège d'un travail inflammatoire de même ordre, mais beaucoup moins prononcé. En aucun point nous n'avons rencontré de thrombus obstruant la lumière du vaisseau. Leurs trois tuniques sont considérablement épaissies. Sur le plus grand nombre des coupes que nous avons examinées, l'endoveine est épaissie sur tout le pourtour du conduit et forme en maints endroits des bourgeons de structure conjonctive parcourus par de nombreux vaisseaux et faisant saillie dans l'intérieur de la veine. »

On retrouve là les caractères des lésions habituelles aux phlébites, mais avec une diffusion plus grande et évoluant plus lentement.

Ces altérations paraissent en tous cas bien différentes de celles décrites par le professeur Cornil[1] comme caractéristiques de la phlébite chronique des veines variqueuses. Nous savons que cet auteur a fixé d'une façon précise les modifications subies par les parois des veines variqueuses. Il estime qu'elles ressemblent de bien près à celles de l'athérome artériel, bien qu'on ne puisse complètement les assimiler. « Pour résumer ce qui précède, dit-il, nous dirons que les varices sont le résultat d'une inflammation chronique des veines, caractérisée essentiellement par la multiplication des éléments du tissu conjonctif des veines, surtout de la couche interne de la membrane moyenne, par la distension et l'extension du réseau des vasa-vasorum et consécutivement par des dilatations et des incrustations calcaires de la paroi des vaisseaux altérés. » Et M. le professeur Cornil ajoute en conclusion : « Les varices peuvent être rapprochées des artérites chroniques. Mais celles-ci en diffèrent par le mode de dégénérescence graisseuse et athéromateuse qui leur est propre. »

D'autres auteurs n'ont cependant pas craint d'identifier complètement certaines phlébites chroniques à l'athérome artériel. Nous avons cité à ce sujet les travaux de Borel[2], de Sack[3], de Menbert,

1. Cornil, *Anat. pat. des veines variqueuses. Arch. de phys. norm. et pathol.* Paris, 1872, p. 602.
2. Borel, Thèse de Strasbourg, 1859.
3. Sack, *Ueber Phlebo-sclerose.* Dorpal, 1887.

de Bergmann[1]. Le professeur Spillmann[2], de Nancy, a repris l'étude de ces altérations, et un de ses élèves, M. le docteur Thiébaut[3], a fait à leur sujet de consciencieuses recherches.

Pour cet auteur, c'est surtout dans la veine cave inférieure, dans les veines iliaques, dans les veines rénales, dans les veines fémorale et poplitée que la phlébo-sclérose serait apparente. Les parois de ces veines ont alors une vascularisation exagérée, les vasa-vasorum sont plus distincts. Par place la veine est épaissie, l'aspect est dépoli, réticulé. M. Thiébaut donne à cette lésion le nom de *plaque gaufrée simple*.

Dans un stade plus avancé, on voit apparaître sur cette plaque des points blancs opaques, parfois confluents : la paroi veineuse est alors dure, épaissie. Ces *plaques blanches* peuvent être isolées ou siéger au milieu d'une plaque gaufrée simple. En certains points, elles sont légèrement exulcérées, c'est-à-dire que l'épithélium est tombé sur une petite étendue.

Une autre lésion du début consiste en taches blanches laiteuses, simples, apparentes sur la paroi interne de la veine, qui n'est pas épaissie à ce niveau.

Enfin, à ces lésions, s'ajoute l'*incrustation calcaire* : la plaque prend alors une teinte jaune et donne au toucher la sensation d'un corps étranger. Il peut exister à ce niveau une exulcération superficielle : mais on n'y constate ni cupule, ni bouillie athéromateuse comme dans les artères.

Les bifurcations des veines, les points d'insertion des valvules, sont les foyers les plus fréquents de l'athérome veineux : on le rencontre spécialement dans les veines iliaques et les fémorales.

Quant aux veines superficielles des membres inférieurs, elles subissent constamment chez les athéromateux des dilatations variqueuses, mais elles n'acquièrent jamais un développement considérable. Ces varices superficielles n'ont aucun rapport avec la diathèse variqueuse des jeunes gens, diathèse indépendante de l'artério-sclérose (Spillmann).

M. Thiébaut distingue deux formes de la phlébo-sclérose, la forme en foyer et la forme diffuse.

L'étude des lésions histologiques révèle l'existence d'un déve-

1. Bergmann. *Ein Beitrag zur Kenntniss der Angiosclerose*, Dorpat, 1890.
2. Spillmann, *Gaz. hebdomad. de Méd. et chir.* 11 oct. 1890, p. 481.
3. Henry Thiébaut, *Des lésions veineuses chez les arterioscléreux*. Thèse Nancy, 1890.

loppement exagéré du tissu conjonctif avec des noyaux et des cellules conjonctives en grand nombre. Les fibres musculaires sont rares au milieu de ce tissu. La paroi interne est irrégulière et comme mamelonnée. Le système des vasa-vasorum est également atteint, on constate un développement anormal de noyaux autour de petits capillaires qui pénètrent jusque sous la couche interne.

Lorsque la plaque blanche est constituée, on remarque que la tunique élastico-musculaire, confondue avec la partie superficielle de la couche musculaire sous-jacente, dégénère en certaines de ces parties correspondantes aux plaques. Ici encore les lésions des vasa-vasorum sont des plus accentuées.

Cependant, bien que M. Spillmann et M. Thiébaut n'aient constaté sur les veines atteintes ni dégénérescence graisseuse, ni bouillie athéromateuse, ils n'en concluent pas moins à l'analogie presque complète de la phlébo-sclérose diffuse avec l'athérome artériel.

Pour le second de ces auteurs, les altérations des vasa-vasorum commanderaient les lésions chroniques des vaisseaux, comme elles commandent celles des artères d'après la théorie exposée par H. Martin.

Il serait donc téméraire de conclure aujourd'hui à l'identité absolue des divers processus qui conduisent à la phlébite chronique. Des études ultérieures, conduites par des données étiologiques et anatomiques plus complètes, pourront peut-être aussi nous renseigner sur le rôle des diverses infections et intoxications dans l'évolution pathologique des phlébites chroniques.

Données bactériologiques.

La recherche des micro-organismes dans la paroi des veines oblitérées et dans le caillot oblitérant est de date récente : elle a abouti à des résultats souvent positifs, parfois négatifs, et ces résultats contradictoires expliquent pourquoi le rôle des agents infectieux dans la pathogénie des phlébites n'est pas encore connu dans tous ses détails. La présence de micro-organismes au sein d'une phlébite n'implique pas forcément que leur action a été effective et suffisante à déterminer la lésion, de même que leur absence ne permet pas de conclure à la nature non infectieuse de l'altération veineuse. C'est de la comparaison des faits, de l'évolution des accidents, et de l'expérimentation surtout que l'on peut déduire des conclusions sur la solution de la question qui nous occupe.

La constatation de micro-organismes dans le sang et dans les veines avait déjà été faite par plusieurs auteurs lorsque l'on s'avisa de faire des recherches analogues relativement aux phlébites des membres. Nous rappellerons seulement les travaux de Pasteur, Doleris, Durand-Fardel, Weichselbaum et surtout de Weigert[1]. Cet auteur a étudié, on le sait, d'une manière toute spéciale le rôle de la phlébite tuberculeuse dans la propagation des accidents dus au bacille de Koch.

En 1883, Hutinel[2] trouva des micro-organismes dans les veines de sujets atteints de phlébite au cours de la fièvre typhoïde. Cornil[3], à peu près à la même époque, déclarait avoir rencontré parfois des microbes en zooglées dans la couche interne des veines. Dunin[4], en 1886, bien que ne pouvant donner la preuve bactériologique des idées qu'il soutenait, admettait comme hors de contestation la nature infectieuse des complications phlébitiques de la fièvre typhoïde. Mais c'est au travail de Widal[5] qu'il faut arriver pour trouver des constatations tout à fait précises et multipliées. De nombreux examens ont permis à l'auteur de retrouver les mêmes micro-organismes infectant à la fois les parois veineuses et l'utérus de femmes atteintes d'infections puerpérales. Des cultures lui ont permis d'apporter à ses examens des preuves certaines de confirmation.

Nous avons nous-même, en 1890, apporté un certain contingent de faits nouveaux que nous avons confirmé par des recherches ultérieures. Nous exposerons tout à l'heure le résultat de ces recherches.

Depuis cette époque, on retrouve dans des travaux divers des constatations analogues à celles que nous avons faites nous-même. M. Kiener[6] a reconnu la nature infectieuse d'une phlébite tuberculeuse. Dans un cas de phlébite due à la pneumonie, Mya[7] aurait retrouvé le pneumocoque par l'examen direct avec coloration, par la culture et l'inoculation. Au Congrès de l'Association pour l'avan-

1. Weigert, *Die anatomischen Wegen des Tuberkelgiftes. Berl. Klin. Worh*, 1884.
2. Hutinel, Th. agrégation, 1883.
3. *Bull. Soc. anat.* 10 décembre 1884, p. 666.
4. Dunin, *Cause des suppurations et des thromboses veineuses dans le cours de la fièvre typhoïde. Deuts. Arch. fur Klin. Med.* B. XXXIX. H. 3 et 4, 1886.
5. Widal, Th. 1889. (Thèse citée.)
6. Thèse Bouyssou, 1890. (Thèse Montpellier.)
7. Mya, *Rev. gén. ital. de clin. Med.* n. 10, p. 230, 31 mai 1890.

cement des sciences, tenu à Marseille en août 1891, M. Bonnet[1] a annoncé avoir rencontré à plusieurs reprises des micro-organismes de nature diverse dans le sang de certains malades et, après la mort de ces sujets, dans les caillots et les parois de veines thrombosées. Il admit dès lors le rôle pathogénique des agents infectieux dans la production des phlébites. Plus tard, Villard (de Marseille) disait avoir constaté la présence de certains micro-organismes dans le sang de chlorotiques atteintes de phlébite : ces recherches ne paraissent cependant pas plus confirmatives que celles qui avaient été faites antérieurement par Proby. Enfin, en 1892, notre ami le docteur Girode relatait un fait de phlébite typhique, dans laquelle l'examen lui avait permis de reconnaître la présence de *bacterium coli commune*. Il nous a donné sur ce cas des détails complémentaires dont nous le remercions et que nous aurons à utiliser.

On peut rencontrer au niveau des caillots oblitérants des veines et dans les parois de celles-ci des micro-organismes divers. Ceux-ci la plupart du temps appartiennent au genre coccus; parfois il s'agit de micro-organismes en chaînettes, analogues de tous points au streptocoque de l'érisypèle (cas de Widal, cas personnel), d'autres fois c'est avec différentes variétés de staphylocoques que l'on a affaire, plus rarement enfin il s'agit de microbes plus différenciés, soit de pneumocoques (Mya), soit exceptionnellement de bacilles de Koch (Chantemesse-Vaquez), soit enfin du bacterium coli (Girode[2]).

Dans un nombre suffisant de cas la présence des micro-organismes a été suffisamment prouvée par l'inoculation et la culture pour qu'il y ait aucun doute à cet égard, mais il s'en faut de beaucoup que les agents infectieux soient retrouvés constamment, avec leurs mêmes caractères et avec une disposition identique[3].

Il y a deux conditions essentielles qui sont nécessaires dans l'examen des veines atteintes de phlébite, pour obtenir des résultats positifs; 1° il faut que la phlébite soit de date suffisamment récente; 2° il est indispensable de faire porter les recherches sur

1. *Sem. méd.* 23 septembre 1891.

2. Girode, *Soc. anat.* 1892, p. 621.

3. Tout récemment, MM. Sabrazès et Mongour (*Soc. d'anatomie et de physiologie de Bordeaux*, 22 janvier 1894) ont retrouvé des bacilles de Koch associés à d'autres microcoques dans les parois d'une veine iliaque thrombosée. Enfin M. Haushalter (*Revue médicale de l'Est*, n° 17, 1893) a constaté la présence certaine du bacille d'Eberth dans une phlegmatia typhoïdique.

des points multiples et là surtout où la phlébite semble avoir débuté. Aussi avons-nous déjà insisté sur ce fait que c'est principalement dans la période préoblitérante de la phlébite cachectique que l'on a chance de parvenir à des résultats positifs. Nous ne parlons pas des cas où la phlébite serait survenue dans le cours ou à l'origine d'une infection purulente, sans qu'il se soit produit de coagulation intraveineuse. Des recherches en des cas pareils n'ont pu être faites, elles ne le seront jamais qu'exceptionnellement.

Les conditions dont nous avons parlé plus haut sont parfois difficiles à réaliser, cela explique pourquoi les résultats peuvent être parfois assez dissemblables. On peut s'expliquer de diverses façons la raison de ces dissemblances.

Tout d'abord les agents infectieux disparaissent assez rapidement des caillots des veines, plus lentement des parois, et l'on comprend que dans certains cas l'examen des parois soit positif, alors que l'examen du caillot est resté négatif. D'autre part il peut se faire que les méthodes en usage permettent de retrouver des micro-organismes dans le caillot d'une veine, alors qu'elles sont impuissantes à les déceler dans les parois du vaisseau. C'est ce qui est arrivé dans un cas observé par Girode dont nous reproduisons ici la communication, telle que cet auteur a bien voulu nous la faire :

« Examen bactériologique. — Après cautérisation de la paroi veineuse on fait une prise de sang vers le centre de chaque veine iliaque externe, et en un point du sinus longitudinal supérieur; les parties correspondantes des veines sont enlevées entre deux ligatures et fixées immédiatement dans l'alcool absolu.

« Les prises formées de sang et de grumeaux fibrineux servent à ensemencer des géloses inclinées et des bouillons, et à préparer directement des plaques de gélose qui sont placées à l'étuve à 35 degrés.

« Les divers milieux ont fourni dès le lendemain une culture pure et très riche de bacille d'Escherich, qui rougit et coagule en masse le lait tournesolé, en 24 heures, et donne, dans le bouillon peptonisé, la réaction de l'indol. Les autres caractères sont conformes à ce qu'on sait du coli-bacille. Aucun des milieux n'a fourni d'autre microbe. — J'ai fait un ensemencement avec du sang liquide recueilli en bas de la veine cave vers l'extrémité du caillot, et dans le cœur droit. Ces derniers ensemencements sont restés stériles. »

On comprendra par ce qui précède que les résultats obtenus ne puissent pas être toujours identiques à eux-mêmes et qu'il soit nécessaire de savoir les interpréter pour en comprendre la valeur.

De ce que nous venons de dire, on peut conclure que la présence de micro-organismes dans le *caillot* des veines oblitérées n'est pas chose exceptionnelle : nous avons nous-même rapporté d'assez nombreux exemples pour qu'il nous soit inutile d'insister sur ce point. D'ordinaire les micro-organismes sont disséminés dans le caillot, mais ils sont souvent beaucoup plus apparents sur la paroi interne de la veine, c'est-à-dire à la périphérie du caillot. Ils sont plus faciles aussi à déceler dans les caillots non oblitérants, et c'est encore un point sur lequel nous avons déjà insisté dans une communication à la Société de Biologie[1]. Une particularité que nous avons également signalée dès 1890, et qui concorde bien avec ce caractère d'infectiosité plus grande des phlébites non oblitérantes, consiste en ce fait que les parties externes du caillot, celles qui constituent le caillot prolongé de Virchow, sont habituellement stériles. Celles-ci cependant sont bien de formation plus récente, mais ce sont aussi des coagulations le plus souvent secondaires, d'origine aseptique. Nous trouvons encore dans le fait de Girode une confirmation de ce que nous avons avancé.

Nous avons dit d'autre part que les agents infectieux abandonnaient assez rapidement les caillots intra-vasculaires. Nous savons avec quelle rapidité les micro-organismes pathogènes disparaissent du sang vivant. Les recherches de Wissokowitsch[2] sont, à cet égard, des plus intéressantes et l'on pourra retrouver dans la thèse récente d'Ettlinger[3] tous les renseignements que cette question comporte. Lorsque le sang est coagulé, la disparition se fait à coup sûr plus lentement, mais dans les coagulations qui ont de 15 à 20 jours d'ancienneté, il est déjà facile de voir que les micro-organismes sont peu abondants; souvent il est difficile d'obtenir des cultures positives. La structure anatomique du caillot n'est pas non plus en rapport avec la présence ou l'absence de micro-organismes dans son intérieur, car l'on peut voir certains caillots ramollis, à aspect puriforme, qui donnent dans les recherches des résultats absolument négatifs[4].

1. VAQUEZ, *Bull. de la Soc. Biol.* 1892.

2. WISSOKOWITSCH, *Sur le rôle des micro-organismes injectés dans le sang des animaux à sang chaud. R. Koch's und Pflügger's Zeitr. für Hyg.* 1886, p. 3.

3. ETTLINGER, *Étude sur le passage des microbes pathogènes dans le sang.* Th. Paris, 1893.

4. Nous faisons ici allusion à une observation que nous avons faite l'année dernière, et qu'il nous paraît intéressant de rapporter. Notre ami, le docteur Lebreton, nous avait confié une veine thrombosée recueillie sur une femme morte de cancer et chez

La présence des micro-organismes dans les *parois des veines* ne peut être de même constatée que pendant la période active de la phlébite. Lorsque le processus inflammatoire touche à sa fin, quand le travail de désintégration ou d'organisation du caillot est en évolution, la recherche des micro-organismes donne des résultats de plus en plus incertains; il est de règle enfin que lorsque la veine est transformée en un cordon fibreux, la nature infectieuse de la phlébite ne puisse plus être légitimement prouvée. Ce qui se passe ici n'a rien que de très habituel. Ne savons-nous pas que l'examen des valvules atteintes d'endocardite chronique est très ordinairement négatif, alors que l'origine de l'affection peut être avec toute vraisemblance rattachée à une cause infectieuse quelconque dont la nature ne peut être discutée. C'est aussi ce qui nous explique que les constatations les plus concluantes, en ce qui concerne la phlébite, aient été faites sur des phlébites d'origine puerpérale. Dans ces cas, en effet, le début de l'affection ne remonte pas d'ordinaire à une date fort éloignée, alors que les circonstances de la maladie ont déterminé la mort du sujet et permis l'examen bactériologique. Les conditions sont encore favorables dans les phlébites qui suivent les maladies aiguës, et la phlébite typhoïdique, par exemple, de même que l'artérite de même nature, révèle presque toujours d'une manière démonstrative son origine infectieuse. Par contre, la phlegmatia des cachectiques, cancéreux ou tuberculeux, ne donne parfois à l'observateur que des conclusions négatives; mais nous sommes maintenant en mesure de connaître la cause de ces insuccès.

Cependant, même dans les phlébites de cette dernière catégorie, lorsque les conditions sont favorables et que l'examen peut être fait à une époque encore rapprochée du début des accidents, dans la phase préoblitérante, il est habituel de rencontrer des micro-organismes dans les parois des veines atteintes. Ceux-ci siègent principalement aux points où la tunique interne prolifère et surtout dans les bourgeons endophlébitiques. Très souvent on les

laquelle une phlegmatia avait débuté deux mois au moins avant la mort. La veine était complètement oblitérée par un caillot blanc jaunâtre, très faiblement adhérent par place, plus intimement en d'autres. Certaines parties de ce caillot présentaient un ramollissement central grisâtre, absolument analogue au ramollissement dit puriforme. L'examen histologique montrait la présence de cellules dégénérées, de granulations graisseuses, de graisse libre, comme on le voit en pareils cas. L'examen bactériologique fut absolument négatif.

rencontre dans la partie profonde de la tunique interne, au voisinage de la tunique moyenne; lorsque la phlébite est de date plus ancienne, ils disparaissent de la partie profonde de la paroi et on les rencontre seulement aux confins de la tunique interne et du caillot. Enfin, la présence des agents infectieux dans la tunique externe de la veine a été notée par la plupart des auteurs (Widal, Sabrazès, Kiener). Mais rarement les micro-organismes y sont disséminés entre les éléments du tissu; le plus habituellement en effet on les rencontre dans les vasa-vasorum, soit que le cours du sang y persiste encore, soit que la circulation y paraisse interrompue. De semblables constatations ont été faites de toutes parts; Widal, Boinet et nous-même en avons rapporté des exemples; d'autre part Rattone[1], dans son mémoire sur l'artérite typhique, admet le rôle important joué par la présence des micro-organismes dans les vaisseaux nourriciers des veines et des artères; Thérèse, abordant plus récemment le même sujet, arrive à des conclusions identiques.

Cette étude bactériologique nous aura donc conduit à cette double conclusion : 1° que les agents infectieux, qui sont habituellement rencontrés dans les caillots intra-vasculaires et les veines atteintes de phlébite, peuvent être identiques à ceux qui ont causé la maladie première, mais que le plus habituellement ils proviennent d'infections secondaires d'ordre banal; 2° que leur dissémination se fait indistinctement dans toutes les parties de la veine, mais qu'assez habituellement ils semblent envahir la veine par sa tunique externe et par l'intermédiaire des vasa-vasorum.

1. Rattone. *Della Arterite tifosa. Estratto del Morgagni. Napoli-Milano.* 1887.

IV

ATHOGÉNIE

En abordant, dans notre thèse, la question de la pathogénie des phlébites, nous déclarions que sur ce chapitre tout ne pouvait être alors qu'hypothèse. Le problème qui se trouvait posé par la conception nouvelle de la phlébite comportait encore trop d'inconnues pour qu'il fût susceptible d'une solution immédiate. Les données cliniques, anatomiques et expérimentales, nous indiquaient bien qu'à la place de la théorie insuffisante de la thrombose primitive il fallait réédifier l'ancienne conception de la phlébite initiale : mais la nature même de cette phlébite, le rôle joué dans son évolution par les différents éléments de la veine, l'importance et le mode d'action des agents infectieux dans son apparition, ne pouvaient être que l'objet d'hypothèses plus ou moins favorables, mais nullement confirmées par des faits. Nous croyons être aujourd'hui mieux renseigné à ce sujet et pouvoir aborder avec plus de confiance ce chapitre de la pathogénie de la phlébite, sans cependant espérer donner à toutes les questions une réponse décisive.

L'évolution anatomique et clinique de la *phlébite aseptique* relève d'un processus assez banal, mais dont l'étude nous a cependant fourni quelques données intéressantes. Nous avons en effet déjà établi que la présence d'un caillot n'est pas absolument nécessaire à la réparation de veines aseptiquement lésées. Certaines plaies des veines, certaines phlébites aseptiques aboutissent à la guérison sans qu'à aucun moment il ne se soit produit de coagulation dans l'intérieur du vaisseau. D'autres fois le caillot se forme bien, mais il n'a qu'une existence essentiellement transitoire. Sa fragilité peut même dans certains cas, si la réunion de la veine lésée n'est pas parfaite, permettre des hémorrhagies secondaires redoutables. Quoi qu'il en soit il est souvent impossible de retrouver une coagulation persistante au niveau d'anciens foyers phlébitiques ; la phlébite des femmes enceintes en est une preuve plus encore que la phlébite aseptique des variqueux, qui ne guérit souvent qu'au prix d'une oblitération persistante. Nous en verrons tout à l'heure la raison. Mais si le dépôt d'un caillot n'est pas absolument nécessaire et fatal dans le cours de la phlébite, il n'en faut pas conclure qu'il n'est pas fréquent ; recherchons donc quelles sont les conditions d'apparition du caillot dans les phlébites aseptiques.

Est-il nécessaire, avant d'aller plus loin, de différencier, suivant leurs caractères anatomiques et leur mode de production, les diverses coagulations ou même de désigner d'un nom spécial certains dépôts qui se font sur les parois des veines et qui ont comme caractère spécial de dépendre directement du traumatisme de la veine et de disparaître dès que les effets de ce traumatisme sont réparés? Nous savons que cette conception nouvelle est assez facilement admise par les auteurs allemands. Baumgarten, dans un très intéressant article critique, rappelle que les idées de Zahn et d'Eberth ne tendaient à rien moins qu'à dénommer d'un nom nouveau les coagulations répondant au type expérimental décrit par Zahn lui-même (thrombus blancs) sous prétexte qu'elles résulteraient, au dire de ces auteurs, non d'un dépôt véritable du sang, mais d'une agglomération, d'une conglutination (Verklebung) de certains éléments figurés, plaquettes, ou hématoblastes d'Hayem. « Il ne faut pas confondre la thrombose avec la coagulation sanguine. Il y a des thrombus qui, dans le fait, sont constitués par du sang coagulé : ce sont les thrombus rouges ; il y a aussi, et c'est ainsi chez l'homme dans la grande majorité des cas, des thrombus qui n'ont rien de commun avec du sang coagulé, mais qui sont constitués par des plaquettes de sang conglutinées, unies à des leucocytes : ce sont les thrombus blancs (Baumgarten)[1]. Une pareille distinction est-elle légitime? Nous ne le pensons pas, et on peut lui opposer l'objection que Baumgarten fit lui-même aux auteurs dont il rapporte les idées. Cette division un peu spécieuse, explicable, à tout prendre, s'il s'agit de données expérimentales, peut-elle être admise lorsqu'il s'agit des coagulations rencontrées

1. Baumgarten, *Les nouvelles idées sur la thrombose. Berl. Klin. Woch.* 14 juin 1886, p. 385.

chez l'homme? Non, à coup sûr, et l'analogie est impossible à soutenir. La conception d'Hayem paraît beaucoup plus logique. Cet auteur accepte fort bien le thrombus blanc de Zahn, qui est pour lui le caillot par battage analogue à celui qui se dépose dans le sang circulant, au pourtour des corps étrangers, mais il ajoute que chez l'homme le caillot mixte est surtout fréquent, sinon constant. Il entend par là ces coagulations formées sur le vivant et qui, nées au début d'un caillot par battage, se sont complétées par un caillot par stase ou par précipitation. Si nous prenons comme exemple ce qui se passe dans la ligature, alors que celle-ci s'est accompagnée de caillot oblitérant, nous voyons qu'au début le sang circulant, encore bien que lentement, dans le cul-de-sac formé par la ligature, ne s'y coagule pas d'emblée et en masse, comme il devrait le faire si le ralentissement et l'arrêt du sang étaient des conditions à elles seules suffisantes. La coagulation n'apparaît qu'au bout de quelques heures, alors qu'un dépôt s'est déjà fait sur la paroi (thrombus blanc, caillot par battage, conglutination de plaquettes, etc.). Puis le caillot se complète rapidement et on a le type de ces caillots mixtes décrits par Hayem. Mais, qu'on veuille bien le remarquer, la thrombose n'est ici qu'un phénomène d'ordre secondaire. Elle est consécutive au dépôt des éléments figurés sur la paroi inflammée; en un mot, elle semble attendre pour apparaître que le processus phlébitique, déterminé par le traumatisme se soit déjà manifesté. Les ligatures expérimentales, que nous avons fréquemment étudiées, nous ont toujours montré la même succession de phénomènes dans l'évolution du processus de coagulation.

Cette distinction, que nous nous refusons à établir d'une façon aussi définitive que le voudraient Eberth et Schimmelsbusch, Weigert ne l'admet pas non plus, et il semble que pour lui le thrombus blanc de Zahn ne soit qu'un caillot intermédiaire qui conduit à la coagulation intravasculaire totale. Cet auteur admet en effet que le dépôt des leucocytes sur la paroi du vaisseau est suivi bientôt de la mort de ces éléments; ils perdent leur noyau, deviennent insensibles aux réactifs et c'est alors qu'ils s'entourent rapidement de dépôts fibrineux croissants. Weigert revient ici à la conception de Denis, de Schmidt (de Dorpat), etc., mais il pense, pour sa part, que la mort de l'élément cellulaire, sa cadavérisation, permettent à la substance fibrino-plastique de la cellule d'agir sur la substance fibrinogène du plasma sanguin. La preuve en est dans l'apparition rapide de la fibrine coagulée au pourtour de ces éléments leucocytiques. Il en résulte ces images qui, pour Eberth, Hayem, Bizzozero, etc., sont des éléments figurés d'une nature spéciale. Tandis qu'Hayem attribue à l'hématoblaste le pouvoir d'engendrer la fibrine, Weigert donne ce rôle à la cadavérisation cellulaire, laquelle est seule capable de provoquer le dédoublement des parties constitutives de la fibrine et le dépôt de celle-ci. Quoi qu'il en soit, ce ferment ainsi mis en liberté expliquerait à la fois la coagulation pariétale et plus tard la coagulation intravasculaire totale de la plupart des thromboses.

Nous nous sommes longuement arrêté sur ce point important de la constitution intime des coagulations intraveineuses, afin de répondre par avance à l'objection qui pourrait renaître du fait de leur dissemblance d'aspect, afin aussi qu'il soit bien admis que, si la phlébite peut déterminer la production des caillots pariétaux, par battage ou thrombus blanc, elle n'est cependant pas complètement étrangère à celle des autres thrombus. Leur affinité est trop grande pour qu'on soit en droit de leur donner des désignations spéciales ou de leur attribuer des origines dissemblables.

Si nous en revenons maintenant à la question que nous nous sommes tout d'abord posée, de savoir quelles sont les conditions d'apparition ou de non apparition d'une coagulation durable à la suite des lésions aseptiques des veines, nous dirons que *l'existence et surtout la persistance d'un caillot intra-vasculaire dépend de la persistance de la lésion de la veine*. Mais cette assertion mérite quelques explications complémentaires.

Nous pouvons établir une fois pour toutes que le ralentissement de la circulation ne modifie en rien le mode de réparation d'un vaisseau, ni la rapidité de cette réparation. Nous nous sommes à ce sujet livré à des expériences répétées. Que l'on procède par attrition de la veine avec la pointe d'acier introduite par une collatérale, que l'on cautérise énergiquement la surface interne de la veine, que l'on pratique des ligatures temporaires, le résultat sera toujours absolument indépendant de la vitesse de la circulation, pourvu que le vaisseau conserve ses moyens de nutrition habituels et que le traumatisme déterminé ne soit que transitoire.

La question enfin se réduit à cette conception que, la veine se réparant grâce à ses propres ressources, le caillot, s'il existe, disparaît dès que la veine est réparée, qu'il persiste, au contraire, si la veine ne se répare pas ou se répare incomplètement. Il se passe donc pour les vaisseaux ce qui arrive toutes les fois qu'une séreuse est enflammée : à la phase aiguë de la maladie correspond le dépôt d'un exsudat fibrineux; si l'affection guérit rapidement, l'exsudat se résorbe, la *restitutio ad integrum* s'effectue et l'on ne peut dire à coup sûr que l'exsudat a servi à la réparation de la séreuse. Si l'affection a une marche lente, subaiguë, témoignant ainsi de l'atteinte plus profonde de la séreuse, les exsudats s'accroissent, persistent, se vascularisent et même alors ils sont destinés à ne pas disparaître quand bien même l'affection de la séreuse rétrocéderait et guérirait complètement. Cette assimilation des processus de coagulation phlébitique aux exsudats fibrineux des séreuses a déjà été faite par M. Renaut; bien qu'elle ne puisse se poursuivre dans tous ses détails, elle n'en est pas moins instructive au point de vue de la conception générale des phénomènes.

Pour justifier l'assertion que nous venons de formuler, il nous suffit de rappeler en quelques mots les données que nous avons acquises et d'y ajouter des preuves complémentaires.

L'attrition, la cautérisation, la ligature temporaire d'une veine, faites dans des conditions parfaites d'asepsie, avec une dénudation du vaisseau aussi minime que possible, peuvent ne déterminer de coagulation à aucun moment. D'ordinaire cependant une coagulation apparaît, mais elle est essentiellement transitoire et disparaît dès que la veine s'est réparée. Elle ne constitue alors qu'un épiphénomène, mais elle peut devenir phénomène principal si la veine ne se répare pas; c'est ce qu'il nous reste à démontrer.

Deux conditions peuvent empêcher la veine de se réparer dans les délais normaux. Ou bien l'asepsie n'étant pas complète, la veine s'infecte et les lésions, plus profondes, demandent un temps plus long pour guérir, ou bien, les moyens de nutrition du vaisseau ayant été détruits par un traumatisme étendu, la réparation en sera très notablement retardée. Une expérience accidentelle nous fournit à nous-même la première preuve de ce rôle considérable joué par l'asepsie et par l'état d'intégrité des moyens de nutrition de la veine : voulant vérifier une fois de plus le rôle du ralentissement de la circulation sur la réparation des veines, nous avions procédé de la façon suivante : après avoir pratiqué des érosions profondes de la tunique interne de la fémorale d'un chien, nous avions appliqué au-dessus et au-dessous du point traumatisé un fil de soie plate modérément serré, de façon à ralentir le courant entre les deux ligatures. Nous fûmes surpris de voir qu'au bout de quelques jours un caillot assez volumineux était adhérent à la paroi de la veine, et qu'en un mot, une thrombose pariétale apparaissait. Ayant alors examiné la veine au voisinage des fils à ligature, nous nous aperçûmes que ceux-ci avaient déterminé des lésions profondes de tuniques, consistant en une périphlébite intense avec vascularisation excessive; la plaie présentait un mauvais aspect et l'examen microbiologique nous prouva que la veine s'était infectée d'agents divers de la suppuration. Ce n'était plus dès lors le ralentissement de la circulation qu'il fallait invoquer comme cause de la coagulation persistante, mais bien l'altération profonde des parois sous l'influence de la striction des fils et aussi l'infection de la plaie que ces fils avaient provoquée. Là où nous n'avions pensé apporter qu'un obstacle mécanique, nous avions déterminé un véritable traumatisme et un traumatisme septique et durable.

Nous avons montré, dans le cours de notre étude anatomopathologique de la phlébite aseptique, le rôle de la dénudation des veines sur la persistance des coagulations intra-vasculaires. Mais ne sait-on pas déjà de par la clinique et les belles expériences d'Ollier, de Nicaise, etc., que la dénudation des vaisseaux en amène facilement l'oblitération? Schwartz pense que cette dénudation provoque aussi plus aisément l'infection de la plaie; cela est certain, mais il faut admettre que la dénudation est une cause adjuvante importante, à cause du trouble qu'elle provoque dans la réparation du vaisseau et dans sa lutte contre les éléments infectieux.

Il nous suffira enfin de citer les résultats en apparence contradictoires de la ligature des veines. Pour certains auteurs la ligature est toujours suivie de rupture de la tunique interne; pour d'autres les parois peuvent s'accoler simplement; pour Nicaise, les lésions sont assez lentes et consécutives à la striction. En réalité, au microscope il est rare qu'il n'y ait pas d'altération de la tunique interne et de la tunique moyenne. De plus, il se produit le plus habituellement une coagulation intra-vasculaire, mais elle n'est pas nécessaire. La thrombose apparaît dans les cas où le fil est tombé lentement, souvent aussi dans ceux où l'asepsie n'a pas été parfaite (à moins que l'action septique s'aggravant n'amène le ramollissement du caillot); au contraire le caillot est souvent peu solide dans les cas où le fil tombe très rapidement. En un mot, plus le traumatisme de la paroi a une durée transitoire, moins le caillot aura chance d'apparaître ou de persister; nous rentrons dans la loi commune que nous exprimions tout à l'heure. Enfin si la ligature, idéalement faite, l'est dans de telles conditions qu'elle n'apporte à la nutrition de la veine qu'une gêne toute momentanée, la thrombose n'apparaîtra jamais. Braun[1] a pratiqué sur 15 chiens la ligature latérale aseptique de la jugulaire externe, jamais il n'a observé ni thrombose, ni hémorrhagie. Maubrac[2] arrive à des conclusions identiques concernant la ligature latérale des veines.

Ces résultats ne doivent pas nous étonner : il y a déjà longtemps que Durante, dans une étude très intéressante, a montré le rôle important joué par les vaso-vasorum dans la nutrition des veines. Cet auteur, faisant une expérience complémentaire de celles de Brücke, de Glenard et de Baumgarten, lesquelles avaient, on le sait, pour but de montrer que du sang immobilisé dans un segment veineux pouvait rester liquide tant que la paroi ne s'altérait pas, Durante, disons-nous, maintint pendant 20 à 30 jours un segment veineux privé de sang, prouvant ainsi que la veine n'avait nullement besoin du sang circulant pour conserver son intégrité anatomique. Au contraire l'interruption de la circulation dans les vaso-vasorum amène des altérations profondes de la paroi, lesquelles n'épargnent pas le revêtement endothélial. Zahn s'était déjà demandé, d'autre part, si les troubles dans la circulation des vaso-vasorum ne pouvaient pas déterminer des altérations de la tunique interne de la veine, capables à leur tour de provoquer ou de faciliter la coagulation du sang.

Nous voyons en résumé que la phlébite aseptique nous est dès aujourd'hui suffisamment connue dans ses diverses manifestations et que les altérations qui la caractérisent, jusques et y compris la coagulation intra-vasculaire considérée comme épiphénomène de la phlébite, sont susceptibles d'explications pathogéniques définitivement acceptables.

1. Braun, *Uber den seitlichen Verschluss von Venenwunde* (Arch. f. kl. Chir. B. xxviii, p. 654, 1883.

2. Maubrac, *Plaies et ligature de la veine fémorale.* (*Arch. de Méd.*, 1889, tome XX, p. 25 et 151.)

La pathogénie des *phlébites infectieuses* ne peut que s'éclairer au jour des considérations précédentes.

Les divers phénomènes qui accompagnent l'évolution des phlébites hyperseptiques sont facilement explicables, grâce à nos connaissances récentes relatives à l'évolution des processus infectieux. La diffusion des accidents, le rôle secondaire joué par les coagulations intra-vasculaires, l'apparition au premier plan des métastases organiques, etc., sont des problèmes qui ont maintenant leur solution. Dans une récente communication, Canon[1], examinant l'état du sang dans la septico-pyohémie, montre que les faits observés peuvent se diviser en trois groupes. Dans le premier groupe, lorsque la maladie évolue très rapidement, le sang renferme des bactéries, mais il n'existe pas de métastases; dans le deuxième groupe, il existe des métastases et on rencontre encore des micro-organismes dans le sang; dans le dernier groupe enfin, le sang ne renferme pas de bactéries, mais il existe des métastases streptococciennes. Dans ces cas la maladie évolue très lentement. Mais, ajoute l'auteur, dans les trois groupes on peut trouver des streptocoques qui, dans certains cas, se fixent sur les parois des vaisseaux. Dans le premier groupe il s'agit d'une véritable septicémie qui marche tellement vite que les streptocoques arrêtés n'ont pas le temps de provoquer une suppuration, laquelle se produit chez les malades du second et surtout du troisième groupe.

Ces données renferment l'explication des aspects cliniques divers des phlébites septiques chirurgicales ou puerpérales, compliquées de suppuration intra ou extra-vasculaire. Mais déjà, dans les formes où la virulence s'atténue, on voit s'effectuer l'oblitération vasculaire, complication accessoire, rare dans les accidents suraigus, plus fréquente à mesure que les accidents perdent de leur violence et enfin, dans les phlébites à septicité atténuée, dans les phlébites subaiguës, la coagulation intra-vasculaire et l'oblitération apparaîtront comme le phénomène primordial.

Cette dernière classe des phlébites, auxquelles nous donnons le nom de phlébites à septicité atténuée, relève donc d'un processus identique à celui qui règle l'apparition de toutes les phlébites, et dans le cours de leur évolution la thrombose est également secondaire, non primitive.

1. Canon, *Verhandlungen der deutschen Gesellschaft für Chirurgie*. Berlin. 15 nov. 1893.

Nous ne ferons que rappeler brièvement les raisons qui nous ont forcé à admettre qu'ici encore la phlébite se trouvait à l'origine des accidents. Nous nous sommes suffisamment étendu sur ce sujet dans les chapitres cliniques et anatomo-pathologiques de cette étude. Nous avons retrouvé dans le mode d'apparition du bourgeon endophlébitique, dans sa structure même, dans son évolution, dans la façon dont il affecte en divers points la veine, toutes les preuves de l'insulte primitive faite au vaisseau par la maladie, mais cela peut-il nous expliquer la persistance de la coagulation et l'oblitération du vaisseau?

Si l'on veut bien se souvenir de ce que nous avons exposé relativement aux phlébites aseptiques, on comprendra qu'ici les conditions sont les meilleures pour déterminer la production de coagulations persistantes. La loi que nous avons formulée : il n'y a de caillot persistant que quand il y a une lésion persistante de la veine, est applicable ici au plus haut chef. Il s'agit en effet d'une phlébite subaiguë entretenue directement par l'infection générale: la possibilité où l'on est de retrouver des micro-organismes dans le sang, et surtout au point lésé, le prouve; mais il y a plus et la phlébite persiste surtout à cause des conditions mauvaises de la nutrition du vaisseau. C'est ici qu'il est nécessaire de faire intervenir encore le rôle des vaso-vasorum. Les auteurs et nous-même, avons suffisamment insisté sur la propagation possible de l'infection par les petits vaisseaux nourriciers des veines; elle est prouvée par la présence si fréquente des agents infectieux dans leur intérieur, par la réaction inflammatoire précoce de ces vaisseaux et de la tunique externe qui les renferme. Souvent les altérations des vaso-vasorum déterminent la coagulation du sang dans ces petits vaisseaux; leur oblitération témoigne alors de l'ancienneté de la lésion comparativement à l'âge récent des lésions de la paroi interne de la veine. Il n'est donc pas étonnant qu'une altération intra-veineuse, entretenue ainsi par ces circonstances défavorables multiples, provoque à la longue la coagulation pariétale initiale, point de départ de la coagulation totale ultérieure. Nous rappellerons encore que ce processus n'est pas spécial aux veines des membres. Weigert a bien montré le passage de l'infection et des agents qui la transportent de l'extérieur à l'intérieur des vaisseaux; plus récemment Thérèse a fait jouer aux vaso-vasorum des artères dans l'évolution des artérites un rôle identique à celui que nous invoquons.

Nous avons essayé de reproduire expérimentalement les lésions diverses de la phlébite subaiguë au moyen des divers agents infectieux. Mais il faut avouer qu'ici les difficultés sont grandes.

La première réside dans ce fait qu'il y est très malaisé de graduer la virulence de l'agent infectieux de façon à déterminer la réaction cherchée. C'est ainsi que nous fûmes longtemps avant de pouvoir produire chez le chien des lésions veineuses constatables et un peu persistantes. Les cultures que nous employâmes tout d'abord, cultures de steptocoques ou de staphylocoques, surtout les premières, déterminèrent, par injection dans les veines, des accidents de septicémie généralisée qui enlevèrent toute valeur aux résultats obtenus; dans d'autres cas, au contraire, la virulence des agents infectieux était tellement atténuée qu'aucune modification ne survenait dans l'état général de l'animal ni dans la veine que l'on cherchait à altérer. Cependant, en employant des cultures de staphylocoques assez virulentes pour déterminer chez le lapin la mort en quarante-huit heures après injections veineuses, on obtient le plus souvent des résultats intéressants.

Dans une première série d'expériences nous avons injecté dans les veines d'un chien 1/2 centimètre cube des cultures indiquées, en même temps que nous déterminions des traumatismes divers des veines (attrition de la paroi interne, cautérisation, ligature temporaire, etc.). A trois reprises nous pûmes le lendemain (deux fois), trois jours après (une fois), retrouver les micro-organismes au point injecté alors qu'il ne s'en rencontrait plus dans le sang. Dans une de nos expériences, une blessure accidentelle de l'artère fémorale nous avait forcé de faire la ligature de cette artère; lorsque, deux jours après, nous examinâmes le caillot de la ligature, nous le trouvâmes envahi par les agents infectieux. Mais dans tous ces cas c'était aux confins du caillot pariétal, sur la portion dénudée de la surface interne, que nous retrouvâmes ces micro-organismes; jamais ils n'avaient pénétré dans l'épaisseur des parois. Si l'on attendait plus longtemps, huit à dix jours par exemple, on ne retrouvait plus traces de micro-organismes dans la veine, ni le caillot, qui étaient redevenus stériles. Les conditions, il faut le dire, étaient assez spéciales; en même temps que nous provoquions un traumatisme du vaisseau, nous injections la culture septique; nous déterminions donc un lieu d'appel ou de fixation des micro-organismes et ceux-ci se déposaient directement au point indiqué ; ces résultats sont, comme on voit, assez analogues à ceux obtenus par Gilbert et Lion[1]. Jamais nous n'avons obtenu de phlébites spontanées, c'est-à-dire de phlébites infectieuses développées en dehors de tout traumatisme local. Mais il faut aussi retenir ce fait que, dans nos expériences, la coagulation déposée sur la paroi de la veine n'a pas été persistante, et la paroi elle-même s'est définitivement réparée, bien que dans un espace de temps plus long. Cela tient, selon toute vraisemblance, à ce que la nutrition de la paroi veineuse n'était aucunement modifiée.

Dans une seconde série d'expériences nous avons injecté une quantité identique d'une même culture, mais vingt-quatre heures seulement après avoir provoqué le traumatisme de la veine. Une fois nous avons retrouvé les micro-organismes dans le caillot pariétal. Tous les autres résultats ont été négatifs. Si nous faisions l'injection quarante-huit heures après, les résultats étaient négatifs également. Dans ces diverses conditions la réparation de la veine se faisait dans les délais habituels. Mais dans toutes ces expériences aussi la tunique externe restait intacte et le système nourricier de la veine ne subissait aucune altération.

Dans un seul cas, nous obtînmes une coagulation presque complète des veines humérales, après injection de cultures de staphylocoque et traumatisme localisé de la veine. Celle-ci, huit jours après l'expérience, était presque entièrement oblitérée par un caillot présentant les caractères habituels des caillots phlébitiques. Des cultures faites avec le caillot donnèrent des résultats positifs, la veine présentait de profondes lésions.

Que faut-il conclure de ces observations? Que l'on peut facilement déterminer l'apparition de phlébites infectieuses en créant sur le système veineux un point d'appel à une infection provoquée ; que, dans ces conditions, une coagulation apparaît et semble persister un peu plus longtemps que d'habitude ainsi que la lésion de la paroi de la veine, que parfois même cette coagulation peut devenir presque oblitérante. Mais tous ces résultats ne concernent qu'une série d'expériences, celles dans laquelle l'altération de la veine a appelé l'agent infectieux en provoquant son dépôt *in situ*. Jamais nous n'avons constaté l'apport des micro-organismes par les vasa-

1 Gilbert et Lion, *Soc. de Biologie*, 1889, p. 583 : *Artérites infect. expérimentales*.

vasorum, ni les troubles qui peuvent en résulter pour la nutrition de la veine. Le procédé expérimental qui permettrait de réaliser une pareille expérience est encore à trouver.

Nous n'avons pas encore abordé la question de l'altération de la masse sanguine. Il reste bien entendu par nous que cette altération, quelle qu'elle soit, ne peut jamais être qu'une raison adjuvante de l'oblitération d'une veine de gros calibre, de la précipitation en masse du sang, mais rien de plus. Nous savons qu'aucune théorie n'est actuellement soutenable qui met dans le sang lui-même la cause première des coagulations phlébitiques. Ni le ralentissement de la circulation, ni les altérations réelles ou supposées des éléments figurés ou du plasma ne peuvent rendre compte de la formation des caillots formés dans les veines pendant la vie. D'autre part l'expérimentation, telle qu'elle est actuellement pratiquée, ne peut nous donner des réponses décisives. Injecter dans le sang du pus ou des matières septiques comme le fit Kohler[1], injecter de l'hémoglobine ou du sang dissous, des produits toxiques d'ordre chimique, comme le firent Naunyn[2] et Silbermann, etc., c'est provoquer de véritables traumatismes du sang qui n'ont plus rien à voir avec l'étude de la coagulation du sang sur le vivant. La connaissance plus exacte des processus de coagulation *in vitro*, à laquelle les travaux d'Arthus[3] ont déjà tant contribué, la recherche de la composition exacte du liquide sanguin, des altérations du plasma telles que les bactériologistes et les chimistes pourraient l'établir, nous permettront seule de connaître d'une façon précise le rôle accessoire joué par le sang dans une des variétés de la phlébite, la phlébite oblitérante.

1. KOHLER, *Uber Thrombose und Transfusion Eiter und septische Infection und deren Bezuhung zum Fibrinferment.* Dorpat, 1877.

2. NAUNYN, *Untersunchungen uber Blutgerinnung in lebenden Thiere und Folgen.* (*Arch. f. exper. Path. und Phar.* 1873, t. I)

3. ARTUS, *Recherches sur la coagulation du sang.* Thèse, Faculté des sciences. Paris, 1890.

V

TRAITEMENT

Les pratiques nouvelles de la chirurgie et de l'obstétrique ont diminué dans de notables proportions la fréquence et la gravité des phlébites septiques. C'est au point que, pour décrire certaines de leurs formes nous avons dû nous adresser, non à nos propres souvenirs, mais à des livres déjà anciens, contemporains d'une période d'histoire médicale qui n'est plus la nôtre. La phlébite consécutive aux interventions chirurgicales est aujourd'hui exceptionnelle, la phlébite puerpérale l'est moins; mais déjà il s'est passé dans son histoire un fait curieux, indiquant que sa fréquence est en pleine voie de décroissance. Alors que les anciens auteurs considéraient sa récidive, aux accouchements ultérieurs, comme un phénomène assez habituel, les auteurs modernes s'accordent à la regarder comme tellement rare qu'on pourrait en compter les cas. C'est avec juste raison que le professeur Pinard attribue ce changement aux soins plus méticuleux que prend l'accoucheur, quand un accouchement précédent a été suivi de quelque accident infectieux intéressant le système veineux.

Il est encore au pouvoir de l'accoucheur de prévenir un certain nombre de phlébites qui paraissent tout d'abord bien indépendantes des phlébites puerpérales. Nous voulons parler de ces phlébites variqueuses si fréquentes chez des femmes récemment ou anciennement accouchées et qui ont eu des varices de la grossesse. L'accouchement terminé et les varices ayant considérablement diminué, il semble que tout soit dit et qu'aucune prescription ultérieure ne soit nécessaire. Mais si l'on examine ces femmes quelques mois après l'accouchement, on voit que, sous l'influence de la marche, des fatigues, de la station debout, les varices se sont reproduites entraînant même certains des accidents qui les accompagnent si souvent. C'est pourquoi il est absolument nécessaire de prescrire aux femmes qui ont eu des varices confluentes pendant leur grossesse de porter un bas-varices, soit à la première réapparition des dilatations veineuses, soit même comme moyen préventif.

Les phlébites d'ordre médical, ou dites spontanées, ne peuvent pas être prévenues de cette façon, mais il est bon de savoir que toutes les précautions d'hygiène et d'antisepsie que l'on doit observer pendant le cours et à la suite des maladies infectieuses ne contribuent pas peu à diminuer la fréquence des phlébites chez les convalescents. Celles-ci en effet n'empruntent pas seulement à la maladie première leurs germes pathogènes ; le plus souvent au contraire c'est à des agents infectieux d'ordre banal qu'elles sont imputables ; c'est pourquoi il importe de surveiller de près toute les ulcérations ou eschares que peut présenter le tégument cutané, et de prévenir toute complication septique du côté de la bouche, des oreilles, etc.

Il n'est pas moins important, dans le cours ou à la fin des maladies infectieuses, à la suite d'un accouchement qui aura été suivi d'une élévation thermique, si faible soit-elle, d'examiner soigneusement et à fréquentes reprises l'état de la circulation veineuse des membres, surtout des membres inférieurs. Faire le diagnostic au moment de la période préoblitérante de la phlébite, c'est éviter souvent au malade des dangers et, tout au moins, l'ennui du long séjour au lit qu'entraînera l'oblitération définitive de la veine. L'interrogatoire du malade, la palpation des régions choisies d'ordinaire par la phlébite, la recherche de l'œdème unilatéral, même s'il n'atteint que le pied ou le mollet, permettront fréquemment de reconnaître une phlébite qui évolue encore sourdement. Dans ce cas alors l'immobilisation du membre légèrement élevé, l'emploi de faibles révulsifs ou d'applications chaudes pourront enrayer l'envahissement des veines par le processus phlébitique et prévenir leur oblitération.

Il est d'autres cas encore dans lesquels les mêmes soins anticipés devront être pris ; ce sont ceux dans lesquels l'existence d'une phlébite se manifeste par des complications à distance alors que la phlébite elle-même ne s'est pas encore révélée par ses symptômes propres. Ces cas constituent la forme que nous avons dénommée « phlébite latente à début embolique ». Nous en avons indiqué les caractères principaux. L'existence de douleurs intercostales subites, avec toux un peu quinteuse suivie ou non d'expectoration teintée, la répétition d'accidents thoraciques mal spécifiés chez des sujets capables de présenter des complications phlébitiques, sont alors des avertissements qu'il est bon de ne pas oublier.

Lorsque la phlébite est définitivement oblitérante, d'autres accidents, encore plus sérieux, deviennent possibles, ce sont ceux qui résultent de l'embolie pulmonaire. Prévenir ces accidents, calmer la douleur, voilà ce que doit faire le fond de la médication. Pour prévenir les accidents emboliques il faut immobiliser le membre, très légèrement élevé, dans une gouttière garnie d'ouate et remontant jusqu'à la racine de la cuisse. Il faut de plus que le tronc soit étendu sans pouvoir se courber, que la tête repose à plat sur le lit, sans oreiller. Le danger de l'embolie résulte surtout de la flexion de la cuisse sur le bassin; il faut donc à tout prix l'éviter. Quand la phlébite est double, c'est à l'emploi de la gouttière de Bonnet qu'il faut avoir recours. Elle seule permet alors de donner aux malades les soins nécessaires de propreté sans provoquer de trop grands mouvements. C'est le 30e jour après le début de la dernière oblitération phlébitique que l'on pourra relever la tête et le tronc du malade au moyen d'un oreiller; vers le 35e jour le décubitus latéral ne sera plus dangereux, mais l'on n'autorisera pas encore la flexion du tronc sur la jambe: au 40e jour enfin le malade pourra s'asseoir mais il sera encore prudent qu'il évite tous les mouvements brusques ou violents. Nous croyons qu'une prescription ainsi méthodique est capable d'éviter à l'avenir tous les accidents qui résultent de la phlébite et qu'il importe de faire disparaître complètement, car cela est, à moins d'indocilité du malade, au pouvoir du médecin. C'est pour cela aussi qu'il est nécessaire de n'enlever la gouttière qu'au 40e jour, afin que le malade ne se croie pas autorisé à une liberté de mouvements plus grande que celle qui lui a été accordée. Retirer la gouttière ou l'appareil contentif à un phlébitique vers le 25e jour est le plus mauvais service qu'on puisse lui rendre.

Pour calmer les douleurs, l'enveloppement ouaté sera souvent à lui seul suffisant; parfois l'application de sachets de sable fin, suivant la façon indiquée par Trousseau, sera propice à amener une sédation marquée. Les onctions avec la pommade belladonée ou avec des liniments calmants, ne doivent jamais être faites que par le médecin lui-même. Il est facile, malgré toute la confiance qu'on peut avoir en son aide, de comprendre l'importance de cette recommandation. Enfin, au besoin, l'emploi d'injections de morphine sera un sûr moyen de calmer les vives douleurs des premiers jours; de même des suppositoires belladonés, des lavements laudanisés viendront facilement à bout des souffrances qui peuvent s'irradier vers le bassin et les organes qui y sont contenus.

Peut-on avec une médication appropriée, aider à la résolution de l'œdème et au retour de la circulation complémentaire? Certains auteurs le pensent, et c'est dans ce but que le professeur Pinard prescrit l'application de compresses trempées dans une solution saturée de chlorhydrate d'ammoniaque sur les membres atteints de phlébite, jusqu'à production d'un érythème vésiculeux. Les avantages de cette médication sont exposés dans la thèse de son élève Mlle Rosenthal[1], et acceptés par MM. Ribemont-Dessaignes et Lepage[2] dans leur récent traité.

Lorsque le malade commence à se lever, l'emploi du bas-varices est de toute nécessité, mais il peut arriver qu'il soit mal supporté dans les premiers temps. Dans ces cas alors l'enroulement d'une bande de flanelle, coupée dans le biais de la pièce, et appliquée méthodiquement, sans serrer, de l'extrémité des orteils à la racine de la cuisse, accoutume le malade à une compression ultérieure un peu plus forte.

Le traitement des accidents consécutifs à la phlébite nécessite un soin très attentif, car ces accidents sont d'ordinaire pénibles et persistants. Il est de règle que, lorsqu'ils se produisent, sous forme de crises douloureuses ou d'œdème récidivant, on prescrive de suite le repos au lit. L'œdème disparaît d'ordinaire, mais les douleurs persistent trop souvent et, trop fréquemment aussi, le membre s'atrophie. C'est la peur de voir apparaître soudainement une embolie qui fait ainsi mettre à nouveau au lit les anciens phlébitiques, quelles que soient l'ancienneté et la cause de leur phlébite. Mais il faut savoir que cette crainte, d'ordinaire injustifiée, peut être fort préjudiciable au malade. Il n'est pas rare de rencontrer de malheureux patients que la terreur de l'embolie immobilise jusqu'à la cachexie. Il importe donc de ne pas se laisser entraîner à une inaction que souvent rien ne justifie.

1. Rosenthal, *Quelques considérations sur la phleg. alba dol. et son traitement*, Paris, 1892.

2. Ribemont-Dessaignes et Lepage, *Précis d'obstétrique*, Masson, 1894.

Dans les cas de déformations atrophiques précoces, telles qu'elles apparaissent parfois chez les nouvelles accouchées (Verneuil), avec contractures névropathiques, le traitement de choix est l'hydrothérapie tiède suivie de massage. Cette opinion peut paraître paradoxale, elle est pleinement justifiée et n'implique aucun danger. MM. Ribemont-Dessaignes et Lepage se rattachent d'ailleurs à ce mode de traitement, et il ne nous paraît nullement passible des reproches que Becker et Litten[1] lui ont faits récemment. Il importe cependant de distinguer les différents cas qui se peuvent présenter. Si l'on a affaire à une phlébite puerpérale parvenue au 60e jour de son évolution, l'œdème ayant depuis longtemps disparu ou considérablement diminué, il ne faut pas se laisser effrayer par les phénomènes douloureux qui peuvent encore persister. Les contractures et l'atrophie qui retiennent encore la malade au lit seront avec avantage traitées par des douches tièdes d'abord, chaudes ensuite, suivies de courtes séances de massage. Dans les premières séances, le massage devra être superficiel et s'adresser simplement aux téguments, sans comprendre encore les masses musculaires; plus tard et progressivement il aura pour but de remédier à l'atrophie croissante des muscles du mollet et de la cuisse. On pourra éviter de pratiquer le massage directement sur la région des gros vaisseaux de la racine de la cuisse, et dans ces conditions on sera assuré de n'avoir aucun reproche à se faire. Il serait d'ailleurs bien difficile d'admettre qu'il puisse y avoir un danger quelconque à faire pratiquer le massage par des mains expérimentées, chez un sujet à qui l'on ne se croit plus en droit d'empêcher les mouvements du membre atteint de phlébite. Les contractions musculaires, si légères soient-elles, que nécessitent ces mouvements, ont une action bien plus énergique sur les vaisseaux veineux, et cependant l'expérience nous a appris qu'elles sont impuissantes à détacher, après le 60e jour écoulé, un fragment du caillot, définitivement adhérent à cette époque.

Si la phlébite a succédé à une maladie aiguë infectieuse (fièvre typhoïde, grippe, etc.), les indications pourront être analogues. Ces phlébites ne s'accompagnent généralement pas de troubles trophiques semblables à ceux qui peuvent compliquer les phlébites puerpérales, mais il n'est pas exceptionnel qu'elles soient suivies

1. *Soc. de méd. de Berlin*, 15 janvier 1894.

à longue échéance et surtout chez la femme, de douleurs persistantes avec atrophie réelle, bien que non apparente parfois, des masses musculaires. Dans ces conditions, l'hydrothérapie tiède et le massage seront encore des agents thérapeutiques efficaces. M. Saquet[1] a communiqué récemment à la Société de médecine de Nantes un cas de phlébite ancienne, traité avec le plus grand succès par le massage. L'œdème reparaissait quotidiennement depuis 6 mois, l'atrophie musculaire s'aggravait, amenant une difficulté extrême de la marche. Le massage détermina, à la fin de la première semaine, une amélioration notable, suivie rapidement de guérison. En procédant de la même façon, nous avons pu, dans deux cas analogues, amener une sédation rapide des douleurs et un retour des mouvements dans des muscles atrophiés.

L'emploi de l'électricité peut rendre également de grands services, mais il ne nous paraît pas pouvoir convenir au cas où les douleurs sont intenses. Parfois l'électricité les exaspère d'une façon tout à fait fâcheuse, surtout si elle est maniée un peu aveuglément. Dans les cas où le membre est très atrophié, sans que les phénomènes douloureux soient bien marqués, le traitement électrique pourra être avantageusement employé.

Ces différents modes de traitement devront être laissés de côté lorsque l'on aura affaire aux phlébites récidivantes des variqueux ou des goutteux. Chez ces malades les dangers pourraient être trop réels; l'immobilisation, au moment des poussées aiguës, une très légère compression, quelques pratiques hydrothérapiques lorsque l'affection rétrocède, constitueront la médication de choix.

Pour ces cas, de même que pour ceux de phlébites rebelles aux traitements précédemment indiqués, l'emploi des eaux thermales peut être d'un utile secours. Les eaux chaudes de Plombières ou les eaux tièdes de Bagnoles nous ont semblé à diverses reprises amener une sédation marquée des accidents. Nous avons notamment connaissance de plusieurs observations où la cure hydrothérapique de Bagnoles, accompagnée ou non, suivant les cas, des pratiques du massage et de l'électricité, a permis d'obtenir une guérison parfois durable, d'accidents post-phlébitiques, en apparence incurables. L'emploi des eaux et boues de Dax a plutôt son indication lorsqu'il y a des troubles persistants du côté de la peau ou des muscles.

1. *Mercredi médical*, 1er novembre 1893.

RAPPORTS

DU RÉTRÉCISSEMENT MITRAL PUR

AVEC LA TUBERCULOSE

ÉTIOLOGIE, PATHOGÉNIE, CLINIQUE

par Pierre Teissier

AVANT-PROPOS

Depuis déjà longtemps, grâce aux recherches de Duroziez, le rétrécissement mitral pur, confondu tout d'abord avec l'insuffisance sous le nom de maladie mitrale, a acquis une individualité propre, que la clinique puis l'anatomie pathologique ont nettement caractérisée.

Certains points restent toutefois entourés de mystère et, malgré quelques essais des plus intéressants, l'étiologie, la pathogénie du rétrécissement mitral pur sont encore inconnues. La maladie est certes assez facilement dépistée; mais pourquoi, comment se développe-t-elle? on ne sait et il suffit, pour juger de la difficulté du problème à résoudre, de passer en revue les nombreuses hypothèses qui, tour à tour admises et rejetées, ne semblent pas jusqu'à présent avoir éclairé cette question d'une façon entièrement satisfaisante.

C'est cette partie actuellement incomplète de l'histoire du rétrécissement mitral pur, que nous nous sommes proposé d'étudier, laissant volontairement de côté la sémiotique de cette affection, trop bien développée dans les livres classiques pour que nous jugions nécessaire d'y revenir. Nous avons abordé modestement cette étude, car le petit nombre de documents que nous possédions au début, ne nous permettait pas d'invoquer à l'appui de notre thèse des preuves suffisantes.

Nous avons interrogé les antécédents héréditaires et personnels des malades atteints de rétrécissement mitral pur, que nous avons été à même de suivre, nous avons consciencieusement compulsé les différents travaux ayant trait à certains détails pathogéniques ou étiologiques de cette affection. Cette étude, bientôt enrichie de la série des observations que nous avons pu recueillir durant notre internat chez le professeur Potain, nous a conduit à affirmer la vérité d'une théorie pathogénique que notre maître devait développer dans une leçon clinique.

En nous donnant le libre usage de ses documents, en nous communiquant le résultat de ses recherches personnelles, en même temps qu'il nous inspirait de ses conseils et nous aidait de sa haute expérience, le professeur Potain nous a permis de mener à bien ce travail. Nous profitons de l'hospitalité qu'il a bien voulu nous accorder dans ce livre pour lui en exprimer ici notre profonde gratitude.

Notre travail est divisé en cinq chapitres.

Dans le premier chapitre, le rétrécissement mitral pur est différencié d'avec les autres variétés du rétrécissement mitral.

Le deuxième traite de l'étiologie du rétrécissement mitral pur.

Le troisième renferme le développement de la théorie pathogénique.

Le quatrième comprend quelques éléments de symptomatologie et de diagnostic.

cinquième, enfin, a trait à l'étude de l'influence du rétrécissement mitral pur sur l'évolution de la tuberculose.

Le résumé de ces données est fait dans les conclusions que nous plaçons à la fin de ce travail.

I

INDIVIDUALITÉ DU RÉTRÉCISSEMENT MITRAL PUR

Des distinctions à établir entre le rétrécissement mitral pur et les autres variétés de rétrécissement mitral. — Arguments cliniques, anatomiques venant à l'appui de ces distinctions.

Le titre de ce mémoire montre que nous avons en vue de déterminer surtout les conditions qui président au développement du rétrécissement mitral pur, isolé, c'est-à-dire de cette affection du cœur distincte des autres endocardites, tant par son évolution et son étiologie que par ses lésions.

Laissant de côté dès lors les rétrécissements déterminés par une tumeur insérée sur les bords de la valvule mitrale ou venue de l'oreillette gauche et contribuant dans les deux cas par un mécanisme différent à diminuer la grandeur de l'orifice, les obstructions passagères dues à des concrétions ou des végétations polypeuses, nous éliminerons de même, à l'exemple de Potain, Hardy, Dreyfus-Brissac, etc., etc., tous les rétrécissements accompagnés plus ou moins d'insuffisance, toutes les lésions mitrales doubles dont la pathogénie est essentiellement subordonnée au rhumatisme.

Nous considérerons comme appartenant au rétrécissement mitral pur, toute sténose progressive de l'orifice mitral survenant lentement, caractérisée *au point de vue anatomique par un infundibulum dû à l'union intime des deux valves restées lisses et polies, au point de vue clinique par le schème de Duroziez.*

Cette distinction, dont n'ont pas tenu suffisamment compte un certain nombre d'auteurs est à notre avis, des plus importantes; elle explique jusqu'à un certain point la diversité des opinions exprimées sur l'étiologie du rétrécissement mitral pur. Sans passer en revue tous les travaux qui nous paraissent avoir fait cette confusion, il nous sera permis de reconnaître avec Magé que les 500 observations réunies dans la thèse de Mlle Marshall Hall[1], ne répondent pas toutes à des faits de rétrécissement mitral pur, et que Duroziez lui-même a compris quelquefois dans les statistiques qu'il a dressées de cette même lésion des observations de lésion mitrale double.

Cette différenciation nous paraît suffisamment légitimée par les raisons que nous exposons ci-après.

Le rétrécissement mitral dit rhumatismal, rarement fixe et isolé du fait même du mode inflammatoire propre au rhumatisme, dont les crises, en général successives et de variable intensité, créent des lésions plus ou moins aiguës et profondes, a des symptômes moins nets, des complications essentiellement différentes de celles du rétrécissement mitral pur. Le malade qui, après plusieurs atteintes de fièvre rhumatismale polyarticulaire, a un rétrécissement mitral, est dès le début un cardiaque; il n'est ni le chlorotique ni le scrofuleux que nous retrouvons dans l'évolution première du rétrécissement mitral pur. Les lésions que l'on trouve à l'autopsie sont caractéristiques, elles rappellent l'aspect des altérations que l'on est habitué à rencontrer dans le cas d'endocardite aiguë répétée. C'est en effet dans la variété rhumatismale du rétrécissement mitral que les valvules incrustées, inégales, hypertrophiées en certains points, érodées et parfois même ulcérées sur d'autres, délimitent un orifice irrégulier linéaire ou en croissant.

Magé, dans une thèse très intéressante et très consciencieuse sur le rétrécissement mitral pur, insiste à dessein sur ces différences.

Il oppose nettement au rétrécissement mitral rhumatismal (*maladie du cœur*) la sténose pure qui constitue et souvent restera durant toute son évolution *une infirmité*, ou *une lésion*, comme le dit R. Tripier.

Tout est spécial dans l'histoire de ce rétrécissement mitral; aussi bien les conditions dans lesquelles il se développe, que le terrain sur lequel il va évoluer, que ses complications même, qui ne cadrent nullement avec les symptômes de l'asystolie vulgaire.

Il est spécial par la façon dont il évolue. Sans y insister longuement dès maintenant, nous savons que durant de longues années il peut exister sans incommoder le malade, rester latent, au point que

1. Mlle Marshall Hall, *Rétrécissement mitral pur*, Thèse doctorat, Paris, 1879.

souvent il devient difficile de remonter à l'époque réelle du début, alors que le rétrécissement mitral rhumatismal, déterminant des congestions viscérales, se complique et se modifie sous l'influence des attaques répétés de rhumatisme pour aboutir assez rapidement à l'asystolie.

Il est spécial par ses lésions, qui présentent dès le début le caractère des *phlegmasies chroniques d'emblée*. Nous ne voyons pas en effet ici ces poussées inflammatoires successives, ces endocardites végétantes aiguës, aggravant peu à peu les désordres anatomiques et produisant de nouvelles infiltrations qui déforment, inégalisent, incrustent les replis valvulaires. Il s'agit d'une altération lente, progressive, surtout marginale ou juxta-marginale, se constituant peu à peu, silencieusement, comme dans le rhumatisme chronique par exemple, selon la comparaison de certains auteurs. Aussi ne trouvera-t-on pas dans les antécédents de ces malades le souvenir d'accidents aigus, ou de maladies fébriles, permettant de supposer l'existence antérieure d'une endocardite aiguë.

Cette absence de phénomènes inflammatoires avait du reste attiré l'attention de Grisolle, qui dans son *Traité de pathologie interne* écrivait les lignes suivantes : « Dans la grande majorité des cas, le rétrécissement se développe sourdement sans qu'il soit possible de démontrer à aucun moment l'existence d'une inflammation de la membrane du cœur. »

Cette tuméfaction, cette déformation chronique, ont été on ne peut mieux décrites par Bouillaud, rapprochant le mécanisme d'accolement et de rétraction des valves du rétrécissement de l'ouverture palpébrale, dans le cours de l'inflammation chronique des paupières. Dans cette comparaison devenue classique, il y a peut-être plus qu'une simple vue de l'esprit; il semble que la *sténose palpébrale* présente avec la sténose mitrale certaines ressemblances. Toutes deux succèdent à un processus anatomique, dont l'évolution est identique, et dont la nature nous paraît commandée par le terrain sur lequel nous avons coutume de voir se développer le plus souvent ces deux manifestations : le terrain scrofuleux ou lymphatique.

Dans son type le plus simple, dit Bouillaud, le rétrécissement mitral est constitué par l'union du bord libre de deux valves au voisinage de leur insertion à la zone fibreuse. Pour peu que cette union soit ancienne, elle tend, comme toutes les adhérences cicatricielles, à se rétracter de plus en plus, si bien que l'ensemble de l'appareil prend la forme de l'entonnoir. Les cordages tendineux participant à la phlegmasie, deviennent moins souples et se rétractent par suite d'une sorte de tendinite chronique; on ne trouve ni végétations valvulaires, ni aucune sorte d'irrégularité sur les faces des replis. Les deux valves restées lisses et unies, quoique indurées, s'accolent, et la possibilité de cet accolement parfait explique la *pureté du rétrécissement*. Si quelques irrégularités surviennent plus tard, si des plaques crétacées apparaissent et déforment quelquefois l'orifice si régulièrement rétréci, il s'agit le plus souvent d'une complication tardive résultant d'un processus parfaitement distinct du précédent. A n'en pas douter, l'aspect doux et uni de ces surfaces tient à la progression lente de l'épaississement, qui permet ainsi à la pression du sang, exerçant son influence de chaque côté, d'établir comme une symétrie dans les lésions valvulaires.

Le professeur Potain insiste, avec non moins de raison, sur la localisation *exclusivement marginale* de la valvulite; il montre que la lésion, en dehors de son évolution spéciale, a un siège particulier qui diffère du siège de prédilection des inflammations aiguës de l'endocarde. Elle n'occupe pas en effet les facettes de Firket, c'est-à-dire les points par lesquels les replis entrent en contact, et frottent en s'accolant; elle est limitée exactement au bord libre, qui semble tout d'abord s'éroder, se polir sous l'influence de l'ondée sanguine, et qui se rétracte ensuite sous l'influence d'une sclérose cicatricielle se développant lentement.

La *sclérose* constitue en effet la caractéristique histologique de la sténose mitrale, et s'accuse par une prolifération conjonctive plus ou moins abondante, une néoformation vasculaire toujours peu riche.

Le rétrécissement mitral pur est en dernier lieu spécial par ses causes qu'il nous reste à passer en revue.

Nous tenons à faire remarquer, avant de terminer ce chapitre, que le rétrécissement mitral pur constitue une des rares lésions où il soit possible d'invoquer en faveur d'une pathogénie spéciale des arguments tirés tout à la fois de la clinique, de l'anatomie pathologique et de l'étiologie. Cet accord, pour ainsi dire parfait, acquiert une certaine valeur, aujourd'hui que les idées médicales tendent à substituer à l'unité clinique ou anatomique, l'unité étiologique, et alors que nous voyons l'individualité de la plupart des maladies du cœur s'affirmer presque exclusivement par l'étiologie en dehors de tout caractère anatomique ou sémiologique.

II

ÉTIOLOGIE

Des différentes opinions émises sur l'origine réelle du rétrécissement mitral pur. — Confusions. — Raisons cliniques de refuser au rhumatisme le rôle qu'on lui attribuait autrefois. — Circonstances étiologiques montrant nettement l'individualité du rétrécissement mitral pur.

α. — *Époque du début du rétrécissement mitral pur.* — Précocité de ce début. — Quelques faits de congénitalité. — Longue période de latence au point de vue clinique, malgré l'existence anatomique de la sténose.

β. — *Fréquence du rétrécissement mitral pur chez la femme.* — Raisons de cette fréquence. — Hypothèses. — Relations à établir entre la fréquence comparée de la chlorose et du rétrécissement mitral pur chez la femme, du lymphatisme et du rétrécissement mitral pur chez l'homme.

Discussion sur l'origine commune de ces deux sortes de lésions. — Applications à l'étiologie du rétrécissement mitral pur.

Quelles sont les maladies qui donnent naissance au rétrécissement mitral pur? Il serait assurément difficile de se prononcer, et de faire un choix parmi toutes celles qui ont été énumérées, si l'on ne tenait pas compte de la différenciation, établie plus haut entre les diverses variétés de rétrécissement mitral. Cette distinction aujourd'hui nécessaire nous montre en effet que, parmi les maladies considérées jusqu'aujourd'hui comme jouissant d'une influence pathogénique, la plupart n'appartiennent pas en réalité à l'étiologie du rétrécissement mitral que nous étudions ici.

Il ne faudrait pas croire cependant que l'étiologie tout entière du rétrécissement mitral pur soit à ce point obscure. Si l'on ne s'entend pas encore sur la cause efficiente, il est juste de reconnaître que certaines conditions prédisposantes sont actuellement hors de tout conteste.

Sans remonter très loin dans l'histoire du rétrécissement mitral pur, on peut constater que cette affection n'avait pas acquis, tout d'abord, l'individualité qu'on s'accorde à lui reconnaître aujourd'hui. Le rétrécissement mitral, écrivait-on, est sans doute l'une des plus fréquentes parmi les lésions organiques du cœur, mais, rarement isolé, il s'accompagne le plus souvent d'autres lésions d'orifice parmi lesquelles vient en premier l'insuffisance mitrale. Isolé ou non, il relève de l'endocardite rhumatismale, il participe dès lors à l'étiologie générale des endocardites[1].

Le rhumatisme était ainsi la maladie cardiopathique par excellence, et on le considérait comme seul capable de créer le rétrécissement mitral. Cette opinion devait naturellement être classique à une époque où le rhumatisme conservait le premier rang dans la détermination des inflammations de l'endocarde, et où la notion *des endocardites* commençait à peine à se substituer à la notion *de l'endocardite.*

Aussi, dans un mémoire très instructif paru dans l'*Union médicale*, Duroziez, qui avait précédemment affirmé l'individualité incontestée du rétrécissement mitral pur, était-il amené à reconnaître que le rhumatisme constituait la cause prédominante de cette affection. Cette conclusion résumait alors l'opinion la plus généralement admise, aujourd'hui encore elle serait acceptée par la majorité des auteurs classiques. Lorsqu'on consulte les travaux successivement parus depuis l'année 1880 à propos de l'étiologie du rétrécissement mitral, on est frappé d'abord de la multiplicité des lésions que certains auteurs font rentrer dans le cadre de la sténose mitrale pure; on voit ensuite que les partisans les plus absolus de l'origine rhumatismale du rétrécissement mitral sont obligé de faire parfois quelques réserves.

Si, d'une part, G. R. Butler[2] cite sur 14 cas de rétrécissement mitral, 6 cas où le rhumatisme articulaire aigu paraissait la cause de la lésion, il suffit de se reporter à la statistique de l'auteur, qui comprend, en dehors de 5 observations de lésion isolée, 9 autres observations de lésion double, ou compliquée de lésion aortique, pour avoir le droit de faire les plus grandes réserves sur ses conclusions.

Sansom[3], d'autre part, antérieurement à Butler, est obligé de reconnaître que le rétrécissement mitral peut se développer insidieusement sans aucune intervention du rhumatisme. La majorité

1. *Dict. encyclopédique de Dechambre.* Article CŒUR.
2. New-York, *Med. Journal*, 30 déc. 1887, *Mitral stenosis. G. R. Butler.*
3. *Traité des maladies du cœur*, SANSOM.

des cas relève cependant pour lui de la fièvre rhumatismale, mais presque tous ceux-ci appartiennent en réalité aux observations de sténose compliquée d'insuffisance ou d'insuffisance compliquée de rétrécissement. Sansom commet, nous le voyons, la même confusion que ses prédécesseurs.

La lecture des résultats de la statistique recueillie au London Hospital pour l'année 1880-81, portant sur des enfants atteints de rhumatisme articulaire aigu ou subaigu bien caractérisé, ou d'autres maladies, est des plus intéressantes et des plus instructives, en ce qu'elle témoigne de la proportion comparée de l'insuffisance et du rétrécissement.

Dans cette statistique, nous constatons tout d'abord qu'après une seule atteinte de rhumatisme articulaire aigu, il existe 64 cas d'insuffisance contre 6 cas de rétrécissement, soit une proportion de 10.6 contre 1. Chez des enfants atteints antérieurement de rougeole ou de scarlatine, sans aucun antécédent rhumatismal, nous notons 8 insuffisances, 2 rétrécissements (soit 4 : 1), enfin, chez des enfants n'ayant aucun antécédent morbigène nous trouvons 52 insuffisances pour 15 rétrécissements soit 2,1 : 1.

Il semblerait donc, d'après ce premier tableau, que la fréquence du rétrécissement mitral soit surtout accusée dans les cas où le rhumatisme n'est nullement intervenu.

Le deuxième tableau, qui évalue la proportion comparée des cas d'insuffisance ou de rétrécissement mitral isolé ou non, consécutivement au plus ou moins grand nombre des accès de rhumatisme, est non moins suggestif. C'est ainsi, pour ne citer que les conclusions, que l'on peut voir les cas d'insuffisance mitrale augmenter proportionnellement au nombre des accès de rhumatisme, alors que nous voyons le rétrécissement mitral atteindre, après un premier accès, la proportion de 5,6 pour 100, après un second de 5 pour 100, après un plus grand nombre de 1,7 pour 100.

Il en résulterait dès lors cette conséquence au moins paradoxale que, plus le rhumatisme est intense ou répété, plus le rétrécissement mitral devient rare, et que si le rétrécissement mitral pur n'est pas indépendant du rhumatisme, il s'associe tout au moins aux formes les plus légères, les plus insidieuses et les moins fébriles.

Duroziez avait fait du reste une remarque analogue, en signalant le peu d'influence exercée par les accès successifs de fièvre rhumatismale sur les signes cliniques du rétrécissement mitral. Un cœur atteint de sténose mitrale pure peut essuyer, disait-il, le feu de 3, 4, 5, crises rhumatismales sans que l'état se complique en aucune façon.

Ces observations indiqueraient toutefois la coexistence possible du rétrécissement mitral pur et du rhumatisme chez le même individu. Cette coexistence existe, en effet, et nous avons pu la noter chez certains malades, mais chez tous il nous a paru impossible de subordonner la lésion cardiaque au rhumatisme articulaire. La maladie du cœur avait atteint le maximum de son évolution bien avant l'apparition du rhumatisme. Telle est du moins la conclusion qui nous a paru découler de la lecture d'un certain nombre d'observations. A ne citer que quelques-unes d'entre elles, nous voyons par exemple qu'il ne peut en être autrement dans les faits suivants : dans une première observation il s'agit d'une femme atteinte de rhumatisme à l'âge de 36 ans qui avait présenté dès son enfance les signes du rétrécissement mitral. Dans une deuxième observation, une femme dyspnéique et hémoptysique dès l'âge de 15 ans, n'a sa première atteinte de rhumatisme qu'à 20 ans; dans une troisième, une femme de 56 ans chez laquelle le diagnostic du rétrécissement mitral avait été posé dès sa jeunesse, eut une atteinte de rhumatisme à 39 ans seulement.

Chez certains malades même, fait qui paraît en contradiction avec ceux de Duroziez, l'orifice rétréci constituant pour ainsi dire un *locus minoris resistantiæ* propice aux altérations secondaires, une insuffisance d'origine rhumatismale s'en était suivie. C'est là à vrai dire une coïncidence rare.

Les conclusions de Sansom sont, nous venons de le voir, en faveur de la fréquence de l'endocardite rhumatismale lente dans la pathogénie du rétrécissement mitral; mais il paraît admettre aussi bien une endocardite relativement légère, non ulcéreuse, déterminée par exemple par la grossesse ou la puerpuéralité. Dans un grand nombre de cas même, chez l'adulte, on pourrait trouver des altérations fibroïdes associées à l'artério-sclérose et aux maladies choniques du rein.

Sansom admet ainsi pour le rétrécissement mitral des causes multiples. Mais s'agit-il dans tous ces cas de sténose pure? cela ne paraît pas probable lorsqu'on s'en rapporte simplement aux caractères anatomo-pathologiques si divers des lésions qu'il décrit.

« Les valvules, dit-il, ont perdu parfois complètement leur forme et sont remplacées par un tissu fibreux épais, souvent de consistance cartilagineuse, ou infiltré de sels calcaires au point de ressembler à un os; quelquefois on y trouve des urates. Exceptionnellement les lames valvulaires sont saines et le rétrécissement mitral est constitué par de larges nodules calcaires situés dans la paroi musculaire des ventricules; au dernier degré, le raccourcissement des piliers amène l'insuffisance. Si l'endocardite est limitée, les altérations inflammatoires partant de l'anneau s'étendent aux valvules et aux piliers : c'est encore de l'endocardite rhumatismale, quoique les indices du rhumatisme n'existent pas. »

Telles sont les lésions que Sansom attribue au rétrécissement mitral, et que nous considérons comme constituant seulement les variétés de sténose autres que la sténose pure.

Pour Dyce-Duckworth[1], le rhumatisme existe à l'origine du rétrécissement mitral dans 60 pour 100 des cas, et il est difficile de trouver une autre cause à laquelle on puisse aussi nettement rattacher la lésion. Il admet cependant que la valvule mitrale est quelquefois atteinte chez les enfants pendant le cours des exanthèmes fébriles, et que chez la femme elle peut être soumise *à des dégénérescences lentes* qui en amènent le rétrécissement.

Marshall[2] admet la même proportion, proportion qui, comme le fait remarquer Magé, est justement celle qui doit être éliminée du nombre total des rétrécissements mitraux purs. Gabbet[3] trouve que 58 pour 100 des cas de sténose ont une origine rhumatismale alors que 7 pour 100 seulement des insuffisances reconnaissent la même origine.

Pour Duroziez[4], Landouzy[5], le rhumatisme, comme les affections à localisation cardiaque n'intervient guère que dans la moitié des cas, l'autre moitié paraissant se développer sourdement sans qu'il soit possible de découvrir son origine.

Dreyfus-Brissac[6] pense, au contraire, que l'on ne tient pas suffisamment compte des manifestations rhumatismales légères de l'enfance (chorée, torticolis), ou des fièvres éruptives qui doivent jouer pour lui un rôle important.

1. Dyce Duckworth, *S. Bartholomew's hosp.*, Reports vol. XIII.
2. Marshall, *loco citato.*
3. Gabbet, *Rapports de l'Hôpital de Londres.*
4. Duroziez, *Arch. gén. de médecine*, 1877.
5. Landouzy, *Gaz. hôp.*, 1884.
6. Dreyfus-Brissac, *Gaz. hebdomadaire*, 1882.

Les tendances de tous les auteurs précédents, en dehors de quelques réserves forcées, en dehors notamment des contradictions qui nous ont paru exister entre les statistiques et les conclusions de Sansom, sont donc plutôt en faveur du rhumatisme. Telle n'est pas cependant l'opinion d'un grand nombre de médecins.

Les restrictions ne devaient pas tarder à apparaître, et le rhumatisme fut bientôt accusé de ne pouvoir expliquer tous les cas de sténose mitrale. C'est ainsi que Grisolle parle du développement sournois du rétrécissement mitral en l'absence de tout rhumatisme articulaire dans les antécédents des malades.

H. Fagge[1] reconnaît que très fréquemment le rétrécissement mitral n'est précédé ni de rhumatisme articulaire aigu, ni de chorée; il n'est pas d'autre part de l'avis de ceux qui attribuent cette lésion à des malformations congéniales. La valvule mitrale, dit-il, est très sujette à subir chez les enfants ces changements qui amènent la sténose, *que ces changements relèvent d'un processus morbide spontané chronique*, ou de quelque maladie autre que le rhumatisme et la chorée, dont la tendance à produire l'endocardite serait inconnue. »

« Parmi les lésions valvulaires, dit Teissier[2], il en est peu qui puissent plus facilement se développer en dehors de tout processus inflammatoire, que la sténose. Bien souvent l'on rencontre des rétrécissements de l'orifice auriculo-ventriculaire gauche qui se sont développés lentement, progressivement, sous l'influence d'un processus scléreux, ou de la seule prédisposition qui caractérise le sexe féminin. »

Goodhart[3] note dans un grand nombre d'affections rénales un épaississement notable et quelquefois extrême des valves de la mitrale. Sur une statistique de 192 cas, 68 fois la mitrale se serait trouvée épaissie et rétractée. Cette opinion fut reprise et développée par Pitt[4], qui admet que le rétrécissement mitral s'associe fréquemment à la goutte, au rein granuleux. Sur 10 années de rapports anatomo-pathologiques de Guys' Hospital, cet auteur trouva que le rétrécissement mitral est trois fois plus commun chez les sujets affectés de reins granuleux. Les deux tiers de ces lésions appar-

1. H. Fagge, cité par Reynolds, *Manuel des maladies du cœur*.
2. Laveran et Teissier, *Nouveaux éléments de pathologie médicale*, 3e édition.
3. Goodhart, *the Lancet*, 1880.
4. Pitt, *British med. Journal*, 1885.

tiennent à des femmes; aussi, Pitt pense-t-il que dans un grand nombre de ces observations, l'affection granuleuse des reins avait été provoquée par la grossesse ou quelque affection utérine, et que très probablement le rétrécissement mitral était consécutif à l'affection rénale.

Sansom, qui le cite, pense que l'altération des reins et du cœur étaient toutes deux secondaires à la grossesse.

Ces diverses opinions s'appuient, à vrai dire, sur des observations auxquelles le manque absolu de détails cliniques enlève une certaine valeur. Ce que nous avons dit d'autre part des lésions anatomiques que ces auteurs décrivent au niveau de l'orifice rétréci montre qu'il ne s'agissait pas dans la plupart des cas de sténose mitrale pure, au sens juste du mot.

Il suffit du reste de s'en rapporter aux analyses de Duroziez, qui, avec beaucoup de raison, réagit contre ces affirmations, pour comprendre que le rôle des maladies que les auteurs précédents invoquent ne résiste pas à un examen consciencieux.

S'appuyant sur de nombreux faits cliniques, Duroziez, dans une série de mémoires, montre que la grossesse n'a aucune influence dans le développement du rétrécissement mitral pur, si ce n'est à titre de cause occasionnelle. Il établit que dans la variole, dans la rougeole, dans la scarlatine, dans la fièvre typhoïde, il n'existe aucune observation de rétrécissement mitral pur, et qu'il en va de même pour la chorée, pour la syphilis, pour la goutte, pour l'impaludisme. En ce qui regarde la chorée, la statistique établie par notre collègue Triboulet[1] est suffisamment édifiante.

Duroziez a, il est vrai, tendance à établir une certaine analogie entre les altérations si lentes dues à la cachexie saturnine et les lésions de la sténose mitrale. Mais cette analogie ne nous paraît pas susceptible d'entraîner une subordination entre les deux maladies. L'analyse même des faits cités par l'auteur va à l'encontre de cette idée.

Dans un certain nombre de ses observations, il s'agit de malades devenus ultérieurement saturnins, alors qu'ils étaient depuis longtemps porteurs de leur lésion mitrale. Nous savons, d'autre part, que le plomb agit surtout sur le système vasculaire (petits vaisseaux ou gros troncs artériels, aorte) et que, dans le cœur, il atteint presque exclusivement la musculature cardiaque. La fré-

1. TRIBOULET, Thèse de doctorat, Paris, 1893.

quence du rétrécissement mitral pur chez les jeunes filles, eu égard à la rareté de l'intoxication saturnine chez elles, nous paraît constituer encore une sérieuse objection.

Ainsi donc, Duroziez conclut à l'individualité étiologique du rétrécissement mitral pur, qu'il tend à distinguer des rétrécissements plus ou moins nettement secondaires au rhumatisme, à la syphilis, à l'impaludisme, etc.

Pour nous résumer, nous voyons que peu à peu le rhumatisme tend à perdre de son importance, alors que l'on se rend mieux compte de l'existence d'une sténose pure à côté des autres variétés plus ou moins définies du rétrécissement mitral. A l'exception d'un petit nombre, la majorité des médecins, sans rejeter le rhumatisme d'une façon absolue, fait ses réserves. Pour notre part et contrairement aux auteurs précités, nous ne pensons pas, d'après une lecture attentive d'un grand nombre d'observations, pouvoir admettre le rhumatisme comme cause efficiente du rétrécissement mitral pur.

Sauf quelques rares exceptions appartenant à des cas qui méritent d'être revisés, le rhumatisme faisait défaut dans toutes les observations de sténose pure, ou bien, comme nous l'avons dit plus haut, il était survenu longtemps après le début de la lésion cardiaque. Lorsque nous l'avons trouvé signalé dans les antécédents du malade, il s'agissait de la maladie mitrale, ou de lésions complexes mitro-aortiques. Aussi n'est-il pas douteux pour nous que le rétrécissement mitral pur, si caractéristique par ses lésions et sa séméiologie, possède au point de vue étiologique une individualité qui le distingue nettement des autres affections cardio-valvulaires. Cette opinion s'appuie sur un certain nombre de faits d'abord épars, isolés, qui aujourd'hui se multiplient à mesure que nous les recherchons, à mesure que nous interrogeons nos maîtres et que nous nous efforçons d'interpréter les rapports existant vraisemblablement entre des manifestations morbides fréquemment associées. Nous verrons tout à l'heure quelles sont ces manifestations, et sur quels arguments nous nous basons pour leur attribuer une relation étiologique. Nous tenons dès maintenant à étudier deux points ayant trait à l'époque du début du rétrécissement mitral pur et à sa fréquence toute spéciale chez la femme, étude qui se rattache par plus d'un côté à celle que nous poursuivons.

Époque du début du rétrécissement mitral pur. — Les premières manifestations du rétrécissement mitral pur surviennent la plupart du temps à l'époque de la puberté; son développement paraît coïncider avec la période durant laquelle, chez la femme, les organes génitaux subissent la transformation la plus importante. C'est donc une affection de la jeunesse, spéciale pour ainsi dire à l'organisme en voie d'évolution active; telle est du moins l'opinion la plus généralement admise. Apparaît-il plus tôt, apparaît-il, comme le prétendent certains auteurs, et comme certaines observations, rares, il est vrai, tendraient à le prouver, durant la vie embryonnaire? Il paraît difficile de se prononcer actuellement.

Du reste, avant d'admettre la congénitalité du rétrécissement mitral pur, il est utile de spécifier ce qu'il faut entendre par lésion congénitale du cœur. A vrai dire, il peut en exister de deux sortes, les unes qui sont dues à un arrêt de développement comme en témoignent les faits de Rokitansky, Rauchfuss, Gerhardt, les autres qui relèvent d'une endocardite fœtale.

Baginsky[1], qui établit avec juste raison cette distinction dans la pathogénie des rétrécissements pulmonaire et tricuspidien, n'en parle pas à propos de la sténose mitrale. Les quelques observations que nous avons pu recueillir plaident plutôt en faveur d'une endocardite fœtale. Pour le Dr Peacock du reste, les malformations du cœur elles-mêmes prouveraient l'endocardite. Peacock rapporte à ce sujet le cas suivant mentionné par Ayrolles[2].

Il s'agit d'une petite fille ayant survécu 10 jours avec de la cyanose, à l'autopsie de laquelle on trouve de l'endocardite congénitale généralisée avec oblitération de l'orifice mitral et cloisonnement de l'orifice tricuspide. L'orifice mitral, pour ainsi dire obturé, ne présentait ni les adhérences, ni les végétations récentes que l'on retrouvait sur la tricuspide.

Pour Peacock comme pour Goodhart, il s'agit d'un rétrécissement dû à une endocardite congénitale.

Sansom rapporte de son côté quelques observations de rétrécissement mitral, dû à une endocardite ayant évolué durant la vie intra-utérine, et relate même, dans certaines, l'existence à côté de la sténose de malformations congénitales. Il en est ainsi de l'observation suivante rapportée par Benezerd Smith[3] :

1. BAGINSKY, *Traité des maladies des enfants.* Traduction française.
2. AYROLLES, *Revue mensuelle des maladies de l'enfance.* Mai 1885.
3. BENEZERD-SMITH, London. *Med. Gaz.* déc. 1846.

Enfant ayant vécu seulement 21 heures, à l'autopsie on trouve le trou de Botal fermé par une membrane solide réticulée faisant poche, un rétrécissement de l'orifice mitral et de l'orifice aortique et l'atrophie du ventricule.

Telle encore l'observation où Parrot mentionne la coexistence d'une anomalie et d'un rétrécissement mitral congénital. Chez un enfant, mort 24 heures après sa naissance, Parrot trouva l'aorte et l'artère pulmonaire réunies en un seul tronc. Le ventricule droit était volumineux, le ventricule gauche petit, ainsi que l'oreillette qui communiquait avec le ventricule gauche par un étroit orifice incomplètement fermé par une petite valvule. Quelques granulations existaient sur la face auriculaire de la valvule.

Enfin, dans l'observation très intéressante de Gerhardt[1], que nous aurons l'occasion de rappeler plus loin, il s'agit d'un enfant né au huitième mois et emporté à l'âge de 4 mois par une tuberculose aiguë. Le cœur de cet enfant présentait une hypertrophie du ventricule gauche; l'oreillette droite était distendue par un coagulum fibrineux. Parmi les valvules, la mitrale seule était altérée, raccourcie et renflée sur son bord libre, avec des cordages tendineux, épaissis, soudés entre eux.

La congénitalité serait toutefois beaucoup moins fréquente pour les affections du cœur gauche que pour celles du cœur droit. Telle est la conclusion qui ressort de la statistique de Rauchfuss, qui sur 300 endocardites fœtales, en compte 192 à droite et seulement 15 à gauche.

On sait[2] que le rétrécissement tricuspidien qui s'accompagne si fréquemment plus tard de rétrécissement mitral est le plus souvent, pour ne pas dire toujours (Peacock), d'origine congénitale.

D'une façon plus générale encore, Schapman admet en principe que la réunion complète d'une valvule, avec tendance à l'occlusion, indique son début intra-utérin. Pour Percy Kidd, au contraire, l'idée d'un rétrécissement mitral congénital, est *une superstition*.

Il faut avouer que les médecins d'enfants ne parlent pas de la sténose mitrale, et que la plupart des traités classiques des maladies de l'enfance s'occupent relativement peu de cette lésion.

C'est sans y ajouter une grande importance, que Rilliet et Barthez admettent le développement possible chez des enfants âgés de

1. Gerhardt, Cité par Haranger, Thèse doctorat, 1882.
2. Leudet. Th. doctorat. (Paris). *Du Rétrécissement tricuspidien.*

moins de 6 ans, d'endocardites latentes, qui sont peut-être le premier degré du rétrécissement mitral pur. Ces enfants, remarquent-ils, en dehors d'une certaine gêne de respiration dans les efforts, n'offrent nullement le facies cardiaque. Sansom, qui s'est plus spécialement occupé du rétrécissement mitral pur de l'enfant, dit avoir trouvé sur 275 cas d'affections organiques du cœur, trente-trois fois le murmure présystolique et le dédoublement du second bruit. Ces signes sont suffisamment nets à son avis, pour permettre le diagnostic d'une sténose mitrale chez des enfants dont le plus jeune était un garçon de 4 ans.

En dehors de ces trois auteurs, nous ne trouvons aucune discussion sur le début précoce du rétrécissement mitral pur.

Faut-il donc admettre qu'il n'existe pas dans l'enfance? Faut-il croire au développement plus tardif de cet entonnoir si net et si profond, pour la formation duquel, de l'avis de Duroziez, on serait tenté de supposer une malformation congéniale analogue à celle qui crée certains rétrécissements aortiques et pulmonaires! Ou bien, existe-t-il pour le rétrécissement mitral pur une période de latence? Nous sommes, pour notre part, disposé à admettre cette dernière hypothèse suffisamment légitimée par les observations de Rilliet et Barthez, de Sansom et de Duroziez.

Le rétrécissement mitral pur peut exister et être silencieux durant un temps inappréciable. « Il passe inaperçu, dit Sansom, parce que la sténose est peu prononcée. » Souvent même, pour cet auteur, la lésion du début donnerait naissance à une insuffisance mitrale qui disparaîtrait ultérieurement pour faire place au rétrécissement. Tel est aussi l'avis de Duroziez, qui admet en raison du peu d'étroitesse primordiale de la sténose que le premier signe constaté est souvent un souffle d'insuffisance mitrale pure. L'insuffisance qui précède, sans jamais coexister, disparait à mesure que la sténose s'affirme; les bruits mitraux n'apparaissent avec leur netteté que si le cœur offre un volume suffisant.

Nous ne savons, pour notre part, jusqu'à quel point cette explication est satisfaisante. Il faudrait, tout d'abord, savoir si véritablement il s'agit d'un souffle systolique ou d'un souffle présystolique.

Nous nous permettons de faire cette objection, parce qu'il nous est donné d'étudier depuis quatre ans un fait de sténose dont le premier signe constant a été un souffle présystolique. Il s'agit d'un enfant âgé actuellement de 11 ans, qui, dès sa naissance d'après sa mère, avait des battements du cœur précipités, intenses. Vers l'âge de 6 et 7 ans, la croissance se faisant régulièrement, mais la tachycardie persistant, un médecin ordonna de la digitale durant assez longtemps. Nous eûmes l'occasion de voir cet enfant à l'âge de 7 ans et de pouvoir le suivre depuis.

Au début, nous avons trouvé une tachycardie persistante, mais non très intense. Le cœur était de volume absolument normal; l'examen ne signalait l'existence d'aucune altération des bruits normaux. En dehors d'une certaine dyspnée d'effort très légère et d'une sensation de barre épigastrique persistante, l'enfant n'accusait aucun autre signe fonctionnel; il était sujet toutefois à s'enrhumer fréquemment l'hiver.

Or, depuis un an environ, cet enfant a été soumis aux mêmes occupations et s'est livré aux mêmes jeux que les enfants de son âge, sans éprouver plus de malaises; il a beaucoup grandi. Lorsque nous avons examiné de nouveau son cœur, nous avons trouvé que la matité était augmentée, mais non d'une façon anormale. A l'auscultation l'on pouvait percevoir l'existence d'un léger souffle nettement présystolique, qui paraissait s'accentuer lorsqu'on avait soin de faire courir l'enfant avant l'examen. Dans ces circonstances et seulement dans ces derniers temps, il nous a été possible de percevoir un dédoublement du deuxième bruit qui ne paraissait nullement influencé par les mouvements respiratoires. Ce seul fait ne suffit certes pas à infirmer les observations des auteurs précités; nous l'avons cité en raison de l'intérêt qu'il présente.

Qu'il s'agisse réellement d'un souffle systolique ou d'un souffle présystolique, nous croyons possible d'expliquer d'une autre façon la latence de tout signe clinique durant la première évolution du rétrécissement mitral pur, et nous sommes porté à admettre que cette latence est due simplement au petit volume du cœur, à cette époque de la vie.

Dans la première enfance, l'orifice très légèrement rétréci et le ventricule gauche sont dans des proportions mieux établies; jusqu'à un certain point même, la capacité de la cavité ventriculaire, se réglant sur la quantité de sang reçue, reste plus tardivement peu volumineuse. Mais que pour une raison ou pour une autre (croissance rapide, ou, chez la femme par exemple, époque de la puberté) le cœur prenne rapidement un volume plus considérable, en rapport avec les nouvelles exigences vitales, un défaut d'équilibre survient, une disproportion progressive s'établit qui entraîne l'apparition des troubles fonctionnels et des signes physiques.

Quoi qu'il en soit, s'il est possible d'admettre, d'après le petit nombre de cas observés, l'origine congénitale du rétrécissement mitral pur, les observations les plus récentes permettent de faire remonter tout au moins son début anatomique à la première enfance.

Quant à l'époque de son existence clinique, la majorité des auteurs s'accordent à la placer vers l'âge de 14 ou 15 ans ; quelquefois, à en croire Duckworth, les premières manifestations sont plus tardives, et ne débutent que vers l'âge de 25 ans et même plus. Chez la femme, c'est vers l'époque du développement sexuel que se font sentir les premiers troubles. L'infirmité jusque-là latente se transforme en une affection du cœur sous l'influence d'une cause occasionnelle intercurrente ; l'état de miopragie cardiaque est dès lors constitué.

De la fréquence du rétrécissement mitral, et en particulier de sa fréquence chez la femme. — La fréquence absolue du rétrécissement mitral pur n'est pas très grande ; elle est assurément moindre qu'on ne le supposait à l'époque où tous les cas de sténose mitrale étaient mélangés sans aucune distinction. Telle est l'opinion de la majorité, telle est notamment l'opinion de Eichhorst, qui considère les rétrécissements purs, tricuspidien ou mitral, comme une lésion rare. Peut-être, il est vrai, cette rareté souvent apparente est-elle due à ce que la sténose passe inaperçue sous le masque de la chlorose, de l'hypertrophie de croissance ou de la tuberculose pulmonaire commençante.

Le rétrécissement mitral pur est plus fréquent chez la femme, comme notre maître Landouzy[1] l'a montré le premier. Cette fréquence devenue classique (Duroziez, Dreyfus-Brissac) semble appartenir (Dyce Duckworth) à toutes les altérations de l'orifice mitral. Cette prédominance s'observe surtout chez la femme jeune, chez qui la sténose mitrale existerait, d'après Mlle Marshall Hall, dans 95 pour 100 des cas. On la rencontre chez les jeunes filles pubères, où son existence rend compte de symptômes restés jusque-là inex-

1. Landouzy, *Conférences de clinique et de séméiologie de l'hôpital de la Charité.*

pliqués. Beaucoup plus rarement le rétrécissement mitral pur atteint le sexe masculin.

Les hypothèses émises dans le but d'expliquer cette prédominance ont été nombreuses.

On a invoqué la diminution d'alcalinité des humeurs, due aux accidents par ralentissement de la nutrition, auxquels la femme se trouve plus particulièrement exposée. Pour Landouzy, tout individu dont la nutrition est retardée présente une alcalinité moindre des humeurs. Cette tendance à la diminution de l'alcalinité qui produit chez l'un l'obésité, chez l'autre la lithiase, serait aussi susceptible de provoquer des lésions scléreuses. Or, chez la femme durant les divers incidents de sa vie génitale les humeurs sont alcalines. Ainsi, elle se trouve exposée à faire de la sclérose. Cette hypothèse ne nous explique pas, il est vrai, pourquoi il s'agit de sclérose valvulaire et pourquoi cette sclérose se localise sur la valvule mitrale.

Certains auteurs, Mlle Marshall entre autres, ont incriminé l'étroitesse congénitale de l'orifice mitral, admettant que cette coarctation physiologique était susceptible, à un moment donné, sous l'influence de causes quelconques, de devenir pathologique.

On a parlé enfin d'une intervention du système nerveux analogue à celle qui fut admise pour les lésions de l'artérite, de l'athérome.

Ce sont là des hypothèses dont la vraisemblance ne paraît jusqu'à présent nullement démontrée. Il est difficile même de leur accorder crédit, lorsqu'on voit par exemple le rétrécissement tricuspidien congénital ou acquis être plus fréquent chez la femme, sans qu'il soit possible d'invoquer pour l'orifice tricuspidien une étroitesse physiologique congénitale.

Quoi qu'il en soit, il semble possible d'interpréter d'une autre façon cette prédominance du rétrécissement mitral pur chez la femme.

Lorsqu'on consulte les observations qui ont trait à des femmes atteintes de sténose mitrale pure, l'on est frappé de la fréquence et même, devrait-on dire, de la constance de la chlorose, c'est-à-dire d'une maladie qui, comme le rétrécissement mitral pur, paraît être avant tout une maladie de l'évolution de la puberté.

Chez l'homme où le rétrécissement mitral pur peut exister, mais, à un degré de fréquence moindre, la chlorose se manifeste aussi, mais rarement. Bien souvent, il est vrai, l'organisme est loin d'être normal, et si la jeune fille est chlorotique, le garçon est lymphatique. Alors que chez la première la chlorose se prononce à mesure des exigences de l'évolution pubère, chez le jeune garçon, les manifestations lymphatiques suivent, durant la même période, la même progression. Chez tous deux peuvent exister les symptômes de l'hystérie qui constituent un lien commun. Ce rapprochement parfaitement justifié met en lumière ce fait depuis longtemps admis, des relations du lymphatisme et de la chlorose[1]. Il semble que ces deux *états morbides*, indices d'une modalité nutritive dont l'insuffisance se manifeste surtout, à l'époque où l'évolution de l'être est la plus active, soient subordonnés à cette évolution même, et proportionnés à son intensité. Il est à peine besoin d'insister à nouveau sur « les exigences de la vie génitale de la femme » pour comprendre jusqu'à quel point le développement est plus actif à l'époque de la puberté chez elle que chez l'homme.

Depuis longtemps M. Potain insiste, dans ses leçons cliniques, sur la coexistence de la chlorose et de la sténose mitrale pure chez le même sujet. Broadbent[2], Giordano[3], expriment un avis analogue.

Dans le rétrécissement mitral pur, dit Duroziez, dans cette lésion que rien ne peut changer contrairement aux lésions rhumatismales on croit avoir affaire à la chlorose, parfois même à de la tuberculose pulmonaire au début.

Landouzy[4] avait déjà signalé le développement du rétrécissement mitral pur sur le terrain chlorotique, et avait décrit un certain nombre de types cliniques établis surtout d'après l'état général de la malade, types chlorotique pseudo-tuberculeux, dyspeptique.

R. Bonet[5], exprimant les idées de son maître G. Sée, insiste sur la fréquence du rétrécissement mitral pur chez les jeunes filles chlorotiques. Giraudeau[6], enfin, dans un mémoire relativement récent, parle de la fréquence de l'hystérie chez les garçons lymphatiques. « Toujours malingres et chétifs, atteints de rétrécissement mitral,

1. Ces idées ont été déjà exposées par nous dans le mémoire présenté au concours des internes de 4e année, le 14 décembre 1893.
2. Broadbent, *American Journal of med. sciences* 1886.
3. Giordano, *Revista clinica é terapeutica*, déc. 1887.
4. Landouzy, *Conf. de séméiologie faites à l'hôpital de la Charité.*
5. R. Bonet, Th. de doctorat. Paris. de la chlorose cardiaque.
6. Giraudeau, *Arch. de médecine*, nov. 1890.

ils ont subi, dit-il, un arrêt dans leur développement, et cet arrêt, en rapport avec la lésion cardiaque, permet de penser que le système nerveux a été également influencé, traduisant par des troubles hystériques sa débilité acquise ».

Ainsi donc, cette coïncidence de la sténose mitrale et de la chlorose, aujourd'hui hors de tout conteste, est notée par de nombreux auteurs, qui s'appuient, avec juste raison, sur l'uniformité pour ainsi dire constante de la symptomatologie du rétrécissement mitral pur.

Cette symptomatologie est assez connue pour qu'il ne soit point nécessaire d'y insister. Il suffit de nous rappeler l'aspect général de ces jeunes filles au teint décoloré, à la respiration courte, facilement palpitantes, et qui, sujettes aux ménorrhagies, à la dysménorrhée, à l'aménorrhée, présentent souvent une irritabilité nerveuse spéciale (type chlorotique de Landouzy). Certaines d'entre elles sont atteintes de troubles dyspeptiques, souvent intenses (type dyspeptique), d'autres possèdent une sorte de prédisposition aux bronchites répétées, se manifestant parfois même par des hémoptysies (type dit pseudo-tuberculeux).

Les opinions diffèrent lorsqu'il s'agit d'expliquer les rapports de ces maladies, d'établir la filiation qui peut exister entre la lésion du cœur et cette chlorose ou ce lymphatisme. Est-ce un simple fait de coïncidence? Est-il possible de subordonner l'une à l'autre de ces affections? ou bien est-il plus vraisemblable de considérer le rétrécissement mitral pur et la chlorose comme les deux chaînons d'une même chaîne? Les avis sont actuellement partagés.

Pour Germain Sée il s'agit d'une chlorose cardiaque.

Pour Hardy, Magé, le rétrécissement mitral pur est à rapprocher des rétrécissements artériels des chlorotiques : le premier comme les seconds se rencontreraient, au même titre dans la chlorose, sans que ces auteurs puissent, il est vrai, expliquer le pourquoi de cette relation.

A notre avis, il faut remonter plus haut pour découvrir la filiation.

De même que l'on a trouvé dans l'étude clinique du rétrécissement mitral pur la preuve nette, précise de l'existence de la chlorose, du lymphatisme, de même peut-être sera-t-il possible de retrouver dans les antécédents personnels ou héréditaires des malades porteurs d'un rétrécissement mitral pur ou dans l'étude pathogénique du lymphatisme et de la chlorose, l'explication des rapports existant assurément entre ces deux ordres de lésions.

Or, ces antécédents sont des plus caractéristiques, et il suffit de s'en rapporter aux observations que nous publions à la fin de ce mémoire pour comprendre la valeur des renseignements qu'il nous donne. L'histoire de ces antécédents varie peu en effet. Toujours, ou presque toujours il s'agit de jeunes filles ou de jeunes garçons issus *de souche tuberculeuse*, qui ont conservé de leur enfance des traces persistantes de lymphatisme et qui, comme nous venons de le voir, durant une adolescence chétive, sont devenues chlorotiques, où sont restés en suspicion de tuberculose. Dans certains cas même l'hérédité est encore plus intéressante à étudier. Telle, entre autres, l'observation que nous a communiquée le professeur Potain, d'une femme tuberculeuse, donnant naissance à deux enfants dont l'un devient tuberculeux et dont l'autre, d'abord suspect de tuberculose, évolue vers un rétrécissement mitral pur aujourd'hui parfaitement constitué.

De là à établir les rapports de la tuberculose et du rétrécissement mitral pur, il n'y a qu'un pas qu'il nous paraît légitime de franchir. En présence de ces faits cliniques indiscutables, nous sommes en droit de nous demander si le rétrécissement mitral pur, si différent des autres cardiopathies, si caractéristique dans son évolution, n'emprunte justement ces caractères particuliers à la cause dont il relève; nous sommes en droit de nous demander si le rétrécissement mitral pur n'est pas une manifestation *directe*, ou plus ou moins indirecte de la tuberculose. Cette idée, soutenue accessoirement par le professeur Tripier et émise par le professeur Potain, est celle que nous croyons devoir défendre, avec certaines modifications. Certes, elle devait paraître osée même de nos jours où les rapports de la tuberculose et des affections du cœur longtemps passés sous silence ne sont pas encore admis sans conteste.

Les faits rapportés par le professeur Potain, ceux que nous avons pu recueillir personnellement, ou qui nous ont été obligeamment communiqués, les rapprochements que nous avons pu établir entre certaines observations citées dans plusieurs mémoires à titre de curiosité clinique, nous apportent une aide puissante susceptible de favoriser l'acceptation de cette idée.

III

PATHOGÉNIE

1° Des raisons qui ont empêché durant longtemps de faire rentrer la tuberculose dans l'étiologie des endocardites.

Antagonisme de diathèse de Rokitansky et ses élèves. — Réactions contre cet antagonisme qui n'est plus admis que pour les lésions mitrales.

2° Des raisons qui ont permis de considérer comme tuberculeuses des lésions n'ayant aucun caractère de spécificité. — Extension progressive du champ anatomique de la tuberculose.

Variété anatomique et diversité pathogénique du processus tuberculeux.

Étude du bacille tuberculeux et du tuberculome. — Évolution de ce tuberculome. — Importance de la sclérogenèse dans l'évolution de la lésion spécifique et en dehors de toute lésion spécifique.

Nécessité d'interpréter les faits de sclérose isolée ou généralisée par l'action de produits toxiques.

Rôle multiple de ces produits toxiques. — Leur action élective sur le tissu conjonctif — Étude du processus d'irritation à formation chronique. — Existence de ce processus dans la tuberculose chronique atténuée.

Transmission héréditaire de ce processus. — Modalités de cette hérédité; chlorose, scrofule; débilité congénitale (hypoplasie, aplasie angio-hématiques).

Influence de ces tuberculoses atténuées (héréditaires surtout ou acquises plus rarement) dans la détermination de la sténose mitrale pure et de certaines sténoses originelles.

Si la thèse que nous venons d'émettre peut paraître actuellement audacieuse, elle ne pouvait assurément pas être soutenue à l'époque déjà ancienne où l'étiologie et la pathogénie des maladies du cœur en général, et des endocardites, en particulier, étaient si obscures.

Depuis, la notion de cause, devenue plus précise alors même qu'elle semblait se compliquer, a permis d'attribuer à certaines d'entre ces maladies une individualité que la sémiologie et l'anatomie pathologique avaient été impuissantes à leur donner.

Pendant longtemps, il est à peine besoin de le rappeler, l'endocardite aiguë ainsi que l'endocardite chronique, étaient considérées comme l'apanage du rhumatisme. C'était sans doute là une pathogénie des plus simples, qui ne devait pas tarder à devenir insuffisante.

Les antagonismes surtout jouaient à la même époque un rôle des plus importants en pathologie, les antagonismes de diathèse notamment, et c'est en leur nom que durant longtemps on refusa à certaines causes l'influence, aujourd'hui reconnue, qu'elles étaient susceptibles d'avoir dans le développement des lésions valvulaires. Actuellement les connaissances bactériologiques ont nécessité l'agrandissement des cadres dans lesquels on prétendait renfermer l'étiologie. Elles ont montré que si le rhumatisme reste à bon droit, surtout dans ses formes graves, la cause majeure des cardio-valvulites comme nous l'avait montré Bouillaud, d'autres affections assez nombreuses déjà et dont le nombre augmente tous les jours, sont tout aussi capables de réveiller une inflammation aiguë ou chronique de l'endocarde, en dehors même du processus de l'endocardite ulcéreuse.

Dans cet ordre d'idées les maladies du poumon, quelle que fût leur nature, étaient considérées comme incapables de créer des lésions du côté de l'endocarde en dehors des altérations mécaniques ou des altérations du myocarde. La tuberculose notamment, même à titre de cause prédisposante, ne semblait pouvoir être invoquée. Bouillaud cependant avait signalé, à titre de curiosité pathologique, la coïncidence possible de certaines lésions du cœur et des affections aiguës de la plèvre et du poumon. Laënnec[1], envisageant les rapports réciproques des affections cardiaques et pulmonaires du cœur et des poumons, écrivait :

« Les maladies du poumon, qui produisent la dyspnée et *durent longtemps*, s'accompagnent souvent de lésions du cœur. C'est ainsi que la phtisie pulmonaire, l'emphysème produisent des maladies du cœur. »

Et plus loin : « Les maladies de cœur, d'autre part, sont une des causes les plus fréquentes de l'œdème, de l'hémoptysie, de l'apoplexie pulmonaire; mais lorsqu'elles coïncident avec la pleurésie chronique, la *pthisie* et en général avec une maladie chronique du poumon, si l'on étudie avec soin l'histoire du malade, on trouvera presque toujours que la maladie du cœur est consécutive. »

Bouillaud et Laënnec tenaient donc compte de la solidarité

1. Laënnec, *Traité de l'auscultation médiate et des maladies du cœur et des poumons.*

physiologique du cœur et des poumons, solidarité résultant de leur disposition anatomique; mais Laënnec, reconnaissant, de plus, l'influence possible de la phtisie pulmonaire dans le développement des affections du cœur, donnait à cette étiologie une signification plus étendue. Et le fait mérite d'être retenu lorsque l'on voit plus tard Louis, Grisolle[1] dénier toute influence à la tuberculose dans la genèse des cardiopathies.

Il suffit de nous reporter, du reste, aux idées qui avaient cours à cette époque, idées résumées par Rokitansky dans la loi de l'antagonisme absolu des affections du cœur et de la tuberculose pulmonaire. Pendant longtemps cet antagonisme est admis à peu près sans conteste. Développé par les élèves du maître qui le commentent en lui attribuant une influence plus absolue encore, il acquiert aux yeux de tous force de loi. Les auteurs classiques ne pouvaient donc songer à faire rentrer la tuberculose dans l'étiologie des endocardites. Seuls, un certain nombre de travaux décrivaient à côté du petit cœur de la cachexie phtisiogène, les troubles fonctionnels cardiaques des tuberculeux pulmonaires.

Pidoux[2] subordonne cet antagonisme à l'origine arthritique des maladies du cœur. Raynaud[3] passe sous silence la tuberculose, au chapitre de l'étiologie générale des Endocardites. Pour lui comme pour Pidoux, l'antagonisme des affections du cœur et de la tuberculose peut être ramené à l'antagonisme de la tuberculose et du rhumatisme; c'est un antagonisme de diathèse. « Les maladies du « cœur, dit-il, sont le produit d'une diathèse qui, dans l'immense « majorité des cas, est la diathèse rhumatismale. Cette question « rentre entièrement dans celle de l'antagonisme supposé entre le « rhumatisme et la scrofule ou la tuberculose. » Le rétrécissement mitral de par ses origines rhumatismales se trouvait donc soumis à la loi de Rokitansky.

Les raisons sur lesquelles on s'efforçait d'établir cet antagonisme étaient, à vrai dire, des plus hypothétiques, et aujourd'hui encore les essais tentés dans ce but ne sont pas absolument satisfaisants.

M. Clarac[4], dans une thèse récente où l'auteur rappelle toutes les opinions émises à ce sujet, cherche à résoudre le problème par

1. Louis, Grisolle, *Archives de médecine*, 1854.
2. Pidoux, *Études générales et pratiques sur la phtisie*, 1873.
3. Raynaud, Art. cœur, du dictionnaire de Jaccoud.
4. Clarac, Thèse doctorat. Paris, 1893.

des notions de chimie biologique malheureusement incertaines. Cet auteur oppose la diathèse acide des rhumatisants à la diathèse alcaline des tuberculeux. Or, d'une part, les arguments cliniques qu'il invoque ne nous paraissent pas des plus probants, lorsqu'il s'agit de la négation d'une tuberculose qui affecte souvent dans ces cas, une allure si torpide; ils sont, en second lieu, trop peu nombreux. D'autre part, l'auteur nous paraît pécher par excès de généralisation, lorsqu'il admet l'origine rhumatismale de toutes les maladies du cœur et s'appuie sur ce fait pour légitimer l'antagonisme de Rokitansky.

A supposer même que le fait soit vrai pour les cardiopathies rhumatismales, il ne peut s'appliquer dans les mêmes conditions aux autres valvulites infectieuses ou tuberculeuses.

Notre collègue et ami Drouin[1] dans ses intéressantes études hèmo-alcalinimétriques a montré que la réaction alcaline du milieu sanguin ne variait que dans de très faibles proportions chez les tuberculeux, et ne se modifiait, dans le sens d'une diminution sensible, qu'à la période de cachexie, et au même titre que dans toutes les cachexies, période à laquelle les cardiaques tuberculeux arrivent rarement, comme nous le verrons plus loin. Il ne s'agit donc pas ici de diathèse alcaline.

Lyonnet[2] a montré enfin que chez les tuberculeux, la densité du sang variait autour de la normale et descendait à peine à 1050 ou 1054.

L'antagonisme absolu de Rokitansky ne devait pas, du reste, tarder à être battu en brèche. Des observations d'abord isolées, puis bientôt plus nombreuses, relatent comme un fait exceptionnel la coïncidence de la tuberculose pulmonaire et d'une affection du cœur. Des mémoires, des thèses paraissent, qui toutes arrivent, sinon à détruire la formule de Rokitansky, du moins à atténuer sa signification par trop absolue.

C'est ainsi, par exemple, que dès 1864, Traube[3] constatant l'association de l'insuffisance aortique et de la tuberculose pulmonaire, limite l'antagonisme dyscrasique de Rokitansky aux lésions mitrales. Martineau[4] s'appuyant sur une série de faits personnels ou

1. Drouin, Thèse doctorat. Paris, 1893.
2. Lyonnet, Th. Lyon, doctorat, 1893.
3. Traube, *Deutsche Klinik*, 1864.
4. Martineau, Th. agrégation, 1864.

empruntés à la statistique de Gunsburg, trouve dans 53 observations de phtisie, 25 fois une lésion de la mitrale, et nie tout antagonisme.

Frommolt cite 25 faits de tuberculose pulmonaire, sur 277 observations d'affections cardiaques, reconnaissant toutefois que les affections aortiques, plus souvent que les affections mitrales, se compliquent de tuberculose.

Vers la même époque à peu près, Coulbeaux[1] se basant sur les observations, il est vrai incomplètes, de Frommolt, admet que l'on peut trouver, chez les individus atteints de lésions du cœur gauche, les divers degrés d'évolution de la phtisie.

Percy Kidd[2], sur une statistique de 500 cas de tuberculose, signale 27 cas de phtisie confirmée avec signes d'endocardite, 5 cas d'anévrysme aortique, 9 cas d'affections organiques du cœur, associées à la tuberculose fibreuse ou caséeuse. Peter, dans une série de mémoires, montre que l'antagonisme de Rokitansky n'est qu'un antagonisme pathogénique.

Lepine, Ruehle et avant eux Niemeyer soutiennent l'opinion de Traube. Toutes ces observations, bien que recueillies à un point de vue plus général que le nôtre, ont une certaine importance. Elles montrent qu'on ne saurait établir un antagonisme absolu entre la tuberculose et les affections du cœur, elles dévoilent l'existence de lésions orificielles chez les tuberculeux. Si la phtisie est rare, elle peut exister; elle existe plus souvent même qu'on ne le supposait, réserve faite des souffles anorganiques qui peuvent en imposer pour une affection du cœur, réserve faite de la longue hospitalisation qui devient quelquefois pour les cardiaques une cause de tuberculisation et explique peut-être l'opinion de Germain Sée admettant que 5 pour 100 des cardiaques se tuberculisent.

Nous voyons donc par cette énumération que tandis que Frommolt, Martineau, Coulbeaux nient l'existence d'un antagonisme quelconque, Percy-Kidd, Peter l'admettent tout en le corrigeant dans une certaine mesure; Traube, Niemeyer, Lepine et Ruelhe le limitent aux affections mitrales; H. Fagge[3], enfin, le limite plus encore et

1. Coulbeaux, *Rapports des affections du cœur gauche avec la tuberculose pulmonaire* Th. doctorat, 1879.
2. P. Kidd, *Comptes rendus de l'hôpital.* St-Barthélemy, Londres.
3. Hilton Fagge, *Statistique de Guys'hospital.*

s'appuyant sur une statistique du « Guys'hospital », n'applique la loi de Rokitansky qu'au seul rétrécissement mitral.

Nous sommes loin, comme on le voit par cette dernière opinion, de l'hypothèse que nous soutenions, des rapports intimes du rétrécissement mitral pur avec la tuberculose. Aussi nous faut-il dès à présent, avant d'établir comment il devient possible d'interpréter la loi de l'antagonisme, étudier de plus près les rapports pathogéniques de la tuberculose et du rétrécisement mitral pur.

Cette étude est assurément complexe, elle nous est rendue toutefois plus facile par l'état actuel de nos connaissances sur la nature du processus tuberculeux. L'étude du poison tuberculeux, l'importance plus grande donnée au terrain sur lequel évolue le bacille, le rôle de l'hérédité tuberculeuse et le polymorphisme de cette hérédité nous ont permis d'augmenter le cadre des lésions tuberculeuses, et de rattacher à la tuberculose un certain nombre d'altérations ne présentant aucun caractère de spécificité anatomique.

Le bacille tuberculeux crée la tuberculose là où il se localise. Ce tuberculome n'offre pas toujours l'aspect classique, mais sous toutes ses formes il est rare de le rencontrer dans l'endocarde. Il peut se généraliser, et cette généralisation qui constitue comme une sorte de septicémie suraiguë est due à l'irruption du bacille dans le sang par pénétration directe dans les veines (Weigert), indirecte, par l'altération progressive des grandes voies lymphatiques (Ponfick). Dans ces conditions nouvelles, il paraît rarement se localiser sur l'endocarde, comme en témoigne le petit nombre des observations d'endocardite spécifique chez les tuberculeux. Il semble que l'endocarde, peu vasculaire, soit susceptible de réagir contre cette infection suraiguë au même titre et plus encore que la membrane interne des vaisseaux.

Localisé, le bacille produit, avons-nous dit, le tuberculome; selon sa virulence, ce tuberculome, sorte de nodule fibro-caséeux, évolue vers la caséification ou la fibrose. Certaines lésions, fibreuses dès l'origine et d'une façon presque exclusive, semblent dues à un bacille tuberculeux très atténué; d'autres, évoluant sur des organismes séniles, tendent de ce fait et plus rapidement encore à la sclérose. *Graine* et *Terrain* concourent donc tous deux à la détermination de ce processus fibreux. Il y a plus : à côté de cette néoplasie conjonctive, sorte de réaction défensive des tissus contre le bacille, il peut y avoir diffusion de la sclérose dans le voisinage du bacille, et prédominance considérable de cettes clérose sur la lésion spécifique; il peut y avoir sclérose à distance, loin du bacille; il peut y avoir fibromatose, c'est-à-dire sclérose généralisée.

La présence du bacille ne suffit donc plus à expliquer toutes les lésions rencontrées chez les tuberculeux et il faut sans doute admettre l'existence d'un poison tuberculeux, agissant sur la nutrition des tissus, et cela d'une façon d'autant plus intense que le bacille sera ou plus abondant ou plus virulent.

Ces poisons existent, puisqu'on a pu les retrouver dans les crachats, les viscères et même les exsudats des phtisiques (Bonardi, Kostjurine et Krainsky, Debove et Rémond).

Leur action essentiellement variable selon la dose s'affirme tant par des troubles fonctionnels que par des lésions anatomiques, et c'est ainsi qu'à côté des effets hyperthermisants et vasculaires (Bouchard, vaso-dilatation entraînant l'hyperthémie et la diapédèse), on a pu noter l'action phlogogène nécrosante, sclérosante et cachectisante (Maffucci, Straus et Gamaleia, Geissler, Wissmann).

De cette étude du poison plus longuement développée par nous dans un autre travail découle le fait extrêmement intéressant, de l'action pour ainsi dire élective du poison tuberculeux sur les éléments conjonctifs.

Ce que nous savons dès à présent du processus tuberculeux pur, aigu ou chronique, en dehors de l'infection secondaire si fréquemment réalisée dans la tuberculose ulcéreuse ou cavitaire, nous permet de comprendre la variabilité extrême de ses effets.

A ne retenir que la sclérose qui se rencontrera surtout dans la tuberculose chronique, nous voyons qu'elle s'explique par un processus d'intoxication produit dans l'organisme par un poison qui, dans le cas présent, ne s'échappe que lentement d'un corps bacillaire à enveloppe peu perméable et résistante.

Sous l'influence de cette irritation lente, chronique, le tissu conjonctif qui constitue la texture anatomique de l'endocarde, au lieu de revenir à l'état embryonnaire comme il le fait dans l'endocardite aiguë, ou bien de subir la dégénérescence de ces mêmes éléments embryonnaires, comme dans l'endocardite ulcéreuse, s'organise lentement et se transforme progressivement en sa forme adulte, le tissu fibreux.

Or, ces phénomènes d'irritation chronique se manifesteront surtout dans les tissus qui, peu nourris, réagissent peu et seulement à la longue sous l'influence de causes souvent renouvelées. Ils se manifesteront surtout sur la paroi vasculaire, sur l'endocarde où se trouvent réunies, d'une part, des conditions de frottement répétées (valvules), d'autre part, l'intoxication par un poison circulant dans le milieu sanguin ou par l'existence d'éléments anatomiques adultérés par ce poison.

Le tissu conjonctif de l'endocarde s'organise en un mot, et cette incitation formative qui dans l'évolution de l'être normal reste physiologique, s'exagère sous l'influence d'un état morbide chronique et se produit avant terme. C'est de la sénilité précoce localisée.

Dans l'endocarde normal, nous trouvons le tissu fibreux surtout abondant là où les pressions se font le plus sentir, face auriculaire des valvules auriculo-ventriculaires, face ventriculaire des valvules artérielles. C'est dans les mêmes points que débutera la sclérose.

Cette fibrose entraînera au niveau de l'endocarde des modifications variables, dont le premier signe sera l'épaississement; le second la tendance au raccourcissement, le troisième l'adhérence qui débutant par les bords les moins mobiles, pourra s'étendre plus ou moins loin et substituer ainsi à la simple altération de la paroi valvulaire la lésion orificielle. Nous avons cité dans un autre mémoire des exemples de ces soudures incomplètes, constituant comme une phase de transition entre le rétrécissement complet et la sclérose simple de la valvule.

Nous croyons qu'il est possible d'aller plus loin encore et d'admettre que ce processus fibromateux résultant de l'intoxication phtisiogène, pourra s'affirmer chez les héréditaires des tuberculeux et se manifester par une tendance évolutive semblable. La scrofule et la chlorose, formes héréditaires de la tuberculose, en sont des exemples.

Chez les scrofuleux ou chez les chlorotiques, la modalité nutritive et évolutive est devenue morbide; il semble que, sous l'influence d'un processus dévié, la réaction des tissus affecte un mode chronique qui aboutit d'une façon précoce à une organisation adulte. Les faits bien connus d'atrophie ou de sténose congénitales, de scléroses ou de sténoses rapidement acquises, constatées chez ces malades, en sont des exemples frappants.

Dès lors la sclérose valvulaire simple ou compliquée de sténose orificielle trouverait facilement son interprétation, l'observation prouvant que ces lésions de l'endocarde correspondent plus particulièrement à l'une des variétés de tuberculose suivantes :

1° Tuberculose chronique à évolution lente.

2° Tuberculose atténuée héréditaire sous ses diverses formes.

Nous en avons assez dit, croyons-nous, pour avoir nettement établi que chacune de ces formes se rencontre chez les malades porteurs d'un rétrécissement mitral pur. Il nous reste à prouver que la chlorose ou la scrofule sont bien des modalités héréditaires de la tuberculose.

La tuberculose peut se traduire chez les descendants sous divers états et affecter différents types.

1° Le type scrofuleux, qui paraît le type le plus atténué de la tuberculose héréditaire;

2° Le type chlorotique;

3° Le type congénital comprenant surtout les vices de conformation ou les arrêts de développement.

Il s'agit là de l'hérédité de terrain plus fréquemment que de l'hérédité de graine se manifestant sous des formes atténuées, latentes même, comme l'a montré Schreiber en prouvant par des injections de tuberculine que les enfants issus de parents tuberculeux sont atteints de tuberculose ganglionnaire même à une époque où leur santé générale ne paraît rien laisser à désirer.

Les enfants de race tuberculeuse traduisent donc leur ascendance soit par la scrofule, soit par la chlorose, soit par des anomalies de développement. Il est à remarquer de plus que parmi ces derniers, les faits d'aplasie ou d'hypoplasie angio-hématique (Combal, Moriez, Hayem, Gilbert) se rattachent aux deux variétés précédentes par des liens étroits.

Les observations de Virchow, Beneke, Brehme, montrent la fréquence des lésions cardio-artérielles chez les scrofuleux et les chloro-anémiques tuberculeux. Il semble même que le scrofuleux et le chlorotique évoluent indifféremment vers la tuberculose ou l'hypoplasie et l'aplasie. Sans insister sur la modalité nutritive de la scrofule qui, selon l'expression de Villemin, constitue un *état* et non une maladie, il est bon de rapprocher des faits de suractivité formative d'origine pathologique énoncés plus haut, l'existence chez les scrofuleux d'une irritabilité spéciale des éléments lymphatico-conjonctifs chargés de présider à l'édification des tissus par un processus qui rappelle souvent le processus inflammatoire.

Sur ce terrain évoluera un bacille qui créera une tuberculose locale dont la virulence, d'après Arloing, est très atténuée, où donnera naissance à cette phtisie scrofuleuse, silencieuse, lente et presque toujours apyrétique. La tuberculose reste cantonnée dans le système lymphatique, lieu de propagation et de destruction des microbes (Pawlowsky, Metschnikoff).

Nous connaissons aujourd'hui, d'après les faits de Pizzini, Loomis, Babes, Engelbach, la fréquence des tuberculoses latentes ganglionnaires chez l'enfant.

La chlorose de son côté est une marque de dégénérescence héréditaire constituant une forme atténuée de tuberculose (Trousseau).

La chlorose congénitale, comme le dit le professeur Potain, masque souvent la tuberculose héréditaire; chlorose et tuberculose sont fréquentes dans la même famille. Cette chlorose plus fréquente chez la femme où elle peut se manifester seulement à l'époque de la puberté, est souvent précédée d'accidents scrofuleux (Combal[1], Moriez, Delaborde[2], Jolly[3]).

Cette chlorose vraie n'est pas, d'ailleurs, la seule dont il faille tenir compte; à côté d'elle existe, aussi fréquente, cette chloro-anémie tuberculeuse, dont la parenté est des plus étroites, et dont l'évolution s'accomplira quelquefois sans lésions tuberculeuses (Ahswell 1838).

Dans les deux formes, plus souvent dans la seconde, on rencontre ces arrêts de développement portant surtout sur le système cardio-vasculaire (aplasie ou hypoplasie). Pour Lund, Virchow, Rokitansky, Fleischmann, Lancereaux, les malformations artérielles constituent la cause déterminante de la chlorose, elles représentent pour Combal et Moriez le fond de la diathèse scrofulo-tuberculeuse. Virchow, Rokitansky, Beneke placent pour ainsi dire la raison de la transmission héréditaire de la tuberculose dans l'angustie générale du système artériel.

Tous ces faits nous ont paru mériter d'être cités ici, en ce qu'ils montrent nettement l'étroitesse des lésions qui unissent la chlorose ou la scrofule à la tuberculose.

1. Combal, cité par Moriez, thèse de concours, Paris, 1880.
2. Delaborde, Th. doctorat, Paris, 1885.
3. Jolly, Th. doctorat, Paris, 1890.

Le rapprochement de ces lésions congénitales si diverses relevant de la tuberculose héréditaire de celles si variées que nous avons rattachées à l'évolution de la tuberculose acquise est fertile en conséquences pathogéniques.

Dans les deux cas ce qu'il importe de mettre en relief, c'est la forme atténuée de la tuberculose éminemment propre à réaliser par les modifications lentes qu'elle imprime à la nutrition, les transformations scléreuses que nous avons décrites aussi bien que les sténoses orificielles. Or ce sont précisément ces formes atténuées, héréditaires ou acquises, que nous trouvons à signaler dans les observations que nous avons pu recueillir.

Les malades atteints de rétrécissement mitral pur sont souvent, dit Tripier, des cardiaques dont les antécédents héréditaires ou personnels sont tuberculeux, sans qu'il soit possible de trouver à l'origine du rhumatisme, une pneumonie ou une fièvre quelconque. Ce sont, dit Potain, des enfants de souche tuberculeuse, chez qui la tuberculose se dessinant semble grandir jusqu'au moment où on découvre une lésion cardiaque qui domine bientôt toute la scène. Et il ne s'agit pas seulement de tuberculose pulmonaire lente mais comme l'a bien vu Tripier on peut rencontrer aussi bien des lésions de tuberculose ganglionnaire osseuse ou cutanée. Les quelques exemples que nous citons à la fin de ce mémoire en font foi.

Ces faits d'observation suffiront peut-être, en l'absence de toute pathogénie, à maintenir la filiation que nous avons établie entre le rétrécissement mitral pur et la tuberculose sous toutes ses formes. Nous croyons avoir, d'autre part, démontré que la nature de cette lésion valvulaire, étroitement liée au terrain sur lequel elle évolue, est la conséquence d'une inflammation chronique d'emblée due à l'intoxication tuberculeuse. Nous disons intoxication et non infection tuberculeuse, car dans les examens qu'a pu faire Letulle, dans ceux que nous avons faits nous-mêmes, la recherche du bacille ou d'une lésion spécifique quelconque a toujours été infructueuse.

Si à la rigueur la transformation fibreuse est susceptible d'expliquer dans une certaine mesure ces résultats négatifs, les lésions anatomiques du rétrécissement mitral pur étant très rarement constatées dans leur début, la nature même de ces lésions si exactement en rapport avec les processus sclérogènes chroniques d'emblée, plaide plutôt en faveur de l'intoxication.

L'examen des valvules altérées présente toujours le même aspect.

C'est d'une façon constante du tissu fibroïde plus ou moins abondant, surtout aux bords de la valvule et dans lequel se dessinent parfois des néo-vaisseaux, en général peu nombreux.

Si nous croyons donc devoir nettement distinguer le rétrécissement mitral pur, des observations encore peu nombreuses d'endocardite tuberculeuse, où le bacille a pu être trouvé, nous avons par contre tendance à réunir sous une même influence pathogénique les faits d'hypoplasie angio-hématique, de sténose mitrale pure et de certains rétrécissements dits congénitaux.

Si nous admettions même que l'intoxication ne soit pas directement la cause de ces lésions, il faudrait invoquer tout au moins ses conséquences, c'est-à-dire les troubles de nutrition si intenses qu'elle détermine et assez persistants pour pouvoir se transmettre par hérédité. La tuberculose n'est plus dès lors la cause directe de la lésion, mais la raison de son existence.

Cet essai de pathogénie générale que nous voulons seulement esquisser en nous proposant de lui accorder plus tard le développement qu'il mérite, a été tenté par Hardy et par Magé, qui dans une thèse très intéressante, rapproche le rétrécissement mitral pur du rétrécissement aortique des chlorotiques.

Pour appuyer cette hypothèse, nous n'aurions qu'à citer les observations puisées un peu partout de ces altérations orificielles, qui toutes ont une étiologie obscure, un début précoce, une évolution spéciale.

L'histoire du rétrécissement tricuspidien si bien tracée dans la thèse de Leudet, rend ce rapprochement des plus vraisemblables.

Comme le rétrécissement mitral pur le rétrécissement tricuspidien pur est plus fréquent chez la femme (86 sur 108), mais plus souvent que le premier il est congénital. Les raisons de cette congénitalité se retrouvent dans le rôle du cœur droit dans la circulation fœtale. La statistique de Rauchfuss, donnant, sur 500 endocardites fœtales, 192 faits d'endocardite du cœur droit pour 15 faits d'endocardite du cœur gauche, est la confirmation pathologique de ce rôle physiologique.

Les conditions étiologiques qui préludent à son développement sont des plus obscures, aussi obscures que celles qui étaient invoquées pour le rétrécissement mitral pur. Le rhumatisme n'y paraît toutefois nullement prédominant, il est seulement admis pour un tiers des rétrécissements. Les maladies infectieuses, la chorée y semblent peu fréquentes. La phtisie, il est vrai, y paraît aussi rare, mais lorsqu'on consulte la thèse de Leudet, on voit que les malades porteurs de rétrécissement tricuspidien sont fréquemment amenorrhéiques, strumeuses, qu'elles ont présenté dès leur enfance des marques de lymphatisme, kératites, blépharites chroniques, adénopathies et même déviations rachidiennes.

Le processus anatomique est identique. Enfin, pour compléter le rapprochement, Chauffart montre que le rétrécissement tricuspidien précède ou suit le rétrécissement mitral auquel il est souvent associé.

Leudet rapporte quelques observations que nous croyons devoir citer, qui montrent l'existence du rétrécissement tricuspidien chez des personnes ayant succombé à la tuberculose et que prouvent la fréquente association du rétrécissement mitral et tricuspidien chez des tuberculeux :

Observation de van Kempen[1] d'une jeune fille âgée de 5 ans, ayant présenté de la cyanose, morte de méningite après suppuration de l'oreille gauche, chez laquelle l'orifice auriculo-ventriculaire droit était presque complètement oblitéré par un diaphragme membraneux.

Observation d'une femme de 55 ans, manifestement strumeuse, n'ayant jamais eu de rhumatisme dans ses antécédents, qui entre autres symptômes avait de la dyspnée d'effort et dont la nécropsie démontra l'existence d'un rétrécissement mitral très accentué et d'un rétrécissement tricuspidien moins prononcé.

Observation d'une femme ayant eu un rétrécissement mitral et tricuspidien, après avoir eu de la toux fréquente, de l'expectoration nummulaire, des doigts en massue.

Observation de Goodhart[2]. Coexistence d'un rétrécissement mitral et tricuspidien chez une femme morte de tuberculose cérébrale et méningée.

Observation d'une femme âgée de 56 ans, qui depuis l'âge de 15 ans avait des hémoptysies et une déviation rachitique antéro-postérieure, chez laquelle on trouva à l'autopsie un rétrécissement auriculo-ventriculaire.

Sans doute ces observations sont encore rares, mais nous avons la ferme conviction que des investigations poursuivies dans ce sens les feront se multiplier.

Il en est de même de certaines formes de rétrécissement congénital de l'orifice de l'artère pulmonaire, où la tuberculose est notée

1. *Gaz. médicale de Paris*, 1861.
2. GOODHART, *British med.*, 1891.

si fréquemment. Cette tuberculose paraît considérée aujourd'hui comme se développant secondairement à la lésion cardiaque. A vrai dire, il n'en est pas toujours ainsi.

Carrière[1] cite des observations puisées dans différents mémoires, ou recueillies par lui, dans lesquelles la tuberculose arrivée à un degré assez avancé semblait aussi ancienne que la lésion cardiaque. Il rapporte notamment l'observation citée par Petit d'un enfant absolument normal dans sa première enfance au point de vue cardiaque qui contracte une bronchite à l'âge de 18 ans, a depuis de l'essoufflement et meurt beaucoup plus tard présentant un rétrécissement de l'artère pulmonaire et des lésions tuberculeuses avancées.

Nous trouvons encore, toujours dans le même ordre d'idées, l'observation d'Eléon. D., âgée de 15 ans, atteinte de tuberculose héréditaire, ayant eu de la cyanose, une pleurésie et un rétrécissement pulmonaire, chez laquelle on trouva quelques tubercules au sommet du poumon; d'autres observations enfin, où la tuberculose héréditaire a paru nettement créer chez l'enfant un rétrécissement de l'artère pulmonaire avec cyanose.

Nous avons enfin signalé les rapports étroits, qui de l'avis de nombreux auteurs, unissent le rétrécissement aortique à la chloro-anémie; quelquefois, plus rarement il est vrai, on trouve ici encore des lésions tuberculeuses. C'est à titre de curiosité pathologique que nous rapportons l'observation de Roger, de l'existence d'une tumeur blanche chez un enfant dont les valvules aortiques réduites à deux, étaient soudées par leur bord.

Nous voyons par cette énumération que les affinités ne sont pas aussi invraisemblables qu'elles pouvaient le paraître. Certes, le petit nombre de faits que nous avons pu citer n'a pas la prétention d'établir irréfutablement l'hypothèse que nous croyons plausible, mais nous sommes persuadé dès maintenant qu'on en trouverait plus, en cherchant mieux. Et c'est ainsi que les sténoses orificielles pures, stigmates d'un travail lent, régulier résultant d'un processus chronique d'emblée, réunies sous une étiquette commune devraient être opposées aux insuffisances dont le développement est, au contraire, le résultat des transformations successives de produits déterminés par un processus aigu.

1. Carrière, Thèse doctorat. Paris 1882.

Cette conclusion nous paraît découler tout naturellement de l'étude que nous venons de faire des rapports de la tuberculose et des affections du cœur, de l'étude du processus intime de la tuberculose chronique.

Actuellement, dans l'ardeur de la réaction qui se fait contre les idées de Rokitansky, un certain nombre d'auteurs vont encore plus loin et citent les uns à titre de coïncidence, les autres en leur attribuant un rapport de causalité, des faits d'associations de lésions tuberculeuses et de valvulites d'une autre espèce que le rétrécissement mitral pur. C'est ainsi que toutes ou presque toutes les lésions valvulaires ont pu être signalées à la suite de la tuberculose. Dès lors, la proportion des lésions orificielles variera dans des limites assez grandes, selon qu'on fera rentrer dans la statistique toutes les lésions orificielles constatées chez les tuberculeux ou qu'on se bornera avec Potain à ne considérer comme tuberculeux que le rétrécissement mitral pur, ou, selon nous, les autres variétés de sténose pure.

Traube, comme nous l'avons déjà vu, Frommolt signalent la fréquence des lésions aortiques, insistant d'autre part sur la rareté des lésions mitrales. P. Kidd, dans une énumération un peu trop brève de détails cliniques, constate l'existence de lésions complexes; Tripier et Caenens mentionnent de même l'existence chez les tuberculeux d'altérations orificielles multiples.

La statistique récente de Fenwick paraît surtout instructive. Sur 1560 cas de coexistence de tuberculose et de lésions cardiaques, existaient 30 cas d'endocardites anciennes. Sur ces 30 faits, 13 fois la valvule mitrale était atteinte; 9 fois il en était résulté de l'insuffisance, 4 fois du rétrécissement; dans 4 cas l'orifice aortique était rétréci; dans 5 cas il s'agissait de lésions complexes. 2 fois enfin l'auteur avait pu trouver un rétrécissement auriculo-ventriculaire double, et 1 fois, un rétrécissement tricuspidien.

Que ces lésions aient pu être notées, cela n'est pas douteux, mais il importe, pour accorder à ces faits la valeur de ceux que nous avons cités en faveur de l'origine tuberculeuse du rétrécissement mitral pur, de pouvoir subordonner les lésions cardiaques à la tuberculose. A vrai dire, la lecture de ces observations, alors même qu'elles ne manquent pas de renseignements cliniques, ne permet pas de les considérer autrement que comme des faits de coexistence de tuberculose et de lésions du cœur.

Il s'agit en effet, le plus souvent, d'individus âgés chez qui les antécédents pathologiques variés légitimaient suffisamment l'existence d'une lésion cardiaque, suivie ultérieurement de l'apparition d'une tuberculose pulmonaire. La lecture des observations de Frommolt est particulièrement instructive en ce qu'elle nous permet d'opposer justement aux faits de lésions diverses et complexes du cœur, survenant chez des individus âgés de 40 à 50 ans, possédant des antécédents étiologiques chargés, devenus tardivement tuberculeux, les faits de rétrécissement mitral pur se développant chez des tuberculeux chroniques dont l'âge varie entre 20 et 30 ans.

Quant aux faits rapportés par Tripier et Caenens d'endocardites végétantes rencontrées surtout dans la tuberculose aiguë ou à la fin de la tuberculose chronique, nous montrons dans un autre travail[1], qu'il s'agit le plus souvent d'endocardites dues à des infections secondaires. L'examen anatomique ou bactériologique permet d'en reconnaître la nature en montrant l'absence de tout bacille tuberculeux, aussi bien que de tout caractère anatomique spécifique.

Il nous sera permis d'autre part de placer en regard de ces différentes statistiques, les résultats que nous avons obtenus en dépouillant consciencieusement les documents cliniques mis avec tant d'obligeance à notre disposition par le professeur Potain.

Les recherches ont porté sur plus de 1000 cas de tuberculose pulmonaire et sur 381 cas de lésions cardiaques diverses.

Dans les observations de tuberculose pulmonaire suivies ou non d'autopsie, il nous a été impossible de trouver signalés ni cliniquement, ni anatomiquement, un seul fait de lésion cardiaque.

Quant aux 381 cas de lésions cardiaques diverses, ils se répartissent ainsi :

89 observations de lésions mitrales doubles, sans coexistence de tuberculose.

82 observations d'insuffisance mitrale sans tuberculose.

77 observations de lésion complexe (aortique et mitrale) comprenant 2 faits de tuberculose pulmonaire survenus tardivement et bien après l'apparition des lésions orificielles secondaires du reste au rhumatisme :

75 observations d'insuffisance et de rétrécissement aortiques,

1. *Loco citato.*

avec un seul fait de tuberculose pulmonaire développée tardivement.

23 observations d'anévrysme et de dilatation aortique sans aucun fait de tuberculose.

Ces résultats ont leur signification si l'on a soin de les rapprocher de ceux ayant trait au rétrécissement mitral pur, rapportés par Tripier, Potain, Frommolt, P. Kidd, ou recueillis par nous.

Ces dernières observations sont de deux sortes. Les unes complètes au point de vue clinique et suivies de l'autopsie, ont une valeur absolue. Les autres, incomplètes au point de vue clinique et ne donnant que la relation nécropsique, ne nous permettent pas de juger, si en l'absence de toute lésion de tuberculose pulmonaire, les individus trouvés porteurs à l'autopsie d'un rétrécissement mitral pur, n'ont pas présenté dans leurs antécédents pathologiques, de la scrofule ou de la chlorose. Les dernières enfin, privées de constatations anatomiques, peuvent s'appuyer sur l'examen bactériologique, ou sur un ensemble symptomatique suffisant pour entraîner le diagnostic.

Sur 35 autopsies de rétrécissement mitral pur, le professeur Potain trouva 12 fois la tuberculose, soit une proportion de 35 pour 100. Cette proportion se trouve, d'après nos observations, notablement augmentée. Elle est surtout grande si l'on tient compte de toutes les observations cliniques[1], que nous avons pu recueillir.

Il nous reste maintenant, avant d'établir l'influence réciproque de la tuberculose et du rétrécissement mitral pur, avant de discuter l'antagonisme d'évolution qui paraît réellement exister contre ces deux lésions, à traiter des caractères différentiels qui nous permettront d'établir le diagnostic de coexistence.

1. De l'avis du professeur Potain, de l'avis de maîtres que nous avons pu interroger il nous eût été facile en effet d'enrichir la liste des documents que nous résumons à la fin de ce mémoire.

IV

ÉLÉMENTS DE SYMPTOMATOLOGIE ET DE DIAGNOSTIC

Erreurs qui peuvent être commises dans le diagnostic du rétrécissement mitral pur, de la tuberculose au début et surtout de la coexistence de ces deux affections.
Importance des commémoratifs, de la connaissance des antécédents héréditaires ou personnels des malades, de la nature du terrain.
Pour le diagnostic de la tuberculose au début, tenir compte du schème de Grancher. — Établir son antériorité d'après l'interrogatoire. — Pour le diagnostic du rétrécissement mitral pur; erreurs d'interprétation possibles dues à l'existence de bruits physiologiques pouvant simuler le rythme mitral et qui se rencontrent surtout chez les tuberculeux.

Sans vouloir revenir sur la symptomatologie du rétrécissement mitral pur nettement précisée par les descriptions classiques, il convient, selon nous, de signaler les difficultés, parfois grandes, qui peuvent survenir dans le diagnostic de cette affection, et de noter soigneusement les circonstances dans lesquelles des erreurs peuvent être commises. Nous croyons utile, par exemple, de faire remarquer combien il peut être facile d'admettre l'existence d'un rétrécissement mitral pur, dans des conditions où la réunion de bruits exclusivement physiologiques donne l'illusion du rythme mitral. Peut-être la simple mention de ces faits suffira-t-elle à prouver que nous avons voulu nous mettre à l'abri de ces interprétations erronées.

Le diagnostic du rétrécissement mitral pur, disons-nous, n'est pas chose simple. Il en est de même du diagnostic de la tuberculose au début, qui souvent en l'absence de tout examen bactériologique ou d'un examen négatif, ne peut guère se baser que sur un ensemble de signes dont l'appréciation est toujours délicate.

L'association du rétrécissement mitral pur et de la tuberculose rend encore le diagnostic plus complexe. L'une ou l'autre de ces deux lésions peut être méconnue. Nous n'en voulons pour preuve que les faits de Frommolt qui, sur un certain nombre de cas de coexistence de lésion cardiaque et de tuberculose a pu méconnaître 12 fois l'affection cardiaque, et 5 fois la tuberculose, le fait de Tripier relatant la description d'une lésion cardio-pulmonaire prise pour une tuberculose.

Parfois, au contraire, les symptômes généraux sont interprétés dans le sens du rétrécissement mitral pur, et c'est ainsi qu'on a pu décrire un type chlorotique, un type pseudo-tuberculeux de cette affection, sans qu'on ait songé à établir la filiation existant entre les deux maladies.

Le rétrécissement mitral pur enfin, qui constitue durant si longtemps une infirmité, reste latent, passe inaperçu, et la chlorose ou la tuberculose, le lymphatisme sont alors seuls incriminés dans la détermination des accidents.

Sans doute l'attention sera désormais plus facilement mise en éveil, en présence de l'uniformité si caractéristique de l'histoire des malades atteints de rétrécissement mitral pur, eu égard surtout à leurs antécédents héréditaires et personnels.

L'interprétation, il est vrai, des faits de coexistence n'est pas toujours facile, notamment lorsqu'il s'agit de déterminer l'antériorité de la tuberculose sur la lésion du cœur. Si dans la majorité des cas, la solution n'a pu rester longtemps douteuse, l'appréciation de certains faits a été parfois délicate. Nous n'en rejetons pas moins l'opinion de P. Kidd qui considère que la longue hospitalisation des cardiaques est pour eux une source de tuberculisation. A supposer que cette remarque fût juste pour certaines cardiopathies, elle ne serait guère applicable au rétrécissement mitral pur, qui survenant sur des adolescents ou des adultes, reste longtemps parfaitement toléré, et dont l'évolution même constitue, comme nous le verrons tout à l'heure, un élément défavorable à l'éclosion ultérieure de la tuberculose.

Le diagnostic du rétrécissement mitral pur doit, pour être complet, satisfaire à ces trois points :

1° Diagnostic de la lésion cardiaque;

2° Diagnostic de la lésion tuberculeuse;

3° Rapports de ces maladies entre elles.

Nous avons déjà discuté le troisième point et les arguments invoqués à ce sujet nous paraissent suffire à établir la filiation. Il nous reste à étudier les autres parties du problème.

Les erreurs qui peuvent être commises sont au nombre de deux. Elles consistent à croire à l'existence d'une tuberculose pulmonaire, alors qu'il n'y en a pas, et à l'existence d'un rétrécissement mitral alors que l'orifice est absolument normal.

L'on sait à quel point le rétrécissement mitral pur prend facilement dans sa lente évolution le masque de la tuberculose *avancée*. Nous disons avec intention, *avancée*, car ces jeunes malades au facies pâle, amaigri, alors même qu'ils n'ont pas l'apparence chlorotique, ont la respiration courte, présentent de la dyspnée d'effort, sont atteints, surtout l'hiver, de bronchites à répétition, qui progressivement plus intenses sont précédées ou s'accompagnent d'hémoptysies quelquefois très abondantes.

En présence de ce tableau on croit à l'existence d'une tuberculose grave. On examine le malade, on s'étonne de ne rien trouver, et abandonnant son diagnostic, on porte ses recherches vers un autre organe, le cœur par exemple, où l'on constate parfois les signes classiques du rétrécissement mitral pur. Dès lors on conclut avec Duroziez que seule la coïncidence d'une hémoptysie et de la lésion mitrale doit écarter toute suspicion de tuberculose et l'on diagnostique un type pseudo-tuberculeux du rétrécissement mitral pur.

L'hémoptysie, cependant, comme l'a signalé Trousseau, offre à elle seule des caractères différentiels nets, selon qu'elle relève de la tuberculose ou d'une lésion cardiaque. Dans l'hémoptysie des tuberculeux, le sang est rejeté en jets abondants, répétés coup sur coup; il forme dans le vase une nappe primitivement liquide, puis coagulée qui reste rutilante. Tout indique que l'hémoptysie est le fait d'un mouvement fluxionnaire, d'un molimen rapide, intense. Les jours suivants, le tuberculeux expectore quelques crachats sanguinolents. Chez le cardiaque, le plus souvent, ce sont des crachats isolés, plutôt violacés et noirâtres que rutilants.

L'hémoptysie peut, du reste, faire défaut, elle manque le plus souvent dans la tuberculose pulmonaire au début, et il n'est pas étonnant de constater surtout son absence dans ces formes fibreuses rencontrées par le professeur Potain à l'autopsie des malades porteurs d'un rétrécissement mitral pur.

Le premier degré de la tuberculose pulmonaire est d'autre part d'un diagnostic souvent difficile. Il sera même impossible, si l'on admet comme seul signe de certitude absolue, la présence du bacille dans les crachats. En présence de sa non-constatation assez fréquente, ou lors de l'absence de toute expectoration que l'on rencontre chez les enfants, l'on devra forcément avoir recours aux seuls signes tirés de l'examen des poumons. Dans nombre de nos observations, la présence du bacille n'a pas été spécifiée, — elles étaient prises, il est vrai, à une époque où l'on n'était pas habitué à ces recherches; dans certaines l'examen des crachats a été infructueux, mais l'inoculation quelquefois positive; dans d'autres enfin la constatation du bacille a été notée. Nous ne parlons pas des cas où la localisation et l'aspect de la lésion (lupus, adénites, altération osseuse) affirmaient la nature tuberculeuse de cette lésion.

Sans nous arrêter aux symptômes de la période dite prégranulique signalés par Cuffer, à l'habitus du malade, qu'il réponde au type lymphatique, tuberculeux, ou vénitien, toutes notions qui, pour ne pas être sans valeur, sont quelquefois trompeuses, il semble difficile de refuser aux signes, si nettement précisés par Grancher, l'importance qu'ils ont dans le diagnostic des premiers degrés de la tuberculose. Dans toutes ses observations le professeur Potain a pu rencontrer avec sa netteté absolue le complexus symptomatique de Grancher, qui, parfois isolé, se trouvait dans d'autres cas accompagné des signes de la deuxième, plus rarement de la troisième période.

Le schème de Grancher n'existe assurément en aucune autre maladie, avec la localisation précise, l'ensemble qu'il offre dans la tuberculose. L'emphysème limité, la pleurésie sèche (si souvent d'ailleurs indice de tuberculose), la pneumonie du sommet ne peuvent en imposer une seule minute. L'erreur est encore plus difficile à commettre avec une simple bronchite ou une congestion justiciables du rétrécissement mitral. Il est à peine besoin de rappeler que les lésions pulmonaires d'origine mitrale, bronchites ou congestions de la base, se généralisent rarement et provoquent dans le sommet des poumons une suppléance, dont le schème est essentiellement différent du schème d'induration ou de germination.

Du reste la mobilité, la fugacité même de ces poussées congestives, séparées par des intervalles d'accalmie prolongée, fournissent un élément de plus au diagnostic différentiel. Et, nous le répétons, nous ajoutons une importance d'autant plus grande aux signes cliniques que nous voyons en général, dans les faits avec autopsie relatés plus loin, la lésion tuberculeuse s'arrêter à un stade où l'examen des crachats est souvent négatif et les symptômes toujours limités.

Nous nous croyons donc en droit d'affirmer la tuberculose (mention faite des cas suspects), lorsque nous trouvons réunis au sommet les signes indiqués par Grancher, accordant, bien entendu, une valeur plus grande aux observations suivies d'examen bactériologique positif ou de constatation nécropsique.

Chez les chlorotiques il peut exister une cause d'erreur due à la diminution du murmure vésiculaire que l'on constate au sommet du poumon en raison de leur insuffisance respiratoire. Cette diminution disparaît du reste rapidement si l'on a soin de faire respirer fortement la malade.

S'il arrive de diagnostiquer une tuberculose pulmonaire chez une malade porteur d'un rétrécissement mitral alors que cette tuberculose fait réellement défaut, ou de méconnaître une tuberculose existante dans le cas où ces lésions tuberculeuses, comme c'est la règle, sont peu accentuées, une erreur assurément plus fréquente consiste à croire à l'existence d'un rétrécissement mitral pur chez un tuberculeux.

Les signes du rétrécissement mitral pur tels que les a décrits Duroziez sont des plus nets lorsqu'ils offrent le schème complet. Mais ils peuvent tour à tour faire défaut et c'est ainsi que le renforcement présystolique, le souffle diastolique, si les battements du cœur sont précipités, le dédoublement du second bruit même peuvent disparaître pendant une période indéterminée et selon les modifications survenues dans la dynamique du cœur.

En dehors de cette absence passagère, ces signes sont soumis, comme l'a si bien montré le professeur Potain, à une série de modifications qui surviennent pendant l'évolution de la sclérose et prennent à ses yeux une grande importance pronostique. C'est là un point fort bien traité dans la thèse d'un de ses élèves M. Goschbaum. Il s'agit surtout du dédoublement du second bruit.

Ce dédoublement dû à la chute successive des sigmoïdes aortiques et des sigmoïdes pulmonaires, est peut-être le signe le plus constant et avec l'accentuation du premier bruit, le plus caractéristique, contrairement à l'opinion de Duroziez qui ajoute plus d'importance au souffle diastolique.

A un moment plus ou moins éloigné du début clinique de la

lésion, ce dédoublement peut disparaître, être remplacé simplement par une accentuation du deuxième bruit au niveau du foyer d'auscultation de l'artère pulmonaire et en définitive, après un temps fort variable, peut réapparaître avec ses caractères primitifs.

Il n'en est pas, il est vrai, toujours ainsi; souvent la gêne circulatoire provoquée par les congestions pulmonaires répétées, crée une exagération de pression dans le domaine de l'artère pulmonaire et par suite la chute anticipée de ses valvules. Il y a là comme un renversement des symptômes habituels qui indique que le rétrécissement est arrivé, par une évolution plus ou moins silencieuse, au maximum de coarctation. C'est alors que la moindre cause occasionnelle aura facilement raison d'un cœur dont la résistance dans les conditions normales de vie est déjà insuffisante.

Ces constatations sont des plus faciles à faire; il est utile de les faire puisqu'il est possible d'en tirer des indices pronostiques.

Quel que soit le caractère du dédoublement que nous venons d'étudier, qu'il soit constitué par un dédoublement avec précession aortique, par une accentuation du deuxième bruit, ou par un dédoublement avec précession pulmonaire, la confusion est possible dans les trois cas.

Le dédoublement pathologique n'est en effet pas le seul que l'on trouve à l'auscultation du cœur. Il existe un dédoublement physiologique normal, pour ainsi dire, dû aux modifications de pression passagère survenant dans la petite circulation et possédant de ce fait un caractère distinctif précieux : son défaut de constance. Dans la majorité des cas il est, en effet, inconstant, mais il n'en est pas toujours ainsi. Chez les enfants, notamment, il peut persister pendant fort longtemps et il faut examiner leur cœur avec beaucoup de soin et d'une façon prolongée pour pouvoir conclure à l'existence d'un bruit exclusivement physiologique dont la régularité, l'intensité font penser à tort à l'existence d'un rétrécissement mitral.

Un caractère permet toujours, il est vrai, d'établir dans ce cas la distinction des deux bruits physiologique et pathologique. Le bruit physiologique inconstant n'apparaît qu'à la fin de l'inspiration et au début de l'expiration; constant, il est toujours renforcé très nettement au même moment.

Cette cause d'erreur est importante à noter, surtout chez les tuberculeux, chez qui on peut rencontrer, dès le début, ce dédoublement avec les caractères que nous venons de mentionner et chez la femme où il se montrerait fréquemment.

Il en est de même du renforcement du deuxième ton pulmonaire. Les affections chroniques du poumon, par suite du rétrécissement qu'elles apportent au champ circulatoire, provoquent facilement son apparition. Parmi elles la tuberculose, aussi bien à la période d'induration qu'à la période de caverne, réalise les conditions les plus favorables à l'apparition de ce signe.

Ce renforcement nous a paru surtout exister dans les cas où une poussée congestive apparaît autour de la lésion spécifique ; et c'est ainsi qu'à plusieurs reprises nous avons été à même de noter un renforcement remarquablement intense du deuxième ton pulmonaire qui a annoncé pour ainsi dire l'apparition d'une abondante hémoptysie. L'hémoptysie terminée, l'accentuation disparaissait progressivement. Lorsqu'il existe enfin un dédoublement avec précession pulmonaire, l'erreur est encore possible. Chez les tuberculeux, il n'est pas rare de trouver à une période avancée un dédoublement de cette nature offrant tous les caractères du dédoublement physiologique normal.

Nous passons sous silence, bien entendu, les erreurs qui pourraient résulter de la confusion d'une autre affection du cœur avec un rétrécissement, du souffle diastolique par exemple, avec un de ces souffles extracardiaques si fréquents chez les chlorotiques ou les tuberculeux, ou un dédoublement du deuxième bruit avec une modification identique du premier ou un bruit de galop. Ce sont là des confusions qui ne résistent pas à un examen attentif.

Telles sont, brièvement résumées, les erreurs qui peuvent être commises dans le diagnostic de l'existence simultanée du rétrécissement mitral pur et de la tuberculose. Une des conditions qui facilitent surtout ces erreurs, est le fait déjà signalé par nous de l'existence pour ainsi dire constante de formes atténuées, ou torpides de la tuberculose. Il nous reste en dernier lieu à rechercher si, réserve faite de toute raison héréditaire, il ne sera pas possible de trouver dans l'étude de l'évolution combinée du rétrécissement mitral pur et de la tuberculose pulmonaire notamment, les raisons d'une atténuation. Cette recherche va être l'objet du dernier chapitre.

V

INFLUENCE DU RÉTRÉCISSEMENT MITRAL PUR SUR LA TUBERCULOSE PULMONAIRE

L'antagonisme d'évolution remplace l'antagonisme pathogénique de Rokitansky. — Rôle d'arrêt de la sténose mitrale pure sur la tuberculose pulmonaire. — Raisons pathogéniques de cet antagonisme (hyperhémie pulmonaire), autres hypothèses. — Preuves de l'existence de cet antagonisme. — Opposition des lésions du cœur gauche et du cœur droit dans leur mode de retentissement sur le poumon. — Nécessité de tenir compte des formes originellement atténuées de tuberculose pour expliquer plus complètement cette influence du rétrécissement mitral pur.
Des conséquences pronostiques qui en découlent.

Si, après avoir établi l'origine ou la raison tuberculeuse du rétrécissement mitral pur, nous nous demandons ce qu'il adviendra de chacune de ces lésions et l'influence mutuelle qu'elles pourront avoir sur leur évolution, nous verrons que si la tuberculose ne peut avoir aucun effet favorable sur la lésion du cœur il n'en est pas de même de la tuberculose pulmonaire.

La lésion cardiaque, définitivement constituée, met le cœur en un état de miopragie fonctionnelle qu'une cause occasionnelle viendra rapidement aggraver. Il semble difficile d'admettre la possibilité d'une rétrocession en pareille occurrence.

Quant à l'étude du rôle du rétrécissement mitral pur à l'égard de la tuberculose pulmonaire, elle représente la conception actuelle de l'antagonisme pathogénique de Rokitansky devenu plus justement un antagonisme d'évolution.

Nous avons vu, dans un autre chapitre, les différentes interprétations qui eurent cours à différentes époques, au sujet de cet antagonisme. Nous avons montré que la majorité des auteurs le limitait aux lésions mitrales et qu'Hilton Fagge, en particulier, considérait le rétrécissement mitral[1] comme surtout susceptible de former

1. H. Fagge, *Loco citato*.

une barrière presque complète contre le développement de la phtisie.

Mais comment s'établissait cet antagonisme d'évolution? Quelles en étaient les raisons intimes? De nombreuses hypothèses ont été soutenues, qui ont modifié de diverses façons, depuis Rokitansky, les interprétations données à ce phénomène.

Pour Rokitansky « c'est par la veinosité spéciale du sang que les affections cardiaques s'opposent au développement de la tuberculose ». Traube, dès 1864, attribue une influence à la gêne de circulation existant dans les veines pulmonaires, gêne qui provoque une transsudation séreuse abondante. « Le produit d'une pneumonie tuberculeuse, dit-il, se distingue de celui d'une pneumonie ordinaire par la faible proportion de liquide qu'il contient. Cette sécheresse paraît la cause de la métamorphose caséeuse. »

Peter établit la réalité de cet antagonisme sur des données physiologiques spéciales.

Pour cet auteur, d'une façon générale, la tuberculose est rare, surtout dans les organes qui fonctionnent le plus, le cœur par exemple : elle est, au contraire, fréquente dans les points normalement myopragiques, le sommet des poumons. Lorsqu'il existe une lésion mitrale, par suite de la congestion cardiaque secondaire des parties inférieures des poumons, il survient un fonctionnement exagéré des sommets, circonstance défavorable à la germination des bacilles. Cette sorte d'immunité ne présente toutefois pour lui rien d'absolu ; elle est subordonnée à la phase de la maladie cardiaque, à sa nature, à l'état général de l'organisme.

La coexistence d'une lésion tuberculeuse et d'une affection du cœur peut exister, mais ces cas sont rares puisqu'en 5 ans, sur un nombre considérable de cardiopathies, Peter dit n'en avoir rencontré que 5 observations : 3 chez la femme, 2 chez l'homme.

Ces données sont, à vrai dire, problématiques, surtout chez la femme qui, respirant normalement selon le type costal supérieur, est atteinte de tuberculose des sommets, aussi bien que l'homme.

L'existence de l'œdème et de la congestion pulmonaire d'origine cardiaque a été invoquée par Renaut et Lépine, qui voient là un procédé naturel de résistance contre l'invasion des bacilles. Caenens explique ce rôle par les propriétés antifermentatives ou antitoxiques, du serum transsudé.

1. Nous devons faire remarquer que Vieussens et Corvisart avaient signalé le retentissement rapide des scléroses mitrales sur le poumon.

Depuis longtemps notre maître, le professeur Potain, insiste, dans ses cliniques magistrales ou dans son enseignement au lit du malade, sur l'influence favorable ou défavorable des affections du cœur, sur l'évolution de la tuberculose pulmonaire, et en donne l'interprétation.

Toutes les maladies du cœur, qu'elles portent sur le péricarde, le myocarde ou sur les orifices, ont pour résultat commun d'entraîner un ralentissement plus ou moins marqué dans la circulation pulmonaire.

A n'envisager que la répercussion des lésions orificielles sur les poumons, une différence absolue existe entre les lésions du cœur gauche et du cœur droit.

Les lésions du cœur gauche produisent la stase veineuse par exagération de la pression intra-pulmonaire. Ces effets constants varient selon la localisation et la nature de la lésion. Les altérations de l'orifice aortique jouissent à cet égard d'une influence moindre que les lésions de l'orifice mitral, et, parmi ces dernières, le rétrécissement agit plus que l'insuffisance. Les conséquences sont l'hyperhémie ou l'œdème, parfois même l'apoplexie pulmonaire ou l'hémorragie bronchique.

Dans les lésions du cœur droit, la pression intra-pulmonaire est diminuée, il y a anémie pulmonaire. S'il s'agit d'une insuffisance tricuspidienne, elle contrebalance dans une certaine mesure les effets des lésions du cœur gauche; s'il s'agit d'une altération de l'orifice pulmonaire, la circulation est notablement diminuée.

Le rôle des lésions orificielles se réduit donc à déterminer dans le poumon l'hyperhémie ou l'ischémie : selon que l'une ou l'autre existera, les effets seront essentiellenent différents.

Ces idées, admises par Grancher, Hutinel, rejetées, il est vrai, par Hérard, Cornil et Hanot, qui refusent aux lésions du cœur toute influence sur la tuberculose pulmonaire, semblent devenues classiques.

On comprend dès lors sans peine l'influence que les modifications apportées par les lésions mitrales dans la circulation pulmonaire pourront avoir sur l'évolution des lésions de tuberculose pulmonaire, et plus particulièrement le rôle que pourra jouer le rétrécissement mitral pur où se trouve portée au maximum la stase sanguine entraînant la ventilation insuffisante du sang qui reste chargé d'acide carbonique.

De là à conclure à l'absence de toute lésion tuberculeuse chez les rétrécis mitraux, la chose était possible et même légitime. Et cependant, peu à peu, devaient se montrer isolés tout d'abord des faits de coexistence.

Les deux premiers que nous ayons pu trouver dans la sphère de nos recherches sont dus au professeur Potain et à B. Teissier. Il s'agit de 2 observations qui remontent à peu près à la même époque (1882). L'une, celle de B. Teissier, n'a pas été publiée; l'autre a fait l'objet d'une leçon clinique.

Dans l'observation du professeur Potain, il s'agit d'une jeune fille âgée de 18 ans, dont l'observation mentionnée plus loin, peut se résumer dans le diagnostic suivant : Rétrécissement mitral pur, chloro-anémie, induration du poumon droit, absence de rhumatisme.

Dans sa leçon clinique, le professeur Potain, insistant sur la rareté de cette coïncidence, parle de l'action possible du rétrécissement mitral pur sur l'évolution de la tuberculose.

Dans l'observation de B. Teissier, il s'agit d'une femme âgée de 55 ans, porteur d'un rétrécissement mitral chez laquelle l'auscultation pulmonaire permit de découvrir l'existence de signes nets de tuberculose, signes qui s'accentuèrent assez rapidement durant son séjour à l'hôpital.

B. Teissier conclut de l'existence de ce fait au non-antagonisme absolu de la tuberculose pulmonaire et des altérations mitrales.

Les observations devaient bientôt se multiplier et Tripier et Potain constataient bientôt la fréquence relative de la coexistence du rétrécissement mitral pur et de tuberculose pulmonaire, en même temps qu'ils notaient l'influence d'arrêt exercée par la première sur la seconde.

Cette rétrocession est des plus nettes dans les observations que nous rappelons et qui ont été signalées par le professeur Potain. Le degré des lésions bacillaires constaté à l'autopsie était toujours peu avancé ; c'étaient en majorité quelques tubercules caséeux disséminés parmi des tubercules fibreux. Dans un seul cas, il existait une tuberculose miliaire; trois fois les tubercules paraissaient en voie d'enkystement.

On se trouve donc surtout en présence d'une tuberculose discrète, limitée, paraissant en voie d'involution ou manifestant une tendance à la cicatrisation.

Or la rétrocession de la tuberculose n'est pas chose si fréquente qu'on la puisse considérer comme le résultat normal de l'évolution morbide.

Comme exemple de ce fait, nous ne pouvons mieux faire que de citer, entre beaucoup d'autres, l'exemple suivant qui nous a été communiqué oralement par le professeur Potain : Mme H., âgée de 45 ans, a perdu un frère de la poitrine. Soignée pendant longtemps par M. Potain pour le début d'une affection tuberculeuse qui semblait devoir évoluer rapidement, les accidents pulmonaires se sont amendés : et il reste aujourd'hui les signes d'un rétrécissement mitral, très caractérisé, assez bien toléré.

Il est donc permis de supposer que les conditions spéciales dans lesquelles les malades se trouvaient du fait du rétrécissement mitral, ont pu contribuer par la stase sanguine que ce dernier a déterminée, à arrêter l'évolution du processus tuberculeux.

Dans tous ces cas, en effet, le rétrécissement mitral était notable, permettait à peine l'introduction du petit doigt ou de l'index. Dans tous ces cas, comme le dit le professeur Potain, la valvulite était marginale, les bords seuls étaient lésés, présentant quelquefois une vascularisation excessive, indice d'une altération en voie d'évolution alors que la lésion pulmonaire semblait arrêtée.

Il était donc facile de résoudre anatomiquement le problème de l'antécédence de l'une ou l'autre des lésions, rendu si souvent difficile par l'insidiosité des symptômes du début.

Dans les observations que nous avons été à même de recueillir de notre côté, nous avons pu constater les mêmes faits, jamais nous n'avons pu trouver une évolution parallèle des deux lésions.

La prédominance de l'une semblait marcher toujours de pair avec l'atténuation de l'autre; alors que le plus souvent l'affection pulmonaire restait stationnaire ou entrait en voie de régression, l'affection cardiaque accomplissait son évolution fatalement progressive. La tuberculose se dessinait tout d'abord, puis l'on découvrait une affection du cœur qui dominait bientôt toute la scène pathologique alors que la tuberculose rentrait dans l'ombre.

Ce que nous disons du rétrécissement mitral, certains auteurs l'ont signalé pour d'autres lésions du cœur gauche. Il nous suffira de citer à ce sujet l'observation de Brousse et Ducamp, d'une malade devenue tuberculeuse dans le cours d'une affection cardiaque au moment où cette dernière paraissait avoir disparu ; une observation de Heftler[1] où les signes pulmonaires ne s'aggravèrent que proportionnellement à l'amélioration des signes cardiaques; l'observation de Lannois, d'un ancien rhumatisant cardiaque (insuffisance mitrale et aortique) chez lequel la lésion du cœur sembla disparaître derrière une tuberculose pulmonaire en voie d'évolution rapide; l'observation de Perl[2] enfin, d'une insuffisance mitrale ayant enrayé une tuberculose pulmonaire.

Ajoutons toutefois que, pour Raymond Tripier, la tendance réparatrice de la lésion tuberculeuse s'affirme dans le rétrécissement mitral, alors seulement que la *lésion* cardiaque devenue une *maladie* du cœur a provoqué l'hypertrophie de l'organe, qui devient pour lui la condition *sine qua non* du balancement des lésions tuberculeuses. Il y a, de l'avis du professeur Potain, d'autant moins de vraisemblance à admettre cette opinion, que le rétrécissement mitral pur est l'affection du cœur qui provoque le moins souvent l'hypertrophie et que, dans les lésions de l'aorte où il existe une hypertrophie considérable, la tuberculose évolue en général rapidement.

Pour notre part, et, tout en admettant l'action d'arrêt exercée par le rétrécissement mitral pur sur la tuberculose, nous pensons qu'il faut tenir compte, dans une certaine mesure, des faits que nous avons déjà signalés. Nous avons vu que les formes de tuberculose rencontrées au début ou dans le cours du rétrécissement mitral pur sont presque toujours atténuées et présentent *dès l'origine* une évolution lente. Nous avons vu qu'il s'agissait parfois de tuberculose cutanée ganglionnaire ou osseuse qui, elles aussi, toujours limitées, ont paru s'arrêter et se guérir, à mesure que le rétrécissement mitral pur évoluait, sans qu'il soit possible d'expliquer cet arrêt d'une autre manière que par l'atténuation originelle. Dans l'observation concernant une jeune femme atteinte de lupus limité à la région nasale, le lupus particulièrement bénin a présenté, en l'absence de tout traitement une tendance très nette à la guérison.

L'existence de cette atténuation originelle nous est du reste confirmée par l'évolution de la tuberculose dans le cas de sténose de l'artère pulmonaire. Malgré les conditions particulièrement favorables à l'évolution de la tuberculose réalisées par cette lésion, la

1. Heftler, Th. Paris, 1887.
2. Perl, *Soc. méd.*, Berlin, 1889.

tuberculose évolue toujours, comme l'a montré Constantin Paul, lentement.

Les mêmes faits enfin ont été observés pour la chlorose, cette chlorose dite cardiaque par G. Sée et dont nous connaissons actuellement l'origine.

Les signes du rétrécissement mitral pur, dit R. Bonet dans sa thèse, s'observent surtout chez des chlorotiques *qui guérissent* et chez lesquels la dyspnée persiste, le rétrécissement s'aggrave jusqu'à l'asystolie. A côté de ces faits, Bonet cite comme exemple contraire l'aggravation ou la persistance de la chlorose dans le cas de rétrécissement mitral léger s'améliorant ou guérissant. Peut-être, il est vrai, faut-il faire quelques réserves sur ces derniers faits, car si nous voyons les signes du rétrécissement mitral pur se modifier au point d'être renversés, ils ne disparaissent jamais en totalité. Peut-être s'agissait-il là simplement de ces dédoublements physiologiques dont nous parlions tout à l'heure. Peut-être aussi, faut-il tenir compte de ce que parfois la chlorose cesse spontanément alors que la période pubère est terminée.

Faut-il admettre maintenant que, la tuberculose s'arrêtant, le rétrécissement mitral évoluant, le pronostic sera modifié dans un sens favorable pour le malade? Assurément non, car si pendant longtemps le rétrécissement mitral pur constitue une simple infirmité compatible avec les nécessités d'une existence paisible, il arrive forcément un moment où des complications graves surviennent, où la lésion mal tolérée devient une source continuelle de dangers.

Les éléments du pronostic ont à vrai dire changé, le pronostic est resté le même. L'apparition d'une lésion cardiaque, quelle qu'elle soit, chez un tuberculeux constitue donc en résumé un indice de gravité de plus.

VI

CONCLUSIONS

Arrivés au terme de cette étude, nous résumerons, dans les conclusions suivantes, les idées que nous avons tenté de soutenir sur la nature du rétrécissement mitral pur :

1° Le rétrécissement mitral pur constitue une individualité parfaitement distincte des autres variétés de rétrécissements mitraux isolés ou associés, par son début, son évolution, ses lésions, la nature du terrain sur lequel il se développe ;

2° La tuberculose atténuée dans ses différentes localisations (pulmonaire, ganglionnaire, osseuse), dans ses différentes modalités héréditaires (chlorose, lymphatisme, débilité congénitale) est la cause directe ou la raison héréditaire du rétrécissement mitral pur ;

3° Le rétrécissement mitral pur tuberculeux est à rapprocher de certaines variétés de sténoses pures, précoces (rétrécissement aortique des chlorotiques, rétrécissement pulmonaire, rétrécissement tricuspidien) ;

4° Le rétrécissement mitral pur met obstacle dans la grande majorité des cas au développement de la tuberculose pulmonaire. C'est là un antagonisme d'évolution et non un antagonisme pathogénique, qui paraît dû à l'hyperhémie pulmonaire, à la stase sanguine. Il faut tenir compte d'autre part de l'atténuation originelle presque constante du processus tuberculeux qui commande l'évolution du rétrécissement mitral pur.

OBSERVATIONS

Nous consignons ici les résultats de nos recherches. Pour simplifier la lecture des observations, dont le type, pour ainsi dire uniforme, eût été la cause de répétitions inutiles, nous avons abrégé, sous une formule identique, l'histoire des antécédents ou le tableau symptomatique. C'est ainsi, par exemple, que la dénomination de chlorose, lymphatisme, est destinée à résumer l'ensemble des symptômes caractéristiques de ces diathèses, et que la mention de rythme mitral complet signifie l'existence du schème de Duroziez.

Ces observations ont été recueillies pour la plupart dans le service du professeur Potain et sous sa direction; d'autres ont été prises par nous ou puisées dans les travaux que nous avons cités dans le cours de cette étude. Nous avons l'intime conviction qu'elles s'enrichiront de tous les faits qui, pour une raison ou pour une autre, n'ont pas vu encore le jour. Depuis, du reste, que notre attention a été attirée sur la fréquente coexistence de la tuberculose et du rétrécissement mitral pur, les faits se sont multipliés et il nous eût été facile d'augmenter le nombre de ceux que nous mentionnons ici. Parmi ces derniers, tous n'ont pas la même valeur; certaines observations manquent en effet de détails cliniques (telles celles de Frommolt, de P. Kidd, de Duroziez); elles présentent néanmoins un intérêt suffisant en ce qu'elles nous montrent l'existence d'une association notée sans aucune idée préconçue.

Nous signalons en dernier lieu les quelques observations où il existait du rhumatisme et de la tuberculose, celle-ci paraissant toujours avoir précédé celui-là.

OBS. I. — Service du professeur Potain.

Diagnostic : Rétrécissement mitral pur; lymphatisme; sommets suspects.

G..., 50 ans. Salle Bouillaud, n° 15 bis. 1889.

A. H. Mère aurait eu une maladie de cœur.

A. P. Malade durant son enfance, dyspnée d'effort ; lymphatisme.

Depuis 16 mois environ, amaigrissement, perte de forces, toux, hémotysies.

A plusieurs reprises, œdème des membres inférieurs.

Cœur. Rythme mitral pur.

Rien de noté pour **Poumon.**

OBS. II. — Service du professeur Potain.

Diagnostic : Rétrécissement mitral pur; antécédents tuberculeux; lymphatisme.

Emilie Pl..., 34 ans. Piorry, n° 17. 1892.

A. H. Père mort à 44 ans, d'une maladie de poitrine.

Mère a 70 ans, de bronchite chronique.

Sur sept frères et sœurs, un seul vit, les autres sont morts de la poitrine.

A. P. A 7 ans, dysenterie (épidémie des Vosges).

A 12 ans, scarlatine.

A 16 ans, faiblesse, anémie, douleurs rhumatoïdes, palpitations, dyspnée.

En 1887, bronchite et fièvre typhoïde.

Examen. **Cœur.** Rythme mitral pur.

Poumons.

A gauche, en arrière : submatité, exagération des vibrations thoraciques, expiration rude, prolongée.

En avant : mêmes signes.

A droite : rien de particulier.

OBS. III. — Service du professeur Potain.

Diagnostic : Rétrécissement mitral pur; chloro-anémie; induration légère du sommet droit; pas de rhumatisme.

P. Elisa, 18 ans. Janvier 1882.

Pas d'(**A. H.**).

A. P. Eczéma chronique, adénites non suppurées jusqu'à 12, 13 ans.

Pas de maladie de l'enfance, pas de rhumatisme, pas de chorée, pas de scarlatine.

A vécu jusqu'à 14 ans à la campagne, cependant a toujours été pâle.

Mal réglée, à partir de 16 ans, leucorrhée.

En 1881, elle entre dans une place où elle a trop de travail ; dès ce moment, dyspnée d'effort, palpitations.

État actuel : facies chlorotique, pâle, cireux, muqueuses décolorées, céphalées fréquentes.

Cœur. Signes de sténose mitrale pure.

Poumons. *En avant, à droite :* submatité, diminution du murmure vésiculaire, quelques râles sibilants localisés au sommet.

En arrière : diminution de sonorité et du murmure vésiculaire dans les fosses sus et sous-épineuse.

Pendant tout le temps de son séjour à l'hôpital de janvier à avril, les *signes pulmonaires persistent.*

Le 27 janvier, une leçon de clinique faite sur cette malade met en relief les points suivants :

Étiologie. Endocardite chronique récente.

Clinique. La congestion pulmonaire n'est pas due à l'affection mitrale, car elle ne siège pas à la base, elle est due à la tuberculose pulmonaire ; or association rare de tuberculose pulmonaire et des lésions de sténose mitrale.

Diagnostic. Chlorose congénitale héréditaire de tuberculose.

Pronostic. Défavorable, cependant la tuberculose pourra s'enrayer.

Remarque. Cette observation recueillie à l'époque où cette hypothèse de rétrécissement mitral pur et de tuberculose n'avait pas encore été exposée, offre un réel intérêt. M. le professeur Potain signale ainsi, dès 1882, l'action possible du rétrécissement mitral pur sur la tuberculose.

OBS. IV. — Recueillie dans le service du professeur Potain, par M. Goschbaum.

Diagnostic : Rétrécissement mitral pur au début ; tuberculose pulmonaire.

A. D. Malade examinée à la consultation.

A. H. Père, mère, tousseurs.

A. P. N'a jamais eu ni rhumatisme, ni maladie grave.

A commencé à tousser dès l'année 1891.

État actuel :

1er juin. **Poumons.** *Sommet gauche.* Signes nets de tuberculisation (2e degré).

Cœur. Frémissement diastolique, 1er bruit dur et clair.

Accentuation légère du 2e bruit ; battements précipités.

Diagnostic : Tuberculose pulmonaire du sommet gauche, 2e degré, rétrécissement mitral pur au début.

Le 15 juin, accentuation des craquements au sommet gauche.

Part le 12 août, présentant une amélioration de la lésion pulmonaire.

OBS. V. — Recueillie dans le service du professeur Potain par M. Goschbaum.

Diagnostic : Tuberculose du sommet droit ; rétrécissement mitral pur au 1er degré.

G..., 46 ans, employé. Salle Piorry, n° 23, 9 novembre 1892.

A. H. Père mort de maladie de cœur, une sœur morte de bronchite.

A. P. Aucune maladie grave, pas de rhumatisme, santé délicate ; tousse depuis quelques mois seulement, crache peu.

Depuis 2 mois, palpitations et dypsnée d'effort.

Examen actuel :

Poumons. *En avant, à droite :* Sonorité diminuée, submatité. Vibrations thoraciques exagérées, respiration rude, avec craquements humides.

En arrière : Submatité, fosse sus et sous-épineuse, avec respiration rude.

Cœur. 1er bruit, très dur et très fort.

Dédoublement constant du 2e bruit à la base, avec roulement diastolique et renforcement présystolique ; précession aortique manifeste.

Frémissement diastolique léger.

Très légère dilatation des cavités droites, pouls régulier.

Le diagnostic établi est : tuberculose 2e degré du sommet du poumon droit, rétrécissement mitral pur 1er degré, compensé.

Obs. VI. — Recueillie dans le service du professeur Potain, par M. Goschbaum.

Diagnostic : Rétrécissement mitral pur ; tuberculose ancienne.

D. P..., 47 ans, employé, vient à la consultation le 27 juillet 1892.

A. H. Père mort à 70 ans d'une fluxion de poitrine, mère morte à 82 ans d'une maladie de cœur (?), un frère mort à 2 ans de maladie inconnue, une sœur morte à 51 ans ; un frère âgé de 50 ans vit, toussant depuis longtemps.

A. P. Durant sa jeunesse, santé très délicate, sans autre maladie que la petite vérole volante à 12 ans.

A 15 ans, hémoptysie très abondante (1/2 cuvette), suivie de petites hémoptysies.

A cette époque a toussé beaucoup, fut soignée pour la poitrine durant plusieurs années.

Toujours bien réglée depuis 15 ans ; mariée à 30 ans, a une fille âgée actuellement de 16 ans.

Il y a 3 ou 4 ans, dit-elle, qu'elle éprouve des palpitations avec accès d'oppression survenant après efforts, qui depuis 1 an ont notablement augmenté.

Il y a 1 an, petite hémoptysie.

Digère assez bien, mais l'oppression est augmentée par la digestion.

État actuel :

Poumons. Sommet droit, submatité nette avec affaiblissement du murmure vésiculaire sans râles ni retentissement appréciable de la voix.

Cœur. Rythme mitral complet, roulement diastolique avec renforcement présystolique, 1er bruit dur, dédoublement constant du 2e bruit.

Diagnostic. Rétrécissement mitral pur à la 1re période consécutif à une tuberculose ancienne du sommet droit.

La malade, examinée à plusieurs reprises, a présenté les mêmes signes. Dans les derniers examens toutefois le dédoublement était marqué par la précession des sigmoïdes pulmonaires.

Obs. VII. — Service du professeur Potain.

Diagnostic : Tuberculose pulmonaire; sténose mitrale pure; insuffisance tricuspidienne.

Alex. T..., 40 ans, ménagère. Salle Piorry, n° 8.

A. H. Mère morte à 35 ans d'une maladie inconnue; pas de tousseurs ni de rhumatisants dans sa famille.

Aurait eu 8 enfants dont un serait mort en bas âge de méningite.

A. P. Jusqu'à 24 ans, aucune maladie grave, mais très sujette aux bronchites.

Elle a toussé d'abord à époques irrégulières, puis depuis 4 ans à peu près continuellement, mais sa toux n'était pas suivie d'expectoration.

Depuis plusieurs mois elle tousse et crache beaucoup.

Dès l'âge de 24 ans, palpitations, oppression habituelle, surtout dyspnée d'effort, depuis 2 ans augmentation de l'oppression.

Jamais elle n'a eu de rhumatisme ni aucune maladie infectieuse de l'enfance.

Il y a 2 ans, hémoptysie assez abondante durant trois jours. Depuis, quelquefois expectoration sanguinolente.

En plus de ces accidents cardiaques et pulmonaires, la malade dit avoir eu des crises épileptiques qui ont cessé depuis quelque temps.

État actuel :

Poumons. Fosse sus et sous-épineuse droite, submatité avec murmure vésiculaire nul; craquements humides, nombreux sous la clavicule droite.

Ramollissement du sommet droit.

Cœur. Rythme mitral complet type.

Dans les derniers jours, insuffisance tricuspidienne passagère.

Sort le 2 juin, un mois environ après entrée, améliorée, mais toussant toujours.

Obs. VIII (personnelle). Service du professeur Potain.

Diagnostic : Rétrécissement mitral pur; lymphatisme; tuberculose pulmonaire.

D. Charles, 39 ans. 1892.

A. H. Enfant trouvé.

A. P. Eczéma chronique du cuir chevelu, conjonctivite et blépharite chroniques adénopathies cervicales et sous-maxillaires multiples.

Fièvre typhoïde à 13 ans.

Pas de rhumatisme.

Dès son enfance, dyspnée d'effort, palpitations.

Réformé du service militaire après bronchite avec diagnostic inconnu.

Depuis 15 ans environ tousse tous les hivers; expectoration muqueuse, quelquefois sanguinolente.

Depuis 1 an, toux fréquente avec expectoration muco-purulente; a eu une hémoptysie très abondante avec crachats sanguinolents pendant quelques jours.

État actuel :

Cœur. Rythme mitral.

Poumons. *En avant, à droite :* submatité, inspiration diminuée, expectoration prolongée.

Mêmes signes en arrière. *Rien autre.*

Crachats. Bacilles de Koch.

Obs. IX. — Service du professeur Potain.

Diagnostic : Rétrécissement mitral pur; tuberculose pulmonaire.

M. Adelina, 47 ans. 1892.

A. H. Père mort à 75 ans, hémiplégique, mère morte à 59 ans d'une affection cardiaque; a eu 4 frères, 2 sont morts de la poitrine, à 18, 15 ans, 4 sœurs, dont 2 toussent beaucoup.

A eu 2 enfants dont 1 est mort de méningite à 18 mois.

A. P. Réglée à 11 ans 1/2, mais mal réglée, longues intermittences, puis menstrues pâles, peu abondantes. A partir de cette époque, *très anémique.*

Fièvre muqueuse légère à 9 ans.

Jamais de rhumatisme articulaire.

A 24 ans, fluxion de poitrine pour laquelle elle reste alitée six semaines. Continue à tousser et à cracher beaucoup, surtout l'hiver où elle s'enrhume facilement.

Il y a un an 1/2, hémoptysie, mais depuis cette époque elle tousse et crache beaucoup moins.

Depuis 5 ans, dyspnée d'effort, palpitations, dont l'apparition semble avoir coïncidé avec de violents chagrins.

Crises dyspnéiques plus fréquentes depuis 1 an.

La malade affirme d'une façon précise que l'augmentation de fréquence des crises d'oppression a marché de pair avec la diminution de la toux et de l'expectoration.

Elle a eu des vomissements alimentaires après fortes quintes de toux.

État actuel :

Poumons. Submatité dans la fosse sus-épineuse gauche, diminution du murmure vésiculaire.

A droite : Quelques râles bulleux rares au sommet. *Rien d'autre.*

Cœur. Signes de sténose mitrale pure.

M. le professeur Potain a pensé à un rétrécissement mitral survenu au cours d'une tuberculose pulmonaire dont il aurait atténué la marche ce qui expliquerait le peu d'intensité des lésions trouvées au sommet gauche.

OBS. X. — Service du professeur Potain.

Diagnostic : Rétrécissement mitral pur; antécédents tuberculeux; infantilisme.

Dur. P..., âgée de 40 ans. 13 janvier 1885.

A. H. Père mort d'une maladie de cœur, mère morte de la poitrine.

A. P. Rougeole, scarlatine, jamais de rhumatisme.

Aussi loin qu'elle se rappelle, oppression, essoufflement lors du moindre effort.

A toujours été délicate, maigre, pâlotte. Actuellement elle est peu développée, ressemble à une enfant.

A contracté des séries de bronchites à répétition sans hémoptysies, avec palpitations et dyspnée.

Cœur. Signes classiques du rétrécissement mitral pur.

Rien de noté pour **Poumons.**

OBS. XI. — Service du professeur Potain.

Diagnostic : Rétrécissement mitral pur; tuberculose pulmonaire.

Mamm. M..., 27 ans. Cette malade a été observée durant les années 1888-1889-1891.

A. H. Mère morte à 26 ans, à la suite de couches, toussait; 2 frères de sa mère sont morts d'affection pulmonaire chronique.

A. P. Fièvre typhoïde à 8 ans, rhumatisme polyarticulaire à 14 ans de durée six semaines, aucune autre atteinte.

Réglée à 14 ans, mais mal réglée.

A 19 ans, grossesse, mais fatigues consécutives. Elle a été soignée pour anémie.

Elle raconte qu'elle a toujours été courte d'haleine.

Etant toute petite, elle ne pouvait pas courir, sauter à la corde comme ses camarades.

Série de bronchites peu intenses.

État actuel 1888 *:* On ne note rien à ses poumons.

Cœur. Rythme mitral.

En février 1889, rythme mitral.

Poumons. Matité sommet gauche, diminution du murmure vésiculaire sans râles.

De 1889 à 1891. Exagération des troubles fonctionnels cardiaques; dyspnée, palpitations.

Série de bronchites après refroidissement, caractérisées par toux, expectoration muco-purulente, quelques crachements de sang.

Fièvre vespérale, sueurs nocturnes, amaigrissement.

Poumons. Fosse sus et sous-épineuse gauche, submatité avec diminution du murmure vésiculaire, expiration prolongée, râles sous-crépitants.

A ce niveau la percussion est douloureuse.

Sous la clavicule droite, mêmes signes.

Cœur. Rythme mitral.

Pendant son séjour, hémoptysie de sang rouge spumeux, très abondant.

Persistance des râles sous-crépitants avec un caractère humide.

Elle sort améliorée.

L'examen de ses crachats fait lors de son entrée montre quelques bacilles de Koch en petit nombre.

La malade rentrée dans le service du professeur Potain est morte d'asystolie.

A l'autopsie, les résultats sont absolument conformes au diagnostic.

Sténose mitrale pure, rétrécissement moyen où passe le petit doigt.

Lésions de tuberculose au sommet.

A gauche : 1er, 2e et début du 3e degré (ramollissement).

A droite : 1er, 2e degré.

Rien autre de particulier à signaler.

Obs. XII. — Service du professeur Potain.

Diagnostic : Tuberculose.

M. Emma. Salle Piorry, n° 23 (sœur de la malade précédente).

A. H. Mère morte suite de couches, crachant et toussant beaucoup. Deux frères de sa mère morts d'affection pulmonaire. Père très bien portant. Une sœur souffre de l'estomac. Une autre sœur morte dans le service (voir observation précédente, en novembre, n° XI), rétrécissement mitral pur et tuberculose.

A. P. Dès son enfance, toujours faible et un peu pâle sans être réellement malade. Elle a été réglée à 12 ans. Leucorrhée.

Depuis décembre, elle tousse, crache et s'affaiblit. Elle a des transpirations nocturnes.

Il y a six semaines, hémoptysies multiples.

En même temps, douleurs dans les bras et dans les jambes. Ses règles furent alors moins abondantes.

Depuis un mois surtout elle se dit gênée par un essoufflement et des palpitations continuelles qui augmentent surtout quand elle veut faire un effort. Les pieds enflent facilement.

Quelquefois elle est prise d'une soif intense, fièvre, transpirations persistantes.

Dyspepsie.

Cœur. Paraît normal.

Poumons. *En avant, du côté gauche* : S. diminuée, V. T. diminuées, M. V. rudesse respiratoire avec expirations prolongées.

A droite : faiblesse du murmure vésiculaire.

OBS. XIII. — Service du professeur Potain

Diagnostic : Rétrécissement mitral pur, insuffisance tricuspidienne, tuberculose pulmonaire.

L..., 27 ans. Salle Sainte-Adélaïde, 1885.

A. H. Rien de particulier.

A. P. Assez bonne santé pendant son enfance. Cependant oppression habituelle, dyspnée d'effort.

Rien autre jusqu'à ces cinq dernières années.

Il y a cinq ans, bronchite d'une durée de trois mois, dont elle guérit.

Depuis, petites attaques d'asystolie passagère.

État actuel, **Cœur** : rythme mitral, signes d'insuffisance tricuspidienne, œdème des membres inférieurs, ascite.

Poumons. Congestion œdémateuse des deux bases.

Mort.

Autopsie :

Cœur. Petites plaques de péricardite, cœur gros sans hypertrophie notable.

Orifice mitral laisse passer le petit doigt, bourrelet fibreux épais au niveau du rebord valvulaire.

Sigmoïdes aortiques épaissies.

Poumons. *A gauche* : au sommet, cicatrices de tuberculeux fibreux, congestion intense.

Rien au droit.

Rien de particulier à signaler pour les autres organes.

OBS. XIV. — Service du professeur Potain.

Diagnostic : Rétrécissement mitral pur; pas de rhumatisme; rien de noté pour les poumons pendant la vie; tuberculose pulmonaire à l'autopsie.

X..., 1885.

A. H. Rien de particulier.

A. P. Assez bonne santé habituelle

Pas de rhumatisme, pas d'éthylisme.

Il y a 20 ans qu'il souffre de palpitations et oppressions; dyspnée d'effort habituelle.

Depuis 2 mois, crises d'asystolie avec œdème.

État actuel : pouls 88.

Poumons. Emphysème du sommet, œdème des bases.

Cœur. Rythme mitral complet.

Albumine dans les urines.

Asystolie progressive jusqu'à asphyxie finale.

Autopsie :

Cœur. Sténose mitrale pure (petit doigt), entonnoir.

Poumons. Tubercules fibreux et fibro-caséeux aux deux sommets.

Pas de traces de tuberculose récente.

OBS. XV (personnelle).

Diagnostic : Rétrécissement mitral pur; tuberculose pulmonaire.

J. B..., âgée de 53 ans, 1892.

A. H. Père mort à 26 ans d'une fluxion de poitrine.

Mère, 55 ans, aurait une maladie de cœur.

A. P. Aurait eu depuis l'âge de 14 ans un œdème douloureux périmalléolaire.

Réglée à 16 ans, bien réglée. Depuis cette époque environ, accès d'étouffement avant les époques menstruelles.

L'observation très incomplète signale seulement l'existence de rythme mitral complet.

État des poumons :

Fosse sus-épineuse droite : diminution de sonorité, quelques craquements.

En avant : respiration rude et soufflante avec submatité sous-claviculaire.

Affaiblissement, amaigrissement.

OBS. XVI. — Service du professeur Bouchard.

Diagnostic : Tuberculose lymphatique; rétrécissement mitral pur.

S. Georges, 55 ans, copiste. Salle Corvisart, 1892.

A. H. N'a pas connu sa mère.

Père mort d'accident.

Marié, a perdu sa femme de la poitrine.

A. P. Lymphatisme de l'enfance, adénopathies sous-maxillaires non suppurées, otite moyenne chronique, épistaxis fréquentes.

Dès 12, 13 ans impossibilité de courir, dyspnée d'effort.

Ne toussait pas, n'avait pas de rhumatisme.

A l'âge de 20 ans, poussée rhumatismale polyarticulaire, guérie en 4 jours par le salicylate.

Aucune aggravation dans l'état du cœur.

Deuxième atteinte de rhumatisme.

Fait néanmoins son service militaire.

Fièvres intermittentes au Sénégal, puis pleurésie droite, vésicatoire; durée, 3 mois.

Depuis, reste fatigué, respiration moins bonne, toux, expectoration.

Réformé pour hypertrophie du cœur.

En 1885, 3e atteinte de rhumatisme.

Ne s'occupe nullement de son affection du cœur.

Ce n'est que vers 1886 qu'il commence à éprouver des palpitations fréquentes, de la dyspnée. On diagnostique rétrécissement mitral pur dans le service où il est reçu.

Dès fin 1889, tendance persistante à s'enrhumer. Quelques hémoptysies, transpirations nocturnes.

Il rentre actuellement pour bronchite; expectoration abondante jaune verdâtre.

Cœur. Rythme mitral pur. Pouls 60, petit, artères dures.

Poumons. *En avant à droite* : submatité, expiration rude, prolongée.

A gauche : rien.

A droite en arrière : respiration très rude, submatité, quelques râles. Sueurs nocturnes, hippocratisme unguéal.

Rien autre de particulier.

Obs. XVII (personnelle). — Service du professeur Bouchard.

Diagnostic : Tuberculose et rétrécissement mitral pur.

M..., 16 ans.

A. H. Mère morte jeune de cause inconnue; père, 59 ans, vigoureux, a eu plusieurs fluxions de poitrine.

Ont été huit enfants; deux seuls survivants, les autres morts de la poitrine.

A. P. Dès son enfance, adénopathies sous-maxillaires multiples persistant actuellement sous la forme habituelle aux adénites scrofuleuses.

Dyspnée d'effort.

A son entrée, teint pâle anémié : albumine dans les urines.

Cœur. Rythme mitral pur, hypertrophie du ventricule gauche.

Poumons. Submatité à gauche et en arrière, diminution du murmure vésiculaire, congestion aux deux bases.

Albumine dans les urines qui sont sanguinolentes, surtout l'après-midi après le déjeuner.

Sort amélioré.

Revient au bout de 2 mois très amélioré, après un séjour d'un mois à la campagne.

Auscultation du cœur : rythme mitral pur.

Poumons même état.

Persistance des adénopathies.

Obs. XVIII. — Service du professeur Bouchard.

Diagnostic : Rétrécissement mitral pur; chloro-anémie.

G... Aline, 54 ans. Salle Cruveilhier, n° 17.

A. H. Rien de particulier; deux frères morts en bas âge.

Mariée, deux grossesses, trois enfants; une petite fille jumelle morte âgée de 5 mois, de bronchite.

Son mari, malade de la poitrine, mourut tuberculeux après 8 ans de cohabitation.

A. P. Raconte avoir entendu dire qu'elle a été très difficile à élever.

Pas de traces de lymphatisme, mais a toujours été très pâle, anémique, obligée de rester à la chambre, se fatiguant au moindre mouvement.

A 9 ans, rhumatisme *scarlatin*, scarlatine peu grave.

A 15 ans et demi, menstruation avec leucorrhée, dysménorrhée.

S'est beaucoup fatiguée lors des soins qu'elle a donnés à son mari.

N'a pas de tendance à s'enrhumer.

Actuellement surtout, depuis sa grossesse, palpitations, dyspnée d'effort.

État actuel : type dyspeptique du rétrécissement mitral pur.

Cœur. Rythme mitral complet, pouls 80, P. a. 14.

Facies pâle, décoloré, anémie, mais moins prononcée qu'autrefois.

Poumons. Rien de noté, en dehors respiration rude aux deux bases.

Obs. XIX (personnelle). — Service du professeur Bouchard.

Diagnostic : Rétrécissement mitral pur; lymphatisme; tuberculose pulmonaire.

G..., âgée de 34 ans, 1892.

A. H. Père vit bien portant; mère a une double coxalgie.

A. P. Aucune maladie grave dans son enfance, adénopathies sous-maxillaires multiples.

Se rappelle que tout enfant elle était facilement oppressée, ne pouvait jouer avec ses camarades.

Réglée à 11 ans, règles irrégulières, suspendues pendant 7 mois environ.

A 16 ans, fluxion de poitrine, de durée 3 mois; ne s'en est jamais bien remise, a toujours toussé.

A 18 ans, deuxième fluxion de poitrine, hémoptysie très abondante; continue à tousser, maigrit.

Même état jusqu'à 23 ans. Elle se marie; son mari est bien portant.

1re grossesse, pénible; l'enfant meurt à 5 ans après avoir eu des abcès strumeux suppurés.

2e grossesse, fausse couche.

3e grossesse, enfant mort de congestion pulmonaire.

Elle rentre pour palpitations, dyspnée, toux.

État actuel :

Poumons. Sonorité diminuée surtout à droite.

En arrière au sommet : respiration rude avec expiration prolongée, sans râles,

En avant : mêmes signes, retentissement de la toux et de la voix.

Cœur. Rythme mitral.

Obs. XX. (Personnelle).

Diagnostic : Rétrécissement mitral pur; chloro-anémie.

X..., 48 ans (malade externe).

A. H. Rien de particulier.

A. P. Rougeole; aucune autre maladie.

Très délicate pendant son enfance, anémique, soignée pour la poitrine.

A 15 ans, hémoptysie très abondante au moment de la menstruation.

Depuis, fréquence de la toux, elle contracte des bronchites l'hiver qui s'améliorent l'été malgré persistance de la toux et de l'expectoration peu abondante.

Depuis 2 ans surtout, palpitations, oppression constatées par la malade antérieurement, mais dont elle ne se préoccupait guère avant cette époque.

Actuellement, elle semble moins tousser et se plaint surtout de son cœur.

Cœur. Rythme mitral complet type.

Poumons. Rien de noté.

Obs. XXI (personnelle). — Service du professeur Bouchard.

Diagnostic : Tuberculose pulmonaire; rétrécissement mitral pur.

C... Victorine, 63 ans, journalière. Entrée le 14 novembre 1892, sortie le 27 janvier 1893 améliorée.

A. H. Rien de particulier.

A. P. Toujours malingre et chétive.

Jamais de grave maladie, jamais de rhumatisme.

Dyspnée d'effort pendant jeune âge.

Depuis assez longtemps elle tousse surtout l'hiver.

Depuis deux ans, toux plus fréquente, expectoration abondante muco-purulente, jamais d'hémoptysie.

Examen des poumons :

Poumons. *Droit, en arrière* : sonorité diminuée jusqu'à la submatité, vibrations thoraciques exagérées, respiration diminuée avec expiration prolongée et craquements humides.

En avant : mêmes signes.

Du côté gauche : respiration un peu rude sans râles.

Examen des crachats : bacilles de Koch en petit nombre, colorés par le procédé de Ziehl.

Cœur. Rythme mitral pur.

Obs. XXII (personnelle). — Avec autopsie. Service du professeur Bouchard.

Diagnostic : Rétrécissement mitral pur. Rétrécissement tricuspidien. Tuberculose pulmonaire.

G. G..., 34 ans.

A. H. Rien de particulier.

A. P. Rougeole vers 2 ans.

Aucune autre maladie.

Eczéma chronique du cuir chevelu jusqu'à 11 ans.

Bonne santé, pas d'oppression.

Pendant service militaire, fluxion de poitrine, guérie complètement au bout de 30 jours. Aurait eu le farcin vers la même époque.

Il y a 5 ans, grippe ; à la suite de la grippe, amaigrissement, essoufflement, fatigue.

Examen actuel.

Poumons. Signes de tuberculose au sommet gauche.

Submatité sous-claviculaire et dans les fosses sus et sous-épineuse, diminution du murmure vésiculaire, expiration prolongée, quelques craquements.

Cœur. Rythme mitral.

Irrégularités cardiaques.

Foie. Hypertrophié.

Rate. Énorme.

Pendant son séjour, insuffisance tricuspidienne ; congestion pulmonaire double, mort dans l'asystolie.

A l'autopsie. **Foie** hypertrophié, gros.

Rate *dure* très hypertrophiée.

Cœur. Rétrécissement tricuspidien.

Rétrécissement mitral *très serré.*

Poumons. Aux deux sommets, tubercules crus disséminés, en plus grand nombre à gauche, où l'on en trouve un certain nombre de caséeux.

Obs. XXIII. — Obs. publiée par le Docteur Letulle.

Diagnostic : Rétrécissement mitral pur ; tuberculose pulmonaire.

X..., 20 ans, entrée à l'hôpital Saint-Antoine, après une légère hémoptysie.

Dit avoir un rétrécissement mitral depuis de longues années.

Aux poumons, à la partie moyenne de la fosse sous-épineuse droite, on constate un foyer de congestion pulmonaire.

Respiration rude ; râles sous-crépitants ; toux retentissante. On croit à un foyer de congestion secondaire, à une affection organique du cœur.

Cependant la persistance de l'hémoptysie, l'amaigrissement notable de la malade, font penser à une lésion tuberculeuse évoluant sourdement.

On trouve des bacilles de Koch dans les crachats.

Elle part améliorée.

X... rentre très malade à Saint-Antoine en 1890.

Tuberculose avancée.

Autopsie. Rétrécissement mitral extrême, infundibuliforme.

Rétrécissement moindre de l'orifice tricuspide.

Valvules également fibreuses, ni ulcérées, ni envahies par la calcification.

Examen de la valvule rétrécie. Inflammation chronique fibreuse très ancienne, avec néoformation vasculaire modérée. Aucune trace de lésion tuberculeuse. Pas de bacilles.

Obs. XXIV. — Service du professeur Potain.

Diagnostic : Rétrécissement mitral pur : tuberculose pulmonaire (1er degré).

Louis G..., 47 ans, janvier 1889.

A. H. Père mort de fluxion de poitrine; mère, frère, sœur bien portants.

A. P. En dehors variole, aucune autre maladie, lymphatisme.

Il y a 2 ans, au service militaire, refroidissement après lequel fièvre, dyspnée, palpitations; pas de rhumatisme.

Il y a 6 mois, de nouveau dyspnée, palpitations, symptômes de néphrite. P. A., 18.

Actuellement :

État des poumons : matité aux deux sommets, surtout à droite; craquements. Respiration rude avec expiration prolongée.

Cœur. Accentuation très marquée du 2e bruit.

Obs. XXV (personnelle).

Diagnostic : Rétrécissement mitral pur; lupus; bronchites répétées.

Berthe M..., 31 ans, janvier 1892.

Pas d'antécédents héréditaires.

A. P. A toujours été d'une santé délicate.

Étouffements faciles dès l'enfance.

Réglée à 12 ans régulièrement, puis irrégulièrement.

A 17 ans, péritonite subaiguë, malade pendant 3 mois.

Rhumes fréquents, de longue durée, avec expectoration abondante.

Depuis 3 ans amaigrissement, affaiblissement, dyspnée d'effort, toux.

Depuis 4 semaines tousse de nouveau.

Examen. Lupus situé au niveau du nez.

Cœur. Signes nets de rétrécissement mitral pur.

Poumons. Quelques râles à la base droite.

Sort après amélioration.

La malade, revue depuis à plusieurs reprises, est à peu près complètement guérie de son lupus; le rétrécissement mitral pur persiste avec ses caractères.

Obs. XXVI (personnelle). — *Malade externe.*

Diagnostic : Rétrécissement mitral pur; tuberculose ultérieurement atténuée.

X..., 32 ans.

A. H. 2 frères morts entre 20 et 30 ans de maladie inconnue.

A. P. Depuis 10 ans environ, rhumes fréquents avec expectoration abondante, hémoptysies fréquentes, sueurs nocturnes.

Depuis un an seulement dyspnée; depuis cette époque, diminution très marquée de toux et d'expectoration. (*Coïncidence très nette.*)

État actuel.

Cœur. Signes de sténose mitrale pure; rythme mitral complet.

Poumons. *A droite, en avant* : skodisme, quelques râles sous-crépitants localisés au sommet; mêmes signes en arrière.

A gauche, en arrière : fosse sus-épineuse; submatité avec perte d'élasticité; murmure vésiculaire diminué, vibrations thoraciques normales.

Déformation hippocratique des ongles.

Obs. XXVII (de Heftler). — Service du professeur Sée.

Diagnostic : Rétrécissement mitral pur; tuberculose pulmonaire.

H..., 43 ans, 1887.

Toussait un peu et crachait depuis longtemps, actuellement dyspnée.

Signes nets de rétrécissement mitral pur.

Au sommet des poumons, râles sous-crépitants et humides.

Les symptômes cardiaques s'améliorent. Les signes pulmonaires s'aggravent.

Obs. XXVIII. — Due à l'obligeance de M. Étievant. Service du professeur Teissier (Hôtel-Dieu de Lyon).

Diagnostic : Rétrécissement mitral pur; tuberculose.

P. J..., 43 ans.

A. H. Père mort jeune, néphrite probable.

Mère morte jeune, d'une maladie de poitrine.

Réglée à 12 ans.

Dans son enfance, pas d'adénite, pas de traces de lymphatisme, pas de dyspnée.

A eu 10 enfants, 4 sont morts de méningite.

Depuis 6 mois, se met à tousser progressivement.

Il y a 3 mois, hémoptysie d'un sang rutilant.

Toux habituelle avec expectoration muqueuse non caractéristique.

Amaigrissement, sueurs, faiblesse, de plus dyspnée d'effort, palpitations.

Examen. Facies pâle et amaigri.

Corps thyroïde développé (sans goitre exophtalmique).

Poumons. *En avant et en arrière à gauche :* sonorité diminuée, obscurité du murmure vésiculaire, râles sous-crépitants peu nombreux.

Crachats, bacilles de Koch.

Cœur. Frémissement présystolique. Rythme mitral complet.

Température 38 degrés.

Urines sans albumine.

Obs. XXIX. — Recueillie dans le service du professeur J. Teissier (Hôtel-Dieu de Lyon).

Diagnostic : Rétrécissement mitral pur; tuberculose pulmonaire.

Cr. R..., 25 ans, artiste lyrique, 10 novembre 1890.

A. H. Mère morte d'une affection de poitrine.

A. P. Réglée à 16 ans, leucorrhée abondante.

Pas de rhumatisme, pas d'impaludisme.

Pas de maladies de l'enfance, bronchite aiguë il a 3 ans, influenza à deux reprises en 1889.

Il y a quelque temps commence à accuser, à la suite d'une nouvelle bronchite, de la dyspnée, des palpitations, de l'anasarque.

Elle entre à plusieurs reprises à l'Hôtel-Dieu ; elle fut soignée à sa dernière entrée pour une pleurésie.

Convalescente, elle rentre de nouveau à l'Hôtel-Dieu, en état d'asystolie.

Elle meurt le 26 novembre, de cette crise d'asystolie.

Autopsie.

Poumons. Aux deux sommets, hépatisation grise, adhérences pleurales. Splénisation des bases, petites cavernes.

Cœur. Rétrécissement mitral très serré, 1 doigt.

Rétrécissement tricuspidien, 2 doigts.

Obs. XXX. — Recueillie par le docteur Gilbert.

Diagnostic : Strume ; rétrécissement mitral pur.

W. J. C..., 19 ans, fleuriste, entrée le 16 février 1884.

A. H. Rien de particulier.

A. P. Rougeole à 7 ans, accidents de strume jusqu'à 13 ans, gourme, adénites cervicales, écoulement de pus par l'oreille droite, suivi de surdité, pas de rhumatisme, ni de chorée.

Réglée à 14 ans, mal réglée, leucorrhée.

Depuis sa naissance, pâle, faible, incapable de jouer et de travailler.

État actuel : Petite, chétive, contrefaite. Figure pâle, muqueuses décolorées, aspect chlorotique, cependant chiffre normal des globules.

Examen. **Cœur.** Rythme mitral complet.

Troubles fonctionnels, dyspnée d'effort.

Rien dans la poitrine.

Obs. XXXI. — Recueillie dans le service du professeur B. Teissier (Hôtel-Dieu de Lyon).

Diagnostic : Rétrécissement mitral pur ; tuberculose pulmonaire.

X..., 35 ans.

Aucun antécédent de tuberculose chez les ascendants.

Dès 30 ans, dyspnée d'effort, palpitations.

En février 1882, se sentant plus malade, rentre à l'Hôtel-Dieu.

Affaiblissement général assez prononcé, teinte anémique du visage, oppression, diminution de l'appétit, menstruation irrégulière.

Cœur. Signes nets de rétrécissement mitral pur.

Poumons. Signes de bronchite qui s'accentuent, se localisent aux sommets, où l'on entend bientôt des râles sous-crépitants, gras, humides, où il survient de la matité (fosse sus et sous-épineuse), ainsi que de la bronchophonie.

La malade expectorait des crachats épais et jaunâtres. Amaigrissement et pâleur.

OBS. XXXII. — Observation due à l'obligeance du docteur Barié, médecin des hôpitaux.

Rétrécissement mitral pur avec tuberculose pulmonaire.

Une jeune fille de 16 ans, ouvrière en perles, entre le 3 janvier à l'hôpital Tenon, dans la salle Colin, nº 2. Service du docteur E. Barié.

A. H. Père, mort subitement; mère morte à 41 ans de bronchite chronique: la malade a deux frères et trois sœurs en bonne santé.

A. P. Pas d'autre maladie que la rougeole dans l'enfance. Pas de rhumatisme articulaire, pas de chorée, de scarlatine, de fièvre typhoïde.

La malade, réglée depuis un an environ, et d'une façon assez régulière, présente tous les signes de l'infantilisme : petite taille, membres grêles. Pâleur chlorotique généralisée de la peau et des muqueuses. Aucun signe de nervosisme.

La malade tousse depuis 3 à 4 mois environ, mais surtout depuis une quinzaine de jours, et c'est pour cette aggravation dans la fréquence de la toux qu'elle est venue demander des soins à l'hôpital. Il y a huit jours environ que sont survenus quelques crachements de sang peu abondants, qui se sont renouvelés durant 3 à 4 jours. En outre, depuis 5 à 6 mois elle se plaint de palpitations et d'essoufflement quand elle marche un peu vite ou monte un escalier.

Appétit modéré, constipation. Pas d'amaigrissement au dire de la malade.

Apyrexie. Urines normales.

Cœur. La pointe bat dans le 5ᵉ espace intercostal.

A la *palpation*, on trouve un frémissement cataire présystolique considérable.

A l'*auscultation* on note un roulement diastolique à la pointe avec renforcement présystolique des plus nets. Pas de souffle systolique. On trouve enfin un dédoublement permanent du second bruit, avec maximum très marqué vers la base du cœur. Le pouls est petit, régulier, un peu lent.

Poumons. Rien d'anormal du côté gauche.

A droite, on trouve en arrière dans la fosse sus-épineuse de la submatité, avec diminution très sensible de l'élasticité, de la faiblesse respiratoire avec expiration prolongée; de plus on trouve des craquements secs, très manifestes surtout dans les inspirations qui suivent les efforts de toux. Les vibrations vocales sont un peu exagérées au niveau de la fosse sus-épineuse. Il existe quelques râles de bronchite à la base du côté droit. Rien de particulier à noter sous les clavicules.

La malade est soumise à la créosote, à l'huile de foie de morue, aux toniques et au tannin. Application de pointes de feu dans la fosse sus-épineuse. Sous l'influence de ce traitement, du repos complet et d'une alimentation réparatrice, on notait plusieurs semaines après l'entrée de la malade, que la respiration paraissait plus ample, dans la fosse sus-épineuse droite, et que les râles secs avaient considérablement diminué. L'état général de la malade est excellent.

Obs. XXXIII. — Service du professeur Potain.

Diagnostic : Tuberculose; rétrécissement mitral pur.

R..., 29 ans, journalière. Salle Ste-Adélaïde, n° 3. 1880, 12 février.

A. H. A perdu ses parents de la poitrine.

A. P. Strume durant l'enfance, otite chronique, surdité consécutive.

Il y a deux ans, après un accouchement, toux sèche, hémoptysies.

Depuis tousse et crache, hémoptysies répétées, amaigrissement rapide, perte des forces, essoufflements, palpitations.

Dès cet hiver, signes de bronchite plus intenses. La malade est obligée de cesser son travail.

Cœur. Rythme mitral complet.

Poumon. *A droite sous la clavicule* : diminution de sonorité (submatité), respiration rude, expiration prolongée, craquements.

A droite en arrière : mêmes signes.

A gauche, signes moins accentués, pas de râles.

La malade sort améliorée le 28.

Obs. XXXIV. — Service du professeur Potain.

Diagnostic : Rétrécissement mitral pur chez une femme atteinte de scoliose; rein flottant.

B..., 39 ans, modiste. Salle Ste-Adélaïde, 27 septembre 1884.

A. H. Rien de particulier.

A. P. S'enrhume assez facilement l'hiver.

Tousse depuis deux mois; son rhume persistant, elle entre à l'hôpital.

État actuel :

Poumons. Signes de bronchite disséminés.

Rachis. Scoliose latérale droite.

Cœur. Rythme mitral.

Obs. XXXV. — Service du professeur Potain.

Diagnostic : Rétrécissement mitral pur; chlorose; signes pulmonaires peu nets; pas de rhumatisme.

B. Rose, 36 ans. 21 septembre 1882.

A. H. Père mort à 41 ans d'une affection cardiaque.

Un frère mort à 40 ans d'une affection cardiaque probable.

Mère et 8 frères et sœurs vivent bien portants.

A. P. Scarlatine à 10 ans.

Réglée à 11 ans; depuis cette époque, chlorose.

Il y a 16 mois, crises d'hystéro-épilepsie.

Vers même époque, bronchite avec dyspnée, palpitations.

A entrée : **Cœur** rythme mitral pur.

Rien de noté pour **Poumons**.

Très nerveuse

Obs. XXXVI. — Service du professeur Potain.

Diagnostic : Strume; rétrécissement mitral pur ancien; érythème rhumatismal.

M. Victor, 32 ans, novembre 1887.

A. H. Rien.

A. P. De 4 à 6 ans, adénites suppurées sous-maxillaires (strume); rien autre.

Il y a 8 jours, exposé à la neige, les deux mains sont gonflées, douloureuses.

Examen. **Cœur.** Sténose mitrale pure.

Le gonflement de la main est suivi d'un peu d'érythème desquamatif, provoquant démangeaisons.

Le diagnostic porté est rétrécissement mitral pur ancien, érythème rhumatismal.

XXXVII. — Communication orale du professeur Potain.

Jeune fille de 18 ans chez laquelle on constate des signes nets de rétrécissement mitral pur et chez qui on ne trouve aucune trace de rhumatisme

Il y a 2 ans, elle a eu une bronchite à la suite de laquelle elle est restée fort malade.

On trouve aujourd'hui au sommet droit de la submatité et de la respiration faible et rude.

XXXVIII. — Communication orale du professeur Potain.

M. M..., 40 ans.

Mère morte d'une affection de poitrine, un frère mort d'une affection de poitrine après avoir eu une pleurésie.

Vers 14 ans laryngite prolongée qui aurait entraîné examen de la poitrine. 4 ans après, coqueluche, à la suite de laquelle bronchite prolongée. Depuis lors oppression.

Cœur. Rythme mitral type.

Poumons. Sonorité diminue, fosses sus-épineuses; respiration rude sans râles.

Obs. XXXIX (tirée d'une clinique du professeur Potain (*Union méd.*, 2 août 1892).

Citation de l'observation d'une malade ayant présenté lésions d'excavations pulmonaires guérissant à mesure que l'affection cardiaque augmentait.

Observation qui sert de base à la clinique.

Diagnostic : Rétrécissement mitral pur avec quelques granulations fibreuses pulmonaires.

Insuffisance tricuspidienne.

OBS. XL. — Service du professeur Potain, M. Goschbaum.

Diagnostic : Rétrécissement mitral pur; tuberculose suspecte.

S. Marie, 57 ans. 1892.

A. H. Rien de particulier.

A. P. Fièvre typhoïde à 9 ans.

Vers 18 ans, fièvres intermittentes.

Jamais de rhumatisme.

Tousse depuis 4 ans, amaigrissement.

Depuis un an, elle éprouve pour la première fois de la dyspnée d'effort et palpitations.

Trois grossesses normales.

Examen actuel :

Cœur. Rythme mitral complet.

Poumon. Sommet gauche, submatité fosse sous-épineuse, respiration affaiblie; sous la clavicule gauche, mêmes signes.

Le diagnostic porté par M. Potain est rétrécissement mitral pur; tuberculose ancienne.

OBS. XLI (personnelle). — Service du professeur Potain.

Diagnostic : Rétrécissement mitral pur; signes de tuberculose ancienne, améliorée dans ces derniers temps.

Berthe M..., 31 ans. 1891.

Pas d'antécédents héréditaires.

A. P. Santé très délicate pendant son enfance.

Réglée à 15 ans, mais mal réglée, leucorrhée.

Il y a 10 ans, soignée chez M. Ollivier pour tuberculose pulmonaire.

Santé toujours délicate.

Il y a un an, revient pour la première fois, palpitations, dyspnée.

Crises nerveuses depuis, impressionnabilité excessive.

On note que les bronchites autrefois fréquentes ont diminué, disparu depuis février à l'époque où les signes cardiaques ont débuté. L'amaigrissement assez notable a aussi disparu. Sueurs nocturnes.

Cœur. Dédoublement du 2e bruit, frémissement présystolique.

Poumons. Sommet gauche, douleur à la percussion en arrière, diminution du murmure vésiculaire, expiration prolongée, craquements.

Sommet droit. Diminution du murmure vésiculaire.

OBS. XLII (personnelle). — Service du professeur Bouchard.

Diagnostic : Rétrécissement mitral pur; tuberculose pulmonaire.

X..., 1891.

A. H. Père vit, bien portant, mère aurait une bronchite chronique avec hémoptysies, 4 frères et sœurs bien portants.

A. P. Rougeole à 4 ans, santé toujours délicate.

Dès son plus jeune âge, respiration courte, difficultés à courir vite et longtemps.

Jamais de rhumatisme articulaire aigu.

Tendance aux bronchites l'hiver.

Examen actuel :

Poumons. *En avant* : rien.

En arrière : fosse sus-épineuse gauche, submatité très prononcée, résistance exagérée au doigt, respiration faible, pas de râles, retentissement de la voix et de la toux.

Amaigrissement, perte des forces, anorexie.

Cœur. Rythme mitral.

Séjours répétés à l'hôpital à cause de son cœur.

Obs. XLIII (personnelle).

Diagnostic : Rétrécissement mitral; tuberculose dans les antécédents héréditaires; 1er degré de tuberculose pulmonaire; pas de rhumatisme.

B..., âgée de 18 ans et demi, couturière (malade externe).

A. H. Père mort à 41 ans d'une affection de poitrine; a été longtemps malade, hémoptysies; mère à 57 ans, morte après un refroidissement; 7 ans de maladie; un frère mort poitrinaire à 10 ans, hémoptysies.

A. P. Aucune maladie fébrile de l'enfance.

Conjonctivite avec blépharite chronique durant un an 1/2.

Pas d'adénopathies scrofuleuses.

Vers 9 ans, elle commence à remarquer que sa respiration est toujours courte, pénible, qu'elle a de la difficulté à courir vite et longtemps, qu'elle éprouve des palpipations.

Jamais de rhumatisme.

Réglée à 12 ans, menstruation en général retardée, leucorrhée.

Céphalées fréquentes, anémie.

Depuis quelques années, tendance à s'enrhumer fréquemment l'hiver.

Rien autre.

Cœur. Signes classiques du rétrécissement mitral.

Poumons. Sommet droit, submatité, murmure vésiculaire — ; expiration rude =-+ ; vibrations thoraciques +.

Obs. XLIV. — Service du professeur Potain.

Autopsie.

G... D.

Cœur. Volume à peu près normal, pas de traces de péricardite.

La pointe est formée par le ventricule gauche. La valvule mitrale suffisante à l'épreuve de l'eau est manifestement rétrécie et ne laisse passer que l'extrémité de l'index. Le rétrécissement est produit par des adhérences anormales de valves au niveau de leurs extrémités. Les vaisseaux des valvules sont très apparents et arrivent jusqu'à 1 millimètre du bord libre.

Tricuspide, bourrelet de végétations récentes.

Sigmoïdes aortique et pulmonaire saines, ganglions trachéo-bronchiques caséeux.

Poumons. *Gauche, sommet* : noyau gros comme un œuf dans lequel se trouvent quelques petits tubercules caséeux et même 2 ou 3 cavernules.

Droit : emphysémateux, plusieurs tubercules au sommet, la plupart compris dans un noyeau fibreux.

Rien autre à signaler.

Obs. XLV. — Service du professeur Potain.

Autopsie.

X.... Salle Saint-Luc, 1884.

Cœur. Petit.

Les parois du ventricule gauche sont très dures et mesurent 1 cent. 1/2 d'épaisseur. La valvule mitrale suffisante à l'épreuve de l'eau ne laisse passer que l'extrémité de deux doigts, les valves sont épaissies et présentent de petites végétations.

Sigmoïdes aortique et pulmonaire normales.

Tricuspide normale.

Poumons. *Gauche* : farci de tubercules miliaires dans toute son étendue, caverne au sommet.

Droit : tubercules miliaires avec pneumonie interstitielle.

Rate, reins, foie, rien d'intéressant à signaler.

Obs. XLVI. — Service du professeur Potain.

Autopsie.

B..., 38 ans. Salle Saint-Charles, 1888.

Cœur. Gros comme le poing du sujet sans péricardite.

Toutes les valvules sont suffisantes à l'épreuve de l'eau excepté la mitrale qui est manifestement épaissie au niveau de ses bords adhérents et qui présente en outre des lésions d'endocardite récente.

Sigmoïdes pulmonaire et aortique saines, tricuspide saine.

Poumons. *Gauche* : sans adhérences, tubercules miliaires dont quelques-uns ramollis.

Droit : semblable au poumon gauche, en plus symphyse.

Rate, reins, foie et autres organes, rien d'intéressant à signaler.

Obs. XLVII. — Service du professeur Potain.

Autopsie.

X.... Salle Saint-Luc.

Cœur. Sans trace de péricardite, gros comme le poing du sujet.

Le ventricule gauche, très épaissi, forme la pointe et les 2/3 de la masse des ventricules. La mitrale laisse passer à peine l'extrémité de l'index et du médius, elle est suffisante à l'épreuve de l'eau.

Les autres valvules saines sont suffisantes. Les valves de la mitrale sont épaissies mais conservent néanmoins leur souplesse, les cordages épaissis sont un peu rétractés.

Poumons. *Gauche* : emphysémateux sans traces de tubercules.

Droit : semblable au poumon gauche, à part la synphyse pleurale : existence de quelques petits tubercules caséeux au sommet. Ces tubercules sont entourés de tubercules miliaires plus petits. On en trouve d'autres dans les ganglions trachéo-bronchiques.

Rate, reins, foie et autres organes, rien d'intéressant à signaler.

Obs. XLVIII. — Service du professeur Potain.

Autopsie.

M..., 44 ans. Salle Bouillaud, n° 4.

Cœur. Petit. Valvules suffisantes à l'épreuve de l'eau.

Mitrale rétrécie laisse passer l'extrémité de l'index, la tricuspide laisse passer deux doigts, les deux valvules sont légèrement épaissies mais ne présentent pas de traces d'endocardite.

Sigmoïdes pulmonaires sans lésions.

Les deux poumons emphysémateux contiennent des tubercules, la plupart fibreux, quelques-uns caséeux.

Rate, reins, foie. Rien de particulier à signaler.

Obs. XLIX. — Service du professeur Potain.

Autopsie.

H. S..., 56 ans. Salle Piorry.

Péricarde. Pas trace de péricardite.

Cœur. Gros comme le poing du sujet.

La mitrale laisse passer l'extrémité de l'index (rétrécissement).

La tricuspide laisse passer deux doigts. Le ventricule gauche est épaissi.

Toutes les valvules sont suffisantes. Le rétrécissement mitral est causé par l'épaississement du bord libre de cette valvule, épaisissement produit au lieu d'élection sans amincissement des cordages. Vaisseaux très nets jusqu'au bord libre.

Poumons. *Gauche* : Masse crétacée. Tubercules fibreux probables

Droit : caverne grosse comme une noisette, tubercules miliaires et crétacés.

Emphysème.

Rien de caractéristique dans les autres organes.

Obs. L. — Service du professeur Potain.

Autopsie.

Hortense L.... Salle Ste-Adélaïde, 1883.

Poumons. *Gauche et droit*. Symphyse.

Ganglions crétacés.

Cavernules avec tubercules sur la paroi dans le poumon gauche.

Cœur. Gros comme le poing du sujet.

Aorte, artère pulmonaire, rien.

Tricuspide rétrécie (2 doigts).

Mitrale. Laisse seulement passer la pointe du petit doigt. Parois du cœur épaissies.

Le rétrécissement mitral est constitué par les adhérences anormales des deux valves représentant une fente en boutonnière aux bords libres de laquelle viennent s'insérer directement et sans l'intermédiaire du tendon les muscles papillaires.

Oreillette hypertrophiée.

Valvules sigmoïdes aortiques épaissies.

Sigmoïdes pulmonaires saines.

Rien d'intéressant à signaler pour les autres organes.

Obs. LI. — Service du professeur Potain.

Autopsie.

L..., 37 ans. Salle Ste-Anne.

Cœur. Gros : traces de péricardite ancienne.

Valvules du cœur suffisantes.

Mitrale rétrécie. Valves soudées de manière à limiter un orifice présentant 4 centimètres de périmètre.

La valvule ainsi épaissie est dure, résistante et infiltrée au niveau de ses bords de substance calcaire.

Tricuspide épaissie.

Sigmoïdes aortique et pulmonaire saines.

Poumons. *Gauche* : rétracté par un épanchement d'un litre et demi

Quelques tubercules fibreux.

Ganglions trachéo-bronchiques renfermant des tubercules crétacés.

Droit : semblable au poumon gauche, symphyse.

Autres organes. Rien d'intéressant à signaler.

Obs. LII. — Service du professeur Potain.

Autopsie.

Ad. M.... Salle Ste-Adélaïde, 1883.

Cœur. Valvules suffisantes à l'épreuve de l'eau.

Grande valve de la mitrale soudée à la petite valve, par végétations dont la partie supérieure est récente.

Sigmoïdes pulmonaire et aortique saines.

Tricuspide saine.

Poumons. *Gauche* : emphysémateux.

Droit : Symphyse. Tubercules caséeux aux sommets.

Rate, rein, foie. Rien de particulier à signaler.

Obs. LIII. — Service du professeur Potain.

Autopsie.

Th. R.... Salle Ste-Adélaïde, 1883.

Cœur. Volume du poing du sujet.

Valvule mitrale ne laisse passer qu'un doigt.

Valvule tricuspide laisse passer deux doigts.

Les sigmoïdes aortiques et pulmonaires sont saines.

La valvule mitrale est dure, épaissie, mais les tendons sont normaux.

Poumons. *Gauche* : emphysème supérieur, cicatrices fibreuses.

Droit : emphysémateux, symphyse, tubercules crétacés.

Rein, rate, foie. Rien de particulier à signaler.

Obs. LIV. — Service du professeur Potain.

Autopsie.

C. L..., 65 ans.

Cœur. Gros comme le poing du sujet.

Toutes les valvules sont suffisantes à l'épreuve de l'eau.

La mitrale présente un rétrécissement très marqué. Elle ne laisse passer que l'extrémité de l'index. Ce rétrécissement est formé par l'épaississement considérable du bord libre des valvules, qui limite un orifice en boutonnière.

Autres valvules saines.

Poumons. Œdème des deux bases.

Emphysème des sommets.

Tubercules miliaires aux différents stades.

Rien d'intéressant à signaler pour les autres organes.

Obs. LV. — Communication orale faite par le professeur Potain.

B..., 45 ans.

Tubercules du sommet 2e et 3e degrés.

Rythme mitral, indiquant l'existence d'un rétrécissement léger.

Diagnostic. Rétrécissement mitral consécutif à une tuberculose pulmonaire en voie d'évolution lente actuellement.

Obs. LVI. — Recueillie dans le service du professeur Potain.

Diagnostic : Scrofule pendant l'enfance; atteinte de rhumatisme articulaire aigu; rétrécissement mitral pur.

M. V..., 34 ans, 17 avril 1889.

Sans antécédents héréditaires.

Comme antécédents personnels : conjonctivites chroniques, abcès strumeux pendant l'enfance; engelures aux mains et aux pieds.

Essoufflement facile.

A 33 ans, atteinte de rhumatisme polyarticulaire.

Depuis essoufflement plus accentué lors d'efforts.
Signes classiques du rétrécissement mitral pur
Signes de cyanose transitoire des extrémités.

Obs. LVII. — Service du professeur Potain.

Diagnostic : Rétrécissement mitral pur; antécédence héréditaire tuberculeuse; bronchites répétées.

Émile M..., 24 ans, employé, 6 avril 1889.

A. H. Mère morte jeune de tuberculose pulmonaire; père bien portant.

A. P. Sans autre autre maladie; depuis 10 ans, essoufflement, dyspnée d'effort.

Depuis quelque temps, bronchites répétées pendant l'hiver.

Hémoptysie 1re après un coup de pied de cheval sur région précordiale.

Signes classiques du rétrécissement mitral; rien de noté pour poumons.

Obs. LVIII. — Communication orale du professeur Potain.

Mme H..., 45 ans.

A perdu un frère de la poitrine. Soignée pendant longtemps par M. Potain, pour le début d'une affection tuberculeuse qui semblait devoir évoluer rapidement. Puis les accidents pulmonaires ont semblé s'amender.

Il reste aujourd'hui les signes d'un rétrécissement mitral pur très caractérisé, assez bien toléré toutefois.

Obs. LIX. — Service du professeur Potain.

Diagnostic : Rétrécissement mitral pur; antécédence tuberculeuse; tuberculose suspecte.

Louis C..., 25 ans. Salle Bouillaud, 1893.

A. H. Père mort à 59 ans de la poitrine, mère bien portante.

A. P. Très bonne santé antérieure.

Rougeole à 8 ans.

A 14 ans, rhumatisme articulaire; dès cette époque, oppression, gêne respiratoire lors d'efforts.

N'a jamais eu d'autres attaques de rhumatisme, et cependant a dû quitter son premier métier de chaudronnier.

Il y a 2 ans, à plusieurs reprises, hémoptysies peu abondantes.

Depuis quelques jours, étouffements continuels.

Examen. **Cœur.** Rythme mitral, pouls régulier 92.

Poumons. Emphysème, avec sibilances aux sommets; sort amélioré.

Obs. LX. — Service du professeur Potain.

Diagnostic : Rétrécissement mitral pur; tuberculose pulmonaire.

X.... Salle Piorry, n° 7.

A. H. Père mort à 26 ans, avec fluxion de poitrine; mère aurait eu une maladie du cœur.

1 frère, 4 sœurs bien portants.

A. P. Dès l'âge de 4 ans œdème douloureux aux niveau des articulations tibio-tarsiennes.

Réglée à 15 ans, toujours bien réglée.

Depuis l'âge de 16 ans, fréquents accès d'étouffements, surtout la nuit, avec pâleur générale; œdème des membres inférieurs.

A sa rentrée, insuffisance urinaire, dilatation du cœur droit.

Disparition par digitale.

Courte d'haleine, arythmie.

Examen. **Poumons.** Submatité fosse sus-épineuse droite, diminution du murmure vésiculaire, craquements sous la clavicule droite, sonorité diminuée, avec expiration rude prolongée.

Cœur. Rythme mitral pur.

Sort améliorée.

Obs. LXI. — Service du professeur Potain.

Diagnostic : Rétrécissement mitral pur; sommets suspects.

N. E..., 34 ans, 1892.

A. H. Rien de particulier à noter.

Père alcoolique, aurait présenté de l'hydropisie.

A. P. Assez bien portante; aurait eu vers 6 ans des douleurs vagues aux pieds. Toux fréquente.

Il y a 6 mois, frissons, toux, fièvre; depuis a maigri, puis cessé son travail; séries d'hémoptysies.

Essoufflement et dyspnée d'effort.

A l'entrée. **Cœur.** Rythme mitral.

Poumons. Sommet gauche en avant et en arrière, submatité, respiration très rude, pas de râles.

Sort, améliorée au bout d'un mois.

Obs. LXII (personnelle). — Service du professeur Potain.

Diagnostic : Rétrécissement mitral pur; tuberculose héréditaire; tuberculose pulmonaire suspecte.

P. M..., 33 ans, 4 septembre 1886.

A. H. Père bien portant, non rhumatisant, mère morte à 21 ans de tuberculose pulmonaire, 5 frères et 1 sœur non rhumatisants.

Toujours très pâle.

Essoufflement facile depuis son mariage; réglée à 19 ans; accouche d'un enfant mort-né, puis fausse couche.

Après dernière grossesse, bronchite avec hémoptysie, traitée comme tuberculose pulmonaire.

Signes classiques du rétrécissement mitral.

Poumons. Rien d'anormal.

Obs. LXIII. — Service du professeur Potain.

Diagnostic : Rétrécissement mitral pur; pas de rhumatisme; antécédence tuberculeuse.

G..., 22 ans, brocheuse. Salle Ste-Adélaïde, 1886.

A. H. Mère morte jeune, d'une affection chronique de la poitrine (?).

Aurait eu à 16 ans la fièvre typhoïde, et, dès le début de la menstruation, des érysipèles coïncidant avec les menstrues.

Depuis 1 an, palpitations, dyspnée d'effort.

Depuis le commencement de l'hiver, toux fréquente sans hémoptysies.

Elle entre en résumé pour palpitations, toux et grande faiblesse générale. Rien autre.

État du cœur : rythme mitral.

Rien de noté pour **Poumons**.

Obs. LXIV. — Service du professeur Potain.

Diagnostic : Rétrécissement mitral pur ancien; attaque récente de rhumatisme articulaire aigu; tuberculose douteuse.

M. S..., 17 ans. Salle Piorry, 5 juin 1892.

A. H. Rien de particuler à noter.

A. P. N'aurait jamais fait aucune maladie, santé plutôt délicate.

N'est pas encore réglée.

Il y a 8 jours, gonflement douloureux des articulations tibio-tarsiennes; puis les articulations radio-carpiennes et du genou sont prises dans les mêmes conditions

Cœur. Rythme mitral complet.

Poumons. Sonorité de fosse sus-épineuse droite diminuée.

Vibrations thoraciques exagérées, murmure vésiculaire diminué avec rudesse respiratoire.

Obs. LXV. — Service du professeur Potain.

Diagnostic : Rétrécissement mitral pur; pas de rhumatisme; tuberculose pulmonaire suspecte.

L. M..., 59 ans, bijoutière. Salle Piorry, n° 11.

A. H. Rien de particulier à noter.

A. P. Très bien portante pendant sa première enfance.

Réglée à 10 ans, menstruation régulière, privations.

Grossesse à 15 ans 1/2, enfant mort en bas âge.

Aucune maladie durant l'enfance.

N'a jamais eu de rhumatisme, n'a pas toussé.

Depuis l'âge de 15 ans, dyspnée d'effort, oppression lorsqu'elle court.

Examen actuel. **Cœur**. Rythme mitral pur.

Poumons. Submatité, fosse sus-épineuse gauche avec diminution du murmure vésiculaire.

Pas de bacilles dans crachats.

Revient quelque temps après (5 mois environ) avec mêmes symptômes; a toujours toussé depuis sa première sortie.

Cœur. Persistance du rythme mitral.

Poumons. *En avant à gauche* : Diminution du murmure vésiculaire, quelques sibilances.

Rien de net.

Obs. LXVI. — Service du professeur Potain.

Diagnostic : Rétrécissement mitral pur.

L..., 25 ans, domestique. Salle Ste-Adélaïde, 29 septembre 1880.

A. H. Mère morte jeune de la poitrine.

A. P. Toujours tousseuse, jamais de rhumatisme.

Rentre parce qu'elle se sent oppressée à la suite d'un rhume prolongé qu'elle a depuis 1 mois.

Depuis 8 jours, palpitations, absence de fièvre; rien autre.

Examen. **Cœur.** Rythme mitral complet.

Quitte l'hôpital, améliorée.

Obs. LXVII. — Communication orale du professeur Potain.

Diagnostic : Rétrécissement mitral d'origine tuberculeuse.

X..., n° 3705.

Un rétrécissement mitral latent sans aucune origine connue et sans autre manifestation que les signes très nets de l'auscultation chez une femme chez laquelle on trouve quelques signes suspects au sommet gauche, qui a perdu un mari et sa fille de tuberculose pulmonaire et qui présente depuis longtemps, comme accidents prédominants, des troubles dyspeptiques très accentués avec dilatation de l'estomac.

Obs. LXVIII. — Service du professeur Potain.

Diagnostic : Rétrécissement mitral pur : bronchites répétées.

Henriette Ch..., 35 ans, 5 septembre 1889.

Rien de particulier dans hérédité.

A. P. Rougeole de l'enfance.

Bronchite il y a 8 ans; depuis, tendance à s'enrhumer tous les hivers.

Jamais de rhumatisme. Rien autre.

Depuis 3 ans environ après émotions, chagrins profonds, palpitations, dyspnée avec douleur à région précordiale.

Il y a 3 mois, léger ictère.

Malade fortement amaigrie, tousse.

Signes classiques du rétrécissement mitral.

Rien de noté pour **Poumons**.

OBS. LXIX (personnelle). — Service du professeur Potain.

Diagnostic : Rétrécissement mitral pur; bronchites répétées, suspectes.

Victorine P..., 47 ans, 22 mars 1891.

A. H. Père mort jeune de mal inconnu.

Mère morte à 69 ans de bronchite chronique.

Ont été 3 enfants; 2 sœurs, une morte à 59 ans de maladie de cœur.

Une à 27 ans, de la poitrine.

Mariée deux fois, 5 enfants de son premier mariage.

Dès son enfance, variole légère à 5 ans.

Assez bonne santé, jamais de rhumatisme.

Réglée à 15 ans, bien réglée.

A 21 ans, fluxion de poitrine, de durée 5 semaines.

A 32 ans, bronchite de durée 3 semaines, avec hémoptysie.

Depuis, tendance à s'enrhumer.

Depuis 5 ans à l'occasion d'une bronchite, dyspnée, palpitations, accès d'oppression lors d'efforts.

Signes de bronchite avec congestion pulmonaire.

Cœur. Choc diastolique de la pointe, avec accentuation du 2e bruit pulmonaire.

OBS. LXX (personnelle). — Service du professeur Potain.

Diagnostic : Rétrécissement mitral pur; tuberculose pulmonaire.

Émilie M..., 38 ans, 1891.

A. H. Père, mère, bien portants.

Ont été 6 enfants, 3 sont morts de maladie inconnue.

A. P. Rougeole à 5 ans.

Réglée à 15 ans, assez bien réglée.

Tendance aux bronchites.

Tousse actuellement.

État actuel.

Cœur. Signes de sténose mitrale légère; frémissement présystolique, 1er bruit dur, dédoublement 2e bruit.

Poumons. *Sommet gauche.*

Sonorité très nettement diminuée fosse sus-épineuse, murmure vésiculaire très diminué ; pas de râles.

OBS. LXXI (personnelle).

Diagnostic : Rétrécissement mitral pur; *pleurésie*; tendance aux rhumes; pas de rhumatisme.

Gabrielle Pr..., 37 ans, 16 septembre 1891.

Pas d'(**A. H.**). 10 frères et sœurs, morts en bas âge.

A. P. A l'âge de 14 ans, chorée.

Réglée à 10 ans régulièrement; séries de grossesses; 10 enfants dont 8 sont morts de 3 à 10 ans de maladie inconnue.

Il y a 4 ans pleurésie gauche, malade pendant un an.

Depuis sa pleurésie, laryngite chronique avec voix voilée.

Depuis 8 jours, toux, dyspnée, expectoration peu abondante.

Est enceinte.

Cœur. Signes de sténose mitrale pure.

Poumons. Rudesse du murmure vésiculaire à gauche.

OBS. LXXII (personnelle). — Service du professeur Potain.

Diagnostic : Rétrécissement mitral pur; tuberculose probable dans les antécédents personnels; signes peu nets de tuberculose au dernier examen.

Pauline L..., 26 ans.

A. H. Père, mort de maladie de poitrine à 34 ans, après 14 ans de maladie

A perdu 4 frères et sœurs en bas âge, de convulsions.

A. P. Très maladive pendant son enfance.

A 9 ans, fluxion de poitrine, après laquelle bien portante jusqu'à son mariage.

A cette époque, fatigue, amaigrissement, faiblesse progressive, anémie.

Elle ne tousse pas.

2 grossesses successives.

Une petite fille, qui meurt de broncho-pneumonie.

Un 2e enfant mal portant, qui a des bronchites répétées.

Mari malade probablement de la poitrine (hémoptysies).

L'année dernière elle contracte l'influenza, avec bronchite, toux fréquente, expectoration verdâtre, jaunâtre sanguinolente.

Depuis, douleurs vagues rhumatismales non nettement articulaires.

Cet hiver, après refroidissement, toux et expectoration abondante, sueurs nocturnes, fièvre vespérale.

Récemment, nouveau refroidissement, fièvres, sueurs nocturnes, anorexie, oppression, point de côté sous-mammaire droit.

Température de 39 degrés soir, à 37° 6 matin.

Cœur. Signes de sténose mitrale pure.

Poumons. Fosse sous-épineuse droite, submatité, murmure vésiculaire diminué, quelques râles sous-crépitants, respiration normale dans le reste de l'étendue.

OBS. LXXIII. — Service du professeur Potain.

Diagnostic : Rétrécissement mitral pur au 1er degré; tuberculose pulmonaire; chorée.

H..., 15 ans, pâtissier, 9 mars 1888.

A. H. Rien.

A. P. Pas de rhumatisme polyarticulaire.

Chorée à 10 ans, de durée 2 ans.

Dyspnée d'effort, palpitations.

Il y a 6 mois, toux fréquente, sans hémoptysie.

Il y a 2 mois, après refroidissement, toux fréquente, sueurs nocturnes, crachats sanguinolents.

Cœur. Signes de sténose mitrale peu accentués.

Poumons. Sous la clavicule droite, matité, expiration soufflante, craquements après quintes de toux.

En arrière : submatité nette, fosses sus- et sous-épineuse droites, murmure vésiculaire diminué, quelques craquements.

Pas d'amaigrissement très prononcé.

Obs. LXXIV. — Service du professeur Potain.

Diagnostic : Rétrécissement mitral pur; pas de rhumatisme.

Michel C..., 47 ans, 27 février 1889.

Rien comme antécédents héréditaires ou personnels.

Depuis 2 ans, dyspnée d'effort.

Il y a 1 an, bronchite aiguë à la suite de laquelle palpitations fréquentes, dyspnée intense.

Signes classiques du rétrécissement mitral.

Rien de noté pour **Poumons**.

Obs. LXXV. — *Bulletins Société anatomique*, séance du 11 décembre 1889 (obs. de G. Lyon).

Diagnostic : Rétrécissement mitral et tricuspidien chez une jeune fille âgée de 20 ans.

Pas d'**A. H.**, ni chorée, ni rhumatisme.

Une sœur morte d'affection cardiaque à 18 ans.

Sujette aux palpitations dès l'enfance, soignée chez G. Sée, où l'on fait le diagnostic de sténose mitrale avec chlorose cardiaque.

Elle meurt le 6; pas de lésions tuberculeuses dans les poumons.

Sténose mitrale serrée (porte-plume), orifice tricuspide également rétréci.

Réflexions. Hypothèse d'une affection congénitale en l'absence des causes habituelles d'affection cardiaque.

Obs. LXXVI. — Service du professeur Potain.

Diagnostic : Rétrécissement mitral pur; tuberculose pulmonaire (?)

Désirée B.

A. H. Rien à signaler.

A. P. En 1890, forte bronchite, toux persistante depuis.

Deux atteintes de rhumatisme, signes de rétrécissement mitral.

Submatité et rudesse respiratoire au sommet des poumons, surtout en arrière.

Obs. LXXVII. — Service du professeur Potain.

Diagnostic : Rétrécissement mitral pur; pleurésie.

Ar..., 46 ans, ménagère.

A. H. Mère morte d'affection de poitrine.

A. P. Enfance très délicate. Réglée difficilement à 10 ans.

Vers 30 ans, pleurésie gauche, de durée 1 mois.

A 35 ans, douleurs rhumatismales qui ne forcent la malade qu'à rester 6 jours au lit.

Entre à plusieurs reprises dans le service pour une affection du cœur (rétrécissement mitral). On ne signale rien pour les poumons.

Obs. LXXVIII. — Recueillie dans le service du professeur Potain.

P..., 38 ans, domestique.

A. H. Mère morte à 46 ans de tuberculose pulmonaire.

Un frère mort à 16 ans, de tuberculose pulmonaire.

Deux frères vivants, dont l'un tousseur.

A. P. A 7 ans, fluxion de poitrine.

A 18 ans, scarlatine grave.

Depuis, tousse, a de la dyspnée et des palpitations.

Il y a 5 ans, pleurésie gauche.

Venue dans le service à plusieurs reprises pour un rétrécissement mitral.

On ne signale rien pour les **Poumons**.

Obs. LXXIX. — Thèse de Caenens[1].

Diagnostic : Rétrécissement mitral pur; congestion pulmonaire; infarctus; pas de phtisie.

X..., 39 ans.

A. H. Rien de particulier, pas d'antécédents phtisiques.

A. P. S'enrhumait facilement pendant sa jeunesse.

Il y a 10 ans, bronchite intense à la suite de laquelle elle a toujours été sujette aux symptômes thoraciques qui existent aujourd'hui.

Depuis 6 ans, palpitations à la suite des moindres efforts.

Différents séjours dans les hôpitaux avec symptômes d'asystolie.

Etat des poumons : sonorité normale à droite, submatité à gauche et en arrière.

Ausc. Respiration un peu saccadée à gauche, respiration un peu prolongée à droite.

Cœur. Rythme mitral.

Autopsie. **Cœur.** Symphyse cardiaque, valvule mitrale abaissée, épaissie, indurée à bords irréguliers mais lisses.

Rétrécissement sans insuffisance.

Poumons. Congestion intense à région antérieure, infarctus de la grosseur d'une noisette.

Pas de tubercules.

(Observations de Tripier, à propos de coexistence apparente d'une maladie du cœur et de la phtisie pulmonaire, *Lyon méd.*, 1879.)

Obs. LXXX[1]. — Thèse de Caenens.

Charles T..., 59 ans, 13 novembre 1889.

Rétrécissement mitral, jamais de *rhumatisme articulaire*.

Rien autre à noter.

Obs. LXXXI. — Thèse de Caenens.

M. D..., 28 ans, 15 avril 1891.

Sténose mitrale, chorée antérieure.

Tendance aux bronchites.

Obs. LXXXII. — Thèse de Caenens.

M..., 29 ans, 25 novembre 1882.

Sans antécédents héréditaires ni personnels particuliers.

Absence de rhumatisme.

Rythme mitral pur avec bronchite et hémoptysie.

Obs. LXXXIII. — Thèse de Caenens.

Catherine Br..., 38 ans.

Rythme mitral sans rhumatisme.

Rien de noté pour **Poumons**.

Obs. LXXXIV. — P. Kidd.

Virginie Th..., 52 ans, décembre 1884

Sténose mitrale.

Bronchite à 35 ans, pas de rhumatisme.

Rien de noté pour **Poumons**.

Obs. LXXXV. — P. Kidd.

Gr..., 19 ans, avril 1888.

Sténose mitrale, pas de rhumatisme.

Accidents cardiaques ayant débuté après une chute dans un escalier sur le côté gauche du thorax.

Obs. LXXXVI. — P. Kidd.

Juliette L..., 35 ans, août 1888.

1. Les observations que nous empruntons à Caenens, de même que les observations de P. Kidd, de Duroziez, sont relatées par nous en vue de montrer la grande fréquence de l'absence du rhumatisme dans les antécédents du Rétrécissement mitral pur.

Pas de rhumatisme, bronchites répétées, signes de sténose mitrale pure. Rien de noté pour **Poumons**.

OBS. LXXXVII. — P. Kidd.

J..., 23 ans, mars 1888.
Sténose mitrale pure, pas de rhumatisme, pas de tuberculose.

OBS. LXXXVIII. — P. Kidd.

Marie J..., 31 ans.
Sténose mitrale pure, sans rhumatisme; série de bronchites.

OBS. LXXXIX. — P. Kidd.

Amanda L..., 66 ans, 1887.
Sténose mitrale pure, pas de rhumatisme.
Rien de noté pour tuberculose.

OBS. XC. — P. Kidd.

Paul L..., 54 ans, 1892.
Sténose mitrale, néphrite interstitielle.
Jamais de rhumatisme, rien de noté pour **Poumons**.

OBS. XCI. — P. Kidd.

Amélie D..., 34 ans, 1884.
Rétrécissement mitral pur, pas de tuberculose, pas de rhumatisme, chorée.

OBS. XCII (incomplète). — Service du professeur Potain.
Diagnostic : Rétrécissement mitral pur.

H..., 1887.
Pas d'**A. H.** spéciaux. Jamais de rhumatisme.
Avril 1886, petite quantité de sang non mêlé aux crachats, toux, signes de dyspnée.
En juillet 1886, mêmes symptômes avec hémoptysie peu abondante, prolongée, toux.
Signes de *sténose mitrale*, rien de signalé pour **Poumons**.

OBS. XCIII (incomplète). — Service du professeur Potain.
Diagnostic : Rétrécissement mitral pur; pas de rhumatisme.

M..., 26 ans, imprimeur, 1886.
Pas d'*antécédents rhumatismaux*.
Rien de signalé pour **Poumons, Cœur**, signes de sténose mitrale.

Obs. XCIX. — Service du professeur Hardy.

Diagnostic : Rétrécissement mitral pur.

Vincent L..., 9 ans.
Fluxion de poitrine à 4 ans et demi, hémoptysie abondante à 14 ans.

= Série d'observations de Duroziez où est simplement mentionné l'état du cœur.

Obs. XCV. — Duroziez.

D..., 15 ans.
Considérée comme ayant cavernes pulmonaires, pâle, chétive, rachitique, lymphatique, au suprême degré, cheveux rouges.
N'a jamais pu courir, épistaxis, hémoptysies, rétrécissement mitral pur.

Obs. XCVI. — Duroziez.

El..., 18 ans.
Rythme mitral pur, hémoptysies.

Obs. XCVII. — Duroziez.

B..., 22 ans.
Pas de rhumatisme articulaire aigu, mère morte à 59 ans, d'une affection cardiaque.
Hémoptysies ; rythme mitral pur, n'a jamais pu courir.

Obs. XCVIII. — Duroziez.

R..., 31 ans.
Chétive ; rythme mitral pur ; pas de rhumatisme.

Obs. XCIX. — Duroziez.

J..., 48 ans.
N'a jamais pu courir, pas de rhumatisme, rythme mitral pur, hémoptysies.

Obs. C.

Union méd., 1891, Duroziez.
L..., 5 ans et demi.
Chorée ; pâle, un peu de pleurésie, souffles chlorotiques.
Rythme mitral, pas d'autopsie.

Obs. CI. — Duroziez.

J..., garçon 8 ans et demi (élevé dans une couveuse, né à 8 mois) ; déformation du thorax, limitée à la région précordiale, rythme mitral.

OBS. CII. — Duroziez.

B..., 16 ans.
Pas de rhumatisme articulaire aigu, pas de chorée.
Pouls 66, rythme mitral, bruits chlorotiques.

OBS. CIII. — Duroziez.

Diagnostic : Rétrécissement mitral vérifié à autopsie.

L..., 16 ans.
Poitrine déformée rachitique, pas de rhumatisme articulaire aigu.
Rien de noté pour **Poumons**.

OBS. CIV. — Duroziez.

X..., 16 ans.
Douleurs vagues rhumatismales n'ayant jamais nécessité le séjour au lit.
Pas de signes fonctionnels, rétrécissement mitral.

OBS. CV. — Duroziez.

B..., 16 ans.
Non réglée ; pas de rhumatisme ; roulement diastolique.

OBS. CVI. — Duroziez.

X..., 10 ans et demi.
Rachitique, atrophiée ; chorée antérieure ; rétrécissement mitral.

OBS. CVII.

Bouillaud rapporte le cas d'une femme lymphatique délicate n'ayant jamais eu de rhumatisme.

A l'autopsie on trouve une valvule mitrale en entonnoir.

= 12 observations de Magé.

Rien de noté pour **Poumons**.
Sur ces 12 observations : 6 autopsies dans lesquelles l'état des poumons n'est pas noté.
Au point de vue clinique, toutes les malades ont présenté le type chlorotique.

OBS. CVIII. — Stockes.

Jeune fille, 18 ans.
Symptômes d'anémie et de chlorose, avec lésion organique de la mitrale.
Rétrécissement mitral (plume d'oie), aorte saine.

Rétrécissement mitral probablement pur, rien de noté pour poumons, rien de noté pour rhumatisme.

Obs. CIX. — Gerhardt (obs. rapportée dans la thèse de Haranger. 1882), qui décrit :

Cœur d'un enfant de 4 mois emporté par une tuberculose aiguë, né le 8e mois, dont le ventricule gauche était hypertrophié, l'oreillette droite distendue par un coagulum fibrineux, les valvules aortiques et pulmonaires normales, la tricuspide amincie.

Mitrale raccourcie, était renflée sur son bord libre, avec cordages tendineux épaissis, soudés entre eux.

Obs. CX. — De Parrot. Observation de rétrécissement mitral congénital.

Anomalie congénitale; signes du rétrécissement mitral.

Enfant mort 24 heures après naissance.

Cœur. L'aorte et l'artère pulmonaire sont réunies en un seul tronc. Le ventricule droit est volumineux, le ventricule gauche est petit ainsi que l'oreillette, qui communique avec le ventricule gauche par un étroit orifice incomplètement fermé par une petite valvule.

Quelques granulations sur la face auriculaire de la valvule.

Obs. CXI. — Ayrolles (*Revue mensuelle des maladies de l'enfance*, mars 1885).

Endocardite congénitale généralisée avec oblitération de l'orifice mitral et cloisonnement de l'orifice tricuspidien.

Petite fille ayant vécu 10 jours avec de la cyanose.

Orifice mitral obturé pour ainsi dire, resté sain, sauf tricuspide qui présente des adhérences irrégulières et de petites végétations rougeâtres.

Obs. CXII. — Benezerd Smith (*London med. Gaz.*, décembre 1846).

Chez un enfant ayant vécu 21 heures, trou de Botal fermé par une membrane solide et réticulée faisant poche; de plus, rétrécissement de l'orifice mitral, l'atrophie du ventricule et le rétrécissement de l'orifice aortique.

Observations empruntées à la thèse de Coulbeaux, qui cite, d'après Fromnolt, 3 observations de rétrécissement mitral avec tuberculose limitée, isolée.

Dans deux cas, la tuberculose fut seule reconnue pendant la vie.

Dans un cas, ce fut la lésion cardiaque.

Ces observations portent la désignation suivante.

Obs. CXIII. — Coulbeaux.

P. Gl..., 54 ans.

Diagnostic : Pendant la vie, tuberculose pulmonaire.

A l'autopsie, tractus fibreux, entourant noyaux tuberculeux grisâtres au niveau du lobe supérieur gauche.

Au sommet droit, pneumonie scléreuse et foyers caséeux, dans reste du lobe supérieur et moyen, granulations grises.

Cœur. Valvule mitrale épaissie et adhérente, cordage tendineux raccourcis et rétractés.

Obs. CXIV. — Coulbeaux.

Al. D..., 48 ans, institutrice.

Diagnostic : Pendant la vie, rétrécissement mitral, hydropisie.

Autopsie : Foyers caséeux, infiltration tuberculeuse du sommet gauche, adhérences.

Rétrécissement mitral (petit doigt), cœur gauche hypertrophié, dilatation du cœur droit.

Obs. CXV. — Coulbeaux.

Diagnostic : Tuberculose pulmonaire : rétrécissement mitral.

M. Schneider, 20 ans, fleuriste.

Diagnostic : Pendant la vie, tuberculose pulmonaire et intestinale, pleurésie double, endocardite.

Autopsie : Adhérences au sommet du poumon gauche, cavernes avec granulations grises.

Lobe supérieur droit, groupe de granulations grises.

Cœur. Rétrécissement mitral, petit doigt.

R. Coulbeaux cite de plus 9 observations d'insuffisance mitrale avec tuberculose, sans aucune désignation clinique, qui permette de rechercher les rapports de causalité.

Il ne sait, pour sa part, quels rapports établir entre coïncidence de cette lésion du cœur et tuberculose.

= Observations de Fromnolt. Série d'observations de tuberculose pulmonaire avec différentes lésions du cœur.

Mais dans tous les cas, les personnes sont très âgées, sauf :

Observations de sténose mitrale.

Obs. CXVI. — Fromnolt.

X..., 54 ans.

Autopsie : Sommet droit, foyer caséeux avec infiltration grise de lobe moyen.

Épaississement de la mitrale, rétrécissement.

OBS. CXVII. — Fromnolt.

X..., 20 ans.

Cavernes, sommets droit et gauche, infiltration grise.

Épaississement, adhérence des valves de la mitrale, rétrécissement mitral.

OBS. CXVIII. — Fromnolt.

X..., 25 ans.

Sommet gauche, cavernes, noyaux tuberculeux, infiltration de voisinage, rétrécissement mitral.

OBS. CXIX. — Fromnolt.

X..., 48 ans.

Rétrécissement mitral très marqué.

Autopsie : Foyers caséeux et infiltration tuberculeuse du sommet gauche.

OBS. CXX. — Recueillie dans le service du professeur Potain.

Diagnostic : Rétrécissement mitral; sommet droit 1er degré; rhumatisme articulaire.

Arl..., 35 ans, novembre 1883.

Pas d'**A. H.**

A. P. A 10 ans, rhumatisme polyarticulaire.

A 18 ans deuxième atteinte avec hémoptysies.

Depuis cette époque s'enrhume facilement l'hiver, maigrit, perd ses forces.

Depuis 2 mois sueurs nocturnes.

État actuel : Facies amaigri.

Poumons. *En avant* : Skodisme sous la clavicule droite, respiration rude, expiration prolongée.

En arrière : Submatité, fosse sus et sous-épineuse droite; sonorité dans le reste de l'étendue; murmure vésiculaire très diminué sans râles, expiration prolongée; vibrations thoraciques exagérées.

Signes de sténose mitrale pure.

OBS. CXXI. — Service du professeur Potain.

Diagnostic : Rétrécissement mitral; rhumatisme articulaire aigu; signes de tuberculose du sommet.

L..., 28 ans 1/2, infirmier.

Rien de noté dans **A. H.**

A. P. Aurait eu pendant 3 mois une atteinte de rhumatisme articulaire aigu, en 1874.

Depuis, dyspnée d'effort, dyspepsie.

En 1880, hémoptysie, depuis n'a cessé de tousser.
A maigri, perdu ses forces, diarrhée intermittente.
État actuel : Rythme mitral complet.
Poumons. *A droite et en arrière* : Submatité au sommet.
Diminution du murmure vésiculaire, quelques râles après la toux.

Obs. CXXII. — Recueillie dans le service du professeur Potain.

Diagnostic : Rétrécissement mitral; légère atteinte de rhumatisme; bronchites.

W..., 57 ans.
A. H. Rien de noté.
A. P. De tous temps, il a été court d'haleine, il ne pouvait ni courir, ni jouer comme ses camarades.
A 15 ans 1re atteinte de rhumatisme articulaire aigu, avec sciatique, alité 2 mois 1/2.
A 18 ans, fluxion de poitrine, vésicatoires, exempté du service militaire
2e fluxion de poitrine à 25 ans.
Puis série de bronchites à des époques qu'il ne peut préciser.
État actuel : Rythme mitral.
Rien de noté pour **Poumons**.
Embolie de la fémorale droite pendant son séjour.

TECHNIQUE GÉNÉRALE ET SOMMAIRE

DES

AUTOPSIES CLINIQUES

par E. Suchard.

INDICATIONS GÉNÉRALES SUR LA MÉTHODE A SUIVRE

Toute autopsie complète comprend trois opérations qui sont :

I. L'examen de l'extérieur du sujet.

II. L'ouverture des cavités du corps et l'examen des organes qu'elles contiennent.

III. L'examen au microscope des organes et des tissus, suivi ou non de recherches bactériologiques.

Ces trois opérations constituent un ensemble de recherches tendant à la solution d'un problème ainsi posé :

Étant donné un cadavre, indiquer l'état des organes et déterminer, si possible, la cause de la mort.

Pour résoudre ce problème, l'anatomo-pathologiste procède de la même manière que quand il veut établir le diagnostic anatomique d'une tumeur : il fait une hypothèse[1] qu'il cherche à vérifier, mais qu'il abandonne ou modifie suivant la nature des faits qu'il observe.

Il y a cependant une différence à établir entre l'autopsie et l'examen des tumeurs, c'est que l'hypothèse faite sur la nature d'une tumeur est uniquement suggérée à l'observateur par les caractères qu'elle présente à l'œil nu, au lieu que, dans un grand nombre de cas, l'anatomo-pathologiste possède, avant de procéder à l'autopsie, une hypothèse qui lui est fournie par le diagnostic du médecin traitant[2]. Cette hypothèse est tout à fait probable lorsque

1. Cornil et Ranvier, *Manuel d'Histologie pathologique*, 2e édition, t. I, p. 365.

2. Les autopsies médico-légales sont faites dans un but particulier, et le manuel opératoire en est indiqué dans des ouvrages spéciaux.

le diagnostic est basé sur la constatation d'un fait anatomique : symptôme pathognomonique ou lésion apparente.

Quelquefois, la maladie ayant été de trop courte durée pour être étudiée (mort subite), les circonstances dans lesquelles la mort est survenue constituent des indications sur la nature probable des lésions.

Dans les cas où toutes ces données font défaut, l'hypothèse est basée sur les caractères que présente l'extérieur du sujet. Ainsi, par exemple, si tous les ganglions accessibles à la vue et au toucher sont hypertrophiés, on suppose une lymphadénie et, après l'ouverture de la cavité abdominale, l'hypothèse est vérifiée ou abandonnée suivant qu'on trouve ou non la rate hypertrophiée et des tumeurs lymphadéniques de l'intestin. Chez des sujets jeunes et vigoureux les maladies aiguës sont probables, la pneumonie surtout, lorsque le cadavre n'est pas amaigri et qu'il porte sur la peau du thorax des traces de ventouses scarifiées ou d'un vésicatoire récemment posé.

Il peut arriver que l'on ne trouve aucune indication dans l'examen de l'extérieur d'un sujet. Dans ce cas, l'hypothèse est basée sur l'aspect des organes mis à découvert après l'ouverture de la cavité abdominale et de la cage thoracique. On fait, par exemple, l'hypothèse de uberculose généralisée lorsqu'on rencontre des tubercules miliaires dans le grand épiploon ou à la surface des intestins; on suppose un mal de Bright quand le cœur est augmenté de volume à la suite d'une hypertrophie considérable du ventricule gauche.

Dans tous les cas, le diagnostic anatomique n'est définitivement établi qu'après l'examen complet des organes, et comme souvent les lésions de ces organes ne sont pas visibles à l'œil nu, leur examen au microscope devient nécessaire.

Cet examen doit même fréquemment être précédé ou suivi de recherches bactériologiques qui le complètent en permettant de poser un diagnostic étiologique.

Les trois opérations qui composent l'autopsie sont donc toutes également utiles : les deux premières servent à localiser, pour ainsi dire, les lésions; la troisième les définit.

I

EXAMEN DE L'EXTÉRIEUR DU SUJET

Cet examen peut être fait rapidement et cependant doit être complet.

Le sujet, couché sur la table, a un aspect particulier et produit une première impression qui fournit souvent des indications utiles. Les déformations du squelette, rachitisme, mal de Pott, fractures, frappent l'œil à première vue; il en est de même de la couleur des téguments, ictère, mélanodermie, etc. Certains sujets sont œdémateux (affections du cœur, du foie et des reins); d'autres, très amaigris, ont succombé à la suite d'une maladie chronique; quelques-uns, forts et bien musclés, ont été frappés par une maladie aiguë.

Les affections cutanées ne laissent pas toutes des traces visibles après la mort : les érythèmes, la scarlatine, la rougeole à son début et même certains lymphadénomes ne se voient plus sur le cadavre. Aussi, lorsqu'on veut les étudier, est-il prudent de bien connaître le siège des lésions avant la mort. S'il y a des points de repère naturels, saillies musculaires, osseuses, etc., on les retrouve facilement. Dans le cas contraire, on peut en faire un calque sur papier ou les marquer à l'aide d'un crayon dermographique ou de nitrate d'argent.

Les affections bulleuses, pustuleuses ne disparaissent pas après la mort. Lorsqu'on veut les étudier au microscope, il est prudent de recueillir les fragments de peau en des points du corps où les liquides sont en moindre quantité, c'est-à-dire jamais dans les parties déclives. On évite ainsi de prendre des tissus macérés qui sont plus rapidement que les autres altérés par la putréfaction.

La peau ayant été examinée avec soin, le cuir chevelu attire naturellement l'attention. Si le sujet est chauve, on observe la forme de la calvitie; si les cheveux sont conservés, on cherche les cicatrices, les papules que les cheveux peuvent cacher. L'état du conduit auditif externe doit être observé (écoulements, etc.), ainsi que celui des cornées, de la conjonctive et des paupières. Les orifices naturels, narines, bouche, anus, vulve, sont examinés.

On peut trouver ainsi, par cet examen général du tégument externe, un certain nombre de lésions qui indiquent la marche à suivre dans les recherches ultérieures.

L'aspect du cadavre peut être singulièrement modifié par la putréfaction. Dans ce cas la peau de l'abdomen tendue comme la peau d'un tambour est verdâtre; les vergetures infiltrées de sérosité, les veines gonflées de sang mélangé de gaz font saillie, le tissu cellulaire du dos et de la face postérieure du tronc est œdémateux; l'épiderme se soulève. Les données que l'on peut tirer de l'aspect des téguments sont alors bien peu nombreuses.

Après avoir vu les téguments, il faut s'assurer par la palpation[1] qu'aucune lésion n'a été oubliée. La main perçoit le volume et la consistance des ganglions lymphatiques, les exostoses, les fractures et les cals des os superficiels (côtes, tibia, clavicule). S'il y a des fistules, une sonde cannelée en suit le trajet qui est ensuite largement ouvert. Des incisions faites aux téguments montrent l'épaisseur des tissus cicatriciels ou la profondeur des ecchymoses et des ulcérations, des eschares au sacrum, des ulcères variqueux, etc. C'est par le même moyen que l'on apprécie l'étendue des lésions produites par les vésicatoires, les ventouses, les brûlures et les cautères.

Les tumeurs sont disséquées avec soin, enlevées par des incisions franches et conservées s'il y a lieu pour l'examen histologique. Tout foyer de fracture est largement ouvert et étudié sur place. Il en est de même des articulations gonflées.

Les os malades et surtout les os tuberculeux, au voisinage ou non d'une articulation, sont divisés à l'aide d'un fort couteau sur le dos duquel on frappe à coups de maillet[2]. Les surfaces de section sont alors franches et nettes, au lieu que celles que l'on obtient en

1. Une bonne précaution à prendre, avant de toucher au cadavre, consiste à s'enduire les mains d'un corps gras. La vaseline boriquée remplace avantageusement le cérat ou l'huile employés par les anciens anatomo-pathologistes.

2. Cornil et Ranvier, *Traité d'Histologie pathologique*, 2e édition, t. I, p. 425.

employant la scie, sont couvertes de sciure d'os et de moelle osseuse écrasée.

Le cuir chevelu est palpé avec soin afin de constater, s'il y a lieu, la présence d'exostoses ou de fractures du crâne. Les tumeurs de cette région sont incisées afin de juger de leur étendue; il en est de même de celles des oreilles. La présence d'hématomes de ces organes fait naturellement soupçonner une méningo-encéphalite chronique avec épaississement des méninges crâniennes, et, dans ce cas, au moment de l'ablation de l'encéphale, on se garde de détacher de la surface des circonvolutions la pie-mère qui y adhère intimement. Les lèvres sont ensuite écartées, les paupières sont soulevées.

L'orifice anal, les organes génitaux externes et surtout les testicules sont examinés de la même manière.

L'examen de l'extérieur du sujet, à la vue et au toucher, peut souvent suggérer à l'observateur une hypothèse dans le cas où il n'en aurait pas; les recherches ultérieures deviennent plus faciles et plus fructueuses parce qu'elles sont faites dans un but déterminé.

II

OUVERTURE DES CAVITÉS DU CORPS
EXAMEN DES ORGANES QU'ELLES CONTIENNENT

Ouverture de la cavité abdominale; examen de la surface des viscères qui s'y trouvent. — L'ouverture des cavités abdominale et thoracique se fait généralement au niveau de la paroi antérieure de ces cavités; les cas dans lesquels il est préférable d'ouvrir la cavité thoracique par derrière seront indiqués plus tard.

Le sujet est couché sur le dos; l'opérateur se place à sa droite s'il est droitier, à sa gauche s'il est gaucher. Les instruments[1] sont disposés à portée de la main sur une planchette; une autre planche en bois ou en liège reposant sur ou entre les jambes du sujet sert de plateau à découper les organes.

Les instruments sont remis sur la planchette chaque fois que l'on s'en est servi. L'opérateur seul y touche ainsi qu'au sujet. C'est la seule manière d'éviter les accidents, piqûres et coupures.

Le couteau étant tenu à pleine main, ou bien à la manière d'un couteau à découper, le tranchant en bas, — ces deux positions sont bonnes, pourvu que l'on n'appuie pas sur le dos de l'instrument, — l'incision est commencée à la symphyse du maxillaire inférieur pour se terminer au milieu de la symphyse du pubis en passant à gauche

1. Les instruments employés dans les autopsies sont : des couteaux, des scalpels, des ciseaux forts, des pinces à disséquer, une sonde cannelée, un entérotome, un sécateur, un marteau à crochet, des scies de différentes formes, un rachitome. On discute encore aujourd'hui la forme des couteaux d'autopsie. Celle que l'on préfère généralement est celle dite de Virchow. (Virchow. *Sections-Technik*, p. 26; Bourneville et Bricon, *Manuel de technique des autopsies*, p. 70; Thomas Harris, *Manuel d'autopsies*, trad. Surmont, pl. I). Tous les couteaux sont bons à condition qu'ils coupent bien et que leur manche soit assez long pour que la main ne le dépasse pas. On emploie avec avantage les grands couteaux à cerveau pour pratiquer de grandes sections (p. 1029), les couteaux à poignet un peu forts pour l'ablation de la langue et du larynx (p. 1030), les couteaux de boucher pour les os (p. 1014 et p. 1037).

de l'ombilic; elle intéresse la peau et le tissu cellulaire sous-cutané. La main gauche est placée, non pas au-devant de la pointe du couteau, mais à gauche du tranchant de l'instrument, par rapport à l'opérateur.

La main gauche tendant alors la peau, toujours dans la même position, l'incision est continuée en bas par la section de la ligne blanche, puis du péritoine. Lorsque les intestins sont ballonnés, la lèvre droite de l'incision à la peau de la paroi abdominale est saisie à l'aide des doigts de la main gauche ou d'une pince; le péritoine est coupé avec précaution sans que jamais les intestins soient intéressés. Quand il y a des adhérences de l'intestin au péritoine pariétal, cette membrane est décollée avec soin par des tractions et des incisions bien dirigées. Il va de soi que, au moment de l'ouverture de la cavité abdominale, on a soin, lorsqu'il y a beaucoup de liquide dans cette cavité, d'examiner ce liquide; on peut le faire écouler dans des vases gradués ou le recueillir à l'aide d'un verre pour le cas où l'analyse chimique en serait nécessaire.

Ces précautions prises, on passe les doigts sur les orifices internes des anneaux afin de voir s'il y a ou non des hernies ou si le canal vagino-péritonéal n'est pas oblitéré. C'est le moment aussi de disséquer les hernies et d'en étudier le contenu. Puis, on incise les muscles droits un peu au-dessus de leurs insertions au pubis et on y pratique par leur face profonde deux ou trois sections longitudinales, sur la surface desquelles on peut apprécier l'état de ces muscles ou trouver des foyers hémorrhagiques, etc.

La cavité abdominale étant ainsi ouverte, il faut dénuder les parois osseuses de la cage thoracique et mettre à nu le larynx, la trachée et les gros vaisseaux du cou. La main gauche tenant la lèvre droite de l'incision partant de la symphyse, du menton, puis la lèvre gauche de cette même incision, on dissèque rapidement et à grands coups la trachée, le corps thyroïde et les gros vaisseaux; puis, la main gauche rabattant la peau avec les tissus sous-jacents, la cage thoracique est dénudée, les mamelles sont fendues par leur face postérieure. On s'arrête lorsque les côtes et les espaces intercostaux sont à nu jusqu'au niveau d'une ligne partant de la paroi postérieure de l'aisselle et se dirigeant verticalement en bas, le sujet étant supposé debout.

Les insertions des muscles abdominaux aux côtes et aux fausses côtes sont sectionnées avec soin de manière à ne pas intéresser le diaphragme; les vaisseaux ombilicaux sont examinés avant d'être coupés. L'opération étant terminée du côté droit, on procède de la même manière pour le côté gauche.

Lorsque l'on a, pendant la vie, constaté la présence d'un pneumothorax, on a soin, avant de sectionner les attaches aux côtes des muscles abdominaux, de remplir d'eau la gouttière obtenue en dénudant la cage thoracique; puis, on ponctionne sous l'eau un ou plusieurs espaces intercostaux. S'il y a pneumo-thorax, l'air s'échappe en bulles de la cavité pleurale; mais cette expérience n'est pas toujours concluante, car l'air et les gaz peuvent provenir aussi d'une grosse caverne ouverte par ce procédé.

La peau étant rabattue, la cavité abdominale se trouve largement ouverte; le moment est venu de passer en revue, sans les enlever, les organes qui sont à découvert afin de vérifier, si c'est possible, l'hypothèse directrice, ou de l'abandonner pour en faire une nouvelle.

Le grand épiploon est soulevé; s'il est déplacé, on remarque sa position. La surface des intestins est examinée avec le plus grand soin ainsi que les ganglions mésentériques et en particulier ceux qui se trouvent à l'angle de réunion du gros intestin et de l'intestin grêle.

Dans bien des cas, la cavité du petit bassin ne renferme qu'un peu de liquide, citrin, rouge ou brun; mais, dès que ce liquide est purulent, et surtout lorsqu'il répand une odeur spécialement fétide, il faut chercher les perforations. Ces dernières sont quelquefois oblitérées par un exsudat fibrineux ou bien encore par une anse intestinale adhérant intimement à l'anse perforée. Dans certains cas, deux anses intestinales perforées et soudées l'une à l'autre communiquent à plein canal (tuberculose de l'intestin et du péritoine). Les ulcérations de la fièvre typhoïde peuvent avoir intéressé toutes les tuniques de l'intestin, sauf la séreuse recouverte alors d'un enduit fibrino-purulent; il suffit dans ce cas de la moindre traction pour produire une perforation artificielle.

D'une manière générale, la nature du liquide contenu dans la cavité abdominale, collecté dans le petit bassin s'il est peu abondant, met sur la trace d'une perforation intestinale; la perforation elle-même est constatée et étudiée sur la face séreuse de l'intestin avant toute traction ou incision pratiquée sur le tube digestif.

Lorsque l'on trouve dans la cavité abdominale, au voisinage de l'estomac et du duodénum, des matières alimentaires peu ou mal digérées, l'inspection de l'estomac et du duodénum est faite immédiatement et toujours avec les plus grandes précautions, pour savoir s'il existe ou non un ulcère rond de ces organes.

Il faut distinguer des lésions le ramollissement cadavérique de l'estomac aboutissant quelquefois à des pertes de substance assez étendues qui tiennent à l'action combinée de l'autodigestion et de la putréfaction. En général dans ce cas, et chez les enfants surtout, une étendue assez considérable du viscère est noire et se déchire en lambeaux; la cavité abdominale ne contient ni sang, ni pus. L'ulcère rond de l'estomac avec perforation se reconnaît presque toujours assez facilement; mais il peut cependant arriver que la perforation résulte de l'autodigestion du fond d'un ulcère, et l'on conçoit alors que la question de savoir si la perforation a existé ou non pendant la vie, soit presque impossible à trancher à l'autopsie.

Dans le cas d'ulcère rond du duodénum avec perforation, le liquide épanché est teinté par la bile, et la recherche des lésions est rendue facile parce que l'attention se porte naturellement sur elles.

Les perforations qui se produisent au fond des ulcérations intestinales de l'érysipèle sont précédées de péritonite et leur constatation se fait aisément.

Quand il n'y a que peu de liquide dans la cavité du petit bassin, il faut cependant, alors même que l'estomac et les intestins paraissent normaux, s'assurer par la palpation de l'état des organes contenus dans le petit bassin (ovaire, utérus, vessie, rectum).

Quand la cavité abdominale renferme une grande quantité de liquide (ascite), la surface des viscères n'est accessible à la vue et au toucher qu'après que ce liquide a été enlevé dans des vases et épongé. Cette opération est faite, d'ailleurs, quelle que soit la quantité du liquide, et l'on termine alors l'inspection des viscères abdominaux par l'examen du foie, de la vésicule biliaire (cirrhose, gommes, tumeurs), de la rate. L'arrière-cavité des épiploons est explorée à l'aide du doigt indicateur que l'on y introduit par l'hiatus de Winslow.

Quand les intestins sont agglutinés dans toute leur étendue (péritonite tuberculeuse) ou dans une région seulement (pérityphlite), leur examen immédiat est impossible, et ces viscères sont étudiés au moment de l'ablation des organes.

L'incision à la paroi abdominale est faite autrement dans les cas de plaie pénétrante de l'abdomen ou dans les autopsies faites après une ovariotomie par exemple. Le plus souvent on enlève à la manière d'un tablier la paroi abdominale incisée à gauche, à droite et en bas, de manière à découvrir les viscères abdominaux, en ménageant les plaies ou incisions de la paroi.

Avant d'ouvrir la cage thoracique, les doigts de la main droite passés sous le diaphragme indiquent le sommet de sa courbure par rapport aux côtes, son abaissement s'il existe. Cette constatation se fait, immédiatement après l'ouverture de la cavité abdominale, dans les cas d'hypertrophie du foie ou d'ascite.

Ouverture de la cavité thoracique; examen et ablation des organes qui s'y trouvent. — L'hypothèse directrice actuelle étant toujours présente à l'esprit, on procède à l'ouverture de la paroi thoracique. Cette opération ne se fait pas toujours de la même manière : les procédés sont souvent subordonnés à la nature de la recherche[1]; des lésions superficielles des organes abdominaux viennent d'être constatées qui peuvent faire prévoir telle ou telle altération des côtes ou des poumons, par exemple. Si, au moment où l'on a dénudé la cage thoracique, on a trouvé une tumeur d'un ou des deux seins, une cicatrice opératoire avec ou sans récidive *in situ* ou dans le sein opposé, les côtes sont examinées avec soin et, dans le cas de tumeur, la côte, avec le tissu de nouvelle formation, est réséquée à la scie. Même observation pour les tumeurs du foie primitives ou secondaires pouvant se propager aux côtes.

Il peut arriver aussi que l'on constate la présence d'une fracture de côte simple ou multiple, d'un cal ancien d'un de ces os ou d'un cartilage costal ou, enfin, d'une arthrite d'une des articulations sterno-claviculaires. Dans ce cas les os sont détachés par des traits de scie à une distance suffisante du foyer de la lésion; les os ou les articulations malades sont enlevés avec les parties molles qui y adhèrent. La cage thoracique est alors ouverte d'une manière irrégulière; mais il est facile d'agrandir l'ouverture en sectionnant les côtes au sécateur et en enlevant le sternum suivant un des procédés en usage.

Deux procédés sont employés pour ouvrir la cage thoracique par sa paroi antérieure.

Si l'on suit le premier (procédé ancien de Laënnec, Cruveilhier,

1. *Die Individualität des Falles muss oft die Methode der Untersuchung bestimmen.* (VIRCHOW, *Sections-Technik*, p. 6).

etc.), on sectionne les côtes à l'aide d'un sécateur suivant une ligne partant de la paroi postérieure du creux de l'aisselle et se dirigeant verticalement en bas, le sujet étant supposé debout : les côtes sont coupées en commençant par en bas, et successivement du côté droit et du côté gauche. Puis, la clavicule est désarticulée, les vaisseaux sous-jacents étant ménagés. Les insertions sternales et costales du diaphragme sont ensuite coupées, le péricarde est décollé avec soin de même que le tissu cellulaire du médiastin. Les adhérences pleurales sont détachées au couteau au ras de l'os, enfin le sternum avec les côtes (bouclier sterno-costal) est enlevé de bas en haut, la main gauche tenant son bord inférieur au niveau de l'appendice xyphoïde, la main droite tenant le couteau. Par ce procédé, on découvre à la fois une grande partie des poumons, le cœur tapissé du péricarde e le médiastin antérieur.

Ces organes n'ont subi aucune traction, aucun traumatisme, leurs rapports réciproques sont conservés et l'on peut ainsi constater quelles sont les parties du cœur recouvertes par le poumon, etc. De plus, si l'on veut recueillir des portions de poumons (infarctus, noyaux superficiels de pneumonie ou d'apoplexie, tumeurs, etc.), pour les soumettre à un examen histologique ultérieur, on peut les détacher à l'aide d'un rasoir ou d'un couteau bien tranchant pour les mettre dans des liquides appropriés sans que les tissus soient comprimés ou lésés en aucune manière.

Le deuxième procédé, employé par Virchow et ses élèves et prescrit en Allemagne pour les autopsies en général, consiste à sec tionner au couteau les cartilages costaux tout près de leur union aux côtes, en commençant par le premier, puis de désarticuler la clavicule comme il est dit plus haut.

Ce procédé est avantageux dans certains cas. Supposons par exemple, ce qui existe d'ailleurs souvent en réalité, que l'on ait trouvé le diaphragme très abaissé d'un côté, tout porte à croire que la cavité pleurale du côté correspondant contient du liquide en grande abondance. Il est intéressant, dans ce cas, de mettre à découvert toute la poche renfermant le liquide et le poumon.

Pour ce faire, on coupe les cartilages costaux suivant le procédé de Virchow, on désarticule les clavicules et on enlève le bouclier sterno-costal en le décollant d'avec la plèvre, en commençant cette dernière manœuvre par le côté sain. L'opération terminée, on voit le péricarde plus ou moins modifié et la plèvre du côté lésé parfaitement intacte faisant saillie à la manière d'une poche. Lorsque le péricarde a été ouvert et que le cœur a été enlevé, on peut décoller la plèvre pariétale dans toute son étendue, sectionner le diaphragme et, après avoir coupé le hile du poumon, enlever toute la poche avec le poumon qu'elle renferme et l'étudier ensuite à loisir, séparée du sujet.

S'il s'agit d'un pneumo-thorax, on ouvre la cavité thoracique par ce même procédé; puis, la trachée ayant été dénudée et incisée, on y introduit un tube de verre de gros diamètre recourbé à la manière d'une canule. La branche du tube placée dans la trachée porte un étranglement en forme de gorge fait à la lampe; sa deuxième branche pénètre dans un tube de caoutchouc. Le tube de caoutchouc et la trachée sont liés sur le tube de verre. On examine alors le liquide contenu dans la cavité pleurale, puis la surface du poumon et celle de la plèvre pariétale, sans toucher au poumon. Enfin, on remplit d'air les poumons en les insufflant par l'extrémité libre du tube de caoutchouc.

S'il y a du liquide dans la cavité pleurale, il ne s'est pas écoulé, l'ouverture de la cage thoracique étant trop petite, et l'on voit des bulles d'air se dégager dans ce liquide. Il est alors facile, en soulevant légèrement le poumon, de trouver l'orifice du pneumo-thorax. S'il n'y a pas assez de liquide dans la plèvre au moment de l'autopsie, on remplit d'eau la cavité et les choses se passent comme précédemment. Il est évident que ce procédé est préférable à celui qui consiste, après avoir enlevé le poumon, à l'insuffler sous l'eau; car, par ce dernier procédé, le poumon ayant été plus ou moins tiraillé, on peut, par ces tractions, agrandir un orifice en train de se fermer ou même rouvrir un orifice déjà fermé.

En somme, on se sert de chacun de ces procédés lorsqu'il y a avantage à le faire; mais quel que soit celui qu'on ait employé, il faut, avant de s'occuper du cœur et des poumons, examiner soigneusement la face postérieure du bouclier sterno-costal. On remarque l'état de la plèvre pariétale (tubercules, tumeurs, etc.), l'état des côtes (chapelet costal du rachitisme); on note l'état de l'appendice xyphoïde du sternum qui se soulève et se recourbe en crochet dans les cas d'hypertrophie et de tumeur du foie. Il peut très bien arriver que l'on trouve cet appendice ainsi recourbé alors que le foie présente les lésions de la cirrhose atrophique, et il est certain alors que, avant de se rétracter, cet organe a été considérablement hypertrophié.

Il faut aussi, avant d'ouvrir le péricarde, voir si les poumons sont libres dans les cavités pleurales et noter la nature et la quantité du liquide contenu dans ces cavités.

Ces précautions prises, on procède à l'inspection de la surface du péricarde et des poumons; on note la quantité et la qualité des liquides contenus dans les plèvres. Après avoir épongé ce liquide ou l'avoir recueilli s'il y a lieu, on ouvre le péricarde, on examine le liquide qui s'y trouve et on ne laisse échapper aucune des lésions de la surface du cœur et du péricarde. Ces lésions sont prévues quand, avant l'ouverture de la séreuse, on a constaté une symphyse cardiaque partielle ou quand la cavité péricardique est remplie de liquide. Dans le cas de symphyse cardiaque, on ne décolle pas les deux feuillets soudés de la séreuse.

Il est prudent, avant d'ouvrir le cœur ou de l'enlever, d'observer deux précautions qui sont : la constatation de l'oblitération du canal artériel au-dessus du cul-de-sac péricardique de l'artère pulmonaire, et l'examen de l'aorte thoracique. S'il n'y a pas d'adhérences, il suffit pour cette dernière exploration de soulever le poumon gauche et de libérer le vaisseau à l'aide de deux coups de couteau sur ses parties latérales. S'il y a des adhérences des deux feuillets de la plèvre, le feuillet pariétal est décollé à l'aide des doigts de la main gauche, la droite rabattant la peau sur les côtes sectionnées et les écartant, puis enfin, à l'aide des doigts des deux mains.

Cet examen préalable de l'aorte est indispensable parce qu'on peut trouver ce vaisseau dilaté ou athéromateux. Dans le premier cas l'aorte thoracique est enlevée plus tard avec le cœur; dans le deuxième, l'hypothèse de lésions des sigmoïdes aortiques peut venir modifier l'hypothèse directrice de l'autopsie.

La configuration externe du cœur ayant été bien vue, il s'agit de procéder à l'examen de ses cavités. Cet examen se fait de deux manières : le cœur étant en place (méthode de Virchow) et le cœur étant séparé du sujet (ancienne méthode française).

La méthode de Virchow[1] est particulièrement utile toutes les fois qu'il est nécessaire d'examiner séparément le contenu de chaque cavité; elle est aussi employée avec avantage lorsqu'on se trouve en présence d'une grande embolie pulmonaire et que l'on se

1. Virchow, *Sections-Technik*, p. 36 et fig. 1, 2, 3 de la planche.

propose de rechercher l'embolus sans qu'il ait été déplacé. En revanche, elle rend impossible l'épreuve de l'eau sur les valvules auriculo-ventriculaires.

Lorsque les circonstances prescrivent l'emploi de la méthode de Virchow, on pratique les coupes suivantes :

1. *Ventricule droit.* La coupe, faite le long du bord droit de ce ventricule, part de la base du cœur pour se terminer à la pointe, en n'intéressant que la paroi.

2. *Oreillette droite.* La coupe commence au milieu de l'espace compris entre l'embouchure des veines caves et se termine à la base.

3. *Oreillette gauche.* La coupe commence sur la veine pulmonaire supérieure gauche et se termine à la base, les vaisseaux coronaires étant ménagés.

4. *Ventricule gauche.* La coupe commence à la base pour se terminer à la pointe en suivant le bord gauche.

Toutes ces coupes sont comprises dans un plan déterminé par les deux bords de la masse ventriculaire.

Pour pratiquer les coupes du côté droit, l'index de la main gauche est passé derrière le cœur, et le pouce de la même main en avant, de manière à faire tourner le cœur autour de son axe pour amener le bord droit en avant, et les incisions sont faites dans cette position.

Du côté gauche les coupes sont exécutées le cœur reposant sur la paume de la main gauche et sa pointe étant dirigée en haut et vers la gauche de l'opérateur.

Après chacune de ces quatre coupes, les doigts de la main droite sont passés dans l'ouverture et retirent les caillots et le sang liquide, de manière à bien voir la nature du contenu de chaque cavité; puis, une deuxième exploration au toucher indique les dimensions relatives des orifices auriculo-ventriculaires.

Le cœur est ensuite soulevé par la main gauche et enlevé après section des gros vaisseaux : aorte, artère pulmonaire, veines caves, veines pulmonaires.

Les sigmoïdes aortiques et pulmonaires sont alors soumises à l'épreuve de l'eau, ce qui se fait en remplissant d'eau l'aorte et l'artère pulmonaire et en regardant au même moment si les sigmoïdes de chacun de ces vaisseaux s'appliquent les unes contre les autres.

Enfin une section longitudinale pratiquée à l'aide de l'entérotome sur l'artère pulmonaire passe entre deux sigmoïdes, longe la cloison interventriculaire et se termine à la pointe en rejoignant la coupe qui intéresse le bord droit.

L'aorte est incisée de la même manière; la coupe que l'on y pratique rejoint celle du bord gauche et doit passer par le milieu de l'espace compris entre l'orifice pulmonaire et l'auricule gauche afin de ne pas léser les valves de la mitrale.

Chaque ventricule est ainsi ouvert par deux sections se rejoignant et isolant une portion de paroi que l'on soulève à la manière d'un volet, pour voir la configuration interne du cœur.

La deuxième méthode d'ablation et d'ouverture du cœur (ancienne méthode française) diffère de la précédente en ce que, après examen de la surface extérieure du cœur, cet organe est enlevé avant d'être ouvert. Il est clair qu'au moment où on le détache il s'écoule par les gros vaisseaux sectionnés une certaine quantité de sang que l'on ne trouve plus alors dans les cavités cardiaques. Il ne faut donc pas l'employer quand on veut recueillir ce liquide séparément pour chaque cavité.

En revanche, le cœur étant placé sur la planchette à dissection, l'examen de sa surface extérieure est plus complet. On peut le mesurer presque rempli; les sections sont toujours faciles à exécuter alors que les coupes *in situ* sont presque impossibles chez l'enfant et dans les cas de symphyse cardiaque. De plus, les ventricules n'ayant pas été ouverts, on peut soumettre à l'épreuve de l'eau les valvules auriculo-ventriculaires et enfin — point très important — *les parties de l'endocarde touchées par les doigts ne le sont qu'après avoir été vues.*

Pour enlever le cœur par la méthode française, on le tient dans la main gauche dont les doigts saisissent successivement les gros vaisseaux, en commençant par la veine cave inférieure; on le détache du sujet en sectionnant au couteau les gros vaisseaux au ras du péricarde pariétal, et on le place sur la planche à découper sa face postérieure reposant sur cette planche.

On fait alors avec des ciseaux ou un entérotome une incision intéressant le bord gauche de l'oreillette gauche, commençant à la veine pulmonaire supérieure gauche pour se terminer à la valvule mitrale sans que le cercle d'insertion de cette dernière soit touché.

Cette incision étant faite, on regarde la valvule sans la toucher et sans la laver; on voit alors si elle présente ou non à sa surface de petites végétations, des bourrelets infiltrés de sels calcaires, des pertes de substance, des anévrysmes valvulaires, etc. Il va de soi que dans le cas de petites végétations, rouges, opaques, framboisées, irrégulières en surface, on s'abstient d'y toucher ou d'y faire passer un courant d'eau parce qu'il suffit quelquefois du frottement le plus faible pour détacher une végétation friable d'endocardite récente et produire alors une endocardite ulcéreuse artificielle.

La valvule mitrale ayant été vue, on détache l'aorte de l'artère pulmonaire que l'on rabat en avant et en bas et on incise l'aorte au niveau de sa concavité jusqu'à un demi-centimètre environ des sigmoïdes. Ces sigmoïdes sont examinées comme la mitrale.

Le bord droit de l'oreillette droite est ensuite incisé par la veine cave inférieure jusqu'au cercle d'insertion de la tricuspide et on regarde cette valvule.

L'artère pulmonaire est sectionnée longitudinalement au niveau de sa face antérieure jusqu'à un demi-centimètre des sigmoïdes, et on l'examine.

Toutes les valvules ayant été *vues*, on sait parfaitement s'il est permis de les arroser d'eau, et on les soumet alors à l'épreuve de l'eau.

Pour les sigmoïdes aortiques et pulmonaires, cette opération se fait de la manière suivante :

Le cœur étant soutenu dans une main, l'autre main entr'ouvrant le vaisseau, les sigmoïdes sont placées sous un mince filet d'eau qui les remplit, et on s'assure *de visu* de leur fonctionnement; on regarde si elles s'appliquent rigoureusement les unes contre les autres par leurs bords libres. Vidant ensuite le cœur, on recommence l'opération jusqu'à ce qu'on soit sûr du résultat, positif ou négatif.

Pour la mitrale, on agit autrement. L'aorte étant pincée entre l'index et le médius de la main gauche dont la paume soutient la masse ventriculaire, la face supérieure de la mitrale est placée sous un filet d'eau qui remplit le ventricule puis l'oreillette. La main droite comprimant alors le ventricule gauche et remplaçant grossièrement sa contraction, l'eau est chassée violemment à travers la valvule. Du sang s'en échappe, puis des caillots, puis de l'eau teintée de rose.

Lorsque la plupart des caillots ont été entraînés par le courant d'eau, on voit les valves de la mitrale se rejoindre par leur bord libre, l'orifice étant exactement fermé. On peut augmenter beaucoup la pression; rien ne passe si les valves ne sont pas altérées.

Dans le cas d'insuffisance, l'eau s'échappe par un ou plusieurs pertuis, et l'on examine alors les points rétractés épaissis, les soudures anormales, les pertes de substance des valves.

C'est là la manière la plus simple de procéder à l'opération; mais lorsqu'il s'agit d'expériences plus précises, on emploie naturellement un appareil d'injection muni d'un manomètre. Le ventricule est alors rempli par l'aorte liée sur un tube pénétrant dans le ventricule entre les sigmoïdes.

Il faut savoir que dans certains cas, ainsi que le fait observer M. le professeur Potain, une pression brusque et forte de 14 centimètres de mercure environ est nécessaire pour que les valves de la mitrale épaissies et rigides se rejoignent et ferment complètement l'ouverture.

L'artère pulmonaire étant pincée entre l'index et le médius de la main gauche, la tricuspide est soumise, comme la mitrale, à l'épreuve de l'eau, mais il faut avoir soin de bien débarrasser le ventricule droit de ses caillots avant de se prononcer.

On sait, suivant la remarque de M. le professeur Potain, que dans certains cas l'insuffisance de la tricuspide tient à la dilatation de son cercle d'insertion. Il suffit alors de rétrécir ce cercle d'insertion en comprimant la base du cœur avec les doigts et le pouce de la main droite pour que l'épreuve de l'eau soit positive. Il vaut mieux confier cette besogne à un aide qui, employant ses deux mains, rendra l'opération plus facile[1].

A l'épreuve de l'eau succède naturellement la mensuration des orifices.

La mitrale normale d'un adulte laisse passer l'index et le médius d'une main moyenne, la tricuspide, l'index, le médius et l'annulaire; mais ces mesures sont trop grossières et ne sont bonnes que dans le cas d'absence de lésions.

Pour avoir des mensurations exactes, on se sert des cônes en buis gradués construits sur les indications de M. le professeur

1. Les mains d'un aide peuvent être utilisées dans ce cas parce que ni l'opérateur ni l'aide ne tiennent d'instrument tranchant.

Potain. Ces cônes permettent de mesurer, non seulement le périmètre de l'orifice laissé libre entre les valves, mais encore la circonférence de leur cercle d'insertion. On aura, par exemple, dans un rétrécissement mitral n millimètres pour l'orifice de la valvule et $n+x$ millimètres pour le cercle d'insertion de cette valvule. Cette observation s'applique aussi au rétrécissement de l'orifice aortique.

Les mensurations terminées, on prolonge les incisions indiquées plus haut jusqu'à la pointe du cœur : l'incision du bord gauche d'abord; puis celle de l'aorte qui longe alors la cloison interventriculaire en passant sans les intéresser entre deux sigmoïdes, enfin celle du bord droit et celle de l'artère pulmonaire. Cette dernière est prolongée comme celle de l'aorte le long de la cloison interventriculaire entre deux sigmoïdes.

Pour les lésions de l'orifice mitral, on termine l'incision aortique en premier, puis on commence l'incision du bord par la pointe en l'arrêtant au-dessous du cercle d'insertion de la mitrale. La valvule est ainsi ménagée et peut être étudiée par la face supérieure et par sa face inférieure.

Les lésions de la valvule tricuspide sont ménagées de la même manière. Celles des orifices aortiques et pulmonaires sont conservées intactes par un procédé analogue en réunissant les deux extrémités des incisions des bords gauche ou droit et en arrêtant à l'aorte ou à l'artère pulmonaire les sections longeant la cloison et commencées alors à la pointe.

Dans l'une et l'autre méthode les incisions sont les mêmes. Elles ont pour ainsi dire un lieu d'élection reconnu par tous les anatomistes; elles limitent des façons de volets qui, rabattus d'un côté, déploient les valvules auriculo-ventriculaires, rabattus du côté opposé, les sigmoïdes aortiques ou pulmonaires. On peut ainsi voir toutes les particularités que présente l'endocarde, examiner l'aorte à sa naissance, les orifices des coronaires, l'état des parois des ventricules et des oreillettes, l'épaisseur des cloisons, le trou de Botal, etc.

On termine par la pesée de l'organe s'il y a lieu.

Le cœur est enlevé après les poumons lorsque l'on veut le conserver attenant à l'aorte ,dans certains anévrysmes de la crosse aortique et dans les aortites chroniques avec lésions des sigmoïdes. Dans ces cas, le poumon gauche et le poumon droit sont sectionnés au ras de leur pédicule : le cœur et l'aorte thoracique sont détachés avec les branches de ce vaisseau ; la trachée et l'œsophage sont sectionnés; puis, l'aorte abdominale elle-même avec l'aorte thoracique est séparée par des incisions latérales et enlevée avec ses deux branches de bifurcation.

L'examen du cœur terminé, on détache le poumon gauche, en sectionnant simplement son hile si le poumon est libre dans la cavité pleurale, en décollant la plèvre pariétale, comme il a été dit plus haut, s'il y a des adhérences. On le place sur la planchette à découper, sa face interne reposant sur le bois. Sa surface ayant été bien examinée à l'œil et au doigt au point de vue des infarctus des noyaux superficiels d'apoplexie, des tubercules, des cavernes, etc., on y fait une première coupe suivant son bord postérieur et comprenant tout l'organe, le plan de la coupe étant perpendiculaire à celui de la table supposé horizontal.

Cette coupe se termine près du hile et ne divise pas complètement l'organe, de sorte que les deux moitiés du poumon restent reliées l'une à l'autre. Deux autres sections sont ensuite pratiquées suivant un plan perpendiculaire au premier et divisant longitudinalement chaque moitié du viscère. Le poumon est ainsi ouvert en éventail et déployé pour ainsi dire sans qu'aucune de ses parties soit enlevée. Toutes ces coupes sont faites d'une tenue sans appuyer sur le dos de la lame du couteau[1].

Il peut être intéressant dans certains cas (pneumonies, etc.) de savoir quelles sont les parties du poumon qui renferment encore de l'air. Pour faire cette constatation, on plonge, avant de le diviser, le poumon tout entier dans un seau d'eau, et par la position qu'il prend dans le liquide, on juge du poids de ses différentes parties ; on peut répéter la même opération sur des fragments de l'organe, après qu'on l'a divisé.

Les bronches sont ensuite incisées longitudinalement avec des ciseaux ou avec le bronchiotome d'Axenfeld, puis l'artère pulmonaire et les veines pulmonaires ainsi que leurs branches. Les ganglions bronchiques sont divisés et examinés.

Le poumon droit est traité comme le poumon gauche.

Il va de soi que quand, à l'examen de la surface du poumon,

1. Virchow, *Sections-Technik*, p. 24.

on trouve de grands ou de petits infarctus, les vaisseaux sont incisés avant de pratiquer aucune coupe du parenchyme.

Dans les cas de grandes embolies de l'artère pulmonaire, constatées ou soupçonnées (renseignements cliniques), l'examen est fait les organes étant en place, le cœur attenant aux poumons. On ouvre alors le ventricule droit par l'infundibulum le long de la cloison interventriculaire, et ensuite les deux branches de l'artère pulmonaire en dérangeant les caillots le moins possible.

L'examen des voies respiratoires est terminé par celui de la trachée et de l'arrière-bouche.

La surface externe du larynx et de la trachée a été vue rapidement au moment de la dissection de ces organes après l'incision de la peau, page 1017; on sait donc s'il y a des tumeurs ganglionnaires au voisinage des vaisseaux carotidiens, s'il y a des tumeurs du plancher de la bouche faisant saillie dans la région sus-hyoïdienne. La peau ayant été largement décollée, les creux sus-claviculaires ont été examinés; on a pu dans ces recherches faire différentes constatations qui ont confirmé l'hypothèse première ou en ont suggéré de nouvelles.

Dans les cas de tumeurs du corps thyroïde, de tumeurs ganglionnaires remontant le long des vaisseaux carotidiens, les masses de tissus de nouvelle formation, les gros vaisseaux, les nerfs, la trachée et l'œsophage sectionnés au niveau de la naissance des bronches sont enlevés d'un bloc.

Dans les autres cas, la trachée est dénudée, le corps thyroïde divisé est rabattu à droite et à gauche, le larynx est dégagé et il ne reste plus qu'à diviser l'œsophage au niveau de la bifurcation de la trachée. Ces deux conduits, œsophage et trachée, sont enlevés réunis l'un à l'autre, mais séparés des organes voisins.

Dans tous les cas, on extrait du sujet, avec le larynx et l'œsophage, le pharynx, la langue, le plancher de la bouche, les amygdales et le voile du palais.

Pour cela, la peau étant écartée, on pratique une incision elliptique le long du bord inférieur du maxillaire; le couteau pénétrant dans l'incision rase l'os et le dénude jusqu'à la couronne des dents. On a ainsi détaché le plancher de la bouche en entier, ce qui est important pour les lésions syphilitiques et les tumeurs.

On regarde alors l'intérieur de la cavité buccale, et l'on voit s'il n'y a pas de lésions intéressant le palais et les parties de la muqueuse buccale qui resteront en place.

On décolle ensuite le larynx et la trachée isolés ou la masse complète d'avec la colonne vertébrale en regardant toujours les parties où l'on va porter le couteau, parce qu'il est bon lorsqu'il y a mal de Pott ou abcès rétro-pharyngien, ou dépôt purulent quelconque, de ménager les parois de l'abcès, ou tout au moins de voir l'étendue de la collection au moment où on l'incise.

La masse des organes à enlever étant soulevée en haut, on aperçoit enfin les insertions supérieures du pharynx et on les coupe en rasant les os. On obtient ainsi séparés du sujet, le pharynx, le voile du palais en entier, les amygdales, la langue, le plancher de la bouche, la trachée et les premières portions de l'œsophage.

L'examen complet de ces organes peut ne rien montrer ; mais, en revanche, nombre de perforations du voile du palais, de petites tumeurs de la bouche, d'ulcérations, fissures et tumeurs de la langue passent inaperçues lorsqu'on ne le fait pas.

Les amygdales sont sectionnées suivant leur grand axe. L'épiglotte et ses replis ainsi que l'orifice supérieur de la glotte ayant été vus, le pharynx et l'œsophage sont incisés longitudinalement au niveau de leur face postérieure, puis le larynx et la trachée, enfin les deux bronches attenantes à la trachée.

Le plancher de la bouche a été examiné complètement au point de vue des tumeurs des glandes sous-maxillaires et sublinguales ou des tumeurs ganglionnaires dont on peut recueillir des fragments pour un examen histologique ultérieur. S'il y a lieu de faire une dissection, la masse est placée dans l'alcool au tiers après avoir été séparée des parties inutiles. Même observation pour le cas de tumeurs formant masse au voisinage du larynx, du pharynx et de l'œsophage.

Les artères carotides et sous-clavières, le tronc artériel brachio céphalique, les nerfs pneumo-gastriques sont laissés dans le sujet. Il a déjà été dit, page 1028, que les vaisseaux et nerfs en question sont enlevés avec la crosse aortique et le cœur lui-même dans les cas d'anévrysme ou d'athérome généralisé.

Ablation des organes contenus dans la cavité abdominale. — Les organes contenus dans la cavité abdominale sont généralement enlevés et examinés dans l'ordre suivant : rate, capsule surrénale et rein gauches, capsule surrénale et rein droits, vessie, uretères, urètre, organes génitaux internes et externes, intestin, voies biliaires, estomac, foie, pancréas.

La surface de ces organes ayant été vue comme il a été dit, page 1018, on procède à l'ablation de la rate.

Ce viscère est séparé des organes voisins à l'aide d'incisions et de tractions légères, de manière à ne produire aucune déchirure de sa pulpe, l'œil suivant toujours le couteau; puis, sa surface ayant été examinée, on y pratique une section passant par son hile et le divisant en deux parties égales. Les infarctus et les tumeurs que l'on trouve alors sont intéressés par des coupes secondaires de manière à ne rien enlever, abstraction faite bien entendu des parties de l'organe destinées à être examinées au microscope.

Les reins sont enlevés d'après les mêmes principes. Le côlon gauche étant décollé par une incision faite au péritoine pariétal et rabattu, l'uretère est suivi jusqu'à son entrée dans le bassin; on voit ainsi s'il est dilaté, s'il est simple ou double, et on le dégage jusqu'au rein. Cet organe est alors détaché, non par traction, mais en incisant le pannicule adipeux qui l'entoure, à moins que ce pannicule adipeux soit assez volumineux pour former un lipome capsulaire; dans ce cas, on le laisse adhérent au rein et on enlève la masse totale. Dans le cas contraire, le rein étant dégagé en dehors, en arrière et en bas, on cherche la capsule surrénale, que l'on trouve en contact avec le pancréas. Lorsqu'elle a son volume normal, on se contente de l'inciser et de la regarder, sinon on l'enlève et on la divise par une section longitudinale sur la planche à découper.

C'est alors que l'on détache complètement le rein, en ayant bien soin d'en ménager la surface, afin de ne pas crever les kystes ou de ne pas écraser les tumeurs qui s'y peuvent présenter, et en coupant l'artère rénale au ras de l'aorte, la veine rénale au ras de la veine cave, l'uretère au niveau de son passage dans le bassin. Le rein droit est enlevé d'après les mêmes principes et par le même procédé, après avoir décollé la capsule surrénale de la face inférieure du foie et l'avoir examinée.

Dans le cas d'uretère double ou d'uretère dilaté, ou d'hydronéphrose, le rein est dégagé avec l'uretère, mais celui-ci n'est pas incisé; les reins reliés à la vessie par les uretères seront enlevés plus tard avec la vessie.

Enfin, il peut arriver que l'on trouve un rein unique placé en travers de la colonne. On dégage alors les uretères, et, plus tard, lorsque le sujet a été débarrassé de sa masse intestinale, on détache le rein avec un segment d'aorte et un segment de veine cave, avec la vessie et les uretères, de manière à pouvoir étudier complètement l'anomalie de la glande, de son réservoir et de ses vaisseaux.

Quoi qu'il en soit, chacun des deux reins, étant sur la planchette, est divisé par une coupe dont le plan passe à la fois par le bord convexe et le hile de l'organe. Ils sont mesurés et pesés s'il y a lieu. On en examine la surface extérieure et la surface de section en remarquant l'état des vaisseaux, des glomérules, etc.

Les infarctus et les tumeurs sont incisés suivant un plan perpendiculaire au premier et passant par le hile[1]. Pour terminer, on fend longitudinalement l'uretère et les vaisseaux rénaux, on examine le bassinet et les calices, enfin on remarque la consistance de l'organe et la manière dont sa capsule se détache.

Il est bien entendu que toute portion du rein qui devra être étudiée au microscope n'est ni comprimée, ni arrosée d'eau, mais limitée par des incisions et placée dans un liquide approprié, ou mise à part pour un examen à l'état frais.

Les uretères coupés ou non, on enlève la vessie avec le rectum et, s'il s'agit d'une femme, avec les organes génitaux internes, en détachant au couteau ces organes, et en les tirant légèrement de la main gauche. Le rectum est séparé de l'S iliaque par une section transversale. Le tout est placé sur la planche à découper. On incise alors successivement la vessie, les uretères, l'utérus et ses annexes, puis le rectum. S'il s'agit d'une des anomalies du rein indiquées plus haut, la vessie est séparée des organes voisins et conservée avec les uretères, les reins et les vaisseaux rénaux.

Lorsque l'on veut conserver les organes génitaux externes, on les comprend entre deux incisions commençant chacune au pubis et se rejoignant en arrière de l'anus; puis on les détache, lorsque ces deux incisions sont assez profondes pour cela, en les faisant

1. Les lésions grossières du rein sont souvent d'autant plus faciles à trouver qu'on est presque prévenu de leur existence; ainsi, par exemple, on y cherche des infarctus lorsqu'il y a des lésions aortiques, des tubercules lorsque le poumon est farci de tubercules miliaires, etc. La maladie principale étant connue, ses localisations ne peuvent guère passer inaperçues.

passer sous le pubis. On obtient ainsi, en plus des organes sus-indiqués, le vagin tout entier chez la femme; l'urètre avec les testicules, la prostate et les vésicules séminales chez l'homme. Ces organes sont incisés et examinés successivement. Par ce procédé, le canal déférent est forcément coupé. Si l'on veut le conserver en entier, il faut, ou faire remonter le testicule par le canal inguinal et le saisir ensuite en décollant le péritoine, ou fendre les bourses et le canal inguinal et détacher ensuite le cordon spermatique avec le testicule.

Dans la plupart des cas, il suffit, pour se rendre compte de l'état de ce dernier organe, de faire une incision à la face postérieure des bourses au niveau de chaque testicule. La glande est poussée à travers l'ouverture et incisée ainsi que l'épididyme.

On reprend alors l'S iliaque attenant au sujet. On peut le séparer du rectum au moment où on enlève cette dernière partie de l'intestin, en faisant l'incision entre deux ligatures ou entre deux pinces à pression. Lié ou non, on le détache au niveau de son insertion au mésentère, le couteau étant tenu comme un archet dans la main droite et rasant la surface séreuse de l'intestin attiré par la main gauche. On le recueille dans un baquet d'eau en observant toujours sa surface. Dès qu'on soupçonne une lésion devant être étudiée au microscope, les portions qui en sont le siège sont détachées, entre deux ligatures si l'on veut, et mises à part.

Lorsqu'on arrive au cæcum, l'attention se porte naturellement sur les ganglions de l'angle de réunion du cæcum et de l'intestin grêle. Ces ganglions ont du reste déjà été vus au moment de l'inspection des organes abdominaux; on sait d'après leur état si l'on doit soupçonner ou non d'autres lésions. L'intestin grêle est ensuite détaché; on s'arrête au duodénum que l'on laisse attenant au sujet, et on le sépare du jéjunum par une section transversale.

Il n'y a plus alors qu'à diviser longitudinalement à l'aide de l'entérotome le jéjunum, l'iléon, le cæcum, les côlons et l'S iliaque. Cette incision se fait au niveau de l'insertion du mésentère, la main gauche amenant l'intestin entre les branches de l'entérotome. Lorsque l'on trouve une lésion, on peut encore la soustraire à l'action nocive de l'eau, car l'opération se fait au-dessus du baquet et le liquide n'a pas encore eu le temps de pénétrer dans l'intestin.

L'appendice cæcal est fendu suivant sa longueur et examiné avec soin.

Lorsque les intestins agglutinés forment une masse unique, cette masse est enlevée d'un bloc, pour être étudiée par dissection séparée du cadavre.

Si la péritonite est partielle, on a généralement intérêt à extraire les parties saines de l'intestin pour dégager les anses intestinales agglomérées. Ces dernières sont ensuite examinées et détachées plus facilement.

Le duodénum et l'estomac sont ouverts à l'aide des ciseaux dans le sujet même, en suivant la grande courbure du viscère; au niveau du cardia, les ciseaux pénètrent dans l'œsophage et l'incisent.

Il est clair que l'on agit autrement lorsque l'on veut conserver l'estomac dans les cas de cancer ou que l'on trouve le pancréas englobé dans des noyaux cancéreux. Dans ces cas, les masses de tissus de nouvelle formation dont on a, du reste, constaté la présence sitôt après l'ouverture de la cavité abdominale, sont enlevées avec ménagements pour être disséquées plus tard.

L'estomac et le duodénum ayant été vus, la vésicule biliaire est comprimée entre les doigts, et, si les voies biliaires sont perméables, la bile sort par l'ampoule de Vater. Si elle ne sort pas, les voies biliaires sont disséquées au couteau et enlevées avec le foie. Dans le cas contraire, on incise la vésicule afin de voir sa muqueuse et son contenu.

Le foie est enlevé après incision de ses ligaments fixateurs et de ses vaisseaux et placé sur la planchette, sa face convexe en haut. On y fait une section transversale divisant ses deux lobes puis d'autres sections perpendiculaires au plan des deux surfaces obtenues, de manière à étaler pour ainsi dire l'organe sans qu'aucune de ses parties soit détachée.

On incise alors le pancréas et l'on examine son canal excréteur principal en le sectionnant sur une sonde cannelée, puis on divise longitudinalement l'aorte et la veine cave, pour constater l'état de leur tunique interne.

Les lésions du canal thoracique ne sont pas sans importance : elles sont souvent très marquées dans la tuberculose abdominale et, comme on les soupçonne, ce canal est ménagé au moment de l'examen de l'aorte; il est alors facile à voir, car il est hypertrophié, et aussi apparent que les lymphatiques du mésentère.

Il y a des circonstances dans lesquelles des lésions prévues ou constatées indiquent qu'il y a avantage à ouvrir le sujet par sa face postérieure.

C'est ce que l'on fait, par exemple, dans des autopsies de sujets présentant une déformation de la colonne vertébrale (rachitisme ou mal de Pott) ou bien encore atteints d'un gros anévrysme de l'aorte thoracique.

Dans le premier cas, on a intérêt à détacher la colonne avec la partie postérieure des côtes pour étudier ensuite à loisir ses déformations et enlever la moelle par des sections à la scie qui sont souvent difficiles à exécuter et ne peuvent se faire convenablement que dans un laboratoire.

Dans le deuxième cas, il est bon de conserver l'aorte et ses connexions avec la colonne creusée par l'anévrysme, exactement comme il est avantageux d'enlever la crosse aortique avec le sternum quand un anévrysme intéresse cet os.

Le sujet est alors couché sur le ventre; l'incision à la peau est faite sur la ligne médiane et prolongée en haut jusqu'à l'occipital, en bas jusqu'au sacrum. Les muscles avec la peau sont détachés jusqu'aux côtes et rabattus à droite et à gauche: les côtes sont coupées au sécateur au niveau de leur angle; puis la colonne est séparée de l'occipital par une section transversale et attirée en bas et en arrière. On arrête l'opération lorsque la longueur de colonne vertébrale est suffisante pour ce que l'on cherche, et l'on coupe la colonne et la moelle entre deux vertèbres.

S'il s'agit d'un anévrysme, on regarde les connexions de l'aorte et on les ménage, puis on détache l'aorte et le cœur avec la colonne.

A ce moment de l'autopsie, tous les organes contenus dans la cavité thoracique et abdominale ont été vus. L'hypothèse directrice est souvent vérifiée ou reste en suspens pour n'être confirmée qu'après l'examen histologique; ou bien elle est remplacée par une autre suggérée à l'anatomo-pathologiste par des faits nouveaux.

Il peut arriver que certaines lésions observées sur les organes que l'on vient d'examiner indiquent la possibilité d'autres lésions des membres, des os ou des articulations ayant échappé au moment de l'examen de l'extérieur du sujet. C'est pour cette raison que, dans des cas de tuberculose généralisée, on fend au couteau le sternum ou quelques corps vertébraux pour y chercher des tubercules miliaires, ou bien encore, qu'après avoir trouvé des infarctus suppurés du poumon, on ouvre les articulations du genou pour voir si elles ne renferment pas de pus.

Ouverture du crâne; ablation de l'encéphale. — Le cuir chevelu a été examiné au moment de l'examen de l'extérieur du sujet, de même que la face. Toutes les lésions qu'on peut trouver sur cette partie des téguments étant ménagées pour être étudiées s'il y a lieu, on fend le cuir chevelu par une incision allant jusqu'à l'os et partant en arrière et au-dessus d'une oreille pour aboutir au point symétrique du côté opposé en passant transversalement par le sommet de la tête. Lorsque les cheveux sont trop longs, on les coupe avec des ciseaux et on enlève en même temps les corps étrangers qui peuvent blesser les doigts de l'opérateur.

On décolle ensuite la peau et le tissu cellulaire sous-cutané et on met à nu la calotte crânienne, qui est examinée avec soin; puis les muscles temporaux sont décollés en allant de haut en bas et les fosses temporales dénudées. Il va de soi que, lorsqu'il y a tumeur ou plaie du cuir chevelu avec ou sans fracture, les téguments sont ménagés et ne sont décollés qu'autant que cela est possible sans défigurer les lésions.

On procède alors à l'ouverture du crâne et à l'ablation de l'encéphale. Deux méthodes principales sont employées pour exécuter cette opération.

La première qui comprend elle-même deux procédés, celui de Griesinger et celui de Flechsig, a pour but d'enlever la calotte crânienne avec son contenu; les rapports des hémisphères avec les os sont ainsi conservés, et les circonvolutions ne risquent pas d'être lésées par des tractions exercées sur la boîte crânienne au moment où on la détache de la dure-mère. Il suit de là tout naturellement que cette méthode est avantageuse dans les autopsies de sujets présentant des fractures du crâne avec ou sans enfoncement, dans les cas où la substance cérébrale est ramollie par un vaste épanchement ou par la putréfaction, et enfin dans les autopsies de fœtus, d'enfants nouveau-nés et de sujets atteints de méningo-encéphalites chroniques avec adhérences.

Le procédé de Griesinger[1] peut être ainsi résumé :

Une première section faite à l'aide d'une scie fine intéresse à la fois le crâne et le cerveau suivant un plan vertical allant d'une oreille à l'autre, le sujet étant supposé debout. Une deuxième section est ensuite pratiquée perpendiculairement à la première en divisant les bosses frontales au niveau de leur saillie : cette deuxième section rejoint la première au-dessus des oreilles; les deux plans forment, en se coupant, un angle dièdre droit, et séparent une demi-calotte sphérique que l'on détache. On l'examine, ainsi que les surfaces de section des parties restées en place. On peut suivre de cette manière le trajet d'un projectile d'arme à feu par exemple, ou constater l'étendue des désordres causés par une fracture. La section horizontale, le sujet supposé debout, est alors prolongée suivant son plan jusqu'à la protubérance occipitale externe. La deuxième moitié du cerveau est détachée, renfermée dans la deuxième demi-calotte crânienne et étudiée comme il convient.

Le procédé de Flechsig a été surtout employé par son auteur dans des recherches faites sur des cerveaux de fœtus et d'enfants nouveau-nés. Voici, du reste, la traduction littérale des paroles de Flechsig[2] : « A cause de la faible consistance qui est propre au cerveau des fœtus et des nouveau-nés, il est bon de faire les recherches, lorsque cela est possible, *in situ*, c'est-à-dire dans l'intérieur du crâne, ou d'extraire, par des incisions, des parties du cerveau que l'on manipule flottant dans un liquide, sel marin à 1/2 pour 100 ou liqueur de Müller. Dans beaucoup de cas, le crâne fut ouvert par un trait de scie horizontal passant en avant par les portions les plus saillantes des bosses frontales et en arrière au milieu de l'espace qui sépare la protubérance occipitale de la petite fontanelle. La dure-mère et le cerveau, restés intacts, furent ensuite coupés à l'aide d'un grand couteau plat introduit dans le trait de scie. »

L'auteur de ce procédé pratique encore d'autres sections du cerveau, car il s'exprime ainsi dans un deuxième travail[3] : « Les coupes horizontales ont été faites parallèlement au plan que j'ai

1. *W. Griesinger. Fortgesetzte Beobachtungen über Hirnkrankheiten. Archiv der Heilkunde*, 1862, p. 239, avec figure dans le texte.
2. Paul Flechsig, *Die Leitungsbahnen im Gehirn und Rückenmark des Menschen.* Leipzig, 1876, p. 13, pl. I à VII.
3. Paul Flechsig, *Zur Anatomie und Entwickelungsgeschichte der Leitungsbahnen im Grosshirn des Menschen. Arch. f. Anat. u. Phys. Anatom. Abth.* 1881, p. 14.

figuré planches I à VII de mon ouvrage : *Die Leitungsbahnen*, etc., c'est-à-dire à une coupe passant au milieu des bosses frontales en avant et, en arrière, au sommet de la protubérance occipitale externe. Le plan des coupes frontales est perpendiculaire au premier. »

Que l'on ait employé le procédé de Griesinger ou celui de Flechsig, le principe de la méthode est toujours le même : ablation des hémisphères avec la boîte crânienne. Lorsque l'opération est terminée, on peut extraire partiellement ou en totalité le contenu de la calotte ou des deux demi-calottes sphériques et y pratiquer des sections comme l'indique Flechsig. Les parties de l'encéphale qui restent dans le sujet sont ensuite enlevées avec les soins voulus en ménageant les lésions s'il y en a : la tente du cervelet est incisée à son insertion au rocher; les nerfs crâniens sont sectionnés, le bulbe coupé aussi profondément que possible. Enfin, le lobe médian du cervelet est divisé pour l'examen du quatrième ventricule; ses lobes latéraux sont étudiés à l'aide de coupes dont le plan est perpendiculaire à celui de la section du lobe médian.

La deuxième méthode d'ouverture du crâne et d'ablation de l'encéphale est celle des anciens anatomistes : elle diffère de la précédente en ce que la calotte crânienne est détachée et décollée de la dure-mère, et que l'encéphale n'est divisé par des sections, qu'après avoir été enlevé en entier de la cavité osseuse qui le contenait.

Lorsqu'on suit cette méthode, la boîte crânienne est brisée au marteau ou sciée jusqu'à la dure-mère suivant une ligne circulaire commençant à un centimètre au-dessus des arcades sourcilières pour se terminer au sommet de la protubérance occipitale externe en passant par les fosses temporales.

La section au marteau se fait rapidement; mais elle présente de nombreux inconvénients. Le marteau fait des fractures et des contusions; aussi ne l'emploie-t-on jamais quand il y a fracture ou contusion du crâne. Il détache des esquilles et fait jaillir souvent des gouttes de liquide qui peuvent atteindre l'opérateur ou les assistants; il n'est par conséquent pas prudent d'en faire usage quand le sujet a succombé à une maladie septique. Enfin les contusions du cerveau produites par cet instrument s'étendent fort loin et altèrent profondément les circonvolutions.

La scie, quelle que soit sa forme, entame souvent la dure-mère et les circonvolutions; mais un trait de scie produit une section nette dont on connaît les limites et qui n'entrave en rien les recherches ultérieures. De plus, les os sectionnés à la scie peuvent être plus tard parfaitement étudiés et, si des fissures ou des traits de fractures sont ainsi divisés, la lésion n'est nullement altérée.

Quel que soit l'instrument, marteau ou scie, dont on ait fait usage, la boîte crânienne sectionnée suivant la ligne indiquée plus haut est décollée de la dure-mère à l'aide du crochet du marteau, puis on examine avec soin sa surface interne. La surface externe de la dure-mère mise à nu peut présenter des particularités très intéressantes : elle est tendue ou affaissée (grandes hémorrhagies ou ramollissements), soulevée par une tumeur, etc. ; les incisions qu'on y fait ménagent les lésions.

On ouvre ensuite le sinus longitudinal supérieur; on incise la dure-mère circulairement au-dessus des os coupés en observant le liquide qui s'écoule, puis on la détache en ménageant la face interne de la membrane. Lorsqu'il y a des adhérences au niveau d'une tumeur ou d'un hématome, les lésions sont séparées avec les membranes pour être étudiées plus tard avec le cerveau, ou plongées dans un liquide fixateur. Enfin la faux du cerveau est coupée à son insertion à l'apophyse crista galli et la dure-mère rabattue en arrière.

Quand on a fait usage du marteau pour ouvrir le crâne, il vaut mieux inciser la dure-mère longitudinalement des deux côtés de la faux, puis y faire deux incisions transversales à gauche et à droite perpendiculaires aux premières et s'arrêtant à l'os sectionné. Les lambeaux de la dure-mère sont alors rabattus sur l'os brisé, de manière à protéger les doigts de l'opérateur. La faux du cerveau est ensuite coupée et détachée comme précédemment. La surface des hémisphères étant à nu, la pie-mère est examinée avec soin ; puis, les hémisphères étant soutenus par la main gauche et soulevés légèrement, on coupe les nerfs crâniens, à leur point d'émergence, la tente du cervelet à son insertion au rocher et l'on dégage le cervelet. Enfin, la moelle étant divisée aussi loin que possible par une section transversale, l'encéphale est placé sur la planchette à découper, sa face inférieure en haut et on procède à l'examen des os de la base du crâne.

Le rocher est détaché par des traits de scie dans les cas de fracture, de tumeur ou de foyers purulents; on peut aussi ouvrir les sinus frontaux, ou enlever l'ethmoïde et les cornets (affections des fosses nasales) ou encore les globes oculaires, à l'aide de la gouge et du marteau, en sectionnant les os de la base du crâne.

Revenant ensuite à l'encéphale, on en examine la base au point de vue surtout des vaisseaux et des tumeurs et on détache la pie-mère[1] en commençant l'opération soit au niveau de la scissure de Sylvius (méningites tuberculeuses, tubercules du cerveau), soit des deux côtés de la scissure inter-hémisphérique. Dans ce dernier cas, la membrane étant incisée longitudinalement au-dessus du corps calleux, on dénude successivement les faces internes et latérales des hémisphères.

Quand la pie-mère elle-même et surtout ses vaisseaux présentent des lésions, tubercules, etc., les parties lésées sont recueillies avec soin et mises à l'abri de la dessiccation pour être étudiées à l'état frais, ou plongées dans un liquide dissociateur ou fixateur : alcool au tiers ou liqueur de Müller.

On examine alors la surface des circonvolutions au point de vue des foyers de ramollissement corticaux, des anévrysmes miliaires, etc.

Quant à l'encéphale lui-même, il est généralement étudié à l'aide de deux procédés, celui de Virchow, suivant lequel aucune partie de la masse n'est détachée de ses voisines, et celui de Pitres, qui consiste essentiellement à diviser par des sections méthodiques les hémisphères séparés l'un de l'autre et isolés. Le premier procédé est donc avantageux toutes les fois qu'on veut juger de l'étendue de lésions intéressant à la fois plusieurs parties du cerveau, du cervelet et de la protubérance, ou quand on tient à bien

1. On peut avoir avantage à ne pas détacher la pie-mère de l'encéphale, ainsi que le prescrit Meynert. Cet auteur, après avoir enlevé l'encéphale recouvert de la pie-mère, dégage par des coupes successives les ganglions cérébraux avec les pédoncules, de manière à obtenir isolés les deux hémisphères d'une part, les ganglions reliés aux pédoncules et au cervelet d'autre part. (Procédé de dissection du cerveau indiqué par J. Orth, dans *Compendium der pathologisch-anatomischen Diagnostik*, 3e édition, Berlin, 1884, p. 108.)

Lorsqu'on veut étudier des lésions de l'encéphale susceptibles d'être altérées très rapidement par la putréfaction, il vaut encore mieux ne diviser le cerveau qu'après un séjour assez long dans une solution aqueuse d'un bichromate alcalin souvent renouvelée. On peut même, pour plus de précautions, l'injecter de liquide de Müller par les carotides et les vertébrales, comme l'indiquent Siemerling d'après Bramvell (Comptes rendus du congrès annuel des médecins aliénistes allemands en 1893 dans *Centralblatt f. allgem. Path. u. path. Anat.*, 28 juillet 1893, p. 590) et Golgi (C. Golgi, *Sulla fina anatomia degli organi centrali*, etc., Milan, 1886, p. 197).

juger de la nature ou de la quantité des liquides contenus dans les ventricules (grands épanchements, grands abcès, etc.).

Le deuxième est particulièrement utile quand il s'agit de localiser d'une manière précise des lésions bien limitées dans les hémisphères.

Lorsqu'on fait usage du procédé de Virchow[1], on commence par ouvrir les ventricules latéraux avec leurs prolongements.

L'incision faite dans ce but est la même pour chaque ventricule et intéresse d'abord le corps calleux à un millimètre en dehors du sillon médian, puis le lobe frontal, et enfin le lobe occipital. Le couteau est tenu verticalement et pénètre à une profondeur de 2 à 3 millimètres lorsqu'on sectionne le corps calleux; il est tenu horizontal pour ouvrir les prolongements des ventricules, relevé pour l'antérieur, abaissé pour le postérieur. Le couteau étant ensuite introduit dans le trou de Monro, la main gauche soutenant la cloison, le corps calleux est sectionné obliquement en haut et en avant, puis le trigone, le corps calleux et la cloison transparente sont séparés de la toile choroïdienne et on examine l'état de celle-ci.

La toile choroïdienne est soulevée à l'aide du manche d'un scalpel et séparée de la glande pinéale et des tubercules quadrijumeaux de manière à mettre à nu le plancher du troisième ventricule. Il ne reste plus qu'à diviser par une section verticale les tubercules quadrijumeaux et le lobe médian du cervelet jusqu'à l'aqueduc de Sylvius, pour que le quatrième ventricule soit ouvert.

Les ventricules ayant été examinés ainsi qu'il vient d'être dit, on pratique dans les hémisphères du cerveau et dans les lobes latéraux du cervelet une série de coupes faites suivant la méthode indiquée plus haut page 1029, c'est-à-dire le plan de la deuxième perpendiculaire à celui de la première, etc. Pour terminer, les corps striés et les couches optiques sont divisés par des sections radiées partant des pédoncules cérébraux comme d'un centre.

Si l'on emploie le procédé de Pitres[2], chaque hémisphère séparé et isolé est divisé par six coupes parallèles au sillon de Rolando, normales à la surface convexe des hémisphères; les deux coupes extrêmes passent, l'une à 5 centimètres en avant de ce sillon,

1. Virchow, *Sections-Technik*, p. 32-35.

2. Pitres, *Recherches sur les lésions du centre ovale des hémisphères cérébraux étudiées au point de vue des localisations cérébrales*. Paris, 1877, p. 33.

l'autre à 1 centimètre en avant de la scissure perpendiculaire interne. Ainsi se trouve limitée par deux sections une région moyenne fronto-pariétale qui, elle-même, est ensuite divisée par quatre autres coupes. Ces coupes sont toutes parallèles au sillon de Rolando, et normales à la surface convexe des hémisphères. Elles passent, la première au niveau des pieds des circonvolutions frontales (coupe pédiculo-frontale), la deuxième sur la circonvolution frontale ascendante (coupe frontale), la troisième sur la circonvolution pariétale ascendante (coupe pariétale) et la quatrième sur le pied des lobules pariétaux (coupe pédiculo-pariétale)[1].

Le quatrième ventricule est ensuite ouvert par la section du lobe moyen du cervelet, et l'on divise ce dernier organe par des sections successives. On agit de même pour le bulbe et la protubérance.

Ouverture du canal rachidien; ablation de la moelle. — La moelle est enlevée, autant que possible, avant l'ouverture des cavités abdominale et thoracique parce que, ainsi, l'opération est plus facile. Le sujet est alors couché sur le ventre sur deux billots, l'un sous l'abdomen, l'autre sous le thorax, afin de faire saillir la colonne lombaire et la colonne dorsale. Il peut arriver cependant que l'ouverture du canal rachidien soit faite après celle des autres cavités. Dans ce cas, les billots sont multipliés pour empêcher la colonne de s'affaisser.

Dans les deux cas, la peau est fendue sur la ligne médiane depuis le milieu de la protubérance occipitale externe jusqu'à la dernière vertèbre lombaire[2]. Si le cerveau est déjà enlevé, l'incision rejoint en haut celle du cuir chevelu qui est transversale.

Rabattant ensuite les lambeaux de peau avec les muscles, on

1. On peut aussi, avec avantage, pratiquer sur le cerveau dépouillé de ses membranes la coupe dite de Flechsig par les auteurs français, ou la coupe de Flechsig modifiée par Brissaud. La première est une coupe horizontale passant un peu au-dessus des scissures de Sylvius gauche et droite; la deuxième est pratiquée sur chaque hémisphère isolé suivant un plan oblique en bas et en arrière passant par le milieu de la tête du noyau caudé et par le point de réunion du tiers supérieur de la couche optique avec ses deux tiers inférieurs. (Testut, *Traité d'anatomie humaine*, t. II, p. 529.) Brissaud recommande d'autre part (Brissaud, *Anatomie du cerveau de l'homme*, 1893, Introduction, p. LXXVII) trois séries de coupes, vertico-transversales, horizontales, sagittales, c.-à.-d. verticales antéro-postérieures. Ces coupes dont les points de repère sont variables sont pratiquées sur des cerveaux durcis par un séjour assez long dans une solution aqueuse de bichromate d'ammoniaque.

2. Il est évident que dans les cas de spina-bifida ou de plaie de la moelle, la colonne est enlevée avec la poche ou avec la moelle, comme il a été dit p. 1036. La dissection se fait plus tard au laboratoire et le canal est ouvert avec des pinces coupantes ou à l'aide de traits de scie bien dirigés.

dénude soigneusement les gouttières vertébrales; c'est là le point de l'opération le plus important.

Les lames vertébrales sont divisées de haut en bas à la scie simple, à la scie double, au rachitome enfoncé à coups de marteau ou enfin à l'aide de fortes pinces coupantes. Même observation à ce sujet que pour le cerveau : un trait de scie mal dirigé peut sectionner la moelle sans l'écraser tandis que le rachitome fait des contusions lorsque l'opérateur coupe les lames vertébrales trop près de la ligne médiane[1].

Si l'on veut conserver la moelle sans la détacher du bulbe, on enlève, en même temps que les os détachés, une portion triangulaire de l'occipital au moyen de deux traits de scie obliques qui, partant de la section circulaire à l'aide de laquelle on a enlevé la voûte du crâne, se terminent des deux côtés du grand trou occipital[2].

Si, au contraire, le cerveau est enlevé déjà, les parties sectionnées du rachis sont détachées de haut en bas et l'on sectionne la dure-mère à son insertion au trou occipital. Dans les deux cas on coupe en bas et transversalement les nerfs de la queue de cheval.

Dans le premier cas, la dure-mère rachidienne est fendue longitudinalement ainsi que la dure-mère crânienne; les racines et les ligaments dentelés sont coupés avec soin, enfin la moelle est extraite du canal rachidien après ablation du cerveau, du cervelet et du bulbe.

Dans le deuxième cas, les racines sont coupées de haut en bas, et la moelle enlevée avec la dure-mère.

Il ne reste plus alors qu'à la porter sur la planche à disséquer, à fendre la dure-mère longitudinalement et à y faire des sections transversales distantes l'une de l'autre de deux centimètres environ. Ces tronçons restent reliés entre eux par les méninges, de telle sorte que, s'il y a lieu, la moelle peut être suspendue dans la quantité voulue de liquide fixateur, deux litres de bichromate d'ammoniaque à 2 pour 100 par exemple. Ce liquide ou d'autres semblables fixent et durcissent l'organe, si l'on a soin de les renouveler assez souvent et si la durée de l'immersion est suffisante.

Méthode rapide pour l'examen des organes laissés en place. —

1. « L'objet important, dans l'ouverture du rachis, est de faire porter le trait de scie sur le point de jonction des lames avec les apophyses transverses et articulaires. » (Cruveilhier, *Traité d'anatomie descriptive*, 3e édition, t. IV, p. 177.)

2. Lauth, *Nouveau Manuel de l'anatomiste*. Strasbourg, 1835, p. 208.

Il peut arriver que, pour une cause ou pour une autre, l'autopsie doive être faite très rapidement et que l'on n'ait pas le temps d'enlever les organes. Dans ce cas, l'examen de l'extérieur du sujet étant terminé, la deuxième opération de l'autopsie peut être exécutée de la manière suivante :

Section du crâne et du cerveau suivant le procédé de Griesinger.

Section au sécateur du bouclier sterno-costal ; désarticulation de la clavicule ; ablation du bouclier.

Section du cœur en place par la méthode de Virchow (on peut aussi l'enlever pour le remettre).

Coupes longitudinales des poumons en place.

Sections longitudinales de la trachée et de l'œsophage.

La rate, tirée au dehors pour être détachée, est examinée et divisée par des coupes radiées aboutissant au hile.

Les capsules surrénales sont incisées en place.

Les reins sont attirés au dehors comme la rate et divisés.

Les uretères sont mis à nu et incisés sur une sonde cannelée.

La vessie est incisée en place, et les orifices des uretères et celui de l'urètre vérifiés à l'aide d'un stylet courbe.

L'utérus, les ovaires, sont incisés en place.

L'S iliaque est séparé du rectum par une section transversale.

Le rectum est fendu ; puis l'entérotome introduit dans l'S iliaque le divise longitudinalement ; on arrive au cæcum, qui est ouvert, puis l'appendice vermiculaire est examiné. Enfin l'entérotome introduit par la valvule de Bauhin entame l'intestin grêle que l'on sectionne progressivement jusqu'au pylore. On peut parfaitement séparer à ce moment les parties de l'intestin destinées à un examen microscopique ultérieur et, à l'aide d'un filet d'eau, débarrasser les autres portions de la muqueuse des matières qui la recouvrent.

Le pylore, l'estomac et les voies biliaires sont examinés comme il a été dit page 1035.

Enfin le foie, en place, est intéressé par une coupe transversale dirigée de gauche à droite ; la surface de celle-ci est ensuite divisée par des coupes secondaires.

Lorsque l'on emploie cette méthode, connue depuis longtemps, il est bien entendu que ses détails sont plus ou moins modifiés suivant la variété des cas et que les fragments d'organes que l'on désire soumettre plus tard à l'examen histologique sont mis à part pour être étudiés frais ou fixés par des réactifs appropriés.

III

EXAMEN AU MICROSCOPE DES ORGANES
RECHERCHES BACTÉRIOLOGIQUES

On ne voit pas à l'œil nu les éléments qui constituent les tissus et les organes. Il est donc impossible d'en définir exactement les lésions sans les soumettre à l'examen microscopique, ou tout au moins sans savoir que tel aspect qui frappe l'œil correspond à telle ou telle altération dont la nature est connue.

Ainsi, par exemple, étant donné à l'autopsie un rein petit chargé de sang, couvert de petits kystes, on dit qu'il est atteint de néphrite interstitielle; mais on ne peut définir les lésions et en saisir la marche, qu'après avoir examiné des préparations de ce rein obtenues par coupe. Si dans ces préparations on trouve des départements entiers du rein remplacés par des travées conjonctives, les tubes sécréteurs tapissés de cellules chargées de substance colloïde remplissant le calibre de ces tubes, les tubes excréteurs oblitérés par des cylindres hyalins, on pose définitivement le diagnostic anatomique de néphrite interstitielle parce que ces préparations représentent l'histoire écrite de la maladie et qu'elles montrent comment, par une sorte d'hydronéphrose de cause intra-rénale, est survenue l'urémie.

Lorsque le foie est diminué de volume, bosselé, dur, son tissu criant sous le couteau, on dit qu'il y a cirrhose atrophique parce que des examens antérieurs de cas semblables ont montré que cet aspect correspond aux lésions de la cirrhose atrophique. Le diagnostic est émis sous forme d'hypothèse et n'est définitivement confirmé que par un examen ultérieur.

L'examen au microscope des organes et tissus d'un sujet est souvent préparé ou même commencé avant et pendant l'autopsie:

il n'est terminé qu'après l'autopsie. Les cas dans lesquels il est bon de marquer certains points du revêtement externe du sujet ont été indiqués plus haut, page 1015.

De même, les tumeurs apparentes sont souvent enlevées deux ou trois heures après la mort.

Les organes contenus dans les cavités peuvent être préservés de la putréfaction par des injections d'alcool ou de liquide de Müller dont on peut parfaitement remplir les poumons et l'estomac d'un sujet à l'aide d'une sonde œsophagienne ou d'un tube de caoutchouc poussé jusqu'au larynx ou dans l'estomac.

De même, il est possible de faire passer, à l'aide d'un trocart ajusté à une seringue, ces mêmes liquides dans la cavité abdominale.

Ces procédés sont bien connus de tous ceux qui ont fréquenté les amphithéâtres; il suffit d'y songer pour imaginer au besoin le dispositif nécessaire. Ils sont peu employés parce qu'ils ne donnent généralement pas les résultats qu'on en attend. Les tissus sont altérés une heure après la mort, et, comme il est rare de disposer d'un cadavre tout à fait frais, il n'y a généralement pas un intérêt majeur à faire une opération longue et pénible pour fixer des tissus ayant subi deux ou trois heures de macération cadavérique.

Bien au contraire, les tumeurs, et, en général, les lésions visibles de la peau, qui ne se trouvent pas en contact avec des sucs glandulaires, constituent de bons objets d'étude qui sont traités par les mêmes procédés et méthodes que les tissus normaux et soumis à l'action des réactifs dissociateurs, fixateurs, etc.

Dans certains cas, lorsque l'on ne peut pas inciser les téguments, on emploie avec avantage les injections interstitielles d'acide osmique à 1 ou 2 pour 100[1] faites dans les tissus à l'aide d'une seringue de Pravaz. Les parties ainsi fixées sont enlevées plus tard, au moment de l'autopsie, pour être dissociées ou réduites en coupes.

A l'autopsie, les organes et les tissus ont subi une macération de vingt-quatre heures au minimum, c'est-à-dire un commencement de dissociation[2]. A cette macération s'ajoute naturellement l'auto-digestion pour l'estomac, le pancréas, les glandes salivaires et les premières portions de l'intestin grêle.

1. L. Ranvier, *Traité technique d'histologie*, 2e édition, p. 544 et 796.
2. L. Ranvier, *loc. cit.*, p. 66.

Il y a donc lieu de tenir compte de l'état de ces tissus, et il est bon de savoir qu'on ne fait agir les liquides dissociateurs, fixateurs, etc., que sur des éléments ayant déjà été modifiés.

Ces données étant connues, les organes et tissus d'un cadavre sont, d'une manière générale, traités comme ceux d'un animal frais, en observant toutefois les précautions nécessaires et en tenant compte dans les résultats, c'est-à-dire dans l'examen des préparations, des altérations cadavériques.

S'il s'agit de recueillir des organes qui devront être disséqués, il ne faut pas les laisser exposés à l'air, mais bien les plonger dans un baquet renfermant de l'alcool au tiers, liquide qui les conserve pendant le temps nécessaire à la dissection et qui favorise cette opération que l'on pratique dans ce liquide[1].

Les parties délicates, comme les conduits glandulaires, les petits vaisseaux, sont faciles à suivre par la dissection au baquet, et, si l'on est dans le doute sur leur nature, on peut en détacher de petits fragments qui, placés sur une lame de verre, recouverts d'une lamelle, sont examinés au microscope à l'aide d'un grossissement faible. Après avoir ainsi pris connaissance de la constitution de l'objet d'étude, on le plonge dans le liquide fixateur approprié.

Les endothéliums ne sont généralement pas détruits après la mort; mais ils ont subi un commencement de dissociation, c'est-à-dire que le ciment qui les unissait est liquéfié et que les cellules n'adhèrent plus à la surface qu'elles recouvrent. Il faut donc, si l'on tient à les conserver, ne pas les détacher par un courant d'eau, mais les traiter *in situ*, par un fixateur, l'alcool par exemple. C'est ainsi que l'on conserve, sans les altérer, les végétations récentes d'une endocardite aiguë. L'acide picrique, le liquide de Müller, conviennent mieux pour des membranes comme l'épiploon et le mésentère. En choisissant des points ne baignant pas dans les liquides du cadavre, l'autopsie étant faite par un temps sec, on peut même imprégner d'argent l'endothélium de ces membranes, à condition de les plonger directement et sans passer par l'eau dans la solution de nitrate d'argent. L'endothélium des valvules du cœur, des gros vaisseaux, est étudié par cette même méthode. Si l'on introduit la canule d'une seringue remplie d'une solution de

1. L. Ranvier, *Étude anatomique des glandes connues sous les noms de sous-maxillaire et sublinguale, chez les mammifères. Arch. de Phys*, 1886, t. VIII, p. 224.

nitrate d'argent dans une artère mésentérique, on arrive assez facilement à imprégner d'argent par injection les cellules de certains départements vasculaires de l'intestin, malgré les dépôts d'argent et le sang qui, n'ayant pas été enlevé, et pour cause, par un courant d'eau, oblitère en se coagulant quelques réseaux vasculaires.

L'épithélium qui tapisse la face interne des vaisseaux est aussi conservé, lorsque le vaisseau est fixé par la dessiccation. Il est bon cependant, pour plus de sûreté, d'arroser d'alcool fort la surface interne du vaisseau, après que ce dernier a été tendu sur la lame de liège.

Les épithéliums de revêtement ne sont détruits ou décollés que s'ils sont restés en contact avec une certaine quantité de liquide altéré lui-même par les fermentations. Ainsi, les parties de la muqueuse buccale qui n'ont pas macéré dans les liquides fournissent plus tard de bonnes préparations. Il en est de même de la muqueuse bronchique et des épithéliums du poumon, à condition toutefois que le poumon n'ait pas été plongé dans l'eau ou comprimé avec les doigts et que les muqueuses n'aient été ni lavées, ni essuyées avant d'être placées dans le réactif.

Les parties de la muqueuse œsophagienne, qui n'ont pas été touchées par les liquides de l'estomac, sont utilisées avec avantage pourvu qu'elles aient été maniées avec les précautions voulues. Pour toutes ces muqueuses, les lésions de cadavérisation sont particulièrement marquées au niveau des ulcérations et des pertes de substance. Dans ce cas, le liquide séjourne dans les ulcérations aussi bien pendant la vie qu'après la mort, et il arrive souvent qu'on trouve dans l'œsophage des pertes de substance difficiles à définir au premier abord, parce qu'elles n'ont rien de caractéristique; si alors on recueille avec soin le bourrelet qui entoure l'ulcération et qu'après fixation on y pratique des coupes bien orientées, on trouve souvent dans ces préparations les boyaux épithéliaux qui caractérisent l'épithéliome pavimenteux. Ce diagnostic est aussi facile à faire, quand on est prévenu, que celui des tumeurs de même nature de la langue qui, à un certain moment de leur évolution, ont un aspect semblable.

Le revêtement de la muqueuse vésicale se trouve dans les mêmes conditions, et, lorsque les tumeurs du bas-fond de l'organe baignent dans de l'urine putréfiée, il faut naturellement séparer avec soin les fragments de tissus que l'on veut étudier plus tard et les placer sans tarder dans les liquides fixateurs. C'est la seule manière de conserver les cellules épithéliales sur des villosités, ou dans le fond des cavités que présentent ces néoformations.

Les mêmes procédés s'appliquent aux végétations faisant saillie dans les kystes de l'ovaire.

Les néoformations et ulcérations de l'anus ou de l'orifice vaginal sont étudiées et préparées comme celles des lèvres et de la bouche.

Les lésions du rectum, de l'S iliaque, des côlons, sont souvent peu altérées par l'autodigestion; on y trouve les lésions de la macération et de la putréfaction qui n'aboutissent pas à la chute de l'épithélium de revêtement, de telle sorte que, dans une entérite légère du gros intestin, on peut parfaitement fixer par l'alcool ou par l'acide osmique la couche de mucus teintée de sang qui recouvre la surface de la muqueuse. Dans les coupes pratiquées ensuite en ces points de l'intestin, on distingue parfaitement, non seulement les éléments des tuniques musculeuse et celluleuse de l'intestin, mais encore sa muqueuse avec ses glandes et ses cellules épithéliales relativement peu altérées.

Il est clair que tout est modifié quand il y a de grandes ulcérations où séjournent les liquides; mais, même dans ces cas, les parties les mieux conservées plongées immédiatement dans les liquides fixateurs peuvent encore servir d'objets d'étude.

Une autre région qui échappe souvent à l'autodigestion est la première partie du duodénum, qui fournit alors vingt-quatre heures après la mort des préparations très démonstratives des glandes de Brunner et des glandes de Lieberkühn. Ces faits sont utiles à connaître lorsque l'on veut étudier des polypes ou autres lésions de la région, ou faire des préparations normales pouvant servir de points de comparaison.

Les parties les plus altérées par l'autodigestion sont d'abord l'estomac puis l'intestin grêle à partir de l'ampoule de Vater.

Tout le monde connaît ces ramollissements par autodigestion de l'estomac amenant souvent de larges pertes de substance; mais, généralement, les phénomènes sont moins avancés et la muqueuse de l'estomac est simplement tapissée d'un enduit muqueux qu'une friction légère détache immédiatement. Si l'on fixe à l'aide d'un réactif cette muqueuse sans l'essuyer, et qu'on y pratique des coupes, on trouve, dans cet enduit coagulé, des débris de cellules très altérées par l'autodigestion. Ces lésions cadavériques sont différentes de celles de la macération simple, et la preuve en est que, quand les glandes de l'estomac ont été détruites dans une étendue notable de la muqueuse, ainsi qu'il arrive dans certaines tumeurs de l'estomac, le cancer colloïde, par exemple, on trouve dans les préparations de la muqueuse stomacale un grand nombre de cellules de la surface, bien conservées et parfaitement reconnaissables.

Dans l'intestin grêle, à partir de l'ampoule de Vater, les altérations dues à l'autodigestion et produites par la bile et le suc pancréatique sont de même très considérables : les cellules de revêtement de la muqueuse sont toujours détachées au moment de l'autopsie et noyées dans les liquides. Il faut donc, de même que dans l'estomac, redoubler de précautions et ne jamais faire agir sur les parties à conserver que le liquide fixateur. Ce liquide alcool, liqueur de Müller, est renouvelé au bout de quelques heures et avec lui sont entraînées les matières solides et liquides qui souillent l'intestin.

De toutes les glandes, celle que l'autodigestion modifie le plus est le pancréas. Le pancréas d'un supplicié ou d'un animal mis à mort est très altéré une heure après la mort; on ne trouve plus alors, dans les préparations de cet organe, que des noyaux cellulaires, des grains et des gouttelettes de graisse. Les cellules des glandes salivaires se modifient de même assez vite; mais on peut encore au bout de vingt-quatre heures distinguer les cellules muqueuses des cellules granuleuses.

Les cellules des voies biliaires, vésicule, canaux hépatiques, cystique et cholédoque subissant après la mort l'action nocive de la bile, sont détachées ou détruites dans les endroits où la bile a séjourné. Il faut donc traiter les épithéliomes avec végétations conjonctives de la vésicule, comme les tumeurs analogues de la vessie, c'est-à-dire les plonger immédiatement dans le fixateur si l'on veut avoir la chance de conserver quelques cellules épithéliales.

Les cellules du foie et du rein reviennent à l'état de repos au moment de la mort; les liquides fixateurs les fixent dans cet état et il n'y a d'autres précautions à prendre quand on recueille à l'autopsie des fragments de ces organes que de ne pas les laver, de ne pas les comprimer entre les doigts et de les isoler par des sections franches.

La pulpe splénique et la moelle des os sont très altérées par la putréfaction, surtout dans les maladies septiques, et bien souvent, de même que dans l'estomac et l'intestin grêle, les précautions les plus rigoureuses ne suffisent pas pour avoir de bons résultats.

Les centres nerveux (cerveau, cervelet, bulbe, moelle) sont traités avec les mêmes soins que les autres organes. Les parties à conserver ne sont, autant que possible, ni touchées, ni comprimées, ni plongées dans l'eau; car ce liquide altère la myéline et la réduit en boules.

Même observation pour les nerfs périphériques qui, dans aucun cas, ne doivent être pincés ou lavés.

Les os sont coupés franchement au couteau ou à la scie, et on a soin de séparer, pour l'étude, des parties qui n'ont été ni desséchées, ni traitées par l'eau.

Ces précautions employées pour recueillir les objets d'étude dans un cadavre sont rendues nécessaires par ce commencement de dissociation que la macération fait subir aux tissus du sujet et par les lésions produites par l'autodigestion. Elles sont indispensables et font partie intégrante du manuel opératoire de l'autopsie, qui sans cela, si les organes étaient frais, serait pratiquée comme l'ouverture d'un animal dont on se propose d'étudier les organes et les tissus.

Lorsque les organes que l'on veut étudier sont apportés au laboratoire, ils sont disséqués au baquet, comme les organes normaux d'un animal mis à mort ou bien encore ils sont soumis aux mêmes réactifs que les organes normaux.

Ainsi, par exemple, les organes glandulaires sont fixés par les réactifs habituels : acide osmique en solution aqueuse à 1 pour 100, alcool, bichromate d'ammoniaque à 2 pour 100. Les parties chargées de sang sont plongées dans le liquide de Müller.

Les tissus ossifiés et calcifiés sont traités par des solutions saturées d'acide picrique ou par l'acide chromique en solution à 2 pour 1000.

Les nerfs périphériques sont fixés dans leur état de tension normale par l'acide osmique.

Les injections interstitielles d'acide osmique sont pratiquées dans la moelle d'un cadavre, comme dans celle d'un animal que l'on vient de sacrifier; les centres nerveux encéphaliques et médullaires sont fixés et durcis par les bichromates alcalins ou par la méthode de Deiters.

Il est impossible de poser des règles fixes à ce sujet : les réactifs histologiques sont maniés comme des réactifs chimiques et on emploie tel ou tel réactif suivant l'hypothèse directrice adoptée ou dans un but de recherche déterminé.

Supposons, par exemple, que l'on veuille examiner un rein dur chargé de sang : de petits fragments de l'organe seront placés dans l'acide osmique et réduits en coupe 24 heures après[1]. D'autres fragments plus volumineux du même organe seront fixés dans la liqueur de Müller, et, le durcissement étant ensuite effectué 15 jours après, par la gomme et l'alcool, les coupes seront faites et colorées. On verra ainsi, après l'action de l'acide osmique, les fines granulations graisseuses contenues dans les cellules, et, après l'action du liquide de Müller, les lésions portant sur le tissu conjonctif et sur les vaisseaux, dans lesquels les globules rouges du sang sont conservés.

Pour des glandes telles qne le foie et le rein, on ne peut affirmer l'absence de lésions cellulaires qu'après examen des cellules de ces organes dans des coupes faites après fixation par l'acide osmique.

Dans les cas douteux, l'hypothèse n'étant pas suffisamment justifiée, on emploie, généralement, pour le même organe un dissociateur, l'alcool au tiers, et trois fixateurs, l'acide osmique, l'alcool, le liquide de Müller.

L'examen des organes frais donne souvent d'excellents résultats. Les muscles[2], le myocarde, dissociés frais, fournissent des préparations démonstratives, lorsque les éléments dissociés, colorés au picrocarminate, sont exposés quelques instants aux vapeurs d'acide osmique. L'action de ce réactif n'ayant pas été trop prolongée, on distingue alors parfaitement les grains de graisse d'avec les granulations protoplasmiques.

Les coupes d'organes frais, foie et rein, donnent souvent de très bonnes indications sur les lésions et partant sur les réactifs à employer. Ces coupes, faites après congélation des tissus ou mieux à main levée à l'aide d'un rasoir, servent, par exemple, à distinguer un foie gras d'un foie amyloïde, lorsqu'elles ont été traitées, les unes, par un mélange de glycérine, d'acide picrique, et d'acide formique, les autres par la solution iodée.

Les membranes, pie-mère, épiploon, etc., peuvent être étudiées fraîches, étalées sur une lame de verre dans un liquide neutre

1. Cornil et Brault, *Études sur la pathologie du rein*, p. 16.
2. L. Ranvier, *Traité technique d'histologie*, 2e édition, p. 368.

(eau salée à 7,5 pour 1000, etc.) et recouvertes ou non d'une lamelle.

On procède de la même manière pour le ramollissement de la moelle et du cerveau : des fragments de substance cérébrale ou médullaire sont recueillis sur une lame de verre, recouverts d'une lamelle et examinés au microscope; on reconnaît ainsi facilement s'il s'agit d'un ramollissement vrai, car on trouve alors, dans la préparation, des corps granuleux, au lieu que, si la lésion est produite par un coup de marteau, on n'y rencontre que des boules de myéline et des tractus vasculaires.

Si les préparations de tissus frais ne sont pas toujours persistantes, elles permettent du moins d'établir un diagnostic anatomique provisoire qui donne des indications précieuses sur la technique à employer pour l'examen des organes et des tissus.

L'autopsie étant terminée, le diagnostic anatomique des lésions principales et accessoires est posé; mais souvent il n'est pas complet. Pour qu'il le fût il faudrait, dans bien des cas, faire le diagnostic étiologique, trouver le micro-organisme pathogène, le cultiver et reproduire ensuite la maladie sur des animaux.

Cette recherche se fait plutôt à l'aide de liquides ou de fragments de tissus recueillis sur le sujet vivant, parce que, après la mort, les microbes de l'intestin peuvent passer rapidement dans le sang et dans tout l'organisme[1]; bien plus, dans certaines maladies, ce phénomène est anticipé et se produit pendant la vie même du sujet.

Si, cependant, les recherches bactériologiques ne peuvent se faire que sur le cadavre, il faut qu'il soit aussi frais que possible : c'est ainsi que souvent, une heure après la mort, et sans ouvrir le sujet, on recueille les liquides remplissant une cavité faisant saillie sous les téguments, ou bien encore le sang d'un vaisseau superficiel.

D'une manière générale, que l'on opère sur un cadavre frais ou après les vingt-quatre heures réglementaires, la surface externe des cavités ou des organes est cautérisée à l'aide d'un fer rouge; les liquides et tissus mous sont recueillis par ponction aspiratrice à l'aide d'une pipette Pasteur piquée à travers l'escarre, les fragments d'organes sont isolés à l'aide d'instruments flambés.

Les liquides, tissus et fragments d'organes conservés momentanément dans des récipients stérilisés (pipettes fermées à la lampe,

1. Ces renseignements m'ont été donnés par M. Roux que je tiens à remercier ici de son obligeance.

tubes à essai avec leur tampon d'ouate, verres à pied avec leur couvercle de papier), sont portés au laboratoire de bactériologie dont on dispose.

C'est là qu'ils seront inoculés à des animaux avec le soin voulu ou semés dans des bouillons de culture. *Dans aucun cas, les inoculations et ensemencements ne doivent se faire dans un amphithéâtre d'autopsie.*

Lorsque le liquide que l'on veut recueillir est renfermé dans une cavité faisant saillie à l'extérieur, on cautérise à l'aide d'un fer rouge la surface des téguments et l'on obtient, par ponction aspiratrice, dans une pipette Pasteur piquée dans l'escarre, une quantité de liquide suffisante pour les recherches. C'est ainsi que l'on prend le pus d'un abcès ou d'une articulation.

La surface d'un vaisseau ou d'un organe creux, cœur, vessie, sera cautérisée de la même manière au point où pénétrera la pipette.

S'il est nécessaire d'ouvrir une cavité pour y chercher du liquide, la pipette est introduite par une ouverture faite au fer rouge et sa pointe ne touche que le liquide. On recueille de cette manière de la sérosité péricardique, pleurale, ou péritonéale, ou encore de l'urine quand la vessie en contient trop peu pour que la ponction soit possible.

S'il s'agit d'organes mous, une petite portion de leur surface est cautérisée, et c'est en ce point qu'on fait pénétrer une pipette de Pasteur assez large pour ramener dans son intérieur des fragments de la pulpe de l'organe.

Si l'on a besoin de portions plus étendues d'organes, on les isole à l'aide d'instruments flambés et on les met dans des verres stérilisés. On recueille ainsi des fragments de rein, de foie, ou encore une anse intestinale comprise entre deux pinces flambées.

On peut même, pour que les recherches soient plus faciles, transporter au laboratoire de bactériologie des organes entiers : larynx diphtéritiques, bulbes de sujets chez lesquels on soupçonne la rage, etc.

Lorsque l'on se propose simplement de rechercher, afin de les soumettre ensuite à l'action de réactifs colorants, les micro-organismes contenus dans un liquide, on étale sur des lamelles couvre-objets des gouttes de ce liquide, en appliquant l'une contre l'autre deux lamelles. S'il s'agit de faire les mêmes recherches dans des organes, on traite de la même manière de petits fragments de leur pulpe en écrasant ces fragments entre les deux plans. Ces lamelles sont ensuite passées rapidement dans une flamme, après que la dessiccation a fixé les substances liquides ou solides qui recouvrent une de leurs faces.

Ce procédé est beaucoup plus avantageux et plus rapide que celui des coupes faites dans le même but.

Si, cependant, les coupes sont nécessaires, elles sont pratiquées plus tard sur des fragments d'organes fixés et durcis par un séjour de quelques heures dans l'alcol absolu. On peut ainsi conserver des tissus, dans lesquels on se réserve de rechercher plus tard des micro-organismes, dans une solution aqueuse saturée de sublimé ou dans une solution aqueuse à 5 pour 1000 du même sel additionnée de quelques gouttes d'acide acétique.

BIBLIOTHÈQUE NATIONALE RF

FIN

27 355. — Imprimerie Lahure, 9, rue de Fleurus, à Paris.

www.ingramcontent.com/pod-product-compliance
Ingram Content Group UK Ltd.
Pitfield, Milton Keynes, MK11 3LW, UK
UKHW020257200726
13857UKWH00001B/6